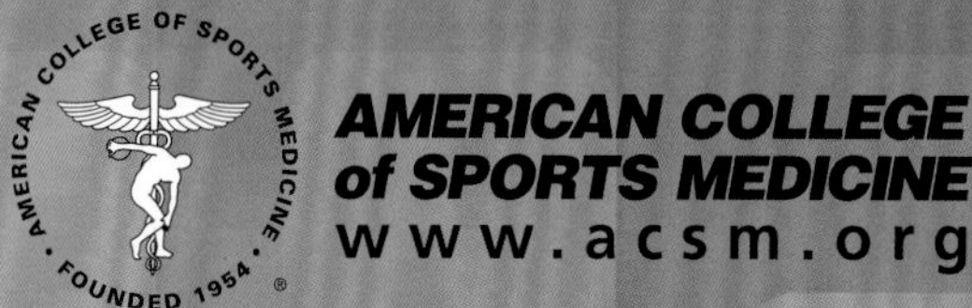

Manual ACSM DE NUTRICIÓN PARA CIENCIAS DEL EJERCICIO

DAN BENARDOT

Manual ACSM DE NUTRICIÓN PARA CIENCIAS DEL EJERCICIO

AUTOR

Dan Benardot, PhD, DHC, RD, LD, FACSM

Professor of Nutrition, Emeritus
Georgia State University
Atlanta, Georgia

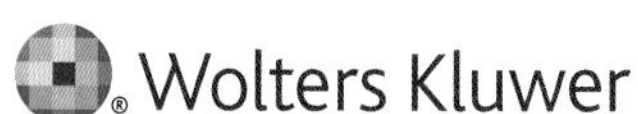

Philadelphia • Baltimore • New York • London
Buenos Aires • Hong Kong • Sydney • Tokyo

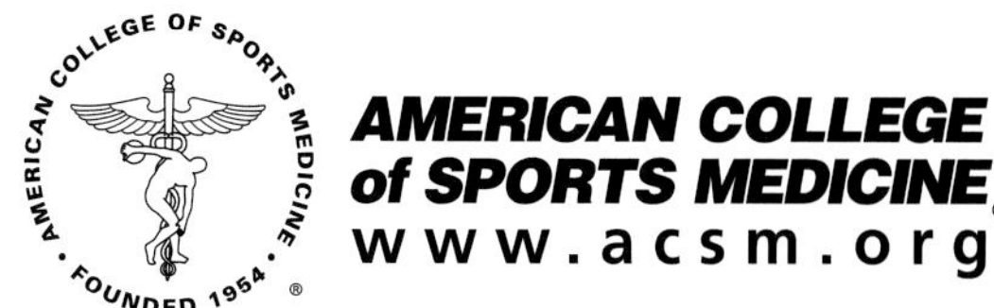

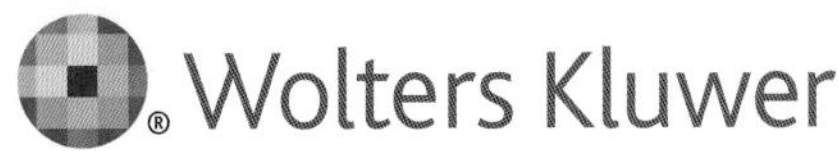

Av. Carrilet, 3, 9.ª planta, Edificio D - Ciutat de la Justícia
08902 L'Hospitalet de Llobregat, Barcelona (España)
Tel.: 93 344 47 18 Fax: 93 344 47 16 e-mail: consultas@wolterskluwer.com

Revisión científica
Marcelo Milano
Especialista en Medicina del Deporte. Posgrado en Farmacología, Nutrición y Suplementación en el Deporte, Universidad de Barcelona.
Profesor Universitario - Farmacología

Traducción
Luz María Méndez Álvarez
Químico Farmacéutico Biólogo y Psicólogo por la Universidad Autónoma Metropolitana, México

Arturo Alberto Peña Reyes
Editor y traductor

Pedro Sánchez Rojas
Médico cirujano por la Universidad Nacional Autónoma de México, México

Dirección editorial: Carlos Mendoza
Editora de desarrollo: Núria Llavina
Gerente de mercadotecnia: Simon Kears
Cuidado de la edición: Doctores de Palabras
Diseño de portada: Jesús Esteban Mendoza
Impresión: C&C Offset Printing Co. Ltd. / Impreso en China

ISBN de la edición en español: 978-84-17602-62-8
Depósito legal: M-24639-2019
Edición en español de la obra original en lengua inglesa ACSM's nutrition for exercise science, 1.ª edición, editada por Dan Bernardot, publicada por Wolters Kluwer

Two Commerce Square
2001 Market Street
Philadelphia, PA 19103

ISBN de la edición original: 978-14-96343-40-6

CCS0919

DEDICATORIA

A mi amorosa y maravillosamente comprensiva esposa Robin y a los otros miembros de la familia que me brindaron su apoyo y amor: Jake, Lexie, Eva, Nora, Leah, Ethan, Evan, Zoe, Edoardo, Olivia y Alex.

Prólogo

Fue en 1993. Mi familia y yo nos habíamos adaptado a la vida universitaria en Hattiesburg, Misisipi. Había estado en la Universidad del Sur de Misisipi durante nueve años después de haber pasado los primeros seis años de mi carrera en el Swedish Covenant Hospital, en Chicago, en la administración del hospital. Viajé varias veces a la universidad estatal de Georgia, en Atlanta, haciendo talleres de certificación de la American College of Sports Medicine, así que conocía bien la universidad, o al menos eso creía.

En el otoño de 1993, recibí una llamada telefónica del jefe del Departamento de Kinesiología y Salud, quien buscaba un director para el centro de investigación interdisciplinaria. El centro se ubicaría en dos universidades y el director tendría dos jefes, ambos decanos universitarios. Esta situación no era del todo atractiva y el hecho de informar a dos decanos parecía un desastre. A regañadientes, asistí a la entrevista para un trabajo que nunca iba a tener éxito. Viajé a Atlanta para reunirme con los copresidentes del comité de reclutamiento de los departamentos de Kinesiología y Salud, y con un representante del Departamento de Nutrición, Dan Benardot.

Sentado en la terraza de un restaurante, presumiblemente para hablar sobre la nueva posición de director del centro, Dan se presentó, no como el nutricionista deportivo de renombre mundial que yo sabía que era, sino como el padre amoroso de dos hijos maravillosos. Descubrimos, en esa primera reunión, que nuestros dos hijos mayores, Jake y Jessica, nacieron exactamente el mismo día, mes y año; también, que nuestros segundos hijos, Leah y Aaron, tenían la misma edad. Ahora, 25 años después, hemos trabajado juntos, llorado un poco y nos hemos reído mucho. No solo es uno de los expertos más conocidos, respetados y reconocidos internacionalmente, sino que también es mi amigo. No hace falta decir que acepté ese trabajo hace 25 años y nunca miré atrás.

El *Manual ACSM de nutrición para ciencias del ejercicio* es un libro que tendrá un impacto extraordinario tanto en el aula como en los clubes de salud de todo el mundo. Es el primero de su tipo escrito por un nutricionista para estudiantes de las ciencias del ejercicio. Los profesionales del acondicionamiento físico que trabajan en programas corporativos de bienestar, gimnasios médicos, organizaciones comunitarias y clubes comerciales encontrarán que este libro es un excelente recurso para asesorar a clientes y miembros.

El libro comienza con una introducción como ninguna otra. El Dr. Benardot ha sido el nutricionista de muchos atletas, incluidos medallistas de oro olímpicos y campeones de élite de maratones, por lo que el primer capítulo, donde se proporcionan los principios rectores para trabajar con atletas, provee la base para el resto del libro. El capítulo 1 contiene discusiones sobre hidratos de carbono, proteínas, lípidos, vitaminas y minerales. Los capítulos 7-14 incluyen temas específicos de hidratación, control del peso y composición corporal, dolor muscular, recuperación muscular después del ejercicio, edad y sexo, viajes, suplementos dietéticos y ayudas ergogénicas, salud del atleta, enfermedades y lesiones. El último capítulo describe cómo se realiza la planificación de la dieta, algo que rara vez se ve en los libros de nutrición.

El American College of Sports Medicine es muy afortunado de contar con el apoyo del Dr. Dan Benardot, autor de este libro. Él es la autoridad mundial en nutrición deportiva y yo he sido muy afortunado, durante los últimos 25 años, de poder llamarlo mi amigo.

Walt Thompson
Walter R. Thompson, PhD, FACSM
61st President of the American College of Sports Medicine
(2017-2018)

Prefacio

Solo hasta hace muy poco estuvieron disponibles pautas generales para ayudar a los atletas a lograr su mejor nivel. Estas eran predeciblemente imprecisas y solo unos cuantos "expertos" estarían de acuerdo con sus consejos. Sin embargo, el conocimiento científico en el campo de la nutrición deportiva se está expandiendo con rapidez y ofrece cada vez más recomendaciones basadas en la ciencia y para situaciones específicas. La información disponible hoy en día es específica para el deporte, la edad, el sexo, la habilidad y la condición física del atleta. En el pasado, por ejemplo, podríamos haber recomendado el consumo de agua o una bebida deportiva no específica para ayudar a un atleta a lograr o mantener un estado de hidratación deseado. Las recomendaciones actuales incluyen volumen, temperatura, concentración y composición de electrólitos y de sustratos de energía para diferentes aspectos del esfuerzo atlético, incluyendo lo que se recomienda antes, durante y después del entrenamiento o competición.

La ciencia de la nutrición deportiva también está cambiando creencias antiguas acerca de cómo deben comer y beber los atletas para rendir a su máximo potencial. La creencia de que si una pequeña cantidad de algún nutriente es buena, entonces ingerir más debe ser aún mejor, está muy presente en los entornos deportivos. Esta presunción se está desacreditando cada vez más con información científica que sugiere que más que suficiente no es mejor que suficiente. La evidencia más reciente sugiere que el consumo excesivo de vitaminas hidrosolubles, que un día se consideró benigno incluso en dosis altas, puede incrementar los riesgos de enfermedades agudas y crónicas. El consumo alto de proteínas, que durante mucho tiempo se consideraron el ingrediente "mágico" en la dieta de cualquier atleta, ahora se pone en una perspectiva adecuada con limitaciones sobre cuánto es útil y cuáles son las estrategias óptimas de consumo. Es importante destacar que el consumo excesivamente alto de proteínas produce, de forma invariable, un bajo consumo de hidratos de carbono, que también son un ingrediente clave en el rendimiento deportivo; muchos los evitan de forma inapropiada por el temor de que se produzca grasa.

El viejo paradigma de *calorías entrantes-calorías salientes* ha sido refinado, ya que ahora tenemos suficiente evidencia que sugiere que la disponibilidad de energía en tiempo real es sumamente importante y que satisfacer el requerimiento de energía al azar no es suficiente. Se ha observado que incluso un atleta que satisface sus necesidades energéticas en un período de 24 h puede correr el riesgo de padecer problemas hormonales y de composición corporal si, al momento de consumir energía, ha permitido períodos significativos de déficit en el equilibrio energético. El paradigma de ingesta de energía se ha desplazado a uno que debería alentar a los atletas a comer de una manera que satisfaga de forma dinámica el gasto de energía en tiempo real, en lugar de en tres dosis diarias. El sistema endocrino ciertamente funciona en tiempo real. Imagine que el páncreas tuviera que esperar hasta el final del día para evaluar qué y cuánta comida se consumió para determinar la cantidad de insulina que debe producir. Justamente así no sucede, pero la estrategia tradicional de aprovisionamiento de calorías supone precisamente eso. Uno de los énfasis clave en este libro es romper con la comprensión anterior de cómo los atletas y las personas físicamente activas deben comer y beber para optimizar su rendimiento al proporcionar una interpretación de la nueva ciencia de la nutrición para que pueda aplicarse a la ciencia del ejercicio. Incluida en una gran cantidad de nuevas publicaciones científicas sobre nutrición deportiva, muchas investigaciones recientes han proporcionado información clave en este sentido, como la declaración conjunta *Nutrition and Athletic Performance* del American College of Sports Medicine, la Academy of Nutrition and Dietetics y los Dietitians of Canada; los consensos en *Dietary Supplements and the High-Performance Athlete* y *Relative Energy Deficiency in Sport*, recientemente publicados por el Comité Olímpico Internacional (COI); así como varias publicaciones sobre el impacto de la deficiencia de energía en el quehacer cotidiano de atletas mujeres y hombres.

En última instancia, este libro fue escrito para hacer que la ciencia sea accesible y aplicable para estudiantes o especialistas en ciencias del ejercicio, y para otros que trabajen con atletas o personas físicamente activas. La nutrición afecta diversas áreas, incluidas la prevención y recuperación de lesiones, el desarrollo muscular y óseo, la recuperación después del ejercicio, la sensación psicológica de bienestar, la salud general y la resistencia a las enfermedades. En circunstancias ideales, todos los miembros del equipo de medicina deportiva, incluidos los nutricionistas, los fisiólogos, los médicos especialistas en medicina deportiva, los psicólogos y los entrenadores atléticos, deben comprender cómo afecta la nutrición sus ámbitos específicos. Si bien el abordaje principal de este libro es ayudar a los estudiantes de ciencias del ejercicio a entender la ciencia de la nutrición deportiva, también puede ayudar a otros en la medicina deportiva a entender la base científica de importantes problemas nutricionales que tienen un impacto en la salud y el rendimiento del atleta. Al hacerlo, este libro contribuirá a la cohesión y funcionalidad del equipo de medicina deportiva y al beneficio final del atleta. También es probable que este libro encuentre otros lectores interesados en la salud y el éxito de los atletas, incluidos los padres y los entrenadores.

Dado que un objetivo importante de este libro es hacer que la ciencia sea accesible y fácil de entender y aplicar, cualquier lector en una universidad debe ser capaz de leer y comprender su contenido sin ningún requisito. Existen varios cursos de pregrado o para universitarios principiantes en los que este libro sería apropiado, incluidos cursos con títulos como "Nutrición para la actividad física", "Nutrición para la ciencia del ejercicio", "Nutrición en el deporte" y otros similares. Suponiendo que el estudiante se encuentre en algún campo relacionado con las ciencias aplicadas y la salud pública, no deberían existir requisitos para tomar un curso utilizando este libro.

Organización del contenido y características especiales

Un objetivo importante de este libro es convertirse en una fuente completa de información nutricional relacionada con las necesidades deportivas. Todos los capítulos comienzan con un **Estudio de caso** que proporciona un ejemplo real de los problemas potenciales que puede enfrentar un atleta, seguido de un **Análisis del estudio de caso**. Las soluciones lógicas y prácticas se refuerzan en cada capítulo subsecuente. A lo largo del libro, los capítulos enfatizan la ciencia, al tiempo que hacen que esta sea accesible y aplicable. Esto se logra en cada capítulo de la siguiente manera:

- El **capítulo 1** ofrece una descripción general de los temas y los problemas esenciales, los mitos frecuentes, una introducción a los nutrientes e información sobre los estándares de adecuación de la ingesta de nutrientes. Cada tema planteado en el capítulo 1 se desarrolla con mucho mayor detalle en los capítulos siguientes.
- Los **capítulos 2**, **3** y **4** analizan los sustratos energéticos (hidratos de carbono, proteínas y grasas) con el mismo objetivo de despejar mitos al proporcionar el conocimiento de una manera que demuestra cómo hacer las recomendaciones correctas a los atletas que buscan rendir a su máximo potencial.
- Los **capítulos 5** (vitaminas) y **6** (minerales) analizan muchos mitos sobre las vitaminas y los minerales, y al mismo tiempo brindan estrategias para garantizar una ingesta adecuada y evitar insuficiencias o toxicidades.
- El **capítulo 7** aborda un tema crucial: la hidratación y los problemas relacionados con el consumo de líquidos incorrectos en volúmenes inadecuados, que a veces no satisfacen de manera óptima el requerimiento nutricional.
- El **capítulo 8** se centra en la importancia de evaluar la composición corporal en lugar del peso corporal (masa) para comprender mejor las necesidades de energía y nutrientes que ayudan al atleta a lograr un físico asociado con un mejor rendimiento.
- El **capítulo 9** proporciona información sobre cómo las modificaciones en la ingesta de nutrientes pueden alterar el transporte de oxígeno y la utilización de los músculos en acción, y cómo hacer lo nutricionalmente correcto puede ayudar a mejorar la recuperación y a reducir el dolor muscular.
- El **capítulo 10** enfatiza que los atletas de diferentes edades y sexos pueden tener diferentes necesidades nutricionales. No entender estas diferencias puede comprometer el potencial de un atleta para un rendimiento óptimo y podría predisponerle a complicaciones nutricionales que arriesguen su salud.
- El **capítulo 11** analiza de cerca cómo los atletas que participan en diferentes clases de deporte (potencia, resistencia y en equipo) tienen diferentes necesidades nutricionales que, si no son satisfechas, podrían afectar su rendimiento deportivo.
- El **capítulo 12** aborda cómo los viajes y las condiciones ambientales afectan los requerimientos nutricionales y estrategias para reducir los riesgos nutricionales.
- El **capítulo 13** complementa los capítulos 5 y 6 al revisar más información sobre suplementos dietéticos y ayudas para mejorar el rendimiento. En este capítulo se develan muchos mitos, lo que lo hace una lectura obligatoria para cualquier persona que trabaje con atletas. Idealmente, la participación en deportes debería mejorar la salud, sobre todo si se siguen las estrategias nutricionales correctas.
- El **capítulo 14** analiza los problemas nutricionales relacionados con la salud del atleta para que aquellos que trabajan con los deportistas tengan una mejor visión a largo plazo de cómo las estrategias seguidas hoy tienen implicaciones para la salud futura del atleta.
- El **capítulo 15** se centra en temas prácticos relacionados con la planificación mediante el uso de la información proporcionada previamente que responde a la pregunta: ahora que tengo los conocimientos, ¿cómo debo comer para alcanzar mis objetivos? El capítulo está lleno de información práctica, que incluye estrategias de evaluación dietética e información práctica sobre cómo satisfacer necesidades en deportes con diferentes esquemas (medio tiempo, intervalos, etc.) y duración de entrenamiento (los maratonistas necesitan diferentes estrategias de nutrición que los velocistas), y cómo comer antes, durante y después del entrenamiento.

Varias características especiales recorren todo el libro para mejorar la experiencia de aprendizaje:

- Los **recuadros de glosario** se colocan cerca de la primera mención de algún concepto (en negrita) para facilitar la consulta.

- El recuadro **Factores importantes a considerar** enfatiza puntos clave seleccionados para que el lector los tenga en cuenta.
- Se emplean **ejemplos** para ayudar al estudiante a trabajar mediante aplicaciones específicas de la información.
- Abundantes **tablas** y **figuras** apoyan el contenido e ilustran conceptos complejos.

Cada capítulo termina con:

- Una **actividad de aplicación práctica** que brinda la oportunidad de aplicar lo aprendido en el capítulo a una situación del mundo real.
- Un **cuestionario** de autoevaluación acompañado de las **respuestas al cuestionario**.
- Un **resumen** en forma de enumeración con los puntos más destacados de cada capítulo.
- Una lista de **referencias** utilizadas y seleccionadas de la ciencia más actualizada basada en evidencia.

Los **apéndices** poseen información abundante y ofrecen materiales de referencia clave (ingestas dietéticas de referencia, contenido de nutrientes de alto riesgo, etc.) y una muestra de un cuestionario de historial de salud. Los apéndices también proporcionan el acceso a recursos en línea, que incluyen análisis de muestras dietéticas y estrategias de resolución de problemas de nutrición para atletas de cualquier sexo, edad o deporte.

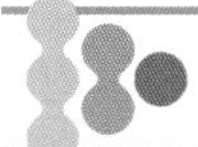

Un recurso integral

De principio a fin, esta primera edición del *Manual ACSM de nutrición para ciencias del ejercicio* está destinada a proporcionar un recurso integral para ayudar a guiar los consejos nutricionales brindados a atletas y a saber cuándo es apropiado derivar al deportista a un profesional de la salud acreditado (dietista registrado, médico, entrenador atlético certificado) cuando la situación lo requiera.

Esperamos que este libro le resulte de utilidad en sus actividades profesionales y deportivas.

Dan Benardot
Professor of Nutrition, Emeritus
Georgia State University
Atlanta, Georgia

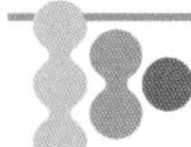

Recursos en línea

El *Manual ACSM de nutrición para ciencias del ejercicio* incluye recursos adicionales en inglés, para estudiantes e instructores, disponibles en el sitio web complementario del libro en http://thepoint.lww.com.
Los estudiantes podrán acceder a:

- Un banco de preguntas
- Apéndices de contenido de nutrientes esenciales
- Ejemplos de planes de alimentación para atletas

Los instructores aprobados tendrán acceso a los siguientes recursos:

- Generador de pruebas
- PowerPoints
- Estudios de caso

Consulte en el interior del libro para obtener más detalles, incluido el código de acceso al sitio web.

Las actualizaciones del libro se pueden encontrar en http://certification.acsm.org/updates.

Agradecimientos

Son demasiadas las personas que me han ayudado a tener la energía y la orientación necesarias para hacer un libro como este, pero hay algunas que estuvieron *siempre* disponibles cuando necesité consejos, comentarios y correcciones, y quisiera mencionarlas por su nombre. Curiosamente, todas estas personas están excesivamente ocupadas en sus propios proyectos, pero parecen estar siempre disponibles cuando se solicita su ayuda. Cuando necesito un consejo inicial, sobre si estoy siguiendo la pista correcta, no hay nadie mejor que mi dietista Robin, siempre dispuesta y franca con su inmejorable retroalimentación. Mi viejo amigo y colega, el Dr. Walt Thompson, profesor de kinesiología, salud y nutrición, siempre encuentra tiempo para hablar sobre lo que estoy pensando en escribir y también es un excelente editor de mis borradores iniciales. El Dr. Sid Crow, profesor de biología recientemente jubilado y colega cercano, quien realmente sabe de células y cómo funcionan. En última instancia, todo en nutrición implica una respuesta celular y Sid siempre me guía por el camino correcto. Dos de mis estudiantes graduados: Moriah Bellissimo y Ashley Delk Licata, quienes ahora asisten a prestigiadas universidades para completar doctorados y han sido excelentes cajas de resonancia para este libro, con nuevas perspectivas sobre cómo comunicar mejor las ideas a los estudiantes universitarios. El American College of Sports Medicine asignó a Angela Chastain como editora de desarrollo para trabajar conmigo en la presentación de los capítulos y en su edición. Angela ha sido una colega absolutamente maravillosa en este proceso. La editorial Wolters Kluwer designó a Robin Levin Richman como editora de desarrollo, y también ha sido una persona fenomenal con quien trabajar. Todas estas personas, y muchas más en la Georgia State University y la editorial, incluida Amy Millholen, han hecho posible este libro. Agradezco ampliamente sus importantes contribuciones a este libro y ofrezco mi más sincero reconocimiento a todos ellos.

Revisores

Katherine A. Beals, PhD, FACSM
University of Utah
Salt Lake City, Utah

Louise M. Burke, PhD, FACSM
Australian Institute of Sport
Belconnen, Australian Capital Territory, Australia

Cory L. Butts, PhD
University of Arkansas
Fayetteville, Arkansas

Sara Chelland Campbell, PhD, FACSM
Rutgers University
New Brunswick, New Jersey

Nancy Clark, RD CSSD, FACSM
Sports Nutrition Counselor
Newton Highlands, Massachusetts

Warren D. Franke, PhD, FACSM
Iowa State University
Ames, Iowa

Raquel C. Garzon, DHSc, RDN
Revitalize Project, Inc.
Las Cruces, New Mexico

Tanya M. Halliday, PhD, RD
University of Colorado School of Medicine
Aurora, Colorado

Linda K. Houtkooper, PhD, RD, FACSM
University of Arizona
Tucson, Arizona

Laura J. Kruskall, PhD, FACSM, ACSM-EP, ACSM-EIM2
University of Nevada
Las Vegas, Nevada

D. Enette Larson-Meyer, PhD, FACSM
University of Wyoming
Laramie, Wyoming

Ronald J. Maughan, PhD, FACSM
University of St. Andrews
St Andrews, Fife, Scotland
United Kingdom

Brendon P. McDermott, PhD, ATC, FACSM
University of Arkansas
Fayetteville, Arkansas

Douglas Paddon-Jones, PhD, FACSM
University of Texas
Galveston, Texas

Kelly Pritchett, PhD, RDN, CSSD
Central Washington University
Ellensburg, Washington

Amy D. Rickman, PhD, FACSM
Slippery Rock University
Slippery Rock, Pennsylvania

Nancy R. Rodriguez, PhD, FACSM
University of Connecticut
Storrs Mansfield, Connecticut

Thomas H. Trojian, MD, FACSM
Drexel University
Philadelphia, Pennsylvania

Stella L. Volpe, PhD, RD, FACSM, ACSM-CEP
Drexel University
Philadelphia, Pennsylvania

Contenido

CAPÍTULO 1

Fundamentos: principios rectores de la nutrición para el atleta

OBJETIVOS

- Introducir las reglas básicas de la nutrición que pueden y deben considerarse para mejorar la salud y el rendimiento del atleta.
- Comparar las importantes formas en las que interactúan la nutrición y la actividad física, demostrando que centrarse en una sin la otra probablemente conducirá a resultados subóptimos.
- Analizar los posibles factores relacionados con los atletas que están mal nutridos, incluyendo problemas relacionados con la tradición deportiva, desinformación nutricional, restricción alimentaria excesiva relacionada con el deseo de lograr un peso y alergias, intolerancias y sensibilidades alimentarias.
- Presentar las clases de nutrientes, que incluyen agua, vitaminas, minerales, proteínas, grasas e hidratos de carbono, y de qué manera es importante cada uno para la salud y el rendimiento atlético.
- Verificar la importancia de lograr un equilibrio entre los nutrientes, ya que el énfasis excesivo en un solo nutriente da como resultado una mala salud y resultados de rendimiento deficientes.
- Valorar las diferencias entre los nutrientes esenciales y no esenciales, mostrando que todos estos nutrientes son necesarios, pero que los humanos tienen la capacidad de fabricar los nutrientes no esenciales, siempre y cuando el consumo de los esenciales sea suficiente.
- Identificar las directrices dietéticas disponibles y las ingestas dietéticas de referencia (IDR), y cómo se utilizan mejor en las personas físicamente activas.
- Evaluar las directrices de actividad física para los diferentes grupos de edad y su propósito.
- Identificar la información sobre cómo leer e interpretar las etiquetas de los alimentos, y el significado de los términos comunes utilizados en ellas.
- Recordar los documentos con las posturas sobre nutrición y rendimiento atlético que han sido publicados de manera conjunta por grupos profesionales, incluyendo el American College of Sports Medicine (ACSM), la Academy of Nutrition and Dietetics (AND) y los Dietitians of Canada (DOC).
- Identificar las pautas publicadas por el ACSM que se relacionan con el esfuerzo atlético, incluidas las pautas sobre salud ósea, acondicionamiento cardiovascular y la tríada de la mujer atleta.
- Revisar la información sobre mitos nutricionales comunes y cómo estas ideas erróneas impiden lograr una buena salud y rendimiento atlético.
- Introducir los tipos de investigación que se utilizan de manera frecuente para obtener información nutricional, presentando las fortalezas y debilidades relativas de los diferentes tipos de estudios de investigación.
- Explorar la información sobre el ámbito de la práctica, proporcionando información básica sobre qué tipos de información nutricional se pueden brindar legalmente a los individuos.

Estudio de caso

John, un nuevo estudiante universitario y exatleta en el bachillerato, se está especializando en ciencias del ejercicio para convertirse en un entrenador atlético certificado. Como muchos otros de sus compañeros, tiene muchas creencias sobre la nutrición. Por ejemplo, cree que es terrible consumir muy pocas vitaminas y minerales, ya que el resultado de salud sería devastador. También cree que los suplementos de vitaminas que tomó durante sus días de bachillerato ayudaron a su rendimiento atlético. Estos suplementos, dependiendo del nutriente, tienen entre el 200 y 800% de la ingesta diaria recomendada, pero esto no es un problema, ya que tener más vitaminas y minerales de los requeridos por los tejidos solo puede ser bueno; tener muy poco es el problema.

También obtuvo buenos resultados haciendo dietas en sus días de bachillerato basándose en las recomendaciones de sus entrenadores, que le ayudaron a ser un poco más ligero y rápido. Actualmente, está un poco "pesado" y planea hacer de nuevo una dieta para alcanzar su peso ideal. Una de sus maneras favoritas de hacer dieta es saltarse el desayuno, ya que es fácil y no tiene que pensar en reducir el tamaño de sus comidas del resto del día. También se asegura de no comer nada después de las 7:00 p.m., ya que todo mundo sabe que comer después de esta hora te hará engordar. John todavía intenta hacer ejercicio casi todos los días, cerca de 90 min de caminadora y pesas, y se asegura de siempre tener agua disponible para beber.

Posteriormente, tomó una clase de nutrición y actividad física y se dio cuenta de que casi todas sus creencias sobre nutrición estaban equivocadas. Consumir cantidades excesivas de nutrientes de manera regular puede causar problemas; no comer algo en la noche puede ocasionar un equilibrio energético negativo que reduce la masa magra y aumenta la masa grasa; hacer dieta puede hacer a la gente más gorda; beber agua, en lugar de un líquido con hidratos de carbono y electrólitos, puede reducir el rendimiento. John aprendió que la nutrición es una *ciencia*, y las creencias comunes sobre la nutrición a menudo empeoran las cosas en lugar de mejorarlas.

ANÁLISIS DEL ESTUDIO DE CASO

1. ¿Cuáles considera que son los errores que John cometió sobre su peso?
2. ¿Fue correcto para John tomar estos suplementos? En caso negativo, ¿qué cambiaría?
3. ¿El peso es una buena medida para determinar que alguien se está ejercitando y comiendo bien?
4. Si usted fuera un entrenador y quisiera que alguien lograra un rendimiento físico deseable, ¿qué le aconsejaría a esta persona desde el punto de vista nutricional?
5. ¿Cómo sabría si alguien tuvo éxito logrando su objetivo de acondicionamiento físico?

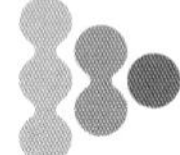

Introducción a la nutrición deportiva

La **nutriología** es una ciencia aplicada, con directrices y principios basados en muchos años de evidencia científica, que se sabe se relacionan con la resistencia a las enfermedades, mejor recuperación de las lesiones, mejor rendimiento físico y una mayor sensación de bienestar. No obstante, existe una tremenda presión de los medios, los amigos y en el ambiente de trabajo para incumplir estas directrices y principios, con la tentación de encontrar una manera más fácil, rápida y eficaz de lograr una mejor salud y rendimiento. En realidad, no existe una "receta mágica" que pueda superar satisfactoriamente los malos hábitos nutricionales, y creer en esta solo da lugar a ilusiones que no hacen sino dificultar el logro del resultado deseado de rendimiento. De manera importante, los principios nutricionales basados en la ciencia para lograr una mejor salud y rendimiento son relativamente simples de seguir y, si se realizan con constancia, es probable

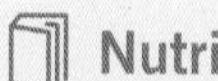

Nutriología

Ciencia biológica que se centra en los nutrientes consumidos y su participación en el desarrollo, el metabolismo y la reparación de los tejidos y la salud. Con frecuencia este término se utiliza de forma errónea: "El estado nutriológico de John es bueno". Un enunciado más adecuado sería: "La ingesta de nutrientes de John es buena" o "La alimentación de John es buena".

Estado nutricio

El **estado de nutrición** actual de un individuo; a menudo, se utiliza en referencia a un nutriente específico. Ejemplo: "El estado nutricio de hierro de Jane es excelente".

Estado nutricional

El grado en el se satisfacen los requerimientos de los tejidos. Por ejemplo, alguien con un mal estado nutricional no ha satisfecho adecuadamente su necesidad de uno o más nutrientes debido a su ingesta inadecuada.

Cuadro 1-1 Directrices básicas de nutrición

1. Más que suficiente no es mejor que suficiente.
   - Si se necesita una pequeña cantidad de nutrientes para garantizar una salud óptima, tener más de esta cantidad no es necesariamente mejor y puede causar problemas. Por ejemplo, si necesita una "X" cantidad de proteínas, tener más que eso no es mejor y causa problemas al reducir la ingesta de otros nutrientes requeridos.
2. Comer una amplia variedad de alimentos es necesario para asegurar la exposición a los nutrientes necesarios.
   - No existe un alimento perfecto que contenga todos los nutrientes en proporción perfecta a las necesidades celulares. El consumo de una amplia variedad de alimentos es necesario para asegurar una exposición óptima a los nutrientes.
3. Comer lo suficiente para satisfacer las necesidades de energía y nutrientes en tiempo *real*.
   - Debe haber una relación *dinámica* entre el requerimiento de energía y nutrientes y su consumo. Nunca se llena de más el tanque y nunca se deja vacío. No es posible conducir de Nueva York a San Francisco cargando todo el combustible que el auto necesita para llegar a San Francisco. El cuerpo humano tampoco puede hacerlo.

que sean motivantes. Esto es, al seguir estas reglas las personas se sentirán notoriamente mejor y se motivarán para continuar con los buenos hábitos nutricionales. Este capítulo presenta una descripción general de los principios rectores de la nutrición que son aplicables para todos los atletas (cuadro 1-1).

La comida es el vehículo de las vitaminas, los minerales, los líquidos y la energía, y para garantizar que las personas reciban todos los **nutrientes** para cubrir sus necesidades se necesita la exposición a los alimentos correctos. Este principio básico de la nutriología requiere que las personas ingieran una variedad de alimentos para asegurar que las células sean expuestas a todo lo que necesitan. Cada célula tiene una necesidad específica de ciertos nutrientes en cantidades determinadas. Proporcionar un solo nutriente en demasiada cantidad puede *agotar* otros nutrientes necesarios para la célula, y ofrecer muy poco puede hacer que ingrese demasiado de otro. Ambos escenarios pueden causar el mal funcionamiento celular con implicaciones para la salud y el rendimiento atlético.

Nutrientes

Sustancias que proporcionan los químicos necesarios para mantener la vida, incluyendo vitaminas, minerales, hidratos de carbono, proteínas, grasas y agua.

Ningún alimento individual contiene todos los nutrientes requeridos, de manera que tener acceso a una variedad de alimentos es un componente necesario de una buena exposición nutricional. Los patrones de alimentación que tienen unos pocos alimentos consumidos repetidamente (por lo general, el mismo desayuno y, tal vez, dos o tres comidas y cenas diferentes) tienden a sobreexponer a las células a algunos nutrientes mientras que la exposición a otros es baja. El resultado es la **desnutrición** y, para el atleta, una exposición nutricional que puede comprometer su capacidad para aumentar su acondicionamiento. Es posible que algunas personas se hayan dado cuenta que el consumo de alimentos no logra satisfacer de manera óptima la necesidad de nutrientes, y esto hace que busquen cubrir sus requerimientos nutricionales a través de suplementos, que pueden traer consigo problemas. Sin embargo, está claro que muchos entrenadores y atletas desconocen cómo funcionan los nutrientes y cómo se adapta el cuerpo humano a los errores nutricionales. Este capítulo revisará los elementos fundamentales de los nutrientes, qué hacen y cómo funcionan.

Desnutrición

Alteración de la salud que se debe a:

- La ingesta inadecuada, excesiva o desequilibrada de uno o más nutrientes.
- Mala absorción de los nutrientes consumidos.
- Metabolismo anómalo de los nutrientes consumidos y absorbidos.

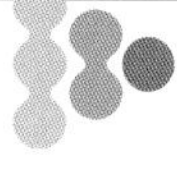

Interacciones entre nutrición y actividad física

Factores importantes a considerar

- La **actividad física** aumenta el requerimiento de energía (calorías) por unidad de tiempo. La energía requiere otros nutrientes para permitir que las células obtengan y utilicen la energía necesaria. Dado que los alimentos son portadores de energía y nutrientes, cualquier persona que realice actividad física debe desarrollar una estrategia de alimentación *con alimentos* que le ayuden a obtener la energía necesaria y los nutrientes asociados.

- Metabolizar más energía crea calor, y el principal medio que tienen los humanos para disipar este exceso de calor es sudar. El líquido para el sudor proviene del volumen de sangre, que tiene muchas funciones. Es más difícil mantener la tasa de sudoración y otras funciones (como el suministro de oxígeno) si baja el volumen de sangre, por lo que cualquier persona que haga ejercicio debe tener una buena estrategia de consumo de líquidos para mantener un volumen de sangre normal.

El campo de la nutrición deportiva representa una interacción entre la actividad física y la nutrición, y esta interacción entre ambos campos puede verse de muchas maneras (fig. 1-1). Está bien establecido que un cambio en la actividad física produce un cambio paralelo en varios requerimientos nutricionales, incluida la *tasa de utilización de energía* (**calorías**). Por ejemplo, mientras usted está leyendo esta oración tiene un índice de utilización de energía relativamente bajo por cada minuto que pasa sentado. Pero si se levanta de la silla y sale a correr, la energía consumida por sus tejidos sería mensurablemente mayor por cada minuto que corra en comparación con estar sentado. En términos sencillos, una mayor intensidad de la actividad se traduce en mayores requerimientos de energía.

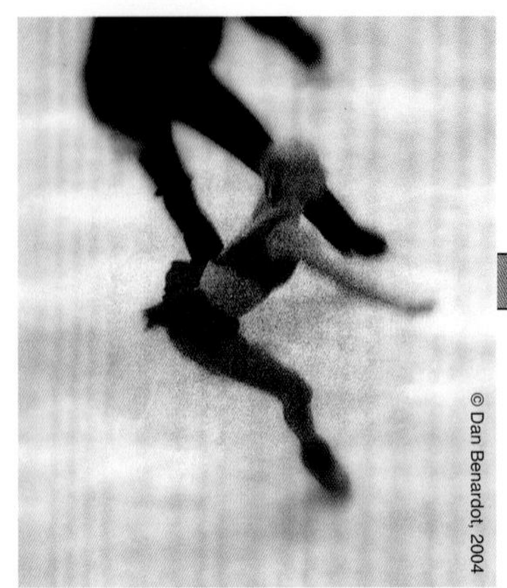

FIGURA 1-1. Interacción entre la actividad física y la nutrición.

Actividad física

Cualquier actividad que provoque un movimiento corporal y requiera más energía (es decir, calorías) por encima del reposo se considera una actividad física. Cuanto mayor sea el requerimiento de energía por unidad de tiempo, más intensa será la actividad física.

Calorías

Término utilizado en nutriología que es sinónimo de **kilocalorías**. Se debe considerar que la *C* en mayúsculas lo diferencia de las **calorías** (*c* minúscula).

Kilocalorías

Término frecuentemente utilizado en nutriología para referirse a las calorías en los alimentos. *Ejemplo:* "Esta rosquilla tiene 400 Cal" significa en realidad 400 kilocalorías. Esto representa la cantidad de energía calorífica necesaria para elevar la temperatura de 1 000 g (es decir, 1 kg) de agua en 1 °C, y es 1000 veces mayor que una caloría.

calorías

El calor requerido para elevar 1 °C la temperatura de 1 g de agua a nivel del mar. En nutriología, el término estándar *Caloría, kcal* o *kilocaloría* es 1 000 veces esta cantidad.

Sin embargo, esto es solo el punto de partida de la interacción entre la actividad física y la nutrición. A medida que aumenta la actividad, también cambia el *tipo* de nutrientes utilizados para satisfacer las necesidades de energía. Se sabe que a mayor intensidad de la actividad, mayor es la utilización de hidratos de carbono como combustible. Dado que los humanos tienen un almacenamiento de hidratos de carbono relativamente bajo, aquellos que realizan actividad de alta intensidad deben tener una estrategia nutricional para garantizar que su "tanque de reserva" de hidratos de carbono nunca se agote.

También sabemos que las células no pueden utilizar (metabolizar) los sustratos de energía (es decir, los nutrientes que proporcionan carbono a nuestras células para producir energía: hidratos de carbono, proteínas y grasas) para satisfacer sus requerimientos energéticos simplemente por su presencia en la célula. Se necesitan vitaminas específicas, principalmente del complejo B, para utilizar los sustratos de energía de manera que las células puedan generar la energía que requieren para funcionar. A mayor tiempo con mayor intensidad de la actividad, se requieren más sustratos de energía y más vitaminas específicas para satisfacer las necesidades energéticas. Las vitaminas no proporcionan energía, pero nos ayudan a obtenerla de los alimentos que consumimos que contienen sustratos energéticos.

Parte de la energía que obtenemos de los alimentos que consumimos sufre combustión con el oxígeno (metabolismo aeróbico), mientras que otra parte puede emplearse sin este (metabolismo anaeróbico). La grasa solo puede metabolizarse para obtener energía de manera aeróbica, mientras que los hidratos de carbono son un combustible flexible que puede metabolizarse de manera aeróbica y anaeróbica. Sin embargo, inclusive la persona más delgada tiene depósitos abundantes de grasa corporal que sirven como una reserva de energía, mientras que los humanos tienen reservas limitadas de hidratos de carbono. En consecuencia, la capacidad para quemar grasa es fundamental para la resistencia. El hierro, un mineral, participa de varias formas en el metabolismo aeróbico y, por lo tanto, es un nutriente crítico para metabolizar la grasa en energía. Los atletas con hierro insuficiente tienen poco suministro de oxígeno hacia las células y, como consecuencia, un metabolismo oxidativo inferior al óptimo que culmina en un rendimiento insatisfactorio.

El **ejercicio** también altera los requerimientos de líquidos debido a que los humanos solo son del 20-40% eficientes quemando

Ejercicio

El ejercicio representa la actividad física que se realiza con el propósito de mejorar el estado físico de los músculos, el corazón y los pulmones. La actividad física generalmente se conoce como *ejercicio* (es decir, una actividad que requiere esfuerzo físico) cuando se realiza de manera planificada, estructurada y repetida con el fin de mejorar la salud y la condición física.

combustible para crear movimiento muscular. Por lo tanto, por cada 100 calorías quemadas, de 60-80 de estas calorías crean calor. No es posible conservar este calor (es decir, no se puede permitir que la temperatura corporal aumente por el calor producido a partir del metabolismo energético), de manera que el calor se disipa a través de la producción de sudor. La evaporación del sudor elimina este exceso de calor y disminuye la temperatura corporal. A mayor intensidad de la actividad, mayor energía metabolizada y mayor calor producido que debe disiparse a través del sudor.

En resumen, la actividad física altera el requerimiento total de energía, el tipo de energía requerida, las vitaminas y minerales empleados para el metabolismo energético y los líquidos necesarios para disipar el calor asociado con el mayor metabolismo energético (cuadro 1-2). Estas interacciones son suficientemente importantes, al grado que hablar de ejercicio sin incluir un análisis relacionado con los factores nutricionales que influyen en él sería un análisis incompleto. En términos sencillos, estos factores conforman la base de la nutrición deportiva. Un aumento del índice de gasto energético produce un aumento en la velocidad de pérdida de líquidos corporales. Aunque se trata de conceptos en apariencia simples, existe una amplia base científica relacionada con qué sustratos de energía es mejor consumir para diferentes actividades, cuál es el mejor momento para consumirlos, qué alimentos pueden consumirse en diferentes momentos para mejorar la recuperación muscular y reducir el dolor, qué composición de líquidos es mejor para diferentes eventos en diferentes condiciones ambientales, las estrategias para mantener un estado de hidratación óptimo y las mejores modalidades de alimentación para garantizar que las células tengan una exposición óptima a todos los nutrientes necesarios para que el atleta aumente su capacidad de acondicionamiento.

Cuadro 1-2 Los dos problemas principales en el deporte

Independientemente del tipo de deporte (potencia, equipo, resistencia), los problemas importantes giran en torno a dos factores principales:

1. Satisfacer de forma óptima las necesidades de *energía* en términos de cantidad, tipo y tiempo de ingesta.
2. Satisfacer de forma óptima las necesidades de *líquidos* en términos de cantidad, tipo y tiempo de ingesta.

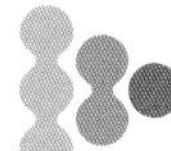

¿Por qué tantos atletas tienen una mala nutrición?

Factores importantes a considerar

Muchos factores influyen en el estado nutricional del atleta, pero los dos factores principales incluyen:

- Las tradiciones del deporte y de las organizaciones que los supervisan y controlan pueden influir en la forma en la que se alimentan los atletas en ese deporte, a menudo con resultados deficientes.
- Los deportes de apariencia (p. ej., nado sincronizado, gimnasia, clavados) y aquellos donde el peso (p. ej., la lucha libre) es un aspecto importante de la actividad pueden poner al atleta en riesgo nutricional, ya que pocos atletas o aquellos que los entrenan saben cuál es la mejor manera de alcanzar estos objetivos.

Organizaciones deportivas y empleo de suplementos

Existen numerosas razones por las que los atletas fracasan al satisfacer sus necesidades nutricionales. Gran cantidad organizadores de eventos deportivos buscan patrocinadores que les ayuden con los costos del evento, los cuales proporcionan ciertos productos nutricionales e inhiben el consumo de otros. Estos productos pueden ser adecuados o no para cada atleta en la competición; sin embargo, es seguro decir que no todos contienen la distribución ideal de nutrientes (sustratos de energía, concentraciones de electrólitos, etc.) para cada atleta en cada evento patrocinado. Esto deja a los atletas (que tienen necesidades nutricionales que no pueden satisfacerse de manera óptima con los productos disponibles) en un estado de mala nutrición que puede impedirles rendir al máximo de sus capacidades (19) (tabla 1-1).

Las federaciones nacionales son las estructuras organizacionales de cada deporte (es decir, existe una federación nacional para pista y campo, otra para gimnasia, otra para hockey, etc.) y, dependiendo de la organización, pueden perpetuarse las malas conductas nutricionales debido a la supervisión limitada. Esto puede causar dificultades nutricionales a largo plazo. Por ejemplo, los atletas en ciertos deportes a menudo son premiados por tener una apariencia "delgada" que se sabe es deseada por los jueces. Sin embargo, la motivación para lograr esta delgadez puede causar malas conductas de alimentación de por vida que llegan a afectar de manera negativa la salud y acortan la vida competitiva de un atleta. De forma ideal, las federaciones nacionales deben desarrollar reglas que motiven una composición corporal saludable, lo que también mejoraría finalmente el rendimiento específico en un deporte.

Tabla 1-1 Factores que contribuyen a la mala nutrición en los atletas

Organización	■ *Patrocinio de eventos.* Productos disponibles para los atletas que pueden no ser óptimos. ■ *Nutricionistas/dietistas certificados no disponibles.* Con frecuencia, no hay un experto en nutrición certificado o con licencia en el entrenamiento/competición. ■ *Federaciones nacionales.* La supervisión limitada puede producir una perpetuación de las malas conductas nutricionales, que puede causar problemas nutricionales a largo plazo. ■ *Suplementos.* Los proveedores impulsan los suplementos con anuncios convincentes. ■ *Malas reglas.* Lugares de entrenamiento que dificultan la disponibilidad de alimentos/bebidas adecuados.
Conocimiento	■ *Modelado inadecuado.* Imitación de atletas admirados. ■ *Creencia frente a ciencia.* Mitos relacionados con la idea de la nutrición como un sistema de creencias y no como una ciencia. ■ *Atribución errónea del beneficio percibido.* El consumo de ciertos alimentos/bebidas puede no ayudar por las razones que se creen. ■ *Alimentos buenos y malos.* La simplificación excesiva produce problemas. ■ *"Receta mágica".* Buscar la solución fácil.
Tradición	■ *Tradiciones deportivas.* Perpetuación de problemas relacionados con la nutrición inducidos por el entrenador/deporte. ■ *Enfoque en el peso.* Centrarse de forma excesiva en el peso, cuando el enfoque debe estar en la composición corporal y la relación fuerza:peso. ■ *Las proteínas resuelven todo.* La ingesta alta de proteínas resolverá con éxito todos los problemas potenciales de nutrición. ■ *Dependencia de suplementos.* Reduce la ingesta de alimentos y crea problemas con la Agencia Mundial Antidopaje.
Restricción alimentaria	■ *Alergias.* Evitación de alimentos que causan una respuesta alérgica potencialmente mortal. ■ *Intolerancias.* Evitación de alimentos que causan malestar, típicamente relacionado con la insuficiencia de una enzima digestiva, como la intolerancia a la lactosa. ■ *Sensibilidades.* Malestar, distensión y varios otros síntomas producidos por alimentos, a menudo no bien identificados, que causan inflamación gastrointestinal.

Asimismo, muchos atletas dependen de manera excesiva de los suplementos. Esto puede deberse a varios factores, que incluyen la publicidad convincente, que a menudo utiliza celebridades deportivas como sus portavoces; la promoción de la idea de que las conductas de alimentación no son óptimas, por lo que los suplementos se emplean como una "garantía" nutricional; anuncios de suplementos en la revista oficial del deporte, lo que da al suplemento una fama injustificada; y la *creencia* de que la suplementación de nutrientes mejorará el rendimiento atlético. En realidad, los suplementos tomados sin evidencia de una debilidad biológica establecida pueden causar muchos más problemas de los que resuelven, como se verá más adelante en este capítulo, y los suplementos también pueden contener sustancias prohibidas que no son mencionadas en la etiqueta.

Algunos centros de entrenamiento pueden haber establecido reglas que impiden la disponibilidad de alimentos y bebidas adecuados. Por ejemplo, puede haber una regla que prohíbe las bebidas deportivas en la sala de entrenamiento. Estas reglas dificultan que el atleta se beneficie de manera óptima del entrenamiento por varias razones, incluyendo un mayor riesgo de deshidratación, disponibilidad limitada de sustratos energéticos para los músculos activados y permitir que ocurra un estado de hipoglucemia que derive en la producción de la hormona del estrés (cortisol), con la pérdida consecuente de masa magra y ósea. Ciertamente, este no es el resultado deseado de un programa de entrenamiento.

Muchos de estos problemas de organización podrían superarse con la presencia de dietistas/nutricionistas certificados. Este vacío deja espacio para que otras personas sin una formación adecuada en el campo de la nutrición brinden información a los atletas. Con gran frecuencia, este asesoramiento no se fundamenta en la ciencia o pretende "imponer" productos con una base científica débil.

Conocimiento

Un factor importante que contribuye a la mala nutrición de los atletas es que tienen poco conocimiento sobre estrategias nutricionales que pueden ayudarles a lograr sus objetivos deseados. La desinformación nutricional hace que estos atletas sean presa fácil de la publicidad o que imiten de forma inadecuada lo que hacen otros atletas reconocidos. Estos últimos, que son el centro de admiración de muchos deportistas, pueden tener los mejores entrenadores del mundo y acceso a instalaciones de entrenamiento fantásticas, lo que contribuye de forma más importante al éxito del atleta que el suplemento que consumen que supuestamente mejora su rendimiento. Sin embargo, aquellos que los admiran tomarán el suplemento para mejorar su rendimiento con la creencia de que ayudará por sí solo. Aunado a esto, se añade el problema de que muchos atletas perciben la nutrición como un sistema de creencias más que como una ciencia. Con demasiada frecuencia, los atletas siguen ciertas estrategias nutricionales inadecuadas porque consideran que les ayudarán. De hecho, es probable que exista conocimiento científico bien establecido, que sería una guía mucho mejor para optar por estrategias nutricionales más adecuadas.

Algunos atletas atribuyen de manera errónea el beneficio percibido a los alimentos que consumen. Por ejemplo, se cree de manera generalizada que un alto consumo de proteínas es el factor *fundamental* en el rendimiento humano, de manera que muchos atletas consumen cantidades excesivamente altas de proteínas provenientes de alimentos y suplementos. Esto, en conjunto con un régimen de ejercicio adecuado, puede producir una mayor masa muscular, pero es posible que el beneficio no se deba a las proteínas en sí mismas, sino a la mayor cantidad de calorías provenientes de las proteínas consumidas para aumentar la masa muscular. Ciertamente, las proteínas son importantes, pero utilizar las proteínas como fuente de calorías no es óptimo debido a que los desechos de nitrógeno producidos pueden ocasionar deshidratación y disminución de la densidad ósea. Ello sugiere que existen mejores maneras de satisfacer los requerimientos de energía (calorías) que un consumo excesivamente alto de proteínas.

También existe un sistema de creencias de buenos alimentos frente a malos alimentos que puede generar problemas nutricionales para los atletas. Algunos atletas pueden creer que un alimento en particular es "comida buena", así que lo consumen con mucha frecuencia y en grandes cantidades. Aunque el alimento en cuestión ciertamente pueda ser uno bueno, ningún alimento individual contiene todos los nutrientes necesarios. Por lo tanto, depender excesivamente de este alimento debido a que es "comida buena" puede crear su propio conjunto de problemas nutricionales, así como evitar ciertos alimentos que se perciben como "comida mala" puede impedir al atleta obtener un nutriente clave que se encuentre presente en ese alimento. Es importante recordar que no existe una receta mágica o alimento perfecto que ayudará a un atleta a correr más rápido, saltar más alto o moverse con mayor rapidez. Todas las necesidades nutricionales se deben cubrir de manera equilibrada con el objetivo de que mejore el rendimiento atlético, y esto solo puede hacerse a través del consumo de una amplia variedad de alimentos. Los atletas que consumen una dieta monótona debido a que están convencidos de que un conjunto limitado de alimentos es su boleto para cruzar la meta en primer lugar, están autoengañándose.

Una afirmación habitual de los atletas es: "Como esto porque sé que es bueno para mí". La segunda afirmación más frecuente de los atletas es: "No como eso, porque es malo para mí". Aunque estas afirmaciones puedan ser ciertas, tampoco son óptimas, ya que no toman en cuenta el contexto. Qué es bueno o malo tiene que ver con los demás alimentos que se consumen, tanto a corto como a largo plazo. Si un atleta piensa que el queso *cottage* es un alimento perfecto y lo come todos los días en el almuerzo y la mayoría de los días en la cena, entonces es susceptible a la desnutrición. También puede ser posible que la mejor comida para un no vegetariano sea una hamburguesa ocasional para la comida. Se ha dicho con razón que la leche humana es el alimento perfecto para un recién nacido. Sin embargo, después de los 6 meses, incluso los lactantes necesitan probar otros alimentos o desarrollarán anemia (la leche humana es una mala fuente de hierro). La verdad es que no existe un alimento perfecto, y los atletas que comen una dieta monótona debido a que están convencidos de que es el boleto para cruzar la meta en primer lugar, están autoengañándose.

Tradición

La tradición en los deportes también puede desempeñar un papel en la desnutrición de los atletas. No es raro que algunos entrenadores apliquen estrategias nutricionales que aprendieron cuando ellos mismos eran atletas o porque son una tradición en el deporte. Una tradición deportiva puede consistir en evitar que los atletas consuman líquidos durante su práctica porque nunca se ha hecho (tradición) y porque se cree erróneamente que la práctica en un estado de deshidratación hará al atleta más tolerante a la deshidratación durante la competición. Sabemos que esta tradición está evidentemente equivocada, ya que está bien establecido que no existe una adaptación a la deshidratación, pero la tradición continúa en muchas actividades deportivas.

Buscar un peso "ideal" también es un hecho frecuente en muchos deportes. Por ejemplo, a menudo se motiva a los linieros en el fútbol americano a aumentar de peso, pero centrarse en el peso es inadecuado desde el punto de vista del rendimiento. En su lugar, debería haber un enfoque en qué constituye el peso (es decir, la composición corporal), porque el rendimiento se asocia de manera más específica con esto. Como un ejemplo, trate de imaginar a un liniero de fútbol americano que aumentó de 114 a 124 kg aconsejado por su entrenador y el personal de entrenamiento, pero al hacerlo tuvo un aumento de peso casi exclusivamente de masa grasa. Ahora este liniero debe mover una masa mayor con la misma musculatura que tenía antes del aumento de peso, haciendo que sus músculos trabajen más duro para realizar la misma intensidad de trabajo, con el probable resultado de que el músculo se fatigue más rápido y con una reducción asociada en el rendimiento. Ahora, imagine una atleta en un deporte de apariencia, donde el entrenador piensa que tendría una mejor puntuación en la competición si se viera más delgada, así que le pide que pierda peso mediante una dieta de restricción calórica. Sin embargo, es probable que las restricciones calóricas reduzcan la masa muscular más que la masa grasa, así que esta atleta se debilita a causa de la pérdida de peso (4). La tasa más rápida de recuperación de grasa en relación con la recuperación muscular tras una dieta baja en calorías también puede aumentar los riesgos para la salud, incluyendo menor densidad ósea y trastornos de la alimentación (4). Por otro lado, si el abordaje fuera aumentar la masa muscular y perder solo grasa, esta atleta podría mantener su peso actual y seguir viéndose delgada debido a que el músculo es más denso que la grasa, y su rendimiento aumentaría, ya que tendría más musculatura para mover menos masa no muscular. El peso es una métrica equivocada en ambos ejemplos, pero sigue siendo la medida habitual en muchas actividades atléticas. Por esta razón, el índice de masa corporal (IMC), un índice de peso a estatura (kg/m^2), es una mala medida del acondicionamiento físico. El IMC se desarrolló como un índice poblacional para determinar la prevalencia de sobrepeso y obesidad, con categorías de peso bajo (16-18.5), peso normal (18.5-25), sobrepeso (25-30) y obesidad (30 o mayor). La *obesidad* es una enfermedad en la que existe un exceso de grasa corporal. Hoy en día, el IMC se utiliza de manera frecuente como una medida de la obesidad de los individuos, pero no debería serlo porque no valora el grado en que la grasa contribuye al peso. Se puede clasificar de forma errónea como obesos (es decir, IMC > 30) a los atletas, debido a que tienen una masa muscular alta para la estatura, cuando no lo son, y algunos individuos "delgados" que tienen poca masa muscular pero un alto nivel de masa grasa pueden clasificarse con un peso normal con el IMC, pero como la grasa contribuye de manera importante al peso deberían clasificarse como obesos.

La máxima capacidad humana para utilizar las proteínas anabólicamente con el fin de construir y reparar los tejidos, además de fabricar enzimas y hormonas, es de 1.7 g de proteínas por kilogramo de masa corporal. Sin embargo, el consumo de proteína para lograr el beneficio anabólico óptimo (construcción de tejidos) es mucho más complicado que el simple consumo elevado de proteínas en un día. Los sistemas humanos solo pueden procesar aproximadamente 30-40 g (120 cal) de proteínas en una sola comida, dependiendo de la musculatura, y, para garantizar que estas proteínas se utilicen anabólicamente, deben consumirse en un estado de equilibrio energético (17). A menudo, los atletas consumen comidas con grandes cantidades de proteínas (80 g o más), pero como solo 30-40 g de esta cantidad puede utilizarse anabólicamente, se están autoengañando al pensar que esta cantidad elevada de proteínas en una sola comida contribuye a los requerimientos totales de proteínas (28). Los 50 g restantes se emplean ya sea como una fuente de calorías o se almacenan como grasa. Sería más productivo distribuir las proteínas requeridas a lo largo del día en cantidades que optimicen su utilización.

Otra posible razón del riesgo de mala nutrición en el que se encuentran muchos atletas es la dependencia excesiva de suplementos nutricionales. La creencia común es que "si un poco de esto me hace bien, entonces, consumir más me hará mejor". Esto rompe una regla de la nutrición: *más que suficiente no es mejor que suficiente*. Esto se basa en el dicho en latín *Sola dosis facit venenum*, que se atribuye a Paracelso, y se traduce como "La dosis hace al veneno". Las IDR publicadas por la National Academy of Sciences a menudo se consideran erróneamente como un requerimiento mínimo en lugar de lo que son, es decir, el requerimiento promedio para mantenerse sano más dos desviaciones estándar sobre este nivel (14). A pesar de esto, los atletas son el objetivo de publicidad que trata de hacer que consuman productos que contienen cantidades exageradas, con frecuencia del 300-400% o más del valor de IDR recomendada sin alguna evidencia de que esta ingesta mejorará la salud o el rendimiento. Por el contrario, existe un cuerpo de evidencia cada vez mayor que sugiere que estas cantidades excesivamente altas de nutrientes suplementarios pueden causar problemas (8). También hay evidencia de que, al tomar suplementos, algunos nutrientes pueden causar el efecto opuesto al deseado. Un estudio que valoró la suplementación de vitamina E (800 UI/día durante 2 meses) antes del Campeonato Mundial de Triatlón en Kona, Hawái, encontró que esta vitamina promovió la peroxidación de lípidos y la inflamación durante el ejercicio, un hallazgo que implica con fuerza que los triatletas se hubieran desempeñado mejor de no tomarla (25). Los estudios de los suplementos dietéticos también han encontrado la presencia de sustancias prohibidas por el Comité Olímpico Internacional (COI) y la Agencia Mundial Antidopaje, a pesar de que estas sustancias no se incluyen en la etiqueta del producto (18). De manera clara, el consumo de estos suplementos por un atleta sin conocimiento podría ponerlo en riesgo.

Restricción alimentaria por alergia, intolerancia y sensibilidad

Los atletas pueden estar predispuestos a tener un mal estado nutricional debido a problemas relacionados con alergias, intolerancias y sensibilidades alimentarias. Los síntomas de una **alergia alimentaria** son causados por la ingesta de antígenos específicos que producen una respuesta alérgica mediada por **inmunoglobulina E (IgE)** que ocurre de minutos a 2 h después del consumo de los alimentos. Los síntomas involucran al tubo digestivo, el sistema respiratorio, los ojos y la piel, y pueden ser potencialmente mortales. Las alergias alimentarias más frecuentes se relacionan con el consumo de cacahuates (maní), frutos secos, huevo, leche, trigo, soya (soja), pescado y crustáceos, en los que la sustancia detonante suele ser una proteína específica del alimento.

Alergia a alimentos

La *alergia alimentaria* es una respuesta inmunitaria al consumo de un alimento específico o un ingrediente en un alimento. La reacción alérgica (erupción, hinchazón de la lengua, vómitos, diarrea, etc.) ocurre cuando el sistema inmunitario del cuerpo reacciona al alimento al unir IgE a este, lo que produce la liberación de sustancias químicas inflamatorias, incluida la histamina. Las alergias alimentarias más frecuentes incluyen a la leche, los huevos, los mariscos, el maní, el trigo, el arroz y las frutas.

Inmunoglobulina E

Estos son anticuerpos producidos por el sistema inmunitario y están involucrados en reacciones alérgicas. Cualquier persona con alergia tiene una respuesta excesiva del sistema inmunitario al alérgeno, lo que conduce a la liberación de IgE. La IgE viaja hacia las células, lo que ocasiona la reacción alérgica (hinchazón, erupción).

Las **sensibilidades alimentarias** son reacciones no mediadas por IgE en las que participa el sistema inmunitario. Los síntomas ocurren debido a la liberación de citocinas y mediadores de granulocitos y linfocitos T, que producen mediadores, incluidas prostaglandinas, histaminas, citocinas y serotonina que afectan la función intestinal y causan inflamación, contracción del músculo liso, secreción de moco y activación de los receptores del dolor. Puede ser difícil identificar el alimento desencadenante o los síntomas si no se realizan pruebas de sensibilidad alimentaria y una dieta de eliminación personalizada.

Sensibilidad a alimentos

Las sensibilidades alimentarias producen respuestas inflamatorias localizadas no IgE en el tubo digestivo. La inflamación del tubo digestivo permite que ingresen en la sangre algunas sustancias que de otra manera no lo harían, lo que contribuye a afecciones inflamatorias como síndrome del intestino irritable (SII), migrañas, síndrome metabólico, artritis y otros. Las sensibilidades a los alimentos son más frecuentes que las alergias o intolerancias a los alimentos; sin embargo, no suelen diagnosticarse, porque la reacción puede demorar varios días.

Las **intolerancias alimentarias** involucran la falta o insuficiencia de sustancias digestivas, como enzimas o sales biliares, que producen el inicio rápido de los molestos síntomas digestivos. Por ejemplo, el 10% de la población tiene síntomas de intolerancia a la lactosa, y ocurren cuando la enzima lactasa no se produce en una cantidad suficiente para digerir la lactosa en los lácteos.

Todos estos problemas asociados con los alimentos (alergias, sensibilidades, intolerancias) tienen implicaciones en las enfermedades agudas y crónicas, pero también pueden causar una reducción drástica en la exposición a los nutrientes al eliminar categorías completas de alimentos. Las personas en las que se identifica cualquiera de estas alteraciones requieren atención especializada para garantizar que la dieta proporcione los nutrientes necesarios. También es posible que los atletas restrinjan innecesariamente algunos alimentos porque han escuchado que estos o sus componentes son "malos" o creen que tienen una enfermedad que no ha sido diagnosticada. Por ejemplo, pueden evitar consumir alimentos con gluten a pesar de no tener ningún problema relacionado con este; otros pueden restringir los lácteos porque piensan que pueden tener intolerancia a la lactosa. Estas restricciones innecesarias limitan los alimentos que consumen y, por lo tanto, pueden hacer difícil adquirir los nutrientes necesarios.

Intolerancia a alimentos

La intolerancia a los alimentos no afecta el sistema inmunitario del cuerpo, y generalmente ocurre porque el individuo no puede digerir un ingrediente alimentario debido a la falta de una enzima digestiva, no puede absorber un nutriente debido a una proteína transportadora faltante o no puede metabolizar correctamente el ingrediente alimentario consumido una vez que lo absorbe debido a una enzima celular faltante. *Ejemplo:* una de las intolerancias alimentarias más frecuentes es la intolerancia a la lactosa (que afecta a alrededor del 10% de la población adulta), que resulta de una producción insuficiente de lactasa, la enzima digestiva del azúcar lactosa.

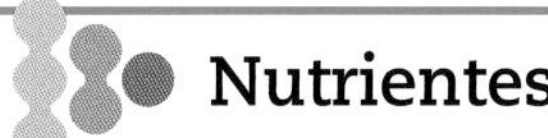

Nutrientes

Factores importantes a considerar

- Las personas a menudo piensan que algunos nutrientes son más importantes que otros. Esta es una idea peligrosa, ya que puede hacer que consuman estos nutrientes en exceso a expensas de otros. Los nutrientes trabajan juntos para producir el resultado deseado, y tener todos los nutrientes en el equilibrio correcto es una clave importante para una buena nutrición.
- Ningún alimento individual es una buena fuente de todos los nutrientes. Por lo tanto, el consumo frecuente de los mismos alimentos no expone los tejidos a una gama completa de nutrientes, lo que predispone a una persona a la desnutrición. El consumo de una variedad de alimentos es un aspecto clave para asegurar un buen estado nutricional.

Las seis clases establecidas de nutrientes incluyen agua, vitaminas, minerales, proteínas, grasas e hidratos de carbono. Otra clase de cuasinutrientes son los denominados *fitonutrientes*, que no se describen típicamente como nutrientes; sin embargo, tienen funciones parecidas a estos. Los fitonutrientes son el centro de atención de gran parte de la investigación actual, cuyos hallazgos están proporcionando información útil acerca de la función y la reparación celular (tabla 1-2). Obtenemos energía (combustible) de alimentos que contienen estas tres clases de nutrientes: hidratos de carbono, proteínas y grasas. También podemos obtener energía del alcohol, pero es probable que su consumo regular interfiera con los procesos normales del metabolismo energético aumentando al mismo tiempo el potencial de deshidratación.

Tabla 1-2 Nutrientes

Nutriente	Subcategoría	Funciones
Hidratos de carbono	Azúcares Almidones Fibra	Combustible muscular para obtener energía (de almidón, azúcares y glucógeno) Control del colesterol/grasa (a partir de la fibra dietética) Ayuda para la digestión (a partir de fibra dietética) Absorción de nutrientes/agua (a partir de azúcares)
Lípidos (grasas y aceites)	Ácidos grasos esenciales Ácidos grasos no esenciales Ácidos grasos monoinsaturados Ácidos grasos poliinsaturados Ácidos grasos saturados	Transporte de vitaminas liposolubles (vitaminas A, D, E y K) Transporte de ácidos grasos esenciales (ácidos grasos que el cuerpo necesita, pero no puede producir) Energía/combustible muscular (para actividades de baja intensidad) Control de la saciedad (ayuda a sentirse satisfecho al comer) Sustancia presente en muchas hormonas
Proteínas	Aminoácidos esenciales Aminoácidos no esenciales	Fuente de energía (si se agotaron los hidratos de carbono) Fuente de aminoácidos esenciales (aminoácidos que el cuerpo necesita pero no puede fabricar) Esencial para desarrollar tejido nuevo (importante durante el crecimiento y la reparación de lesiones) Esencial para mantener el tejido existente (ayuda a controlar el uso y desgaste normales) Sustancia básica en la fabricación de enzimas, anticuerpos y hormonas Equilibrio hídrico (ayuda a controlar la cantidad de agua dentro y fuera de las células) Portador de sustancias en la sangre (transporta vitaminas, minerales y grasas hacia y desde las células)
Vitaminas	Hidrosolubles Liposolubles	Función del tejido y salud (p. ej., la vitamina A ayuda al ojo a funcionar correctamente) Función inmunitaria (p. ej., las vitaminas A y C son bien conocidas por esta función) Control del metabolismo energético (p. ej., las vitaminas del complejo B, en particular, participan ayudando a las células a quemar combustible) Absorción de nutrientes (p. ej., la vitamina D ayuda a que se absorban hacia el torrente sanguíneo el calcio y el fósforo de los alimentos que se ingieren) Mantenimiento del sistema nervioso (p. ej., el ácido fólico y la tiamina son importantes en el desarrollo y la función del sistema nervioso) Antioxidantes (p. ej., ayudan a proteger a las células del daño oxidativo)
Minerales	Macrominerales Microminerales Minerales en ultratrazas	Fuerza esquelética (p. ej., el calcio, fósforo y magnesio son clave para tener huesos fuertes; el fluoruro mantiene los dientes fuertes al protegerlos de los ácidos bacterianos) Función nerviosa (p. ej., el magnesio y el calcio están involucrados en la comunicación nerviosa) Control del pH del cuerpo (nivel de acidez) Transporte de oxígeno (p. ej., el hierro es esencial para llevar oxígeno a las células y eliminar el dióxido de carbono) Control del equilibrio hídrico del cuerpo (el sodio y el potasio desempeñan un papel importante en el volumen de sangre)

Tabla 1-2 Nutrientes (*continuación*)

Nutriente	Subcategoría	Funciones
Agua	Ninguna	Es el refrigerante del cuerpo (ayuda a mantener la temperatura corporal a través de la sudoración) Transportador de los nutrientes hacia las células Eliminador de los productos de desecho de las células Constituyente importante de los músculos Participa en muchas reacciones corporales (tanto en la digestión de los alimentos como en los procesos intracelulares)
Fitonutrientes*	Fenoles Terpenos Polifenoles Esteroles	Agentes de protección celular Agentes de reparación celular Agentes de longevidad celular

*Los fitonutrientes no se consideran oficialmente una clase de nutrientes, pero son el centro de atención de muchas investigaciones que han encontrado que tienen funciones similares a las de las vitaminas. Se trata de químicos que se encuentran de manera natural en las plantas, para los cuales no hay ingestas recomendadas. Las plantas producen fitonutrientes para protegerse contra virus, bacterias, hongos, insectos y el entorno, y se piensa que también pueden brindar protección al cuerpo humano.

Existen muchas personas que atribuyen propiedades de fuente de energía a las vitaminas y minerales; sin embargo, no lo son. No obstante, son necesarios para obtener energía de los hidratos de carbono, las proteínas y las grasas que consumimos. Los atletas que disminuyen su ingesta de alimentos porque creen que la reducción en el consumo de energía no les causará problemas debido a su consumo de vitaminas están equivocados. Muchas vitaminas tienen poco o ningún efecto si la disponibilidad de energía es limitada. El agua, analizada en el capítulo 5, es un nutriente que constituye una elevada proporción del peso corporal total y mantiene casi literalmente unidos los tejidos del cuerpo. La sangre, siendo principalmente agua, hace circular las vitaminas, los minerales, las grasas, las proteínas y los hidratos de carbono hacia los tejidos y elimina los desechos metabólicos producidos por su uso. El agua en la sangre también es fundamental para mantener la temperatura corporal, a través de la producción de sudor durante el ejercicio.

Equilibrio de nutrientes

Cada nutriente tiene una importancia única debido a que cada uno tiene funciones específicas. Los atletas no pueden eliminar ninguna clase de nutrientes de los alimentos que consumen y esperar tener un buen rendimiento atlético (mucho menos mantenerse sanos). Es fundamental para entender a los nutrientes que estos funcionan en conjunto, tanto dentro como entre las clases de nutrientes. Por ejemplo, se hace más difícil quemar grasa para producir energía sin la presencia de hidratos de carbono porque "la grasa se quema en la flama de los hidratos de carbono". También es imposible imaginar tener eritrocitos saludables con una ingesta suficiente de hierro, pero inadecuada en vitamina B_{12} y ácido fólico. Tener una ingesta energética total suficiente (de hidratos de carbono, proteínas y grasas) es una estrategia excelente para optimizar el rendimiento atlético. Sin embargo, hacer esto sin una ingesta adecuada de líquidos impedirá que el atleta pueda metabolizar estos compuestos energéticos al limitar su entrega a las células y restringir la eliminación de los productos de desecho del metabolismo de las células y la capacidad de enfriamiento del calor creado cuando se metabolizan estos compuestos.

Por otra parte, contar con demasiada cantidad de un nutriente puede afectar la absorción y el metabolismo de otros nutrientes consumidos en una cantidad adecuada. Por ejemplo, los suplementos de calcio se toman de forma habitual para que los huesos sean fuertes y saludables, resistentes a las fracturas por estrés (una lesión deportiva habitual) y para reducir el riesgo de osteoporosis. Sin embargo, tomar demasiado calcio al mismo tiempo que se toma hierro, magnesio y zinc puede inhibir la absorción de estos otros nutrientes, que son igualmente importantes en el mantenimiento de la salud y el rendimiento atlético. De nuevo, estos son problemas del equilibrio de nutrientes. Tener un nutriente sin los otros simplemente no funciona y tener demasiado de uno puede causar problemas con otros. Por lo tanto, cuando se revisa la tabla 1-2 y se ve un resumen de los nutrientes y sus distintas funciones, es incorrecto inferir que tomar un solo nutriente favorecerá en sí mismo esa función. Hay que pensar en un *equilibrio.*

Nutrientes esenciales y no esenciales

Los nutrientes pueden clasificarse en esenciales y no esenciales, pero se debe tener cuidado de no malinterpretar estos términos. Un *nutriente esencial* es aquel que no puede ser fabricado por las células a partir de otros, así que es *esencial* obtenerlo de los alimentos que consumimos. Como un ejemplo tenemos los aminoácidos esenciales que somos incapaces de fabricar, de manera que debemos consumirlos en los alimentos que comemos. Lo mismo es cierto para los ácidos grasos, la mayoría de los cuales se consideran no esenciales, porque somos totalmente capaces de fabricarlos a partir de otros nutrientes. Sin embargo, continuamos teniendo un pequeño número de ácidos grasos que se consideran esenciales porque no podemos fabricarlos.

Esto no significa que los nutrientes no esenciales sean menos importantes que los esenciales. Para funcionar de manera normal necesitamos *todos* (los nutrientes esenciales y no esenciales), pero se deben consumir intencionadamente los nutrientes esenciales para garantizar la función celular normal. Por lo general, las dietas equilibradas que incluyen una variedad de alimentos brindan todos los nutrientes esenciales y también los no esenciales. Los problemas vinculados con los nutrientes esenciales casi siempre se relacionan con restricciones dietéticas asociadas con dietas especiales, alergias, intolerancias o sensibilidades alimentarias. Por ejemplo, las personas pueden someterse a una dieta extremadamente baja en grasa, que elimina todas las categorías de alimentos como el aceite de maíz, aceite de girasol, aceite de soya, nueces y semillas, que son las fuentes primarias del ácido linoleico, un ácido graso esencial. Con el tiempo, esto podría producir insuficiencia de ácido linoleico, con síntomas que incluyen retardo del crecimiento, hígado graso, lesiones cutáneas y problemas reproductivos (3). Los capítulos 2, 3 y 4 sobre los sustratos de energía, vitaminas y minerales, respectivamente, tendrán un análisis más exhaustivo sobre nutrientes específicos, sus fuentes alimentarias y las cantidades que se necesitan típicamente para mantener la salud. Estos capítulos también cubren el impacto que tiene la actividad física en los requerimientos de nutrientes específicos, con estrategias para atletas sobre cómo garantizar que se obtienen todos los nutrientes esenciales y no esenciales requeridos para la salud y el rendimiento.

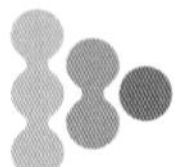

Guías nutricionales para atletas y no atletas

Factores importantes a considerar

- Las directrices dietéticas son recomendaciones generales que ayudan a garantizar una vida saludable. Generalmente, se utilizan de forma apropiada con personas físicamente activas, con solo unas pocas modificaciones: 1) las bebidas deportivas que contienen azúcar son adecuadas para el consumo durante sesiones de actividad física y 2) las pérdidas de sodio a través del sudor pueden exceder las recomendaciones actuales de ingesta, pero debe ser reemplazado.
- Las IDR están destinadas a garantizar que el 98% de la población logre un buen estado nutricional cuando se alcanzan las ingestas diarias de alimentos de los nutrientes mencionados. Sin embargo, es importante tener en cuenta que el valor de la IDR es de dos desviaciones estándar *por arriba* del requerimiento promedio, lo que sugiere que el consumo a nivel de la IDR en realidad está por arriba del nivel requerido para que la mayoría de las personas mantengan un buen estado nutricional.

El Department of Health and Human Services y el Department of Agriculture de los Estados Unidos publican de manera conjunta las *Dietary Guidelines for Americans* (directrices dietéticas) cada 5 años (32). Cada edición de las directrices dietéticas refleja el cuerpo de ciencia nutricional disponible; las más recientes se publicaron en 2015. Las directrices dietéticas proporcionan recomendaciones para alimentos y bebidas para estadounidenses de 2 años de edad y mayores. Estas recomendaciones se dirigen a:

- Promover la salud.
- Prevenir la enfermedad crónica.
- Ayudar a las personas a lograr y mantener un peso saludable.

Las entidades de salud pública, proveedores de atención a la salud e instituciones educativas se basan en las recomendaciones y estrategias de las directrices dietéticas. Estas también influyen de manera importante en la nutrición en los Estados Unidos porque:

- Conforman la base de las políticas y programas federales sobre nutrición.
- Ayudan a orientar las iniciativas locales, estatales y nacionales de promoción de la salud y prevención de la enfermedad.
- Informan a diversas organizaciones e industrias (p. ej., productos desarrollados y comercializados por la industria de alimentos y bebidas).

La intención de las directrices dietéticas es resumir lo que sabemos acerca de los nutrientes individuales y componentes de la comida en un conjunto interrelacionado de recomendaciones para la alimentación saludable que pueda ser adoptado por el público. Tomadas en conjunto, las recomendaciones de las directrices dietéticas abarcan dos conceptos jerárquicos: 1) mantener el equilibrio calórico en el tiempo y lograr y mantener un peso saludable y 2) centrarse en el consumo de alimentos y bebidas densos en nutrientes.

Mantener el equilibrio calórico

El primer concepto es mantener el *equilibrio calórico* en el tiempo y lograr y conservar un peso saludable. Las personas que son más exitosas alcanzando y manteniendo un peso saludable lo hacen a través de una atención continua al consumo de las calorías suficientes de alimentos y bebidas para satisfacer sus necesidades y siendo físicamente activos. Para frenar la epidemia de obesidad y mejorar su salud, muchos estadounidenses deben disminuir las calorías que consumen y aumentar las que gastan a través de la actividad física. Como parte de esta recomendación, hay un énfasis en aumentar la actividad física y reducir el tiempo empleado en actividades sedentarias para reducir el riesgo de desarrollar obesidad o para lograr un mejor peso si actualmente se tiene sobrepeso o es obeso. Uno de los objetivos de aumentar la actividad física es ayudar a lograr un estado de equilibrio calórico (p. ej., las calorías consumidas equivalen a las calorías gastadas) para prevenir la obesidad o lograr un equilibrio energético negativo (p. ej., menor cantidad de calorías consumidas que las calorías gastadas) para bajar de peso (se puede encontrar mayor información sobre el peso y la composición corporal en el capítulo 6).

Consumo de alimentos y bebidas densos en nutrientes

El segundo concepto es centrarse en el consumo de alimentos y bebidas densos en nutrientes. Hoy en día, los estadounidenses consumen demasiado sodio y calorías de grasas sólidas, azúcares agregados y cereales (harinas) refinados. Los azúcares agregados se consideran edulcorantes calóricos que se añaden a los alimentos durante el procesamiento, la preparación o el consumo por separado. Las grasas sólidas se consideran grasas con un alto contenido de ácidos grasos saturados o *trans*, que generalmente son sólidos a temperatura ambiente. Los cereales refinados se consideran productos de cereal sin el salvado, el germen o el endospermo, es decir, cualquier producto de cereal que no sea integral. Estos reemplazan los alimentos y bebidas densos en nutrientes y dificultan que las personas logren la **ingesta de nutrientes recomendada** y controlen su consumo de calorías y sodio. Un patrón de alimentación saludable limita la ingesta de sodio, grasas sólidas, azúcares agregados y cereales refinados y enfatiza los alimentos densos en nutrientes: vegetales, frutas, cereales integrales, productos lácteos sin grasa o con bajo contenido de grasa, mariscos, carnes magras y aves de corral, huevos, frijoles (judías), chícharos (guisantes), nueces y semillas. Sin embargo debe tenerse cuidado de no malinterpretar *limitar* una ingesta con *evitar* una ingesta. Por ejemplo, tanto las ingestas bajas en sodio como las altas se asocian con una mayor mortalidad, por lo que la clave es encontrar un equilibrio adecuado: ni demasiado ni muy poco (11).

Ingesta recomendada de nutrientes

Varios grupos gubernamentales (p. ej., National Institutes of Health) y no gubernamentales (p. ej., Organización Mundial de la Salud) han establecido directrices del consumo de nutrientes para diferentes edades y sexos. Las IDR (la guía actual de los Estados Unidos para la ingesta recomendada de nutrientes) proporcionan valores de ingesta de cada nutriente que estadísticamente mantendrán en un buen estado nutricional al 98% de la población.

Los alimentos densos en nutrientes son aquellos que, por las calorías suministradas, tienen una alta concentración de nutrientes. Un ejemplo de un alimento con baja densidad de nutrientes es el azúcar, que es una fuente de energía, pero no tiene otros nutrientes asociados. La búsqueda de una alta densidad de nutrientes es lógica, ya que se ha encontrado que la dieta de individuos con obesidad grave es desequilibrada, con ingestas calóricas relativamente altas y una ingesta inadecuada de vitaminas y minerales (13). También se hace hincapié en consumir alcohol con moderación, y limitar su consumo a no más de una bebida por día para las mujeres y dos para los hombres, asumiendo que se tiene la edad legal para beber. El alcohol es una fuente de energía (7 cal/g), pero interfiere con el metabolismo de una serie de nutrientes, lo que puede aumentar el riesgo de enfermedad. También hay recomendaciones de nutrición para poblaciones específicas, incluidas las mujeres en edad fértil que son alentadas a consumir suficiente hierro y ácido fólico para reducir las complicaciones fetales y del embarazo, las mujeres embarazadas para que limiten el consumo de ciertos pescados con un alto contenido de mercurio y para garantizar un buen estado de hierro, y las personas mayores de 50 años que se alientan a garantizar que no se vea comprometido el estado de vitamina B_{12}.

Factores importantes a considerar

Obesidad y sobrepeso tienen significados diferentes:

- **Obesidad** significa tener demasiada grasa corporal.
- **Sobrepeso** significa pesar demasiado para la estatura.

El peso puede provenir de:

- Masa magra (Más = Bueno)
- Masa ósea (Más = Bueno)
- Masa grasa (Más = Malo)
- Agua corporal (Más = Bueno)

Sobrepeso

Se refiere a estar por encima del peso deseado para la estatura, la edad y el sexo. La interpretación del "sobrepeso" es difícil porque los atletas con un mayor nivel de músculo por unidad de estatura pueden clasificarse con sobrepeso, aunque esto pueda ser deseable. Los términos *sobrepeso* y *obesidad* a menudo se utilizan incorrectamente de manera intercambiable; la obesidad es una condición de exceso de grasa corporal independiente del peso, mientras que el sobrepeso representa un peso elevado para la estatura, de forma independiente a la grasa corporal.

Obeso, obesidad

Enfermedad que se caracteriza por una cantidad excesiva de grasa corporal, independientemente del peso corporal. Las personas con un porcentaje de grasa corporal (el porcentaje de masa que es grasa) que supera el 25% para los hombres o el 32% para las mujeres se consideran obesas. Por lo general, los atletas tienen porcentajes de grasa corporal significativamente más bajos que estos valores.

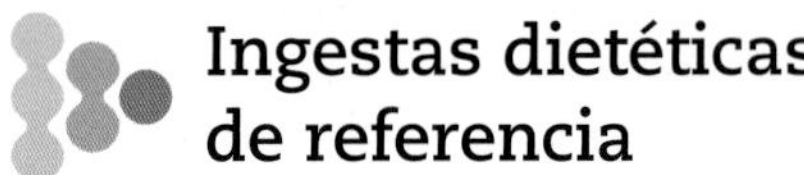

Ingestas dietéticas de referencia

El Institute of Medicine (IOM) desarrolla y publica las IDR, que representan el conocimiento científico más actualizado sobre las necesidades de nutrientes de las poblaciones saludables (fig. 1-2). Las IDR se componen de los siguientes elementos (6):

- *Requerimiento medio estimado (RME).* El nivel promedio diario de ingesta de nutrientes que se estima cumple con los requerimientos de la mitad de los individuos sanos en una etapa particular de la vida y sexo.
- *Ingesta diaria recomendada (RDA, recommended dietary allowances).* La ingesta diaria de nutrientes promedio suficiente para satisfacer el requerimiento de nutrientes de casi todos (~98%) los individuos en una etapa particular de la vida y sexo. Estas cantidades van hasta dos desviaciones estándar por arriba del requerimiento promedio.
- *Ingesta adecuada (IA).* La ingesta diaria promedio recomendada con base en abordajes o estimaciones observados o determinados de forma experimental de la ingesta de nutrientes por un grupo (o grupos) de personas aparentemente sanas que se asume son adecuadas; se utiliza cuando no se puede determinar una RDA.
- *Nivel superior de ingesta tolerable (NS).* El nivel promedio más alto de ingesta diaria de nutrientes que probablemente no suponga ningún riesgo de efectos adversos para la salud en casi todos los individuos de la población general. A medida que la ingesta aumenta por encima del NS, puede incrementarse el riesgo potencial de efectos adversos.
- *Requerimiento energético estimado (REE).* Esto representa la ingesta de energía alimentaria *promedio* que se prevé mantendrá el equilibrio energético en un adulto sano de edad, sexo, peso y estatura definidos con un nivel de actividad física que sea congruente con una buena salud. El REE para niños y mujeres embarazadas y amamantando incluye las necesidades energéticas más altas relacionadas con el crecimiento y el desarrollo, embarazo o lactancia.

Como puede verse en la figura 1-2, las IDR no deben considerarse un nivel mínimo de ingesta de nutrientes para garantizar un estado de buena salud. La mayoría de las personas sanas tienen requisitos de nutrientes que son considerablemente menores que la RDA (es decir, cerca del requerimiento promedio y no dos desviaciones estándar por arriba del requerimiento), y una pequeña proporción de personas tienen requerimientos de nutrientes superiores a la RDA. Como se indica en la figura 1-2, tanto tener demasiado de un nutriente (en un nivel mayor que el NS) como tener muy poco (en un nivel inferior al RME) aumenta el riesgo de un efecto adverso. Por lo tanto, la IDR debe considerarse un rango seguro de ingesta de nutrientes que la mayoría de las personas deberían seguir. Dada la prevalencia tan habitual del consumo de suplementos nutricionales, en particular en atletas, hay razones para preocuparse porque muchas personas corren un mayor riesgo de exceder el NS que tener menos de la RDA.

Para el individuo que se ejercita de manera regular, la RDA es un punto de partida excelente para determinar la suficiencia de los nutrientes. Debido a que el ejercicio produce una mayor utilización de energía que la persona promedio que no se ejercita, es probable que los requerimientos de energía sean mayores que aquellos establecidos por la RDA. Debido a que quemar más energía también requiere más nutrientes (sobre todo de vitaminas del complejo B), y el rendimiento se relaciona estrechamente con varios minerales (hierro y zinc en particular), es buena idea consumir la RDA de estos nutrientes. Los atletas serios deben realizarse periódicamente pruebas sanguíneas para determinar si su ingesta de nutrientes es óptima y si es

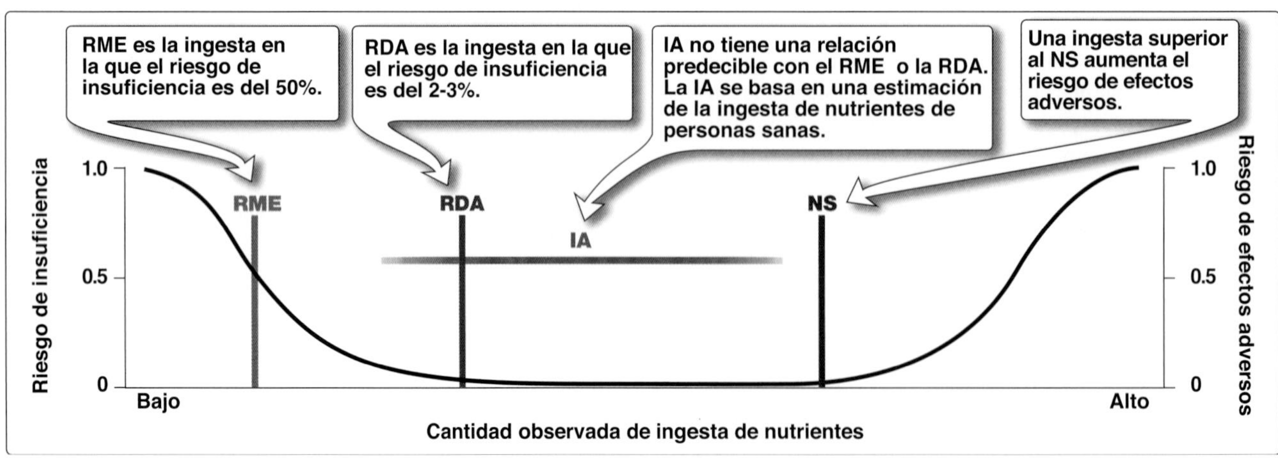

FIGURA 1-2. Ingestas dietéticas de referencia (IDR). IA, ingesta adecuada; NS, nivel superior de ingesta; RDA, ingesta diaria recomendada; RME, requerimiento medio estimado. Tomado de: Ferrier D. *Lippincott Illustrated Reviews: Biochemistry.* 7th ed. Philadelphia (PA): LWW (PE); 2017.

adecuado para ellos consumir el nivel de RDA. En particular, el control del estado adecuado de ingesta de hierro mediante la evaluación de la hemoglobina, el hematócrito y la ferritina es importante, y también puede ser un indicador de la ingesta adecuada de otros nutrientes. Las tablas IDR de RME, RDA, IA y NS pueden encontrarse en la tercera de forros de este libro para referencia fácil.

Planificación mediante las IDR

Las tablas IDR son una excelente fuente para la planificación y evaluación de la idoneidad de la ingesta de nutrientes en los individuos y grupos (fig. 1-3). Para los individuos, aplican las siguientes directrices:

- El **RME** NO debe emplearse como un objetivo de ingesta de nutrientes para una persona.
- La **RDA** es un valor apropiado para un individuo. Una ingesta típica o ligeramente por encima de este nivel tiene un bajo riesgo de insuficiencia de nutrientes.
- La **IA** es un nivel adecuado de ingesta para un individuo. Una ingesta típica o ligeramente por encima de este nivel tiene un bajo riesgo de insuficiencia de nutrientes.
- El **NS** no es un nivel adecuado de planificación para un individuo, ya que puede ponerlo en riesgo de efectos adversos por ingestas excesivas.

Para los grupos se aplican las siguientes directrices:

- El **RME** es adecuado para un riesgo aceptablemente bajo de ingesta insuficiente de nutrientes dentro de un grupo.
- La **RDA** no debe utilizarse para planificar las ingestas de los grupos, ya que los valores representan dos desviaciones estándar *arriba* del requerimiento promedio.
- La **IA** es adecuada para su uso en un grupo, ya que la ingesta habitual promedio implica una prevalencia baja de ingesta insuficiente de nutrientes.
- El **NS** puede utilizarse en la planificación para *reducir al mínimo* el riesgo de que una proporción de la población pueda recibir una ingesta de nutrientes excesivamente alta.

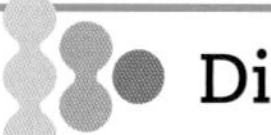

Directrices de actividad física

La Office of Disease Prevention and Health Promotion del Department of Health and Human Services de los Estados Unidos

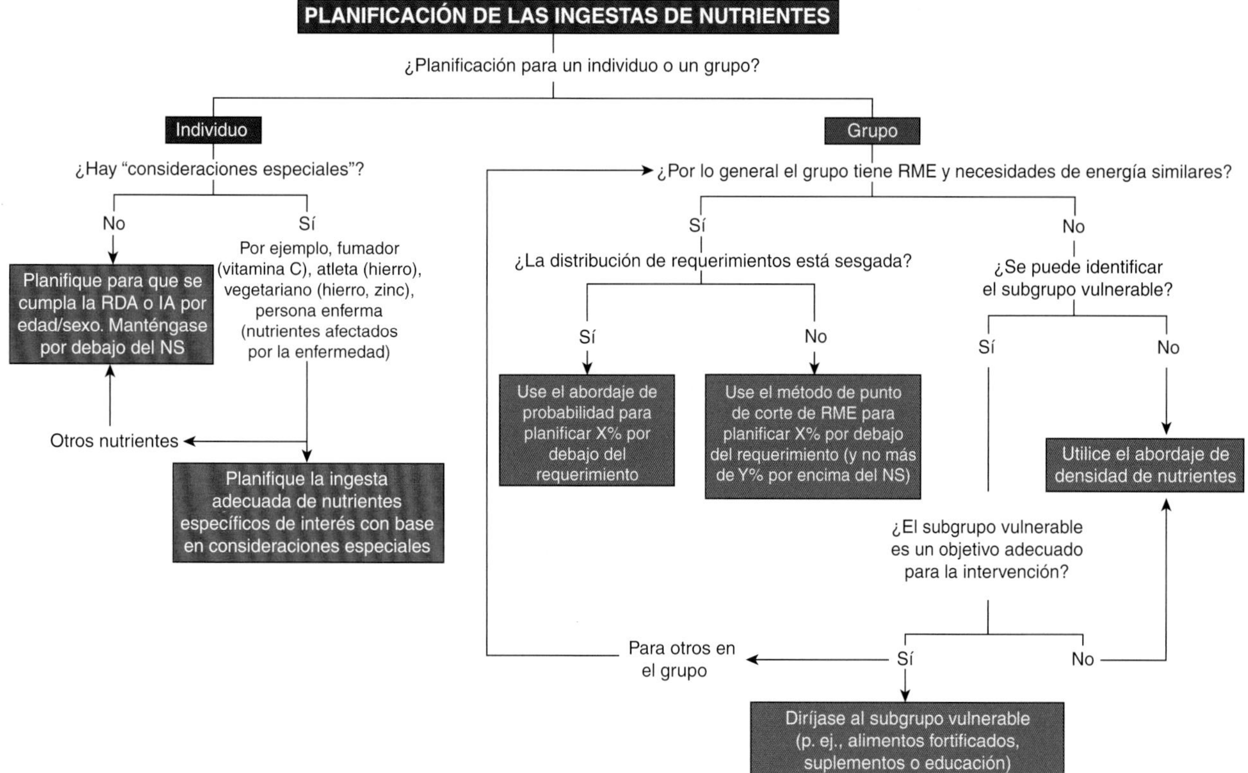

FIGURA 1-3. Utilización de las IDR para la planificación para individuos y grupos. IA, ingesta adecuada; IDR, ingesta dietética de referencia; NS, nivel superior; RDA, ingesta diaria recomendada; RME, requerimiento medio estimado. Tomado de: Institute of Medicine Subcommittee on Interpretation and Uses of Dietary Reference Intakes; Institute of Medicine Standing Committee on the Scientific Evaluation of Dietary Reference Intakes. Using Dietary Reference Intakes in Planning Diets for Individuals. En: *Dietary Reference Intakes: Applications in Dietary Planning*. Washington (DC): National Academies Press; 2003. Disponible en: https://www.ncbi.nlm.nih.gov/books/NBK221374/)

también publica las *Physical Activity Guidelines for Americans*, presentadas por últimas vez en 2015 (31). Estas directrices pretenden esbozar la cantidad y el tipo de actividad física asociada con la promoción de la salud y con la reducción del riesgo de enfermedad crónica. Los principales hallazgos de la investigación relacionados con la salud, que conforman la base de las directrices de actividad física, incluyen las siguientes:

- La actividad física regular reduce el riesgo de muchos estados adversos de salud.
- Un poco de actividad física es mejor que ninguna.
- En general, para la salud, los beneficios adicionales se producen al aumentar la cantidad de actividad física a través de una mayor intensidad, frecuencia o duración.
- La mayoría de los beneficios para la salud ocurren con al menos 150 min (2 h y 30 min) a la semana de actividad física de intensidad moderada, como una caminata vigorosa. Se producen beneficios adicionales si se aumenta aún más la actividad física.
- Tanto la actividad física aeróbica (resistencia) como la de fortalecimiento muscular (fuerza) son de beneficio.
- Los beneficios para la salud se producen en niños y adolescentes, adultos jóvenes y de mediana edad, adultos mayores, y aquellos en cada grupo racial y étnico estudiado.
- También se producen beneficios para la salud por la actividad física en las personas con discapacidades.
- Los beneficios de la actividad física superan ampliamente la posibilidad de efectos negativos.

Las directrices específicas clave para los diferentes grupos se describen a continuación.

Niños y adolescentes

- Los niños y adolescentes deben realizar 60 min (1 h) o más de actividad física diaria:
  - *Aeróbico.* La mayor parte de este tiempo debe ser de actividad física aeróbica de intensidad ya sea moderada o vigorosa, y debe incluir actividad física vigorosa al menos 3 días a la semana.
  - *Fortalecimiento muscular.* Como parte de sus 60 min o más de actividad física diaria, los niños y adolescentes deben incluir actividad física de fortalecimiento muscular al menos 3 días a las semana.
  - *Fortalecimiento óseo.* Como parte de sus 60 min o más de actividad física diaria, los niños y adolescentes deben incluir actividad física de fortalecimiento óseo al menos 3 días a la semana.
- Es importante motivar a las personas jóvenes a participar en actividades físicas que sean adecuadas para su edad, agradables y que ofrezcan variedad.

Adultos

- Todos los adultos deben evitar el sedentarismo. Cierta actividad física es mejor que ninguna, y los adultos que realizan cualquier actividad física consiguen algunos beneficios de salud.
- Para obtener beneficios de salud importantes, los adultos deben hacer al menos 150 min (2 h y 30 min) a la semana de intensidad moderada o 75 min (1 h y 15 min) a la semana de actividad aeróbica vigorosa, o una combinación equivalente de intensidad moderada y vigorosa. La actividad aeróbica debe realizarse en episodios de al menos 10 min y, preferiblemente, debe repartirse en la semana.
- Para tener beneficios de salud adicionales y más amplios, los adultos deben aumentar su actividad física aeróbica a 300 min (5 h) a la semana de intensidad moderadas o 150 min a la semana de intensidad vigorosa o una combinación equivalente de ambas. Se consiguen beneficios adicionales para la salud realizando actividad física durante más tiempo.
- Los adultos también deben realizar actividades de fortalecimiento muscular de alta intensidad que involucren todos los principales grupos musculares 2 días o más a la semana, ya que estas actividades dan beneficios de salud adicionales.

Adultos mayores

Las directrices clave para los adultos también son aplicables a los adultos mayores. Además, las siguientes directrices son únicamente para adultos mayores:

- Cuando los adultos mayores no pueden hacer 150 min de actividad aeróbica de intensidad moderada a la semana debido a padecimientos crónicos, deben ser tan físicamente activos como sus capacidades y padecimientos se los permitan.
- Los adultos mayores deben hacer ejercicios que mantengan o mejoren el equilibrio si están en riesgo de caer.
- Los adultos mayores deben determinar su nivel de esfuerzo para la actividad física con respecto a su nivel de condición física (*fitness*).

Los adultos mayores con enfermedades crónicas deben entender cómo estas afectan su capacidad para realizar actividad física regular de manera segura.

Mujeres durante el embarazo y el puerperio

- Las mujeres saludables que no son muy activas o no realizan actividad de intensidad vigorosa deben hacer al menos 150 min de actividad aeróbica de intensidad moderada una vez a la semana durante el embarazo y el período puerperal. De preferencia, esta actividad debe repartirse a lo largo de la semana.

- Las mujeres embarazadas que realizan con frecuencia una actividad aeróbica de intensidad vigorosa o que son muy activas pueden continuar su actividad física durante el embarazo y el período puerperal, siempre que se mantengan saludables y consulten a su proveedor de atención médica en cuanto a cómo y cuándo se debe adaptar la actividad en el tiempo.

Adultos con discapacidades

- Los adultos con discapacidades que puedan hacerlo deben realizar al menos 150 min de ejercicio de intensidad moderada a la semana o 75 min de actividad aeróbica de intensidad vigorosa o una combinación equivalente de actividad aeróbica de intensidad moderada y vigorosa. La actividad aeróbica debe realizarse en episodios de al menos 10 min y, de preferencia, debe repartirse a lo largo de la semana.
- Los adultos con discapacidades que puedan hacerlo también deben realizar actividades de fortalecimiento muscular de intensidad moderada o alta que involucren los principales grupos musculares 2 días o más a la semana, ya que estas actividades brindan beneficios adicionales a la salud.
- Cuando los adultos con discapacidades no pueden cumplir estas directrices, deben participar en una actividad física regular de acuerdo con sus capacidades y evitar la inactividad.
- Los adultos con discapacidades deben consultar a su proveedor de atención a la salud sobre la cantidad y el tipo de actividad física que son adecuados a sus capacidades.

Adultos con alteraciones crónicas

- Los adultos con alteraciones crónicas tienen beneficios importantes para la salud con la actividad física regular.
- Cuando los adultos con enfermedades crónicas hacen ejercicio de acuerdo con sus capacidades, la actividad física es segura.
- Los adultos con enfermedades crónicas deben estar bajo el cuidado de un proveedor de atención a la salud. Si además presentan síntomas, deben consultar a su proveedor de atención a la salud sobre los tipos y la cantidad de actividad que son adecuados para ellos.

Actividad física segura para todos los grupos

Para hacer una actividad física de manera segura y reducir el riesgo de lesiones y otros eventos adversos, las personas deben:

- Entender los riesgos y confiar en que la actividad física es segura para casi todos.
- Elegir hacer tipos de actividad física que sean adecuados para su nivel de condición física (*fitness*) y objetivos de salud, debido a que ciertas actividades son más seguras que otras.
- Aumentar la actividad física de forma gradual en el tiempo cuando se necesite más actividad para cumplir con las directrices u objetivos de salud. Las personas inactivas deben "empezar lento e ir lento", aumentando gradualmente la frecuencia y duración de las actividades.
- Protegerse utilizando vestimenta y equipo deportivo adecuados, buscando ambientes seguros, siguiendo las reglas y políticas y haciendo elecciones sensatas sobre cuándo, dónde y cómo ser activos.

Aunque no se indica de forma específica en las directrices de actividad física y dietética, queda implícita la importancia de que haya una relación dinámica entre la ingesta de nutrientes y energía y su uso. Así, la persona que aumenta su actividad física debe tener cuidado de no caer en una deficiencia energética relativa (IER) que podría crear dificultades. Por ejemplo, el mayor gasto energético relacionado con la actividad física debe coincidir de cerca con una mayor ingesta de energía para evitar una pérdida de masa magra y pérdida de masa ósea, las cuales pueden tener efectos negativos en la salud a corto y largo plazo. De manera sencilla, aumentar la actividad física sin hacer los cambios correspondientes en la dieta puede inhibir que ocurra el efecto potencialmente positivo de la actividad física. También es importante considerar que el abordaje de las IDR en nutrientes individuales puede restarle importancia a mantener el *equilibrio* en la ingesta de nutrientes y al hecho de que la mezcla de estos debe obtenerse de diferentes alimentos. La fibra dietética, por ejemplo, es importante para la salud digestiva y para reducir el riesgo de ciertos cánceres. Esta información puede motivar a las personas a consumir más fibra pura aislada, como salvado. Sin embargo, un estudio ha señalado que los cereales de grano entero, que también son buenas fuentes de fibra dietética, pueden ser más importantes para la salud que la fibra sola debido a los otros nutrientes y fitonutrientes presentes en los granos enteros pero no en la fibra. El abordaje debe ser entregar una mezcla equilibrada de nutrientes para mejorar la salud y reducir el riesgo de enfermedad. En el capítulo 6 se muestran otras estrategias para adaptar de manera dinámica la ingesta y el gasto de energía.

Etiquetas de alimentos

Factores importantes a considerar

- Es importante estudiar las etiquetas de los alimentos para conocer el nivel de nutrientes seleccionados contenidos en un alimento. Sin embargo, también es importante tomar en cuenta que muchos de los mejores alimentos que se pueden consumir, incluyendo las frutas y los vegetales frescos, no tienen una etiqueta. Por lo tanto, es importante utilizar otras fuentes de información para conocer el contenido de estos alimentos.

- Algunos de los términos utilizados en las etiquetas de los alimentos pueden ser confusos. Por ejemplo, el término *Lite* en una etiqueta puede significar que el alimento tiene menos del 50% de sus calorías provenientes de la grasa, pero puede seguir siendo relativamente alto en azúcar o calorías. Por ejemplo, "Papas fritas *lite*" puede significar que solo tienen una tercera parte menos de contenido de grasa que unas papas regulares, pero sigue sin considerarse un alimento bajo en calorías.

Aprender a leer las etiquetas de los alimentos es una estrategia excelente para entender el contenido de nutrientes y calorías, así como la distribución de energía de los alimentos envasados (fig. 1-4). Existen algunos estándares para las etiquetas de alimentos que incluyen los siguientes (33):

- Todas las etiquetas de alimentos deben señalar el nombre común o habitual del alimento/producto; el nombre y la dirección del fabricante, envasador o distribuidor; el contenido neto del envase por peso, medida y conteo; y los ingredientes en orden descendente de importancia por peso.
- Las etiquetas de alimentos deben proporcionar más información si se añade un nutriente o si se hace una afirmación relacionada con la nutrición. Por ejemplo: "Este alimento reduce el colesterol" o "Este alimento reduce el riesgo de cáncer". El mensaje de salud debe ser veraz y no engañoso, debe estar en general de acuerdo con los principios médicos y nutricionales establecidos, y debe haber una referencia en la etiqueta que permita a los consumidores ver un resumen de la afirmación de salud aprobada por la Food and Drug Administration. Los requerimientos de etiquetado actualizados pueden encontrarse en: https://www.fda.gov/downloads/Food/GuidanceRegulation/UCM265446.pdf
- La información en la etiqueta del alimento debe incluir:
  - *Tamaño de la ración o porción.* Este indica qué cantidad del alimento se considera una porción. Los envases pueden contener varias porciones, así que si se consume más que el tamaño de porción mencionado, se debe ajustar la cantidad de nutrientes/calorías.
  - *Raciones o porciones por envase.* Representa el número de raciones (con base en el tamaño de las porciones establecidas) en el envase.

Etiqueta antigua

Información nutricional
Tamaño de la porción 2/3 taza (55 g)
Porciones por envase: más de 8

Cantidad por porción	
Calorías 230	Calorías de la grasa 72
	% Valor diario*
Grasa total 8 g	**12**%
Grasas saturadas 1g	**5**%
Grasas *trans* 0 g	
Colesterol 0 mg	**0**%
Sodio 160 mg	**7**%
Hidratos de carbono totales 37 g	**12**%
Fibra dietética 4 g	**16**%
Azúcares 1 g	
Proteínas 3 g	
Vitamina A	10%
Vitamina C	8%
Calcio	20%
Hierro	45%

*Los valores diarios en porcentaje se basan en una dieta de 2 000 calorías. Su valor diario puede ser mayor o menor según las necesidades calóricas.

	Calorías:	2 000	2 500
Grasa total	Menos de	65 g	80 g
Grasas saturadas	Menos de	20 g	25 g
Colesterol	Menos de	300 mg	300 mg
Sodio	Menos de	2 400 mg	2 400 mg
Hidratos de carbono totales		300 g	375 g
Fibra dietética		25 g	30 g

Etiqueta nueva

Información nutricional
8 porciones por envase
Tamaño de la porción 2/3 taza (55g)

Cantidad por porción
Calorías 230

	% Valor diario*
Grasa total 8 g	**10%**
Grasas saturadas 1 g	**5%**
Grasas *trans* 0 g	
Colesterol 0 mg	**0%**
Sodio 160 mg	**7%**
Hidratos de carbono totales 37 g	**13%**
Fibra dietética 4 g	**14%**
Azúcares totales 12 g	
Incluye 10 g de azúcares añadidos	**20%**
Proteínas 3 g	
Vitamina D 2 mcg	10%
Calcio 260 mg	20%
Hierro 8 mg	45%
Potasio 235 mg	6%

El % de valor diario (VD) dice cuánto contribuye un nutriente en una porción del alimento a una dieta diaria. Se utilizan 2 000 cal por día para asesoría nutricional general.

Cambios en la etiqueta

*La letra del tamaño de la porción es más grande y está en negritas, y se actualizó el tamaño de la porción para reflejar mejor lo que ***realmente*** consumen las personas.
*Las calorías tienen una tipografía más grande y reflejan el tamaño real de la porción.

<Limite estos nutrientes (grasas saturadas, grasas *trans*, colesterol, sodio).

*Los valores diarios se actualizaron, y ahora incluyen azúcares "agregados" además del total de azúcares.

*Lista de diferentes nutrientes requeridos; se declaran las cantidades reales.

*Nueva nota al pie.

FIGURA 1-4. Lectura *Nutrition Facts* food labels. Tomado de: U.S. Food and Drug Administration. Changes to the Nutrition Facts Label [Internet]. 2017. Disponible en: https://www.fda.gov/food/guidanceregulation/guidancedocumentsregulatoryinformation/labelingnutrition/ucm385663.htm#images

- *Energía por porción de alimento.* La cantidad de energía (calorías) en el alimento por porción.
- *Proteínas por porción en gramos.* Este es uno de los componentes en los alimentos que proporciona energía (es decir, un sustrato energético). Las calorías de las proteínas se calculan como gramos × 4.
- *Hidratos de carbono por porción en gramos.* Este es uno de los componentes en los alimentos que proporciona energía (es decir, un sustrato energético). Las calorías de los hidratos de carbono se calculan como gramos × 4.
- *Grasas por porción en gramos.* Este es uno de los componentes en los alimentos que proporciona energía (es decir, un sustrato energético). Las calorías de las grasas se calculan como gramos × 9.
- *Sodio por porción en miligramos.* El sodio es un componente de la sal, que es cloruro de sodio. La mayoría de las personas deberían consumir menos de 1 500 mg de sodio/día, que es poco más de 0.5 cucharaditas de sal.
- Proteínas, vitaminas y minerales como porcentaje de la RDA de los Estados Unidos. Esto le permite saber aproximadamente qué proporción del requerimiento diario se obtiene al consumir una porción estándar del alimento.
- *% valor diario (VD).* Este ayuda a las personas a entender cómo contribuye un alimento a los requerimientos de nutrientes:
    - Los VD son valores promedio de nutrientes para las personas que consumen 2 000 cal/día. En consecuencia, un alimento que contiene 10% del VD de fibra dietética representa el 10% de los requerimientos de fibra para una persona que consume 2 000 cal en todo el día.
    - Las personas que consumen más o menos 2 000 cal/día deben ajustar el VD para las calorías consumidas para entender mejor cómo la porción del alimento individual contribuye a las necesidades de nutrientes del día.
    - Una manera de interpretar el VD es suponer que el 5% o menor sugiere que la porción del alimento tiene una baja concentración de un nutriente determinado, y 20% o más sugiere que el alimento tiene una alta concentración de dicho nutriente. Generalmente, es bueno buscar alimentos bajos en grasas saturadas, grasas trans, colesterol y sodio, y altos en vitaminas, minerales y fibra.

Es importante para los consumidores informarse sobre el significado de la información en las etiquetas de los alimentos, ya que pueden ser confusas y, a menudo, solo se utilizan con propósitos de ventas. Por ejemplo, cuando una etiqueta de aceite de oliva dice "*sin colesterol*", el consumidor debe saber que sería imposible que el aceite de oliva tuviera colesterol, ya que este solo proviene de productos animales.

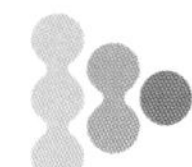

Posiciones de las organizaciones profesionales

Factores importantes a considerar

- Las publicaciones de las organizaciones profesionales representan guías con una base científica de gran importancia que reúnen la información más reciente sobre temas específicos relacionados con la salud y la nutrición.
- Las guías de 2009 y 2016 sobre nutrición y rendimiento atlético publicadas conjuntamente por varias organizaciones profesionales presentan resúmenes científicos críticos sobre cuál es la mejor manera de lograr una buena salud y rendimiento atlético óptimo.

El ACSM, la AND y los DOC continúan publicando guías relacionadas con la nutrición y la actividad física. Estas proveen excelentes resúmenes basados en las investigaciones más recientes en el campo y dan una buena descripción general de la información en varias áreas relacionadas con la nutrición deportiva. Las guías de 2009 y 2016 del "Nutrition and Athletic Performance" publicadas conjuntamente por el ACSM, la AND y los DOC han llegado a las siguientes conclusiones (29, 30):

- Los atletas necesitan consumir energía adecuada durante los períodos de alta intensidad o duración de entrenamiento para mantener el peso corporal y la salud, y aumentar al máximo los efectos del entrenamiento. Las ingestas de energía bajas pueden dar como resultado la pérdida de masa muscular; alteraciones de la menstruación; pérdida o incapacidad para ganar densidad ósea; aumento del riesgo de fatiga, lesiones o enfermedades; y un proceso de recuperación prolongado.
- El peso y la composición corporal no deben ser los únicos criterios para la participación en deportes; no se recomienda pesarse todos los días. Los niveles óptimos de grasa corporal dependen del sexo, la edad y la genética del atleta y pueden ser específicos de un deporte. Las técnicas de valoración de la grasa corporal tienen variabilidad y limitaciones inherentes. De preferencia, la pérdida de peso (pérdida de grasa) debe tener lugar fuera de la temporada o comenzar antes de la temporada de competencias e involucrar a un especialista en nutrición deportiva calificado.
- Las recomendaciones de hidratos de carbono para atletas varían de 6 a 12 g/kg de peso corporal/día, en función de la intensidad del ejercicio (30). Los hidratos de carbono mantienen la concentración de glucosa sanguínea durante el ejercicio y permiten restituir el glucógeno muscular. La cantidad requerida depende del gasto energético diario total del atleta, el tipo de deporte, el sexo y las condiciones ambientales.

- Las recomendaciones de proteínas para atletas entrenados en resistencia y fuerza varían de 1.2 a 2.0 g/kg de peso corporal/día, con mayores niveles de ingesta indicados por períodos breves durante el entrenamiento más intenso o cuando los atletas reducen su consumo de energía total (30). Estas ingestas recomendadas de proteínas se pueden satisfacer a través de la dieta, sin el uso de suplementos de proteínas o aminoácidos. La ingesta de energía suficiente para mantener el peso corporal es necesaria para el uso de las proteínas y el rendimiento óptimos.
- La ingesta de grasa debe variar del 20 al 35% de la ingesta de energía total. Consumir 20% o menos de energía proveniente de grasas no mejora el rendimiento. La grasa, que es una fuente de energía, vitaminas liposolubles y ácidos grasos esenciales, es importante en las dietas de los atletas. No se recomiendan las dietas altas en grasa para los atletas.
- Los atletas que restringen la ingesta de energía o recurren a prácticas drásticas de pérdida de peso, eliminan uno o más grupos de alimentos de su dieta, o consumen dietas altas o bajas en hidratos de carbono con baja densidad de micronutrientes están en mayor riesgo de insuficiencia de micronutrientes. Los atletas deben consumir dietas que les proporcionen al menos la RDA de todos los micronutrientes.
- La deshidratación (déficit de agua mayor del 2-3% de la masa corporal) disminuye el rendimiento en el ejercicio; por lo tanto, la ingesta adecuada de líquidos antes, durante y después del ejercicio es vital para la salud y el rendimiento óptimos. El objetivo de beber es prevenir que se produzca deshidratación durante el ejercicio, y los individuos no deben beber más allá de la tasa de sudoración. Después del ejercicio se deben consumir ~450-675 mL (16-24 oz) de líquidos por cada ~0.5 kg de peso corporal perdido durante el ejercicio.
- Antes del ejercicio, una comida o colación debería proporcionar suficientes líquidos para mantener la hidratación; ser relativamente baja en grasas y fibra para facilitar el vaciamiento gástrico y disminuir el estrés digestivo, y alta en hidratos de carbono para maximizar el mantenimiento de la glucosa sanguínea; ser moderada en proteínas; componerse de alimentos habituales, y ser bien toleradas por el atleta.
- Durante el ejercicio, los objetivos primarios del consumo de nutrientes son reemplazar la pérdida de líquidos y proveer hidratos de carbono (~30-60 g/h) para el mantenimiento de las concentraciones de glucosa sanguínea. Estas directrices nutricionales son especialmente importantes para los eventos de resistencia que duran más de una hora cuando el atleta no ha consumido alimentos o líquidos adecuados antes del ejercicio, o cuando el atleta se está ejercitando en un ambiente extremo (calor, frío o altitud elevada).
- Después del ejercicio, los objetivos dietéticos son brindar líquidos, electrólitos, energía e hidratos de carbono adecuados para restituir el glucógeno muscular y garantizar la recuperación rápida. Se requiere una ingesta de hidratos de carbono de ~1.0-1.2 g/kg/h en las primeras 4 h, seguida de la reanudación de las necesidades diarias de combustible (30). Las proteínas que ofrecen ~10 g de aminoácidos esenciales (o 0.25-0.3 g/kg de peso corporal) deben consumirse al inicio de la fase de recuperación (0-2 h después del ejercicio) para ayudar a la recuperación muscular y la síntesis de proteínas musculares (30).
- En general, no se necesitan vitaminas y suplementos minerales si un atleta está consumiendo energía adecuada de una variedad de alimentos para mantener el peso corporal. Se deben seguir las recomendaciones de suplementación no relacionadas con el ejercicio, como el ácido fólico para las mujeres en edad fértil. Un multivitamínico/suplemento mineral puede ser adecuado si un atleta está haciendo dieta, eliminando habitualmente alimentos o grupos de alimentos, está enfermo o se está recuperando de una lesión, o tiene una insuficiencia de micronutrientes específicos. Los suplementos de nutrientes individuales son adecuados por causas médicas o nutricionales específicas (p. ej., suplementos de hierro para corregir la anemia por insuficiencia de hierro).
- Se debe asesorar a los atletas sobre el uso adecuado de ayudas ergogénicas (productos que se anuncian como reforzadores del rendimiento). Tales productos solo deben utilizarse después de la evaluación cuidadosa de su seguridad, eficacia, potencia y legalidad.
- Los atletas vegetarianos pueden estar en riesgo de ingestas bajas de energía, proteínas, grasas y micronutrientes clave como hierro, calcio, vitamina D, riboflavina, zinc y vitamina B_{12}.

Se recomienda consultar a un dietista deportivo para evitar estos problemas nutricionales.

Además, existen otras guías publicadas por el ACSM que tienen implicaciones nutricionales importantes. Estas incluyen posturas sobre los siguientes temas, que se cubrirán con mayor profundidad más adelante:

- Ejercicio y acondicionamiento cardiovascular (7)
- Actividad física y salud ósea (16)
- Prevención de enfermedades relacionadas con el calor y el frío durante el atletismo de fondo (1)
- La tríada de la mujer atleta (24)
- Pérdida de peso en luchadores (27)

El COI y los órganos de gobierno internacionales (p. ej., Federación Internacional de Gimnasia, que es el órgano de gobierno internacional de los gimnastas) también publican directrices nutricionales relevantes con base en la ciencia. Cada categoría deportiva, como natación, pista y campo o fútbol, tiene un órgano de gobierno internacional. El COI ha publicado una declaración de consenso que señala los problemas a los que se enfrentan los atletas que presentan deficiencia relativa de energía en el deporte (RED-S, *relative energy deficiency in sport*). Esta declaración de consenso señala los numerosos problemas cuando se produce RED-S (cuando una persona se ejercita sin haber consumido suficientes calorías para mantener la actividad). Estos problemas son diversos e incluyen aquellos relacionados con el rendimiento (fig. 1-5) y la salud (fig. 1-6). Este consenso es una declaración científica relevante sobre la importancia de considerar el ejercicio y la nutrición como un conjunto fundamental para lograr una salud y rendimiento óptimos (21).

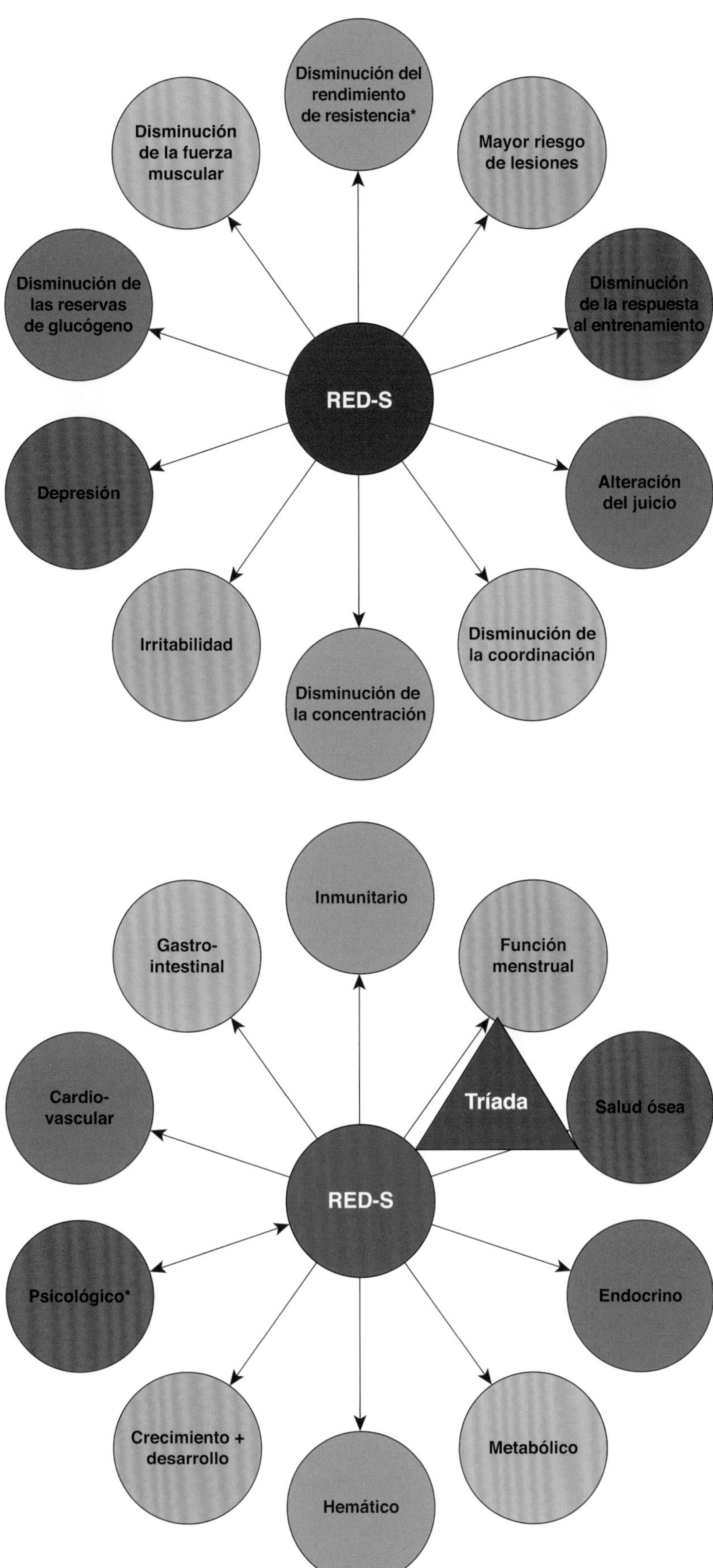

FIGURA 1-5. Efectos potenciales en el rendimiento de la deficiencia relativa de energía en el deporte. Tomado de: Mountjoy M, Sundgot-Borgen J, Burke L, et al. The IOC consensus statement: beyond the Female Athlete Triad-Relative Energy Deficiency in Sport (RED-S). *Br J Sports Med.* 2014;48:491–7.
(*Rendimiento aeróbico y anaeróbico.)

FIGURA 1-6. Consecuencias potenciales para la salud de una deficiencia relativa de energía al hacer deporte (RED-S). Tomado de: Mountjoy M, Sundgot-Borgen J, Burke L, et al. The IOC consensus statement: beyond the Female Athlete Triad-Relative Energy Deficiency in Sport (RED-S). *Br J Sports Med.* 2014;48:491–7.
(*Las consecuencias fisiológicas pueden preceder o ser el resultado de la RED-S).

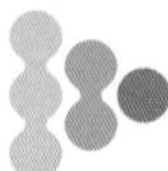

Mitos y desinformación nutricional

Factores importantes a considerar

- Muchas personas creen en los mitos nutricionales y, con frecuencia, estos se convierten en la forma habitual en la cual se alcanzan los objetivos nutricionales deseados. Esto hace que sea extremadamente difícil ayudar a las personas a lograr los objetivos deseados a través de estrategias basadas en la ciencia en lugar de las basadas en el mito. Por ejemplo, los atletas que desean disminuir su peso seguirán una dieta estándar de reducción de peso por restricción de calorías, aunque existe evidencia científica de que estas dietas son contraproducentes para lograr un rendimiento atlético óptimo.
- Hay muchos mitos relacionados con las proteínas en entornos atléticos que no logran producir el resultado deseado de más músculo y menos grasa corporal. Las estrategias basadas en la ciencia sobre cómo consumir mejor las proteínas para lograr estos objetivos son mucho más eficaces y proporcionan una buena manera de ayudar a los atletas a confiar en la ciencia en lugar del mito.

Existen muchos mitos relacionados con la nutrición que hacen más difícil ayudar a las personas a lograr un buen estado nutricional. Algunos de estos mitos están tan arraigados en la cultura que se tratan como hechos incuestionables. Por ejemplo, existe una creencia común de que comer después de las 7:00 p.m. aumenta el riesgo de obesidad. Sin embargo, algunas culturas que comen tarde en la noche tienen menores tasas de obesidad que aquellas que no, y la razón fisiológica está clara: la glucosa sanguínea fluctúa tres unidades por hora. Esto es, la glucemia alcanza su máximo 1 h después de comer y regresa a los niveles preprandiales 2 h más tarde. Así, si la cena termina a las 7:00 p.m. y la hora de acostarse es a las 11:00 p.m., es posible que se presentará glucosa sanguínea baja antes de dormir y se estimulará la producción de la hormona del estrés (cortisol), que reduce la masa magra y la masa ósea (5). Así que, aunque el peso corporal puede disminuir temporalmente con esta estrategia, es probable que se eleve la proporción de masa grasa. A continuación, algunos de los mitos más conocidos, abordados a mayor profundidad en los capítulos subsecuentes, que se relacionan con la nutrición y la actividad física:

- *Someterse a una restricción calórica intensa te hará menos obeso.* De hecho, es probable que la restricción calórica produzca una mayor pérdida de masa magra que de masa grasa, aumentando la grasa corporal y el riesgo de obesidad (4, 20, 26).
- *3 500 calorías es igual a ~0.5 kg.* Esta relación se utiliza, por lo general, para demostrar que si se restringe la ingesta de energía en 500 calorías todos los días, se acumulará un déficit de 3 500 calorías al final de la semana y se habrá perdido medio kilo. No existen estudios que demuestren que esta relación entre el consumo y el gasto de energía es válida para los humanos (12). De manera ideal, los atletas deben considerar la importancia de emparejar de manera dinámica la ingesta y el gasto de energía durante el día, en lugar de simplemente calcular "la energía ENTRANTE frente a la energía SALIENTE" en 24 h, ya que el sistema endocrino no responde en tiempo real a las fluctuaciones del equilibrio energético.
- *Comer tarde en la noche te hará gordo.* La pérdida y ganancia de grasa son problemas metabólicos complejos, pero está claro que no lograr mantener la glucosa sanguínea normal puede aumentar la producción de hormona del estrés, lo cual puede causar una pérdida de tejido magro y hacerte relativamente más gordo. Evitar el hambre intensa, incluyendo comer una pequeña cantidad en la noche si eso es lo que se necesita, es una buena estrategia para reducir el riesgo de desarrollar una mayor grasa corporal.
- *Comer proteínas adicionales ayuda a construir músculo.* La construcción de músculo es un proceso complejo que incluye tener suficiente energía, proteínas, nutrientes y estimulación muscular (es decir, ejercicio) para hacer que aumente la masa muscular. Simplemente comer más proteínas no ayuda a construir músculo.
- *Los alimentos sin colesterol son saludables para el corazón.* Una cardiopatía puede ocurrir por múltiples factores, incluyendo predisposición genética, nivel de grasa corporal y el consumo de grasas y azúcares. Algunos alimentos que contienen colesterol (p. ej., huevos) son relativamente bajos en grasa y no contribuyen de manera significativa a la cardiopatía si se consumen sin grasas añadidas. En general, las dietas altas en grasa, incluso si son libres de colesterol, contribuyen a la cardiopatía.
- *Los atletas no desarrollan una baja densidad ósea.* Uno de los factores principales para el desarrollo de una mayor densidad ósea es someter al esqueleto a un estrés adicional, lo cual tienden a hacer la mayoría de los eventos atléticos. Sin embargo, los atletas que no consumen suficiente energía tienen ingestas inadecuadas de calcio y un estado deficiente de vitamina D o, en el caso de las atletas mujeres con amenorrea (a menudo como resultado del consumo insuficiente de energía), pueden desarrollar menor densidad ósea y tener mayor riesgo de fracturas.
- *Los antojos son un signo de que los alimentos que se desean proporcionan los nutrientes que se necesitan.* No existe evidencia de que los antojos indiquen una necesidad nutricional. La mayoría de los antojos son el resultado de varios factores, que incluyen, pero no se limitan a, estímulos ambientales, estrategias adaptativas, hábitos de alimentación previos o una conducta

alimentaria restrictiva que puede conducir al deseo de consumir un alimento que fue restringido.

- *Los productos herbolarios son naturales, por lo que son seguros.* Los productos herbolarios pueden o no ser seguros, dependiendo de si el contenido declarado en la etiqueta concuerda en verdad con el del suplemento. Los suplementos herbolarios deben tener una etiqueta secundaria que indique que el contenido ha sido analizado por un laboratorio independiente para aumentar la confianza de que son seguros. Además, estos productos pueden no ser seguros debido a alteraciones médicas, interacciones fármaco-herbolario y otros problemas relacionados médicamente que hacen que los atletas deban ser cautelosos sobre su empleo aleatorio y no supervisado.
- *El agua es la bebida de hidratación perfecta.* Cuando una persona se ejercita, pierde agua y electrólitos, y debido a la mayor demanda del cerebro y el tejido muscular, la glucosa sanguínea cae de forma rápida. Por lo tanto, la bebida de hidratación ideal debe contener lo que se está perdiendo o utilizando (agua, electrólitos, hidratos de carbono), en particular para aquellos ejercicios/actividades que duran más de 1 h.
- *Todas las grasas son malas.* Algunas grasas contienen ácidos grasos esenciales, por lo que son necesarias para la buena salud, y algunas grasas tienen efectos antiinflamatorios que son deseables, de manera que no todas las grasas son malas. Sin embargo, el consumo excesivo de grasas saturadas o trans aumenta el riesgo de obesidad y cardiopatía, de forma que las cantidades consumidas deben considerarse un factor importante en la salud y el rendimiento.
- *Los hidratos de carbono te harán gordo.* No todos los hidratos de carbono son iguales. Los vegetales y frutas frescas y los cereales de grano entero son hidratos de carbono que probablemente reduzcan el riesgo de obesidad y contienen fibra dietética que es importante para el control glucémico y la salud intestinal. Los hidratos de carbono altamente refinados (azúcares y cereales refinados), si se consumen en exceso, pueden estimular la producción de grasa a través de la producción excesiva de insulina.
- *El ayuno periódico ayuda a depurar las toxinas del cuerpo.* El sistema humano, asumiendo un buen estado nutricional y de hidratación, tiene una excelente estrategia continua de eliminación de toxinas que no requiere del ayuno periódico.

Ciencia nutricional

La nutriología es una ciencia que se basa en varias fuentes de información derivadas de diferentes tipos de estudios. La **investigación** nutricional se basa en evidencia epidemiológica, experimental y de estudios clínicos para determinar las mejores estrategias de alimentación para la salud y el rendimiento.

Investigación

La investigación representa el estudio sistemático y estructurado para confirmar la causa de una alteración existente, descubrir nuevos hechos sobre una alteración o desarrollar nuevas conclusiones sobre una enfermedad. Se trata de una búsqueda repetida de la verdad. Los distintos tipos de investigación pueden proporcionar diferentes niveles de conocimiento sobre una pregunta de investigación, de manera que se debe tener cuidado de no sacar conclusiones que no sean seguras. Por ejemplo, algunas investigaciones encuentran asociaciones entre factores, pero estas asociaciones no son causales. Por poner un caso, leer que las personas con enfermedades cardiovasculares consumen altas cantidades de café descafeinado no debe hacerte pensar que el consumo de café descafeinado *causa* enfermedad cardíaca. Es más probable, en este ejemplo, que exista esta asociación porque a las personas con enfermedades cardiovasculares se les dice que consuman café descafeinado en lugar de café regular.

A continuación, tres tipos de estudios de investigación:

- *Investigación epidemiológica.* El estudio de poblaciones definidas para evaluar los patrones de enfermedades, sus causas y cómo estos padecimientos pueden afectar la salud y la enfermedad.
- *Investigación experimental.* Un tipo de estudio que tiene una intervención (tratamiento, programa, procedimiento, etc.) introducido para determinar cómo afecta a la población estudiada. A menudo, se utilizan grupos de control para ver si el grupo de intervención difiere del grupo de control.
- *Investigación de estudios clínicos.* Un experimento realizado en poblaciones relativamente grandes para determinar la eficacia de un tratamiento, como un alimento o suplemento dietético. Esta es investigación experimental, pero se realiza en un segmento más grande de la población para determinar la seguridad y eficacia del tratamiento o suplemento probado.

A menudo, los estudios de nutrición valoran el impacto de alimentos o nutrientes haciendo la pregunta: ¿la persona que consuma este alimento o nutriente mejora en este resultado? El resultado puede ser cualquier número de factores, como menor colesterol, mejor estado de hierro, mejor resistencia o mejor recuperación del ejercicio. Los estudios en humanos en el área de la nutrición son difíciles porque los sujetos de los estudios tienen una vida libre y, por lo tanto, es difícil controlar todos los aspectos de su vida que pueden influir en el resultado del estudio. Asimismo, la información derivada de estos sujetos a menudo es autoinformada, sin posibilidad de verificar la exactitud de la información proporcionada. Es frecuente, por ejemplo, obtener un recuerdo de la dieta de 24 h como una estrategia de investigación para entender la exposición a los nutrientes y calorías que tiene una persona. Sin embargo, las personas pueden olvidar todos los alimentos que consumieron, cómo se prepararon o cuánto consumieron de un alimento, todo lo cual puede arrojar resultados inexactos. Para contrarrestar este problema, los investigadores tratan de obtener información de tantos sujetos como sea posible, de manera que se obtiene un promedio poblacional más exacto. Por ejemplo, un sujeto que informa una ingesta mayor será contrarrestado por otro sujeto que informa una menor. Además, algunos nutrientes requieren más días de información sobre la ingesta para entender completamente la ingesta típica, debido a que las personas no comen lo mismo todos los días. Como un ejemplo, la ingesta típica de calorías puede estimarse a partir de 2-3 días de la ingesta de alimentos, mientras que la ingesta de vitamina C puede requerir de 20-30 días de ingesta para obtener un patrón de consumo promedio verdadero (fig. 1-7) (2). Para hacer todavía más compleja la interpretación de los estudios dietéticos, pocos análisis van más allá de la valoración de la exposición a los nutrientes de la dieta. Sabemos, sin embargo, que también es importante entender si los nutrientes consumidos se absorben y utilizan realmente o si son excretados.

Padecimientos que afectan el estado nutricional

A continuación se mencionan varias alteraciones que afectan el estado nutricional:

- *Ingesta inadecuada.* Las personas pueden no comer lo suficiente por diversas razones, incluyendo bajos ingresos, pérdida del apetito debido a un problema médico o psicológico, incapacidad física que dificulta comer, alergias alimentarias que pueden limitar la ingesta de categorías completas de alimentos o fármacos que no deben tomarse con ciertos alimentos.
- *Absorción inadecuada.* Algunos individuos pueden tener un problema digestivo, como SII o enfermedad celíaca, que afecta su capacidad para absorber parte de los nutrientes que han consumido. Algunas terapias farmacológicas también pueden producir efectos secundarios que inhiben la absorción de nutrientes específicos. Otros problemas que pueden afectar la absorción de nutrientes incluyen los parásitos gastrointestinales y la resección quirúrgica de una porción del intestino delgado.
- *Utilización defectuosa.* Esta ocurre cuando se consumen nutrientes y se absorben, pero una alteración metabólica hace imposible utilizarlos *de forma adecuada*. Existen numerosas razones por las que esto ocurre, a saber:
  - Errores innatos del metabolismo, como la fenilcetonuria, que hace imposible utilizar el aminoácido fenilalanina.
  - Interferencia fármaco-nutriente (p. ej., la fenitoína interfiere con la utilización de la vitamina C).
  - Problemas hepáticos relacionados con el alcohol (las coenzimas de la vitamina B no se sintetizan de forma adecuada cuando hay un consumo intenso de alcohol).
- *Aumento de la excreción.* Los vómitos y la diarrea hacen que las personas pierdan nutrientes que de otra manera se habrían absorbido y utilizado. De igual forma, un absceso con drenaje es una fuente frecuente de pérdida de nutrientes.
- *Aumento de los requerimientos.* Varias enfermedades pueden aumentar los requerimientos de energía o nutrientes, lo que debe tenerse en cuenta para determinar si una persona está consumiendo una cantidad adecuada. Por ejemplo, un aumento en la actividad física, una infección, un embarazo, cualquier período de crecimiento, una quemadura, cualquier fuente de estrés y el hipertiroidismo pueden causar aumento del requerimiento de energía y nutrientes.

Se debe tener cuidado de no asumir que la mejor manera de resolver una ingesta inadecuada es mediante un suplemento, ya que este puede causar problemas inesperados. Por ejemplo, un estudio encontró que los suplementos de vitamina E, cuando se comparan con un placebo y se toman antes de una competición de triatlón, promueven la peroxidación de lípidos y la inflamación durante la competencia (25). Otro estudio encontró que no hay evidencia convincente de que los suplementos que refuerzan el sistema inmunitario, incluyendo dosis altas de vitaminas, antioxidantes y zinc, previnieran el deterioro inmunitario inducido

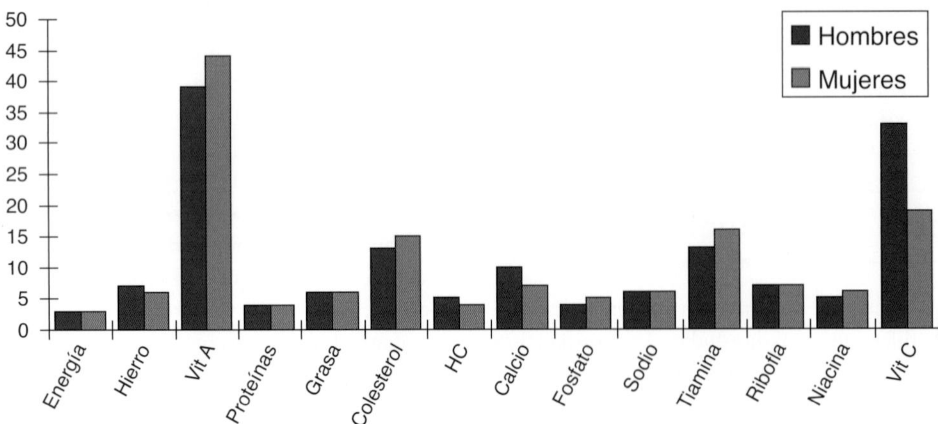

FIGURA 1-7. Días requeridos para calcular la ingesta media de nutrientes. Modificado de: Basiotis PP, Welsh SO, Cronin FJ, Kelsay JL, Mertz W. Number of days of food intake records required to estimate individual and group nutrient intakes with defined confidence. *J Nutr.*1987;117:1638–41, con autorización de Oxford University Press.

por el ejercicio. Un estudio que valoró suplementos dietéticos y la tasa de mortalidad en mujeres adultas mayores (*Iowa Women's Health Study*) encontró que, con la excepción de la suplementación de calcio, todos los otros suplementos de vitaminas y minerales se asociaron con tasas de mortalidad elevadas (22). En los capítulos 3 y 4 se encuentra un análisis sobre los requerimientos de vitaminas y minerales específicos y cómo resolver de forma adecuada los problemas de insuficiencia y toxicidad.

Ámbito de la práctica

Factores importantes a considerar

- Muchas personas afirman ser nutriólogos y brindan a las personas información destinada a mejorar la salud o el rendimiento. Sin embargo, la mayoría de los estados en los Estados Unidos tienen leyes que restringen el tipo de orientación nutricional que se puede proporcionar, según las certificaciones de la persona.
- Los profesionales certificados del acondicionamiento físico sin la certificación obligatoria del estado (a menudo con licencia en dietética) generalmente se consideran fuera de su ámbito de práctica si hacen recomendaciones para resolver una enfermedad clínica a través de medios nutricionales. Por ejemplo, sería inapropiado que alguien sin la licencia estatal correspondiente recomendara un suplemento o una dieta a alguien que haya sido diagnosticado con una cardiopatía o síndrome metabólico.

Actualmente, 47 de 50 estados en los Estados Unidos tienen leyes que regulan la práctica de la nutrición y la dietética, con directrices que aclaran qué puede abordarse o no con los clientes. Como esta es una cuestión legal, las personas que practican en el campo de la nutrición y la dietética están sujetas a procesamiento si superan los límites establecidos dentro de la ley. Es importante destacar que existen directrices para *todos* los profesionales de la salud que tocan con sus clientes asuntos relacionados con la nutrición. Estas directrices son importantes debido a que muchos profesionales del acondicionamiento físico con una formación inadecuada en nutrición, sin certificaciones, o sin licencia, a menudo exceden su ámbito de acción al hacer recomendaciones inadecuadas de dietas especiales para resolver padecimientos clínicos o recomendar suplementos dietéticos para resolver un estado de enfermedad. También es inadecuado que los profesionales del acondicionamiento recomienden un suplemento nutricional para mejorar el rendimiento si el contenido de nutrientes del suplemento excede la cantidad de la IDR recomendada. Existen varias razones por las cuales no deberían hacerse estas recomendaciones, incluyendo la falta de conocimiento de los antecedentes de salud de los individuos a quienes se hace la recomendación, aumentando potencialmente los riesgos para la salud. *Véase* el cuadro 1-3 para conocer los términos que se utilizan de forma habitual al discutir el ámbito de la práctica.

Existen, sin embargo, varias maneras en las que una persona que no es un dietista certificado o un nutriólogo registrado puede ayudar a las personas a hacer mejores elecciones nutricionales. Es importante mencionar que para hacer estas recomendaciones nutricionales las personas deben entender sus implicaciones para la salud al conocer la ciencia que las fundamenta. También es importante entender que las recomendaciones deben limitarse a aspectos nutricionales que se basan en las directrices dietéticas federales, que se discutieron previamente en este capítulo. Las personas no certificadas/sin licencia/no registradas no deben hacer recomendaciones que pretendan resolver una alteración

Cuadro 1-3 Términos frecuentes relacionados con al ámbito de la práctica en los Estados Unidos

Dietista certificado (DC) o nutricionista dietista registrado (NDR). Personas que han completado un curso específico de estudio y horas de práctica que son candidatas para presentar un examen de registro nacional que, cuando se aprueba, les permite obtener el título de DC o NDR. Las personas con esta certificación tienen el área de la práctica más extenso en nutrición y la práctica de la dietética.

Licencia. La mayoría de los estados tienen licencias en dietética/nutrición según las cuales cualquiera que realice actividades fuera de su ámbito de práctica podrá ser sujeto de consecuencias jurídicas. En general, solo las personas con certificaciones de DC o NDR pueden obtener una licencia.

Certificado. Algunos estados tienen una certificación en la que los DC o NDR califican para obtener las certificaciones estatales. En estos estados, las personas no certificadas no pueden referirse a sí mismas como nutriólogos, pero tienen un mayor alcance de práctica en nutrición que en los estados que tienen licencia.

Registro. El estado de California tiene un registro que hace posible que los DC y los NDR puedan ejercer en el área de nutrición y dietética, y que hace ilegal que las personas no registradas se refieran a sí mismas como "nutriólogos" o "dietistas". Sin embargo, no hay un examen para el registro y el cumplimiento de las reglas de registro es mínimo.

clínica de una enfermedad diagnosticada, ya que esto se considera fuera del ámbito de la práctica establecida. Por ejemplo, es aceptable discutir con individuos y grupos los principios generales de la buena nutrición. Sin embargo, no es aceptable para una persona no certificada/sin licencia/no registrada responder a una pregunta de alguien que levanta la mano y dice: "Recién me diagnosticaron con hipertensión. Podría decirme qué puedo hacer a nivel nutricional?" o "Me acaban de diagnosticar cardiopatía. ¿Hay algo que debería hacer a nivel nutricional?". Estos son problemas complejos que requieren el conocimiento completo de los antecedentes médicos de la persona, su historial de salud, sus conductas de alimentación y los medicamentos prescritos. Es inadecuado que cualquiera sin este conocimiento y la licencia o las certificaciones correspondientes emita cualquier afirmación o recomendación sobre estas preguntas. En términos simples, las personas sin licencia y no registradas pueden hablar sobre las directrices nutricionales generales relacionadas con el mantenimiento de un buen estado de salud nutricional, pero se considera fuera de su ámbito de la práctica abordar la nutrición en el contexto de una enfermedad.

De acuerdo con los lineamientos del American Council on Exercise, existen muchas vías adecuadas para que los profesionales sin licencia hablen de nutrición para la salud sin exceder el ámbito de su práctica. Estas incluyen:

- Desarrollar clases de cocina para mostrar técnicas de cocina saludable.
- Establecer intercambios de recetas de comidas con alta densidad de nutrientes.
- Crear folletos y otros medios informativos que motiven a las personas a hacer cambios nutricionales adecuados.
- Brindar sesiones de nutrición a grupos que se enfoquen en puntos clave de las directrices dietéticas de los Estados Unidos.
- Programar sesiones individuales para discutir estrategias para mejorar la exposición a nutrientes y calorías.

Es importante destacar que las consideraciones del ámbito de la práctica pretenden mejorar los resultados del cliente. Los mejores resultados se basan en evidencia científica que incluye la investigación, directrices y políticas nacionales, guías de consenso de organizaciones profesionales, análisis sistemáticos de la experiencia clínica, datos de mejoramiento de la calidad y formación educativa especializada, base de conocimiento y habilidades de aquellos que proporcionan la información y el servicio (9).

Resumen

- La nutriología es una ciencia con varias reglas establecidas que han evolucionado a través de muchos años de evidencia científica acumulada. Estas reglas básicas incluyen las siguientes:
  - Consumir más de lo que el cuerpo requiere de cualquier nutriente no te hace más saludable, y no mejora el rendimiento atlético. *Ejemplo:* la ingesta diaria de referencia de vitamina C es ~60 mg, y no existe evidencia de que consumir 500 o 1 000 mg hará a una persona mágicamente más saludable o que tenga mejor rendimiento. Con algunos nutrientes, consumir más de lo que realmente se necesita empeora las cosas.
  - Consumir una variedad de alimentos es fundamental para garantizar que los tejidos corporales sean expuestos a todos los sustratos energéticos, vitaminas, minerales y fitonutrientes que el cuerpo requiere. Pensar que cualquier alimento individual es "perfecto" y debería, por lo tanto, consumirse con mucha frecuencia, limita simplemente la exposición a otros alimentos requeridos. Ningún alimento individual es perfecto.
  - El consumo de energía debe coincidir de manera ideal con su requerimiento para evitar períodos prolongados en el día con un equilibrio energético excesivamente alto o bajo.
- La actividad física aumenta la tasa de utilización de energía, que debe coincidir con la disponibilidad de esta. Consumir solo más vitaminas, por ejemplo, no satisface el requerimiento de energía y consumir solo más proteínas no proporciona las vitaminas necesarias para su metabolismo y no satisface los requerimientos de hidratos de carbono de los tejidos y la sangre. El aumento en el empleo de energía requiere el consumo de más alimentos que contienen una variedad de fuentes de energía, vitaminas y minerales para satisfacer esta necesidad.
- La actividad física aumenta el metabolismo energético, lo cual crea calor. Debido a que el calor del ejercicio no puede retenerse, el ejercicio se relaciona con un aumento de la producción de sudor a medida que el cuerpo intenta disipar el calor producido asociado con el ejercicio. No consumir líquidos suficientes de la clase y cantidad adecuada para *mantener* el volumen sanguíneo es una manera segura de reducir el rendimiento atlético, y la deshidratación resultante pone al atleta en mayor riesgo de enfermedad por calor.
- A mayor intensidad de la actividad física, mayor dependencia proporcional de los hidratos de carbono como combustible.
- Las tradiciones deportivas impiden a menudo que los atletas busquen estrategias nutricionales adecuadas para beneficiarse de manera óptima del entrenamiento y pueden ponerlos en riesgo de desarrollar alteraciones relacionadas con la nutrición.
- Ahora se sabe que bajar de "peso" a través de la restricción calórica es contraproducente, ya que no satisfacer las necesidades de energía causa una termogénesis adaptativa (es decir, una adaptación metabólica que reduce de manera excesiva la tasa del metabolismo energético), y es probable que disminuya más masa magra en lugar de grasa.
- La ingesta de proteínas a menudo supera ampliamente el requerimiento, ya que los atletas a menudo creen que el consumo de proteínas, por sí solo, ayudará a construir y mantener la musculatura. De hecho, la ingesta de proteínas recomendada para atletas, que varía de 1.2 a 2.0 g/kg, se obtiene fácilmente de los alimentos sin la necesidad de suplementos de proteínas adicionales.
- La forma en la que se consume la proteína, a menudo como parte de comidas grandes y poco frecuentes, no es la mejor manera de garantizar que este nutriente se pueda utilizar para construir y reparar el tejido. Idealmente, las proteínas

deben consumirse en cantidades relativamente pequeñas (~ 30 g/comida), con suficiente frecuencia de comidas para satisfacer la necesidad.

- Algunos nutrientes se consideran esenciales, mientras que otros se consideran no esenciales; sin embargo, esto puede ser engañoso, ya que *todos* los nutrientes son necesarios para mantener la salud. Un *nutriente esencial* es aquel que nuestros tejidos no pueden fabricar a partir de otras sustancias químicas del cuerpo, por lo que es esencial que lo consumamos. Un nutriente *no esencial* es uno que nuestros tejidos pueden sintetizar a partir de otras sustancias químicas del cuerpo, por lo que no es esencial que lo consumamos. Un ejemplo son los aminoácidos esenciales y no esenciales. Si consumimos los esenciales, podemos producir los aminoácidos no esenciales.
- Las IDR se han establecido para ayudar a las personas a comprender qué cantidad de cualquier nutriente es adecuada para el consumo diario (RDA) y qué cantidad de cualquier nutriente es excesiva (NS). Es importante entender que estas son guías y que los tejidos corporales pueden almacenar nutrientes, lo que permite una fluctuación diaria en la ingesta de nutrientes sin comprometer la salud.
- También están disponibles directrices dietéticas que proporcionan orientación alimentaria al alentar a las personas a mantener el equilibrio energético y centrarse en alimentos densos en nutrientes. Seguir las directrices dietéticas ayudará a las personas a evitar el desarrollo de enfermedades crónicas frecuentes, como enfermedades cardiovasculares y diabetes.
- La actividad física regular es un componente importante para mantener la salud y el acondicionamiento físico. Se han desarrollado directrices para la frecuencia, el tiempo y el tipo de actividad física para niños, adultos, mujeres embarazadas, personas con discapacidades y adultos mayores.
- Las etiquetas de los alimentos deben revisarse cuidadosamente, ya que proporcionan información importante sobre el contenido de nutrientes y la densidad de energía de los alimentos. Debido a que las etiquetas de los alimentos contienen términos establecidos (es decir, dieta o dietética), es importante comprender completamente el significado de estos términos.
- Las organizaciones profesionales, incluido el ACSM, tienen una variedad de guías basadas en la ciencia sobre nutrición y rendimiento deportivo (el artículo más reciente sobre este tema es de 2016). Estos lineamientos incluyen información importante sobre las mejores estrategias de nutrición para lograr un rendimiento óptimo y, al mismo tiempo, mantener una buena salud.
- Las condiciones que afectan el estado nutricional incluyen el consumo inadecuado de nutrientes/energía, la absorción inadecuada de los alimentos consumidos en la dieta, la utilización defectuosa de los nutrientes absorbidos, el aumento de la excreción de nutrientes y las alteraciones que requieren más nutrientes.
- El alcance de la práctica es una consideración importante antes de brindar información nutricional, ya que la mayoría de los estados tienen requisitos de licencia de nutrición (es decir, dietista con licencia) para cualquier persona que proporcione información nutricional con base clínica. Los que no cuentan con la(s) certificación(es) de nutrición adecuada(s) tienen límites en cuanto al tipo de información nutricional que pueden proporcionar.

Actividad de aplicación práctica

A menudo, se desconocen los nutrientes y la energía de los alimentos y las bebidas que se consumen de forma habitual, pero con un análisis sencillo se pueden descubrir las debilidades de una dieta. Utilizando la *National Nutrient Database for Standard Reference* (disponible en: https://ndb.nal.usda.gov/ndb/search/list?SYNCHRONIZER_TOKEN=461cf78c-0645-4c15-a298-d43422c-f8a2a&SYNCHRONIZER_URI=%2Fndb%2Fsearch%2Flist&qt=&ds=Standard+Reference&qlookup=&manu=), analice un día estándar de ingesta de nutrientes seleccionados y compare su ingesta con la RDA para su edad y sexo, de acuerdo con las siguientes instrucciones:

1. Cree una hoja de cálculo organizada de la siguiente manera (seleccione los nutrientes enumerados y los nutrientes adicionales que le interesen y para los que haya una RDA):

Alimento (ajustado para la cantidad consumida)	Proteínas (g)	Calcio (mg)	Hierro (mg)	Zinc (mg)	Vit C (mg)	Vit E	Colesterol (mg)
Alimento 1~							
Alimento 2~							
Etc.							
Totales para cada nutriente							
RDA (ajustada para la edad y el sexo)							
Diferencia entre ingesta y RDA							

(*continúa*)

2. Después de iniciar la sesión en la base de datos del National Nutrient Database mediante el enlace anterior, se selecciona la opción *Búsqueda de alimentos*, se ingresa una descripción del alimento que se desea analizar (p. ej., mazorca de maíz, brócoli cocido) y se presiona *Ir*.
   a. Aparecerá una lista de alimentos en la base de datos que coincide con la entrada. Se selecciona la comida que se acerque más a lo que se consumió. Aparecerán los nutrientes asociados con el alimento, con diferentes opciones de cantidad.
   b. Elegir una unidad de medida (taza, paquete, etc.) que pueda ajustarse a la cantidad ingerida. Por ejemplo, si una de las unidades de medida estándar es "Taza" y se ingirieron 1.5 tazas, se ingresa la cantidad consumida en la unidad de medida seleccionada.
   c. Seleccionar los nutrientes debajo de "Taza" (o cualquier otra unidad de medida que se haya ajustado) para ingresarla en la hoja de cálculo.
   d. Se repite el paso anterior hasta que se hayan analizado todos los alimentos consumidos.
3. Revisar el análisis para ver las vitaminas y minerales que se encuentran por debajo de las RDA.
4. Realizar un ajuste en la ingesta de alimentos al eliminar aquellos que son fuentes insuficientes de nutrientes o agregar aquellos que pueden proporcionar los nutrientes que se necesitan.
5. Seguir ajustando los alimentos hasta que se pueda ver una aproximación de lo que se necesitaría consumir para exponer los tejidos a los nutrientes requeridos en la hoja de cálculo.

Cuestionario

1. El ámbito de la práctica es el alcance legal del trabajo que se basa en la capacitación académica, el conocimiento y la experiencia. ¿Qué profesión es capaz, dentro de su ámbito de la práctica, de proporcionar información para ayudar a un atleta por una enfermedad relacionada con la nutrición?
   a. Nutricionista
   b. Instructor de salud/acondicionamiento físico certificado por el ACSM
   c. Fisiólogo clínico del ejercicio registrado por el ACSM
   d. RD
   e. *b, c y d*
2. *Correlación* se refiere a:
   a. Una relación causal entre las mismas variables entre dos grupos diferentes
   b. Una relación no causal entre variables diferentes
   c. El grado en el que dos grupos de personas son iguales en cuanto a cualquier factor determinado (variable)
   d. Una relación que implica dirección (conforme aumenta el peso en un grupo, disminuye en otro)
3. De acuerdo con la Dietary Supplement Health and Education Act, el término *suplemento dietético* se define como "vitamina, mineral, hierba, botánico, aminoácido, metabolito, componente, extracto o una combinación de cualquiera de estos ingredientes".
   a. Cierto
   b. Falso
4. El término *macronutrientes* se refiere típicamente a:
   a. Cualquier nutriente que proporciona energía
   b. Los ocho nutrientes clave necesarios para la buena salud
   c. Hidratos de carbono, proteínas y grasas
   d. Vitaminas y minerales
5. ¿Cuáles de las siguientes definiciones describen mejor el término IDR?
   a. Cantidad mínima de nutrientes necesarios para una persona todos los días
   b. Cantidad máxima de nutrientes que no debe excederse cada día
   c. Estándar actual de nutrientes para las personas
   d. Ocho nutrientes clave necesarios para la buena salud
6. Si un alimento contiene 350 calorías, ¿cuántas kilocalorías tiene?
   a. 148
   b. 350
   c. 1480
   d. 3250
7. Todos los incisos que se enumeran a continuación pueden afectar de forma negativa el estado nutricional, con excepción de:
   a. Ingesta inadecuada
   b. Absorción elevada
   c. Utilización defectuosa
   d. Aumento de la excreción
   e. Aumento de los requerimientos
8. Una estrategia eficaz para reducir la obesidad es seguir una dieta de restricción calórica.
   a. Cierto
   b. Falso
9. Después de realizar ejercicio, el consumo de _______ de hidratos de carbono durante los primeros 30 min posteriores a la actividad física y, nuevamente, cada 2 h por 4-6 h es suficiente para reponer las reservas de glucógeno.
   a. 0.5-0.8 g/kg
   b. 1.0-1.5 g/kg
   c. 2.0-3.0 g/kg
   d. 6.0-7.0 g/kg

10. En las etiquetas de los alimentos, el término *sin colesterol* significa que no hay colesterol en el alimento.
    a. Cierto
    b. Falso

Repuestas al cuestionario

1. d
2. b
3. a
4. c
5. c
6. b
7. b
8. b
9. b
10. b

REFERENCIAS

1. Armstrong LE, Epstein Y, Greenleaf JE, Haymes EM, Hubbard RW, Roberts WO, Thompson PD. American College of Sports Medicine Position Stand: heat and cold illnesses during distance running. *Med Sci Sports Exerc.* 1996;28(12):i–x.
2. Basiotis PP, Welsh SO, Cronin FJ, Kelsay JL, Mertz W. Number of days of food intake records required to estimate individual and group nutrient intakes with defined confidence. *J Nutr.* 1987;117:1638–41.
3. Connor WE, Neuringer M, Reisbick S. Essential fatty acids: the importance of n-3 fatty acids in the retina and brain. *Nutr Rev.* 1992;50:21–9.
4. Dulloo AG, Montani JP. Pathways from dieting to weight regain, to obesity and to the metabolic syndrome: an overview. *Obes Rev.* 2015;16(S1):1–6.
5. Fahrenholtz IL, Sjödin A, Benardot D, et al. Within-day energy deficiency and reproductive function in female endurance athletes. *Scand J Med Sci Sports.* 2018;28(3):1139–46. doi:10.111/sms.13030
6. Ferrier D. *Lippincott Illustrated Reviews: Biochemistry*. 7th ed. Philadelphia (PA): LWW (PE); 2017.
7. Garber CE, Blissmer B, Deschenes MR, et al. American College of Sports Medicine Position Stand: Quantity and quality of exercise for developing and maintaining cardiorespiratory, musculoskeletal, and neuromotor fitness in apparently healthy adults: guidance for prescribing exercise. *Med Sci Sports Exerc.* 2011;43(7):1334–59.
8. Geller AI, Shehab N, Weidle NJ, et al. Emergency department visits for adverse events related to dietary supplements. *N Engl J Med.* 2015;373(16):1531–40.
9. Gibbs L. *Evidence-Based Practice for the Helping Professions: A Practical Guide with Integrated Multimedia*. Pacific Grove (CA): Brooks/Cole (Wadsworth Publishers); 2003.
10. Gleeson M, Nieman DC, Pedersen BK. Exercise, nutrition and immune function. *J Sports Sci.* 2004;22:115–25.
11. Graudal N, Jürgens G, Baslund B, Alderman MH. Compared with usual sodium intake, low- and excessive-sodium diets are associated with increased mortality: a meta-analysis. *Am J Hypertens.* 2014;27(9):1129–37.
12. Hall KD, Heymsfield SB, Kemnitz JW, Klein S, Schoeller DA, Speakman JR. Energy balance and its components: Implications for body weight regulation. *Am J Clin Nutr.* 2012;95:989–94.
13. Horvath JDC, Dias de Castro ML, Kops N, Malinowski NK, Friedman R. Obesity coexists with malnutrition? Adequacy of food consumption by severely obese patients to dietary reference intake recommendations. *Nutr Hosp.* 2014;29(2):292–9.
14. Institute of Medicine Subcommittee on Interpretation and Uses of Dietary Reference Intakes; Institute of Medicine Standing Committee on the Scientific Evaluation of Dietary Reference Intakes. Using Dietary Reference Intakes in Planning Diets for Individuals. En: *Dietary Reference Intakes: Applications in Dietary Planning*. Washington (DC): National Academies Press; 2003. Disponible en: https://www.ncbi.nlm.nih.gov/books/NBK221374/
15. Jacobs DR. Nutrition: the whole cereal grain is more informative than cereal fibre. *Nat Rev Endocrinol.* 2015;11(7):389–90.
16. Kohrt WM, Bloomfield SA, Little KD, Nelson ME, Yingling VR; American College of Sports Medicine. American College of Sports Medicine position stand: physical activity and bone health. *Med Sci Sports Exerc.* 2004;36(11):1985–96.
17. Mamerow MM, Mettler JA, English KL, et al. Dietary protein distribution positively influences 24-h muscle protein synthesis in healthy adults. *J Nutr.* 2014;44(6):876–80.
18. Maughan RJ. Contamination of dietary supplements and positive drug tests in sport. *J Sports Sci.* 2007;23(9):883–9.
19. Maughan RJ, Burke LM, Dvorak J, et al. IOC consensus statement: dietary supplements and the high-performance athlete. *Br J Sports Med.* 2018;52(7):439–55. doi:10.1136/bjsports-2018-099027
20. Montani JP, Schutz Y, Dulloo AG. Dieting and weight cycling as risk factors for cardiometabolic diseases: who is really at risk? *Obesity Rev.* 2015;16(S1):7–18.
21. Mountjoy M, Sundgot-Borgen J, Burke L, et al. The IOC consensus statement: beyond the Female Athlete Triad-Relative Energy Deficiency in Sport (RED-S). *Br J Sports Med.* 2014;48:491–7.
22. Mursu J, Robien K, Harnack LJ, Park K, Jacobs DR. Dietary supplements and mortality rate in older women: the Iowa Women's Health Study. *Arch Intern Med.* 2011;171(18):1625–33.
23. Muth ND. Nutrition coaching: a primer for health and fitness professionals. *IDEA Fitness J.* 2015. Disponible en: http://www.ideafit.com/fitness-library/nutrition-coaching-a-primer-for-health-and-fitness-professionals
24. Nattiv A, Loucks AB, Manore MM, Sanborn CF, Sundgot-Borgen J, Warren MP. American College of Sports Medicine position stand: the female athlete triad. *Med Sci Sports Exerc.* 2007;39(10):1867–82.
25. Nieman DC, Henson DA, McAnulty SR. Vitamin E and immunity after the Kona triathlon world championship. *Med Sci Sports Exerc.* 2004;36(8):1328–35.
26. Ochner CN, Tsai AG, Kushner RF, Wadden TA. Treating obesity seriously: when recommendations for lifestyle change confront biological adaptations. *Lancet Diabetes Endocrinol.* 2015;3(4):232–4. doi:10.1016/S2213-8587(15)00009-1
27. Oppliger RA, Case HS, Horswill CA, Landry GL, Shelter AC. American College of Sports Medicine Position Stand. Weight loss in wrestlers. *Med Sci Sports Exerc.* 1996;28(6):ix–xii.

28. Paddon-Jones D, Rasmussen BB. Dietary protein recommendations and the prevention of sarcopenia. *Curr Opin Clin Nutr Metab Care.* 2009;12(1):86–90.
29. Rodriguez NR, DiMarco NM, Langley S; American Dietetic Association, and Dietitians of Canada. American College of Sports Medicine position stand. Nutrition and athletic performance. *Med Sci Sports Exerc.* 2009;41(3):709–31.
30. Thomas DT, Erdman KA, Burke LM. American College of Sports Medicine Joint Position Statement: nutrition and athletic performance. *Med Sci Sports Exerc.* 2016;48(3):543–68.
31. United States Department of Health and Human Services and U.S. Department of Agriculture. Physical Activity Guidelines for Americans, 2015–2020 [Internet]. The Office of Disease Prevention and Health Promotion, Office of the Assistant Secretary for Health, Office of the Secretary. 2015. Disponible en: http://health.gov/paguidelines/guidelines/summary.aspx
32. United States Department of Health and Human Services and U.S. Department of Agriculture. *2015–2020 Dietary Guidelines for Americans, Appendix 1.* 8th ed. December 2015. Disponible en: https://health.gov/dietaryguidelines/2015/guidelines/appendix-1/
33. United States Food and Drug Administration. Changes to the Nutrition Facts Label [Internet]. 2017. Disponible en: https://www.fda.gov/food/guidanceregulation/guidancedocuments regulatoryinformation/labelingnutrition/ucm385663.htm#images

CAPÍTULO 2

Hidratos de carbono

OBJETIVOS

- Entender la estructura de los diferentes tipos de hidratos de carbono de la dieta y los alimentos que son buenas fuentes de cada tipo.
- Revisar las principales funciones de los hidratos de carbono de la dieta.
- Conocer cómo calcular las calorías de hidratos de carbono derivadas de los alimentos consumidos y si la ingesta de hidratos de carbono cubrirá los requerimientos metabólicos.
- Identificar las diferentes enzimas digestivas que son específicas a los hidratos de carbono y su origen.
- Conocer las vías metabólicas de hidratos de carbono que producen energía.
- Entender la función de la insulina, la adrenalina y el glucagón, y cómo se asocian con la glucosa sanguínea.
- Conocer la diferencia entre el índice glucémico y la carga glucémica y cómo el efecto glucémico de los alimentos puede afectar el metabolismo de los hidratos de carbono.
- Identificar los sistemas de almacenamiento de hidratos de carbono en el humano, la capacidad de almacenamiento máxima típica y cómo el almacenamiento en cada depósito de reserva puede verse afectado por la dieta y la actividad.
- Revisar las diferentes vías posibles para la glucosa sanguínea y las vías probables con diferentes concentraciones de glucosa sanguínea.
- Explicar, con base en el contenido de azúcar, almidón y fibra dietética de los alimentos, cómo se prefieren diferentes fuentes de hidratos de carbono en distintas circunstancias (es decir, antes de una competición, durante la actividad, después de esta y mucho después de la actividad).
- Abordar la composición y la concentración preferidas de hidratos de carbono en las bebidas deportivas.
- Revisar las posibles fuentes para producir hidratos de carbono a partir de otras fuentes diferentes a los hidratos de carbono (gluconeogénesis).

Estudio de caso

Sally entrenó mucho para ser una corredora de fondo de clase mundial con el objetivo de formar parte del equipo de maratón para los próximos Juegos Olímpicos en 3 años. Se mudó para entrenar con un entrenador reconocido, con quien desarrolló un plan que incluía un estricto régimen de entrenamiento de distancia diaria/semanal y competiciones seleccionadas para confirmar que el entrenamiento iba de acuerdo con lo esperado. Tanto Sally como su entrenador estaban al tanto de su peso, intentando asegurarse de que Sally comiera lo suficiente para mantenerlo, pero no demasiado para aumentarlo. Había cierta justificación para ello, ya que la tendencia en los corredores de maratón exitosos en los Juegos Olímpicos era pesar menos (los atletas olímpicos masculinos exitosos recientes pesaban típicamente menos de 52 kg, y las mujeres menos de 49 kg). Sin embargo, el "miedo a las calorías" y, sobre todo, a los hidratos de carbono, que se relacionaba con el "miedo al sobrepeso", dio como resultado la incapacidad de satisfacer de manera óptima sus requerimientos de energía, en particular a medida que la progresión del entrenamiento condujo a distancias de entrenamiento más largas, difíciles y en menos tiempo. Después de un año, Sally perdió su período menstrual y empezó a dejar de dormir (un resultado habitual del sobreentrenamiento). Estaba perdiendo velocidad y se sentía más débil, así que empezó a comer menos hidratos de carbono y más proteínas para

(*continúa*)

conservar su masa muscular. Después de 6 meses desarrolló una fractura por estrés en la tibia derecha que le impidió entrenar durante 12 semanas. Por suerte, la ortopedista que diagnosticó la fractura por estrés tenía una dietista certificada trabajando con ella, quien también fue corredora y estaba completamente consciente de las exigencias del entrenamiento de los corredores de fondo de élite. Después de una larga conversación, la dietista sabía exactamente lo que le había pasado a Sally. La ingesta deficiente de energía se relaciona con varios problemas, incluida la producción insuficiente de estrógenos que da como resultado la pérdida de la menstruación, y el estrógeno es un inhibidor de los osteoclastos (las células que degradan los huesos). Además, una ingesta inadecuada de hidratos de carbono que causa hipoglucemia se relaciona con la producción elevada de **cortisol**, que descompone el músculo y la masa ósea, incluso si se consumen proteínas extra. Las proteínas adicionales que Sally estuvo consumiendo se utilizaron completamente para satisfacer los requerimientos de energía (es decir, las proteínas se estaban usando como fuente de energía en lugar de emplearse para mantener o mejorar la masa muscular). Para empeorar las cosas, no comer suficiente con frecuencia causa una producción adicional de **insulina** cuando se consumen alimentos, de manera que se produce más grasa, lo cual puede hacer que el corredor quiera comer todavía menos. Por lo tanto, la dietista le mostró a Sally cómo equilibrar de manera dinámica la ingesta de energía con su gasto en una dieta razonable que incluía muchos hidratos de carbono, algunas grasas y algo de proteínas. El resultado fue precisamente el que se esperaría cuando las personas hacen las cosas bien a nivel nutricional, y Sally estaba en camino a ser parte del equipo olímpico.

ANÁLISIS DEL ESTUDIO DE CASO

1. Si usted estuviera trabajando con un corredor de fondo, ¿qué haría para ayudar a garantizar que la ingesta de energía cubra sus necesidades, reduciendo al mismo tiempo el riesgo de un consumo demasiado limitado de energía?
2. ¿Por qué se elevaría el cortisol y qué haría para ayudar a reducirlo a la concentración normal (sin estrés)?
3. ¿Un corredor de fondo de sexo masculino experimentaría los mismos efectos negativos del consumo de energía insuficiente?
4. ¿Con qué frecuencia se requiere consumir algunos hidratos de carbono para ayudar a garantizar una glucosa sanguínea normal?
   a. Cuando está despierto, pero llevando a cabo sus actividades diarias normales
   b. Cuando está dormido
   c. Cuando está físicamente activo

Cortisol

Hormona esteroidea glucocorticoide producida por las glándulas suprarrenales en respuesta al estrés y la hipoglucemia (glucosa sanguínea baja). Su función es aumentar la glucosa sanguínea a través de la descomposición de los tejidos que se convierten en glucosa (gluconeogénesis). Es importante mencionar que el cortisol degrada el tejido muscular, óseo y adiposo.

Insulina

Hormona producida por las células β del páncreas que ayuda a evitar la hiperglucemia (glucosa sanguínea elevada) al permitir a las células captar la glucosa sanguínea. Una elevación rápida de la glucosa sanguínea a partir del consumo de un gran volumen de azúcar o de alimentos con índice glucémico elevado causa un aumento en la producción de insulina, lo que permite el movimiento de los azúcares hacia los tejidos. Sin embargo, cuando se excede el requerimiento de azúcar en los tejidos, se provoca la conversión de azúcar en grasa, lo que lleva a un aumento en la cantidad de grasa corporal. Una respuesta crónica de insulina alta puede disminuir la sensibilidad de los tejidos a esta hormona, aumentando el riesgo de diabetes de tipo 2.

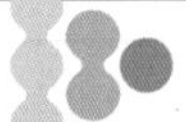

Introducción

Factores importantes a considerar

- Los humanos pueden obtener energía a partir de hidratos de carbono, proteínas y grasas, todos los cuales se consideran *sustratos energéticos.* De estos, los hidratos de carbono se consideran un combustible "flexible", porque es el único sustrato energético que se puede metabolizar con oxígeno (metabolismo aeróbico) y sin este (metabolismo anaeróbico).
- La capacidad para almacenar hidratos de carbono en los humanos es limitada, con solo ~300 cal de glucógeno hepático (que mantiene la glucosa en la sangre) y ~1 500 cal de glucógeno muscular. Por el contrario, incluso un ser humano relativamente delgado puede almacenar más de 62 000 cal de grasa. El almacenamiento limitado de hidratos de carbono requiere que estos se consuman con frecuencia a fin de garantizar que se mantengan tanto la glucemia como el glucógeno muscular.

Hace varias generaciones, se tenían estrategias culturalmente adecuadas (hoy ya olvidadas) para garantizar que se satisficieran las necesidades fisiológicas básicas. No obstante, con el inicio de la revolución industrial, se olvidó por qué se llevaban a cabo estas acciones y desde entonces existen problemas. Para ilustrar este punto, considere las fluctuaciones de la glucemia. La glucosa sanguínea es el principal combustible del cerebro y fluctúa aproximadamente cada 3 h mientras hacemos las actividades cotidianas normales (tabla 2-1). Esto es, la glucosa sanguínea alcanza su máximo alrededor de 1 h después de comer y regresa a sus concentraciones preprandiales 2 h después de esto (4).

No consumir una fuente de energía para estabilizar la glucosa sanguínea en ese momento causa una serie de acontecimientos hormonales que pueden hacer que una persona se sienta mal, y constituye un estímulo para la obesidad progresiva que actualmente abruma a muchos países occidentales. Existe tal temor hacia las calorías que las personas ahora cambian a productos de dieta con cafeína, que estimulan el cerebro y enmascaran el hambre fisiológica real que sienten. En las generaciones anteriores existían estrategias mucho más eficaces, como el "té de la mañana" y el "té de la tarde", que garantizaban que la mayoría de las personas tuvieran una glucosa sanguínea estable. Existe un costo a pagar si se deja el hambre sin satisfacer, y este es mayor cada día sucesivo que se repite el mismo error.

La actividad física aumenta la velocidad con la que se gasta la energía (las calorías), aumentando el riesgo de que la demanda energética no se cubra de manera adecuada. Resulta problemático que las encuestas de personas físicamente activas sugieran que a menudo fracasan al satisfacer las necesidades energéticas. Por lo tanto, se requieren estrategias específicas para garantizar que las personas físicamente activas obtengan la energía adicional que necesitan.

Cuadro 2-1 Entrega de energía de los sustratos de energía

Hidratos de carbono: 4 cal/g
Proteínas: 4 cal/g
Grasas: 9 cal/g

Este capítulo aborda los hidratos de carbono (uno de los sustratos energéticos) y la relación natural entre la entrega de energía y el sistema endocrino para crear un equilibrio entre la energía entregada y la necesidad de las células para su superviviencia (cuadro 2-1). Entender esta relación puede ayudar a las personas físicamente activas a comer de una manera que optimice su rendimiento, peso y composición corporal, así como a obtener una sensación de bienestar. También existen concepciones equivocadas sobre las proteínas y las grasas; muchas personas recomiendan ingestas muy altas de proteínas o grasas para satisfacer los requerimientos de energía y mejorar el rendimiento. Los problemas de rendimiento relacionados con los sustratos de energía se abordan en este capítulo (cuadro 2-2).

Los **hidratos de carbono** son uno de los sustratos energéticos, lo que significa que son uno de los componentes a partir de los cuales podemos obtener la *energía* necesaria para mantener las funciones del cuerpo. Los otros sustratos energéticos, que se abordan en los capítulos 3 y 4, son las proteínas y las grasas. Todos los hidratos de carbono se derivan de la fotosíntesis en las plantas, y las formas más básicas de estas moléculas en las plantas se denominan ***monosacáridos*** y ***disacáridos***, que se

Tabla 2-1 Utilización de glucosa tisular en estado de ayuno y posprandial

	Ayuno (principalmente independiente de la insulina)	Posprandial (principalmente dependiente de la insulina)
Tejido/órgano	**% del total**	**% del total**
Cerebro	40-45	~30
Músculo	15-20	30-35
Hígado	10-15	25-30
Tubo digestivo	5-10	10-15
Riñón	5-10	10-15
Otro (*p. ej.*, piel y células sanguíneas)	5-10	5-10

*Período durante o inmediatamente después del consumo de alimentos.
Fuente: Modificado de Gerich JE. Role of the kidney in normal glucose homeostasis and in the hyperglycaemia of diabetes mellitus: therapeutic implications. *Diabet Med.* 2010;27(2):136–42.

Cuadro 2-2 Preguntas frecuentes acerca de los hidratos de carbono y la actividad física

- ¿Cuántos hidratos de carbono deben consumirse inmediatamente antes, durante y después de la actividad física para optimizar el rendimiento?
- ¿Debería ser diferente la cantidad de hidratos de carbono consumidos por los atletas de resistencia en comparación con los de potencia y los de equipo?
- Si se consume una bebida deportiva durante la actividad física, ¿cuál es la mejor concentración de hidratos de carbono?
- ¿Existe alguna ventaja o desventaja de tener diferentes tipos de hidratos de carbono en la bebida deportiva?
- ¿Las personas físicamente activas deberían preocuparse de que el consumo de hidratos de carbono incremente su riesgo de aumentar la grasa corporal?
- ¿Hay algún tipo de hidrato de carbono que deba evitarse antes del ejercicio?, ¿durante el ejercicio?, ¿después del ejercicio?

Cuadro 2-3 Los hidratos de carbono provienen de la fotosíntesis

- Energía solar + dióxido de carbono de la atmósfera + agua del suelo que produce hidratos de carbono
- Energía solar + CO_2 + H_2O = glucosa
- Carbo (carbono) + hidrato (agua) = carbohidrato

denominan *azúcares* (cuadro 2-3). Las plantas producen formas más complejas de hidratos de carbono a través de la síntesis de monosacáridos que se unen para dar lugar a los **polisacáridos**, también conocidos como *almidones* y *fibra*. Conforme la planta envejece, adquiere una proporción de polisacáridos, lo que hace que sepa menos dulce y tenga una consistencia menos suave. Las plantas producen frutas, las cuales en un inicio contienen una gran cantidad de polisacáridos; sin embargo, a medida que envejecen, los polisacáridos se degradan en sus componentes (monosacáridos y disacáridos), de manera que se hacen más dulces. Así, la edad y la madurez de la planta o fruta consumida influyen en el tipo de hidrato de carbono que se ingiere. Los requerimientos de hidratos de carbono y sus fuentes alimentarias se encuentran en el cuadro 2-4.

Hidratos de carbono

Clase de macronutrientes compuestos por carbono, hidrógeno y oxígeno, la cual es una fuente importante de energía celular proporcionada por los alimentos, incluidos los cereales, los vegetales, las frutas y las legumbres.

Monosacáridos

A menudo llamados "azúcares", los principales monosacáridos de la dieta son las hexosas (6 carbonos) glucosa, galactosa y fructosa, así como las pentosas (5 carbonos) ribosa y xilosa.

Disacáridos

El azúcar de mesa es el disacárido denominado *sacarosa*, que se compone de los monosacáridos glucosa y fructosa. Otros disacáridos de la dieta son la lactosa (azúcar de la leche), que se compone de los monosacáridos glucosa y galactosa, y la maltosa (azúcar de grano), que se compone del monosacárido glucosa.

Polisacáridos

Hidratos de carbono tanto digeribles (almidón y glucógeno) como no digeribles (celulosa, hemicelulosa, gomas, pectinas) según los enlaces químicos que mantienen unidas las moléculas de azúcar. Los seres humanos tienen las enzimas digestivas para romper los enlaces α-1,4 y α-1,6 en los polisacáridos digeribles, pero no tienen las enzimas para romper los enlaces β-1,4 en los polisacáridos no digeribles. Estas son moléculas complejas que están compuestas por muchos (diez a miles) monosacáridos unidos entre sí.

Cuadro 2-4 Requerimientos de hidratos de carbono y fuentes alimentarias

- 50-100 g/día de hidratos de carbono para prevenir la cetosis (la ingesta diaria promedio en los Estados Unidos es de 200-300 g).
- 14 g/1 000 cal/día de fibra dietética (la ingesta diaria promedio en los Estados Unidos es de 10-15 g, o aproximadamente la mitad del nivel recomendado).
- Los hidratos de carbono deben proporcionar aproximadamente el 45-65% del total de las calorías, principalmente de fuentes de hidratos de carbono complejos:
  - Cereales
  - Legumbres
  - Semillas
  - Frutas
  - Vegetales

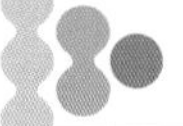

Tipos de hidratos de carbono

Factores importantes a considerar

La dosis hace al veneno

- El médico Paracelso (1493-1541) declaró: "Todas las sustancias son venenos: no hay ninguna que no lo sea. La dosis correcta es la que diferencia un veneno y un remedio".
- El azúcar es claramente una sustancia que es una fuente de energía requerida por los tejidos y un material de construcción básico para la creación de otros compuestos. Sin embargo, si se proporciona en exceso, puede provocar enfermedades y daños en los tejidos (20).

Monosacáridos

Los monosacáridos (*mono* = uno; *sacáridos* = azúcares) representan la forma más elemental de hidratos de carbono y no requieren un procesamiento adicional para ser absorbidos por el cuerpo. Los monosacáridos habituales de la dieta son los de seis carbonos: glucosa, galactosa y fructosa (cuadro 2-5).

La *glucosa* (también llamada ***dextrosa***) es la fuente principal de energía para las células y es un azúcar moderadamente dulce que se obtiene principalmente de las frutas y los vegetales. Debido a su importancia en el metabolismo energético celular, el mantenimiento de la concentración de glucosa sanguínea es una estrategia importante para conservar el rendimiento atlético. El

Cuadro 2-5 Monosacáridos (mono = 1; sacárido = azúcar. "Monosacárido" significa una molécula de azúcar)

- Hexosas (6 carbonos):
  - Glucosa
  - Fructosa
  - Galactosa
- Pentosas (5 carbonos):
  - Ribosa
  - Xilosa

sorbitol, el alcohol de azúcar de la glucosa, se utiliza de manera frecuente como un aditivo en los alimentos procesados para conservar la humedad (3).

La *galactosa* forma parte del disacárido lactosa (también conocido como "azúcar de la leche"; *véase* adelante), que se compone de una molécula de glucosa y una molécula de galactosa. La galactosa también forma parte de otros compuestos llamados *glucolípidos* (hidratos de carbono + grasa) y *glucoproteínas* (hidratos de carbono + proteínas), y puede ser elaborada por los mamíferos a partir de la glucosa para permitir la producción de lactosa.

La *fructosa* también se denomina *levulosa* y *azúcar de la fruta*. Es un componente de la miel y las frutas, y tiene el sabor más dulce de todos los monosacáridos y disacáridos. Las concentraciones elevadas de fructosa pueden causar molestias en el tubo digestivo y diarrea (54). Cuando se absorben concentraciones elevadas en la sangre, se puede exceder la capacidad del hígado para convertir la fructosa en glucosa, y una porción se convierte en triglicéridos (grasas) (1). Parte del exceso de la fructosa también puede convertirse en ácido úrico, lo que puede producir síntomas de gota y dolor articular.

La *ribosa* es un azúcar de cinco carbonos que forma parte de los compuestos genéticos ácido ribonucleico (ARN) y ácido desoxirribonucleico (ADN). Las células también pueden transformarla para proporcionar la cadena de carbonos necesaria para la síntesis de los aminoácidos triptófano e histidina.

La *xilosa* es un azúcar de cinco carbonos, el compuesto principal de la hemicelulosa, un componente de la fibra dietética indigerible que se encuentra en muchas plantas/árboles. Debido a que en su mayor parte es indigerible en la forma en la que se consume habitualmente, la concentración de energía de la xilosa es únicamente de 2.4 cal/g (68). El producto de la fermentación alcohólica de la xilosa, el xilitol, es de sabor dulce, pero a diferencia de otros azúcares, no puede ser utilizado como "alimento" por las bacterias bucales. Debido a que no es metabolizado por estas bacterias, el xilitol no es cariogénico (no favorece el desarrollo de caries dental) (tabla 2-2) (51).

Tabla 2-2 Tasa de producción de ácido en la boca en respuesta al consumo de varios hidratos de carbono

Azúcar	Tasa de producción relativa de ácido
Sacarosa	100
Glucosa	100
Azúcar invertido[a]	100[a]
Fructosa	80-100
Lactosa	40-60
Sorbitol	10-30
Xilitol	0

Cuando las bacterias (*Streptococcus mutans*) metabolizan los hidratos de carbono, se producen ácidos que tienen el potencial de corroer el esmalte dental y producir caries.

[a] El azúcar invertido es una mezcla igual de glucosa y fructosa producto de la descomposición de la sacarosa. Se encuentra de forma natural en la miel y las frutas.

Disacáridos

Los disacáridos sacarosa, lactosa y maltosa son constituyentes habituales de los alimentos consumidos. Se componen de dos monosacáridos unidos con un enlace que puede romperse con enzimas específicas para el disacárido (cuadro 2-6).

La *sacarosa* se compone de una molécula de glucosa y una de fructosa y es un disacárido presente de manera natural en las plantas. Se encuentra en concentraciones particularmente altas en la caña de azúcar y el betabel (remolacha), de la cual se extrae para el consumo humano y se conoce como "azúcar de mesa". La enzima digestiva sacarasa, que está presente en el intestino delgado humano, puede separar la sacarosa en sus componentes monosacáridos para que estos puedan ser absorbidos a través de la pared intestinal hacia la sangre.

La *lactosa* está formada por una molécula de glucosa y una molécula de galactosa, y es un componente natural de la leche de los mamíferos; de ahí el nombre común de "azúcar de la leche". La concentración de lactosa en la leche materna (63-70 g/L) es mayor que en la leche de vaca (44-56 g/L) (16). La enzima digestiva *lactasa*, que está presente en el intestino delgado humano, puede descomponer la sacarosa en sus componentes monosacáridos, y estos pueden ser absorbidos a través de la pared intestinal hacia

Cuadro 2-6 Disacáridos (di= 2; sacárido = azúcar. "Disacárido" significa un azúcar de dos moléculas)

- Sacarosa (glucosa + fructosa)
- Lactosa (glucosa + galactosa)
- Maltosa (glucosa + glucosa)

la sangre. La actividad de la lactasa es alta al nacer y durante la infancia, pero disminuye después del destete en la transición a los alimentos sólidos. Debido a la reducción gradual de la producción de lactasa en muchas poblaciones, a menudo se observa una intolerancia a la leche (intolerancia a la lactosa) (74). La lactosa no digerida se convierte en un "alimento" fácilmente disponible para las bacterias intestinales, lo que produce hinchazón, gases, diarrea y dolor gastrointestinal. Sin embargo, la mayoría de los adultos producen suficiente lactasa para consumir pequeñas cantidades de lactosa dispersas durante todo el día sin dificultad, por lo que no es necesario evitar por completo los productos lácteos. Se ha encontrado que algunas poblaciones mantienen una alta producción de lactasa durante toda la vida, lo que sugiere una gran variabilidad de la población en los patrones de alimentación deseables. Debido a que la leche es una excelente fuente de calcio, proteínas y riboflavina, no hay razón para evitar la leche a menos que exista una intolerancia o alergia. Algunos productos lácteos son fermentados (p. ej., yogur, kéfir y quesos), lo que causa un menor contenido de lactosa y una mejor tolerancia para las personas con intolerancia a la lactosa. También hay productos disponibles que contienen el equivalente de lactasa, que predigiere la lactosa en el producto lácteo y también mejora la tolerancia (25).

La *maltosa* está compuesta por dos moléculas de glucosa que se mantienen unidas por un enlace glucosídico 1,4-α. Este es el azúcar asociado con los cereales y las semillas, a menudo denominado "azúcar de malta". Se digiere mediante la enzima *maltasa*, que está presente en el intestino delgado humano con la mayor presencia de enzimas en el duodeno. Por ejemplo, la maltosa se digiere en dos moléculas de glucosa que pueden entrar fácilmente en el torrente sanguíneo, y como la enzima digestiva se encuentra al comienzo del tubo digestivo, los alimentos con alto contenido de maltosa pueden elevar rápidamente el azúcar en la sangre (glucosa) y, como resultado, producir una respuesta excesiva de insulina que elimina demasiada azúcar de la sangre y proporciona un exceso de azúcar a las células. Las células son incapaces de utilizar este exceso de azúcar, por lo que la convierten en grasa (puede leerse sobre el índice glucémico y la carga glucémica más adelante en este capítulo).

La *trehalosa*, un disacárido de dos unidades de glucosa unidas en un enlace glucosídico 1,1-α, es un azúcar no reductor que se halla en varios microorganismos, plantas y animales. Durante más de 20 años, se ha conocido la capacidad de la trehalosa para estabilizar las proteínas (17, 63). Además de la estabilización de las proteínas, se ha demostrado que, durante la liofilización, la trehalosa mejora la estabilidad de las células vivas. Recientemente, se han demostrado (83) los efectos positivos de la trehalosa en una variedad de procesos celulares como el *shock* osmótico (8), la desecación (79) y la tolerancia a la temperatura (31).

La mayoría de los disacáridos se disocian en monosacáridos al comienzo del tubo digestivo (la mayoría de las disacaridasas se encuentran en el duodeno proximal), lo que produce una infusión rápida de monosacáridos en el plasma cuando se consume un bolo de azúcar. Sin embargo, la disacaridasa *trehalasa* se encuentra en toda la longitud del intestino delgado, pero en cantidades relativamente pequeñas, lo que produce un efecto glucémico relativamente bajo, pero una glucemia prolongada con el consumo de trehalosa. Esta característica puede ser la base para futuras investigaciones relacionadas con estrategias de recuperación o estrategias para mantener el azúcar en la sangre en personas físicamente activas.

En la naturaleza, la trehalosa puede encontrarse en los hongos y el exoesqueleto de los artrópodos (incluyendo los subacuáticos como la langosta y el cangrejo), y puede consumirse directamente de estos. En todas las demás fuentes naturales, la trehalosa no se acumula. Además, para todas las demás formas de trehalosa natural, la planta o el organismo debe extraerse para obtener la trehalosa y, luego, purificarla hasta la calidad alimentaria, un proceso que hace que la trehalosa sea muy costosa y esté disponible solo de forma estacional. Muchas culturas consumen de forma habitual insectos, que son una fuente de proteínas y trehalosa. Hoy en día, ya se encuentra comercialmente disponible trehalosa adecuada para el consumo humano. En la tabla 2-3 se muestra el dulzor relativo de diferentes hidratos de carbono.

Tabla 2-3 Dulzor relativo de diferentes hidratos de carbono (desde el más dulce hasta el menos dulce)

Azúcar	Puntuación de dulzor relativo
Sacarosa (azúcar de mesa, que es el estándar frente al cual se comparan el resto de los azúcares)	100
Jarabe de maíz de alta fructosa	120-180
Fructosa (más dulce si está fría)	110
Xilitol (alcohol de azúcar de la xilosa)	80-110
Glucosa	60-70
Manitol (alcohol de azúcar de la fructosa)	60-70
Sorbitol (alcohol de azúcar de la glucosa)	60
Maltosa	50
Trehalosa	40-50
Galactosa	35
Lactosa	20-30
Fibra dietética	0
Almidón	0

Fuentes: Datos de las referencias Dansukker.com. Nordic Sugar. Disponible en: https://www.dansukker.co.uk/uk/about-sugar/types-of-sugar.aspx. Consultado el 19 de febrero de 2018; Gwak M-J, Chung S-J, Kim YJ, Lim CS. Relative sweetness and sensory characteristics of bulk and intense sweeteners. *Food Sci Biotechnol.* 2012;21(3):889–894; Joesten MD, Hogg JL, Castellion ME. *The World of Chemistry: Essentials.* 4th ed. Belmont (CA): Thomson Brooks/Cole; 2007. p. 359 [Sweetness Relative to Sucrose, Table 15.1]; Noelting J, DiBaise JK. Mechanisms of fructose absorption. *Clin Transl Gastroenterol.* 2015;6(11):e120. doi:10.1038/ctg.2015.50

Polisacáridos

Los polisacáridos (cuadro 2-7) son moléculas grandes, de al menos 10 monosacáridos, que se mantienen unidos mediante enlaces que los humanos pueden romper (polisacáridos digeribles) o no (polisacáridos no digeribles). Los polisacáridos digeribles de la dieta se conocen como *almidón*, que es una forma de almacenamiento de hidratos de carbono en las plantas. La forma de almacenamiento de los polisacáridos digeribles en los humanos es el *glucógeno*. Tanto el almidón como el glucógeno combinan muchas moléculas de glucosa, pero el glucógeno puede descomponerse rápidamente en estas, lo que lo convierte en una importante fuente de energía para los humanos (21).

El almidón crudo es difícil de digerir porque los hidratos de carbono se encuentran almacenados en células de paredes delgadas que son difíciles de penetrar por las enzimas digestivas. Sin embargo, la cocción hace que el líquido que se halla dentro de la pared celular se expanda, lo que hace que el almidón se hinche y reviente, convirtiéndolo en una fuente de hidratos de carbono fácilmente disponible. Imagine comer arroz crudo o rosetas de maíz crudas. Ninguno podría digerirse fácilmente. Sin embargo, calentar el arroz o el grano de maíz libera el almidón en el interior, haciendo que esté disponible para su digestión y absorción. Las *dextrinas* son un grupo de hidratos de carbono elaborados a partir de la descomposición del almidón o el glucógeno. Algunas formas, como la maltodextrina, se utilizan como aditivos alimentarios para hacer que las soluciones sean más espesas o cremosas. Las dextrinas, incluida la maltodextrina, se pueden digerir fácilmente para proporcionar con rapidez muchas moléculas de glucosa a la sangre.

Cuadro 2-7 Polisacáridos (poli = muchos; sacárido = azúcar. "Polisacárido" significa un azúcar de muchas moléculas)

- Digeribles (enlaces glucosídicos α-1,5 y α -1,6). Estos son polisacáridos que los humanos pueden digerir para obtener energía de ellos:
  - Almidón
  - Dextrinas
  - Glucógeno
- Indigeribles (β-1,4 y otros enlaces). Estos son polisacáridos que los humanos no pueden digerir, de manera que no pueden obtener energía de ellos y a menudo se denominan "fibra":
  - Celulosa
  - Hemicelulosas
  - Pectinas
  - Gomas
  - Mucílagos

Nota: la fibra dietética incluye polisacáridos no digeribles y lignina que no pueden ser digeridos por las enzimas digestivas humanas, pero pueden ser parcialmente digeridos por bacterias en el colon.

Los polisacáridos no digeribles se denominan comúnmente *fibra* o *fibra dietética*, y aunque no pueden digerirse para proporcionar energía, son importantes para mantener la salud del tubo digestivo. Diferentes tipos de fibra dietética, incluyendo la soluble y la insoluble, tienen diferentes efectos fisiológicos. Los alimentos que contienen fibra soluble (gomas, mucílagos y pectinas) comprenden frutas, avena, leguminosas y cebada, y tienen el efecto de disminuir el tiempo de vaciamiento gástrico (es decir, reducir la cantidad de tiempo que los alimentos están en el estómago), pero también bajan la velocidad con la que la glucosa se absorbe en el intestino delgado. Este es un beneficio importante para la salud, ya que reducir la tasa de absorción de glucosa también limita la respuesta de la insulina, lo que ayuda a mantener la glucemia normal durante más tiempo y también podría disminuir la tasa de producción de grasa por parte de las células (46). Los alimentos que contienen fibra insoluble (celulosa y hemicelulosa) provienen de fuentes como el trigo, los vegetales y las semillas, y tienen la capacidad de absorber varias veces su propio peso en agua. Esto aumenta el volumen de las heces, lo que mejora el peristaltismo (el movimiento de los alimentos consumidos a través de los intestinos). Si se consume con agua, la fibra insoluble reduce el riesgo de estreñimiento. Sin embargo, también aumenta el tiempo de vaciado gástrico (es decir, los alimentos permanecen en el estómago durante más tiempo), lo que puede ser indeseable si se consumen antes de la práctica o la competición, cuando se desea que no haya alimentos en el estómago durante el ejercicio. Por lo tanto, las dietas ricas en fibra pueden intensificar las molestias digestivas en personas físicamente activas cuando se consumen inmediatamente antes del ejercicio (24).

Fibra dietética

También conocida como *fibra celulósica*, es un término que se utiliza para describir polisacáridos no digeribles e incluye la fibra dietética tanto soluble como insoluble. Estas tienen beneficios para la salud asociados con un menor riesgo de cáncer y un mejor control del azúcar en la sangre, así como menor riesgo de cardiopatías.

- La *fibra dietética soluble* se halla en la avena, las legumbres de cebada, las frutas y los vegetales. Puede adherirse al colesterol, lo que reduce la absorción de este compuesto y reduce el riesgo de cardiopatías. También evita la elevación rápida del azúcar en la sangre, lo que disminuye el riesgo de diabetes de tipo 2. Tiene una alta afinidad por el agua, lo que permite un mayor volumen de heces que ayuda a mantener la regularidad intestinal. Este tipo de fibra también mejora las bacterias buenas en el intestino (es decir, el microbioma intestinal), lo que se relaciona con un menor riesgo de enfermedad.
- La *fibra dietética insoluble* se encuentra en el salvado de trigo, las semillas, los tallos de vegetales y las cáscaras de las frutas. Debido a su alta afinidad de unión al agua, mejora el volumen de las heces y reduce el riesgo de estreñimiento y problemas relacionados (p. ej., hemorroides y diverticulitis).

Cabe señalar que las frutas y los vegetales, que son excelentes fuentes de fibra soluble (gomas y pectinas), también son buenas fuentes de ácido oxálico, que tiene una alta afinidad de unión por ciertos minerales (en particular, hierro, zinc, calcio y magnesio). Si estos minerales se unen al ácido oxálico, ya no están disponibles para su absorción (7). Las fibras insolubles (celulosa y hemicelulosa), que se encuentran de forma habitual en la porción de salvado de los cereales, también son una buena fuente de ácido fítico. Si estos mismos minerales (hierro, zinc, calcio y magnesio) se unen al ácido fítico, tampoco estarán disponibles para su absorción (77). Una estrategia fácil para eliminar el ácido oxálico de los vegetales es escaldarlos rápidamente en agua hirviendo y luego preparar los vegetales como se desee. Dado que el ácido oxálico tiene un sabor amargo y los niños son especialmente sensibles a los gustos amargos, seguir esta estrategia tiene el doble beneficio de mejorar la absorción de minerales y hacer que los vegetales sean más apetecibles para los niños. La estrategia general para reducir el potencial de unión a los minerales del ácido fítico es limitar el consumo de alimentos que son extremadamente altos en él, como el salvado, sustituyendo los cereales de grano entero (es decir, un cereal de salvado frente a un cereal integral).

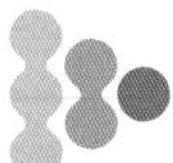

Funciones de los hidratos de carbono

Factores importantes a considerar

- Los hidratos de carbono tienen muchas funciones que son componentes necesarios de una buena salud y rendimiento deportivo. El consumo de más proteínas y grasas no reemplaza a los hidratos de carbono, y otros sustratos de energía no pueden cumplir adecuadamente las funciones de estos.
- El consumo bajo de hidratos de carbono hace que las proteínas se descompongan para generar los hidratos de carbono necesarios en el hígado (gluconeogénesis), pero como los humanos no tienen almacenamiento de proteínas, este proceso provoca una pérdida de masa muscular, de la cual se obtiene la proteína. El efecto ahorrador de proteínas de los hidratos de carbono, por lo tanto, es una parte importante de por qué se necesitan los hidratos de carbono.

Los hidratos de carbono tienen varias funciones que son fundamentales para la salud humana y el rendimiento deportivo. Las funciones básicas incluyen las siguientes: 1) fuente de energía para la función celular, 2) almacenamiento de energía como glucógeno, 3) conservación de proteínas, 4) descomposición de grasas para obtener energía, 5) función digestiva normal, 6) como parte de otros compuestos y 7) conversión de hidratos de carbono en grasa. Es importante destacar que los hidratos de carbono en la sangre (glucosa sanguínea) son la principal fuente de energía para el cerebro (cuadro 2-8).

Cuadro 2-8 Funciones de los hidratos de carbono

- Fuente de energía que puede utilizarse con y sin oxígeno (4 cal/g)
- Ahorro de proteínas
- Oxidación completa de grasas
- Fuente instantánea de energía
- Parte de otros compuestos del cuerpo
- Pueden convertirse y almacenarse como grasa para usarse como energía
- Mantienen la salud del tubo digestivo

Fuente de energía para la función celular y el almacenamiento de energía

Los hidratos de carbono proporcionan 4 cal/g y son únicos entre los sustratos energéticos (hidratos de carbono, proteínas y grasas), ya que tienen la capacidad de proporcionar energía celular tanto anaeróbica (sin oxígeno) como aeróbicamente (con oxígeno). La principal fuente de energía para las células es la glucosa, que es un hidrato de carbono, y algunas células tienen una capacidad limitada para obtener energía de cualquier cosa que no sea glucosa (fig. 2-1). El combustible primario para el cerebro y el sistema nervioso central es la glucosa sanguínea, por lo que el cerebro es sensible a las fluctuaciones anómalas de la glucosa sanguínea que pueden ocurrir por una ingesta poco frecuente (lo que conduce a una concentración baja de azúcar en la sangre) o un consumo excesivo de hidratos de carbono simples o refinados (es decir, monosacáridos y disacáridos), que pueden causar un aumento repentino y elevado del azúcar en la sangre que produce una respuesta excesiva de insulina e hipoglucemia (5). Podemos almacenar un cantidad limitada (aproximadamente 306 cal por persona de 70 kg) de glucosa en el hígado como glucógeno y también una cantidad limitada (alrededor de 1 530 cal por persona de 70 kg) de glucosa como glucógeno en los músculos (45).

Hidratos de carbono simples

Otro término para los azúcares, que son disacáridos (sacarosa, maltosa y lactosa) y monosacáridos (glucosa, galactosa, fructosa, ribosa y xilosa) fácilmente absorbibles/digeribles.

Conservación de proteínas

Si no se satisfacen los requerimientos de glucosa de los tejidos, se iniciará un proceso llamado ***gluconeogénesis***, o la creación de nueva glucosa a partir de sustancias que no son glucosa. Las proteínas son sustancias gluconeogénicas primarias, porque

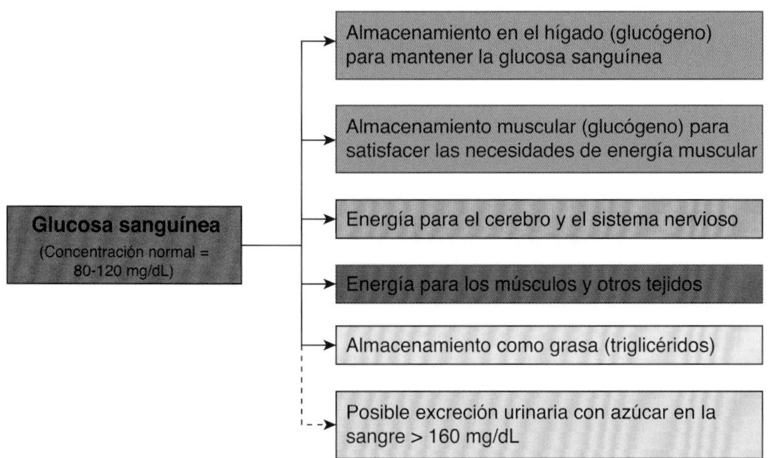

FIGURA 2-1. Qué sucede con la glucosa sanguínea.

Gluconeogénesis

El proceso de generar glucosa a partir de fuentes que no son hidratos de carbono. Por ejemplo, el glicerol, la sustancia de tres carbonos que contiene tres moléculas de ácidos grasos para producir triglicéridos (la forma de almacenamiento común de la grasa), puede convertirse en glucosa en el hígado. Los aminoácidos glucogénicos, como la alanina y la glutamina, también tienen vías hepáticas para la conversión a glucosa. El ácido láctico también puede convertirse en glucosa. Todas estas conversiones de tomar sustancias que no son hidratos de carbono y convertirlas en glucosa se consideran *gluconeogénesis.*

tenemos vías bien establecidas para convertir algunos aminoácidos (los componentes básicos de las proteínas) en glucosa. Estos aminoácidos se denominan apropiadamente como *aminoácidos glucogénicos.* Sin embargo, no tenemos almacenamiento de proteínas o aminoácidos adicionales con este propósito; por lo tanto, para obtener estos aminoácidos para la síntesis de glucosa, descomponemos las proteínas del cuerpo (p. ej., músculo) y entregamos los aminoácidos de estas proteínas al hígado, donde se convierten en glucosa. Por lo tanto, consumir suficientes hidratos de carbono evita que las proteínas se descompongan para obtener glucosa. Esta es una consideración importante para los atletas, porque la glucosa se utiliza rápidamente durante el ejercicio. El hecho de no mantener suficiente disponibilidad de hidratos de carbono en la sangre y los músculos degradará los tejidos que el deportista está tratando de desarrollar mediante el ejercicio.

Oxidación completa de grasas para la obtención de energía

Cuando las grasas se descomponen para ser metabolizadas como una fuente de energía, se necesita una pequeña cantidad de glucosa para permitir la oxidación completa de la grasa. Los hidratos de carbono pueden usarse en la síntesis de ácido oxaloacético, que se requiere para el metabolismo de las grasas. La disponibilidad insuficiente de hidratos de carbono causa una síntesis baja de ácido oxaloacético, seguida de un metabolismo incompleto de las grasas, lo que finaliza en la creación de *cetonas.* Por lo tanto, las cetonas son un subproducto ácido del metabolismo incompleto de las grasas, y cuando sus concentraciones se elevan, la alteración se conoce como *cetoacidosis* (30). Una cetona común es la *acetona,* que tiene un olor único y se puede oler en el aliento de alguien que produce cetonas (huele a eliminador de esmalte de uñas). La producción de acetona es habitual cuando se realiza un ayuno porque la glucosa disponible se agota, lo que conduce a la oxidación incompleta de las grasas. Es frecuente el consumo de dietas cetogénicas (dietas altas en proteínas y bajas en hidratos de carbono) como una estrategia para perder peso (57). Estas dietas fuerzan el metabolismo de las grasas y las proteínas para obtener energía; sin embargo, con poca disponibilidad de hidratos de carbono, estas dietas dan como resultado la formación de cetonas a partir de la oxidación incompleta de las grasas (39).

Ayuda a la función digestiva normal

La fibra dietética, derivada de frutas frescas, vegetales, frijoles (judías/porotos) y cereales enteros, es importante para mantener la función gastrointestinal normal. El consumo inadecuado de fibra se asocia con estreñimiento, hemorroides, diverticulitis/diverticulosis y mayor riesgo de cáncer de colon. También hay pruebas de que el consumo regular de fibra dietética puede disminuir los lípidos séricos, incluido el colesterol en la sangre, lo que reduce el riesgo de cardiopatía (46).

Forman parte de otros compuestos

Parte de la glucosa se convierte en ribosa y desoxirribosa, que son los componentes moleculares de nuestra estructura genética (ARN y ADN). La glucosa también puede convertirse en fosfato de nicotinamida adenina dinucleótido (NADP, *nicotinamide adenine dinucleotide phosphate*), que es necesario para la síntesis de grasas y colesterol. El NADP también reduce el riesgo de daño oxidativo celular. Los hidratos de carbono también forman parte de otros compuestos, como las glucoproteínas y los glucolípidos. Un ejemplo de una glucoproteína es la *mucina*, que forma parte de la saliva y es responsable de hacer que la saliva sea pegajosa y más lubricante que el agua sola. Los glucolípidos están involucrados en la comunicación y el reconocimiento celular, ya que los diferentes tipos de células tienen diferentes glucolípidos de superficie (52). Los tipos de sangre A, B, AB y O son diferentes, por ejemplo, por el tipo de azúcar que forma parte del glucolípido en la membrana celular (44).

Conversión de hidratos de carbono en grasas

El exceso de hidratos de carbono que entra en las células puede convertirse en grasa para su almacenamiento y posterior utilización como fuente de energía. Las grasas se almacenan de manera más eficiente como energía, ya que contienen 9 cal/g frente a 4 cal/g de los hidratos de carbono, y no tenemos un límite superior para el almacenamiento de grasas. Por el contrario, el almacenamiento de hidratos de carbono como glucógeno en el hígado y los músculos tiene un límite superior finito. Aunque podemos almacenar el exceso de hidratos de carbono como grasa, es importante tener en cuenta que no existe una vía metabólica inversa para convertir las grasas en hidratos de carbono. Debido al requerimiento continuo de hidratos de carbono, sus patrones de consumo deben coincidir de forma dinámica con sus requerimientos para evitar el uso excesivo de las reservas limitadas de glucógeno (fig. 2-2).

Digestión, absorción y metabolismo de los hidratos de carbono

Factores importantes a considerar

- Comenzando con la saliva en la boca, muchos componentes de la digestión de los hidratos de carbono involucran la boca, el estómago y el intestino delgado. Cuanto más complejos son los hidratos de carbono, mayor es el tiempo que toma su digestión y absorción, y para algunos (fibra dietética) no tenemos las enzimas digestivas necesarias para digerirlos y obtener energía de ellos. Sin embargo, la fibra dietética es un componente importante de la salud gastrointestinal y, por lo tanto, debe consumirse como parte regular de la dieta.
- El consumo de una cantidad elevada de azúcares al mismo tiempo, que requieren poca digestión, hace que una gran cantidad de moléculas de azúcar se acumulen en el tubo digestivo mientras esperan su absorción. Esto hace que los líquidos pasen de la sangre al tubo digestivo para diluir el azúcar. La disminución resultante en el volumen sanguíneo podría afectar de forma negativa las tasas de sudoración, el suministro de nutrientes a los músculos que trabajan y la capacidad de eliminar los subproductos metabólicos de las células. Para mantener la actividad física, generalmente es mejor consumir cantidades pequeñas de azúcares con mayor frecuencia que consumir cantidades más grandes de una sola vez.

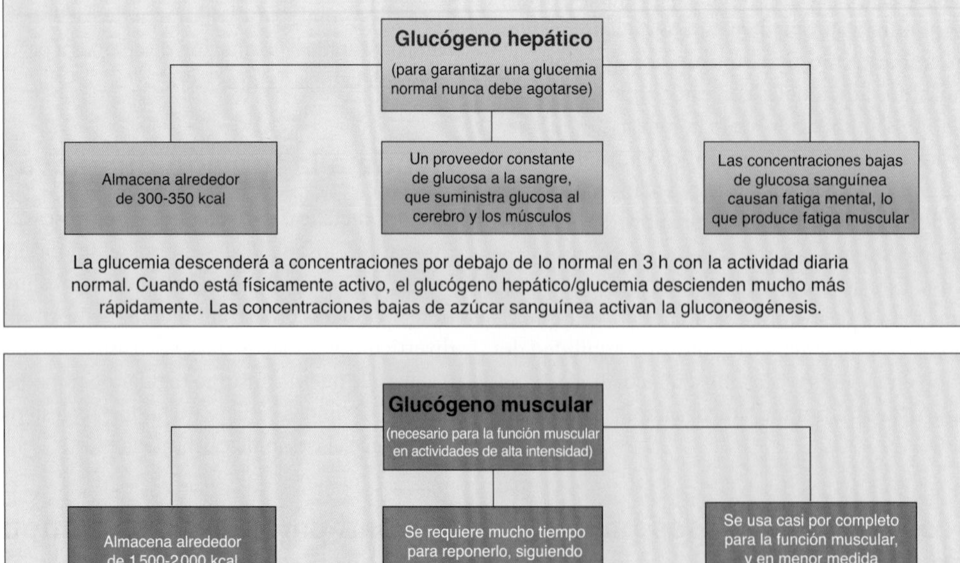

FIGURA 2-2. Dos sistemas de almacenamiento de hidratos de carbono a tener en cuenta.

Digestión

El propósito de la digestión es descomponer los hidratos de carbono consumidos en una forma que permita transferirlos a través de la pared intestinal y hacia la sangre, donde se pueden distribuir a las células. La digestión de los hidratos de carbono tiene lugar en la boca y el intestino delgado e implica la conversión de **hidratos de carbono complejos** (almidón y glucógeno) a otros menos complejos (disacáridos) y, luego, a azúcares de una sola molécula (monosacáridos) para su absorción (70). Una pequeña parte de la digestión de los hidratos de carbono se realiza en la boca con la *amilasa salival*, una enzima digestiva en la saliva. Para experimentar esta digestión, ponga en su boca una pequeña cantidad de hidratos de carbono con almidón (pan, cereal, etc.) y déjelos allí sin tragarlos. Después de un lapso breve, sentirá que la comida tiene un sabor más dulce a medida que el almidón más complejo se digiere en azúcares. El páncreas produce una importante enzima digestiva para los hidratos de carbono, la amilasa pancreática, que ingresa en el intestino delgado en su parte proximal a través del conducto compartido por el páncreas y la vesícula biliar (41). La amilasa pancreática convierte los polisacáridos restantes en disacáridos, que entonces son digeridos por enzimas específicas de disacáridos (tabla 2-4). Posteriormente, se absorben los monosacáridos.

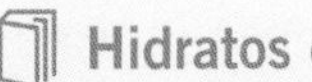

Hidratos de carbono complejos

Otro término para los polisacáridos digeribles (almidón, dextrina y glucógeno) y no digeribles (gomas, pectinas, celulosa y hemicelulosa). Los polisacáridos no digeribles también se conocen como *fibra* o *fibra dietética*.

Absorción

Los monosacáridos se transportan a la pared intestinal para transferirlos a la circulación sanguínea. La glucosa y la galactosa se absorben a través de un transportador específico (SGLT1), mientras que la fructosa es transportada por otro (GLUT5). Debido a que la disponibilidad de GLUT5 es limitada, una concentración alta de fructosa en la dieta puede sobrecargar al transportador, manteniendo una proporción significativa de la fructosa en los intestinos en lugar de ser absorbida (41, 58). Estas moléculas de fructosa causan un alto nivel de presión osmolar, lo que hace que el líquido se mueva hacia los intestinos, provocando hinchazón y diarrea en algunos casos (*véase* el cuadro 2-7). Al igual que el jarabe de maíz con alto contenido de fructosa, es posible que no se absorba bien y cause más dificultades gastrointestinales que los alimentos que contienen fructosa natural (58).

Osmolaridad y osmolalidad

La *osmolaridad* se define como la concentración de una solución expresada como el número total de partículas de soluto por volumen de solución en litros (es decir, por litro y por cuarto de galón). La *osmolalidad* es la concentración osmótica por masa de solvente (es decir, kg de solvente/kg de solución).

Una aplicación práctica de esto es la siguiente: 100 cal de sacarosa (un disacárido) tienen la mitad de moléculas que 100 cal de glucosa y, por lo tanto, ejercen la mitad de la presión osmótica. Los líquidos se mueven en la dirección de la osmolaridad más alta, por lo que para la misma carga calórica, la glucosa libre tendrá una mayor tendencia a "atraer" el agua hacia ella. Los geles deportivos están diseñados para proporcionar un alto

Tabla 2-4 Digestión de los hidratos de carbono

Órgano	Función en la digestión del hidrato de carbono
Boca	■ La amilasa salival inicia la digestión del almidón y el glucógeno en disacáridos (maltosa, sacarosa, lactosa).
Estómago	■ No hay enzimas digestivas específicas para hidratos de carbono en el estómago. Sin embargo, el contenido del líquido y la acidez del estómago pueden ayudar en el proceso digestivo.
Intestino delgado	■ El páncreas produce una enzima digestiva (amilasa pancreática) que ingresa en el comienzo del intestino delgado a través del conducto pancreatobiliar común. La amilasa pancreática es la principal enzima digestiva para el almidón y el glucógeno, y digiere completamente los polisacáridos digeribles en disacáridos. ■ El intestino delgado produce disacaridasas (enzimas que descomponen los disacáridos en sus componentes monosacáridos): ● La maltasa descompone la maltosa en dos moléculas de glucosa. ● La sacarasa descompone la sacarosa en una molécula de glucosa y una molécula de fructosa. ● La lactasa descompone la lactosa en una molécula de glucosa y una molécula de galactosa. ■ Los monosacáridos se absorben hacia la sangre en el intestino delgado.

Nota: las enzimas digestivas terminan en *asa*, mientras que el azúcar que se digiere termina en *osa*. *Amilosa* es otra palabra para el polisacárido digerible o almidón.

nivel de calorías de hidratos de carbono en un producto de osmolaridad relativamente baja. Lo logran al entregar el hidrato de carbono en un gel de polisacárido que tiene muchas moléculas de monosacáridos unidas en una sola molécula de polisacárido. Solo el número de partículas por unidad de volumen importa en relación con la presión osmótica, por lo que una sola molécula de polisacárido grande ejerce una presión osmótica mucho más baja que sus moléculas individuales de hidratos de carbono.

Cuando se envía a la circulación, la porción de monosacáridos absorbidos que son glucosa produce una elevación de la glucemia. La fructosa y galactosa absorbidas deben convertirse en glucosa, principalmente en el hígado, y no contribuyen de inmediato a la elevación inicial de la glucosa sanguínea. El aumento de la glucosa sanguínea depende de la velocidad de absorción, que depende a su vez de varios factores (10, 15), que incluyen:

- *Complejidad de los hidratos de carbono consumidos.* Los hidratos de carbono más complejos requieren más digestión y median la disponibilidad de glucosa para la absorción.
- *Otras sustancias consumidas con el hidrato de carbono.* Las grasas y proteínas retrasan la velocidad de vaciado gástrico, lo que media la disponibilidad de glucosa para la absorción.
- *Distribución de los monosacáridos en los alimentos consumidos.* La glucosa pura provoca un ligero retraso en el vaciado gástrico, pero una vez en los intestinos se absorbe fácilmente si el volumen de glucosa consumido no excede la disponibilidad del transportador (SGLT1). Asumiendo las mismas calorías, una *mezcla* de monosacáridos se absorbe más rápidamente que cualquier monosacárido individual, ya que la mezcla puede capitalizar la disponibilidad de los transportadores y los sitios de absorción.

La insulina es secretada por las células β del páncreas en respuesta al aumento de la glucosa sanguínea. La insulina es necesaria para la captación de la glucosa por las células del organismo. Sin embargo, un aumento rápido del azúcar en la sangre puede producir una respuesta hiperinsulinémica (es decir, exceso de producción de insulina), que elimina demasiada glucosa de la sangre y la pone dentro de las células, excediendo los requerimientos celulares normales y la capacidad de almacenamiento. Luego, las células convierten el exceso de glucosa en grasa y la exportan, conduciendo a un aumento de la masa de grasa corporal. La producción de insulina también puede modificarse por el contenido de proteínas y grasas de los alimentos: las cantidades más altas amortiguan la velocidad a la que se absorbe la glucosa, lo que afecta la respuesta de la insulina.

Hidratos de carbono no absorbidos

Los polisacáridos no digeribles absorben muchas veces su propio peso en agua, lo que aumenta el volumen de las heces y reduce el riesgo de estreñimiento. Los *prebióticos* son hidratos de carbono (fibra) que no pueden ser degradados por las enzimas digestivas y no entran en la circulación sanguínea, sino que estimulan el crecimiento de bacterias "sanas" al convertirse en una fuente de energía/nutrientes para las bacterias. Los polisacáridos que pueden ser fermentados por bacterias intestinales (la microflora intestinal) no aumentan el volumen de las heces en el mismo grado que los polisacáridos no fermentables, pero tienen la ventaja de mejorar la microflora intestinal (27, 50). Los polisacáridos parcialmente digeribles, incluidos los oligosacáridos en los frijoles, estimulan el crecimiento de bacterias beneficiosas (p. ej., bifidobacterias) en el tubo digestivo y se conocen como *probióticos* (bacterias vivas que son iguales a las bacterias beneficiosas en el intestino humano y se consumen como parte de suplementos dietéticos o alimentos; p. ej., yogur "de cultivo vivo"). Los alimentos probióticos ayudan a las bacterias buenas a prosperar en el intestino. *Simbiótico* se refiere a una mezcla de prebióticos y probióticos que puede proporcionar tanto las bacterias como los nutrientes (fibra) que ayudan a estimular la proliferación de las bacterias. Las bifidobacterias que colonizan el tubo digestivo ayudan a proteger el intestino de los efectos potencialmente dañinos de las bacterias patógenas (28, 65).

Después de la absorción

Los monosacáridos, la glucosa, la fructosa y la galactosa se absorben en la sangre, pero solo la glucosa está inmediatamente disponible para satisfacer los requerimientos metabólicos de las células. El hígado debe convertir la fructosa y la galactosa circulantes en glucosa para que estos monosacáridos estén disponibles para su empleo celular. Una vez que se convierten en glucosa, el hígado puede almacenarla como glucógeno hepático (empleado para mantener la glucosa sanguínea) o puede liberar la glucosa directamente en la sangre. La cantidad de glucosa que el hígado envía a la sangre es controlada hormonalmente por el páncreas, que produce *insulina* y **glucagón**, y por el hígado. Tener concentraciones altas o bajas de glucosa sanguínea puede tener consecuencias negativas para la salud.

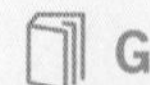 **Glucagón**

Hormona producida por las células α del páncreas que ayuda a evitar la hipoglucemia al iniciar una lenta descomposición del glucógeno hepático para que la glucosa que se genere aumente la glucemia.

Control de la glucemia

Después de una comida, cuando el aumento de la glucosa sanguínea produce un exceso disponible para las células, se libera insulina. El páncreas controla la glucemia a medida que la sangre fluye a través de él. Cuando detecta que la glucemia está aumentando por encima de la concentración deseada (~120 mg/dL), libera la hormona insulina, que modifica las membranas celulares

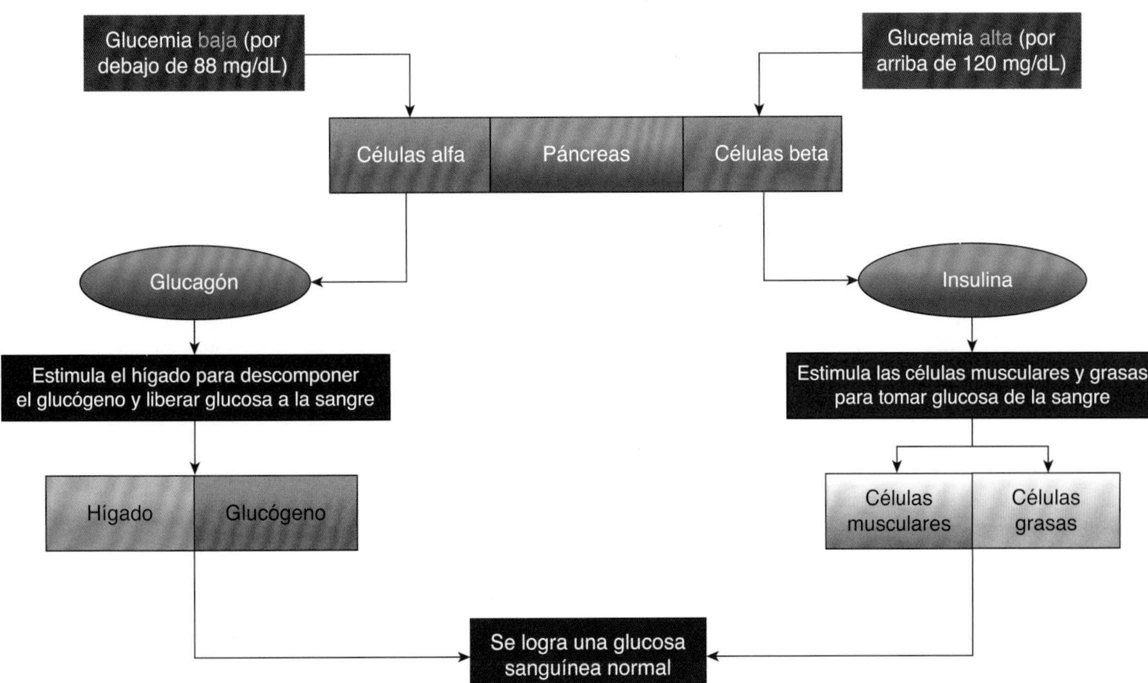

FIGURA 2-3. Cómo mantienen la glucosa normal el páncreas y el hígado.

para permitir que la glucosa ingrese en las células. El efecto de la insulina es doble: 1) disminuye la glucosa sanguínea y 2) hace que la glucosa esté disponible para las células. A medida que el azúcar en la sangre continúa bajando y alcanza su umbral bajo (~80 mg/dL), las células α del páncreas liberan la hormona glucagón (fig. 2-3). El glucagón le indica al hígado que descomponga el glucógeno hepático y libere las moléculas de glucosa en la sangre. El efecto del glucagón es doble: 1) aumenta la glucosa sanguínea y 2) disminuye las reservas de glucógeno en el hígado. Dentro de los límites de la frecuencia de alimentación y el almacenamiento de glucógeno, la insulina y el glucagón sirven para mantener el azúcar en la sangre dentro del rango normal, al tiempo que proporcionan la glucosa necesaria para el cerebro y otras células del cuerpo.

El mantenimiento normal de la glucosa sanguínea ocurre en unidades de aproximadamente 3 h (4). En otras palabras, después de una comida, la glucosa en la sangre alcanza su máximo 1 h más tarde y vuelve a los valores preprandiales aproximadamente 2 h después, lo que sugiere que nuevamente es hora de comer. Sin embargo, cuando una persona es físicamente activa, el azúcar en la sangre se usa a un ritmo mucho más rápido, por lo que es necesario que se consuman hidratos de carbono con mayor frecuencia para mantener la glucemia (fig. 2-4). Una de las funciones principales de las bebidas deportivas que contienen hidratos de carbono es precisamente garantizar que el azúcar en la sangre se mantenga dentro de los límites deseables durante el ejercicio. La recomendación actual para las personas que hacen ejercicio durante 1 h o más es consumir una bebida deportiva (11, 12, 67). Aquellos que hacen ejercicio a una intensidad extremadamente alta pueden requerir bebidas deportivas para mantener la glucosa en la sangre incluso si la duración del ejercicio es inferior a 1 h. El hecho de no mantener una cantidad normal de azúcar en la sangre crea dificultades. La concentración baja de azúcar en la sangre (hipoglucemia) produce nerviosismo, mareos y desmayos. Si se produce hipoglucemia durante el ejercicio, habrá fatiga mental, que se asocia con fatiga muscular (incluso si los músculos están llenos de glucógeno). Además, una concentración baja de azúcar en la sangre puede causar gluconeogénesis, lo que a menudo finaliza con la degradación de la masa magra (consulte más información sobre la gluconeogénesis más adelante en este capítulo).

El consumo de alimentos con alto índice glucémico y la diabetes pueden provocar una concentración elevada de glucosa en la sangre (hiperglucemia) que se asocia con deshidratación y, si es grave, coma. La hiperglucemia crónica debida a los altos niveles de grasa corporal, el consumo excesivo de alimentos, la actividad inadecuada o el consumo de alimentos con alto índice

Hipoglucemia

Cantidad inusualmente baja de azúcar en sangre (glucosa sanguínea) que suele deberse a un exceso de insulina, ya sea por el consumo de alimentos con un alto índice glucémico o por un exceso en la administración de insulina si se es diabético. La cantidad normal de azúcar en sangre está en el rango de 80-120 mg/dL, y la *hipoglucemia* se define como un valor de azúcar en la sangre de 70 mg/dL o inferior.

Hiperglucemia

Cantidad inusualmente alta de azúcar en sangre (glucosa sanguínea) característica del síndrome metabólico y la diabetes. La cantidad normal de azúcar en la sangre está en el rango de 80-120 mg/dL, y la concentración elevada de glucosa sanguínea en ayuno (después de no comer o beber durante 8 h) es mayor de 130 mg /dL.

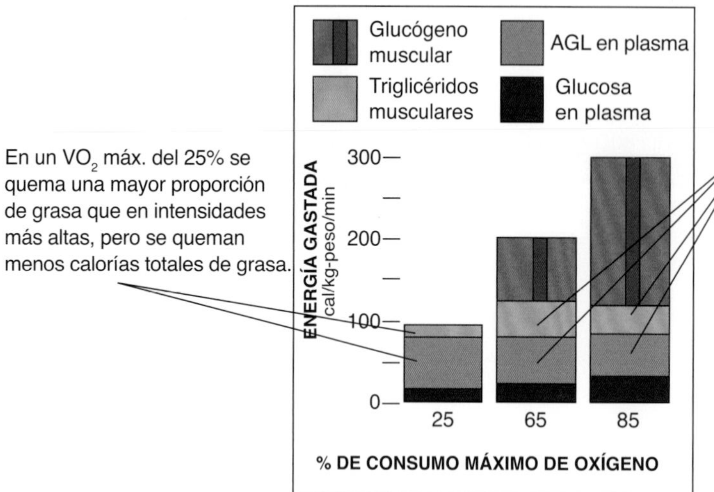

FIGURA 2-4. Energía consumida con diferentes intensidades de ejercicio. Nota: a mayor intensidad de ejercicio, hay mayor dependencia en el glucógeno muscular para suministrar el combustible necesario. Modificado de: Romijn JA, Sidossis LS, Gastaldelli A, Horowitz JF, Wolfe RR. Regulation of endogenous fat and carbohydrate metabolism in relation to exercise intensity and duration. *Am J Physiol.* 1993;265:E380–91.

glucémico produce hiperinsulinemia crónica (producción excesiva de insulina). Este exceso continuo de producción de insulina tiene el efecto de reducir la sensibilidad celular a esta hormona y se asocia con la diabetes de tipo 2 (la insulina se produce, pero no es eficaz para reducir la glucosa sanguínea, por lo que esta última se mantiene elevada). La diabetes de tipo 1 también se relaciona con una concentración alta de azúcar en la sangre, pero es el resultado de un fallo en las células β del páncreas para producir insulina. La diabetes de tipo 1 a menudo se observa en niños, y puede deberse a que el sistema inmunitario destruye las células β o a una infección bacteriana que ataca y destruye estas células. La diabetes de tipo 2 a menudo se llama *diabetes de inicio en la edad adulta* porque su aparición se observaba con mayor frecuencia en los adultos. Sin embargo, la diabetes de tipo 2 ahora se presenta con una prevalencia cada vez mayor en niños con obesidad. Tanto la diabetes de tipo 1 como la de tipo 2 están vinculadas con una concentración elevada de glucosa sanguínea. Cuando la glucemia está por arriba de los 160 mg/dL, supera el umbral renal y comienza a aparecer en la orina. El azúcar (glucosa) en la orina es un signo de diabetes no controlada (48).

Otra hormona que tiene un impacto en la glucosa sanguínea es la adrenalina (epinefrina), que es producida principalmente por las glándulas suprarrenales. Tiene el efecto de aumentar con rapidez la descomposición del glucógeno hepático para provocar una concentración alta de glucosa extremadamente rápido (73). También incrementa el flujo sanguíneo muscular y el gasto cardíaco. Se piensa que el objetivo principal de la adrenalina es la supervivencia en la respuesta de "lucha o huida" que se produce cuando existe un peligro inminente. La disponibilidad inmediata de energía (glucosa sanguínea) junto con un gasto cardíaco alto y un mejor flujo sanguíneo muscular sirven para ayudar al individuo a moverse muy rápido y con alta potencia. Sin embargo, el agotamiento rápido del glucógeno hepático también causa una concentración baja de azúcar en la sangre y agotamiento poco después de que la adrenalina ha tenido su efecto. Debido a este último efecto, mantener la calma y estar familiarizado con el entorno (es decir, evitar la producción de adrenalina) es útil para conservar el rendimiento deportivo. La adrenalina también se emplea como un medicamento para tratar una respuesta alérgica grave llamada *anafilaxia*. Las personas con alergias a menudo llevan consigo un autoinyector (cargado con epinefrina) para mejorar con rapidez la respuesta inmunitaria y evitar los efectos potencialmente peligrosos de una alergia grave (47).

Adrenalina

Esta hormona, cuya preparación farmacéutica se conoce como *epinefrina*, inicia una rápida descomposición del glucógeno hepático para que la glucosa aumente con rapidez en la sangre. También incrementa el flujo de la sangre alta en energía (es decir, con una concentración elevada de glucosa) a los músculos, lo que permite un movimiento muscular rápido y es un componente importante de la respuesta de lucha o huida relacionada con la adrenalina. Nota: el agotamiento del glucógeno hepático asociado con la adrenalina está vinculado con el cansancio y los signos de hipoglucemia después del estado inicial de alta energía inducido por la hormona.

Índice glucémico y carga glucémica

El **índice glucémico** (fig. 2-5) compara el potencial de los alimentos que contienen la *misma* cantidad de hidratos de carbono para elevar la glucosa en sangre. Sin embargo, la cantidad de hidratos de carbono consumidos también afecta la glucosa sanguínea y, por lo tanto, la respuesta de la insulina (5). La **carga glucémica** se calcula multiplicando el índice glucémico por la cantidad de hidratos de carbono (g) proporcionada por un alimento y dividiendo el total por 100. Cada unidad de carga glucémica representa el efecto equivalente de aumento de glucosa sanguínea de 1 g de glucosa pura. La carga glucémica de la dieta es igual a la suma de las cargas glucémicas de todos los alimentos consumidos en la dieta y se puede usar para describir la calidad relativa de la

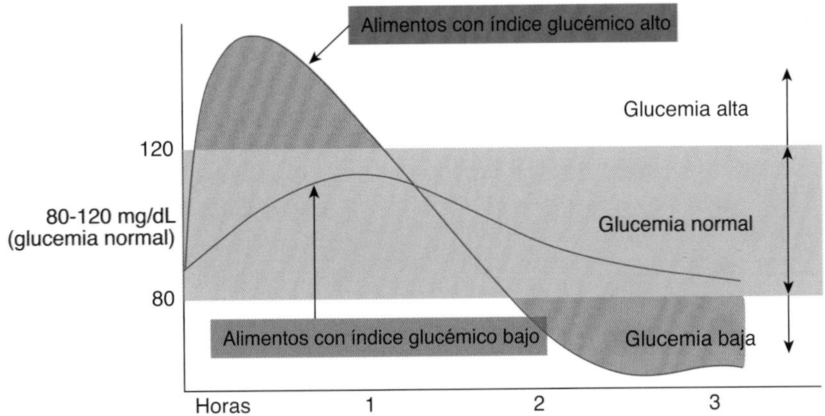

FIGURA 2-5. El índice glucémico es una medida de cómo los alimentos tienen un impacto en la glucosa sanguínea. El consumo de alimentos de alto índice glucémico da como resultado una rápida concentración elevada de glucosa sanguínea, a la que se responde con un exceso de insulina. Esto elimina demasiada glucosa de la sangre y pone demasiada glucosa en las células, excediendo los requerimientos celulares. Las células convierten el exceso de glucosa en grasa (aumenta la grasa corporal). El consumo crónico de alimentos con alto índice glucémico da como resultado un alto contenido de grasa corporal, menor sensibilidad a la insulina y mayor riesgo de padecer diabetes de tipo 2. Datos de: Granfeldt Y, Björck I, Hagander B. On the importance of processing conditions, product thickness and egg addition for the glycaemic and hormonal responses to pasta: a comparison with bread made from 'pasta ingredients'. *Eur J Clin Nutr.* 1991;45(10):489–99.

Índice glucémico

En relación con el valor estándar de 100 para la glucosa, el índice glucémico indica el efecto de un alimento en la glucosa en sangre. Los alimentos con un con alto índice glucémico (con un valor cercano a 100) aumentan la glucemia rápidamente. Los alimentos con bajo índice glucémico (con un valor < 55) elevan el azúcar en la sangre lentamente. Los alimentos con alto índice glucémico inician una respuesta de insulina elevada, que coloca el exceso de glucosa sanguínea en las células, que a su vez producen grasas a partir de la glucosa para su almacenamiento y uso posterior.

Carga glucémica

Similar al índice glucémico, pero la carga glucémica indica el impacto en la glucosa sanguínea ajustada para una porción de 100 g. Una carga glucémica mayor de 20 se considera alta, y una menor de 10 se considera baja. Por ejemplo, el índice glucémico de la sandía tiene un valor relativamente alto (72), pero una porción de 100 g tiene un índice glucémico relativamente bajo de 3.6.

dieta. En general, es bueno consumir alimentos con una carga glucémica relativamente baja (tabla 2-5).

Como se indica en la tabla 2-5, una taza de arroz integral tiene una carga glucémica (18) por debajo de la de las hojuelas de maíz (21), a pesar de entregar más hidratos de carbono (33 g frente a 26 g). Así también, aun proporcionando la misma cantidad de hidratos de carbono que el azúcar de mesa, una papa (patata) horneada ejercerá una mayor carga glucémica (21 frente a 23). El *tipo* de hidratos de carbono consumidos, por lo tanto, importa con respecto a la respuesta endocrina esperada. Por ejemplo, el azúcar de mesa está compuesta por sacarosa, que es 50% glucosa y 50% fructosa. Las papas al horno están compuestas por almidón, que es principalmente un polímero de la glucosa. La fructosa no contribuye de inmediato a la carga glucémica, por lo que las papas horneadas tienen un efecto glucémico más alto. Una carga glucémica más baja dará como resultado una respuesta de insulina más baja, un azúcar en la sangre más estable y una menor tasa

Tabla 2-5 Índice glucémico y carga glucémica de alimentos seleccionados

Alimento	Índice glucémico (en relación con la glucosa, que equivale a 100)	Porción	Hidratos de carbono/porción	Carga glucémica/ porción
Hojuelas de maíz	81	1 taza	26	21
Pastelillos de arroz	78	3 pastelillos	21	17
Papa (patata) horneada	76	1 mediana	30	23
Pan blanco	73	1 rebanada	14	10
Azúcar de mesa	68	2 cucharaditas	10	7
Arroz blanco (cocido)	64	1 taza	36	23
Arroz integral (cocido)	55	1 taza	33	18
Naranja fresca, cruda	42	1 mediana	11	5
Frijoles cocidos	28	1 taza	25	7
Cacahuates (maní), tostados	14	1 onza	6	1

de producción de grasa. Las recomendaciones generales para el consumo de hidratos de carbono son:

- Consumir frutas, vegetales y cereales enteros ricos en fibra con frecuencia.
- Seleccionar alimentos y bebidas con poca o ninguna azúcar agregada o edulcorantes.

Metabolismo

Los humanos tienen requerimientos energéticos continuos y los hidratos de carbono desempeñan un papel importante en la provisión de energía. En última instancia, los sustratos energéticos se metabolizan en *trifosfato de adenosina* (ATP, *adenosine triphosphate*), que es el combustible para todo el trabajo celular, incluida la digestión, la contracción muscular, la transmisión nerviosa, la circulación, la síntesis de tejidos, la reparación de tejidos y la producción de hormonas. Cuando se rompe el enlace fosfato, se libera energía y el ATP se convierte en difosfato de adenosina (ADP, *adenosine diphosphate*). Los humanos tienen una pequeña reserva de energía de ATP que debe resintetizarse constantemente para evitar que se agote. Se suministra algo de energía para la resíntesis de ATP a través de la división anaeróbica (sin oxígeno) de la *fosfocreatina* (PCr) en creatina y fosfato, que libera energía. La creatina y el fosfato se pueden unir nuevamente en PCr. Los hidratos de carbono son el único nutriente que puede proporcionar energía anaeróbicamente para formar ATP. La energía liberada por la descomposición del ATP y la PCr preformados puede mantener el ejercicio de alta intensidad durante alrededor de 5-8 s. Por ejemplo, el récord mundial de los 100 m planos de aproximadamente 9.6 s excede la capacidad humana para suministrar el ATP necesario mediante el ATP y la PCr almacenados, por lo que los velocistas disminuyen su velocidad durante los últimos ~1.5 s, ya que se agotan las fuentes de combustible de mayor intensidad.

Hay cuatro sistemas metabólicos de energía básicos: sistema de fosfocreatina, glucólisis anaeróbica (sistema de ácido láctico), sistema de glucólisis aeróbica y metabolismo aeróbico (sistema de oxígeno):

- *Sistema de fosfocreatina (PCR).* Este sistema puede producir ATP anaeróbicamente a partir de la fosfocreatina almacenada y puede utilizarse para actividades de intensidad máxima que no duren más de 8 s (después de 8 s, la PCr se agota y debe formarse de nuevo).
- *Glucólisis anaeróbica (sistema del ácido láctico).* Este sistema implica la producción anaeróbica de ATP a partir de la descomposición del glucógeno, con la generación de ácido láctico como un subproducto de este sistema. Este se emplea para ejercicios de muy alta intensidad, que exceden la capacidad de la persona para consumir suficiente oxígeno. La glucólisis anaeróbica típicamente puede producir ATP durante no más de 2 min.
- *Glucólisis aeróbica.* Consiste en la producción de ATP a partir de la descomposición del glucógeno mediante el empleo de oxígeno. Este sistema se utiliza para actividades de alta intensidad que requieren un alto nivel de ATP, pero que permanecen dentro de la capacidad del atleta para suministrar suficiente oxígeno para el metabolismo energético.
- *Metabolismo aeróbico (sistema de oxígeno).* Este sistema (glucosa + $6O_2 \rightarrow 6CO_2 + 6H_2O$ + calor) produce ATP a partir de la descomposición combinada de hidratos de carbono y grasas, y se utiliza para actividades de intensidad baja a moderada, de larga duración. Este sistema evita la producción de ácido láctico, lo que permite que el proceso metabólico de la energía continúe durante períodos prolongados. Las grasas solo pueden metabolizarse a través de este sistema aeróbico. Las proteínas pueden metabolizarse para producir ATP, pero solo después de eliminar el nitrógeno asociado con sus moléculas. Una vez eliminado, la cadena de carbono restante puede convertirse en hidratos de carbono y metabolizarse de forma aeróbica o anaeróbica, o almacenarse como grasa para metabolizarse aeróbicamente. Como los humanos no almacenan proteínas con el fin de suministrar energía, el uso de estas como fuente de energía requiere la descomposición de las proteínas tisulares (es decir, tejido muscular y orgánico) para suministrar el combustible para crear ATP y, por lo tanto, no deben considerarse como la fuente preferida de energía.

El rendimiento teórico de moléculas de ATP de una molécula de glucosa es de 38 ATP (2 de glucólisis, 2 del ciclo de Krebs y 34 del transporte de electrones) (59). Sin embargo, esta gran cantidad de producción de ATP normalmente no se alcanza debido al costo energético de mover el piruvato (de la glucólisis), el fosfato y el ADP (sustratos para la síntesis de ATP) a la mitocondria (72) (fig. 2-6).

Producción de glucosa a partir de otras fuentes que no son hidratos de carbono

Como se indicó anteriormente, la gluconeogénesis se refiere al proceso de producir glucosa a partir de sustancias que no son hidratos de carbono. La glucosa sanguínea es fundamental para la función del sistema nervioso central, ayuda en el metabolismo de la grasa y suministra combustible a las células en funcionamiento. Sin embargo, debido a su limitada capacidad de almacenamiento como glucógeno hepático, que ayuda a mantener el azúcar en la sangre, siempre está disponible una cantidad mínima de glucosa a través de su fabricación a partir de sustancias que no son hidratos de carbono (*véase* la fig. 2-2).

Hay tres sistemas principales de gluconeogénesis (26, 49, 85):

- Los triglicéridos son la forma de almacenamiento predominante de la grasa en el cuerpo humano y consisten en tres ácidos grasos unidos a una molécula de glicerol. La descomposición de los triglicéridos genera moléculas de *glicerol* libre (una sustancia de tres carbonos), y la combinación de dos moléculas de glicerol en el hígado finaliza en la producción de una molécula de glucosa (una sustancia de seis carbonos). El riñón también es capaz de producir glucosa a partir de glicerol.

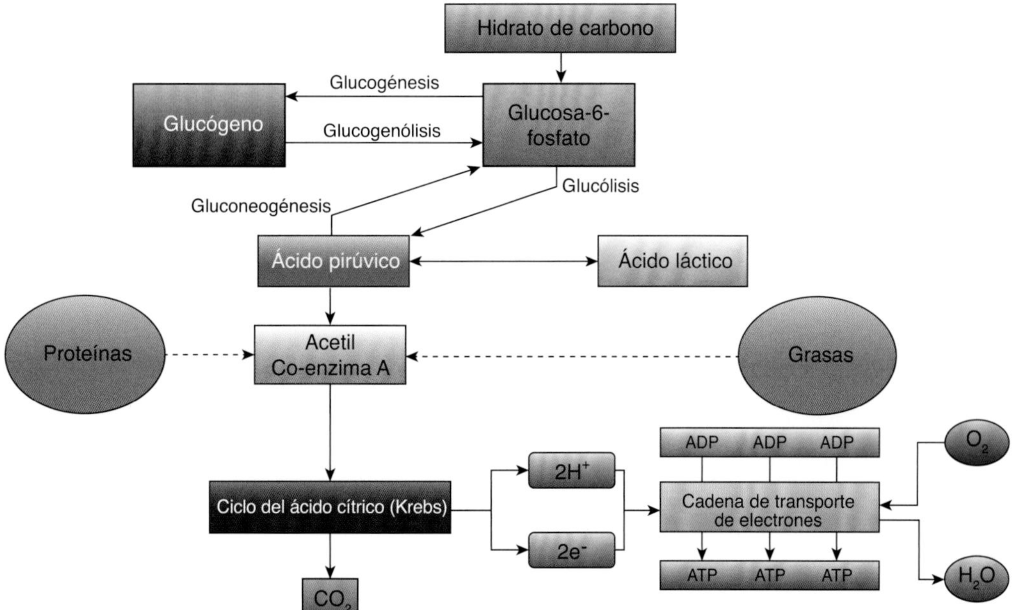

FIGURA 2-6. Metabolismo de los hidratos de carbono.

- Las proteínas musculares catabolizadas dan como resultado una serie de aminoácidos libres que constituyen los componentes básicos del músculo. Uno de estos aminoácidos, la alanina, puede ser convertida por el hígado para formar glucosa.
- En la glucólisis anaeróbica se produce ácido láctico. Este ácido láctico, o *lactato*, puede volverse a convertir en ácido pirúvico para la producción aeróbica de ATP, o dos moléculas de ácido láctico se pueden combinar en el hígado para formar glucosa. La conversión de lactato en glucosa se conoce como *ciclo de Cori* (el lactato es eliminado del músculo y la glucosa regresa al músculo). Si la glucemia es baja, el ácido pirúvico puede convertirse en lactato y puede producirse glucosa a través del ciclo de Cori.

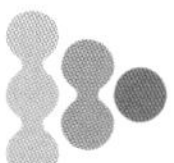

Recomendaciones sobre los hidratos de carbono

Factores importantes a considerar

- La ingesta recomendada de hidratos de carbono para atletas varía de 5 a 10 g/kg. Este nivel de ingesta es mucho mayor que el de proteínas, que tiene un rango recomendado de 1.2-1.7 g/kg. A pesar de esta diferencia, muchos atletas todavía creen equivocadamente que enfocarse en las proteínas como la fuente principal de energía es favorable para optimizar el rendimiento atlético.
- Independientemente de si un atleta está involucrado en una actividad de resistencia, los hidratos de carbono se consideran el sustrato energético que limita el rendimiento. Esto es, cuando las reservas de hidratos de carbono (glucógeno) se han agotado, el rendimiento se deteriora rápidamente. Debido a esto, todos los atletas deben tener estrategias bien desarrolladas para garantizar un consumo adecuado de hidratos de carbono antes, durante y después de la actividad para asegurar una recuperación óptima.

El Institute of Medicine (2002) recomienda 130 g (520 cal) de hidratos de carbono por día, que es el uso promedio mínimo de glucosa por el cerebro. El rango deseable de ingesta de hidratos de carbono es del 45-65% de la ingesta calórica total (también conocida como el *rango aceptable de distribución de macronutrientes* [AMDR, *acceptable macronutrient distribution range*]). El valor diario para los hidratos de carbono que está en las etiquetas de los alimentos se basa en la recomendación de que los hidratos de carbono deberían constituir el 60% de la energía total consumida. Estas recomendaciones también sugieren que el consumo de azúcar debe limitarse a no más del 25% de los hidratos de carbono consumidos (32, 80).

El consumo de fibra dietética (de polisacáridos no digeribles y parcialmente digeribles) debe ser de 38 g/día para hombres adultos y 25 g/día para mujeres adultas. El consumo adecuado de fibra ayuda a mantener una concentración normal de glucosa en la sangre, reduce el riesgo de cardiopatías y disminuye el riesgo de estreñimiento. La diferencia entre los sexos en el consumo recomendado de fibra se basa en la expectativa de que las mujeres suelen consumir menos energía total.

Los requerimientos de hidratos de carbono de los atletas se basan en varios factores, que incluyen:

- Proporcionar energía para satisfacer la mayoría de las necesidades calóricas.
- Optimizar las reservas de glucógeno.
- Permitir la recuperación muscular después de la actividad física.
- Proporcionar una fuente de energía bien tolerada durante la práctica y la competición.
- Proveer una fuente de energía rápida y fácil entre las comidas para mantener el azúcar en la sangre.

De forma tradicional, el consumo de hidratos de carbono se recomienda como una proporción de la ingesta calórica total. La recomendación para la población general es que los hidratos de carbono deben suministrar entre el 50 y 55% de las calorías totales, y la ingesta dietética de referencia es de 130 g/día (520 cal/día) para hombres y mujeres adultos. Sin embargo, la cantidad recomendada de forma habitual para los atletas es ligeramente mayor, entre el 55 y 65% de las calorías totales, suponiendo una ingesta calórica total adecuada. El sistema actual de recomendación para los requerimientos de hidratos de carbono tiene en cuenta la cantidad que se consume (en gramos) por kilogramo de masa corporal. La recomendación actual para atletas varía de 3 a 12 g/kg de peso corporal al día, dependiendo de la intensidad y la duración de la actividad (76). Esta recomendación se basa en una gran cantidad de investigaciones que indican que los hidratos de carbono mantienen la concentración de glucosa sanguínea durante el ejercicio y restituyen el glucógeno muscular, con el rango de ingesta basado en la energía total consumida, el tipo de deporte (p. ej., la actividad de alta intensidad depende más de los hidratos de carbono como combustible), sexo y condiciones ambientales. Empleando estos valores, se esperaría que un atleta de 70 kg consumiera entre 420 y 700 g/día, un nivel muy superior al recomendado para el público en general. El consumo recomendado de hidratos de carbono para un jugador de fútbol americano de 136 kg sería incluso mayor, con un rango de 815-1360 g/día o 3260-5440 cal/día solo de hidratos de carbono. Sin embargo, se debe tener cuidado al estimar los requerimientos totales de hidratos de carbono, ya que es probable que una dieta que contenga 500-600 g de estos por día para un atleta de 70 kg apoye de forma adecuada las reservas de glucógeno. No obstante, un atleta de estatura baja que consume el 60% de la energía total de los hidratos de carbono podría no tener suficiente para satisfacer sus reservas de glucógeno (60). Por lo tanto, es importante considerar tanto el tamaño del atleta como el gasto de energía para determinar la ingesta óptima de hidratos de carbono.

Hidratos de carbono y rendimiento

En prácticamente todos los tipos de actividad física, la disponibilidad de hidratos de carbono se considera el sustrato energético limitante del rendimiento. Es decir, cuando los hidratos de carbono se agotan, la capacidad para realizar actividad física a un ritmo elevado es limitada y el rendimiento disminuye. Como se desprende de la información en la tabla 2-6, el sistema humano tiene un almacenamiento limitado de hidratos de carbono en relación con los otros sustratos de energía (grasas y proteínas) y su disponibilidad es peor de lo que parece. Por lo general, el ejercicio involucra músculos específicos que emplean el glucógeno muscular a una velocidad mayor que los músculos que no se usan, y estos pueden agotar el glucógeno muscular con relativa rapidez. Sin embargo, el glucógeno presente en los músculos no utilizados no es "compartido" por los músculos que usan glucógeno, por lo que la disponibilidad de este último es en realidad más baja de lo que parece estar en la tabla 2-5.

De hecho, las personas utilizan los hidratos de carbono y las grasas simultáneamente para obtener energía, y cuanto mejor acondicionadas estén, serán más capaces de usar grasas, utilizar menos hidratos de carbono y aumentar el tiempo de agotamiento (es decir, el punto en el que se agotan los hidratos de carbono). Como se ve en la figura 2-4, a mayor intensidad de la actividad, mayor es la *tasa* de utilización de hidratos de carbono para satisfacer los requisitos de energía.

La tasa de utilización de la grasa sigue siendo significativa en la actividad de alta intensidad, pero la energía adicional para actividades en y por encima del 65% del consumo máximo de oxígeno proviene de los hidratos de carbono. Por lo tanto, la actividad de alta intensidad producirá un agotamiento más rápido de las reservas de hidratos de carbono. Sin embargo, estar bien acondicionado a través de un buen programa de entrenamiento puede aumentar la dependencia de la grasa y disminuir la

Tabla 2-6 Almacenamiento de hidratos de carbono en hombres con peso promedio (70 kg) y esbeltos (10% de grasa corporal) de acuerdo con el tiempo de ejercicio si solo depende de una fuente de energía específica

Fuente	Masa (kg)	Energía (calorías)	Tiempo de ejercicio
Glucógeno hepático	0.08	306	16 min
Glucógeno muscular	0.40	1530	80 min
Glucosa sanguínea	0.01	38	2 min
Grasa	7.0	62141	3250 min
Proteínas	13.0	52581	2750 min

Fuente: Adaptado de Maughan RJ, editor. *The Encyclopedia of Sports Medicine: Sports Nutrition.* West Sussex: Wiley-Blackwell; 2014.

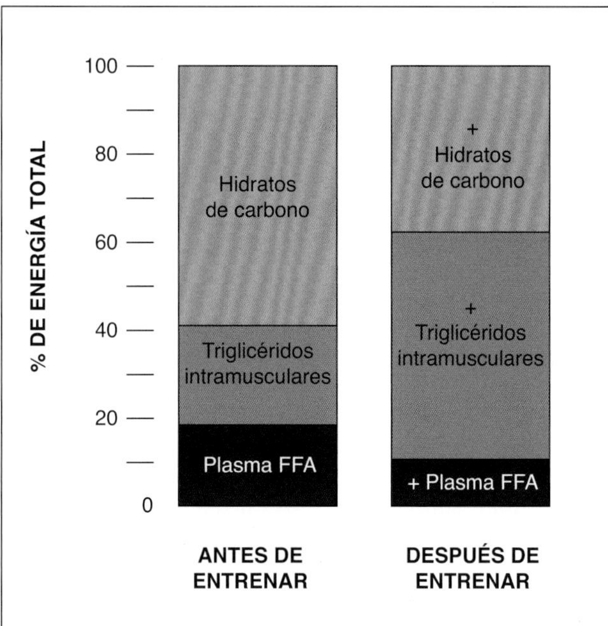

FIGURA 2-7. Ponerse en forma hace una diferencia: cambio de dependencia de la grasa después del entrenamiento de resistencia. Modificado de: Martin WH III, Dalsky GP, Hurley BF, et al. Effect of endurance training on plasma free fatty acid turnover and oxidation during exercise. *Am J Physiol.* 1993;265(5):E708–14.

dependencia de los hidratos de carbono, con el resultado de que aumenta el tiempo de agotamiento (fig. 2-7).

Maximización de depósitos de glucógeno

Debido a que el glucógeno almacenado es limitado y, por lo tanto, es necesario maximizarlo antes de un evento o ejercicio competitivo, es importante considerar la estrategia dietética necesaria para optimizar su almacenamiento. Esta estrategia a menudo se denomina *carga de glucógeno* y fue descrita por primera vez por Bergström (6). Esta técnica implicó agotar el almacenamiento de glucógeno muscular a través de ejercicio intenso junto con una dieta baja en hidratos de carbono durante 3 días. Esto vino seguido por una dieta alta en hidratos de carbono y poco o ningún ejercicio durante 3 días. Se pensaba que el músculo agotado de glucógeno se comportaría como una esponja para incrementar el almacenamiento de glucógeno una vez que los hidratos de carbono estuvieran disponibles. Varios años más tarde, Sherman y cols. describieron otra estrategia de carga de glucógeno (69) que consistió en mantener una dieta alta en hidratos de carbono junto con una disminución del ejercicio. Se halló que esta última técnica fue igualmente exitosa en la optimización del almacenamiento de glucógeno, y estudios posteriores confirmaron dos principios básicos que deben seguir las personas físicamente activas (9, 18):

- Reducir el uso de glucógeno a través de la disminución de la actividad física es útil para optimizar su almacenamiento.
- Consumir hidratos de carbono, ya que son necesarios para incrementar al máximo el almacenamiento de glucógeno.

La síntesis de glucógeno a partir del consumo de hidratos de carbono depende de la enzima *glucógeno sintasa*. Esta enzima es más abundante cuando el almacenamiento de glucógeno es más bajo durante el período inmediatamente posterior a la actividad física. Por lo tanto, los hidratos de carbono se deben consumir inmediatamente después de la actividad física para optimizar la síntesis de glucógeno. Se ha encontrado que la mejor síntesis de glucógeno ocurre en las primeras 4 h después del ejercicio, cuando se consumen hidratos de carbono en pequeñas colaciones frecuentes (33, 81, 82). También parece que la forma de los hidratos de carbono consumidos (líquidos frente a sólidos) puede no ser un factor importante en la resíntesis de glucógeno (38). Sin embargo, se sabe que los alimentos con un índice glucémico bajo (es decir, hidratos de carbono más complejos) son eficaces para garantizar el almacenamiento óptimo de glucógeno (9). El equilibrio energético es un factor importante en la síntesis de glucógeno, ya que se sabe que la restricción de energía da como resultado un menor almacenamiento de glucógeno, incluso cuando se proporciona la misma cantidad de hidratos de carbono (75).

La capacidad máxima de almacenamiento de glucógeno en un atleta masculino bien entrenado es de unos 400 g, lo que equivale a alrededor de 1 530 cal. A medida que el atleta experimenta una disminución de la glucosa sanguínea y las reservas de glucógeno se agotan, el atleta experimentará fatiga, lo que conduce a una disminución del rendimiento deportivo. La glucosa sanguínea es responsable de la función cerebral cognitiva, por lo que a medida que disminuye la concentración de glucosa sanguínea, el cerebro no recibe un suministro adecuado de energía. La disminución de la glucosa sanguínea causa fatiga mental, lo que produce fatiga muscular y una reducción del rendimiento deportivo (84).

Se ha demostrado que el rendimiento durante las actividades de resistencia depende en gran medida de la disponibilidad de hidratos de carbono. Por lo tanto, se piensa que la carga de hidratos de carbono y su consumo durante la actividad afectarán positivamente el rendimiento atlético. La carga de hidratos de carbono ocurre cuando se consumen cantidades elevadas, generalmente de 10-12 g/kg de peso corporal, 2-3 días antes de un evento atlético. Otra recomendación es consumir hidratos de carbono durante el ejercicio. El consumo de hidratos de carbono durante el ejercicio complementará las reservas de glucógeno del cuerpo y evitará que la concentración de glucosa sanguínea disminuya con rapidez. Esto evitará la fatiga y una disminución del rendimiento. Las directrices más recientes indican que se recomiendan 30-60 g de hidratos de carbono por hora de ejercicio (60).

Se ha observado que la ingesta de glucosa más fructosa permite al cuerpo humano utilizar más hidratos de carbono, aumentando así la recomendación de consumo de hidratos de carbono durante el ejercicio (78). Aún se desconoce por qué un consumo mixto de hidratos de carbono es más eficaz que el de uno solo. Sin embargo, se piensa que cuando se consumen hidratos de carbono mixtos, las proteínas transportadoras separadas pueden mejorar su absorción intestinal (84). También es importante consumir hidratos de carbono después del ejercicio para reponer las reservas de glucógeno del músculo y el hígado que se utilizaron durante el ejercicio. Esto es muy recomendable para atletas con actividad en competiciones de varios días o que competirán en dos eventos en un solo día (13).

Deportes de alta intensidad

En los deportes de alta intensidad con una duración de entre 30 y 60 min, existe evidencia de que el consumo de hidratos de carbono durante la actividad mejora el rendimiento (36). También existe evidencia de que el uso de un enjuague bucal con hidratos de carbono para la actividad de alta intensidad que dura entre 30 y 60 min mejora el rendimiento, a pesar de que no se absorba ningún hidrato de carbono. Esto implica tomar una solución de hidratos de carbono sin tragarla y escupirla después de 5 s en la boca (12, 61). Se debe tener cuidado de no aplicar estos hallazgos a actividades que duren menos de 30 min o más de 60 min, ya que las actividades de mayor duración requieren claramente la ingesta real de hidratos de carbono. El probable fundamento del mejor rendimiento con un enjuague bucal con hidratos de carbono es la estimulación cerebral por el sabor de los hidratos de carbono en la boca (14).

Deportes de equipo

Los atletas que participan en deportes de equipo que involucran actividades intermitentes de parada y marcha experimentan un beneficio en el rendimiento cuando se consumen bebidas que contienen hidratos de carbono durante la actividad (53). Los beneficios probables de este consumo son una menor descomposición del glucógeno muscular, ya que una proporción del combustible muscular requerido se deriva de la glucosa sanguínea o de una reposición del "combustible" de glucógeno muscular durante la actividad (53). Varios estudios más recientes han sugerido que el consumo de hidratos de carbono durante el deporte intermitente mejora el rendimiento durante (22) o al final de la actividad (2, 86). Un estudio que evaluó las habilidades del fútbol descubrió que el consumo de una bebida que contenía hidratos de carbono redujo el deterioro típico en el desempeño al tirar (patear) (64).

Deportes de resistencia

Se ha demostrado que ingerir hidratos de carbono durante las actividades deportivas con una duración superior a 2 h mejora el tiempo de agotamiento (la resistencia) (34). Es posible que este consumo reduzca la velocidad de empleo de glucógeno y ayude a mantener una glucemia normal, con lo que se evita el menor rendimiento asociado con la fatiga mental (34). Los estudios de ciclistas que compiten en el Tour de Francia tienen patrones de consumo de hidratos de carbono muy altos, de más de 90 g/h (66). También parece que el polímero de hidratos de carbono (gel) es bien tolerado en eventos de larga duración, ya sea que esté compuesto de glucosa o glucosa-fructosa (56).

Consumo de hidratos de carbono en diferentes actividades

Las diferencias en la duración e intensidad del ejercicio requieren diversas estrategias de ingesta de hidratos de carbono (fig. 2-8).

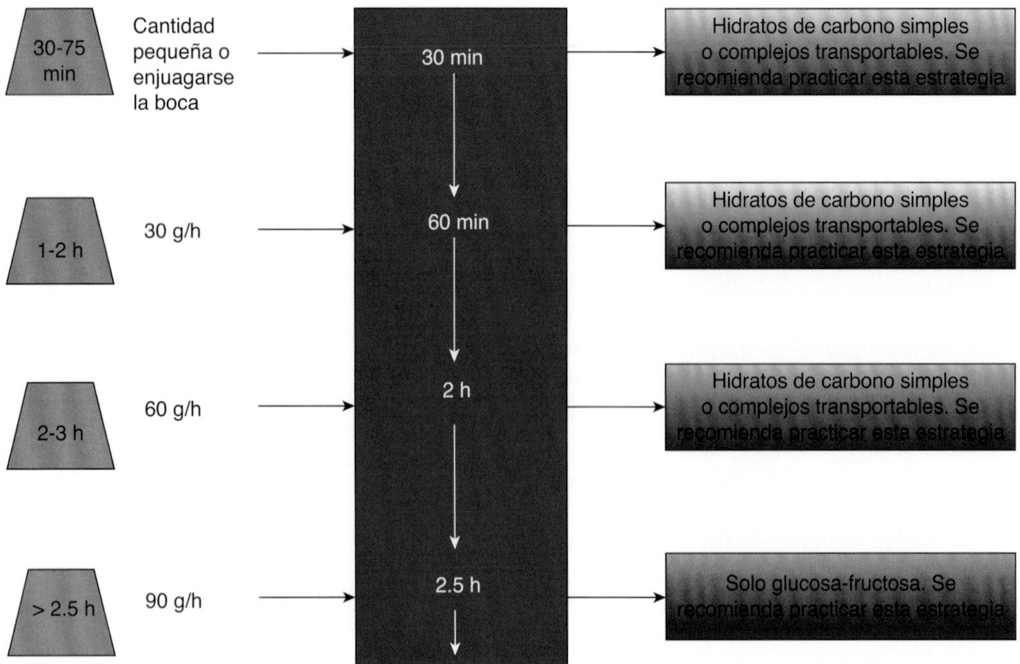

FIGURA 2-8. Ingesta recomendada de hidratos de carbono para diferentes duraciones de ejercicio en atletas bien acondicionados. Modificado de: Jeukendrup AE. Carbohydrate ingestion during exercise. En: Maughan RJ, editor. *Sports Nutrition: The Encyclopedia of Sports Medicine.* West Sussex: Wiley-Blackwell; 2014.

Las recomendaciones de consumo de hidratos de carbono totales varían de 30 a 60 g/h (67) hasta 90 g/h (35). Es probable que las ingestas mayores sean difíciles de lograr y puedan causar una alteración digestiva. Una limitación en el consumo de hidratos de carbono es la capacidad de absorción. Los estudios han observado que la absorción aumenta cuando se consumen varios tipos de hidratos de carbono, especialmente en cantidades de 60-90 g/h. Por lo tanto, se recomienda que las combinaciones de glucosa, maltosa, maltodextrina y fructosa se consuman durante el ejercicio, particularmente en actividades con duración mayor de 2.5 h, en lugar de cualquier fuente única de hidratos de carbono (33, 34, 78).

También hay evidencia que sugiere que existen amplias diferencias individuales en la tolerancia a los hidratos de carbono, pero su consumo durante el ejercicio mejora la tolerancia a mayores volúmenes y concentraciones de hidratos de carbono, lo que conduce a un menor riesgo de malestares digestivos. Por ejemplo, los atletas que corren el maratón a menudo practican sin bebidas de hidratos de carbono/electrólitos, pero luego tienen la disponibilidad de consumirlas cada 5 km durante una carrera. Los atletas que practican consumiendo bebidas con hidratos de carbono/electrólitos pueden consumir más durante la carrera, con mejores resultados (19, 71).

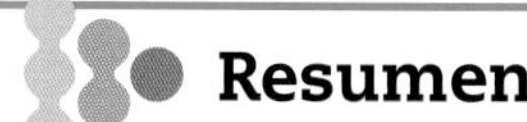

Resumen

- Las personas físicamente activas deben considerar que solo los sustratos energéticos (hidratos de carbono, proteínas y grasas) proporcionan las cadenas de carbono necesarias para producir ATP.
- Las vitaminas y los minerales son necesarios para ayudar al proceso de obtención de energía de los sustratos energéticos, pero no proporcionan energía por sí mismos.
- Los seres humanos tienen sistemas de "primero energía", lo que significa que se debe proporcionar suficiente energía para garantizar que puedan tener lugar todos los procesos corporales normales. El hecho de no proveer suficiente energía de una manera que coincida dinámicamente con los requisitos interferirá con el rendimiento. Muchos atletas "recargan" energía después de su empleo, es decir, consumen la energía requerida al final del día, después de que la necesitaron, lo que produce resultados deficientes.
- La actividad física eleva la velocidad a la que se utiliza la glucosa sanguínea y puede dar como resultado una concentración baja de glucosa sanguínea, que se asocia con fatiga muscular y mental prematura.
- Los diferentes hidratos de carbono se consumen mejor en distintos momentos. Cuando no se hace ejercicio (antes y después del ejercicio), los hidratos de carbono complejos a base de almidón son los mejores para garantizar un almacenamiento óptimo de glucógeno. Durante e inmediatamente después del ejercicio, una combinación de azúcares es mejor para mantener la glucosa en la sangre para proveer energía a los músculos que trabajan y para reponer las reservas de glucógeno.

Actividad de aplicación práctica

La ingesta de hidratos de carbono se puede analizar como un porcentaje del total de calorías consumidas (% de hidratos de carbono) o como gramos de hidratos de carbono/kg de masa (g/kg). Este último es el método preferido, ya que proporciona un ajuste para la ingesta de hidratos de carbono basada en la masa corporal. Al emplear el porcentaje, es posible que alguien aparente tener un consumo deseable de hidratos de carbono (p. ej., 55% del total de calorías), pero si no se consumen suficientes calorías, la cantidad de hidratos de carbono será inadecuada. También es importante conocer el consumo de hidratos de carbono no digeribles (fibra) y en qué medida contribuye la glucosa a la ingesta total de hidratos de carbono. La ingesta de alimentos puede evaluarse para todos estos parámetros mediante el procedimiento descrito en el capítulo 1, accediendo a la base de datos de composición de alimentos del USDA en línea (https://ndb.nal.usda.gov/ndb/search/list); en esta ocasión, centrándose en los hidratos de carbono, la fibra y la glucosa en la búsqueda de alimentos:

1. Cree un nuevo análisis de hoja de cálculo de un día típico de ingesta: agregue columnas de energía, hidratos de carbono, fibra (total en la dieta) y azúcares (totales).
2. Cuando haya terminado, analice su ingesta dietética de estos nutrientes de la siguiente manera:
   a. Calcule los gramos de hidratos de carbono/kg al dividirlos por su peso en kilogramos. Compare sus hidratos de carbono/kg con la ingesta recomendada.
   b. Calcule el porcentaje (%) de calorías totales de hidratos de carbono de la siguiente manera:
      i. Multiplique los gramos de hidratos de carbono × 4 para obtener las calorías de hidratos de carbono.
      ii. Divida la energía total (calorías) consumida por las calorías de los hidratos de carbono para obtener el porcentaje de calorías totales de estos.
      iii. Compare este porcentaje con la ingesta recomendada.
   c. Compare su ingesta total de fibra dietética con la ingesta recomendada (mujeres = 25 g/día; hombres = 38 g/día).
   d. Calcule el porcentaje de calorías totales de azúcar como sigue:
      i. Multiplique los gramos de azúcar × 4 para obtener las calorías de azúcar.
      ii. Divida las calorías totales de azúcar por las calorías totales para obtener el porcentaje de calorías totales de azúcar.
      iii. Calcule los "azúcares añadidos" sustrayendo aquellos presentes de manera natural en el azúcar del azúcar total.

(*continúa*)

iv. Compare su ingesta total de azúcar, como porcentaje de las calorías totales, con la ingesta recomendada.

3. Revise qué alimentos contribuyen más a su ingesta de fibra y de azúcar. En caso necesario, haga un ajuste a su ingesta de alimentos reduciendo aquellos que son altos en azúcar y aumentando los altos en fibra.
4. Continúe analizando y ajustando hasta el consumo deseable de hidratos de carbono para g/kg de fibra, y para revisar qué tipo de hidratos de carbono y cuántos de ellos debería consumir idealmente para satisfacer sus necesidades.

Cuestionario

1. ¿Por qué muchas personas no pueden digerir el azúcar de la leche?
   a. Carecen de amilasa pancreática
   b. Carecen de las bacterias intestinales adecuadas
   c. No fueron amamantadas
   d. Tienen deficiencia de lactasa
2. ¿Qué es la gluconeogénesis?
   a. La producción de glucosa de fuentes que no son hidratos de carbono
   b. La oxidación de la glucosa bajo condiciones anaeróbicas
   c. La cantidad máxima de glucógeno que puede almacenarse
   d. El uso de cuerpos cetónicos por glucosa en el cerebro
3. Los hidratos de carbono que se consumen durante el ejercicio de resistencia parecen retardar la fatiga al:
   a. Proporcionar un suministro continuo de glucosa que puede utilizar el músculo ejercitado
   b. Ahorrar glucógeno muscular
   c. Hacer la resíntesis rápida de glucógeno muscular
   d. Todas las anteriores
4. El glucógeno muscular es un:
   a. Monosacárido
   b. Disacárido
   c. Polisacárido
   d. Ninguno de los anteriores
5. La sacarosa es un:
   a. Monosacárido
   b. Disacárido
   c. Polisacárido
   d. Ninguno de los anteriores
6. Respuesta fisiológica a la hiperglucemia causada por el consumo de alimentos que contienen hidratos de carbono:
   a. Estimulación de las células α en el páncreas y la secreción de insulina
   b. Estimulación de las células β en el páncreas y la secreción de insulina
   c. Estimulación de las células α en el páncreas y la secreción de glucagón
   d. Estimulación de las células β en el páncreas y la secreción de glucagón
7. Se puede producir cortisol cuando la glucosa sanguínea es:
   a. Normal
   b. Mayor a lo normal
   c. Menor a lo normal
   d. Ninguna de las anteriores
8. Una diferencia entre la adrenalina y el glucagón es que este último puede degradar con mayor rapidez el glucógeno hepático en glucosa:
   a. Cierto
   b. Falso
9. De los siguientes, ¿cuál es el que sabe menos dulce?
   a. Sacarosa
   b. Maltosa
   c. Lactosa
   d. Fructosa
10. Uno de los siguientes se considera un resultado anómalo (indeseable) de la glucosa:
   a. Conversión a glucógeno hepático
   b. Utilización como una fuente de energía (producción de ATP)
   c. Excreción en la orina
   d. Fuente de energía para el sistema nervioso central

Repuestas al cuestionario

1. d
2. a
3. a
4. c
5. b
6. b
7. c
8. b
9. c
10. c

REFERENCIAS

1. Ackerman Z, Oron-Herman M, Grozovski M, Rosenthal T, Pappo O, Link G, Sela B-A. Fructose-induced fatty liver disease: hepatic effects of blood pressure and plasma triglyceride reduction. *Hypertension*. 2005;45(5):1012–8.
2. Ali A, Williams C, Nicholas CW, Foskett A. The influence of carbohydrate-electrolyte ingestion on soccer skill performance. *Med Sci Sports Exerc*. 2007;39:1969–76.
3. American Chemical Society. Sorbitol provides superior moisture conditioning qualities. Sorbitol provides superior moisture conditioning qualities. *Chem Eng News*. 1956;34(48):5800–1. doi:10.1021/cen-v034n048.p5800

4. American Diabetes Association. Posprandial blood glucose. *Diabetes Care.* 2001;24(4):775–8.
5. Augustin LSA, Kendall CWC, Jenkins DJA, et al. Glycemic index, glycemic load and glycemic response: An International Scientific Consensus Summit from the International Carbohydrate Quality Consortium (ICQC). *Nutr Metab Cardiovasc Dis.* 2015;25(9):795–815.
6. Bergström J, Hermansen L, Hultman E, Saltin B. Diet, muscle glycogen and physical performance. *Acta Physiol Scand.* 1967;71:140–50.
7. Bohn T, Davidsson L, Walczyk T, Hurrell RF. Fractional magnesium absorption is significantly lower in human subjects from a meal served with an oxalate-rich vegetable, spinach, as compared with a meal served with kale, a vegetable with a low oxalate content. *Br J Nutr.* 2004;91(04):601–6.
8. Boos W, Ehmann U, Forkl H, Klein W, Rimmele M, Postma P. Trehalose transport and metabolism in *Escherichia coli. J Bacteriol.* 1990;172:3450–61.
9. Burke LM. Energy needs of athletes. *Can J Appl Physiol.* 2001;26(Suppl):S202YS219.
10. Burkitt DP, Trowell HS. *Refined Carbohydrate Foods and Disease: Some Implication of Dietary Fibre.* London: Academic Press; 2012.
11. Carter JM, Jeukendrup AE, Jones DA. The effect of carbohydrate mouth rinse on 1-h cycle time trial performance. *Med Sci Sports Exerc.* 2004;36:2107–11.
12. Carter JM, Jeukendrup AE, Mann CH, Jones DA. The effect of glucose infusion on glucose kinetics during a 1-h time trial. *Med Sci Sports Exerc.* 2004;36(9):1543–50.
13. Cermak NM, van Loon LJC. The use of carbohydrates during exercise as an ergogenic aid. *Sports Med.* 2013;43(11):1139–55.
14. Chambers ES, Bridge MW, Jones DA. Carbohydrate sensing in the human mouth: effects on exercise performance and brain activity. *J Physiol.* 2009;589:1779–94.
15. Cherbut C. Role of gastrointestinal motility in the delay of absorption by dietary fibre. *Eur J Clin Nutr.* 1995;49:S74–80.
16. Claeys WL, Verraes C, Cardoen S, et al. Consumption of raw or heated milk from different species: an evaluation of the nutritional and potential health benefits. *Food Control.* 2014;42:188–201.
17. Colaco C, Sen S, Thangavelu M, Pinder S, Roser B. Extraordinary stability of enzymes dried in trehalose: simplified molecular biology. *Biotechnology.* 1992;10:1007–11.
18. Costill DL, Sherman WM, Fink WJ, Maresh C, Witten M, Miller JM. The role of dietary carbohydrate in muscle glycogen resynthesis after strenuous running. *Am J Clin Nutr.* 1981;34:1831–1836.
19. Cox GR, Clark SA, Cox AJ, et al. Daily training with high carbohydrate availability increases exogenous carbohydrate oxidation during endurance cycling. *J Appl Physiol.* 2010;109:126–34.
20. Coy JF, Franz M. *The Cancer Fighting Diet.* Toronto: Robert Rose Publisher, Inc.; 2013. p. 41
21. Coyle EF, Coggan AR, Hemmert MK, Ivy JL. Muscle glycogen utilization during prolonged strenuous exercise when fed carbohydrate. *J Appl Physiol.* 1986;6(1):165–72.
22. Currell K, Conway S, Jeukendrup AE. Carbohydrate ingestion improves performance of a new reliable test of soccer performance. *Int J Sport Nutr Exerc Metab.* 2009;19(1):34–46.
23. Dansukker. Nordic Sugar. Disponible: https://www.dansukker.co.uk/uk/about-sugar/types-of-sugar.aspx. Acceso: febrero 19, 2018.
24. de Oliveira EP, Burini RC, Jeukendrup A. Gastrointestinal complaints during exercise: prevalence, etiology, and nutritional recommendations. *Sports Med.* 2014;44(1):79–85.
25. de Vrese M, Laue C, Offick B, Soeth E, Repenning F, Thob A, Schrezenmeir J. A combination of acid lactase from *Aspergillus oryzae* and yogurt bacteria improves lactose digestion in lactose maldigesters synergistically: a randomized, controlled, double-blind cross-over trial. *Clin Nutr.* 2015;34(3):394–9.
26. Gerich JE. Role of the kidney in normal glucose homeostasis and in the hyperglycaemia of diabetes mellitus: therapeutic implications. *Diabet Medi.* 2010;27(2):136–42.
27. Gibson GR, Beatty, ER, Wang X, Cummings JH. Selective stimulation of bifidobacteria in the human colon. *Gastroenterology.* 1995;108:975–82.
28. Gibson GR, Wang X. Bifidogenic properties of different types of fructo-oligosaccharides. *Food Microbiol.* 1994;11:491–8.
29. Gwak M-J, Chung S-J, Kim YJ, Lim CS. Relative sweetness and sensory characteristics of bulk and intense sweeteners. *Food Sci Biotechnol.* 2012;21(3):889–894.
30. Hasselbalch SG, Knudsen GM, Jakobsen J, Hageman LP, Holm S, Paulson OB. Blood-brain barrier permeability of glucose and ketone bodies during short-term starvation in humans. *Am J Physiol.* 1995;268(6):E1161–6.
31. Hottiger T, DeVirgilio C, Hall MN, Boller T, Wiemken A. The role of trehalose synthesis for the acquisition of thermotolerance in yeast II. Physiological concentrations of trehalose increase the thermal stability of proteins *in vitro. Eur J Biochem.* 1994;219:187–93.
32. Institute of Medicine, Food and Nutrition Board. *Dietary Reference Intakes for Energy, Carbohydrate, Fiber, Fat, Fatty Acids, Cholesterol, Protein, and Amino Acids.* Washington (DC): National Academies Press; 2002.
33. Jentjens RL, Moseley L, Waring RH, Harding LK, Jeukendrup AE. Oxidation of combined ingestion of glucose and fructose during exercise. *J Appl Physiol.* 2004;96(4):1277–84.
34. Jeukendrup AE. Carbohydrate feeding during exercise. *Eur J Sport Sci.* 2008;8:77–86.
35. Jeukendrup AE. Carbohydrate ingestion during exercise. En: Maughan RJ, editor. *Sports Nutrition: The Encyclopedia of Sports Medicine.* West Sussex: Wiley-Blackwell; 2014.
36. Jeukendrup AE, Brouns F, Wagemakers AJM, Saris WHM. Carbohydrate-electrolyte feedings improve 1 h time trial cycling performance. *Int J Sports Med.* 1997;18(2):125–9.
37. Joesten MD, Hogg JL, Castellion ME. *The World of Chemistry: Essentials.* 4th ed. Belmont (CA): Thomson Brooks/Cole; 2007. p. 359 [Sweetness Relative to Sucrose, Table 15.1].
38. Keizer H, Kuipers H, van Kranenburg G. Influence of liquid and solid meals on muscle glycogen resynthesis, plasma fuel hormone response, and maximal physical working capacity. *Int J Sports Med.* 1987;8:99–104.
39. Koeslag JH. Post-exercise ketosis and the hormone response to exercise: a review. *Med Sci Sports Exerc.* 1982;14(5):327–34.
40. Lecoultre V, Egli L, Theytaz F, Despland C, Schneiter P, Tappy, L. Fructose-induced hyperuricemia is associated with a decreased renal uric acid excretion in humans. *Diabetes Care.* 2013;36(9):e149–50.
41. Lentze MJ. Molecular and cellular aspects of hydrolysis and absorption. *Am J Clin Nutr.* 1995;61(Suppl):946S–51S.
42. Ludwig DS. The glycemic index: physiological mechanisms relating to obesity, diabetes, and cardiovascular disease. *JAMA.* 2002;287:2414–23.
43. Martin WH III, Dalsky GP, Hurley BF, et al. Effect of endurance training on plasma free fatty acid turnover and oxidation during exercise. *Am J Physiol.* 1993;265(5):E708–14.

44. Maton A, Hopkins J, McLaughlin CW, Johnson S, Warner MQ, LaHart D, Wright JD. *Human Biology and Health*. Englewood Cliffs (NJ): Prentice Hall; 1993. p. 52–9.
45. Maughan RJ, editor. *The Encyclopedia of Sports Medicine: Sports Nutrition*. West Sussex: Wiley-Blackwell; 2014.
46. Mcintosh M, Miller C. A diet containing food rich in soluble and insoluble fiber improves glycemic control and reduces hyperlipidemia among patients with type 2 diabetes mellitus. *Nutr Rev*. 2001;59(2):52–5.
47. McIntyre CL, Sheetz AH, Carroll CR, Young MC. Administration of epinephrine for life-threatening allergic reactions in school settings. *Pediatrics*. 2005;116(5):1134–40. Disponible en: http://pediatrics.aappublications.org/content/116/5/1134. Acceso: diciembre 2, 2016.
48. Meyer C, Hanson RL, Tataranni A, Bogardus C, Partly RE. A high fasting plasma insulin concentration predicts type 2 diabetes independent of insulin resistance: evidence for a pathogenic role of relative hyperinsulinemia. *Diabetes*. 2000;49(12):2094–101.
49. Mithieux G, Rajas F, Gautier-Stein A. A novel role for glucose 6-phosphatase in the small intestine in the control of glucose homeostasis. *J Biol Chem*. 2004;279(43):44231–8.
50. Mudgil D, Barak S. Composition, properties and health benefits of indigestible carbohydrate polymers as dietary fiber: a review. *Int J Biol Macromol*. 2013;61:1–6.
51. Mussatto SI. Application of xylitol in food formulations and benefits for health. En: da Silva SS, Chandal, AK, editors. *D-Xylitol*. Berlin, Heidelberg: Springer; 2012. p. 309–23. doi:10.1007/978-3-642-31887-0_14
52. Nature.com. Glycolipids [Internet]. 2015. Disponible en http://www.nature.com/subjects/glycolipids. Acceso: noviembre 30, 2015.
53. Nicholas CW, Williams C, Lakomy HKA, Phillips G, Nowitz A. Influence of ingesting a carbohydrate-electrolyte solution on endurance capacity during intermittent, high-intensity shuttle running. *J Sports Sci*. 1995;13(4):283–90.
54. Noelting J, DiBaise JK. Mechanisms of fructose absorption. *Clin Transl Gastroenterol*. 2015;6(11):e120. doi:10.1038/ctg.2015.50
55. Ophardt CE. Sweetners [Internet]. Virtual Chembook: Elmhurst College. Disponible en: http://chemistry.elmhurst.edu/vchembook/549sweet.html. Acceso: febrero 19, 2018.
56. Pfeiffer B, Cotterill A, Grathwohl D, Stellingwerff T, Jeukendrup AE. The effect of carbohydrate gels on gastrointestinal tolerance during a 16-km run. *Int J Sport Nutr Exerc Metab*. 2009;19:485–503.
57. Phinney SD. Ketogenic diets and physical performance. *Nutr Metab*. 2004;1(1):2. doi:10.1186/1743-7075-1-2
58. Riby JE, Fujisawa T, Kretchmer M. Fructose absorption. *Am J Clin Nutr*. 1993;58(Suppl):748S–53S.
59. Rich PR. The molecular machinery of Keilin's respiratory chain. *Biochem Soc Trans*. 2003;31(Pt 6):1095–105.
60. Rodriguez NR, DiMarco NM, Langley S; American Dietetic Association, Dietitians of Canada. American College of Sports Medicine position stand. Nutrition and athletic performance. *Med Sci Sports Exerc*. 2009;41;709–31.
61. Rollo I, Williams C, Gant N, Nute M. The influence of carbohydrate mouth rinse on self-selected speeds during a 30-min treadmill run. *Int J Sport Nutr Exerc Metabo*. 2008;18(6):585–600.
62. Romijn JA, Sidossis LS, Gastaldelli A, Horowitz JF, Wolfe RR. Regulation of endogenous fat and carbohydrate metabolism in relation to exercise intensity and duration. *Am J Physiol*. 1993;265:E380–91.
63. Roser BJ, Protection of proteins and the like. USP 4,891,319. Issued January 2, 1990. Filed January 15, 1987.
64. Russell M, Benton D, Kingsley M. Influence of carbohydrate supplementation on skill performance during a soccer match simulation. *J Sci Med Sport*. 2012;15(4):348–54.
65. Saez-Lara MJ, Gomez-Llorente C, Plaza-Diaz J, Gil A. The role of probiotic lactic acid bacteria and bifidobacteria in the prevention and treatment of inflammatory bowel disease and other related diseases: a systematic review of randomized human clinical trials. *Biomed Res Int*. 2015;2015:505878. 15 p. doi:10.1155/2015/505878
66. Saris WH, van Erp-Baart MA, Browns F, Westerterp KR, ten Hoor F. Study on food intake and energy expenditure during extreme sustained exercise: the Tour de France. *Int J Sports Med*. 1989;10:S26–31.
67. Sawka MN, Burke LM, Eichner ER, Maughan RJ, Montain SJ, Stachenfeld NS. American College of Sports Medicine position stand. Exercise and fluid replacement. *Med Sci Sports Exerc*. 2007;39:377–90.
68. Shafer RB, Levine AS, Marlene JM, Morley JE. Do calories, osmolality, or calcium determine gastric emptying? *Am J Physiol*. 1985;248(4):R479–83.
69. Sherman WM, Costill DL, Fink WJ, Miller JM. Effect of exercise-diet manipulation on muscle glycogen and its subsequent utilisation during performance. *Int J Sports Med*. 1981;2:114–8.
70. Southgate DA. Digestion and metabolism of sugars. *Am J Clin Nutr*. 1995;62(1):203S–10S.
71. Stellingwerff T, Jeukendrup AE. Authors reply to viewpoint by Joyner et al. entitled "The two-Hour Marathon: Who and When?" *J Appl Physiol*. 2011;110:278–93.
72. Stryer L. *Biochemistry*. 4th ed. New York (NY): W. H. Freeman and Company; 1995. ISBN 978-0716720096.
73. Stumvoll M, Chintalapudi U, Perriello G, Wells S, Gutierrez O, Gerich J. Uptake and release of glucose by the human kidney. Postabsorptive rates and responses to epinephrine. *J Clin Invest*. 1995;96(5),2528–33.
74. Swagerty DL, Walling AD, Klein RM. Lactose intolerance. *Am Fam Physician*. 2002;65(9):1845–1850.
75. Tarnopolsky MA, Zawada C, Richmond LB, Carter S, Shearer J, Graham T, Phillips SM. Gender differences in carbohydrate loading are related to energy intake. *J Appl Physiol*. 2001;91(1):225–30.
76. Thomas DT, Erdman KA, Burke LM, MacKillop M. American College of Sports Medicine Joint Position Statement. Nutrition and Athletic Performance. *Med Sci Sports Exerc*. 2016;48(3):543–68.
77. Torre M, Rodriguez AR, Saura-Calixto F. Effects of dietary fiber and phytic acid on mineral availability. *Crit Rev Food Sci Nutr*. 2009;30(1):1–22.
78. Triplett D, Doyle JA, Rupp JC, Benardot D. An isocaloric glucose-fructose beverage's effect on simulated 100-km cycling performance compared with a glucose-only beverage. *Int J Sport Nutr Exerc Metab*. 2010;20:122–31.

79. Tymczyszyn, EE, Gomez-Zavaglia A, Disalvo EA. Effect of sugars and growth media ont eh dehydration of *Lactobacillus delbrueckii ssp. bulgaricus. J Appl Microbiol.* 2007;102:845–51.
80. USDA/HHS. *Dietary Guidelines for Americans.* Washington, DC: Government Printing Office; 2005.
81. van Hall G, Shirreffs SM, Caleb JAL. Muscle glycogen synthesis during recovery from cycle exercise: no effect of additional protein ingestion. *J Appl Physiol.* 2000;88(5):1631–6.
82. van Loon LJC, Saris WHM, Kruijshoop M, Wagenmakers AJM. Maximizing post exercise muscle glycogen synthesis: carbohydrate supplementation and the application of amino acid or protein hydrolysate mixtures. *Am J Clin Nutr.* 2000;72(1):106–111.
83. Walsh DT. Ecological significance of compatible solute accumulation by micro-organisms: from single cells to global climate. *FEMS Microbiol Rev.* 2000;24:263–90.
84. Watters DAK. Does fatigue impair performance? *ANZ J Surg.* 2014;84(3):102–3.
85. Widmaier E. *Vander's Human Physiology.* New York (NY): McGraw Hill; 2006. p. 96. ISBN 0-07-282741-6.
86. Winnick JJ, Davis JM, Welsh RS, Carmichael MD, Murphy EA, Blackmon JA. Carbohydrate feedings during team sport exercise preserve physical and CNS function. *Med Sci Sports Exerc.* 2005;37(2):306–15.

Capítulo

3 Proteínas

OBJETIVOS

- Entender las diferencias entre los aminoácidos esenciales y no esenciales, así como las principales funciones de los aminoácidos esenciales.
- Calcular el requerimiento diario de proteínas para atletas y no atletas, y la distribución óptima de proteínas para mejorar al máximo su utilización en los tejidos.
- Conocer los riesgos para la salud relacionados con el consumo de demasiadas o muy pocas proteínas y cómo otros sustratos energéticos ayudan a "ahorrar" proteínas para que puedan usarse de forma anabólica.
- Explicar cómo se digieren y absorben las proteínas, incluida la ubicación y la fuente de las principales enzimas digestivas de proteínas.
- Comprender las vías metabólicas energéticas de proteínas y los subproductos formados cuando las proteínas se utilizan como fuente de energía celular.
- Conocer cómo los suplementos de aminoácidos y otras sustancias relacionadas con las proteínas, como el monohidrato de creatina, pueden tener un impacto en los riesgos para la salud y el rendimiento.
- Comprender cómo la presencia y la distribución de aminoácidos esenciales influyen en la calidad de las proteínas.
- Reconocer las funciones primarias de las proteínas, en cuanto a su relación con la inmunidad, la estructura de los tejidos, las hormonas y enzimas, el transporte y el equilibrio hídrico.
- Discriminar entre los alimentos que son buenas fuentes de proteínas de alto valor biológico (VB) y aquellas que son fuentes moderadas a malas de proteínas de alto VB.
- Determinar los alimentos que, al combinarse, pueden mejorar la calidad de la proteína en contraste con su consumo individual.
- Identificar los métodos más frecuentemente utilizados para determinar la calidad de las proteínas.
- Describir los factores que intervienen en la mejoría de la masa y función muscular.

Estudio de caso: muchas proteínas con una mala distribución inhiben los beneficios

T.J. era un enorme defensa de primer año en su equipo de fútbol americano universitario, y aprendió desde el principio (cuando tenía 6 años ya jugaba en la liga Pop Warner) que se necesita mucha proteína para asegurar el crecimiento y la construcción del músculo necesario para tener una carrera en este deporte. Ya era más grande, pesado y alto que casi todos los demás jugadores, pero quería ser aún más grande, incluso desde joven. Así que comió mucho y se aseguró de que gran parte de sus alimentos fueran proteínas. El filete y el pollo eran sus favoritos, pero también comía pescado cuando su madre lo preparaba. No le encantaban los vegetales, pero eso no le importaba demasiado porque "sabía" que la proteína lo llevaría a donde quería llegar.

La gran cantidad de comida que T.J. ingirió lo ayudó a crecer, pero como atleta universitario se le exigía mucho más que nunca. Su entrenador también quería que fuera rápido y jugara tan duro en el cuarto cuarto como lo hacía en el primero. De inmediato, el coordinador defensivo vio un problema: T.J. ciertamente era grande, pero no era tan rápido como debería y su resistencia dejaba mucho que desear. El entrenador lo puso en un régimen de entrenamiento más intenso para desarrollar su fuerza, rapidez y resistencia. Por supuesto, T.J. hizo lo que pensó que tenía que hacer, y eso era aumentar su ingesta de proteínas, pero no ayudó. T.J. seguía engordando con toda la comida adicional que estaba consumiendo, pero la grasa extra que llevaba consigo lo hizo más lento y su resistencia empeoró. Entonces, lo enviaron con el nutriólogo deportivo que recién había comenzado a trabajar con los equipos de la universidad, quien inmediatamente encontró el problema. T.J. estaba consumiendo una gran cantidad de proteínas, pero a expensas de los hidratos de carbono. Para empeorar las cosas, su ingesta de alimentos, incluidas las proteínas, no se distribuía bien a lo largo del día. Tenía principalmente dos comidas grandes: el desayuno y la cena, y casi nada en el medio. Este tipo de patrón de alimentación se relaciona con muchos problemas que dificultan la construcción de masa muscular y facilitan el almacenamiento de grasa. El nutriólogo le mostró que el requerimiento diario típico para un atleta es de 1.2-2.0 g/kg/día, que se consumen idealmente con la ingesta de cantidades moderadas de proteínas repartidas durante el día y después de una sesión de entrenamiento extenuante. T.J. consumía muchas más proteínas que lo indicado en el requerimiento, y no las distribuía bien a lo largo del día para optimizar la capacidad de su cuerpo para utilizarlas de manera eficiente para construir y reparar músculos. Entonces, el nutriólogo le mostró cómo tener siete comidas (desayuno, colación a media mañana, almuerzo, colación, cena, colación y colación antes de acostarse), con aproximadamente 30 g de proteínas en cada una de ellas para proporcionar el nivel recomendado de ingesta y optimizar la utilización de proteínas. T.J. vio la diferencia casi inmediatamente. Su grasa corporal estaba disminuyendo y su masa muscular estaba aumentando. Aprendió uno de los secretos de la nutrición: lo más importante no es la cantidad que comes, sino cómo y cuándo lo comes.

ANÁLISIS DEL ESTUDIO DE CASO

1. Calcule las proteínas en su dieta para determinar si está consumiendo una cantidad que satisfaga sus necesidades y que las esté distribuyendo de una manera que optimice su utilización.
2. ¿Es posible que las personas activas que consumen las tres comidas diarias puedan distribuir la ingesta de proteínas de una manera que permita su utilización óptima?
3. ¿Qué pasa con el exceso de proteína consumida? Haga una lista de los posibles problemas que pueden surgir de esto.
4. ¿Cómo establecería el entorno de un atleta para garantizar que consuma alimentos con un patrón más útil?

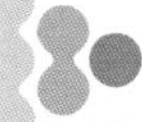

Introducción

Factores importantes a considerar

- Existe evidencia limitada de que aumentar el consumo de proteínas por arriba de la ingesta recomendada como medio para mejorar la musculatura es una estrategia útil, y puede causar problemas con la salud renal, deshidratación y baja densidad mineral ósea. Además, la ingesta alta de proteínas interfiere con una ingesta equilibrada de otros alimentos/nutrientes.
- Es mucho mejor consumir la cantidad recomendada de proteínas de manera que los tejidos puedan utilizarlas de manera eficiente, en especial cuando el gasto de energía del atleta se satisface con una ingesta suficiente de hidratos de carbono y grasas.
- El consumo de aminoácidos individuales con el propósito de iniciar un resultado metabólico deseado (mayor crecimiento muscular) puede estar asociado con problemas que podrían interferir con los resultados deseados (es decir, síntesis de proteínas musculares [SPM], disminución del dolor muscular, reparación muscular mejorada) y es probable que no sea una estrategia exitosa.
- Es mucho mejor comer alimentos que contengan una amplia gama de aminoácidos esenciales para garantizar una ingesta adecuada de energía y para permitir que los tejidos adquieran los aminoácidos que necesitan con fines metabólicos. Es fácil obtener demasiado de un solo aminoácido, lo que puede dar como resultado el efecto opuesto al deseado. Por ejemplo, se sabe que el **aminoácido de cadena ramificada** (AACR) leucina es un estimulador de la SPM, y los estudios sugieren que 20 g de proteínas de buena calidad con leucina estimulan al máximo la SPM.

Aminoácidos de cadena ramificada

Los aminoácidos isoleucina, valina y leucina, que se pueden metabolizar localmente en el tejido muscular, promueven la SPM y están involucrados en el metabolismo de la glucosa.

Las **proteínas** son uno de los sustratos energéticos (junto con los hidratos de carbono y las grasas), lo que significa que el cuerpo es capaz de producir trifosfato de adenosina (ATP, *adenosine triphosphate*; o energía) a partir de moléculas de proteínas, sobre todo a través de su conversión a hidratos de carbono y grasas. Sin embargo, además de esta capacidad de producción de energía, las proteínas tienen muchas otras funciones críticas que hay que tomar

Proteínas

Moléculas que constan de múltiples aminoácidos unidos por enlaces peptídicos en una secuencia y estructura que influye en su función.

en cuenta. Muchas personas físicamente activas consideran que el consumo de proteínas es la clave para el éxito en el desempeño atlético, e incluso una breve revisión de las revistas y otras referencias dirigidas a atletas demuestra este punto, con anuncios de suplementos de proteínas y alimentos con proteínas añadidas que, en última instancia, mejorarán el potencial de ganar. A menudo, las personas físicamente activas consumen muchas más proteínas de las que se necesitan, y un problema evidente con su consumo excesivo es que necesariamente se traduce en consumir muy poco de otros nutrientes que son igualmente importantes (6). Existe evidencia de que consumir ~30 g de proteínas en una sola comida mejora al máximo la SPM en personas jóvenes y adultos mayores, lo que sugiere que los alimentos con mayor contenido de proteínas (aquellas que proporcionan más de 30 g de proteínas) pueden no producir crecimiento muscular (29, 71). Además, el alto consumo proteínico puede desplazar a los hidratos de carbono, que están bien establecidos como el combustible óptimo para todos los esfuerzos deportivos, desde la resistencia hasta los eventos de corta duración y alta intensidad (6, 56, 73). A pesar de que las personas físicamente activas a menudo consumen muchas más proteínas de las que los tejidos corporales pueden utilizar para cumplir con los requisitos anabólicos no energéticos (es decir, SPM), la manera en la que se consumen puede inhibir la utilización de las proteína consumidas (52). La mala utilización de las proteínas provoca, al menos en parte, que se elimine el nitrógeno y se conviertan en grasa e hidratos de carbono para usarse o almacenarse como combustible. Aunque está claro que los atletas pueden tener un requerimiento que es más del doble que el de los no atletas (1.2-2.0 frente a 0.8 g/kg/día), la forma en la que se consume la proteína es importante, al igual que buscar una ingesta equilibrada que exponga a los atletas a todos los nutrientes que necesitan. En este capítulo se revisan las fuentes alimentarias, funciones, requerimientos y patrones de alimentación de las proteínas que pueden ayudar a obtener el máximo provecho de estas macromoléculas. Además, en este capítulo se resuelven muchas dudas, a saber:

- ¿Aumentar la ingesta de proteínas más allá de cierta cantidad ayuda a incrementar la masa muscular?
- ¿La ingesta de suplementos o una comida alta en proteínas proporciona un beneficio ergogénico (que mejora el rendimiento)?
- ¿La ingesta suplementaria o alta en proteínas mejora la fuerza y la potencia?
- ¿Existe evidencia de que, cuando se normaliza con base en proteínas/kg, los atletas tienden a poner demasiado énfasis en las proteínas en detrimento de otros nutrientes?

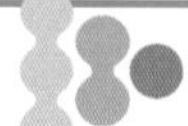

Estructura de las proteínas

Las proteínas se componen de aminoácidos que contienen carbono, oxígeno, hidrógeno y nitrógeno (fig. 3-1).

De los sustratos energéticos, solo las proteínas contienen nitrógeno. El contenido de nitrógeno de las proteínas es una consideración importante porque, cuando estas se descomponen para emplearse como energía o se almacenan como grasa, el nitrógeno debe eliminarse de la molécula, y este residuo es potencialmente tóxico y debe eliminarse de los tejidos corporales. Los desechos nitrogenados producidos a partir de la descomposición de las proteínas generan compuestos tóxicos que deben ser excretados a través de los riñones mediante un gran volumen de agua para lograr la dilución suficiente para esta excreción (fig. 3-2).

Nitrógeno ureico en sangre

El **nitrógeno ureico en sangre** (BUN, *blood urea nitrogen*) es una medida del contenido de urea en la sangre, la cual representa principalmente el nitrógeno liberado por el metabolismo de las proteínas. Se obtiene del producto residual urea. Esta última se produce cuando los aminoácidos se catabolizan y la cadena de carbono se utiliza para suministrar energía o se almacena como grasa. El nitrógeno eliminado del aminoácido forma la urea, que se elimina del cuerpo a través de la orina.

Orina

La *orina* es un líquido producido por los riñones para excretar los subproductos del metabolismo. Una función primaria de la orina es excretar los desechos nitrogenados (urea), que son un subproducto del catabolismo de las proteínas. Las dietas ricas en proteínas que exceden la capacidad del tejido para utilizar la proteína de forma anabólica dan como resultado un catabolismo de proteínas y un mayor desperdicio de nitrógeno que se debe excretar a través de la orina.

Los **aminoácidos** son los bloques de construcción de las proteínas: varios aminoácidos se unen para formar **polipéptidos**, y varios polipéptidos se unen para formar una proteína. Existen 20 aminoácidos distintos, y los humanos pueden producir 11 de ellos utilizando el nitrógeno desechado de la descomposición de las proteínas y el carbono, hidrógeno y

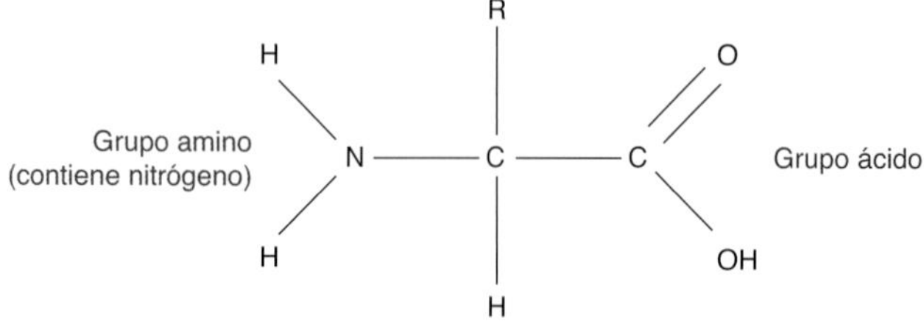

FIGURA 3-1. Estructura básica de un aminoácido, el bloque de construcción de las proteínas.

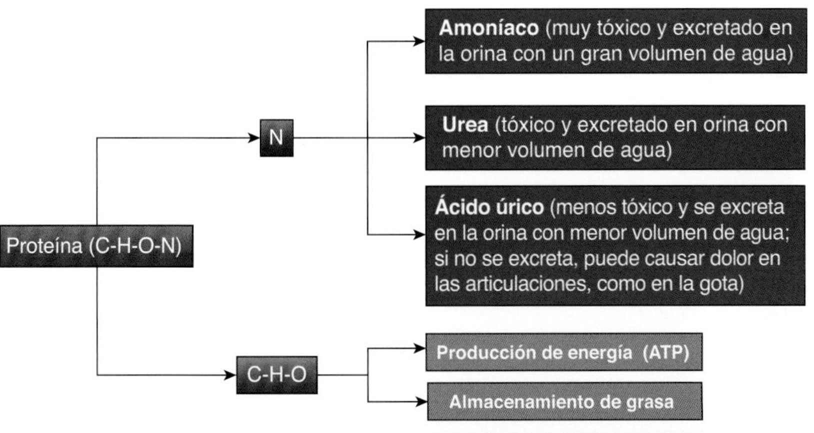

FIGURA 3-2. Degradación de proteínas y excreción de nitrógeno. ATP, trifosfato de adenosina.

oxígeno disponibles a partir de los hidratos de carbono. Los 11 aminoácidos que puede fabricar el cuerpo se conocen como *aminoácidos no esenciales* o prescindibles, porque *no es esencial* que los obtengamos de los alimentos que consumimos, ya que el cuerpo puede sintetizarlos. Sin embargo, no se debe malinterpretar que "no esencial" significa "no importante", ya que metabólicamente los aminoácidos no esenciales resultan tan importantes como los nueve **aminoácidos esenciales**, que no se pueden producir y se deben obtener de los alimentos que consumimos (tabla 3-1).

Para formar las proteínas, los aminoácidos se unen a través de enlaces peptídicos, donde el extremo ácido de un aminoácido se une al nitrógeno de otro y, en el proceso, se forma agua (fig. 3-3). La secuencia en la que se conectan estos aminoácidos determina la función de la proteína. Entonces, aunque una proteína puede contener los mismos aminoácidos, la forma en la que se ordenan determina su función.

Aminoácidos

Compuestos orgánicos caracterizados por un grupo amino (NH_2) en un extremo de la molécula y un grupo carboxilo (COOH) en el otro. Los aminoácidos se unen en diferentes secuencias para componer polipéptidos y proteínas.

Polipéptidos

Molécula que consiste en una cadena de aminoácidos unidos por enlaces peptídicos. La molécula es demasiado pequeña para ser llamada una proteína.

Aminoácidos esenciales

Son aminoácidos que los humanos son incapaces de sintetizar a partir de otros esqueletos de aminoácidos, por lo que es esencial que estén en los alimentos consumidos. Los aminoácidos esenciales también se conocen como *aminoácidos indispensables*.

Tabla 3-1 Aminoácidos esenciales y no esenciales

Aminoácidos no esenciales (sintetizados por los humanos a partir de hidratos de carbono y fragmentos de otros aminoácidos)			Aminoácidos esenciales (los humanos no pueden sintetizarlos, por lo que deben consumirse de los alimentos)		
Aminoácido	**Abreviatura**	**Notas**	**Aminoácido**	**Abreviatura**	**Notas**
Alanina	Ala	Puede convertirse en glucosa en el hígado (gluconeogénesis) a través del ciclo alanina-glucosa. **(Glucogénico)**	Histidina	His	A diferencia de los otros aminoácidos esenciales, no induce un estado insuficiente en proteínas (equilibrio negativo de nitrógeno) cuando se elimina de la dieta. Participa en la producción de histamina. (Glucogénico)

(*continúa*)

Tabla 3-1 Aminoácidos esenciales y no esenciales (*continuación*)

Aminoácidos no esenciales (sintetizados por los humanos a partir de hidratos de carbono y fragmentos de otros aminoácidos)			Aminoácidos esenciales (los humanos no pueden sintetizarlos, por lo que deben consumirse de los alimentos)		
Aminoácido	**Abreviatura**	**Notas**	**Aminoácido**	**Abreviatura**	**Notas**
Arginina	Arg	Aminoácido condicionalmente esencial que puede volverse esencial bajo ciertas condiciones metabólicas. Utilizado en la producción de óxido nítrico. (Glucogénico)	Isoleucina	Ile	Aminoácido de cadena ramificada que puede ser útil para la recuperación muscular y el sistema inmunitario después del ejercicio. (Glucogénico)
Asparagina	Asn	Necesaria para el desarrollo y la función del cerebro; también desempeña un papel en la síntesis de amoníaco. (Glucogénico)	Leucina	Leu	Aminoácido de cadena ramificada que puede ser útil para la recuperación muscular y el sistema inmunitario después del ejercicio. Estimula la síntesis de proteínas musculares. **(Cetogénico)**
Ácido aspártico	Asp	Puede convertirse en glucosa en el hígado (gluconeogénesis) y también participa en la neurotransmisión. (Glucogénico)	Lisina	Lys	Metabolizado para formar acetil-coenzima A, el producto intermediario en el metabolismo energético. También se usa para ayudar a formar colágeno, una proteína del tejido conjuntivo. (Glucogénico)
Cisteína	Cys	Aminoácido condicionalmente esencial que puede volverse esencial bajo ciertas condiciones metabólicas. (Glucogénico)	Metionina	Met	La restricción puede reducir el riesgo de obesidad y mejorar la longevidad en los seres humanos, pero también puede disminuir la producción de otros aminoácidos. (Glucogénico)
Ácido glutámico	Glu	Neurotransmisor importante; también se utiliza como parte de un potenciador del sabor (glutamato monosódico). (Glucogénico)	Fenilalanina	Phe	Importante para la producción de los neurotransmisores noradrenalina y adrenalina. (Glucogénico y cetogénico)
Glutamina	Gle	Aminoácido condicionalmente esencial que puede volverse esencial bajo ciertas condiciones metabólicas. (Glucogénico)	Treonina	The	Utilizado en la síntesis de proteínas y glicina. (Glucogénico y cetogénico)
Glicina	Gly	Bloque de construcción en la síntesis de proteínas y también funciona como neurotransmisor. (Glucogénico)	Triptófano	Trp	Se utiliza para sintetizar los neurotransmisores serotonina y melatonina, así como la vitamina niacina. (Glucogénico y cetogénico)
Prolina	Pro	Aminoácido condicionalmente esencial que puede volverse esencial bajo ciertas condiciones metabólicas. (Glucogénico)	Valina	Val	Aminoácido de cadena ramificada que puede ser útil para la recuperación muscular y el sistema inmunitario después del ejercicio. (Glucogénico)
Serina	Ser	Importante para la función neurológica normal. (Glucogénico)			

Tabla 3-1 Aminoácidos esenciales y no esenciales

Aminoácidos no esenciales (sintetizados por los humanos a partir de hidratos de carbono y fragmentos de otros aminoácidos)			**Aminoácidos esenciales (los humanos no pueden sintetizarlos, por lo que deben consumirse de los alimentos)**		
Aminoácido	**Abreviatura**	**Notas**	**Aminoácido**	**Abreviatura**	**Notas**
Tirosina	Tyr	Aminoácido condicionalmente esencial que puede volverse esencial bajo ciertas condiciones metabólicas. Se utiliza para formar dopamina, noradrenalina y adrenalina. (Glucogénico y cetogénico)			

Fuente: National Academy of Sciences. *Dietary Reference Intakes for Energy, Carbohydrate, Fiber, Fat, Fatty Acids, Cholesterol, Protein, and Amino Acids (macronutrients).* Washington (DC): National Academies Press; 2005. p. 591, 593; Negro M, Giardina S, Marzani B, Marzatico F. Branched-chain amino acid supplementation does not enhance athletic performance but affects muscle recovery and the immune system. *J Sports Med Phys Fitness.* 2008;48(3):347–51; Ruzzo EK, Capo-Chichi J-M, Ben-Zeev B, et al. Deficiency of asparagine synthetase causes congenital microcephaly and a progressive form of encephalopathy. *Neuron.* 2013;80(2):429–41.

Aminoácidos no esenciales

Los **aminoácidos no esenciales** son aquellos que los humanos son capaces de sintetizar a partir de otros aminoácidos, por lo que no es esencial que se encuentren en los alimentos consumidos. Los aminoácidos no esenciales también se denominan *aminoácidos prescindibles.*

Aminoácidos glucogénicos

Los **aminoácidos glucogénicos** son aquellos que pueden convertirse en glucosa a través del proceso de gluconeogénesis en el hígado. En los seres humanos, todos los aminoácidos, con excepción de la leucina y la lisina, son glucogénicos. La alanina es un aminoácido glucogénico primario con una vía metabólica importante en el hígado para la convesión de la alanina en glucosa.

Aminoácidos cetogénicos

Los **aminoácidos cetogénicos** se convierten en cetonas cuando se catabolizan. La isoleucina, la fenilalanina, la treonina, el triptófano y la tirosina son glucogénicos y cetogénicos, mientras que la leucina y la lisina son solo cetogénicas.

Ejemplo:

(AA1+AA3+AA5+AA2+AA1+AA4)

y

(AA3+AA1+AA2+AA5+AA4+AA1)

tienen funciones diferentes, aunque contienen los mismos aminoácidos, ya que estos se unen en una secuencia distinta.

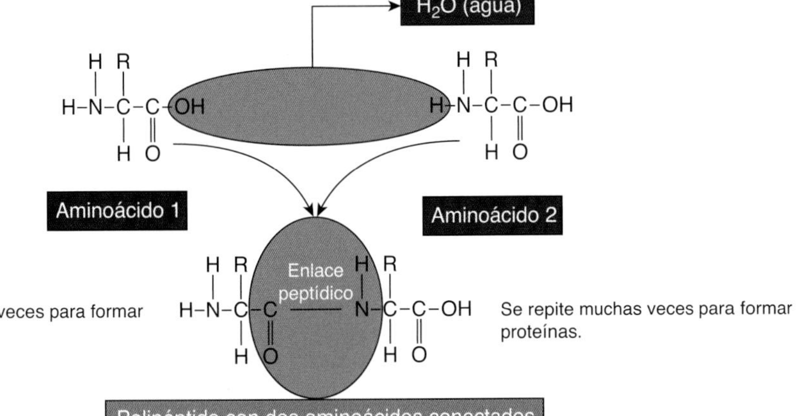

FIGURA 3-3. Proteínas formadas mediante la conexión de aminoácidos individuales a través de enlaces peptídicos.

Todos los aminoácidos necesarios deben estar presentes al mismo tiempo para construir una proteína, y como la síntesis de proteínas está codificada por el ADN, no se pueden hacer sustituciones de aminoácidos. También es importante tomar en cuenta que la síntesis de proteínas requiere energía (calorías) y es difícil lograrla cuando se está en un estado de insuficiencia energética grave. Como el sistema humano es altamente adaptativo, la síntesis de proteínas específicas puede estimularse a través de diferentes acciones. Por ejemplo, suponiendo que haya suficiente energía y aminoácidos disponibles, un atleta que levanta pesas más pesadas de lo que está habituado alentará la síntesis de más proteínas musculares para permitir un levantamiento de peso con mayor eficiencia energética.

Las proteínas tienen cuatro componentes estructurales:

- *Estructura primaria.* Secuencia de los aminoácidos que componen la proteína y, por lo tanto, el principal determinante de la función de la proteína.
- *Estructura secundaria.* Enlaces de hidrógeno de la proteína, que están conectados a la estructura proteínica primaria.
- *Estructura terciaria.* La forma de la proteína. Por ejemplo, aunque no es una proteína, la forma de doble hélice del ADN ejemplifica bien una estructura terciaria.
- *Estructura cuaternaria.* Número de polipéptidos y proteínas que están conectados a la proteína como cadenas laterales.

Funciones de las proteínas

Las proteínas que consumimos se digieren en aminoácidos individuales, y estos interactúan con los aminoácidos producidos por los tejidos corporales para formar el conjunto total de aminoácidos disponibles. Los tejidos tienen múltiples y diferentes requerimientos de aminoácidos/proteínas, ya que tienen distintas funciones. Por ejemplo, el tejido nervioso requiere neurotransmisores, que son proteínas especializadas para transportar mensajes de impulso nervioso; los músculos requieren proteínas para su crecimiento y reparación, y así. Las funciones principales de las proteínas incluyen:

- *Protección.* Las proteínas ayudan a sintetizar anticuerpos, que atacan sustancias extrañas como bacterias y virus para proteger al cuerpo de invasiones e infecciones. Un ejemplo de un anticuerpo importante es la *inmunoglobulina G.* Las proteínas también proporcionan defensas de barrera frente a la invasión de bacterias y virus a través de la piel, las lágrimas (para proteger los ojos) y la mucina (en saliva, para proteger el tubo digestivo).
- *Estructura del tejido.* Las proteínas estructurales proporcionan la estructura para soportar la forma de las células/tejidos, incluidos los órganos, los músculos, los huesos, la piel, el cabello y las uñas. Un ejemplo de una proteína estructural es el colágeno, que brinda fuerza y resistencia a los tejidos corporales. La producción de proteínas estructurales es un componente necesario del crecimiento y mantenimiento de los tejidos.
- *Mensajeras.* Algunas proteínas, incluidas las hormonas, transmiten mensajes a tejidos específicos para determinar y, literalmente, controlar cómo funcionará ese tejido. Por ejemplo, la hormona estrógeno emite mensajes para la creación y función del útero.
- *Transporte.* Algunas proteínas específicas son portadoras de moléculas que son críticas para la función del tejido. Por ejemplo, la proteína hemoglobina transporta oxígeno a las células y elimina el dióxido de carbono de las células para la respiración celular normal. Otros ejemplos incluyen *lipoproteínas,* que transportan lípidos (grasas) en la sangre; *transferrina* y *ceruloplasmina*, que transportan y transfieren hierro para la fabricación de hemoglobina; y yodo unido a proteínas, que se usa para producir la hormona tiroxina.
- *Enzimas y hormonas.* Estas proteínas controlan las reacciones químicas que tiene cada célula y, al hacerlo, son responsables de la creación de nuevas moléculas y tejidos. Las **enzimas** son el brazo efector de la información genética en el ADN de cada persona. Un ejemplo de enzima es la amilasa pancreática, que descompone las moléculas grandes de hidratos de carbono en moléculas más pequeñas que pueden ser absorbidas. Otro ejemplo es la *fenilalanina hidroxilasa*, que convierte el aminoácido fenilalanina en tirosina, otro aminoácido. Los ejemplos de **hormonas** basadas en proteínas incluyen insulina, glucagón y hormona del crecimiento. Los aminoácidos también estimulan la secreción de insulina, glucagón, hormona del crecimiento y factor de crecimiento insulínico de tipo 1, todos ellos relacionados con el mantenimiento, recuperación y crecimiento de la masa muscular (79).
- *Equilibrio hídrico.* Las proteínas de la sangre son necesarias para controlar el líquido dentro y fuera de los tejidos a través de la presión osmótica. Los estados insuficientes en proteínas se asocian con la pérdida de líquido de los tejidos y como resultado producen *edema.*
- *Equilibrio acidobásico.* Las proteínas son *anfotéricas*, ya que tienen la capacidad de captar y liberar hidrógeno, y al hacerlo ayudan a controlar el pH corporal (acidez/alcalinidad relativa).
- *Síntesis de compuestos de nitrógeno.* Las proteínas participan en la síntesis de otros compuestos pequeños que contienen nitrógeno, como la creatina, las purinas y las pirimidinas. La creatina participa en la síntesis de *fosfocreatina*, un compuesto utilizado para crear una gran cantidad de ATP en actividades de intensidad extremadamente alta.

En los seres humanos, algunos aminoácidos individuales (no proteínas) también tienen funciones biológicas importantes. Ejemplos de estos incluyen los siguientes:

- La *glicina* y el *ácido glutámico* son neurotransmisores.
- El *triptófano* es un precursor del neurotransmisor serotonina.
- La *glicina* es un precursor del hemo (parte de la hemoglobina).

- La *arginina* es un precursor del óxido nítrico (parte del proceso de entrega de oxígeno a las células).
- La *carnitina* transporta los lípidos dentro de una célula a las mitocondrias de la célula para obtener energía.

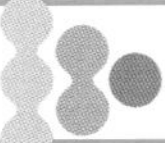

Fuentes de proteínas

Factores importantes a considerar

- Prácticamente todos los alimentos que comemos tienen una amplia variedad de aminoácidos; sin embargo, no todos los alimentos tienen los aminoácidos esenciales en una proporción que permita que los tejidos los utilicen de manera eficiente para cumplir todas las funciones de las proteínas. Por lo tanto, los atletas deben hacer un esfuerzo por consumir pequeñas cantidades regulares (25-30 g) de proteínas de buena calidad a lo largo del día para satisfacer las necesidades totales de los tejidos (1.2-1.7 g/kg/día).
- Aunque las fuentes más altas de proteínas de buena calidad provienen de las carnes, los vegetarianos pueden obtener proteínas de buena calidad al mezclar los alimentos de una manera que mejore la distribución de los aminoácidos esenciales. Esta estrategia de crear proteínas complementarias para mejorar la calidad de la proteína se ha practicado durante generaciones en muchas culturas, incluida la mezcla de frijoles (judías/porotos) con maíz (América Central y del Sur) y la mezcla de frijoles con arroz (cuenca mediterránea y Asia).

Las proteínas y sus aminoácidos componentes se encuentran en casi todo lo que consumimos que no se ha procesado para producir una sustancia/químico único (p. ej., azúcar de mesa). Sin embargo, diferentes alimentos tienen diferentes *concentraciones* de proteínas y aminoácidos y diferentes *distribuciones* de aminoácidos que afectan el volumen y la calidad de la proteína consumida. Las fuentes más altas en proteínas (el volumen más alto con la mejor distribución de aminoácidos) provienen de alimentos derivados de animales (carne, pescado, aves, huevos, productos lácteos), mientras que los alimentos de origen vegetal proporcionan fuentes más bajas de proteínas (frutas y vegetales) (tabla 3-2).

Tabla 3-2	Fuentes alimentarias seleccionadas de proteínas con base en el volumen de proteínas/g de alimento
Fuentes altas	■ Carne • Res • Cordero • Cerdo • Etcétera ■ Pescado y mariscos ■ Aves de corral ■ Huevos
Fuentes moderadamente altas	■ Lácteos ■ Legumbres • Frijoles (judías/porotos) • Chícharos (guisantes/arvejas) • Lentejas • Soya (soja)
Fuentes moderadas	■ Cereales • Maíz (choclo) • Trigo • Arroz • Cebada • Avena ■ Semillas y nueces • Anacardos • Cacahuates (maní)/crema de cacahuate • Semillas de ajonjolí (sésamo)
Fuentes bajas	■ Frutas • Manzanas • Naranjas • Uvas ■ Vegetales • Brócoli • Vegetales de hoja verde • Zanahorias

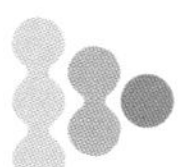

Medición y evaluación de proteínas

Además de considerar el *volumen* de proteínas suministradas a partir de los alimentos consumidos, también debe considerarse la distribución de aminoácidos en el alimento para determinar la *calidad* de la proteína consumida. Cuanto mayor sea la **calidad de la proteína**, menor será su volumen necesario para satisfacer nuestros requerimientos biológicos. Los alimentos de origen animal tienen un alto volumen y una alta calidad de proteína, mientras que los alimentos no animales tienen un menor volumen y una menor calidad de proteína. En gran medida, esto se puede corregir combinando alimentos vegetales específicos para mejorar su calidad (distribución de aminoácidos esenciales). Algunos alimentos de origen vegetal son bajos en un aminoácido esencial específico, mientras que otros son bajos en uno diferente. Al combinarlos (al comerlos al mismo tiempo), la mezcla de aminoácidos esenciales crea **proteínas complementarias** que mejoran la calidad de la proteína. Las legumbres, por ejemplo, tienen cantidades bajas de triptófano y metionina, mientras que los cereales tienen cantidades bajas de lisina, isoleucina y treonina. Al combinar legumbres y cereales, la distribución de los aminoácidos esenciales mejora para producir una proteína de buena calidad. Una estrategia habitual para generar una proteína de buena calidad es consumir mantequilla de maní, que es baja en triptófano y metionina, con pan de trigo, que es bajo en lisina, isoleucina y treonina. La combinación (un sándwich de mantequilla de maní) produce una proteína de mayor calidad (tabla 3-3). La estrategia típica para mejorar la calidad de la proteína vegetal es consumir legumbres con cereales o legumbres con nueces y semillas.

Calidad de las proteínas

Medida de la utilización neta de las proteínas consumidas de la dieta. Existen varios métodos para determinar la calidad de las proteínas, pero todos están relacionados con la cantidad de nitrógeno retenido en comparación con el nitrógeno consumido. El nitrógeno solo se deriva de productos relacionados con las proteínas, y una mayor retención de nitrógeno significa una mejor utilización por los tejidos y una mayor calidad de la proteína.

Proteínas complementarias

Dos o más fuentes alimentarias que individualmente no proporcionan proteínas de alta calidad, pero que cuando se combinan, se complementan entre sí y proporcionan una mejor distribución de los aminoácidos esenciales con mayor calidad de proteínas. Como ejemplo, la combinación de legumbres y cereales en una comida (como frijoles y tortillas de maíz) produce una calidad proteínica significativamente más alta que comer legumbres o cereales solos.

La *proporción* de aminoácidos consumidos al mismo tiempo hace una diferencia en la calidad de la proteína (es decir, qué proporción de los aminoácidos consumidos puede usarse de manera metabólicamente eficiente para una o más de las funciones de las proteínas mencionadas anteriormente), y la calidad de la proteína hace una diferencia en la proporción de aminoácidos que se desaminan (eliminan el nitrógeno), por lo que la cadena de carbono restante se puede almacenar como grasa o quemarse para obtener energía. Cuanto menor sea la calidad de la proteína consumida, mayor la proporción de nitrógeno que se elimina y debe excretarse (*véase* la fig. 3-1). Como una manera de visualizar esto, la tabla 3-4 muestra una hoja de trabajo para estimar cuántas proteínas se retienen y utilizan como proteína; se pierden y se queman para obtener energía; o se almacenan como grasa. El propósito de esta tabla es ayudar al lector a entender que una **proteína completa** está determinada por la presencia y la proporción de aminoácidos esenciales que, en conjunto, ayudan a determinar la calidad y la retención de la proteína.

Proteínas completas

Se refiere a proteínas que contienen todos los aminoácidos esenciales en una concentración/proporción que es capaz de mantener el crecimiento y prevenir la insuficiencia si se consumen en cantidades adecuadas.

Las principales consideraciones para determinar la calidad de las proteínas son las siguientes: 1) las características de la proteína y la matriz alimentaria en la que se consume (es decir, la disponibilidad de la proteína del alimento que se ha consumido) y 2) las demandas del individuo que consume el alimento, según la

Tabla 3-3 Combinación de alimentos que no son carne para mejorar la calidad de las proteínas

Alimento	Aminoácidos que son bajos (no ausentes)	Alimentos que pueden mejorar la calidad (alimentos complementarios)
Legumbres (lentejas, chícharos, habas, cacahuates)	▪ Triptófano ▪ Metionina	▪ Cereales ▪ Nueces ▪ Semillas
Cereales (trigo, maíz, avena, arroz, centeno, cebada)	▪ Lisina ▪ Isoleucina ▪ Treonina	▪ Legumbres ▪ Lácteos
Nueces y semillas (almendras, semillas de girasol, anacardos, etc.)	▪ Lisina ▪ Isoleucina	▪ Legumbres

Los alimentos específicos tienen diferentes perfiles de aminoácidos. Los aminoácidos enumerados en esta tabla se basan en promedios para la categoría de alimentos.

Aunque se necesita planificación adicional, es posible obtener proteínas de buena calidad de fuentes no animales. También se debe considerar que los veganos puros (aquellos que *no* consumen productos animales) también deben planificar otros nutrientes que puedan suministrarse más fácilmente a través de productos animales, incluido el hierro, el zinc y la vitamina B_{12}. Sin embargo, con una buena planificación, definitivamente es posible consumir todos los nutrientes necesarios a partir de una dieta basada en plantas.

Fuente: Pennington JT, Douglass JS. *Bowes & Church's Food Values of Portions Commonly Used.* 18th ed. Philadelphia (PA): Lippincott Williams & Wilkins; 2005. p. 264–314.

Tabla 3-4 Hoja de trabajo de proteínas completas para calcular cuántas proteínas se conservan o se pierden

	AAE1	AAE2	AAE3	AAE4	AAE5	AAE6	AAE7	AAE8	AAE9
Ideal	20	10	10	20	30	30	40	20	10
Consumidas	10	10	10	20	30	30	40	20	10
Utilizadas	10	5	5	10	15	15	20	10	5
Perdidas	0	5	5	10	15	15	20	10	5

Cómo interpretar esta tabla:

1. "Ideal" es la distribución hipotéticamente perfecta de los nueve aminoácidos esenciales (AAE) para una utilización óptima por los tejidos.
2. "Consumidas" es la distribución de aminoácidos en los alimentos con proteínas que realmente se consumieron. Tenga en cuenta que AAE1 es el 50% del ideal, mientras que todos los demás AAE se proporcionan en las cantidades ideales.
3. "Utilizadas" representa la cantidad de AAE que realmente se puede usar para el metabolismo de proteínas. Como AAE1 era el 50% del ideal, para mantener la proporción de AAE en la proporción ideal, solo puede utilizarse el 50% del otro AAE.
4. "Perdidas" representa los AAE que no pueden usarse para el metabolismo de las proteínas, por lo que el nitrógeno se elimina y la cadena de carbono restante se almacena como grasa o "se quema" para suministrar energía.

edad y la fase de crecimiento (un crecimiento más rápido requiere más proteínas), el estado de salud (la enfermedad a menudo aumenta los requerimientos del tejido para las proteínas), el estado fisiológico (las actividades que aumentan la degradación muscular requieren más proteínas para la reparación muscular) y el equilibrio de energía (un equilibrio bajo de energía limita la utilización de proteínas, ya que en los sistemas humanos la energía es primero). El bajo equilibrio energético da como resultado que la proteína se utilice para satisfacer los requerimientos de energía en lugar de la multitud de otras funciones que solo las proteínas pueden satisfacer (43). Claramente, el estatus de la proteína es un tema mucho más complicado que la cantidad que se consume.

Los métodos tradicionales para determinar la calidad de la proteína en humanos incluyen la evaluación de la retención de nitrógeno (VB), el crecimiento (proporción de eficiencia proteínica [PEP]) y los requerimientos de aminoácidos y la capacidad para digerirlos (*Puntuación de aminoácidos corregida por la digeribilidad proteínica* [PDCAAS, *Protein digestibility-corrected amino acid score*]).

Valor biológico

El *VB* es una medida de la proteína absorbida a partir de los alimentos consumidos que se incorpora a las proteínas corporales totales (piel, cabello, músculos, órganos, hormonas, etc.). La proporción que se absorbe pero no se incorpora a las proteínas del cuerpo, se excreta. Como solo las proteínas contienen nitrógeno (N), este último se utiliza como una estimación del consumo, la absorción y la excreción de proteínas. Por lo tanto, el *equilibrio de nitrógeno* es una medida del nitrógeno consumido frente al excretado. La estrategia básica es tener un contenido conocido de nitrógeno en la comida consumida, medir el nitrógeno perdido en la materia fecal, que representa la cantidad de proteína no absorbida, y cuantificar la cantidad de nitrógeno perdido en la orina, que representa la cantidad de proteína absorbida, pero no incorporada a los tejidos corporales. Las proteínas de mayor calidad (con mejor distribución de aminoácidos esenciales) tienen una mayor tasa de incorporación a los tejidos corporales y una menor tasa de pérdida en la orina. El resultado proporciona un valor porcentual que, entre más alto, representa un mayor VB. El VB también puede compararse con una proteína de prueba (típicamente albúmina de huevo, que tiene un VB del 94%) para determinar la calidad de una proteína en comparación con un estándar conocido. La fórmula básica para el VB es la siguiente (45):

$$\text{VB} = (\text{nitrógeno retenido} / \text{nitrógeno absorbido}) \times 100$$

$$\text{Nitrógeno retenido} = \text{nitrógeno absorbido} - \text{nitrógeno excretado en la orina}$$

$$\text{Nitrógeno absorbido} = \text{nitrógeno consumido} - \text{nitrógeno excretado en heces}$$

Equilibrio de nitrógeno

El **equilibrio de nitrógeno** es una medida de la idoneidad de la proteína, al proporcionar una cuantificación del nitrógeno consumido frente al nitrógeno excretado (las proteínas son el único sustrato energético que contiene nitrógeno, por lo que su medición proporciona una medida indirecta de las proteínas). Un equilibrio positivo de nitrógeno sugiere la incorporación de proteínas (que contienen nitrógeno) en nuevos tejidos/productos, mientras que el equilibrio negativo de nitrógeno sugiere una pérdida neta de tejidos/productos asociados con proteínas. Por poner un caso, el crecimiento de un niño es un excelente ejemplo de un equilibrio *positivo* de nitrógeno y también se observa en un atleta que está construyendo músculo. Alguien que no consume suficiente energía perderá peso de los tejidos y metabolizará las proteínas para ayudar a satisfacer los requerimientos de energía, lo que causará un equilibrio de nitrógeno *negativo*.

Proporción de eficiencia proteínica

La *proporción de eficiencia proteínica* consiste en una medida del peso ganado por un animal de prueba (generalmente una rata, pollo o ratón jóvenes) dividido por las proteínas totales consumidas durante un período determinado. Cuanto mayor sea la ganancia de masa corporal para cualquier cantidad de proteína, mayor será la PEP y, por lo tanto, mejor será la calidad de la proteína consumida. En términos simples, si se le dan 100 g de proteína X a un pollo y gana 20 g, y se le dan 100 g de la proteína Y a otro pollo y gana 10 g, entonces la proteína X es una proteína de mayor calidad. La fórmula básica para la PEP es la siguiente (10):

PEP = aumento de la masa corporal (g)/ingesta de proteínas (g)

Puntuación de aminoácidos corregida por la digeribilidad proteínica

La *PDCAAS* es un método utilizado por la U.S. Food and Drug Administration (FDA) y la Organización de las Naciones Unidas para la Alimentación y la Agricultura/Organización Mundial de la Salud. Implica determinar la calidad de proteínas según el requerimiento de aminoácidos y la capacidad de un humano para digerirlas. Un valor de PDCAAS de "1" es el más alto posible y un valor de "0" es el más bajo posible. Se basa en el requerimiento de aminoácidos de un niño de 2-5 años (el grupo de edad con mayor demanda de proteínas por unidad de masa) y los requerimientos de aminoácidos ajustados por digeribilidad. La PDCAAS proporciona una clasificación de la calidad de las proteínas basada en el perfil de aminoácidos de una proteína alimentaria específica, en comparación con un perfil de aminoácidos estándar con la puntuación más alta posible de "1". Entonces, después de digerir la proteína, proporcionaría el 100% o más de los aminoácidos esenciales requeridos. La fórmula básica para PDCAAS es la siguiente (66):

PDCAAS = (mg de aminoácido limitante en 1 g de *proteína en estudio*/mg del mismo aminoácido en 1 g de la proteína de referencia) × porcentaje de digeribilidad

Algunos ejemplos de valores de PDCAAS incluyen:

- Caseína (proteína de la leche) = 1
- Clara de huevo (albúmina) = 1
- Proteína de suero (proteína de leche) = 1
- Carne de vaca = 0.92
- Garbanzos = 0.78
- Vegetales = 0.73
- Otras legumbres (frijoles, chícharos, etc.) = 0.70
- Cacahuates (maní) = 0.52
- Trigo integral = 0.42

Puntuación de aminoácidos esenciales digeribles

La FDA recomienda la *Puntuación de aminoácidos esenciales digeribles* (DIAAS, *Digerible indispensable amino acid score*) como una puntuación revisada de la PDCAAS (15). El propósito de esta herramienta es explicar las diferentes digeribilidades de los aminoácidos individuales que se consumen. Su objetivo es ser un medio más preciso para evaluar la calidad de las proteínas. La DIAAS se define como (39):

DIAAS% = 100 × [(mg de aminoácidos esenciales digeribles de la dieta en 1 g de la proteína de la dieta)/(mg del mismo aminoácido esencial en la dieta en 1 g de la proteína de referencia)]

La DIAAS puede utilizarse de la siguiente manera (15):

- Para el cálculo de la DIAAS en dietas mixtas para satisfacer las necesidades de proteínas de calidad, ya que las personas tienden a consumir sus proteínas de diversas fuentes en dietas mixtas.
- Para documentar el beneficio adicional de las fuentes de proteínas individuales con puntuaciones más altas y complementar proteínas menos nutritivas.
- Con fines reglamentarios, para clasificar y vigilar la adecuación de proteínas de los alimentos y los productos alimenticios vendidos a los consumidores.

Un panel de expertos ha concluido que el concepto de DIAAS es un método preferible al de PDCAAS para la evaluación de la calidad de las proteínas y los aminoácidos, pero que el empleo de esta se limitará hasta que existan suficientes datos sobre la digeribilidad de los alimentos de consumo más frecuente (34).

La tabla 3-5 muestra la calidad de las proteínas utilizando el valor biológico (la proporción de nitrógeno retenido) y la PDCAAS (el grado en el que una proteína consumida se compara con la albúmina de huevo) (62, 72).

Las proteínas de alta calidad proporcionan todos los aminoácidos esenciales en cantidades que los tejidos puedan utilizar de manera eficiente. Los alimentos de origen animal (carne, pescado, lácteos y huevos) proveen proteínas de alta calidad con una excelente distribución de aminoácidos esenciales. Los alimentos de origen vegetal tienen al menos un aminoácido limitante que está presente en una cantidad inferior a la que requieren los tejidos corporales de manera óptima. Sin embargo, diferentes alimentos vegetales tienen diferentes aminoácidos limitantes, por lo que la combinación de distintos alimentos vegetales en la misma comida (p. ej., legumbres con cereales) con distintos aminoácidos limitantes mejora la calidad de la proteína de los alimentos. Las proteínas de menor calidad producen una mayor proporción de aminoácidos que se pierden como proteínas, porque el nitrógeno se elimina y la cadena de carbono restante se almacena como grasa o se quema como fuente de energía.

Tabla 3-5 Nitrógeno y calidad de las proteínas

Proporción de nitrógeno retenido	Calidad de la proteína en comparación con la proteína de huevo entero
■ Proteína de suero: 96% retenido ■ Soya entera: 96% retenido ■ Huevo de gallina: 94% retenido ■ Leche de vaca: 90% retenido ■ Queso: 84% retenido ■ Arroz: 83% retenido ■ Pescado: 76% retenido ■ Carne de res: 74.3% retenido ■ Cuajada de soya (tofu): 64% retenido ■ Harina de trigo integral: 64% retenido ■ Harina blanca: 64% retenido	■ Proteína de suero: 1.04 ■ Proteína de huevo: 1.00 ■ Leche de vaca: 0.91 ■ Carne de vaca: 0.80 ■ Caseína: 0.77 ■ Soya: 0.74 ■ Proteína de trigo (gluten): 0.64

El consumo de demasiadas proteínas a la vez también produce la eliminación de nitrógeno de los aminoácidos en exceso, y los fragmentos restantes se almacenan como grasa o se queman como fuente de energía. El nitrógeno eliminado es potencialmente tóxico y, por lo tanto, debe eliminarse, sobre todo a través de la orina con una pérdida concomitante de agua corporal. Por lo tanto, el consumo de proteínas de baja calidad o el consumo excesivo de proteínas junto con una ingesta inadecuada de líquidos exacerba la deshidratación y el riesgo de daño renal (75).

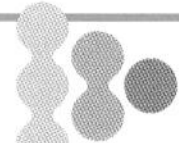

Requerimientos de proteínas

Factores importantes a considerar

- Las necesidades de proteínas se ven afectadas por numerosos factores, incluida la fase de crecimiento (el crecimiento rápido se asocia con necesidades más altas), el sexo, el embarazo/lactancia y la intensidad, duración y tipo de entrenamiento. Por lo tanto, un atleta adolescente masculino en medio del crecimiento acelerado de la adolescencia tendrá un requerimiento de proteínas (g/kg) mucho más alto que un varón adulto joven involucrado en el mismo deporte.
- Es importante satisfacer el requerimiento total de energía mediante una ingesta adecuada de hidratos de carbono y grasas para garantizar que la proteína consumida pueda utilizarse de forma anabólica (para construir tejido y formar las enzimas y las hormonas necesarias) en lugar de usarse para satisfacer el requerimiento energético. Los humanos son sistemas que dan prioridad a la energía y deben satisfacer esta necesidad antes de elaborar otras sustancias necesarias para optimizar la salud y el rendimiento.

Una serie de factores influyen en los requerimientos de proteínas para personas físicamente activas e inactivas, incluidos los siguientes (55, 72):

- *Edad (fase de crecimiento).* Un individuo que está creciendo (infancia, crecimiento acelerado de la adolescencia, etc.) tiene un mayor requerimiento de proteínas que las personas que están completamente desarrolladas.
- *Sexo (cantidad de masa muscular).* Existen diferencias en cuanto al sexo en la masa muscular que influyen en los requerimientos de proteínas. Las mujeres típicamente tienen menos masa muscular que los hombres y, por lo tanto, tienen un requerimiento de proteínas más bajo.
- *Embarazo/lactancia.* Las mujeres embarazadas o en el período de lactancia tienen un mayor requerimiento de proteínas para permitir el crecimiento fetal (embarazo) y proporcionar proteínas suficientes al lactante (lactancia).
- *Duración del entrenamiento en el momento de la recopilación de datos.* Los requerimientos de proteínas son mayores al inicio de un nuevo régimen de entrenamiento, ya que hay mayores cambios en los tejidos que en las personas que se han adaptado al entrenamiento.
- *Ingesta de energía y ejercicio.* La ingesta inadecuada de energía o el ejercicio que no se apoya adecuadamente con suficiente energía pueden causar la degradación del tejido proteínico (músculo, hueso y órganos) para ayudar a satisfacer el requerimiento energético. La necesidad posterior de reparar estos tejidos aumenta el requerimiento de proteínas.
- *Tipo de ejercicio.* Cierta actividad física produce una mayor degradación del tejido basado en proteínas, ya sea para ayudar a suministrar energía o como resultado de la naturaleza de la actividad, que puede dañar el tejido. En cualquier caso, se necesitaría más proteína para reparar el daño tisular.

El músculo esquelético y la masa de órganos representan los principales depósitos funcionales de proteínas y constituyen al menos el 60% de la proteína corporal total (58). Las proteínas corporales también existen en los huesos, el plasma sanguíneo y la piel. No hay una "población" de reserva activa de proteínas o aminoácidos que el cuerpo pueda utilizar cuando sea necesario, por lo que el hecho de no proporcionar suficiente energía y proteínas de la calidad adecuada de manera oportuna provoca una descomposición de las proteínas corporales existentes para satisfacer las necesidades (36). Este es un equilibrio intrincado que debe satisfacer las necesidades metabólicas del momento, los requerimientos de recuperación del tejido y los objetivos futuros que, para un atleta, pueden incluir un aumento de la masa muscular. Está claro que consumir proteínas insuficientes provoca que no se satisfagan los requerimientos metabólicos y puede comprometer el sistema inmunitario, el desarrollo y la reparación de los tejidos (55, 58). Sin embargo, tener proteínas en exceso de 2 g/kg/día puede aumentar el riesgo de deshidratación, disminuir la densidad mineral ósea e incrementar el riesgo de padecer cálculos renales e insuficiencia renal (3, 37, 57). Para complicar aún más las cosas, parece claro que las recomendaciones diarias totales de proteínas pueden ser engañosas, ya que no abordan los siguientes factores importantes:

- El requerimiento total diario de proteínas se puede estimar según la fase de crecimiento, la actividad y los objetivos fisiológicos (8).
- Los humanos solo pueden procesar una cantidad limitada de proteínas a la vez (~20-25 g), lo que sugiere que se debe considerar la cantidad de proteína proporcionada en cada comida.
- La recuperación muscular máxima después del ejercicio se logra mejor cuando la proteína se consume en el período inmediatamente posterior al ejercicio, lo que indica que el momento de la ingesta es un factor importante.
- Las proteínas se emplean mejor desde el punto de vista metabólico cuando los individuos se encuentran en un estado de equilibrio de energía anabólico (es decir, no han quemado más energía de la que han consumido), por lo que satisfacer las necesidades de energía es un factor importante para que las proteínas se usen anabólicamente en lugar de satisfacer el requerimiento de energía.
- El consumo de demasiadas proteínas totales a lo largo del tiempo y demasiadas proteínas en una sola comida puede ser perjudicial tanto para los huesos como para los riñones y puede provocar un estado de deshidratación.

Digestión, absorción y metabolismo de proteínas

Digestión

El propósito de la digestión de las proteínas es dividir las proteínas complejas en sus componentes aminoácidos. Aunque la boca no tiene enzimas que digieran proteínas, la saliva (principalmente agua) ayuda a desnaturalizar las proteínas consumidas (descompone algunas de las estructuras de unión de las proteínas) y estas también se "mastican" en la boca, lo que permite un mayor acceso de las enzimas digestivas de proteínas a los enlaces más adelante en el tubo digestivo. Una vez en el estómago, la acidez del estómago (que alcanza un pH de 1-2) ayuda a desnaturalizar aún más la proteína, y la enzima principal para la digestión de proteínas, la pepsina (también conocida como *proteasa gástrica*), comienza el proceso de descomposición de las proteínas en aminoácidos. La pepsina descompone la proteína consumida al atacar los enlaces peptídicos que mantienen unidos a los aminoácidos. Este es un proceso paulatino, ya que las proteínas se descomponen primero en polipéptidos (proteínas más pequeñas) y, finalmente, en aminoácidos individuales.

Una vez que el contenido del estómago, incluidas las proteínas parcialmente digeridas (polipéptidos y algunos aminoácidos), se liberan en el intestino delgado, el páncreas libera jugo pancreático y las enzimas digestivas tripsina, quimotripsina y carboxipeptidasa en el intestino delgado. Las enzimas digestivas pancreáticas a veces se denominan en conjunto *proteasas pancreáticas.* El jugo pancreático es altamente alcalino y cambia el pH ácido del contenido del estómago a neutro (pH = 7). El cambio en el pH de altamente ácido a neutro contribuye aún más a la desnaturalización de la proteína, haciendo que las enzimas digestivas sean más eficaces (tabla 3-6).

Absorción

Con el proceso digestivo completo, los aminoácidos se absorben en la sangre a través del intestino delgado. La mayor parte de la absorción de proteínas se produce en el yeyuno y el íleon. En un individuo sano, la digestión de proteínas es altamente eficaz, por lo que habitualmente solo se pierde en la materia fecal una pequeña proporción de las proteínas de la dieta. Es importante tener en cuenta que el envejecimiento generalmente produce una reducción del HCl gástrico, lo que dificulta que algunos adultos mayores digieran todas las proteínas de manera eficiente. Una vez en la sangre, la mayoría de los aminoácidos son procesados por el hígado, mientras que los aminoácidos de cadena ramificada (AACR) pueden ser procesados por el hígado, los músculos y otros tejidos. El metabolismo de los aminoácidos implica la producción de las proteínas específicas que el cuerpo necesita para funcionar.

Factores importantes a considerar

- Es incorrecto pensar que el consumo de una proteína específica conducirá a la producción de más de esa proteína. Una vez que la proteína se digiere en sus aminoácidos individuales y se envía a los tejidos, estos forman proteínas de acuerdo con sus instrucciones genéticas y que son necesarias para la supervivencia y la salud.
- Como ejemplo, la gelatina que se vende en la tienda de comestibles local a menudo se anuncia como buena para tener un cabello y uñas saludables. Aunque la gelatina es una proteína de calidad relativamente baja que es un componente importante del cabello y las uñas, comer cabello y uñas (es decir, gelatina) no significa que se obtendrá un cabello y uñas saludables.

Tabla 3-6	Enzimas digestivas específicas de proteínas
Pepsina	El pepsinógeno es liberado por las células principales del estómago, y se convierte en pepsina cuando el pH gástrico baja (de 7 a 1-2) debido a la liberación de ácido clorhídrico por las células parietales del estómago. El pH más bajo es una señal de que el estómago está en el proceso de digerir proteínas. La pepsina es una enzima digestiva primaria que participa en la descomposición de las proteínas consumidas en polipéptidos y aminoácidos, mediante la división de los enlaces peptídicos que mantienen unidos los aminoácidos que constituyen la proteína.
Tripsina	Enzima digestiva producida por el páncreas y que ingresa en el intestino delgado a través del conducto biliopancreático común. Descompone las proteínas y los polipéptidos en polipéptidos más pequeños y aminoácidos individuales en la porción duodenal del intestino delgado.
Quimotripsina	Enzima digestiva producida por el páncreas y que ingresa en el intestino delgado a través del conducto biliopancreático común. Tiene una tasa de descomposición más lenta que la tripsina, en particular para los polipéptidos que contienen leucina y metionina. La quimotripsina continúa el proceso digestivo iniciado por la pepsina y la tripsina, que digiere los polipéptidos en aminoácidos individuales.
Carboxipeptidasa	Enzima digestiva producida por el páncreas y que ingresa en el intestino delgado a través del conducto biliopancreático común. Descompone específicamente el extremo ácido de las moléculas de proteínas o polipéptidos.

Metabolismo

Las proteínas se digieren en sus componentes aminoácidos y estos se absorben en la sangre, mediante la cual se envían a los tejidos para ser sintetizados en nuevas proteínas o metabolizados para obtener energía. Si los aminoácidos suministrados a los tejidos exceden las necesidades actuales, se desaminan (se elimina el nitrógeno) y la cadena de carbono restante se convierte en glucosa (gluconeogénesis) o se almacena como grasa (fig. 3-4). El nitrógeno eliminado se incorpora en un nuevo aminoácido no esencial en un proceso denominado *transaminación* (la transferencia de nitrógeno de un aminoácido al que se eliminó el nitrógeno a un aminoácido no esencial recientemente creado) o es eliminado a través de los riñones. Los aminoácidos no esenciales recién creados se utilizan para sintetizar nuevas proteínas.

El aminoácido desaminado también se puede utilizar para crear ácido pirúvico o acetil-coenzima A (el producto intermediario en todo el metabolismo energético), o puede ir directamente al ciclo del ácido cítrico; todos ellos son productos que pueden ingresar a la cadena de transporte de electrones para la creación de ATP (energía). Sin embargo, se debe eliminar el nitrógeno de todas las proteínas utilizadas para crear ATP, lo que tiene el potencial de crear estrés renal cuando las cantidades de proteínas consumidas son altas.

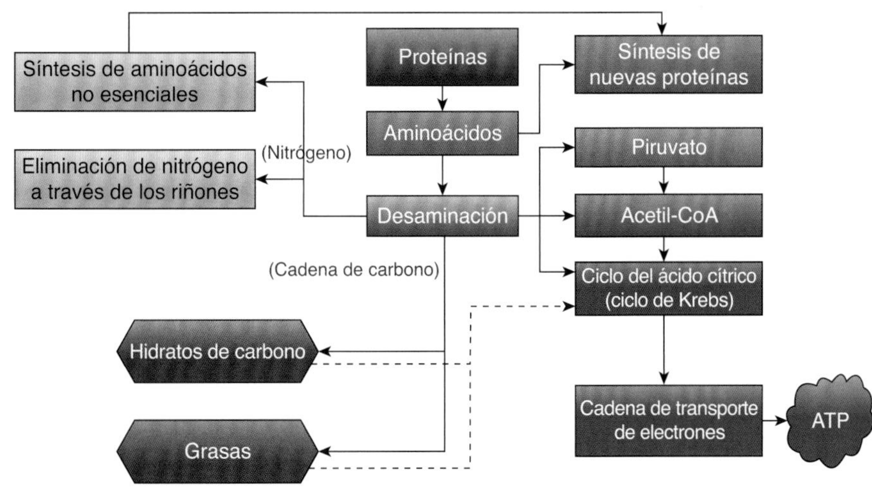

FIGURA 3-4. Metabolismo de las proteínas. ATP, trifosfato de adenosina; CoA, coenzima A.

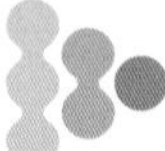

Recomendaciones de ingesta de proteínas

Factores importantes a considerar

- Las recomendaciones de ingesta de proteínas se basan en la edad, el sexo, el embarazo/lactancia y el nivel de actividad. En cada caso, estas recomendaciones se basan en la cantidad que se debe consumir por día y por kilogramo de masa (peso). Sin embargo, es importante recordar que el requerimiento diario no se puede consumir en una sola comida, porque esa cantidad de proteína excedería la capacidad del cuerpo para metabolizarla de forma adecuada. Dependiendo del tamaño del cuerpo, el requerimiento total de proteínas diarias debe distribuirse de manera uniforme a lo largo del día en porciones de 25-30 g para optimizar su utilización por el tejido.
- Es relativamente fácil consumir la cantidad de proteínas de los requerimientos establecidos a partir de los alimentos consumidos de forma típica. Los suplementos de proteínas generalmente no son necesarios y pueden dificultar que los atletas consuman alimentos que proporcionan energía y otros nutrientes necesarios para garantizar que la proteína consumida se utilice de forma anabólica en lugar de ayudar a satisfacer la necesidad de energía.

Las recomendaciones de ingesta de proteínas para el público en general en los Estados Unidos están en el intervalo del 10-35% del total de calorías para adultos sanos, con un poco menos para niños y adolescentes (tabla 3-7). Este intervalo se basa en (27):

- 0.80 g de proteína/kg de peso/día para adultos
- 0.85 g de proteína/kg peso/día para adolescentes
- 0.95 g de proteína/kg de peso/día para preadolescentes de 4-13 años
- 1.10 g de proteína/kg de peso/día para niños de 1-3 años

Estos valores difieren de las recomendaciones de la Organización Mundial de la Salud (OMS) (81), que sugieren una ingesta de 0.83 g/kg de peso/día de proteína de buena calidad para todos los adultos sanos de ambos sexos y en todas las edades. Para algunos grupos, este valor es considerablemente menor que el nivel superior de la recomendación de ingesta de proteínas del Institute of Medicine (IOM) (27), que corresponde aproximadamente al 8-10% del total de las calorías consumidas. Todas las recomendaciones de Nordic Nutrition son menores que las recomendaciones del IOM, que van del 10 al 20% de la energía total consumida, con un promedio del 15% de las calorías totales de proteínas para fines de planificación dietética. Esto se traduce en 1.1-1.3 g de proteína/día para adultos sanos, y un poco más para las personas mayores de 65 años (1.2-1.5 g de proteína/kg).

Las recomendaciones de ingesta de proteínas para personas activas varían de 1.2-1.7 g de proteínas/kg de peso/día, dependiendo del tipo y la duración de la actividad, la edad y el sexo (62, 73). Las recomendaciones típicas para los atletas de resistencia son de 1.2-1.4 g de proteínas/kg de peso/día y para los atletas entrenados en fuerza de 1.6-1.7 g de proteínas/kg de peso/día (21, 42). Estos mayores requerimientos en atletas se basan en una mayor masa magra (músculo), una mayor pérdida de proteínas en la orina asociada con el ejercicio, más proteínas "quemadas" como fuente de energía y un mayor requerimiento para la reparación muscular (20, 62, 72). Como se demuestra en la tabla 3-8, la mayoría de los atletas pueden consumir fácilmente muchas más proteínas que el nivel superior de estos intervalos solo a partir de los alimentos (57).

La mayoría de los atletas tienen requerimientos de energía que son considerablemente más altos que los no atletas del mismo peso, lo que hace que sea mucho más fácil obtener la proteína necesaria si se satisfacen los requerimientos de energía. Numerosos estudios han encontrado que la ingesta de proteínas en atletas a menudo está en el intervalo de 2-2.5 g/kg/día, y tan alto como 3 g/kg/día, valores que representan casi el doble del límite superior del intervalo deseable. A pesar del fácil acceso a las proteínas de los alimentos solos, las dietas de algunos grupos de atletas deben evaluarse cuidadosamente para garantizar una ingesta adecuada. Estos grupos incluyen (26):

- Atletas que están en una fase de crecimiento y tienen un alto requerimiento de energía y proteínas de las demandas combinadas de crecimiento y actividad física. Estos atletas a menudo se encuentran en entornos escolares donde obtener suficiente comida durante el día puede presentar dificultades.
- Atletas que restringen el consumo de alimentos para lograr un menor peso. La restricción de alimentos compromete el consumo de energía y proteínas, lo que dificulta la satisfacción de los requerimientos de proteínas.
- Atletas vegetarianos que evitan todos los productos animales, que son las fuentes más altas de proteínas. Aunque es posible que los atletas vegetarianos obtengan las proteínas que necesitan, hacerlo requiere planificación.

Como se indica en el capítulo 2, los hidratos de carbono tienen un efecto ahorrador de proteínas. Es decir, si se consumen suficientes hidratos de carbono para satisfacer una proporción adecuada del requerimiento de energía (calorías), la proteína consumida no se utiliza para producir energía; por lo tanto, está disponible para satisfacer otras funciones que son específicas de las proteínas. De esta manera, la adecuación del consumo de proteínas solo se puede considerar en el contexto de si se ha consumido suficiente energía total. Utilizando los intervalos de distribución de macronutrientes aceptables del IOM, Phillips y cols. (57) han previsto los intervalos de macronutrientes para el atleta de resistencia y fuerza (tabla 3-9).

Tabla 3-7 Requerimiento de aminoácidos y proteínas del Institute of Medicine

Nutriente	Función	Grupo de etapa de la vida	RDA/AI* g/día[a]	AMDR[b]	Fuentes alimentarias seleccionadas	Efectos adversos del consumo excesivo
Proteínas y aminoácidos	Sirven como el componente estructural principal de todas las células del cuerpo y funcionan como enzimas, en membranas, como transportadores y algunas como hormonas. Durante la digestión y la absorción, las proteínas de la dieta se descomponen en aminoácidos, que se convierten en los componentes básicos de estos compuestos estructurales y funcionales. Nueve de los aminoácidos deben ser proporcionados en la dieta; estos se denominan *aminoácidos esenciales*. El cuerpo puede producir los otros aminoácidos necesarios para sintetizar estructuras específicas a partir de otros aminoácidos.	Lactantes			Las proteínas de origen animal, como la carne, las aves, el pescado, los huevos, la leche, el queso y el yogur, proporcionan los nueve aminoácidos esenciales en cantidades adecuadas, y por esta razón se consideran "proteínas completas". Las proteínas de las plantas, legumbres, cereales, nueces, semillas y vegetales tienden a ser deficientes en uno o más de los aminoácidos esenciales y se denominan "proteínas incompletas". Las dietas veganas adecuadas en contenido total de proteínas pueden "completarse" combinando fuentes de proteínas incompletas, que carecen de diferentes aminoácidos esenciales.	Aunque no se definió una cantidad de ingesta en la que se identificaron los posibles efectos adversos de las proteínas, el extremo superior de la AMDR se basa en complementar la AMDR para hidratos de carbono y grasas para los distintos grupos de edad. El extremo inferior de la AMDR se establece en aproximadamente la RDA.
		0-6 meses	9.1*	ND[c]		
		7-12 meses	**11.0**	ND		
		Niños				
		1-3 años	**13**	**5-20**		
		4-8 años	**19**	**10-30**		
		Hombres				
		9-13 años	**34**	**10-30**		
		14-18 años	**52**	**10-30**		
		19-30 años	**56**	**10-35**		
		31-50 años	**56**	**10-35**		
		50-70 años	**56**	**10-35**		
		> 70 años	**56**	**10-35**		
		Mujeres				
		9-13 años	**34**	**10-30**		
		14-18 años	**46**	**10-30**		
		19-30 años	**46**	**10-35**		
		31-50 años	**46**	**10-35**		
		50-70 años	**46**	**10-35**		
		> 70 años	**46**	**10-35**		
		Embarazo				
		≤ 18 años	**71**	**10-35**		
		19-30 años	**71**	**10-35**		
		31-50 años	**71**	**10-35**		
		Lactancia				
		≤ 18 años	**71**	**10-35**		
		19-30 años	**71**	**10-35**		
		31-50 años	**71**	**10-35**		

La tabla representa las ingestas diarias recomendadas (RDA, *recommended dietary allowance*) en **negritas** y las ingestas adecuadas (IA) en letra normal seguida de un asterisco (*). Tanto las RDA como las IA pueden utilizarse como objetivos para la ingesta individual. Las RDA están configuradas para satisfacer las necesidades de casi todas las personas (97-98%) en un grupo. Para los lactantes sanos alimentados con leche materna, la IA es la ingesta media. Se piensa que la IA para otras etapas de la vida y grupos de sexo cubre las necesidades de todos los individuos en el grupo, pero la falta de datos impide especificar con confianza el porcentaje de personas cubiertas por esta ingesta.

[a]Con base en 1.5 g/kg/día para lactantes, 1.1 g/kg/día para 1-3 años, 0.95 g/kg/día para 4-13 años, 0.85 g/kg/día para 14-18 años, 0.8 g/kg/día para adultos y 1.1 g/kg/día para mujeres embarazadas (utilizando el peso antes del embarazo) y en la lactancia.

[b]El intervalo aceptable de distribución de macronutrientes (AMDR, *acceptable macronutrient distribution range*) es el rango de ingesta para una fuente de energía particular que se asocia con un riesgo reducido de enfermedad crónica a la vez que proporciona ingestas de nutrientes esenciales. Si un individuo consume más del AMDR, tiene el potencial de aumentar el riesgo de enfermedades crónicas y de ingesta insuficiente de nutrientes esenciales.

[c]ND = no se puede determinar debido a la falta de datos de efectos adversos en este grupo de edad y la preocupación con respecto a la incapacidad para manejar cantidades excesivas. La fuente de ingesta debe ser solo de los alimentos para evitar cantidades elevadas de ingesta.

Fuente: Institute of Medicine. *Dietary Reference Intakes for Energy, Carbohydrate. Fiber, Fat, Fatty Acids, Cholesterol, Protein, and Amino Acids (2002/2005)*. Washington, DC: The National Academies Press; 2005. Disponible en: www.nap.edu. Consultado el 19 de abril de 2018.

Tabla 3-8 Contenido de proteínas en alimentos consumidos habitualmente que proporcionan ~2350 cal

Comida	Alimento	Cantidad	Calorías	Proteínas (g)
Desayuno	Jugo (zumo) de naranja	■ 1 taza (240 mL)	■ 112	■ 1.74
	Pan integral, tostado	■ 2 rebanadas	■ 161	■ 7.97
	Mantequilla de almendra	■ 1 cucharada	■ 98	■ 3.35
	Huevo entero, cocido al vapor	■ 2 huevos grandes	■ 156	■ 12.58
Almuerzo de media mañana	Plátano (banana)	■ 1 mediano	■ 109	■ 1.20
	Cacahuates (maní)	■ 28 g	■ 166	■ 4.84
Almuerzo	Sándwich de carne asada ■ Carne asada magra ■ Pan integral ■ Mostaza ■ Lechuga	 ■ 56 g ■ 2 rebanadas de tamaño regular ■ 1 cucharadita ■ 1/3 de taza (molido)	■ 65 ■ 161 ■ 3 ■ 2	■ 10.56 ■ 7.97 ■ 0.19 ■ 0.02
	Leche, 1% de grasa	■ 227 g (1 taza)	■ 102	■ 8.22
	Fresas (frutillas) frescas	■ 1 taza	■ 49	■ 1.02
Bocadillos a media tarde	Manzana cruda	■ 1 mediana	■ 95	■ 0.47
	Bebida deportiva[a]	■ 453 g	■ 127	■ 0.00
Cena	Pechuga de pollo al horno	■ 85 g	■ 147	■ 26.29
	Brócoli hervido	■ 1 tallo grande	■ 98	■ 6.66
	Papa (patata) al horno con queso cheddar derretido y bajo en grasa	■ 1 papa mediana ■ 28 g	■ 145 ■ 49	■ 3.06 ■ 6.90
	Pan multigrano	■ 1 rebanada	■ 69	■ 3.47
	Yogur congelado (vainilla)	■ ½ taza	■ 114	■ 2.88
Bocadillos de noche	Queso de hebra (bajo en grasa)	■ 1 tira (28 g)	■ 49	■ 6.90
	Naranja fresca	■ 1 naranja	■ 69	■ 0.21
	Calorías totales y proteínas (g)		**2339**	**126.30**

Según la recomendación máxima de 2.0 g de proteína/kg/día, un atleta de 55 kg que consuma estos alimentos requeriría un máximo de 110 g de proteína/día, y estos alimentos proporcionan 126.30 g de proteína.
[a]Consumido como parte de la actividad física/entrenamiento.

Tabla 3-9 Rangos de distribución de macronutrientes para atletas de resistencia y fuerza

Macronutriente	Energía dietética (AMDR)[a] (%)	AMDR para atletas de resistencia[b] (%)	AMDR para atletas de fuerza[c] (%)
Hidratos de carbono	45-65	55-80	30-65
Grasas	20-35	10-25	15-30
Proteínas	**10-35**	**10-20**	**20-40**

[a]El intervalo aceptable de distribución de macronutrientes (AMDR) del Institute of Medicine representa "... un rango de ingestas para una fuente de energía particular que está asociada con un riesgo reducido de enfermedades crónicas a la vez que proporciona una ingesta adecuada de nutrientes esenciales".
[b]Derivado con base en las recomendaciones para la ingesta de hidratos de carbono para optimizar el rendimiento.
[c]Derivado con base en las recomendaciones de requerimientos de proteínas del análisis retrospectivo de equilibrio de nitrógeno; se trabaja a partir de estas estimaciones para incluir suficientes nutrientes para la salud, así como requerimientos de energía elevados para que estos atletas mantengan un aumento de masa muscular esquelética.
Fuente: Institute of Medicine. Dietary *Reference Intakes for Energy, Carbohydrate, Fiber, Fat, Fatty Acids, Cholesterol, Protein and Amino Acids.* Food and Nutrition Board. Washington (DC): National Academies Press; 2005; Phillips SM, Moore DR, Tank JE. A critical examination of dietary protein requirements, benefits, and excesses in athletes. *Int J Sport Nutr Exerc Metab.* 2007;17:S58–76.

Tabla 3-10 Resumen de estudios en humanos relacionados con la ingesta dietética o la suplementación de leucina

Referencia	Población	Diseño	Hallazgos
Alvestrand, et al. (2)	12 mujeres	Infusión con leucina intravenosa.	Las concentraciones plasmáticas e intracelulares de AA disminuyeron y el 40% del exceso de leucina se oxidó.
Bohé, et al. (4)	21 personas	Infusión con mezcla de AA al 240% por arriba de la cantidad basal.	La SPM se saturó en concentraciones elevadas de AAE intramusculares.
Rennie, et al. (61)	Humanos	Infusión con mezcla de AA o leucina.	La leucina estimuló la SPM en la misma medida que las comidas completas.
Glynn, et al. (22)	14 personas	Consumo de AAE o AAE con mayor contenido de leucina.	El contenido de leucina en 10 g de AAE es suficiente para maximizar la SPM.
Casperson, et al. (9)	Adultos mayores	Comidas suplementadas con leucina durante 2 semanas.	La leucina mejoró la SPM en respuesta a las comidas bajas en proteínas.
Churchward-Venne, et al. (12)	24 hombres	Realización de ejercicios de fuerza y consumo de dosis variables de suero de leche suplementado con leucina o AAE sin leucina.	Las dosis bajas de suero de leche suplementado con leucina o AEE estimularon la SPM en el mismo grado que las dosis más grandes.
Nelson, et al. (49)	12 hombres	Realización de ejercicio de fuerza de alta intensidad y posteriormente ingesta de suplemento de leucina/proteína o control.	La dosis alta de leucina en el metabolismo del suplemento saturado de AACR aumentó la oxidación de leucina y atenuó la DPM.

AA, aminoácidos; AACR, aminoácidos de cadena ramificada; AAE, aminoácidos esenciales; DPM, degradación de proteínas musculares; SPM, síntesis de proteínas musculares.

Proteínas y rendimiento atlético

Mantenimiento, construcción y reparación muscular

Mejorar el rendimiento físico es un objetivo claro para los atletas y se han realizado muchos estudios para evaluar la mejor manera de lograr este objetivo a través de modificaciones en la dieta. Está claro que el rendimiento deportivo mejora con una masa corporal magra que optimiza la relación fuerza-peso (60). Los estudios han encontrado que los compuestos nutricionales específicos, cuando se consumen en los momentos adecuados y en las cantidades correctas, pueden servir para mejorar el rendimiento deportivo. Se sabe que el aminoácido esencial *leucina* es un regulador del metabolismo de las proteínas, lo que incluye ayudar a reducir la degradación de las proteínas musculares y estimular la SPM (tablas 3-10 a 3-12).

Tabla 3-11 Resumen de estudios en humanos relacionados con el tiempo, la dosis y los efectos a largo plazo de la suplementación con leucina

Referencia	Población	Diseño	Hallazgos
Bohé, et al. (4)	6 personas	Las mezclas de AA se infundieron por vía i.v.	Las tasas de SPM disminuyeron rápidamente después de 2 h.
Gaine, et al. (17)	7 personas	Consumo de dieta controlada y ejercicio aeróbico realizado durante 4 semanas.	La oxidación de leucina disminuyó a medida que mejoraba la utilización de proteínas.
Moore, et al. (44)	6 hombres jóvenes	Se realizó ejercicio de fuerza y luego se consumieron diferentes cantidades de proteínas.	La oxidación de la leucina aumentó después de 20 g de proteína, ya que la SPM se estimuló al máximo.
Churchward-Venne, et al. (12)	24 hombres	Se completó el ejercicio de fuerza y se consumieron dosis variables de suero de leche complementado con leucina o AAE sin leucina.	Las dosis bajas de suero de leche suplementado con leucina o AAE estimularon la SPM en el mismo grado que las dosis más grandes.
Nelson, et al. (49)	12 hombres	Se realizó un ejercicio de fuerza de alta intensidad y, posteriormente, se ingirió un suplemento de leucina/proteína o control.	La dosis suplementaria de leucina saturó el metabolismo de AACR, aumentó la oxidación de la leucina y atenuó la DPM.

AA, aminoácidos; AACR, aminoácidos de cadena ramificada; AAE, aminoácidos esenciales; DPM, degradación de proteínas musculares; SPM, síntesis de proteínas musculares.

Tabla 3-12 Resumen de estudios en humanos relacionados con el efecto de la suplementación de leucina en la degradación de las proteínas musculares

Referencia	Población	Diseño	Hallazgos
Schena, et al. (67)	16 personas	Senderismo a altitud elevada y consumo de suplementos de AACR o placebo.	La suplementación de AACR disminuyó la pérdida de músculo durante la hipoxia hipobárica crónica.
Nair, et al. (46)	6 hombres sanos	Leucina o solución salina por infusión intravenosa.	La leucina disminuyó la DPM a través de varios sitios musculares.
Koopman, et al. (33)	8 hombres adultos mayores	Se consumió una dieta de control o una suplementada con leucina después del ejercicio en un diseño cruzado.	La ingesta simultánea de leucina no atenuó la DPM.
Glynn, et al. (22)	14 personas	Se consumieron AAE con contenido normal o alto de leucina.	La suplementación de leucina mostró una disminución modesta de la DPM.
Stock, et al. (69)	20 personas entrenadas	Se realizó ejercicio de fuerza y se consumió una bebida suplementada con leucina antes y después.	La suplementación de leucina no atenuó la DPM.
Kirby, et al. (30)	27 hombres	Se realizaron saltos después de caer desde un banco (*drop jumps*) y se consumió un placebo, leucina o nada.	La suplementación de leucina no atenuó la DPM.
Nelson, et al. (49)	12 hombres	Se realizó un ejercicio de fuerza de alta intensidad y posteriormente se ingirió un suplemento de leucina/proteína o control.	La dosis alta de leucina en el metabolismo del suplemento saturado de AACR aumentó la oxidación de leucina y atenuó la DPM.

AACR, aminoácidos de cadena ramificada; AAE, aminoácidos esenciales; DPM, degradación de proteínas musculares.

Las proteínas musculares cambian constantemente a través de la descomposición de las proteínas existentes y la síntesis de nuevas proteínas (50). Este proceso varía drásticamente en el transcurso de un solo día, pero ahora se sabe que un período prolongado sin consumo de alimentos causa la disminución de la síntesis de proteínas entre un 15 y 30% por debajo de los niveles normales, y este período catabólico continúa hasta que se ingieren energía (calorías) y aminoácidos para estimular el proceso de síntesis de proteínas musculares (SPM) (50). El músculo esquelético es muy sensible a la ingesta de proteínas y energía de la dieta, y el ejercicio estimula tanto la síntesis como la degradación de las proteínas musculares (32, 76, 77). La adquisición de proteínas musculares se produce cuando hay un aumento de la SPM o una disminución de la degradación de las proteínas musculares, por lo que para que se produzca el crecimiento muscular, la síntesis debe superar la degradación (13). El consumo de proteínas de alta calidad que proporcionan los aminoácidos esenciales es indispensable para fomentar la SPM posterior al ejercicio. La actividad muscular y la disponibilidad de nutrientes influyen fuertemente en los cambios adaptativos inducidos por el ejercicio en el músculo (44, 80), y el hecho de no proporcionar suficiente energía y proteínas poco después de una sesión de ejercicio comprometerá la recuperación y el mantenimiento óptimos del músculo (1, 13). Se ha demostrado que el consumo de proteínas/aminoácidos (> 15 g) después del ejercicio de fuerza aumenta de forma eficaz las tasas de SPM (31). Está bien establecido que el ejercicio de fuerza da como resultado una mayor síntesis de proteínas que continúa hasta 48 h después del ejercicio (54). Por lo tanto, las personas que desean aumentar la masa muscular deben consumir proteínas poco después de hacer ejercicio para obtener un equilibrio positivo de proteínas y aprovechar la receptividad muscular aumentada a las proteínas, pero también deben mantener un buen equilibrio energético con un consumo bien distribuido de proteínas durante los días posteriores al entrenamiento de fuerza (24).

Aminoácidos de cadena ramificada

Los tres AACR (leucina, valina e isoleucina) estimulan la síntesis de proteínas e inhiben su descomposición, en particular en el músculo esquelético, posiblemente porque los AACR son los únicos aminoácidos esenciales que se metabolizan en los músculos y otros tejidos, pero no en el hígado (80). De los tres AACR, el aminoácido esencial *leucina* parece ser el estimulador más potente de la síntesis de proteínas (19). Varios estudios han valorado el papel de la leucina en la SPM y su papel en la reducción de la pérdida de proteínas musculares en estados de consumo inadecuado de energía (es decir, en un estado catabólico) (18, 50). También parece que la leucina regula la síntesis de proteínas en el músculo cardíaco y el tejido adiposo (grasa) (70).

El valor de los AACR, en especial de la leucina, para estimular la SPM puede ser malinterpretado, y los atletas a veces consumen grandes dosis de proteínas o aminoácidos suplementarios con un contenido elevado de leucina. Sin embargo, ciertos hallazgos sugieren que los umbrales de la vía metabólica pueden ser superados por dosis en bolo únicas que excedan ~20-25 g de proteína y una ingesta de AA equivalente, y no es útil consumir leucina en grandes dosis en bolo mayores que estos equivalentes (12).

También es posible que la aparición de fatiga durante el ejercicio se atribuya a los cambios en las concentraciones de los neurotransmisores serotonina, dopamina y noradrenalina, que dependen de los aminoácidos séricos que se transportan a través de la barrera hematoencefálica (59). Los aminoácidos involucrados en la síntesis de estos neurotransmisores usan los mismos transportadores de la barrera hematoencefálica que los AACR, con la posibilidad de que el exceso de leucina y otros AACR puedan competir por los transportadores e inhibir la producción de neurotransmisores, lo que da como resultado fatiga prematura (41). La ingesta suplementaria de aminoácidos individuales puede causar problemas, y es importante recordar que los aminoácidos se consumen normalmente como parte de una comida completa que consiste en proteínas enteras, y que la proteína consumida está asociada con un aumento paralelo de la glucosa sanguínea y la liberación de insulina, que en conjunto permiten la acción de la leucina (19, 35). Los aminoácidos suplementarios están desprovistos de hidratos de carbono, que proporcionan glucosa y posteriormente insulina. Una buena estrategia para asegurar un metabolismo proteínico óptimo es agregar alimentos ricos en leucina, como proteína de suero de leche, huevos, pollo, pescado y frijoles, a las comidas durante la recuperación después del ejercicio para ayudar a la SPM aumentando la hipertrofia muscular, atenuando la degradación muscular y manteniendo un equilibrio positivo neto de proteínas musculares (11). También se ha encontrado que las grandes dosis de leucina suplementaria no son más eficaces que las dosis que se ingieren en una dieta saludable bien balanceada. Además, hay resultados mixtos en cuanto a si grandes dosis de leucina pueden inducir efectos perjudiciales para la salud. Algunos estudios han encontrado que las dosis grandes se relacionan con resistencia a la insulina (40, 82), mientras que otros estudios mostraron que aumentar la leucina en la dieta tuvo un efecto positivo en la sensibilidad a la insulina (35). A pesar de las pocas preguntas persistentes con respecto a un impacto potencialmente negativo en la salud con el consumo de dosis altas, se ha visto que el consumo de alimentos con alto contenido de leucina y de alimentos y suplementos reforzados con leucina (p. ej., barras de proteína de suero de leche) después del ejercicio mejora la SPM en diferentes poblaciones.

La distribución del consumo de proteínas durante el día y su ingesta después del ejercicio y los períodos de menor actividad también son consideraciones importantes (*véanse* las tablas 3-10 y 3-11). El envejecimiento se asocia con una SPM más baja después de la ingesta de aminoácidos esenciales, pero se ha encontrado que las proteínas con un contenido de leucina ligeramente elevado (p. ej., proteína de suero de leche), cuando se proporcionan en intervalos bien distribuidos a lo largo del día, aumentan la SPM tanto en adultos jóvenes como en adultos mayores (9, 14, 52) (fig. 3-5).

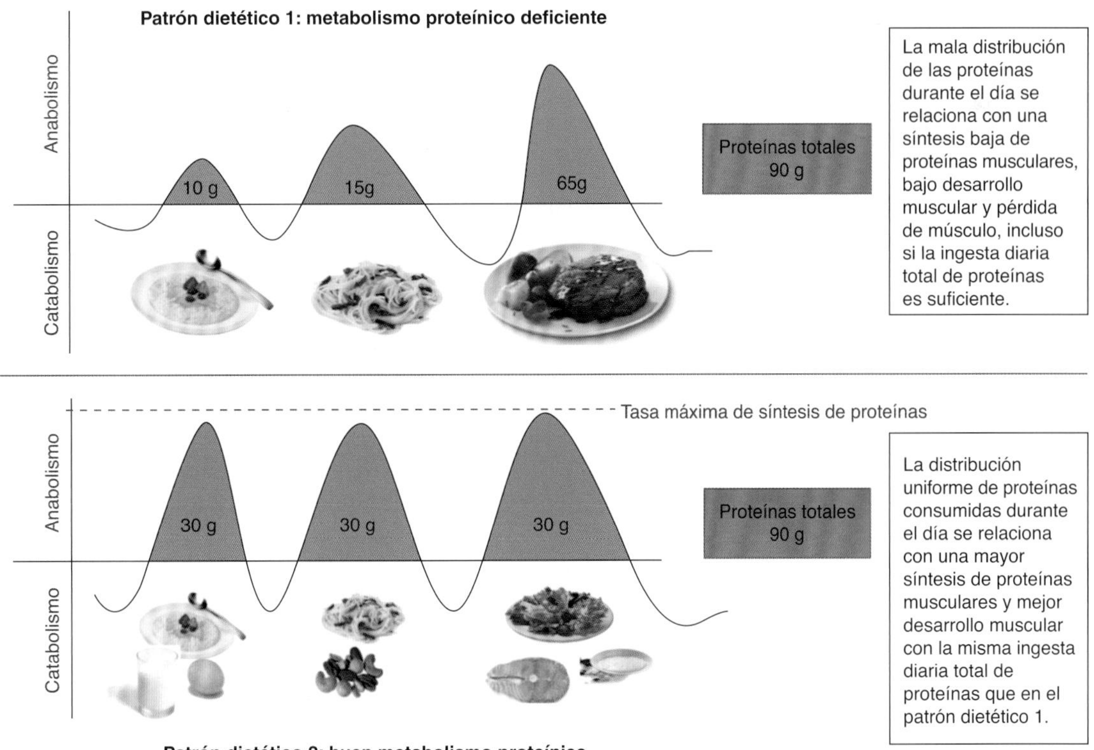

FIGURA 3-5. Diferencias en el desarrollo muscular por la distribución de proteínas. Fuente: Paddon-Jones D, Sheffield-Moore M, Zhang X-J, et al. Amino acid ingestion improves muscle protein synthesis in the young and elderly. *Am J Physiol Endocrinol Metab.* 2004;286(3): E321–8.

Como se mencionó anteriormente, la provisión de ~25 g de proteínas de buena calidad bien distribuidas en las comidas diarias parece suficiente para obtener los resultados deseados, asumiendo que el equilibrio energético se mantenga (51, 57). Los estudios han determinado que grandes dosis de leucina no son más eficaces que los alimentos de buena calidad y pueden tener un impacto negativo en la salud (40, 82).

Desde un punto de vista práctico, el consumo de una bebida que contenga aproximadamente hasta 25 g de proteína después del entrenamiento de alta fuerza tiene el potencial de mejorar la SPM. La combinación de esta proteína con una carga calórica igual de hidratos de carbono también ayuda a garantizar un mejor equilibrio energético, permitiendo que se manifieste el efecto ahorrador de proteínas de los hidratos de carbono (por lo que la proteína puede usarse para la recuperación muscular). Los hidratos de carbono proporcionados en este momento también ayudan en la recuperación de glucógeno (83). Los estudios han descubierto que la leche con chocolate, debido a su combinación de hidratos de carbono y proteínas de alta calidad que contienen leucina, más electrólitos (principalmente sodio, cloruro y potasio) que ayudan a recuperar un estado hidratado, es una bebida eficaz para la reposición después del ejercicio (23, 74).

Riesgos de la ingesta excesiva de proteínas

A menudo, muchas personas físicamente activas consumen dietas altas en proteínas, con frecuencia en cantidades que exceden los 2.0 g de proteína/kg o más del 25% del total de calorías provenientes de proteínas, sobre todo para aumentar la masa muscular y la fuerza. Hay poco apoyo científico para el consumo de proteínas por encima de 2.0 g/kg/día, y no hay datos a largo plazo sobre los posibles efectos en la salud de esta cantidad de consumo regular de proteínas (65). Existe un creciente cuerpo de evidencia que sugiere que el consumo crónico y excesivamente alto de proteínas, en cantidades *superiores a* 2.0 g/kg, puede aumentar el riesgo de daño renal. Un estudio de intervención de 2 años en humanos que evaluó una dieta relativamente alta en proteínas basadas en lácteos y carne, y relativamente baja en hidratos de carbono, siguiendo las recomendaciones básicas de la conocida dieta Atkins, encontró que después de 24 meses había algunos signos de pérdida de la función renal (16, 68). Aunque es poco probable que esto sea motivo de preocupación importante para las personas sanas, sería una preocupación particular para las personas que ya tienen disfunción renal (38, 75). Los estudios en animales en los que se administraron estos mismos consumos altos en proteínas y bajos en hidratos de carbono han tenido resultados similares (28). El mecanismo propuesto para el daño renal está relacionado con la combinación de la excreción forzada de nitrógeno, la formación de cálculos renales y la hipertensión asociada con el sodio en las proteínas animales. Esta revisión sugiere que no se recomiendan las ingestas de proteínas que excedan el 25% de la energía total o más de 2-3 g/kg/día (37). Debido a que la urea y el ácido úrico excretados son ácidos, el calcio de la sangre se emplea para amortiguar la acidez en los riñones. Este calcio agregado aumenta el riesgo de cálculos renales de ácido úrico-calcio (25, 63). Debido a que las concentraciones sanguíneas de calcio no pueden cambiar (es un importante regulador del pH sanguíneo), el calcio perdido en los riñones se reemplaza por el calcio de los huesos, lo que produce una menor densidad mineral ósea (3) (fig. 3-6).

El IOM ha establecido el intervalo de distribución de proteínas entre el 10 y 35% del total de calorías consumidas, sin límite superior en la ingesta debido a la falta de problemas de salud claramente asociados (27). Es habitual que se consuman ingestas altas en proteínas, a menudo hasta 300 g/día, sin ningún efecto evidente en la salud. Sin embargo, no se han evaluado de manera adecuada los efectos a largo plazo de este patrón dietético (75). También existe la preocupación de que el consumo alto de proteínas por arriba de 2.0 g/kg/día afecte de forma negativa el consumo de hidratos de carbono, lo que podría tener un impacto en el rendimiento (75).

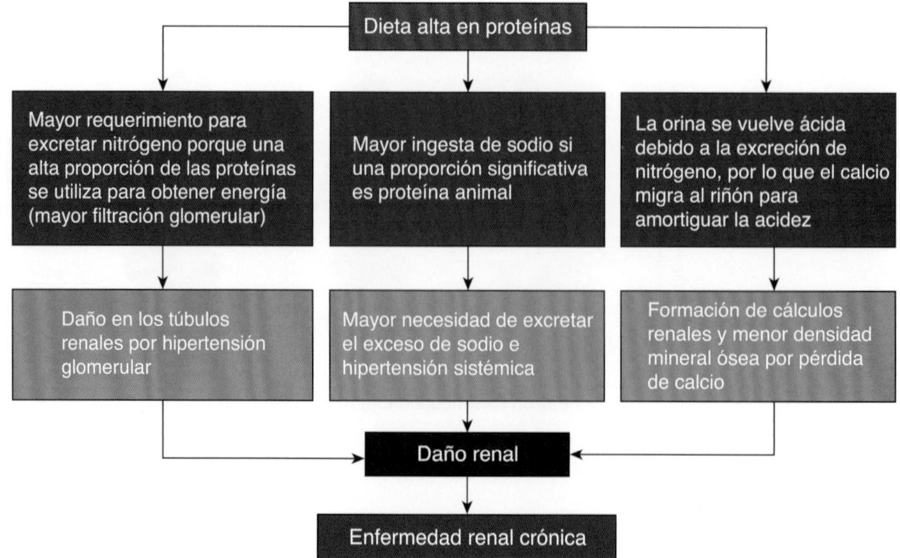

FIGURA 3-6. Dietas altas en proteínas y riesgo de nefropatía. Adaptado de: Marckemann P, Osther P, Pedersen AN, Jespersen B. High-protein diets and renal health. *J Ren Nutr.* 2015;25(1):1–5.

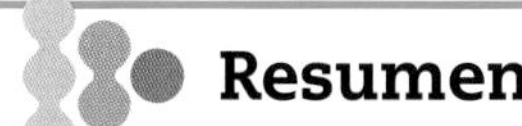

Resumen

- La ingesta recomendada de proteínas (ingesta diaria recomendada) para la población general de adultos es de 0.8 g/kg/día, con recomendaciones para personas activas en el intervalo de ~1.2-2.0 g/kg/día. El momento de la ingesta y la calidad de la proteína consumida también son consideraciones importantes para los atletas.
- El entrenamiento de fuerza ayuda a estimular el crecimiento de la masa muscular si se combina con suficiente energía y proteínas hasta 25 g consumidos inmediatamente dentro de las 2 h posteriores al ejercicio. La ingesta de proteínas por arriba de esta cantidad después del ejercicio no estimula adicionalmente la síntesis de proteínas, sino que simplemente produce más síntesis de urea y excreción de nitrógeno (5, 55).
- La recomendación de proteínas, en comparación con los otros sustratos energéticos (hidratos de carbono y grasas), es relativamente pequeña para las personas físicamente activas (~1.2-2.0 g de proteínas/kg/día, en comparación con los 5.0-12.0 g de hidratos de carbono/kg/día) (73). Idealmente, esta cantidad de proteínas debe distribuirse de manera uniforme durante el día en cantidades de ~25 g/comida para obtener el mayor beneficio. Parece que una ingesta promedio de proteínas de 1.25 g/kg/día (suponiendo un consumo total de energía suficiente) compensa adecuadamente la descomposición de las proteínas musculares durante largas sesiones de ejercicios de fortalecimiento y resistencia (58).
- El requerimiento diario de proteínas debe satisfacerse con comidas que proporcionen una distribución regular de proteínas de alta calidad a lo largo del día y después de un entrenamiento intenso (73).
- Las recomendaciones actuales de proteínas a menudo se expresan en términos del espaciado regular de ingestas modestas de proteínas (~0.3 g/kg) después de la actividad física y durante todo el día. Se requiere una energía adecuada para optimizar la utilización de las proteínas (73).
- Las proteínas de alta calidad que contienen el aminoácido leucina son útiles para la SPM y para mantener la masa magra, particularmente cuando se consumen después del ejercicio (73).
- Existe una preocupación justificable de que, a pesar de las recomendaciones unánimes para los atletas de ingesta alta de hidratos de carbono y relativamente baja de proteínas, los atletas parecen consumir muchas más proteínas de lo que necesitan, no las distribuyen de manera óptima durante el día y consumen menos hidratos de carbono de lo que requieren (6, 7).

Actividad de aplicación práctica

La ingesta de proteínas puede analizarse como un porcentaje de las calorías totales consumidas (% de proteínas), o como gramos de proteínas/kg de masa (g/kg). El método preferido es g/kg, ya que proporciona un ajuste para las proteínas consumidas con base en la masa corporal. Al emplear el porcentaje de proteínas, es posible tener un consumo deseable aparente de proteínas (p. ej., 15% de las calorías totales), pero si no se consumen las calorías suficientes, la ingesta de proteínas será inadecuada. Usted puede valorar su ingesta de proteínas alimentarias tanto en % de proteínas como en g/kg siguiendo las mismas instrucciones que se proporcionan en el capítulo 1. Acceda en línea a USDA Food Composition Database (78) (https://ndb.nal.usda.gov/ndb/search/list), pero esta vez cree una hoja de cálculo con energía (calorías) y proteínas (g) y organice sus alimentos por comida/oportunidades para comer. Cree subtotales para cada comida, y totales para el día, como sigue:

Alimento (ajustado para la cantidad consumida)	Energía (calorías)	Proteínas (g)	Energía de proteínas (g × 4)		
Comida 1					
Alimento 1~					
Alimento 2~					
Etc.~					
Total de la Comida 1					
Comida 2					
Alimento 1~					
Alimento 2~					
Etc.~					
Total de la comida 2					

(continúa)

Alimento (ajustado para la cantidad consumida)	Energía (calorías)	Proteínas (g)	Energía de proteínas (g × 4)		
Total de todas las comidas				% de energía de proteínas	Proteínas g/kg:
Ingesta diaria recomendada de proteínas (ajustada para la edad y el sexo)					
Diferencia entre la ingesta y la ingesta diaria recomendada					

Nota: repita el formato de comidas (Comida 1, Comida 2, Comida 3) anterior para todas las oportunidades de comer que tenga.

1. Cuando haya terminado, analice la dieta para ver su consumo de proteínas, incluyendo g de proteínas/kg y % de energía de proteínas (calorías de proteínas/energía total).
2. Revise los alimentos que más contribuyen a su ingesta de proteínas.
3. Determine si su consumo de proteínas es adecuado para un no atleta (~0.8 g/kg) y para un atleta (~1.2-2.0 g/kg).
4. Valore si la ingesta de proteínas por comida es mayor de ~30 g en cualquier comida. En promedio, un exceso de proteínas de más de 30 g/comida no puede metabolizarse eficientemente como proteínas, y una proporción de estas se emplean como energía o se almacenan como grasa en lugar de utilizarse anabólicamente para construir y reparar tejidos, producir hormonas, etcétera.
5. En caso necesario, intente hacer ajustes a su dieta comiendo diferentes alimentos o distribuyendo los alimentos consumidos de manera que las proteínas ingeridas se metabolicen de manera óptima.

Cuestionario

1. La composición química de las proteínas difiere de la de los hidratos de carbono o las grasas debido a la presencia de:
   a. Sodio
   b. Carbono
   c. Nitrógeno
   d. Hidrógeno
2. Factores que determinan la calidad de las proteínas:
   a. Cantidad y tasa de absorción intestinal
   b. Tasa de utilización como sustrato energético
   c. Cantidad, tipo y distribución de aminoácidos esenciales
   d. Digeribilidad
   e. *a* y *c*
3. Para tener un efecto de ahorro de proteínas, los atletas deben consumir suficientes:
   a. Aminoácidos no esenciales
   b. Aminoácidos esenciales
   c. Hidratos de carbono
   d. Líquidos
4. El potencial anabólico de la proteína se obtiene de mejor manera si se consume en una sola dosis grande de entre 50 y 60 g.
   a. Cierto
   b. Falso
5. La recomendación de ingesta diaria de proteínas para atletas de fuerza es:
   a. 0.8-1.0 g/kg
   b. 1.2-1.7 g/kg
   c. 2.0-3.8 g/kg
   d. > 3.0 g/kg
6. ¿El consumo crónico de un exceso de proteínas puede afectar negativamente la salud de qué órgano?
   a. Páncreas
   b. Intestinos
   c. Riñones
   d. Cerebro
7. Debido a que las proteínas son un sustrato energético, al menos un 20% de los requerimientos de energía total deben provenir de estas.
   a. Cierto
   b. Falso
8. ¿Cuál de los siguientes aminoácidos se relaciona con la estimulación de la SPM?
   a. Leucina
   b. Fenilalanina
   c. Triptófano
   d. Histidina
9. El consumo de proteínas que excede los 30 g en una sola comida puede causar un aumento del BUN, que se relaciona con la deshidratación y con menor densidad mineral ósea.
   a. Cierto
   b. Falso

10. El consumo de una proteína específica dará como resultado una mejor síntesis de esa proteína. Por ejemplo, tanto el cabello como las uñas tienen un alto contenido de la proteína “gelatina”, por lo que consumir más gelatina en la dieta dará como resultado un cabello y uñas más saludables.
    a. Cierto
    b. Falso

Repuestas al cuestionario

1. c
2. c
3. c
4. b
5. b
6. c
7. b
8. a
9. a
10. b

REFERENCIAS

1. Adechian S, Rémond D, Gaudichon C, Pouyet C, Dardevet D, Mosoni L. Spreading intake of a leucine-rich fast protein in energy-restricted overweight rats does not improve protein mass. *Nutrition*. 2012;28(5):566–71.
2. Alvestrand A, Hagenfeldt L, Merli M, Oureshi A, Eriksson LS. Influence of leucine infusion on intracellular amino acids in humans. *Eur J Clin Invest.* 1990;20(3):293–8.
3. Barzel US, Massey LK. Excess dietary protein can adversely affect bone. *J Nutr*. 1998;128(6):1054–7.
4. Bohé J, Low A, Wolfe RR, Rennie MJ. Human muscle protein synthesis is modulated by extracellular, not intramuscular amino acid availability: a dose-response study. *J Physiol.* 2003;552(1):315–24.
5. Burd NA, West DWD, Staples AW, et al. Low-load high volume resistance exercise stimulates muscle protein synthesis more than high-load low volume resistance exercise in young men. *PLoS One*. 2010;5(8):12033E.
6. Burke LM, Cox GR, Cummings NK, Desbrow B. Guidelines for daily carbohydrate intake: do athletes achieve them? *Sports Med*. 2001:31;267–99.
7. Burke LM, Loucks AB, Broad N. Energy and carbohydrate for training and recovery. *J Sports Sci*. 2006;24(7):675–85.
8. Butterfield GE, Calloway DH. Physical activity improves protein utilization in young men. *Br J Nutr*. 1984;51:171–84.
9. Casperson SL, Sheffield-Moore M, Hewlings SJ, Paddon-Jones D. Leucine supplementation chronically improves muscle protein synthesis in older adults consuming the RDA for protein. *Clin Nutr*. 2012;31(4):512–9.
10. Chapman DG, Castillo R, Campbell JA. Evaluation of protein in foods: 1. A method for the determination of protein efficiency ratios. *Can J Biochem Physiol*. 1959;37(5):679–86.
11. Churchward-Venne TA, Burd NA, Mitchell CJ, et al. Acute milk-based protein-CHO supplementation attenuates exercise-induced muscle damage. *Appl Physiol Nutr Metab*. 2008;33(4):775–83.
12. Churchward-Venne TA, Burd NA, Mitchell CJ, et al. Supplementation of a suboptimal protein dose with leucine or essential amino acids: effects on myofibrillar protein synthesis at rest and following resistance exercise in men. *J Physiol.* 2012;590(Pt 11):2751–65.
13. Coburn J, Housh D, Housh T, et al. Effects of leucine and whey protein supplementation during eight weeks of unilateral resistance training. *J Strength Cond Res*. 2006;20(2):284–91.
14. Cuthbertson D, Smith K, Babraj J, et al. Anabolic signaling deficits underlie amino acid resistance of wasting, aging muscle. *FASEB J*. 2004;19(3):422–4.
15. Food and Agriculture Organization of the United Nations. *Dietary Protein Quality Evaluation in Human Nutrition: Report of an FAO Expert Consultation. FAO Food and Nutrition Paper*. Auckland: FAO; 2013. ISBN 978-92-5-107417-6.
16. Friedman AN, Ogden LG, Foster GD, et al. Comparative effects of low-carbohydrate high-protein versus low-fat diets on the kidney. *Clin J Am Soc Nephrol*. 2012;7:1103–11.
17. Gaine PC, Pikosky MA, Bolster DR, Martin WF, Maresh CM, Rodriguez NR. Postexercise whole-body protein turnover response to three levels of protein intake. *Med Sci Sports Exerc*. 2007;39(3):480–6.
18. Garlick PJ. The role of leucine in the regulation of protein metabolism. *J Nutr*. 2005;135(6):1553S–6S.
19. Garlick PJ, Grant I. Amino acid infusion increases the sensitivity of muscle protein synthesis in vivo to insulin. Effect of branched-chain amino acids. *Biochem J*. 1988;254(2):579–84.
20. Gibala MJ. Regulation of skeletal muscle amino acid metabolism during exercise. *Int J Sport Nutr Exerc Metab*. 2001;11:87–108.
21. Gibala MJ. Dietary protein, amino acid supplements, and recovery from exercise. *GSSI Sports Sci Exchange*. 2002;15(4):1–4.
22. Glynn EL, Fry CS, Drummond MJ, Timmerman KL, Dhanani S, Volpi E, Rasmussen BB. Excess leucine intake enhances muscle anabolic signaling but not net protein anabolism in young men and women. *J Nutr*. 2010;140(11):1970–6.
23. Hartman JW, Tang JE, Wilkinson SM, Tarnopolsky MA, Lawrence RL, Fullerton AV, Phillips SM. Consumption of fat-free fluid milk after resistance exercise promotes greater lean mass accretion than does consumption of soy or carbohydrate in young, novice, male weightlifters. *Am J Clin Nutr*. 2007;86:373–81.
24. Helms ER, Zinn C, Rowlands DS, Brown SR. A systematic review of dietary protein during caloric restriction in resistance trained lean athletes: a case for higher intakes. *Int J Sport Nutr Exerc Metab*. 2014;24(2):127–38.
25. Hiatt RA, Ettinger B, Caan B, Quesenberry CP, Duncan D, Citron JT. Randomized controlled trial of low animal protein, high-fiber diet in the prevention of recurrent calcium oxalate kidney stones. *Am J Epidemiol*. 1996;144:25–33.
26. Holwerda AM, van Vliet S, Trommelen J. Refining dietary protein recommendations for the athlete. *J Physiol*. 2013;591(12):2967–8.
27. Institute of Medicine. Dietary *Reference Intakes for Energy, Carbohydrate, Fiber, Fat, Fatty Acids, Cholesterol, Protein and Amino Acids*. Food and Nutrition Board. Washington (DC): National Academies Press; 2005.
28. Jia Y, Hwang SY, House JD, Ogborn MR, Weiler HA, Karmin O, Aukema HM. Long-term high intake of whole proteins results in renal damage in pigs. *J Nutr*. 2010;140:1646–52.

29. Katsanos CS, Kobayashi H, Sheffield-Moore M, Aarsland A, Wolfe RR. A high proportion of leucine is required for optimal stimulation of the rate of muscle protein synthesis by essential amino acids in the elderly. *Am J Physiol Endocrino Metab.* 2006;291(2):E381–7.
30. Kirby TJ, Triplett NT, Haines TL, Skinner JW, Fairbrother KR, McBride JM. Effect of leucine supplementation on indices of muscle damage following drop jumps and resistance exercise. *Amino Acids.* 2012;42(5):1987–96.
31. Koopman R, Saris W, Wagenmakers A, van Loon LJ. Nutritional interventions to promote post-exercise muscle protein synthesis. *Sports Med.* 2007;37(10):895–906.
32. Koopman R, Verdijk L, Manders R, et al. Co-ingestion of protein and leucine stimulates muscle protein synthesis rates to the same extent in young and elderly lean men. *Am J Clin Nutr.* 2006;84(3):623–32.
33. Koopman R, Verdijk LB, Beelen M, et al. Co-ingestion of leucine with protein does not further augment post-exercise muscle protein synthesis rates in elderly men. *Br J Nutr.* 2008;99(3):571–80.
34. Lee WTK, Weisell R, Albert J, Tomé D, Kurpad AV, Uauy R. Research approaches and methods for evaluating the protein quality of human foods proposed by an FAO expert working group in 2014. *J Nutr.* 2016;146(5):929–32.
35. Li F, Yin Y, Tan B, Kong X, Wu G. Leucine nutrition in animals and humans: mTOR signaling and beyond. *Amino Acids.* 2011;41(5):1185–93.
36. Liu Z, Barrett EJ. Human protein metabolism: its measurement and regulation. *Am J Physiol Endocrinol Metab.* 2002;283:E1105–12.
37. Marckemann P, Osther P, Pedersen AN, Jespersen B. High-protein diets and renal health. *J Ren Nutr.* 2015;25(1):1–5.
38. Martin WF, Armstrong LE, Rodriguez NR. Dietary protein intake and renal function. *Nutr Metab.* 2005;2:25. doi:10.1186/1743-7075-2-25
39. Mathal JK, Liu Y, Stein HH. Values for digerible indispensable amino acid scores (DIAAS) for some dairy and plant proteins may better describe protein quality than values calculated using the concept for protein digestibility-corrected amino acid scores (PDCAAS). *Br J Nutr.* 2017;117(4):490–9.
40. McCormack SE, Shaham O, McCarthy MA, et al. Circulating branched-chain amino acid concentrations are associated with obesity and future insulin resistance in children and adolescents. *Pediatr Obes.* 2013;8(1):52–61.
41. Meeusen R, Watson P. Amino acids and the brain: do they play a role in "central fatigue"? *Int J Sport Nutr Exerc Metab.* 2007;17(Suppl):S37–46.
42. Meredith CN, Zackin MJ, Frontera WR, Evans WJ. Dietary protein requirements and body protein metabolism in endurance-trained men. *J Appl Physiol.* 1989;66(6):2850–6.
43. Millward DJ, Layman DK, Tomé D, Schaafsma G. Protein quality assessment: impact of expanding understanding of protein and amino acid needs for optimal health. *Am J Clin Nutr.* 2008;87(Suppl):1576S–81S.
44. Moore D, Robinson M, Fry J, et al. Ingested protein dose response of muscle and albumin protein synthesis after resistance exercise in young men. *Am J Clin Nutr.* 2009;89(1):161–8.
45. Moore DR, Soeters PB. The biological value of protein. En: Meier RF, Reddy BR, Sorters PB, editors. *The Importance of Nutrition as an Integral part of Disease Management.* Vol. 82. Basel, Switzerland: Nestec Ltd., Vevey/S. Karger; 2015, p. 39–51.
46. Nair KS, Schwartz RG, Welle S. Leucine as a regulator of whole body and skeletal muscle protein metabolism in humans. *Am J Physiol.* 1992;263 (5 Pt 1):E928–34.
47. National Academy of Sciences. *Dietary Reference Intakes for Energy, Carbohydrate, Fiber, Fat, Fatty Acids, Cholesterol, Protein, and Amino Acids (macronutrients).* Washington (DC): National Academies Press; 2005. p. 591, 593.
48. Negro M, Giardina S, Marzani B, Marzatico F. Branched-chain amino acid supplementation does not enhance athletic performance but affects muscle recovery and the immune system. *J Sports Med Phys Fitness.* 2008;48(3):347–51.
49. Nelson AR, Phillips SM, Stellingwerff T, et al. A protein-leucine supplement increases branched-chain amino acid and nitrogen turnover but not performance. *Med Sci Sports Exerc.* 2012;44(1):57–68.
50. Norton LE, Layman DK. Leucine regulates translation initiation of protein synthesis in skeletal muscle after exercise. *J Nutr.* 2006;136(2):533S–7S.
51. Paddon-Jones D, Rasmussen BB. Dietary protein recommendations and the prevention of sarcopenia. *Curr Opin Clin Nutr Metab Care.* 2009;12(1):86–90.
52. Paddon-Jones D, Sheffield-Moore M, Zhang X-J, et al. Amino acid ingestion improves muscle protein synthesis in the young and elderly. *Am J Physiol Endocrinol Metab.* 2004;286(3): E321–8.
53. Pennington JAT, Douglass JS. *Food Values of Portions Commonly Used.* 18th ed. Baltimore (MD): Lippincott Williams & Wilkins; 2005. p. 264–314.
54. Phillips SM. Protein requirements and supplementation in strength sports. *Nutrition.* 2004;20(7-8):689–95.
55. Phillips SM. Dietary protein requirements and adaptive advantages athletes. *Br J Nutr.* 2012;108(S2):S158–67.
56. Phillips SM. Defining optimum protein intakes in athletes. En: Maughan RJ, editor. *Sports Nutrition: The Encyclopaedia of Sports Medicine-An IOC Medical Commission Publication.* Chichester: Wiley Blackwell; 2014. p. 136–46.
57. Phillips SM, Moore DR, Tank JE. A critical examination of dietary protein requirements, benefits, and excesses in athletes. *Int J Sport Nutr Exerc Metab.* 2007;17:S58–76.
58. Poortmans JR, Carpentier A, Pereiratlancha LO, Lancha Jr A. Protein turnover, amino acid requirements and recommendations for athletes and active populations. *Braz J Med Biol Res.* 2012;45(10):875–994.
59. Portier H, Chatard JC, Filaire E, Jaunet-Devienne MF, Robert A, Guezennec CY. Effects of branched-chain amino acids supplementation on physiological and psychological performance during an offshore sailing race. *Eur J Appl Physiol.* 2008;104(5):787–94.
60. Reid KF, Naumova EN, Carabello RJ, Phillips EM, Fielding RA. Lower extremity muscle mass predicts functional performance in mobility-limited elders. *J Nutr Health Aging.* 2008;12(7):493–8.
61. Rennie MJ, Bohé J, Smith K, Wackerhage H, Greenhaff P. Branched-chain amino acids as fuels and anabolic signals in human muscle. *J Nutr.* 2006;136(1 Suppl):264S–8S.
62. Rodriguez NR, DiMarco NM, Langley S; American Dietetic Association, and Dietitians of Canada. American College of Sports Medicine position stand. Nutrition and athletic performance. *Med Sci Sports Exerc.* 2009;41;709–31.
63. Romero V, Akpinar H, Assimos DG. Kidney stones: a global picture of prevalence, incidence, and associated risk factors. *Rev Urol.* 2010; 12(2-3): E86–96.
64. Ruzzo EK, Capo-Chichi J-M, Ben-Zeev B, et al. Deficiency of asparagine synthetase causes congenital microcephaly and a progressive form of encephalopathy. *Neuron.* 2013;80(2):429–41.
65. Santesso N, Aki EA, Bianchi M, Mente A, Mustafa R, Heels-Ansdell D, Schünemann. Effects of higher- versus lower-protein diets

on health outcomes: a systematic review and meta-analysis. *Eur J Clin Nutr*. 2012;66:780–8.

66. Schaafsma G. The protein digestibility-corrected amino acid score. *J Nutr*. 2000;130(7):1865S–7S.
67. Schena F, Guerrini F, Tregnaghi P, Kayser B. Branched-chain amino acid supplementation during trekking at high altitude. The effects on loss of body mass, body composition, and muscle power. *Eur J Appl Physiol Occup Physiol*. 1992;65(5):394–8.
68. Shove AR, Toubro S, Bülow J, Krabbe K, Parving HH, Astrup A. Changes in renal function during weight loss induced by high vs low-protein low-fat diets in overweight subjects. *Int J Obes Relat Metab Disord*. 1999;23:1170–7.
69. Stock MS, Young JC, Golding LA, Kruskall LJ, Tandy RD, Conway-Klaassen JM, Beck TW. The effects of adding leucine to pre and postexercise carbohydrate beverages on acute muscle recovery from resistance training. *J Strength Cond Res*. 2010;24(8):2211–9.
70. Suryawan A, Torrazza RM, Gazzaneo MC, Orellana RA, Fiorotto ML, El-Kadi SW, Srivastava N, Nguyen HV, and Davis TA. Enteral leucine supplementation increases protein synthesis in skeletal and cardiac muscles and visceral tissues of neonatal pigs through mTORC1-dependent pathways. *Pediatric Research*. 2012; 71: 324–331.
71. Symons TB, Sheffield-Moore M, Wolfe RR, Paddon-Jones D. A moderate serving of high-quality protein maximally stimulates skeletal muscle protein synthesis in young and elderly subjects. *J Am Diet Assoc*. 2009;109(9):1582–6.
72. Tarnopolsky MA, MacDougall JD, Atkinson SA. Influence of protein intake and training status on nitrogen balance and lean body mass. *J Appl Physiol*. 1988;64(1):187–93.
73. Thomas DT, Erdman KA, Burke LM. American College of Sports Medicine Joint Position Statement. Nutrition and athletic performance. *Med Sci Sports Exerc*. 2016;48(3):543–68.
74. Thomas K, Morris P, Stevenson E. Improved endurance capacity following chocolate milk consumption compared with 2 commercially available sports drinks. *Appl Physiol Nutr Metab*. 2009;34:78–82.
75. Tipton KD. Efficacy and consequences of very-high-protein diets for athletes and exercisers. *Proc Nutr Soc*. 2011;70(02): 205–14.
76. Tipton KD, Elliott TA, Ferrando AA, Aarsland AA, Wolfe RR. Stimulation of muscle anabolism by resistance exercise and ingestion of leucine plus protein. Appl Physiol, Nutr Metab. 2009;34(2):151–61.
77. Tipton KD, Wolfe RR. Protein and amino acids for athletes. *J Sports Sci*. 2004;22(1):65–79.
78. USDA/HHS. *Dietary Guidelines for Americans*. Washington (DC): Government Printing Office; 2005.
79. Wilcox G. Insulin and insulin resistance. *Clin Biochem Rev*. 2005;26(2):19–39.
80. Wilkinson DJ, Hossain T, Hill DS, et al. Effects of leucine and its metabolite *B*-hydroxy-*B*-methylbutyrate on human skeletal muscle protein metabolism. *J Physiol*. 2013;591(11): 2911–23.
81. World Health Organization. Protein and amino acid requirements in human nutrition. *World Health Organ Tech Rep Ser*. 2007;935:1–265.
82. Zanchi NE, Guimarães-Ferreira L, de Siqueira-Filho MA, et al. Dose and latency effects of leucine supplementation in modulating glucose homeostasis: opposite effects in healthy and glucocorticoid-induced insulin-resistance States. *Nutrients*. 2012;4(12):1851–67.
83. Zawadzki KM, Yaspelkis BB, Ivy JL. Carbohydrate-protein complex increases the rate of muscle glycogen storage after exercise. *J Appl Physiol*. 1992;72(5):1854–9.

CAPÍTULO 4

Lípidos

OBJETIVOS

- Reconocer los diferentes tipos de ácidos grasos y sus principales fuentes alimentarias.
- Describir las ingestas recomendadas de lípidos para las poblaciones de atletas y no atletas, y las mejores fuentes alimentarias de estos.
- Identificar las principales enzimas digestivas de lípidos, las sustancias relacionadas y sus fuentes en el tubo digestivo.
- Demostrar conocimiento sobre las principales lipoproteínas sanguíneas, sus fuentes y cómo se metabolizan.
- Explicar la asociación entre los lípidos y la ateroesclerosis y las cardiopatías, así como las estrategias dietéticas y de ejercicio que se pueden seguir para disminuir sus riesgos.
- Explicar cómo se producen las grasas trans, los alimentos con mayor probabilidad de ser ricos en ácidos grasos trans y los problemas de salud que estos plantean.
- Describir cómo se metabolizan las grasas para proporcionar energía de trifosfato de adenosina (ATP, *adenosine triphosphate*) a los tejidos, y los factores dietéticos, hormonales y de ejercicio relacionados con el aumento del metabolismo de las grasas.
- Reconocer las principales funciones de los lípidos para ayudar a mantener una buena salud.
- Comprender las principales reacciones que tienen lugar con los lípidos de la dieta.
- Conocer los ácidos grasos esenciales y los procesos para fabricar ácidos grasos no esenciales.

Estudio de caso

John era un liniero defensivo talentoso en su equipo de fútbol americano del bachillerato, pero recibía mucha presión de su entrenador para "... ¡ganar un poco de peso!". No se le proporcionó ninguna orientación sobre qué hacer, por lo que siguió con el mismo régimen de entrenamiento que antes, pero comenzó a comer más, mucho más. Más tocino, más salchichas y cinco huevos fritos en lugar de sus dos habituales. Efectivamente, su peso estaba subiendo. El problema era que el aumento de peso era casi totalmente de grasa corporal, por lo que tenía la misma cantidad de músculo para mover más peso no muscular, y todos notaron que era más lento fuera de la línea y su resistencia era terrible. Para empeorar aún más las cosas, tenía mucho dolor muscular que lo frenaba aún más y le dificultaba recuperarse de la práctica de fútbol. Al final de cada semana, se sentía terrible y tenía un desempeño insatisfactorio en los juegos de los sábados. Por tal motivo, su entrenador dijo lo inevitable: "¡Necesitas perder algo de peso!". Así que John siguió una "dieta" baja en calorías que él mismo prescribió, cercana a la inanición, porque estaba desesperado por perder ese peso. Sí, perdió peso, pero casi todo el peso que perdió fue de músculo, lo que hizo que su relación fuerza-peso fuera aún peor (tenía menos músculo moviendo más peso no muscular). Su resistencia era terrible, y estaba bastante seguro de que tendría que renunciar al fútbol.

Finalmente, los padres de John hicieron una cita con un nutriólogo especializado en nutrición deportiva. El dietista le mostró a John cómo hacer coincidir de forma dinámica la ingesta de energía con el gasto, y también le mostró cómo todas las grasas saturadas y trans que consumía aumentaban su dolor muscular. También habló con un entrenador atlético certificado y un entrenador de fuerza y acondicionamiento que trabajó junto con el dietista para elaborar un plan de dieta y ejercicio que ayudaría a John a beneficiarse del ejercicio para mejorar la masa muscular y reducir la masa grasa. Lo anterior funcionó, y John aprendió una lección importante: no todas las grasas son iguales. Algunas grasas, como los ácidos grasos omega-3 (de pescado y vegetales), pueden reducir la inflamación muscular, mientras que grasas como los ácidos grasos saturados omega-6 y las grasas trans (de carnes y margarinas) pueden aumentar la inflamación. También descubrió, de la manera difícil, que demasiada grasa en definitiva hace que sea fácil obtener calorías en exceso y, de forma inevitable, engorda con mayor facilidad.

ANÁLISIS DEL ESTUDIO DE CASO

1. Si estuviera trabajando con John, ¿qué tipo de dieta le recomendaría para ayudarlo a asegurarse de que obtenga la energía que necesita para satisfacer su necesidad percibida de aumentar de peso?
2. ¿Cómo le explicaría a John que el peso que quiere aumentar es un factor importante en su desempeño? ¿Cómo haría que John pensara en aumentar el peso muscular en lugar de solo el peso?

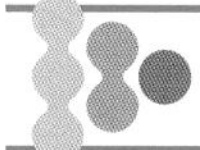

Introducción

Factores importantes a considerar

- Los lípidos en la dieta (las grasas) tienen muchas funciones importantes; sin embargo, la mayoría de las poblaciones en las naciones industrializadas comen demasiada grasa, en particular de los tipos incorrectos que son altas en ácidos grasos saturados, lo que las pone en riesgo de obesidad y de desarrollo precoz de enfermedad cardiovascular. No todas las grasas son iguales en términos de su potencial aterogénico, pero su ingesta excesiva, independientemente de la fuente, puede causar problemas. Al leer este capítulo, considere las maneras de (i) mejorar los tipos de grasas consumidas y (ii) comer para reducir el consumo total de grasas.
- Existe un malentendido frecuente de que el consumo de alimentos con alto contenido en **colesterol** (una sustancia cerosa parecida a la grasa que se produce naturalmente en todas las partes del cuerpo) es peligroso, ya que estos alimentos aumentan el riesgo de **cardiopatías**. Por ejemplo, los huevos son altos en colesterol pero relativamente bajos en grasa, aunque a menudo se evitan porque las personas temen que el colesterol aumente el riesgo de sufrir cardiopatías. Sin embargo, el consumo de alimentos grasos, incluso si *no* contienen colesterol, también elevará su concentración sanguínea porque la bilis utilizada para emulsionar estas grasas dietéticas es 50% colesterol. Por lo tanto, la clave para reducir el riesgo de tener una cardiopatía es consumir mejores grasas (monoinsaturadas y poliinsaturadas asociadas con los vegetales, nueces y semillas) y reducir el consumo total de grasas. El solo hecho de bajar la ingesta de colesterol no logrará el objetivo deseado.

Colesterol

Molécula de esterol producida por las células animales con funciones protectoras de la membrana (no se encuentra en alimentos que no sean de origen animal). La bilis, sintetizada por el hígado para ayudar en la absorción de las grasas en la dieta, es un 50% de colesterol. Por lo tanto, el colesterol sanguíneo elevado puede producirse de manera importante ante el consumo de carnes o de grasas. El colesterol sanguíneo elevado se asocia con un mayor riesgo de ateroesclerosis y muertes por cardiopatía.

Cardiopatía

Enfermedad cardiovascular que implica un flujo sanguíneo reducido hacia el corazón y otros tejidos debido a un estrechamiento ateroesclerótico de las arterias, lo que aumenta drásticamente el riesgo de un ataque cardíaco (infarto de miocardio) y accidente cerebrovascular (ACV) o ictus. Las dietas altas en grasa y el ejercicio inadecuado se asocian con un mayor riesgo de enfermedad cardiovascular.

El término ***lípido*** es la denominación científica para las moléculas orgánicas que no son solubles en agua, pero que son solubles en solventes orgánicos (jabones, cloroformo, benceno, etc.). Los lípidos se conocen de forma común como *grasas*, aunque tradicionalmente la palabra *grasa* se refiere a un lípido que es sólido a temperatura ambiente (p. ej., manteca), mientras que la palabra *aceite* se refiere a un lípido que es líquido a temperatura ambiente (p. ej., aceite de maíz). Las grasas y los aceites también son diferentes en su composición, y esto puede tener un impacto en la salud o en el potencial de enfermedad cuando se consumen diferentes grasas o aceites. Algunos lípidos, como el colesterol, son una parte habitual de las evaluaciones de salud porque la cantidad de colesterol en la sangre se relaciona con el riesgo de enfermedad cardiovascular. Existen muchos otros tipos de lípidos, incluidas las moléculas de lipoproteínas que se crean cuando las grasas de la dieta son digeridas y absorbidas. El grado en el que estas moléculas están presentes en la sangre también es un indicador del riesgo de enfermedad cardiovascular, y proporciona

Lípidos

Moléculas que incluyen grasas, ceras, esteroles, monoglicéridos, diglicéridos, triglicéridos, fosfolípidos y vitaminas liposolubles.

una indicación de si se están eliminando más lípidos del almacenamiento para suministrar energía que los que se almacenan.

Prácticamente todos los alimentos que consumimos contienen lípidos, incluyendo frutas, vegetales, cereales, carnes y pescado. Sin embargo, diferentes alimentos contienen distintos tipos y concentraciones de lípidos que pueden aumentar o disminuir el riesgo de enfermedad. Para el propósito de este libro, el término *lípido* se emplea para referirse a todos los lípidos en general, y se identifican las grasas o aceites específicos donde la diferencia es importante para la salud, el riesgo de enfermedad o el rendimiento deportivo.

En los seres humanos, los lípidos tienen una amplia gama de funciones que son de importancia crítica para mantener una buena salud. Estas incluyen:

- *Fuente de energía concentrada.* Los lípidos son una forma de almacenamiento de energía (calorías) muy eficiente. Un gramo de lípido (grasa o aceite) proporciona 9 cal, mientras que 1 g de hidratos de carbono o proteínas proporciona 4 cal. Una forma de pensar acerca de la diferencia en la densidad calórica es que por cada gramo de grasa extraída de la dieta, puede consumir el doble de gramos de hidratos de carbono y proteínas y aún consumir menos energía total. Otra forma de considerar la densidad calórica de los lípidos es que comer alimentos con alto contenido de grasa (p. ej., alimentos fritos, carnes grasas) es una forma fácil de obtener demasiadas calorías en una sola comida.
- *Aislamiento de la temperatura ambiental.* La grasa corporal se distribuye de manera uniforme entre la grasa almacenada subcutáneamente (debajo de la piel) y la grasa visceral (almacenada alrededor de los órganos). Esta grasa desempeña funciones duales que son importantes, ya que actúa como una fuente de energía que puede suministrarse a los tejidos en un momento de necesidad y también como una manta aislante para ayudar a mantener la temperatura corporal y de los órganos cuando se exponen a temperaturas ambientales extremas (2).
- *Absorción de impacto.* La capa de grasa subcutánea protege al músculo subyacente, que es mucho más vascularizado (tiene más sangre corriendo a través de él), de los traumatismos. Los atletas de todo tipo, pero particularmente los atletas que practican deportes de contacto (boxeo, fútbol, etc.), deben tener cuidado de no ser demasiado magros, ya que los "golpes" directos en los músculos podrían dañarlos y requerir más reparaciones.
- *Prolongación de la saciedad.* Los lípidos consumidos retrasan el tiempo de vaciamiento gástrico, y mientras la comida permanece en el estómago, el deseo de comer nuevamente se retrasa. Este sentimiento de saciedad, o la sensación de plenitud después de comer, se considera deseable porque ayuda a evitar las comidas excesivas. Es importante destacar que el retraso en el vaciamiento gástrico ayuda a garantizar que los alimentos/nutrientes consumidos se absorban mejor y entren en la sangre de manera más gradual. Esta absorción graduada mejora la utilización de los nutrientes por el tejido.
- *Mejoría del sabor y la palatabilidad de los alimentos.* Para cualquier persona que haya probado el pollo frito y el pollo hervido en la misma comida, es fácil comprender cómo los alimentos con mayor contenido de grasa mejoran su sabor y palatabilidad (tener más sabor agradable). Tradicionalmente, los alimentos con mayor contenido de grasa se consumían sobre todo en ocasiones especiales, pero muchos alimentos con alto contenido graso son de fácil acceso y bajo costo. La alta palatabilidad, junto con el bajo costo y la fácil disponibilidad, aumentan el riesgo de consumir un exceso de lípidos, con los riesgos para la salud relacionados.
- *Transporte de vitaminas liposolubles A, D, E y K.* Algunas vitaminas requieren un ambiente de lípidos, por lo que deben consumirse algunos lípidos para garantizar su obtención. La vitamina E, por ejemplo, es una vitamina que se encuentra habitualmente en los aceites de los cereales (p. ej., aceite de maíz), mientras que la vitamina A se halla en fuentes animales (como huevos, carne, lácteos e hígado). Evitar todos los alimentos altos en grasa podría dar lugar fácilmente a una insuficiencia de una o más de estas vitaminas liposolubles.
- *Fuente de ácidos grasos esenciales.* Si bien los humanos pueden producir la mayoría de los lípidos necesarios para garantizar la salud, no pueden elaborar los **ácidos grasos esenciales**: *ácido linoleico* (AL) y *ácido α-linolénico* (AAL). Por lo tanto, es *esencial* que consumamos estos ácidos grasos de los alimentos que comemos. Estos ácidos grasos están disponibles en una amplia gama de alimentos, que incluyen pescado, mariscos, vegetales de hoja, nueces, lino y más. La falta de consumo de alimentos con los ácidos grasos esenciales se asocia con problemas del sistema nervioso central y cardíacos.

Ácidos grasos esenciales

Los ácidos grasos esenciales, *AL* y *AAL*, se consideran esenciales porque los humanos no pueden producirlos. Por lo tanto, es *esencial* que estos ácidos grasos se obtengan de los alimentos consumidos.

- El *AL* es un ácido graso omega-6 insaturado (el doble enlace se encuentra en el sexto átomo de carbono) y se requiere para lograr una función neurológica normal, el crecimiento y el mantenimiento del cabello y la piel, y el mantenimiento de una buena densidad mineral ósea. Existe evidencia de que las dietas relativamente altas en AL también disminuyen el riesgo de cardiopatía (12). Las fuentes alimentarias de AL incluyen los aceites de semillas de plantas, como los aceites de maíz, girasol y soya (soja). Ciertas nueces, por ejemplo las pecanas, las nueces de Brasil y los piñones, son relativamente altas en AL. Los seres humanos convierten el AL consumido en ácido γ-linolénico (AGL) y ácido araquidónico, los cuales tienen funciones fisiológicas importantes. El AGL inhibe la inflamación de los tejidos asociada con la artritis reumatoide, la diabetes y las alergias (17). El ácido araquidónico no solo apoya la función cerebral y muscular, sino que también promueve la inflamación (19).

- *El ácido linolénico* es un ácido graso omega-3 insaturado (el doble enlace se encuentra en el tercer átomo de carbono) y es necesario para tener membranas celulares sanas y una función cardiovascular adecuada, debido a que reduce el colesterol y la inflamación (7). La forma que se consume de ácido linolénico es como el ácido graso omega-3 AAL, el ácido graso omega-3 ácido eicosapentaenoico (EPA) y el ácido graso omega-3 ácido docosahexaenoico (DHA). Las fuentes alimentarias habituales de AAL incluyen la linaza, la soya, las semillas de calabaza (zapallo), las nueces y el aceite de canola; las fuentes de alimentos abundantes en EPA comprenden los pescados grasos, los aceites de pescado y los alimentos marinos (algas marinas); las fuentes alimentarias habituales de DHA incluyen alimentos marinos, pescados grasos y huevos enriquecidos con DHA (32, 48).

Tipos de lípidos

Factores importantes a considerar

- Los diferentes tipos de lípidos tienen distintos resultados metabólicos cuando se consumen. Los lípidos saturados tienden a mantener los lípidos y el colesterol séricos durante más tiempo y, por lo tanto, son más aterogénicos. Los lípidos monoinsaturados tienden a ser bien tolerados y se eliminan relativamente rápido del suero. Los lípidos poliinsaturados tienden a eliminarse del suero rápidamente y tienen el efecto de reducir los lípidos y el colesterol en la sangre. Sin embargo, la ingesta excesiva de todos los lípidos puede tener un efecto aterogénico, por lo que la cantidad consumida en una sola comida debe ser relativamente baja.
- Los ácidos grasos saturados se emplean a menudo en el procesamiento de alimentos porque tienen menos probabilidades de interactuar con el medio ambiente y volverse rancios. Los ácidos grasos saturados que son líquidos, como los que se encuentran en el aceite de palma, tienden a ser aún más populares entre los fabricantes de alimentos porque los líquidos se mezclan más fácilmente con otros ingredientes alimenticios. Por lo tanto, los atletas deben tener cuidado al consumir demasiados alimentos procesados/empacados, ya que tienden a ser más ricos en grasas saturadas. Recomendación: ¡lea la etiqueta!

Ácidos grasos

La mayoría de los **ácidos grasos** consisten en una cadena par de 12-28 átomos de carbono, con átomos de hidrógeno unidos, pero también hay ácidos grasos menos habituales con 8 y 10 átomos de carbono. En un extremo de la cadena de carbono, hay un ácido carboxílico (de ahí el nombre de "ácido graso"). Cuando no se unen a otras moléculas, los ácidos grasos se denominan *ácidos grasos libres*. Por lo general, los ácidos grasos de la dieta están unidos a una molécula de glicerol en forma de un triglicérido. Algunos ácidos grasos son *saturados*, otros *monoinsaturados* y otros *poliinsaturados*. Estos diferentes tipos de lípidos tienen distintos tipos de enlaces que mantienen unidos los átomos de carbono, que forman el esqueleto de los ácidos grasos.

Ácidos grasos

Molécula de grasa con una cadena de carbono que tiene un ácido carboxílico (COOH) en el extremo terminal. En la dieta suelen ser parte de los triglicéridos. Los ácidos grasos tienen longitudes de cadena de carbono variables, desde la cadena corta (menos de seis carbonos como el ácido butírico) y la cadena media (entre 6 y 12 carbonos) hasta la cadena larga (más de 12 carbonos). Las cadenas de carbono pueden ser saturadas, monoinsaturadas o poliinsaturadas.

Los **ácidos grasos saturados** tienen átomos de carbono que se mantienen unidos por completo mediante enlaces simples, lo que significa que los átomos de carbono están *saturados* con átomos de hidrógeno. Los enlaces simples son más fuertes, más estables y menos reactivos químicamente que los enlaces dobles. Los **ácidos grasos monoinsaturados** tienen un doble enlace simple (*mono*) en la cadena de carbono, lo que significa que a los dos átomos de carbono adyacentes les falta un átomo de hidrógeno y se mantienen unidos con una estructura de unión más débil, un doble enlace. Los **ácidos grasos poliinsaturados** contienen dos o más dobles enlaces en la cadena de carbono. No se confunda con la terminología, ya que los enlaces dobles son más débiles y menos estables que los enlaces simples. Debido a esto, cuanto mayor sea el número de enlaces dobles, mayor será la oportunidad para que el ambiente químico reaccione con el ácido graso. Esta capacidad para reaccionar con el ácido graso marca la diferencia cuando se consume. En general, los ácidos grasos saturados se encuentran de forma frecuente en su concentración más alta en grasas de origen animal, pero también son altos en otros lípidos de la dieta, como el aceite de semilla de palma y el aceite de coco (fig. 4-1).

Ácidos grasos saturados

Estos ácidos grasos no tienen dobles enlaces entre los átomos de carbono y tienden a permanecer elevados en la sangre durante más tiempo, lo que aumenta su potencial para producir ateroesclerosis. Los ácidos grasos saturados comunes se encuentran no solo en las grasas animales (ácido esteárico), sino también en el aceite de palma (ácido palmítico).

FIGURA 4-1. A. Ácidos grasos saturados. **B.** Monoinsaturados. **C.** Poliinsaturados. Tomado de: Kraemer WJ, Fleck SJ, Deschenes MR. *Exercise Physiology*. 2nd ed. Philadelphia (PA): Lippincott Williams & Wilkins; 2015.

Ácidos grasos monoinsaturados

Estos ácidos grasos tienen un doble enlace individual entre los átomos de carbono y los humanos los toleran bien. El ácido graso monoinsaturado consumido con mayor frecuencia es el oleico; el aceite de oliva y el aceite de canola son ricos en él.

Ácidos grasos poliinsaturados

Estos ácidos grasos tienen dos o más enlaces dobles entre los átomos de carbono, haciéndolos fáciles de digerir e interactuar, lo que permite una eliminación más rápida de la sangre y reduce el potencial de ateroesclerosis. Los ácidos grasos omega-3, en particular, son ácidos grasos poliinsaturados provenientes de mariscos que han demostrado reducir el riesgo de cardiopatía.

Triglicéridos

Molécula de grasa compuesta de glicerol más tres ácidos grasos, que es la forma más frecuente de lípidos en la dieta que consumen los humanos. Los triglicéridos también son la principal forma de almacenamiento de lípidos (grasa corporal) en los humanos.

La forma más frecuente de lípidos en la dieta humana, ya sea de grasa o de aceite, son los **triglicéridos**, que es la forma primaria de almacenamiento de lípidos (grasa) en los humanos y otros mamíferos. Casi todos los lípidos de la dieta (~95%) son triglicéridos. La molécula del triglicérido, como su nombre lo indica, está compuesta por una molécula de glicerol con tres ácidos grasos conectados (fig. 4-2). Los triglicéridos son formas extremadamente eficientes de almacenamiento de energía; proporcionan 9 cal/g en comparación con las 4 cal/g de las proteínas o los hidratos de carbono. Se necesita menos de la mitad de grasa de la dieta para proporcionar las mismas calorías que los hidratos de carbono y proteínas, por lo que es más fácil consumir un exceso de calorías si los alimentos tienen una alta proporción de grasa.

Los triglicéridos en cada alimento que ingerimos pueden tener algunos ácidos grasos saturados, monoinsaturados y poliinsaturados. Los ácidos grasos poliinsaturados, que son muy abundantes en los aceites de girasol, maíz y cártamo, tienen una tendencia a disminuir el colesterol sérico, lo que se asocia con un menor riesgo de enfermedad cardiovascular. Los ácidos grasos monoinsaturados, que son altamente prevalentes en los aceites de oliva y de canola, también tienden a reducir el colesterol sérico. Los ácidos grasos saturados, que suelen encontrarse en altas proporciones no solo

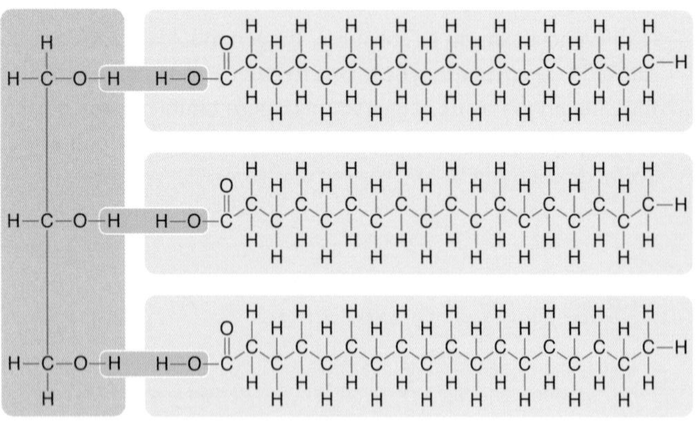

FIGURA 4-2. Molécula de triglicéridos. Tomado de: Kraemer WJ, Fleck SJ, Deschenes MR. *Exercise Physiology*. 2nd ed. Philadelphia (PA): Lippincott Williams & Wilkins; 2015.

Tabla 4-1 Distribución de ácidos grasos saturados, monoinsaturados, poliinsaturados y trans en lípidos de consumo frecuente de origen vegetal y animal

Alimento	Saturado (%)	Monoinsaturado (%)	Poliinsaturado (%)	Ácidos grasos trans (%)
Ácidos grasos de origen vegetal				
Aceite de coco	85.2	6.6	1.7	0.0
Manteca de cacao	60.0	32.9	3.0	0.0
Aceite de semilla de palma	81.5	11.4	1.6	0.0
Aceite de palma	45.3	41.6	8.3	0.0
Aceite de semilla de girasol	25.5	21.3	48.1	0.0
Aceite de germinado de trigo	18.8	15.9	60.7	0.0
Aceite de soya	14.5	23.2	56.5	0.0
Aceite de oliva	14.0	69.7	11.2	0.0
Aceite de maíz	12.7	24.7	57.8	0.0
Aceite de girasol	11.9	20.2	63.0	0.0
Aceite de cártamo	10.2	12.6	72.1	0.0
Aceite de cáñamo	10.0	15.0	75.0	0.0
Aceite de canola	5.3	64.3	24.8	0.0
Mezcla de aceite vegetal: barra de margarina	13.6	33.5	20.2	14.8
Mezcla de aceite vegetal: tazón de margarina	16.7	24.7	23.8	3.3
Ácidos grasos de origen animal				
Mantequilla	54.0	19.8	2.6	0.04
Grasa de pato	33.2	49.3	12.9	0.0
Manteca de cerdo	40.8	43.8	9.6	0.0

Fuente: Pennington JAT, Douglass JS. *Bowes & Church's Food Values of Portions Commonly Used.* 18th ed. Baltimore (MD): Lippincott Williams & Wilkins; 2005; United States Department of Agriculture. National nutrient database for standard reference, Release 28 [Internet]. Disponible en: https://ndb.nal.usda.gov/ndb/search/list. Consultado en diciembre de 2017.

en las grasas animales, sino también en el aceite de coco, el aceite de almendra de palma y la manteca de cacao, tienden a *aumentar* el colesterol sérico, lo que se relaciona con un mayor riesgo de enfermedad cardiovascular. La tabla 4-1 muestra la distribución de los ácidos grasos saturados, monoinsaturados y poliinsaturados en los lípidos de la dieta.

Los ácidos grasos de cadena larga son los lípidos de la dieta más abundantes, pero también existen otros lípidos en la naturaleza o se producen y utilizan en el suministro de alimentos. Estos incluyen:

- *Diglicéridos*: 1 glicerol y 2 ácidos grasos.
- *Monoglicéridos:* 1 glicerol y 1 ácido graso.
- *Ácidos grasos de cadena corta:* 4 o 6 átomos de carbono.
- *Ácidos grasos de cadena media*: 8, 10 o 12 átomos de carbono.
- *Ácidos grasos de cadena larga*: 14 o más átomos de carbono (estos son los más abundantes en la dieta).

Como se indica en la tabla 4-1, no todos los aceites tienen un alto contenido de grasas poliinsaturadas (p. ej., aceite de coco y aceite de semilla de palma). Las características de estos lípidos a menudo determinan cómo se utilizan. Por ejemplo, el aceite de almendra de palma se usa con frecuencia en alimentos procesados porque es altamente saturado y, por lo tanto, estable. Además, el hecho de que sea un aceite facilita la mezcla con otros ingredientes (tabla 4-2). Las reacciones más frecuentes de los ácidos grasos pueden ayudar a comprender cómo se emplean las grasas o por qué se comportan como lo hacen.

Reacciones lipídicas frecuentes

Peroxidación

La *peroxidación* se define como la reacción de oxidación de ácidos grasos y colesterol que contienen uno o más enlaces dobles

Tabla 4-2 Terminología común para los lípidos

Término	Significado
Ácidos grasos esenciales	Ácidos grasos que no podemos sintetizar, de manera que consumirlos en la dieta es *esencial*. Estos incluyen: ■ Ácido linoleico ■ Ácido α-linolénico
Ácido graso más prevalente	El ácido graso que se encuentra con mayor frecuencia en los alimentos: ■ Ácido graso oleico (monoinsaturado)
Lípidos simples	Los lípidos que existen en la naturaleza incluyen: ■ Ácidos grasos ■ Glicerol ■ Triglicéridos ■ Diglicéridos ■ Monoglicéridos ■ Esteroles ■ Ceras
Lípidos compuestos	Los lípidos unidos a compuestos no lipídicos incluyen: ■ Fosfolípidos ■ Glucolípidos ■ Lipoproteínas
Lípidos estructurados	Los lípidos elaborados a partir de lípidos simples y/o compuestos incluyen: ■ Aceite de triglicéridos de cadena media
Ácidos grasos de cadena corta	Menos de seis carbonos
Ácidos grasos de cadena media	6-12 carbonos
Ácidos grasos de cadena larga	Más de 12 carbonos

en la cadena de carbono. Los lípidos oxidados pueden crear peróxidos como radicales libres que hacen que el alimento tenga un sabor rancio (estropeado). Las grasas de la carne que tienen al menos un doble enlace (*véase* la tabla 4-1) no están asociadas con valores altos de antioxidantes (vitaminas E y C), por lo que pueden sufrir fácilmente esta reacción a causa de la oxidación. Por ejemplo, imagine dejar el tocino crudo sin cubrir y sin refrigerar en el mostrador de la cocina durante varias horas. Las grasas en el tocino se oxidarán y tendrán un olor rancio. Por el contrario, los aceites vegetales, como el aceite de oliva y el aceite de cártamo, son ricos en grasas monoinsaturadas y poliinsaturadas, pero también tienen un alto contenido de vitamina E, un poderoso antioxidante que captura el oxígeno y evita que los ácidos grasos se oxiden. Debido a esto, los aceites vegetales y de cereales tienen una vida útil larga sin volverse rancios. En los seres humanos, las vitaminas antioxidantes protegen las membranas grasas de las células para que no se oxiden y generen *radicales libres*, que pueden destruir la célula o pueden alterar la estructura del ADN celular e iniciar un proceso de enfermedad (ejemplo 4-1).

Ejemplo 4-1. Radicales libres

Los radicales libres son inestables y reaccionan de manera impredecible cuando intentan obtener un electrón faltante. Cuando un radical libre, como el peróxido, roba un electrón de un compuesto con el que ha entrado en contacto, el compuesto con el electrón robado se vuelve inestable, causando una reacción en cadena. Cuando los radicales libres entran en una célula, se mueven alrededor de ella en un patrón impredecible y dañino, destruyendo la célula o dañando su núcleo. El núcleo contiene el ADN celular, que puede sufrir lesiones, y si esta célula se reproduce, la célula hija será anómala, iniciando un proceso de enfermedad como el cáncer. Los antioxidantes, como la vitamina E, ayudan a proteger las células capturando el oxígeno y evitando la creación de peróxido y otros radicales libres que pueden producirse a partir de ácidos grasos oxidados. Una de las razones por las que el consumo de frutas y vegetales frescas se asocia con una buena salud es que estos alimentos tienen un alto contenido de antioxidantes protectores.

Yodación

Las reacciones de yodación se realizan en un laboratorio para determinar el número de dobles enlaces (su saturación/insaturación relativa) que están presentes en un lípido (41,42). Por ejemplo, para determinar si hay una diferencia en la saturación/insaturación entre el aceite de oliva de Grecia y el de Italia, un laboratorio podría realizar una prueba de yodación. Los aceites se bañan en una solución que contiene yodo, que tiene un color marrón oscuro. El yodo se adhiere a los átomos de carbono que tienen enlaces dobles y, entonces, el color del aceite se verifica en una máquina (espectrofotómetro) que puede determinar el grado de color (tabla 4-3). Cuanto más oscuro es el color, mayor es el valor de yodo (más yodo unido a la molécula) y, por lo tanto, mayor es el número de dobles enlaces (15).

Hidrogenación

Las reacciones de hidrogenación implican tratar los lípidos con hidrógeno, que se une a los átomos de carbono con dobles enlaces, lo que reduce el nivel de saturación relativa del lípido (hace que el lípido esté más saturado). Estas son reacciones frecuentes para convertir aceites en semisólidos o sólidos. Por ejemplo, las reacciones de hidrogenación convierten el aceite de maíz en *margarina* de aceite de maíz. Debido a que las reacciones de hidrogenación reducen el número de dobles enlaces, los ácidos grasos se saturan más y, por lo tanto, tienen un mayor potencial de riesgo de enfermedad que el aceite equivalente. Además, algunas reacciones de hidrogenación pueden dar como resultado la formación de **ácidos grasos trans**, que están fuertemente implicados en el aumento del riesgo de cardiopatía (5). Es por esta razón que muchos estados están aprobando leyes que prohíben el suministro de grasas que contienen grasas trans a los clientes en los restaurantes y compradores en las tiendas de comestibles. El empleo de grasas trans está prohibido en productos alimenticios humanos vendidos en restaurantes y cocinas públicas en la ciudad de Nueva York y en California. En Europa, las grasas trans están prohibidas en Dinamarca y Suiza. En 2015, la Food and Drug Administration (FDA) de los Estados Unidos le dio a la industria alimentaria 3 años para eliminar las grasas trans del suministro de alimentos (fig. 4-3).

Tabla 4-3 Valores de yodo de lípidos seleccionados

Lípido	Valor
Aceite de maíz	109-133
Aceite de semilla de uva	124-143
Aceite de oliva	80-88
Aceite de palma	44-51
Aceite de cacahuete (maní)	84-105
Aceite de soya	120-136
Aceite de nuez	120-140

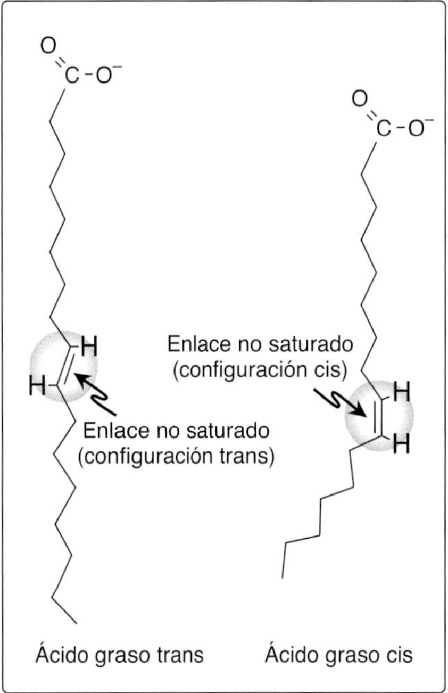

FIGURA 4-3. Ácidos grasos cis y trans. Fuente: Ferrier DR. *Biochemistry.* 7th ed. Philadelphia (PA): Lippincott Williams & Wilkins; 2017.

Ácidos grasos trans

Estos ácidos grasos insaturados se han hidrogenado para hacerlos más sólidos (conversión de aceite de maíz en margarina de aceite de maíz) y, en el proceso, algunos de los átomos de hidrógeno están unidos en el mismo lado del átomo de carbono (la forma "trans") en lugar de en lados opuestos del átomo de carbono (la forma "cis"). Se ha demostrado que estas grasas provocan inflamación importante, lo que aumenta el riesgo de cardiopatía y muertes por cardiopatía.

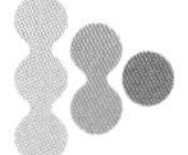

Digestión y absorción de lípidos

Factores importantes a considerar

- Las grasas tienen el efecto de ralentizar el vaciado gástrico, retrasando la velocidad con la que los alimentos consumidos salen del estómago y entran en los intestinos para una mayor digestión y absorción.
- Por lo general, los atletas se sienten molestos haciendo ejercicio con alimentos aún en el estómago, ya que los hace sentir mal, y es probable que el retraso del vaciamiento gástrico también inhiba el consumo adecuado de líquidos durante el ejercicio. Por lo tanto, la comida antes del juego debe ser relativamente baja en grasas y consumirse lo suficientemente antes del ejercicio para garantizar que no haya alimentos en el estómago.

Los lípidos de la dieta, sobre todo en forma de triglicéridos, se descomponen físicamente en partículas más pequeñas mediante la masticación, que no digiere químicamente los lípidos en sustancias moleculares más pequeñas (ácidos grasos y glicerol), pero permite que la digestión posterior en el tubo digestivo sea más eficaz. Cuando los lípidos entran en el estómago, la acidez y los jugos gástricos crean gotas de lípidos aún más pequeñas denominadas *quimo*. Cuando este quimo entra en el intestino delgado, una sustancia química de este sitio, la colecistoquinina, viaja por el conducto biliopancreático común y hace que la vesícula biliar libere bilis en el intestino delgado. Al mismo tiempo, el páncreas libera su enzima digestiva de lípidos, la lipasa pancreática, que rompe los lípidos en ácidos grasos individuales y glicerol, monoglicéridos y diglicéridos. La bilis, un emulsionante eficaz, convierte estas moléculas lipídicas más pequeñas en micelas solubles en agua, que luego se absorben en la sangre. Una vez en la sangre, las micelas se unen a una proteína transportadora para crear *quilomicrones*, que son moléculas de lípidos relativamente grandes con una proteína transportadora relativamente pequeña. No hay receptores de quilomicrones que permitan que los lípidos salgan de la sangre, por lo que la enzima lipoproteína lipasa convierte los quilomicrones en lipoproteínas de baja densidad (LDL, *low-density lipoproteins*), para las cuales existen receptores que permiten que los lípidos se eliminen de la sangre y sean captados por los tejidos (tabla 4-4).

Lipoproteínas

Hay cuatro tipos principales de transportadores de lípidos en la sangre. Estas lipoproteínas (combinaciones de lípidos y proteínas) tienen diferentes orígenes y acciones. A estas se les denomina *quilomicrones* y se componen de lipoproteínas de muy baja densidad (VLDL, *very low-density lipoproteins*), LDL y lipoproteínas de alta densidad (HDL, *high-density lipoproteins*).

Quilomicrones

Los *quilomicrones* son las lipoproteínas más pequeñas y densas, lo que significa que tienen la mayor cantidad de grasa unida a la proteína transportadora. Estas moléculas tienen un alto potencial aterogénico (pueden aumentar el riesgo de **ateroesclerosis**, un factor de riesgo para cardiopatías, que consiste en el endurecimiento de las arterias debido a la formación de estrías grasas) porque son muy altas en lípidos y porque deben permanecer en la sangre hasta que la lipasa las convierte en LDL. Los quilomicrones se sintetizan en la pared intestinal a partir de la grasa

Tabla 4-4 Digestión y absorción de lípidos

Sitio	Acción química	Resultados
Boca	Ninguna	■ No hay descomposición química en la boca, pero masticar descompone físicamente los alimentos a un tamaño más pequeño que permite una digestión más eficaz en el tubo digestivo.
Esófago	Ninguna	■ No hay acción adicional.
Estómago	Acidez	■ El ácido estomacal inicia cierta descomposición de los triglicéridos en diglicéridos y ácidos grasos. ■ El contenido del estómago que entra en el intestino delgado se conoce como *quimo*.
Intestino delgado	Lipasa pancreática (páncreas) Sal biliar (hígado)	■ La lipasa pancreática entra al intestino delgado a través del conducto pancreático y descompone eficazmente los diglicéridos y triglicéridos en sus componentes de glicerol y ácidos grasos. ■ La sal biliar ingresa al intestino delgado a través del conducto biliar común y emulsiona el glicerol y los ácidos grasos en compuestos pequeños y solubles en agua. Un extremo de un agente emulsionante es soluble en grasa, por lo que puede adherirse al lípido, mientras que el otro extremo del agente emulsionante es soluble en agua y se envuelve alrededor del lípido para que sea soluble en agua. ■ La bilis es un 50% colesterol y se produce en el hígado, por lo que las ingestas altas en grasa requieren más bilis, y este colesterol relacionado con la bilis se absorbe en la sangre con los lípidos consumidos. Por lo tanto, las ingestas altas en grasa, incluso si no se consume colesterol, se asocian con colesterol sanguíneo elevado.
Revestimiento intestinal	Ninguna	■ La "micela" hidrosoluble (grasa emulsionada) es transportada al revestimiento del intestino delgado, donde se transforma en un triglicérido y forma parte de la lipoproteína "quilomicrón". El quilomicrón entra en la sangre.
Sangre	Lipoproteína lipasa	■ Los quilomicrones se convierten en lipoproteínas de baja densidad (LDL) a través de la lipoproteína lipasa (LPL), y las LDL abandonan la sangre y son absorbidas por los tejidos para su utilización.

de la dieta; por lo tanto, cuanto mayor sea la cantidad de grasa ingerida en una sola comida, mayor será el nivel de quilomicrones circulantes. Como la conversión de quilomicrones a LDL lleva tiempo, una comida con alto contenido de grasa mantiene un nivel más alto de quilomicrones que una comida que proporciona las mismas calorías, pero es más baja en grasa (43).

Ateroesclerosis

Enfermedad vascular caracterizada por el engrosamiento de la pared de una arteria y el estrechamiento de su luz, lo que la hace incapaz de adaptarse a las fluctuaciones de la presión arterial. La arteria estrechada también aumenta el riesgo de formación de coágulos sanguíneos, lo que puede causar un infarto de miocardio o un ACV. Mantener los lípidos elevados en la sangre, generalmente por el alto consumo de ácidos grasos saturados y trans en la dieta, aumenta el riesgo de ateroesclerosis.

Lipoproteínas de muy baja densidad

Las VLDL se producen en el hígado a partir de triglicéridos y colesterol, y son convertidas a LDL por la lipoproteína lipasa. Para reducir la producción de VLDL en el hígado es necesario reducir los triglicéridos, lo que requiere una pérdida de grasa corporal, un menor consumo de alimentos azucarados y de fructosa (los alimentos con cantidades grandes de jarabe de maíz alto en fructosa son un problema particular) y una reducción en el consumo de alcohol. Las concentraciones elevadas de VLDL se relacionan con un mayor riesgo de ateroesclerosis y un mayor riesgo asociado de cardiopatías.

Lipoproteínas de baja densidad

Las concentraciones elevadas de LDL son un factor de riesgo conocido de las cardiopatías, ya que las LDL tienen un alto potencial de crear estrías de grasa en las arterias, donde pueden causar obstrucción y un **infarto de miocardio** (ataque al corazón) o ACV. La eliminación de las LDL de la sangre para el suministro a los tejidos se relaciona con el tiempo, ya que los receptores de LDL son limitados, y cuanto más tiempo permanece una concentración elevada en la sangre, mayor es su potencial de causar enfermedad. Es por esta razón que a menudo se hace referencia al colesterol LDL como colesterol "malo". Para reducir el colesterol LDL, se requiere bajar el consumo de grasa (total y por comida) y disminuir el nivel de grasa corporal (fig. 4-4).

Infarto de miocardio

Significa literalmente la muerte del músculo cardíaco; es otro nombre para un *ataque cardíaco*, que es una falta repentina del suministro de sangre (interrupción en el suministro de oxígeno y nutrientes) al corazón como resultado de un bloqueo arterial. La obstrucción provoca daños en la parte del corazón que ya no recibe sangre y se asocia con dolor en el pecho o dolor irradiado al brazo, el cuello y la mandíbula. Los ataques cardíacos suelen ser resultado de la ateroesclerosis.

Lipoproteínas de alta densidad

Las HDL son las partículas de lipoproteínas más pequeñas y densas que transportan la proporción más pequeña de lípidos a una proteína transportadora. Las HDL son producidas por el hígado y están involucradas en la eliminación de lípidos y colesterol de los tejidos y la sangre. Por lo tanto, estas moléculas a menudo se denominan colesterol "bueno". Idealmente, es mejor tener una cantidad relativamente *baja* de LDL y una cantidad relativamente *alta* de HDL. Se ha encontrado que el consumo moderado de alcohol (una copa de vino con la cena para una mujer; dos copas de vino para un hombre) eleva el colesterol HDL, al igual que una reducción de la grasa corporal a través de un programa adecuado de dieta y ejercicio (35).

Fuentes de diferentes tipos de lípidos en la dieta humana

Los siguientes son ejemplos de tipos de lípidos presentes en la dieta humana:

- *Ácidos grasos monoinsaturados (AGMI).* Ácidos grasos que tienen un doble enlace simple y típicamente son líquidos a temperatura ambiente. Los alimentos ricos en AGMI incluyen aceites vegetales (p. ej., oliva, canola, girasol, cártamo alto en ácido oleico) y nueces. Los AGMI tienden a disminuir el colesterol malo (LDL) en la sangre, mientras que mantienen el colesterol bueno (HDL).

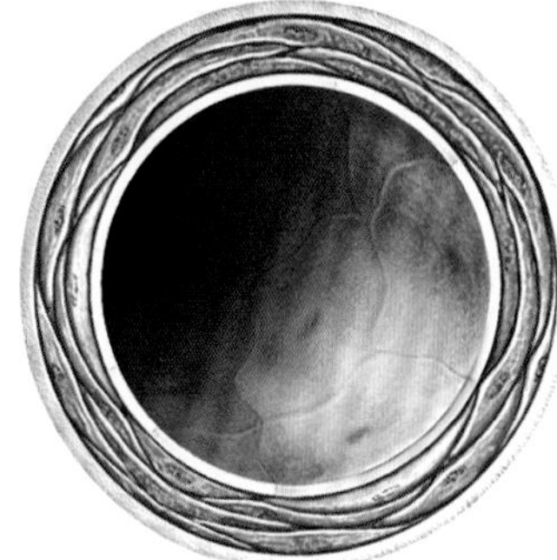
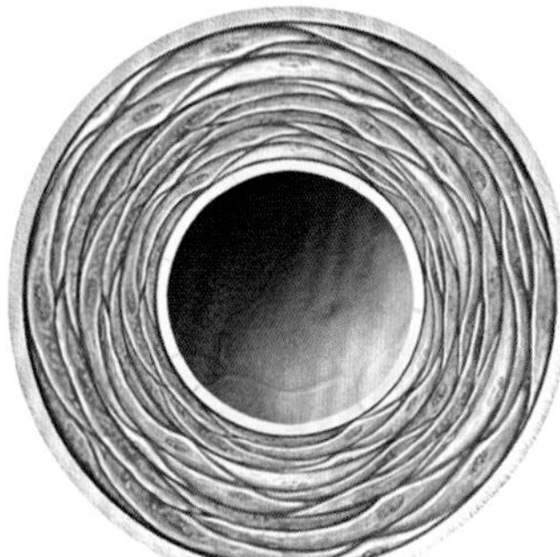
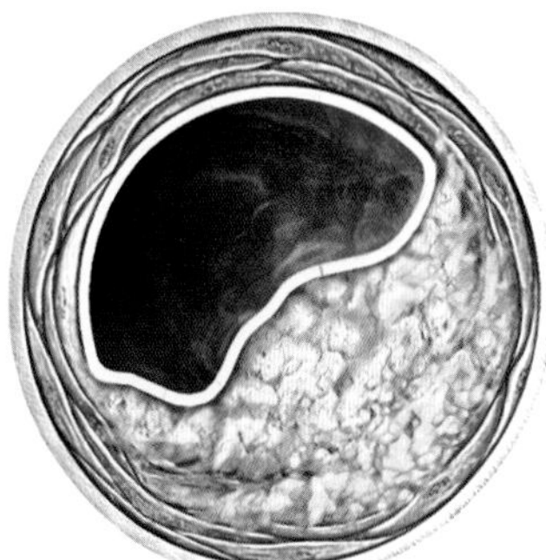

FIGURA 4-4. Arteria ateroesclerótica. Tomado de: Anatomical Chart Company. *Hypertension Anatomical Chart.* 2nd ed. Philadelphia (PA): LWW (PE); 2005.

- *Ácidos grasos poliinsaturados (AGPI).* Ácidos grasos que tienen dos o más dobles enlaces y típicamente son líquidos a temperatura ambiente. Las principales fuentes alimentarias de los AGPI son los aceites vegetales y algunas nueces y semillas. Los AGPI proporcionan los ácidos grasos esenciales, que son omega-3 (AAL, donde el primer doble enlace se produce en el tercer carbono) y omega-6 (AL, donde el primer doble enlace se produce en el sexto carbono).
- *AGPI omega-3.* Incluye un ácido graso esencial (AAL) con una cadena de 18 carbonos y tres dobles enlaces cis. Las fuentes primarias incluyen el aceite de soya, el aceite de canola, las nueces y la linaza. Otros ácidos grasos omega-3 incluyen EPA y DHA, que tienen cadenas de carbono muy largas y se encuentran en pescados y mariscos. El EPA y el DHA también se conocen como *ácidos grasos n-3.*
- *AGPI omega-6.* Incluye un ácido graso esencial (AL) con una cadena de 18 carbonos y dos dobles enlaces cis. Las fuentes primarias de alimentos incluyen nueces y aceites vegetales líquidos, como los aceites de soya, maíz y cártamo. Estos también se conocen como *ácidos grasos n-6.*
- *Ácidos grasos saturados.* Estos son ácidos grasos sin dobles enlaces y suelen ser sólidos a temperatura ambiente. Las fuentes alimenticias frecuentes de ácidos grasos saturados incluyen carnes y productos lácteos. Algunos aceites tropicales (líquidos a temperatura ambiente) también tienen un alto contenido de ácidos grasos saturados, incluidos los aceites de coco y de palma.
- *Ácidos grasos trans.* Estos se derivan de aceites vegetales parcialmente hidrogenados y se usan en postres, rocetas de maíz para horno de microondas, pizza congelada, algunas margarinas y crema de café. Si bien no es tan frecuente, las grasas trans también se encuentran en las grasas de los animales rumiantes, incluyendo el ganado vacuno y ovino. Las grasas trans suelen causar inflamación y están fuertemente asociadas con un mayor riesgo de cardiopatía y cáncer.

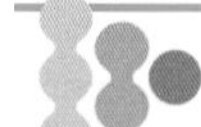

Metabolismo lipídico

Obtención de energía de los lípidos

El catabolismo de los triglicéridos produce más del doble de energía de ATP que la producida a partir de proteínas o hidratos de carbono, pero los lípidos pueden metabolizarse solo aeróbicamente (con oxígeno). Los subproductos del catabolismo lipídico a través del ciclo del ácido cítrico (ciclo de Krebs) son el dióxido de carbono, el agua y la energía. Sin embargo, la oxidación completa de las grasas, a través de una vía metabólica llamada *oxidación β,* requiere hidratos de carbono y vitaminas B_1, B_2, niacina y ácido pantoténico. Se denomina *oxidación β* porque dos átomos de carbono ingresan a la vez en la secuencia metabólica para producir energía.

Sin suficientes hidratos de carbono, pueden producirse cetonas cuando se catabolizan los lípidos (10). Típicamente, las cetonas se forman en las mitocondrias del hígado cuando la concentración de glucosa sanguínea es baja y después de que se agotan las reservas de glucógeno. La glucosa sanguínea es el combustible primario para el cerebro/sistema nervioso central, pero con una glucosa sanguínea inadecuada, las cetonas se producen a partir de ácidos grasos como un medio para suministrar cetonas al sistema nervioso central para obtener energía. Los ácidos grasos normalmente se descomponen mediante la oxidación β para formar acetil-coenzima A (acetil-CoA), y esta acetil-CoA se oxida aún más en el ciclo del ácido cítrico para producir energía. Sin embargo, si la acetil-CoA generada en la oxidación β excede la capacidad del ciclo del ácido cítrico debido a productos intermedios insuficientes, como el oxaloacetato, entonces la acetil-CoA se usa para producir cetonas, como la acetona, en lugar de ATP (energía). Es más probable que los productos intermedios sean insuficientes en el ciclo del ácido cítrico si la disponibilidad de hidratos de carbono es escasa (fig. 4-5). Las

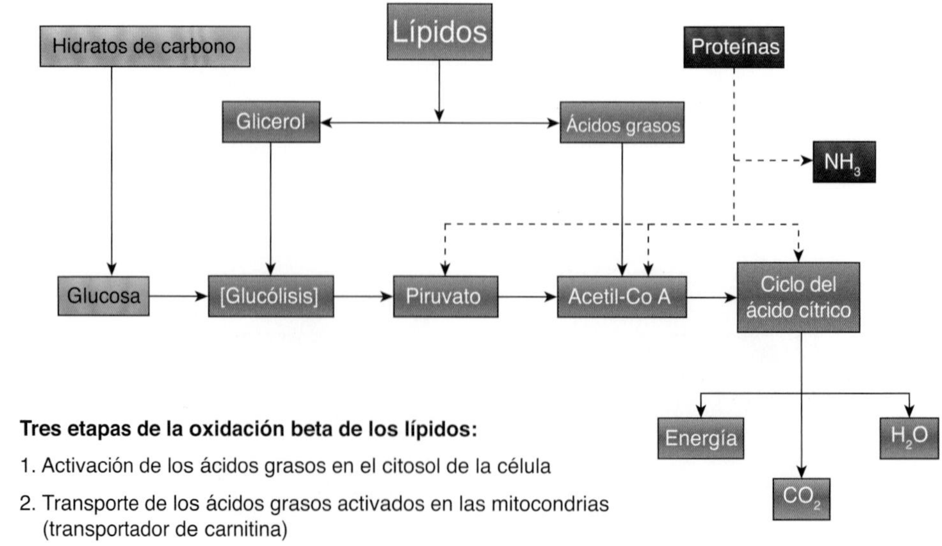

FIGURA 4-5. Oxidación de lípidos para obtener energía.

concentraciones elevadas de cetonas pueden ocasionar *cetoacidosis*, que es un estado peligroso que puede dañar los tejidos, incluidos los riñones. La cetoacidosis ocurre en los diabéticos que no controlan bien el azúcar en la sangre, en las personas que están en ayuno, y en las personas con dietas altas en proteínas, altas en grasas y bajas en hidratos de carbono conocidas como *dietas cetogénicas*. Las personas que producen cantidades altas de cetonas generalmente tienen un aliento con olor similar al eliminador de esmalte de uñas (la acetona es una cetona que huele a eliminador de esmalte de uñas), lo que sugiere que la concentración de azúcar en la sangre es baja.

Producción de nuevos lípidos

Los humanos son eficaces en la producción de lípidos y son capaces de producirlos y almacenarlos a partir del exceso de proteínas, hidratos de carbono y lípidos. La capacidad de formar lípidos es importante para una serie de procesos celulares críticos, incluidas las membranas y la estructura interna de las células, la producción de hormonas basadas en lípidos y el almacenamiento del exceso de energía. Los ácidos grasos que se pueden sintetizar para estos procesos se conocen como *ácidos grasos no esenciales* (no es indispensable que los consumamos porque podemos producirlos) y se forman en las células del cuerpo a partir de acetil-CoA mediante una enzima denominada *ácido graso-sintasa*. Después de la formación del ácido graso, las enzimas llamadas *acetiltransferasas* unen tres ácidos grasos a una molécula de glicerol para crear triglicéridos. También son importantes para este proceso la insulina y las vitaminas biotina, B_2, niacina y ácido pantoténico. La insulina ayuda a la nueva síntesis de ácidos grasos al hacer que la glucosa y los ácidos grasos estén disponibles para las células, y cualquier cantidad de glucosa que exceda los requerimientos celulares puede convertirse en triglicéridos y almacenarse (masa grasa) (22, 46).

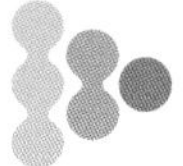

Recomendaciones de lípidos y fuentes alimentarias

Uno de los principios clave de las recomendaciones dietéticas del 2015-2020 de los Estados Unidos consiste en limitar el consumo de energía de grasas saturadas porque tienden a aumentar el colesterol en la sangre y el riesgo de enfermedad cardiovascular. Como se puede observar en la tabla 4-5, es bueno tener una cantidad *alta* de HDL y una cantidad *baja* de LDL (fig. 4-6).

La ingesta actual de grasas saturadas en la mayoría de las personas es excesiva, debido sobre todo al consumo de grasas animales (45). La recomendación del Institute of Medicine para personas sanas es tener una ingesta de grasas que constituya entre el 25 y 35% del total de calorías consumidas. De esto, menos del 10% debe provenir de grasas saturadas. Este nivel de ingesta es de ~1.0 g/kg, pero puede ser mayor en función de las necesidades físicas y de energía. Por ejemplo, los atletas de resistencia pueden requerir hasta 2.0 g/kg para satisfacer los requisitos de energía, pero estos atletas generalmente tienen una alta capacidad para metabolizar las grasas como fuente de energía (18). Algunos atletas con requerimientos de energía extraordinariamente altos pueden tener necesidades de grasa aún más altos como el único medio razonable para satisfacer la necesidad de energía.

Los lípidos también suministran los ácidos grasos esenciales, con recomendaciones para el **ácido linoleico** que varían de 7 a 17 g/día (según la edad) y para el ácido linolénico de 0.7 a 1.6 g/día (*véase* la tabla 4-5).

Ácido linoleico

Ácido graso poliinsaturado *esencial* (debe consumirse ya que los humanos no pueden producirlo) con el primer doble enlace en el sexto carbono (n-6). Se encuentra en las membranas celulares y participa en la producción de otros ácidos grasos y sustancias protectoras. Las fuentes dietéticas más abundantes son los aceites vegetales y son particularmente altos en los aceites de cártamo, girasol, maíz y soya.

Cuando se requiere energía, los triglicéridos subcutáneos y viscerales almacenados se descomponen en sus componentes, ácidos grasos y glicerol, y se transportan a los tejidos en el plasma sanguíneo. El glicerol se metaboliza como un hidrato de carbono y está disponible para todos los tejidos para generar energía a través del metabolismo aeróbico o anaeróbico. El glicerol también tiene potencial gluconeogénico, es decir, puede convertirse en glucosa y almacenarse como glucógeno hepático o utilizarse para satisfacer las necesidades de energía del sistema nervioso central, los órganos y los músculos como glucosa sanguínea. Los ácidos grasos se transportan al tejido muscular y orgánico, donde se oxidan para crear energía de ATP.

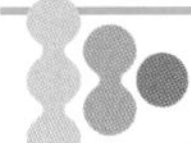

Lípidos y salud

Ácidos grasos monoinsaturados y poliinsaturados

Se ha encontrado que tanto los AGMI como los AGPI protegen frente al desarrollo de enfermedades cardiovasculares al reducir el colesterol sanguíneo, pero los AGPI son más vulnerables a la formación de peróxido (rancidez) que los AGMI. También hay algunas pruebas de que los AGMI pueden ayudar a mantener el colesterol bueno (HDL) (28). El AGMI más consumido es el ácido graso oleico, que es altamente prevalente en el aceite de oliva y, posiblemente, una de las razones (junto con un mayor consumo de pescado y vegetales) por la cual se recomienda la dieta mediterránea para reducir el riesgo de enfermedades. Por ejemplo, la ingesta de alimentos de Creta, una isla griega, tiene un consumo típico de grasa que es alto y proporciona aproximadamente el 40% del total de calorías, pero una gran proporción de la grasa que se consume proviene del aceite de oliva. La población cretense

Tabla 4-5 Metas nutricionales diarias para grupos de edad y sexo basadas en ingestas dietéticas de referencia y recomendaciones de pautas dietéticas

Valor	Fuente	1-3 años	M 4-8	H 4-8	M 9-13	H 9-13	M 14-18	H 14-18	M 19-30	H 19-30	M 31–50	H 31-50	M 51+	H 51+
Grasa totales (% kcal)	AMDR	30-40	25-35	25-35	25-35	25-35	25-35	25-35	20-35	20-35	20-35	20-35	20-35	20-35
Grasa saturada (% kcal)	DGA	< 10%	< 10%	< 10%	< 10%	< 10%	< 10%	< 10%	< 10%	< 10%	< 10%	< 10%	< 10%	< 10%
Ácido linoleico (g/día)	IA	7	10	10	10	12	11	16	12	17	12	17	11	14
Ácido linolénico (g/día)	IA	0.7	0.9	0.9	1	1.2	1.1	1.6	1.1	1.6	1.1	1.6	1.1	1.6

Fuente: United States Department of Agriculture and United States Department of Health and Human Services. 2015-2020 Dietary Guidelines for Americans. 8th ed. December 2015. Disponible en: http://health.gov/dietaryguidelines/2015/guidelines/. Acceso: 20 de abril de 2018.

Institute of Medicine. *Dietary Reference Intakes for Energy, Carbohydrate, Fiber, Fat, Fatty Acids, Cholesterol, Protein, and Amino Acids* 2005. Washington, DC. The National Academies Press: https://doi.org/10.17226/10490.

AMDR, intervalos aceptables de distribución de macronutrientes; DGA, Dietary Guidelines for Americans, 2015-2020; IA, ingesta adecuada.

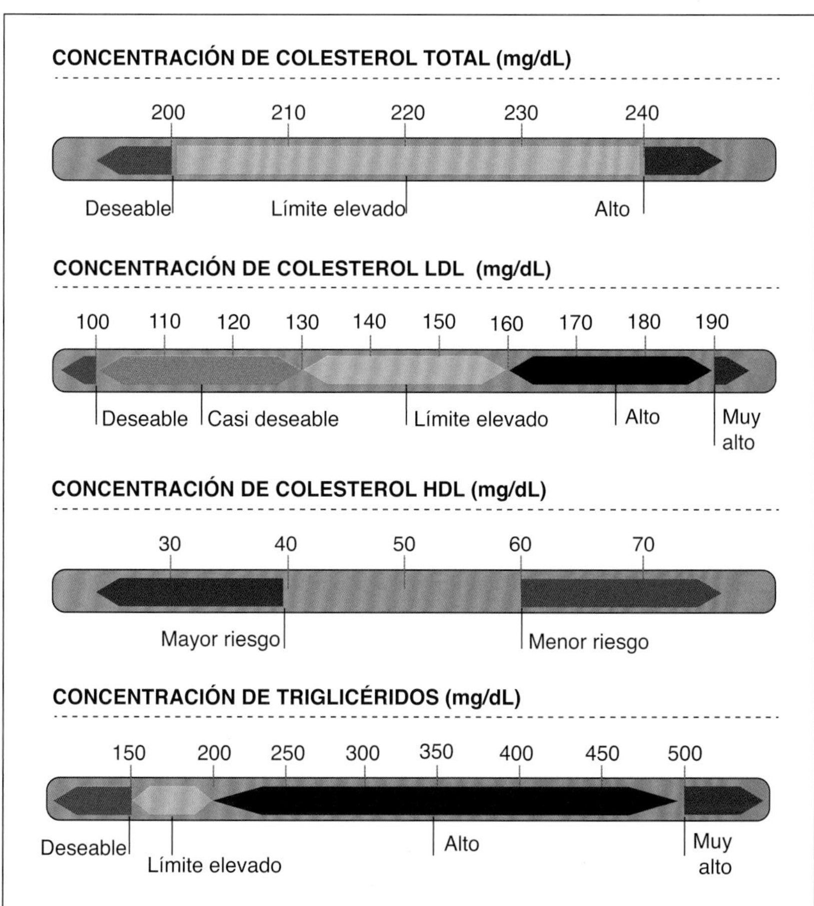

FIGURA 4-6. Intervalos de referencia de lípidos sanguíneos. Tomado de: Reference Ranges for Blood Lipids. Understanding what your cholesterol level means [Internet]. Disponible en: http://www.cholesterolmenu.com/cholesterol-levels-chart/. Consultado en septiembre de 2017.

tiene una prevalencia relativamente baja de enfermedad coronaria y cáncer de colon (38). La dieta mediterránea también tiene un equilibrio de ácidos grasos omega-3 y omega-6, lo cual es importante porque algunos ácidos grasos omega-6 tienden a causar inflamación en los tejidos, mientras que los ácidos grasos omega-3 tienden a ser antiinflamatorios. En contraste con la dieta mediterránea, la dieta típica en los Estados Unidos puede contener 14-25 veces más ácidos grasos omega-6 que omega-3.

Debido a que las grasas saturadas están asociadas con un aumento en el colesterol LDL dañino, que aumenta el riesgo de enfermedad cardiovascular, la ingesta de ácidos grasos saturados debe ser inferior al 10% de las calorías totales. Existe evidencia de que mantener un consumo de grasa total relativamente bajo al reemplazar las grasas saturadas con grasas poliinsaturadas de aceites vegetales es una estrategia eficaz para reducir el riesgo de cardiopatías.

Grasas trans

A pesar de lo dañino que puede ser una alta ingesta de grasas saturadas, no son tan perjudiciales como las grasas trans. Estas últimas se encuentran de forma típica en la margarina y la manteca vegetal que se hidrogenaron parcialmente para hacer que el aceite original fuera más sólido. La margarina y la manteca se utilizaban de forma habitual en la cocina comercial como aceite para freír papas fritas y se emplean en la preparación de pastelillos comerciales (galletas, tartas, etc.). Las grasas trans aumentan el colesterol LDL dañino y son inflamatorias para los tejidos; ambas están asociadas con ACV, enfermedad cardíaca, diabetes y cáncer. Algunos estudios han encontrado que incluso cantidades muy pequeñas de grasas trans, tan poco como el 2% de las grasas consumidas, pueden aumentar el riesgo de cardiopatía en más del 20% (5).

Ácidos grasos omega-3

Hay tres ácidos grasos omega-3 diferentes, y todos ellos son poliinsaturados:

- AAL
- EPA
- DHA

Se les conoce como *ácidos grasos omega-3* porque el primer doble enlace, contando desde el extremo no ácido del ácido graso, se produce en el tercer átomo de carbono. El EPA y el DHA se derivan del pescado, y el AAL (uno de los ácidos grasos esenciales) se deriva de vegetales, semillas y nueces. La semilla de lino es un alimento que no es pescado que se emplea de forma habitual para mejorar la ingesta dietética de AAL, y permite sintetizar los otros ácidos grasos omega-3. En varios estudios se ha encontrado que son extremadamente importantes para la salud:

- El DHA está altamente concentrado en las membranas celulares de la retina, y los estudios en animales han determinado que el DHA es necesario para el desarrollo y la función de esta parte del ojo (3). En varios estudios que evaluaron la función visual en recién nacidos prematuros, el DHA agregado a la fórmula generó una mejoría significativa de la función visual (25).
- Un estudio que evaluó a 1822 hombres durante 30 años encontró que la muerte por enfermedad coronaria fue 38% menor en los hombres que consumieron un promedio de 34 g/día de pescado que en los que no comieron pescado. Además, los hombres que comieron pescado tuvieron una tasa de mortalidad por ataque cardíaco un 67% menor. El pescado es una fuente primaria de los ácidos grasos omega-3 AAL y EPA (23). Los estudios han detectado que las mujeres que consumen más AAL de los alimentos tienen un riesgo 54% menor de muerte por enfermedad coronaria que las mujeres que consumen menos AAL de alimentos (47). Con base en estos y otros estudios, la American Heart Association recomienda el consumo de 1 g/día de una combinación de EPA y DHA, ya sea de alimentos o mediante ingesta suplementaria (8).
- Se ha visto que los aceites de pescado (EPA y DHA) reducen de manera significativa los triglicéridos séricos en los diabéticos. Los triglicéridos elevados en la circulación son un riesgo grave para la salud en los pacientes con diabetes de tipo 2 (9).
- Se ha demostrado que el consumo de ácidos grasos omega-3 reduce los efectos inflamatorios debilitantes de la artritis reumatoide después de 12 semanas de aumento de su consumo (24).
- Varios estudios han detectado que el aumento del consumo de EPA y DHA reduce la inflamación asociada con la colitis ulcerosa, que es una enfermedad inflamatoria del intestino grueso (29).
    - En estudios de personas con trastornos psicológicos (esquizofrenia, depresión y trastorno bipolar), el consumo de EPA y DHA produjo menos depresión que en aquellos que tomaron un placebo (30).

Sin embargo, algunos estudios recientes también sugieren que la ingesta *excesiva* de ácidos grasos omega-3 puede tener efectos adversos, que incluyen un mayor riesgo de cáncer de próstata, inmunidad reducida y fibrilación auricular que podría provocar un ACV (13). Tomados en conjunto, estos estudios sugieren que aumentar el consumo de alimentos con ácidos grasos omega-3 a partir del consumo de pescado más regular (~2/semana) puede mejorar la salud sin correr el riesgo de tener problemas que pueden surgir del consumo regular en exceso a través de la suplementación. En términos simples, obtener suficiente es importante, pero la exposición regular a demasiado puede crear problemas de salud.

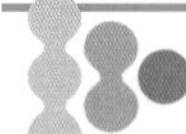

Lípidos y ejercicio

Los lípidos almacenados son suficientes para satisfacer, en teoría, las necesidades energéticas de atletas sanos y delgados que participan en ultramaratones de varios días sin tener la necesidad de reponerlos. Por supuesto, otras limitaciones de nutrientes harían que el ejercicio se detuviera antes de que se agotara la grasa, pero en este caso el punto es demostrar que no es probable que la disponibilidad de lípidos sea el sustrato limitante en el ejercicio. El almacenamiento típico de lípidos es de entre 5 500 y 11 100 g o entre 50 000 y 100 000 cal. En un hombre promedio de 70 kg (154 lb) con una grasa corporal relativamente baja del 15%, el almacenamiento de grasa es de alrededor de 10 311 g o 92 800 cal (27). Dado que el costo promedio de recorrer 1.6 km (1 milla) es de aproximadamente 100 cal, esto representa el combustible suficiente para alcanzar entre 800 y 1660 km (500-1000 millas). Además del potencial calórico de los lípidos almacenados subcutáneos y viscerales, los tejidos musculares también almacenan de 2 000-3 000 cal de triglicéridos, que están rápidamente disponibles para las células como combustible en las condiciones oxidativas adecuadas.

Se requiere oxígeno para obtener energía de los lípidos, y el ejercicio de menor intensidad facilita la satisfacción del requerimiento de oxígeno para el metabolismo de las grasas. Como resultado, las actividades de menor intensidad están asociadas con una alta proporción de metabolismo de las grasas para satisfacer la necesidad de energía. A medida que aumenta la intensidad del ejercicio, se metabolizan más hidratos de carbono para satisfacer el requerimiento de energía, y se metaboliza una menor *proporción* de grasa (fig. 4-7).

Muchas personas realizan ejercicio de baja intensidad (a menudo denominado *cardio*) con el deseo de quemar grasa como un sustrato energético y, por lo tanto, reducir el nivel de grasa corporal. Sin embargo, la *proporción* de grasa metabolizada no debe confundirse con el *volumen* de grasa metabolizada, porque a medida que aumenta la intensidad del ejercicio, se quema más energía por unidad de tiempo que en actividades de menor intensidad (*véase* el ejemplo 4-2).

Ejemplo 4-2. Combustión de grasas para la obtención de energía

Los siguientes escenarios ilustran el potencial de confundir proporción con volumen:

- *Escenario 1.* Una persona hace ejercicio durante 1 h y realiza una actividad de baja intensidad que quema aproximadamente 100 cal cada 15 min, para un total de 400 cal quemadas durante la hora. De esto, alrededor del 80% de la energía es suministrada por la grasa (320 cal de la grasa) y el 20% restante por los hidratos de carbono (80 cal de los hidratos de carbono).
- *Escenario 2.* Una persona hace ejercicio durante 1 h y realiza una actividad de mayor intensidad que quema cerca de 150 cal cada 15 min, para un total de 600 cal quemadas durante la

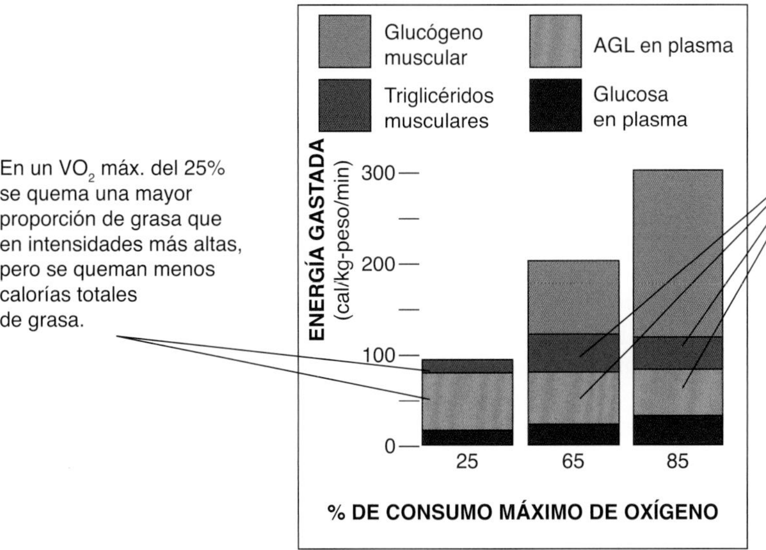

FIGURA 4-7. Combustible quemado con diferentes intensidades de actividad física. Modificado de: Romijn JA, Coyle EF, Sideossis LS, Gastaldelli A, Horowitz JF, Endert E, Wolfe RR. Regulation of endogenous fat and carbohydrate metabolism in relation to exercise intensity and duration. *Am J Physiol.* 1993;265:E380–91.

hora. De esto, aproximadamente el 60% de la energía es suministrada por la grasa (360 cal de la grasa) y el 40% restante por los hidratos de carbono (240 cal de los hidratos de carbono).

Mientras que el ejercicio de menor intensidad quemó una proporción más alta de calorías de grasa (80%; 320 cal de grasa), el ejercicio de mayor intensidad quemó un *volumen* mayor de calorías de grasa, pero con una menor proporción de grasa quemada para obtener energía (60%; 360 cal de grasa). Al calcular el metabolismo de los sustratos energéticos para suministrar energía, se deben considerar tanto la proporción como el volumen.

Otros factores, además de la intensidad del ejercicio, también desempeñan un papel en la terminación del uso de la grasa durante el ejercicio. Estos incluyen los siguientes:

- *Reservas de grasa disponibles en el músculo.* Algunas fibras musculares tienen una mayor capacidad para almacenar triglicéridos que otras. Las fibras aeróbicas de contracción lenta de tipo I tienen una alta capacidad para acumular los lípidos celulares, mientras que las fibras anaeróbicas de contracción rápida del tipo II tienen una menor capacidad para acumular los lípidos celulares. La mayoría de las personas tienen una distribución uniforme de las fibras de tipo I y II, pero algunas personas tienen una mayor proporción de fibras tipo I, lo que les permite emplear más grasa para satisfacer el requerimiento de energía.
- *Capacidad de movilizar y transportar los lípidos desde el tejido adiposo al músculo ejercitado.* Un aumento de la actividad nerviosa simpática asociada con el ejercicio estimula la producción de adrenalina que se une al tejido adiposo y comienza el proceso de transporte de grasas a las células musculares. El glicerol se transporta al hígado para la gluconeogénesis o directamente a la célula muscular para el metabolismo. Los ácidos grasos se unen a la albúmina para formar HDL, que se transporta activamente a la célula muscular para el metabolismo. Hay varias hormonas, además de la adrenalina, que estimulan o inhiben la utilización de la grasa (tabla 4-6).

Tabla 4-6 **Factores hormonales y nutricionales que influyen en el empleo de los lípidos para obtener energía (lipólisis)**

Estimuladores de la lipólisis	Inhibidores de la lipólisis
Adrenalina	Insulina
Noradrenalina	Leptina
Dopamina	Niacina/ácido nicotínico
Cortisol	
Hormona del crecimiento	
Hormona estimulante de la tiroides	
Calcio	
Cafeína	

Fuente: Duncan RE, Ahmadian M, Jaworski K, Sarkadi-Nagy E, Sul HS. Regulation of lipolysis in adipocytes. *Annu Rev Nutr.* 2007;27:79–101.

- *Disponibilidad del glucógeno almacenado.* Una mayor ingesta de hidratos de carbono se relaciona con un mayor almacenamiento de glucógeno, y la mejor disponibilidad de hidratos de carbono durante el ejercicio aumenta la capacidad para metabolizar completamente las grasas como un sustrato energético. La insuficiencia de hidratos de carbono inhibe la oxidación β, generando grasas quemadas de forma incompleta (cetonas) y comprometiendo el gasto total de energía y grasa.
- *Cantidad de hidratos de carbono consumidos durante el ejercicio.* Conservar una glucemia normal ayuda a mantener la disponibilidad de hidratos de carbono y mejora el metabolismo de las grasas en las actividades aeróbicas.
- *Efecto del entrenamiento en la utilización de la grasa.* El entrenamiento con ejercicios tiene múltiples efectos sobre la utilización de la grasa. Algunos estudios indican que tanto el entrenamiento de resistencia como el de fortalecimiento aumentan la utilización intermuscular de triglicéridos, lo que produce un menor requerimiento de glucógeno con la misma intensidad de ejercicio. Dado que el almacenamiento de glucógeno es limitado, emplear más grasa para satisfacer las necesidades energéticas "ahorra" glucógeno, lo que conduce a una mayor resistencia. En individuos físicamente en forma que entrenan regularmente, la oxidación máxima de grasa se produce en un VO_{2max} (59-65%) mayor que en las personas sin entrenamiento (47-52%) (*véase* la fig. 2-7) (36, 45).
- *Período posterior al ejercicio.* En el período inmediatamente posterior al ejercicio, existe una alta prioridad metabólica para resintetizar el glucógeno muscular que limita la utilización de hidratos de carbono para obtener energía. Esto lleva a una alta oxidación sostenida de ácidos grasos después de una serie de ejercicios (20).

Se está prestando mucha atención a si el aumento del consumo total de grasa, junto con un programa de ejercicios, se traduce en una adaptación hacia una mayor utilización de la grasa que justifique un aumento en su consumo. El entrenamiento de resistencia regular hace que el músculo esquelético se adapte al mejorar la utilización de todos los sustratos energéticos, incluida una mejoría particularmente alta en la utilización de los lípidos (4). Esta es una adaptación importante, ya que una mayor utilización de lípidos para satisfacer el requerimiento de energía reduce el uso de glucógeno, que tiene un almacenamiento limitado, y como consecuencia lleva más tiempo agotar el glucógeno y se mejora el rendimiento de resistencia.

Algunos han planteado la hipótesis de que un mayor consumo de grasa mejorará la adaptación del metabolismo de los lípidos y el rendimiento de resistencia. Sin embargo, el efecto de consumir una dieta alta en grasas (60-65% de la energía consumida) que es relativamente baja en hidratos de carbono (menos del 20% de la energía consumida) incluso durante períodos cortos de menos de 3 días tiene el efecto de disminuir el almacenamiento de glucógeno muscular y hepático. El resultado a corto plazo de estas dietas altas en grasa/bajas en hidratos de carbono es reducir la resistencia, probablemente debido a una cantidad insuficiente de tiempo para que ocurra la adaptación (6). De hecho, hay estudios que sugieren que las dietas altas en grasa/bajas en hidratos de carbono que se combinan con la actividad de resistencia durante períodos más prolongados pueden mejorar la oxidación de la grasa en actividades de baja y moderada intensidad, lo que sugiere una adaptación a la menor disponibilidad de glucógeno (40). Sin embargo, el plan ideal es mejorar el metabolismo de los lípidos y, al mismo tiempo, maximizar el almacenamiento de glucógeno, lo que permite más momentos de actividad de alta intensidad, incluso durante eventos/entrenamiento de resistencia. Los estudios han encontrado que un solo día de ingesta alta en hidratos de carbono que se combina con evitar cualquier actividad que utilice glucógeno (por lo general, reposo completo) es suficiente para maximizar el glucógeno almacenado en atletas entrenados en resistencia (39, 49). Por lo tanto, un mayor consumo de grasa para mejorar el metabolismo de la grasa en el entrenamiento de resistencia, junto con una ingesta alta de hidratos de carbono y el descanso el día anterior a la competición puede ser una estrategia importante para mejorar el rendimiento de resistencia (16, 26). Sin embargo, una advertencia, ya que estos hallazgos parecen ser relevantes solo para los atletas de *resistencia*. Para aquellos que requieren momentos frecuentes de velocidad (deportes de equipo) o se están desempeñando a la máxima intensidad posible (como velocistas y gimnastas), los protocolos de entrenamiento que siguen no permitirían las adaptaciones adecuadas, sugiriendo que una dieta alta en grasas/baja en hidratos de carbono no sería adecuada para ellos. Las cantidades elevadas de grasa corporal se asocian inversamente con la cantidad de tiempo que las personas realizan ejercicio físico. Es posible que la actividad de mayor intensidad, ya que reduce las reservas de glucógeno, pueda forzar una mayor dependencia de la oxidación de grasas como combustible y, por lo tanto, compense las ingestas excesivamente altas en grasa de la mayoría de las culturas occidentales. Sin embargo, aquellos que deseen reducir la grasa corporal deben tener cuidado de no consumir una dieta con mayor contenido de grasa, independientemente del protocolo de ejercicio, ya que la mayor densidad de energía de la grasa podría contribuir más fácilmente a un mayor almacenamiento, obesidad y riesgos de salud asociados (37).

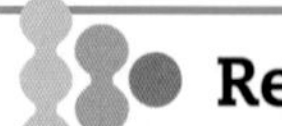

Resumen

- Los lípidos son una fuente de energía altamente concentrada, ya que proporcionan más del doble de calorías por gramo (9 cal/g) que los hidratos de carbono o las proteínas (4 cal/g).

- Los lípidos tienen muchas otras funciones además de la provisión de energía: proporcionan los ácidos grasos esenciales, brindan un soporte para las vitaminas solubles en grasa, mejoran el sabor de los alimentos y saciedad de las comidas, y sirven como un manto protector para ayudar a controlar la temperatura corporal en condiciones ambientales extremas.
- Los ácidos grasos esenciales son el ácido linolénico y el ácido linoleico, que deben consumirse de los alimentos, ya que los humanos no pueden sintetizarlos.
- Hay muchos tipos diferentes de lípidos, y los triglicéridos constituyen la mayoría de las grasas en la dieta y en el cuerpo humano. Los triglicéridos tienen un glicerol y tres ácidos grasos unidos en una sola molécula.
- Hay diferentes tipos de ácidos grasos. Los ácidos grasos pueden ser saturados, monoinsaturados o poliinsaturados. Cada tipo de ácido graso tiene una función y distintos tipos de ácidos grasos presentan diferentes riesgos o beneficios para la salud.
- La recomendación general para la ingesta de grasas para adultos es entre el 20 y 35% del total de calorías consumidas. De esta cantidad, generalmente se considera más saludable tener una mayor proporción de grasas monoinsaturadas y poliinsaturadas que de grasas saturadas.
- Cuando se consumen grasas, estas se absorben hacia la sangre como quilomicrones, una VLDL que la enzima lipasa debe convertir en LDL para que los tejidos la absorban y la eliminen de la sangre.
- Los quilomicrones y las LDL se consideran lípidos/colesterol "malos" porque pueden aumentar los riesgos de ateroesclerosis y cardiopatías. Evitar las comidas grandes que son altas en grasas ayuda a reducir los quilomicrones circulantes y las LDL.
- Cuando los lípidos se retiran del almacenamiento (se eliminan del tejido adiposo) para ser metabolizados para obtener energía, se forman HDL. Las HDL se consideran lípidos/colesterol "buenos" porque sugieren que los lípidos se están metabolizando para obtener energía.
- La actividad física/entrenamiento asociado con el deporte y el ejercicio incrementa la necesidad de energía. Debido a que los lípidos tienen una alta concentración de energía, pueden ayudar a los atletas a satisfacer sus requerimientos de energía.

Las personas físicamente activas son más capaces de metabolizar los lípidos para obtener energía y, al hacerlo, tienen menos probabilidades de presentar grandes cantidades de grasa corporal. El metabolismo de los lípidos para obtener energía requiere oxígeno, y una de las adaptaciones que se producen en las personas que hacen ejercicio es mejorar el sistema de suministro de oxígeno a las células musculares para que puedan quemar grasas de manera más eficiente para obtener energía.

Actividad de aplicación práctica

La ingesta de lípidos puede analizarse como un porcentaje del total de calorías consumidas (% de grasa) o como gramos de grasa/kg de masa (g/kg). El método habitual es calcular la proporción de calorías derivadas de las grasas, que debe ser aproximadamente del 25-35% del total de las calorías. La ingesta de colesterol debe ser inferior a 300 mg/día para garantizar que el las LDL estén por debajo de los 100 mg/dL. Puede evaluar el contenido de grasa y colesterol en los alimentos que consume utilizando la misma estrategia que se siguió en los capítulos anteriores, accediendo a la Base de datos de composición de alimentos del USDA en línea (https://ndb.nal.usda.gov/ndb/search/list), pero esta vez cree una hoja de cálculo con energía (calorías), lípidos totales (g), ácidos grasos saturados totales (g), ácidos grasos monoinsaturados totales (g), ácidos grasos trans (g) totales y colesterol (mg).

1. Ingrese los alimentos/bebidas con las cantidades consumidas durante un día entero y obtenga los totales de energía (calorías) y cada componente lipídico.
2. Calcule el porcentaje de calorías totales de la grasa (gramos de grasa total × 9/energía total).
3. Calcule los gramos de grasa/kg de masa (gramos de grasa total/su peso en kg).
4. Determine si el consumo total de grasa como porcentaje del total de calorías está dentro del intervalo aceptable (20-35% del total de calorías). Si supera el 35% del total de calorías, ¿qué cambios haría en su dieta para reducir el consumo total de grasas?
5. Determine si su colesterol está por arriba del límite recomendado por las directrices dietéticas de 100-300 mg/día para varios niveles de calorías. Si supera 300 mg/día, ¿qué cambios en la dieta haría para reducir la ingesta de colesterol en la dieta?
6. Determine si su ingesta de grasas saturadas está por debajo del límite de ingesta recomendada (< 10% del total de cal/día). Si es así, ¿qué cambios haría para reemplazar las grasas saturadas con grasas monoinsaturadas y poliinsaturadas más saludables?
7. Generalmente se recomienda evitar las grasas trans porque son altamente inflamatorias y pueden aumentar significativamente el riesgo de cardiopatía. Evalúe su consumo de grasas trans y determine qué cambios en la dieta serían necesarios para evitar el consumo de este tipo de grasas.

Cuestionario

1. La grasa que contiene un solo doble enlace entre los carbonos es:
   a. Grasa saturada
   b. Grasa monosaturada
   c. Grasa poliinsaturada
   d. Colesterol
2. Un ejemplo de un alimento que contiene grasas predominantemente saturadas es:
   a. Leche desnatada
   b. Aceite de maíz
   c. Margarina
   d. Mantequilla
3. Un ejemplo de un alimento que contiene predominantemente grasas monoinsaturadas es:
   a. Aceite de oliva
   b. Aceite de maíz
   c. Hamburguesa
   d. Mantequilla
4. ¿En qué categorías de alimentos se encuentra el colesterol?
   a. Frutas, vegetales y cereales
   b. Carnes y aves
   c. Pescados y mariscos
   d. Todo lo anterior
   e. Solo *b* y *c*
5. Tipo de grasa que es inflamatoria y tiene la mayor probabilidad de aumentar el riesgo de cardiopatía:
   a. Grasa monosaturada
   b. Ácidos grasos omega-3
   c. Ácidos grasos omega-6
   d. Ácidos grasos trans
6. ¿Qué sucede con los aceites vegetales y de cereales cuando se hidrogenan?
   a. Las cadenas de carbono se hacen más largas
   b. Los ácidos grasos se vuelven sólidos y se encuentran más saturados
   c. Saben menos rancios pero pueden echarse a perder más rápidamente
   d. Son más fáciles de digerir
7. Con el inicio del ejercicio de intensidad moderada y en estado estable, ¿cuánto tiempo tarda la oxidación de la grasa en alcanzar su velocidad máxima?
   a. 1.5 min
   b. 10-20 min
   c. 30-45 min
   d. Un mínimo de 60 min, con un promedio de 90 min
8. Algunas buenas fuentes alimentarias de ácidos grasos omega-3 incluyen:
   a. Pan integral y aceite de maíz
   b. Aceite de oliva y pescado
   c. Vegetales y frutas frescas
   d. Arroz y aceite de arroz
9. Los ácidos grasos trans se crean cuando:
   a. Los ácidos grasos saturados son hidrogenados
   b. Los ácidos grasos insaturados son hidrogenados
   c. La margarina suave se calienta durante la cocción normal
   d. Los ácidos grasos sólidos en la margarina y la mantequilla se convierten en aceite líquido durante la cocción
10. Las lipoproteínas buenas son ______, y las lipoproteínas malas son ______.
   a. Quilomicrones y HDL
   b. LDL y HDL
   c. VLDL y HDL
   d. HDL y LDL

Repuestas al cuestionario

1. b
2. d
3. a
4. e
5. d
6. b
7. c
8. b
9. b
10. d

REFERENCIAS

1. Anatomical Chart Company. *Hypertension Anatomical Chart.* 2nd ed. Philadelphia (PA): LWW (PE); 2005.
2. Anderson GS. Human morphology and temperature regulation. *Int J Biometreorol.* 1999;43(3):99–109.
3. Bazan NG. Neuroprotectin D1 (NPD1): a DHA-derived mediator that protects brain and retina against cell injury-induced oxidative stress. *Brain Pathol.* 2005;15(2):159–66.
4. Brooks GA, Mercier J. Balance of carbohydrate and lipid utilization during exercise: the "crossover" concept. *J Appl Physiol.* 1994;76:2253–61.
5. Brownell KD, Pomeranz JL. The trans-fat ban—food regulation and long-term health. *N Engl J Med.* 2014;370:1773–5.
6. Burke LM, Hawley JA. Effects of short-term fat adaptation on metabolism and performance of prolonged exercise. *Med Sci Sports Exerc.* 2002;34:1492–8.
7. Calder PC. Functional roles of fatty acids and their effects on human health. *J Parenter Enteral Nutr.* 2015;39(1 Suppl):18S–32S.
8. Chiuve SE, Cook NR, Vandenburgh MJ, Rimm EB, Manson JE, Albert CM. Abstract 15888: N-3 polyunsaturated fatty acids in erythrocyte membranes and risk of sudden cardiac death in primary and secondary prevention. *Circulation.* 2015;132:A15888.
9. Cormier H, Rudkowska I, Lemieux S, Couture P, Julien P, Vohl MC. Changes in plasma phospholipid fatty acid patterns and their impact on plasma triglyceride levels following fish oil supplementation. *Int J Food Sci, Nutr Diet.* 2015;S2:001:1–10.
10. Cox PJ, Kirk T, Ashmore T, et al. Nutritional ketosis alters fuel preference and thereby endurance performance in athletes. *Cell Metab.* 2016;24(2):256–268.

11. Duncan RE, Ahmadian M, Jaworski K, Sarkadi-Nagy E, Sul HS. Regulation of lipolysis in adipocytes. *Annu Rev Nutr.* 2007;27:79–101.
12. Farvid MS, Ding M, Pan A, et al. Dietary linoleic acid and risk of coronary heart disease: a systematic review and meta-analysis of prospective cohort studies. *Circulation.* 2014;130:1568–78.
13. Fenton, JI, Hord NG, Ghosh S, Gurzell EA. Immunomodulation by dietary long chain omega-3 fatty acids and the potential for adverse health outcomes. *Prostaglandins Leukot Essent Fatty Acids.* 2013;89(6):379–90.
14. Ferrier DR. *Biochemistry.* 6th ed. Philadelphia (PA): LWW (PE); 2014.
15. Firestone D. Determination of the iodine value of oils and fats: summary of collaborative study. *J AOAC Int.* 1994;77(3): 674–6.
16. Hawley JA, Yeo WK. Metabolic adaptations to a high-fat diet. En: Maughan RJ, editor, *Sports Nutrition.* Chichester: Wiley Blackwell; 2014. p. 166–73.
17. Horrobin DF. Nutrition and medical importance of gamma-linolenic acid. *Prog Lipid Res.* 1992;31(2):163–94.
18. Horvath PJ, Eagen CK, Fisher NM, Leddy JJ, Pendergast DR. The effects of varying dietary fat on performance and metabolism in trained male and female runners. *J Am Coll Nutr.* 2000;19(1):52–60.
19. Ivanov I, Kuhn H, Heydeck D. Structural and functional biology of arachidonic acid 15-lipxygenase-1 (ALOX15). *Gene.* 2015;573(1):1–32.
20. Kimber NE, Heigenhauser GJ, Spriet LL, Dyck DJ. Skeletal muscle fat and carbohydrate metabolism during recovery from glycogen-depleting exercise in humans. *J Physiol.* 2003;548(3):919–27.
21. Kraemer WJ, Fleck SJ, Deschenes MR. *Exercise Physiology.* Philadelphia (PA): LWW (PE); 2012.
22. Kulkarni SS, Salehzadeh F, Fritz T, Zierath JR, Krook A, Osler ME. Mitochondrial regulators of fatty acid metabolism reflect metabolic dysfunction in type 2 diabetes mellitus. *Metabolism.* 2012;61(2):175–85.
23. Leaf A. Prevention of sudden cardiac death by n-3 polyunsaturated fatty acids. *J Cardiovasc Med.* 2007;8(1):S27–9.
24. Leitzmann MF, Stampfer MJ, Michaud DS, Augustsson K, Colditz GC, Willett WC, Giovannucci EL. Dietary intake of n-3 and n-6 fatty acids and the risk of prostate cancer. *Am J Clin Nutr.* 2004;80:204–16.
25. Makrides M, Neumann MA, Byard RW, Simmer K, Gibson RA. Fatty acid composition of brain, retina, and erythrocytes in breast- and formula-fed infants. *Am J Clin Nutr.* 1994;60(2):18–194.
26. Martin WH, Dalsky GP, Hurley BF, et al. Effect of endurance training on plasma free fatty acid turnover and oxidation during exercise. *Am J Physiol Endocrinol Metab.* 1993;265(5):E708–14.
27. Maughan R, editor. *IOC Encyclopedia of Sports Medicine: Nutrition and Exercise.* Chichester: Wiley Blackwell; 2000.
28. Mensink RP, Katan M. Effect of monounsaturated fatty acids versus complex carbohydrates on high-density lipoproteins in healthy men and women. *Lancet.* 1987;329(8525):122–5.
29. Middleton SJ, Naylor S, Woolner J, Hunter JO. A double-blind, randomized, placebo-controlled trial of essential fatty acid supplementation in the maintenance of remission of ulcerative colitis. *Aliment Pharmacol Ther.* 2002;16(6):1131–5.
30. Morgan AJ, Jorm AF. Self-help interventions for depressive disorders and depressive symptoms: a systematic review. *Ann Gen Psychiatry.* 2008;7:13. doi:10.1186/1744-859X-7-13
31. Pennington JAT, Douglass JS. *Bowes & Church's Food Values of Portions Commonly Used.* 18th ed. Baltimore (MD): Lippincott Williams & Wilkins; 2005.
32. Raper NR, Cronin FJ, Exler J. Omega-3 fatty acid content of the US food supply. *J Am Coll Nutr.* 1992;11(3):304–8.
33. Reference Ranges for Blood Lipids. Understanding what your cholesterol level means [Internet]. Disponible en: http://www.cholesterolmenu.com/cholesterol-levels-chart/. Consultado en septiembre de 2017.
34. Romijn JA, Coyle EF, Sideossis LS, Gastaldelli A, Horowitz JF, Endert E, Wolfe RR. Regulation of endogenous fat and carbohydrate metabolism in relation to exercise intensity and duration. *Am J Physiol.* 1993;265:E380–91.
35. Ruidavets J-B, Ducimetiére P, Arveller D, et al. Types of alcoholic beverages and blood lipids in a French population. *J Epidemiol Community Health.* 2002;56:24–8.
36. Saltin B, Astrand PO. Free fatty acids and exercise. *Am J Clin Nutr.* 1993;57(5):7525–75.
37. Schrauwen P, Westerterp KR. The role of high-fat diets and physical activity in the regulation of body weight. *Br J Nutr.* 2000;84(4):417–27.
38. Simopoulos AP. The Mediterranean diets: what is so special about the diet of Greece? The scientific evidence. *J Nutr.* 2001;131(11):30655–735.
39. Stellingwerff T, Spriet LL, Watt MJ, Kimber NE, Hargreaves M, Hawley J, Burke LM. Decreased PDH activation and glycogenolysis during exercise following fat adaptation with carbohydrate restoration. *Am J Physiol Endocrinol Metabol.* 2006;290:E380–8.
40. Stepto NK, Carey AL, Staudacher HM, Cummins NK, Burke LM, Hawley JA. Effect of short-term fat adaptation on high-intensity training. *Med Sci Sports Exerc.* 2002;34:449–55.
41. Li H, van de Voort FR, Ismail AA, Sedman J, Cox R, Simard C, and Buijs H. Discrimination of edible oil products and quantiateive determination of their iodine value by Fourier transform near-infrared spectroscopy. *J Am Oil Chem Soc.* 2000;77(1):29-36.
42. Mattson FH, and Lutton ES. The specific distribution of fatty acids in the glycerides of animal and vegetable fats. *J Biol Chem.* 1958;233(4):868-871.
43. Tomkin GH, Owens D. The chylomicron: relationship to atherosclerosis. *Int J Vasc Med.* 2012;2012. doi:10.1155/2012/784536
44. United States Department of Agriculture. National nutrient database for standard reference, Release 28 [Internet]. Disponible en: https://ndb.nal.usda.gov/ndb/search/list. Consultado en diciembre de 2017.
45. United States Department of Agriculture and United States Department of Health and Human Services. *2015-2020 Dietary Guidelines for Americans.* 8th ed. December 2015. Disponible en: http://health.gov/dietaryguidelines/2015/guidelines/. Consultado el 20 de abril de 2018.
46. Wakil SJ, editor. *Lipid Metabolism.* New York (NY): Academic Press, Inc; 1970.
47. Willet WC. The role of dietary n-6 fatty acids in the prevention of cardiovascular disease. *J Cardiovasc Med.* 2007;8:S425.
48. Williams CM, Burdge G. Long-chain n-3 PUFA: plant v. marine sources. *Proc Nutr Soc.* 2006;65(1):42–50.
49. Yeo WK, Carey AL, Burke L, Spriet LL, Hawley JA. Fat adaptation in well-trained athletes: effects on cell metabolism. *Appl Physiol Nutr Metabol.* 2011;36:12–22.

CAPÍTULO 5

Vitaminas: un buen alimento proporciona lo necesario

OBJETIVOS

- Identificar las pautas establecidas para las ingestas diarias recomendadas de vitaminas y cómo interpretar mejor estas guías.
- Recordar los nombres comunes de cada vitamina, los alimentos habituales que son buenas fuentes de estas y las funciones principales de cada una de ellas.
- Analizar las vitaminas con mayor riesgo de insuficiencia en atletas según el deporte, los protocolos de entrenamiento habituales y las conductas alimentarias tradicionales.
- Discutir las teorías detrás de las creencias habituales de que los niveles más altos de ingesta de vitaminas específicas pueden mejorar el rendimiento deportivo.
- Identificar las vitaminas hidrosolubles y liposolubles específicas y los riesgos potenciales de la insuficiencia y la toxicidad de cada una.
- Explicar los riesgos y los beneficios potenciales para la salud asociados con la suplementación de vitaminas.

Estudio de caso

Leah finalmente lo logró. Recibió una invitación para las pruebas para competir por un lugar en el equipo nacional como nadadora de estilo libre de 200 m, y por fin se dirigía al Centro de Entrenamiento Olímpico para una reunión antes de las pruebas con los entrenadores del equipo nacional y el personal de medicina deportiva. Definitivamente no fue fácil llegar a este punto: conducir a la piscina a las 5:00 a. m. antes de la escuela, las prácticas después de las clases, siempre sentirse hambrienta y sedienta, pero de alguna manera lograr mantenerse sana, todo con el esfuerzo de sus padres, quienes se aseguraron de que tuviera suficiente comida y descanso para evitar que se fatigara demasiado y enfermase. Pero ahora, solo 6 meses después de graduarse del bachillerato a los 18 años y comenzar su nueva vida como estudiante universitaria, tiene la oportunidad de formar parte del equipo nacional de natación. La vida era emocionante y buena, pero también más complicada que nunca.

Leah a menudo se preguntaba dónde iba a conseguir su próxima comida. Aunque su madre siempre se aseguraba que tuviera algo para comer antes de sus prácticas matutinas, su vida en la universidad era demasiado agitada para averiguar dónde y qué comer antes de la práctica. Notó que se estaba fatigando más rápido que antes, pero no lo consideró un problema; pensó que podría obtener algunos suplementos de vitaminas y minerales para mantenerse en movimiento. Ese fue su primer gran error. Contrario a lo que se ve en la publicidad, los suplementos vitamínicos no proporcionan energía. Algunos pueden ser útiles para alguien con una dieta de baja calidad y que tenga una insuficiencia específica de nutrientes, pero los suplementos nutricionales de amplio espectro no ayudan a darle más energía a un atleta que no está comiendo lo suficiente en el momento adecuado. Leah "mordió el anzuelo" y comenzó a tomar una gran variedad de suplementos vitamínicos antes de la práctica como un sustituto fácil de las comidas para asegurarse de que tenía la energía para nadar con rapidez. Los suplementos cuestan mucho dinero, pero no le importó porque creía que era una solución lógica para darle a su cuerpo lo que necesitaba. Estaba equivocada.

Leah estaba ahora en el Centro Nacional de Entrenamiento y era su turno de reunirse con el personal de medicina deportiva. La primera pregunta que le hicieron fue sobre su patrón de alimentación. Indicó que estaba bien mientras se encontraba en casa, pero que cuando se fue a vivir a la universidad fue difícil, aunque no hubo problema porque encontró estos sorprendentes suplementos. La mirada de incredulidad en los rostros del personal de medicina deportiva hizo que Leah pensara que había dicho algo malo, y luego, cuando habló el jefe de medicina deportiva, comenzó a darse cuenta de que lo había hecho. Él dijo: "Mira, Leah, no estamos interesados en invertir en una atleta que se va a enfermar por no comer lo suficiente y que probablemente esté tomando suplementos que contienen sustancias prohibidas (se ha encontrado que una gran cantidad de suplementos dirigidos a atletas contienen sustancias prohibidas que no están mencionadas en la etiqueta), por lo que incluso si nadas bien, no invertiremos en ti hasta que estemos seguros de que estés *comiendo comida*". También le hizo a Leah tres preguntas:

- ¿Cómo se supone que funcionan estas vitaminas si no estás comiendo suficiente comida?
- ¿No te preocupa que tener 1000 veces el nivel de ingesta recomendado diariamente sea demasiado?
- ¿Qué harás si se descubre que has consumido sustancias prohibidas?

No pudo responder ninguna de estas preguntas, y se dio cuenta muy rápido de que estaba aplicando un pésimo plan alimenticio para su cuerpo. Sin embargo, no estaba dispuesta a renunciar a la oportunidad de estar en el equipo, así que hizo una pregunta importante: "¿Puede alguien guiarme sobre qué y cuándo comer para optimizar mi rendimiento?". El dietista miró a Leah y le dijo: "Bien, acabas de hacer la pregunta correcta. Veamos si podemos prepararte para la competencia de la próxima semana. Eres una nadadora muy buena para no darte una oportunidad".

Después de un tiempo, Leah había vuelto a estar en forma y se sentía bien, comía bien y se dio cuenta de que no existe una alternativa fácil a comer. Por muchas razones, una buena comida es la mejor manera de obtener lo que se necesita, ya que brinda las vitaminas, los minerales y la energía para mantener su rendimiento óptimo.

ANÁLISIS DEL ESTUDIO DE CASO

1. Mire una revista dirigida a atletas y revise los anuncios relacionados con nutrición para ver qué suplementos vitamínicos se alienta a consumir a los atletas.
2. Haga una lista de los suplementos recomendados y luego busque cada suplemento en el sitio web de la Office of Dietary Supplements de los National Institutes of Health para obtener una lista actualizada de cuáles son los posibles beneficios o problemas con cada uno de estos (vaya al sitio web Dietary Supplement Fact Sheets: https://ods.od.nih.gov) (102).
3. Encuentre las debilidades en los anuncios.

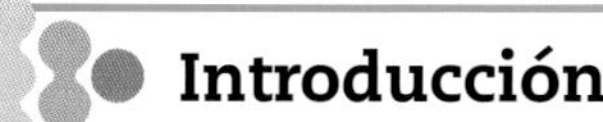

Introducción

Factores importantes a considerar

- Existe la creencia común de que la ingesta recomendada de vitaminas representa el nivel *mínimo* necesario para mantener una buena salud y que tener más de este nivel siempre es mejor. También se cree que si se consume una cantidad excesiva de cualquier vitamina, el exceso simplemente se eliminará sin dificultad.
- De hecho, el nivel de ingesta recomendada (ingestas dietéticas de referencia [IDR]) es dos desviaciones estándar mayor que la cantidad promedio necesaria del nutriente para mantener una buena salud. Además, incluso las vitaminas hidrosolubles resultan potencialmente tóxicas cuando se consumen en exceso de forma crónica.
- Una regla simple que se debe seguir en nutrición, y que incluye a las vitaminas, es: *más que suficiente no es mejor que suficiente* (fig. 5-1).

Las ***vitaminas*** son sustancias que las células necesitan para estimular las reacciones químicas específicas que suceden en ellas. Algunas vitaminas (en particular el complejo de la vitamina B) están involucradas en reacciones energéticas que permiten a las células obtener energía de los hidratos de carbono, proteínas y grasas. Debido a que los atletas requieren un mayor nivel de energía que los no atletas, estas vitaminas son especialmente importantes en este texto. Otras vitaminas están involucradas en el mantenimiento del equilibrio mineral y también son importantes para que los atletas tengan un estado adecuado de hierro y calcio. Las mujeres atletas, por ejemplo, tienen un alto riesgo de presentar insuficiencia de hierro. La vitamina C tiene una característica única que puede mejorar la biodisponibilidad del hierro en los vegetales, lo que mejora la absorción del mineral en estos alimentos. La vitamina D, que se puede obtener tanto de la luz solar como de los alimentos, estimula las células en una parte específica del intestino delgado para permitir que la sangre absorba más calcio y fósforo de los alimentos, ayudando a mantener o mejorar la densidad mineral ósea. Es importante destacar que las vitaminas trabajan juntas, lo que hace que el consumo de alimentos que ofrecen al mismo tiempo una amplia gama de vitaminas sea una estrategia mucho mejor para obtener una buena salud que la suplementación con vitaminas individuales. Por ejemplo, tanto la vitamina E como la vitamina C tienen propiedades antioxidantes: la vitamina E en la membrana celular y la vitamina C en la sangre. Cuando la vitamina E captura un radical libre oxidante potencialmente dañino y protege la célula, puede transferirlo a la vitamina C para quedar libre para capturar otro radical libre y continuar con su función de protección en la membrana celular.

Vitamina

Compuesto orgánico/nutriente que es necesario para mantener la salud humana y que los tejidos no pueden sintetizar, por lo que es forzoso su consumo. Las vitaminas tienen una variedad de funciones, que incluyen el crecimiento, desarrollo, reparación y protección de los tejidos; el desarrollo de los eritrocitos; el metabolismo energético; la función inmunitaria, y el desarrollo óseo.

Las vitaminas se clasifican como liposolubles o hidrosolubles. Las **vitaminas liposolubles** requieren de un ambiente graso para su transporte y función, mientras que las **vitaminas hidrosolubles** requieren un entorno a base de agua. Contrario a la creencia popular, el cuerpo humano tiene la capacidad de almacenar todas las vitaminas y, por lo tanto, existe una reserva de respaldo de todas ellas. En otras palabras, si hace 2 días se consumió una comida que contenía una gran cantidad de vitamina C y los alimentos del día siguiente no la tienen, no cabría esperar síntomas de insuficiencia de esta vitamina. Las células que requieren o transportan vitamina C tienen la capacidad de almacenar un poco más de lo que necesitan. Sin embargo, en el caso de las vitaminas hidrosolubles (como la vitamina C), no hay depósitos de almacenamiento claros donde se puedan guardar grandes cantidades de estas. No obstante, las vitaminas liposolubles tienen una gran capacidad de almacenamiento, lo que permite tener un alto consumo estacional de ciertas vitaminas. Por ejemplo, el β-caroteno (el precursor del retinol, la forma activa de la vitamina A) está muy concentrado en los vegetales de color naranja y amarillo que se recolectan en otoño. Comer calabaza (zapallo), que proporciona altas cantidades de β-caroteno, cuando está disponible estacionalmente permite el almacenamiento de una gran cantidad de esta vitamina que podría prevenir una insuficiencia durante el resto del año.

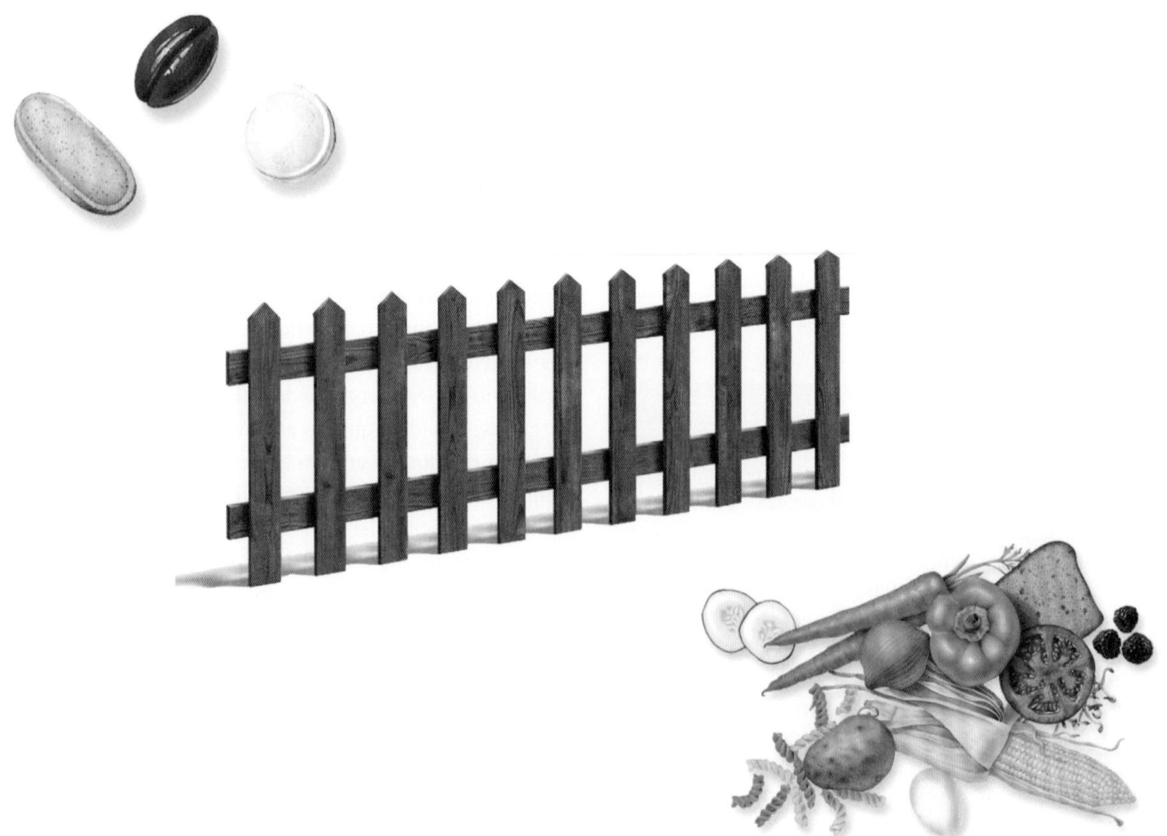

FIGURA 5-1. Nutrición basada en creencias frente a la basada en la ciencia. Con frecuencia, los suplementos de nutrientes se consideran el "sistema de apoyo" más avanzado para los atletas. Sin embargo, cuando se toman sin justificación, no solo no funcionan, sino que empeoran las cosas. Los alimentos reales son la mejor manera de obtener los nutrientes necesarios. Tomado de: Anatomical Chart Company. *Keys to Healthy Eating.* Philadelphia [PA]: LWW; 2011.

Vitaminas liposolubles

Estas son vitaminas que son solubles en grasa y se encuentran en la porción lipídica de los alimentos que consumimos. Incluyen las vitaminas A, D, E y K.

Vitaminas hidrosolubles

Estas son las vitaminas que son solubles en agua y se encuentran en la porción de agua de los alimentos que consumimos. Incluyen a la vitamina C y el complejo de la vitamina B.

Hacer cuentas ayuda a ilustrar esto. Un cuerpo típico puede contener cerca de 1 500 mg de vitamina C en un momento dado. La tasa habitual de utilización de esta vitamina en una persona sana es de ~15 mg/día. Por lo tanto, una persona sana tiene un suministro de vitamina C de 100 días antes de que se produzca la enfermedad por insuficiencia (1500/15 = 100). En la década de 1850, se descubrió que los marineros británicos que realizaban viajes largos y no comían alimentos con vitamina C comenzaban a mostrar signos de escorbuto, la enfermedad por insuficiencia de vitamina C, después de unos 3 meses (~90 días) en el mar. Sin embargo, se descubrió que si a estos marineros se les daba jugo de limón periódicamente durante estos largos viajes, no se producía escorbuto. Hoy en día aún se conoce como "limoncitos" (*limey*) a los marineros británicos debido a la introducción del jugo de limón en su dieta.

Factores importantes a considerar

- Existen muchos riesgos para la salud que pueden encontrarse en todo nuestro entorno. Por ejemplo, una persona con *conjuntivitis* que se frota los ojos y luego toca la superficie de una mesa, pone a todos los que se encuentren cerca (y toquen la mesa) en riesgo de contraer conjuntivitis, que es altamente contagiosa. Hoy en día, el público está bien informado en cuanto a que fumar aumenta el riesgo de desarrollar cáncer. No es seguro que un fumador desarrolle cáncer y no se tiene la certeza de que una persona que toca la superficie de una mesa contaminada por alguien con conjuntivitis la contraiga; sin embargo, la exposición al tabaquismo o una enfermedad contagiosa aumenta el riesgo de enfermarse.
- En términos simples, un *riesgo sanitario* es la probabilidad de que algo (acción, exposición, sedentarismo, malos hábitos alimenticios, etc.) tenga un impacto negativo en la salud de una persona. Un aumento del 20% en el riesgo sanitario significa que si cinco personas están igualmente expuestas a un factor que puede afectar la salud, es probable que una (20%) se enferme por la exposición a ese factor. Cuanto mayor es el riesgo, mayor es la probabilidad de que una proporción más alta de las personas expuestas al riesgo se enferme. El *riesgo de mortalidad* es similar al riesgo sanitario, excepto que este se expresa como el riesgo de morir (mortalidad) por la exposición.
- Por lo general, el riesgo sanitario/mortalidad de un individuo se compone de múltiples factores que incluyen la edad, el sexo, los antecedentes patológicos de los familiares cercanos, los patrones de actividad, la ingesta de alimentos y la predisposición genética a la enfermedad. Algunos factores están dentro del control de un individuo (p. ej., dieta, actividad física), mientras que otros no (p. ej., nivel de contaminación del aire, genes, sexo).

Fuente: United States Department of Health and Human Services, National Institutes of Health. NIH News in Health. Understanding Health Risks. Bethesda (MD): USDHHS; 2016. Disponible en: https://newsinhealth.nih.gov/2016/10/understanding-health-risks. Consultado el 23 de abril de 2018.

Es un mito que el consumo de niveles excesivamente altos de cualquier vitamina, incluidas las vitaminas hidrosolubles, no cause problemas. Muchas personas creen, erróneamente, que el consumo excesivo de vitaminas se excreta de forma simple y benigna en la orina. Por el contrario, el consumo excesivo de algunas vitaminas, en particular de la vitamina A preformada (retinol), puede producir una **toxicidad grave por vitaminas**; incluso tomar vitaminas hidrosolubles en exceso crea dificultades. Un ejemplo de lo anterior es el problema neurológico (neuropatía periférica: pérdida de sensibilidad en los dedos) creado por el consumo excesivo de vitamina B_6 (500 mg/día durante mucho tiempo), que genera un daño permanente (84). El problema de tener demasiadas vitaminas a la vez, por lo general debido a suplementos de dosis altas, se ilustra claramente en la tabla 5-1 . En este estudio, se encontró que las mujeres

Tabla 5-1 Suplementos dietéticos y tasa de mortalidad en mujeres mayores

Suplemento dietético	Tasa de mortalidad en mujeres mayores
Multivitaminas	2.4% mayor riesgo
Vitamina B_6	4.1% mayor riesgo
Ácido fólico	5.9% mayor riesgo
Hierro	3.9% mayor riesgo
Magnesio	3.6% mayor riesgo
Zinc	3.0% mayor riesgo
Cobre	18.0% mayor riesgo
Calcio	3.8% mayor riesgo

Fuente: Mursu J, Robien K, Harnack LJ, Park K, Jacobs DR. Dietary supplements and mortality rate in older women: The Iowa Women's Health Study. *Arch Intern Med.* 2011;171(18):1625–33.

mayores (N = 38 772) que consumían regularmente suplementos dietéticos vitamínicos y minerales fácilmente disponibles tenían un mayor riesgo de mortalidad. La suplementación de calcio fue el único suplemento relacionado con una disminución del riesgo. En 1986 se encontró que el 66% de las mujeres estudiadas tomaron suplementos; y, en 2004, aumentó al 85% de las mujeres (75).

Toxicidad por las vitaminas

También conocida como *hipervitaminosis*, la toxicidad es el resultado de consumir una vitamina en cantidades que superan la capacidad del cuerpo para neutralizar o excretar el exceso. Por lo general, las toxicidades por las vitaminas se producen cuando los individuos ingieren de manera crónica un suplemento con dosis altas de una vitamina. Algunas vitaminas son potencialmente más toxicas que otras, de las cuales la vitamina A (retinol) es la que se sabe que tiene la mayor toxicidad potencial con su consumo excesivo. Las vitaminas hidrosolubles también son potencialmente tóxicas. A manera de ejemplo, se sabe que la vitamina B_6 causa neuropatía periférica permanente (pérdida de la sensibilidad en los dedos de manos y pies) con la ingesta de dosis altas de manera crónica. La probabilidad de desarrollar toxicidad por una vitamina a partir del consumo de alimentos es muy baja.

El consumo de suplementos vitamínicos por parte de los atletas es alto. Algunos estudios han encontrado que hasta el 81% de los atletas estudiados son usuarios regulares de suplementos (50). Los atletas indicaron que la principal razón por la que toman suplementos es su deseo de prevenir posibles insuficiencias nutricionales, y algunos mencionaron que consumían suplementos para mejorar la recuperación después del ejercicio. Sin embargo, solo una pequeña proporción de atletas que tomaban suplementos consultaron a profesionales de la salud, lo que indica que estos suplementos fueron autoprescritos (51). Como se señaló anteriormente, el consumo de suplementos por parte de atletas conlleva riesgos, ya que se ha encontrado que muchos contienen sustancias prohibidas que no figuran en la etiqueta, y la suplementación crónica puede crear un riesgo de toxicidad (33). Por supuesto, los atletas son el objetivo de los esfuerzos de comercialización de las compañías de suplementos, pero existe poca evidencia de que los suplementos nutricionales superen el consumo regular de buenos alimentos para obtener los resultados de rendimiento deseados. Para ilustrar este punto, un estudio en triatletas competitivos encontró que proporcionar 800 UI de vitamina E durante 2 meses antes de un triatlón, en comparación con tomar un placebo, en realidad promovió más peroxidación de lípidos e inflamación durante la carrera (79). Este es precisamente el efecto opuesto que se hubiera esperado del consumo de una vitamina antioxidante (vitamina E). Sin embargo, si las cantidades consumidas son demasiado altas de manera crónica, los tejidos desarrollan una resistencia a la vitamina y se produce el efecto contrario. Se sabe que la actividad física intensa se relaciona con depresión de la función de las células inmunitarias, lo que hace que los atletas corran un mayor riesgo de enfermedad. Esto se agrava en los atletas que tienen una ingesta deficiente de ciertos nutrientes, como proteínas, hierro, zinc y vitaminas A, E, B_6 y B_{12}. Sin embargo, se ha encontrado que el consumo excesivo de estos nutrientes, a menudo a través de suplementos, también altera la función inmunitaria, y no hay evidencia que sugiera que los llamados *suplementos estimulantes de la inmunidad* realmente funcionen (44). Otros estudios también han encontrado que los suplementos multivitamínicos y minerales no mejoraron el rendimiento, lo que sugiere que los atletas que consumen una dieta normal no necesitaron suplementación (107). Claramente, la mejor manera de obtener los nutrientes necesarios, incluidas las vitaminas, es consumir de forma regular buenos alimentos que satisfagan los requerimientos de energía.

Enriquecimiento y fortificación de vitaminas

Muchas vitaminas y minerales se agregan a los alimentos en los procesos denominados ***enriquecimiento*** y ***fortificación*** de alimentos. El proceso de enriquecimiento implica devolver las vitaminas y los minerales que se perdieron durante el procesamiento de los alimentos, y el proceso de fortificación consiste en agregar vitaminas y minerales seleccionados a los alimentos con el fin de reducir el riesgo de desarrollar insuficiencias de un nutriente o **vitamina**, así como de problemas de salud relacionados.

Enriquecimiento

Se refiere a la adición de nutrientes que estaban presentes originalmente en el alimento, pero que fueron eliminados durante su procesamiento. Por ejemplo, el procesamiento del cereal de trigo tiene el efecto de eliminar muchas de las vitaminas del complejo B que están presentes en el salvado y el germen del cereal, y el enriquecimiento devuelve estas mismas vitaminas como un medio para restaurar la composición nutricional original del cereal.

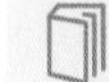

Fortificación

La fortificación de los alimentos agrega vitaminas y minerales clave a los alimentos que se consumen habitualmente para mejorar su contenido nutricional y reducir el potencial de insuficiencias nutricionales específicas en una población. El yodo agregado a la sal (sal yodada) es un ejemplo temprano de fortificación de alimentos con el propósito de reducir la posibilidad de desarrollar bocio (crecimiento de la glándula tiroides). La leche se ha enriquecido con vitaminas A y D durante muchos años para reducir el riesgo de raquitismo, y, más recientemente, en los Estados Unidos se ha agregado ácido fólico a los cereales para garantizar que las mujeres que se embarazan tengan un estado normal de ácido fólico para reducir el riesgo de que su descendencia tenga espina bífida o anencefalia.

Insuficiencia de vitaminas

También conocida como *avitaminosis* o *hipovitaminosis*. Se produce una insuficiencia de vitaminas cuando se agota una vitamina necesaria en los tejidos. Por ejemplo, la insuficiencia de vitamina D puede provocar raquitismo u osteoporosis; la insuficiencia de vitamina C puede causar escorbuto, y la insuficiencia de riboflavina (vitamina B_2) puede producir glositis, fotofobia y un metabolismo energético deficiente. La insuficiencia puede ser ocasionada por una dieta deficiente o que no satisface de manera adecuada las necesidades relacionadas con el estilo de vida. Por ejemplo, los fumadores requieren más vitamina C que los no fumadores.

Factores importantes a considerar

Enriquecimiento

- Los nutrientes que se perdieron durante el procesamiento se añaden de nuevo. Por ejemplo, al refinar el trigo para hacer harina blanca, se eliminan varias vitaminas del complejo B y el hierro que se encuentran en la parte del cereal que se elimina durante el procesamiento. La harina se puede denominar *enriquecida* cuando se vuelven a agregar los nutrientes eliminados a los alimentos antes de envasarlos.
- La Food and Drug Administration (FDA) de los Estados Unidos tiene reglas que deben seguir los fabricantes para afirmar que un alimento está enriquecido. De acuerdo con la FDA, se puede afirmar que un alimento está enriquecido si contiene cuando menos un 10% más de un nutriente perdido específico que un alimento del mismo tipo que no fue enriquecido (100).
- Además, los alimentos pueden etiquetarse como enriquecidos cuando cumplen con la definición de la FDA para un tipo de alimento con un nombre que incluye ese término, incluyendo el pan enriquecido o el arroz enriquecido. La harina procesada solo puede etiquetarse como harina enriquecida si contiene cantidades específicas de vitaminas B_1, B_2, niacina y hierro. Algunos ejemplos de alimentos enriquecidos incluyen:
  - Pan
  - Pasta
  - Cereal de desayuno
  - Productos de arroz
  - Productos de maíz
  - Productos de trigo

Fortificación

- Se adicionan nutrientes a un alimento que originalmente no los contenía. La Organización Mundial de la Salud (OMS) y la Food and Agriculture Organization of the United Nations definen la fortificación como "la práctica de aumentar deliberadamente el contenido de un micronutriente esencial, es decir, vitaminas y minerales (incluidos los oligoelementos) en un alimento, independientemente de si los nutrientes estaban originalmente en el alimento antes de procesarlo o no, para mejorar la calidad nutricional del suministro de alimentos y *proporcionar un beneficio a la salud pública con un riesgo mínimo para la salud*". El objetivo principal de la fortificación, por lo tanto, es identificar los nutrientes que no se obtienen fácilmente en los alimentos que se consumen de forma regular y agregar esos nutrientes con la esperanza de reducir la enfermedad asociada con una insuficiencia específica de nutrientes.
- Un excelente ejemplo de fortificación que se ha practicado durante mucho tiempo es fortificar los lácteos con vitaminas A y D, y, más recientemente, agregar (fortificar) vitamina D al jugo de naranja. En la actualidad, se agrega ácido fólico a los cereales (fortificados) para reducir el riesgo de que las mujeres tengan bebés con espina bífida y anencefalia.
- Ejemplos de alimentos fortificados:
  - Cereales y productos basados en cereales
  - Leche y lácteos
  - Grasas y aceites
  - Bebidas
  - Fórmulas infantiles

Fuentes: Academy of Nutrition and Dietetics. *Enriched, Fortified: What's the Difference*? http://www.eatright.org/cps/rde/xchg/SID-5303FFEA-D13B3A75/ada/hs.xsl/home_8388_ENU_HTML.htm. Consultado el 12 de febrero de 2008; United States Department of Agriculture, Food and Drug Administration. Are foods that contain added nutrients considered "enriched"? Disponible en: https://www.fda.gov/Food/GuidanceRegulation/GuidanceDocumentsRegulatoryInformation/ucm470756.htm. Consultado el 4 de junio de 2018.

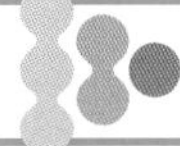

Vitaminas hidrosolubles

Vitamina B_1 (tiamina)

La vitamina B_1, también conocida como *tiamina*, está presente en una variedad de alimentos, incluyendo cereales enteros, nueces, frijoles (judías/porotos), chícharos (guisantes/arvejas) secos y carne de cerdo. Funciona junto con otras vitaminas del complejo B en procesos metabólicos que implican la conversión de la energía potencial en los alimentos consumidos a energía muscular (cuadro 5-1). La tiamina hace esto a través de su participación en la eliminación del dióxido de carbono en las reacciones de energía con su **coenzima** activa llamada *pirofosfato de tiamina* (TPP, *thiamine pyrophosphate*). El TPP es particularmente importante en la obtención de energía a partir de hidratos de carbono. No se ha informado en la bibliografía médica la insuficiencia de tiamina en atletas, pero sí en grupos de personas que tienen una dieta de baja calidad con arroz blanco *no enriquecido* u otros cereales procesados

Cuadro 5-1 Información básica de la vitamina B_1 (tiamina)

- **IDR**
  - Hombres adultos: 1.2 mg/día
  - Mujeres adultas: 1.1 mg/día
  - Ingesta recomendada para atletas: 1.5-3.0 mg/día, dependiendo de las calorías totales consumidas (más calorías = más vitamina)
- **Funciones** (coenzima activa: TPP)
  - Metabolismo de hidratos de carbono, grasas y aminoácidos de cadena ramificada
  - Función del sistema nervioso
- **Buenas fuentes alimentarias**
  - Cereales integrales
  - Frijoles
  - Cerdo
  - Cereales enriquecidos
- **Insuficiencia**
  - Confusión
  - Anorexia
  - Debilidad
  - Dolor de los gemelos
  - Cardiopatía
  - Insuficiencia/enfermedad: beriberi
- **Toxicidad:** ninguna conocida (sin nivel superior [NS] seguro establecido)

y no enriquecidos. También se ha informado en pacientes con anorexia nerviosa, como resultado de un subconsumo grave de todos los alimentos, incluidos los que contienen tiamina (114).

 **Coenzima**

Las *coenzimas* son moléculas pequeñas que con frecuencia son productos activos derivados del consumo de una vitamina que participan promoviendo que las enzimas cumplan sus funciones químicas. Por ejemplo, la coenzima activa de la tiamina (vitamina B_1) es el TPP; y las coenzimas activas de la niacina son el dinucleótido de niacina y adenina (NAD, *niacin adenine dinucleotide*) y el fosfato de dinucleótido de adenina y niacina (NADP, *niacin adenine dinucleotide phosphate*). El TPP, el NAD y el NADP participan en los procesos del metabolismo energético que no podrían ocurrir sin el estímulo de estas coenzimas.

La enfermedad primaria por insuficiencia de tiamina, llamada *beriberi*, implica una disfunción del sistema nervioso (especialmente en las manos y las piernas, así como en el equilibrio) e insuficiencia cardíaca. Un estudio descubrió que hasta un tercio de los pacientes hospitalizados con insuficiencia cardíaca congestiva fueron diagnosticados con insuficiencia de tiamina y que, en esta población, el aumento de la disponibilidad de tiamina a través de alimentos o la suplementación mejoró el estado de tiamina (48). Una forma de beriberi también causa edema (retención de agua), que podría contribuir a la insuficiencia cardíaca congestiva. Como cabe esperar de una vitamina involucrada en las reacciones energéticas, la insuficiencia temprana de tiamina se caracteriza por fatiga muscular, que progresa a debilidad muscular a medida que la insuficiencia se vuelve más grave. Otros síntomas de la insuficiencia de tiamina incluyen pérdida del apetito, náuseas, estreñimiento, irritabilidad, depresión, pérdida de la coordinación y confusión. No es probable que ocurra insuficiencia de tiamina en los atletas de los Estados Unidos. Sin embargo, debido a que el alcohol inhibe el metabolismo normal de la tiamina, es posible que se presenten síntomas de insuficiencia de tiamina en atletas que consuman bebidas alcohólicas con frecuencia. Los atletas tienen requisitos altos de energía, pero como el requerimiento de tiamina se basa en 0.5 mg de la vitamina por cada 1 000 calorías consumidas, este valor debe satisfacer las necesidades del atleta incluso cuando las ingestas de energía sean altas.

La ingesta adecuada (IA) de tiamina es importante para el metabolismo energético, la síntesis de proteínas musculares y la reparación muscular (81, 96). Los atletas habitualmente consumen alimentos ricos en hidratos de carbono que, gracias al enriquecimiento, son buenas fuentes de tiamina, lo que ayuda a garantizar que aquellos que satisfacen los requerimientos de energía también satisfacen las necesidades fisiológicas de tiamina. Un estudio realizado con nadadores universitarios encontró que el entrenamiento de mayor intensidad se asoció con menores concentraciones de tiamina sanguínea que el entrenamiento de menor intensidad, lo que sugiere que las ingestas dietéticas deben ajustarse para que coincidan de forma dinámica con los requerimientos energéticos de la actividad (83). Un consumo mayor de alimentos cuando hay actividad de mayor intensidad debería proporcionar de forma adecuada la tiamina necesaria para las necesidades metabólicas energéticas adicionales.

La tiamina está presente en una variedad de fuentes de alimentos, que incluyen cereales integrales, nueces, legumbres (frijoles y chícharos secos) y carne de cerdo. Funciona al unísono con otras vitaminas del complejo B para convertir la energía de los alimentos que consumimos en energía muscular y calor.

Vitamina B_2 (riboflavina)

La riboflavina participa en la producción de energía y en la función celular normal a través de sus coenzimas *dinucleótido de adenina y flavina* (FAD, *flavin adenine dinucleotide*) y *mononucleótido de flavina* (FMN, *flavin mononucleotide*), ambas involucradas en la producción de energía a partir de los hidratos

Cuadro 5-2 Información básica de la vitamina B_2 (riboflavina)

- **IDR**
  - Hombres adultos: 1.3 mg/día
  - Mujeres adultas: 1.1 mg/día
  - Ingesta recomendada para atletas: 1.1 mg/1 000 cal
- **Funciones** (coenzimas activas: FMN y FAD)
  - Metabolismo energético (reacciones de transferencia de electrones)
  - Metabolismo de las proteínas
  - Producción de hormonas
  - Piel saludable
  - Salud ocular
- **Buenas fuentes alimentarias**
  - Leche fresca y otros productos lácteos
  - Huevos
  - Vegetales de hoja verde oscuro
  - Cereales integrales
  - Cereales enriquecidos
- **Insuficiencia**
  - Lengua inflamada
  - Piel seca y agrietada en las comisuras de la boca, la nariz y los párpados
  - Sensibilidad a la luz brillante
  - Debilidad
  - Fatiga
  - Enfermedades por insuficiencia: queilosis y fotofobia
- **Toxicidad:** ninguna conocida (sin un NS seguro establecido)

de carbono, las proteínas y las grasas consumidos (cuadro 5-2). Las fuentes alimentarias de riboflavina incluyen productos lácteos (p. ej., leche, yogur y requesón), vegetales de hojas verde oscuro (p. ej., espinacas, acelgas, hojas de mostaza, brócoli y pimientos verdes) y cereales integrales y enriquecidos.

Ningún estudio sugiere que los síntomas de insuficiencia de riboflavina se presenten con frecuencia en atletas, posiblemente porque los riñones reabsorben la riboflavina cuando la concentración sanguínea es baja (83, 107, 115). Además, no hay síntomas de toxicidad evidentes por consumir más de la IDR. Varios estudios sugieren que los atletas pueden tener mayores requerimientos que la IDR, que se basa en el consumo de 0.6 mg de riboflavina por cada 1000 cal. En una serie de estudios realizados con mujeres que hacían ejercicio y que buscaban perder peso, se encontró que el requerimiento de riboflavina oscilaba entre 0.63 y 1.40 mg/1000 cal (6-8). Existe cierta evidencia de que la actividad física aumenta el requerimiento a un nivel ligeramente superior a 0.6 mg/1000 cal, pero no más de 1.6 mg/1000 cal (99). Sin embargo, incluso con este requerimiento aparentemente mayor para los atletas, ningún estudio demuestra con claridad una mejoría en el rendimiento deportivo con ingestas dietéticas que excedan la IDR establecida. Los atletas vegetarianos pueden tener un mayor riesgo de insuficiencia de riboflavina, especialmente si evitan el consumo de alimentos ricos en riboflavina, incluida la soya (soja) y los productos lácteos (16). Los atletas vegetarianos que aumentan la intensidad de su ejercicio también se consideran en mayor riesgo, especialmente si la ingesta de alimentos no proporciona la energía necesaria con un mayor consumo de fuentes vegetales de riboflavina, que incluye cereales integrales y enriquecidos, productos de soya, almendras, espárragos, plátanos (bananas), camotes (batatas) y germen de trigo (65).

Como hay muchos factores a considerar, nunca es fácil hacer una determinación del nivel de ingesta adecuado para los atletas. Para la riboflavina, entender el requerimiento se hace aún más complejo porque la luz ultravioleta la destruye (por eso las botellas de leche son opacas, para inhibir la entrada de luz ultravioleta hacia la leche). Por lo tanto, el contenido de riboflavina administrado en los productos lácteos frescos no es el mismo que en los productos más viejos que tuvieron más oportunidades de exposición a la luz. Esto dificulta la comprensión de la cantidad real de riboflavina que se administra comúnmente en los alimentos, y si todavía existe o no algún riesgo anterior. Aunque la actividad física puede aumentar el requerimiento de riboflavina, no hay estudios que demuestren una mejoría en el rendimiento deportivo con las ingestas de riboflavina que excedan la IDR.

Vitamina B_3 (niacinamida, ácido nicotínico, nicotinamida o niacina)

La niacina interviene en la producción de energía a partir de hidratos de carbono, proteínas y grasas, la síntesis de glucógeno y el metabolismo celular normal a través de sus coenzimas activas (cuadro 5-3). Estas enzimas, *dinucleótido de nicotinamida adenina* (NAD, *nicotinamide adenine dinucleotide*) y *dinucleótido de nicotinamida adenina fosfato* (NADP, *nicotinamide adenine dinucleotide phosphate*), son esenciales para tener una función muscular normal. Aunque la insuficiencia de niacina está bien documentada en poblaciones humanas que sufren de hambre o ingesta monótona de productos con cereales no enriquecidos, no existe evidencia de que los atletas estén en riesgo de insuficiencia.

La niacina se encuentra en la carne, los cereales enteros o enriquecidos, las semillas, las nueces y las legumbres, y las células corporales tienen la capacidad de sintetizarla a partir del aminoácido triptófano (60 mg de triptófano producen 1 mg de niacina), que se halla en todos los alimentos con proteínas de alta calidad

Cuadro 5-3 Información básica de la vitamina B_3 (niacina)

- **IDR**
  - Hombres adultos: 16 mg/día
  - Mujeres adultas: 14 mg/día
  - Ingesta recomendada para atletas: 14-20 mg/día (los valores más altos se basan en mayores ingestas de energía)
- **Funciones** (coenzimas activas: NAD, que se fosforila a NADP y se reduce a hidruro de dinucleótido de nicotinamida y adenina)
  - Metabolismo energético
  - Glucólisis
  - Síntesis de grasa
- **Buenas fuentes alimentarias**
  - *Alimentos ricos en triptófano* (un aminoácido que puede convertirse en niacina):
    - Leche
    - Huevos
    - Pavo
    - Pollo
  - *Alimentos altos en niacina:*
    - Cereales enteros
    - Carne magra
    - Pescado
    - Aves de corral
    - Cereales enriquecidos
- **Insuficiencia**
  - Anorexia
  - Erupción cutánea
  - Demencia
  - Debilidad
  - Letargia
  - Insuficiencia/enfermedad: pelagra
- **Toxicidad**
  - NS tolerable:
    - 10-15 mg/día para niños pequeños (1-8 años)
    - 20-35 mg/día para niños y adultos (9-70 años o más)
  - Síntomas de toxicidad:
    - Rubicundez
    - Sensación de ardor y hormigueo en las extremidades
    - Hepatitis
    - Úlceras gástricas

(p. ej., carne, pescado, aves de corral). Dado el amplio espectro de alimentos que contienen niacina, es relativamente fácil para las personas consumir la IDR de 12-14 mg/día, o 6.6 equivalentes de niacina (EN) por cada 1000 cal. Los EN son iguales a 1 mg de niacina o 60 mg de triptófano dietético. La niacina puede obtenerse directamente de los alimentos o de forma indirecta al consumir el aminoácido triptófano. La unidad de medida EN toma en cuenta ambas fuentes.

La insuficiencia de niacina produce debilidad muscular, pérdida del apetito, indigestión y erupción cutánea, y la insuficiencia extrema conduce a la enfermedad *pelagra*. Los síntomas de la pelagra incluyen diarrea, demencia, dermatitis y, si no se trata, causa la muerte. Una ingesta excesiva de niacina puede provocar síntomas de toxicidad, como malestar gastrointestinal (GI) y sensación de calor (rubor o enrojecimiento). También puede producir una sensación de hormigueo alrededor del cuello, la cara y los dedos. Estos síntomas son informados habitualmente por las personas que toman grandes dosis de niacina para reducir los lípidos sanguíneos, lo que sugiere que la suplementación de niacina solo debe hacerse bajo supervisión médica. Los estudios en animales han encontrado que la suplementación de niacina puede aumentar la biogénesis mitocondrial muscular, lo que conduce a un mayor potencial de metabolismo de las grasas. Sin embargo, no hay estudios en humanos que hayan evaluado el impacto de la niacina suplementaria en la adaptación mitocondrial (28). De hecho, los primeros estudios que evaluaron los efectos en el rendimiento de la suplementación de niacina encontraron que *se redujo* la resistencia porque el exceso de niacina causó una disminución del metabolismo de las grasas (11, 24, 54). El bajo metabolismo de las grasas conduce a una mayor dependencia de los combustibles de hidratos de carbono (glucosa y glucógeno) para respaldar la actividad física, pero el almacenamiento de glucógeno es limitado, lo que ocasiona una menor resistencia. En la actualidad, no hay evidencia de que el requerimiento de niacina se incremente más allá de la IDR con la actividad física.

Vitamina B_6 (piridoxina, piridoxal y piridoxamina)

La vitamina B_6 se refiere a seis compuestos (piridoxina, piridoxal, piridoxamina, piridoxina-5-fosfato, piridoxal-5-fosfato [PLP] y piridoxamina-5-fosfato [PMP]) que muestran una actividad metabólica similar (cuadro 5-4). Se encuentra en mayor cantidad en carnes (especialmente en el hígado) y también está disponible en el germen de trigo, el pescado, el pollo, las legumbres, los plátanos, el arroz integral, los cereales integrales y los vegetales. La función de esta vitamina se relaciona estrechamente con el metabolismo de las proteínas y los aminoácidos, por lo que los requerimientos también están vinculados con la ingesta de proteínas (una mayor ingesta de proteínas requiere más vitaminas). Debido a que los alimentos ricos en proteínas también suelen tener un alto contenido de vitamina B_6, es más probable que quienes consumen proteínas de los alimentos también tengan

Cuadro 5-4 Información básica de la vitamina B_6 (piridoxina, piridoxal y piridoxamina)

- **IDR**
  - Hombres adultos: 1.3-1.7 mg/día
  - Mujeres adultas: 1.3-1.5 mg/día
  - Ingesta recomendada para atletas: 1.5-2.0 mg/día
- **Funciones** (coenzimas activas: PLP y PMP)
  - Metabolismo de las proteínas, incluyendo síntesis de proteínas
  - Metabolismo de las grasas
  - Metabolismo de los hidratos de carbono
  - Formación de neurotransmisores
  - Glucólisis
  - Antioxidante
- **Buenas fuentes alimentarias**
  - Carnes
  - Cereales integrales y enriquecidos
  - Huevos
- **Insuficiencia**
  - Náuseas
  - Úlceras en la boca
  - Debilidad muscular
  - Depresión
  - Convulsiones
  - Deterioro del sistema inmunitario
- **Toxicidad**
  - NS tolerable:
    - 30-40 mg/día para niños pequeños (1-8 años)
    - 60-100 mg/día para niños y adultos (9-70 años o más)
  - Síntomas de toxicidad:
    - Pérdida de la sensibilidad de las extremidades y falta de coordinación

concentraciones adecuadas de vitamina B_6. Sin embargo, muchos atletas consumen proteínas adicionales en formas purificadas y suplementarias (proteínas y aminoácidos en polvo, etc.) que están desprovistas de vitamina B_6, lo que sugiere que es posible que los atletas con un alto consumo de proteínas suplementarias tengan una ingesta inadecuada de B_6. El requerimiento del adulto se basa en 0. 016 mg de vitamina B_6 por gramo de proteína consumida cada día, y es adecuado para aquellos que consumen la ingesta típica de proteínas (57). Excepto en el alcoholismo, que afecta la ingesta de vitamina B_6 y altera su metabolismo, la insuficiencia grave de B_6 es poco frecuente. La prevalencia estimada de insuficiencia de vitamina B_6 en la población general es del 10.6% (91). Cuando se produce una insuficiencia, se relaciona más con síntomas neurológicos (irritabilidad, depresión y confusión) e inflamación de la lengua y la boca (19, 46).

La vitamina B_6 participa en reacciones relacionadas con la síntesis de proteínas ayudando en la creación de aminoácidos y proteínas (reacciones de transaminación), así como en su catabolismo a través de su intervención en reacciones que descomponen los aminoácidos y las proteínas (reacciones de desaminación). Por lo tanto, está involucrada en la formación de músculo, hemoglobina y otras proteínas fundamentales para el rendimiento deportivo. La principal enzima de la vitamina B_6, el fosfato de piridoxal, también participa en la descomposición del glucógeno muscular para obtener energía a través de la enzima glucógeno fosforilasa.

La insuficiencia de vitamina B_6 conducirá a síntomas de neuritis periférica (pérdida de la función nerviosa en manos, pies, brazos y piernas), ataxia (pérdida del equilibrio), irritabilidad, depresión y convulsiones. Un consumo excesivo de vitamina B_6 conduce a síntomas tóxicos que se han documentado en seres humanos. Estos síntomas son similares a los observados en la insuficiencia de B_6 e incluyen ataxia y neuropatía sensitiva grave (pérdida de la sensibilidad en los dedos). Los síntomas de toxicidad se encontraron en mujeres que tomaban dosis en promedio iguales a 119 mg/día para tratar el síndrome premenstrual y varios tipos de trastornos mentales (32, 84).

Existe una base teórica para investigar la vitamina B_6 y el rendimiento deportivo. Esta vitamina está involucrada en la descomposición de los aminoácidos en el músculo como un medio para obtener la energía necesaria y para convertir el ácido láctico en glucosa en el hígado (67). La vitamina B_6 también está involucrada en la descomposición del glucógeno muscular para obtener energía. Otras funciones de la vitamina B_6 que pueden estar relacionadas con el rendimiento deportivo incluyen la formación de serotonina y la síntesis de carnitina a partir de lisina. Existe evidencia de que algunos atletas pueden estar en riesgo de tener un estado inadecuado de vitamina B_6 (41, 45, 95). El estado deficiente de B_6 también reduce el rendimiento deportivo (92). Asimismo, se ha propuesto que se puede producir una menor capacidad antioxidante en los atletas a causa de la insuficiencia de vitamina B_6 (26).

Debido a que muchos atletas siempre están buscando una ventaja adicional, existe un atractivo comprensible para el consumo de sustancias naturales que son legales. En ocasiones, la vitamina B_6 se comercializa como una de esas sustancias naturales (legales) porque, además de su importancia en el metabolismo energético, está relacionada con la producción de hormona del crecimiento, que puede ayudar a aumentar la masa muscular (34). Pareciera que el efecto combinado del ejercicio y la vitamina B_6 en la producción de hormona del crecimiento es mayor que cualquiera de estos factores de forma individual (37, 72). Dada la importancia de esta vitamina para el rendimiento deportivo, es fácil ver por qué los atletas pueden querer más. Sin embargo, se deben tener en cuenta los siguientes factores (67):

- La mayoría de los atletas tienen ingestas adecuadas y un estado adecuado de vitamina B_6.
- Por lo general, los atletas con una concentración baja de vitamina B_6 son aquellos con ingestas inadecuadas de energía.
- Es probable que una mayor proporción de mujeres atletas y de atletas que participan en deportes que enfaticen un peso bajo (gimnasia, lucha, patinaje, etc.) tengan ingestas inadecuadas de energía y, por lo tanto, ingestas deficientes de vitamina B_6.
- Se ha demostrado que las dosis altas de vitamina B_6 tienen efectos tóxicos.
- No hay pruebas sólidas de que tener una ingesta mayor a la recomendada tenga un efecto beneficioso en el rendimiento deportivo (36).
- La suplementación de vitamina B_6 no parece ser necesaria para mejorar el rendimiento deportivo si se consume una dieta balanceada, con una ingesta adecuada de energía (82).

En conjunto, estos factores deberían alentar a los atletas a consumir una IA de energía antes de considerar tomar suplementos de vitamina B_6.

Vitamina B_{12} (cobalamina)

La vitamina B_{12} es quizás la vitamina químicamente más compleja de todas. Contiene el mineral cobalto (de ahí el nombre de cobalamina) y tiene una participación importante en la formación de eritrocitos, el metabolismo del ácido fólico, la síntesis del ácido desoxirribonucleico (ADN), la síntesis de succinil-coenzima A (CoA; un producto intermedio del ciclo del ácido cítrico) y en el desarrollo de los nervios, pero es esencial para la función de todas las células (cuadro 5-5).

Las fuentes dietéticas de esta vitamina son principalmente alimentos de origen animal (carnes, huevos, productos lácteos) y los alimentos vegetales básicamente carecen de ella. También puede haber una cantidad muy pequeña de vitamina B_{12} absorbible producida por las bacterias intestinales (2). A partir de esto, debe quedar claro que los atletas vegetarianos que evitan todos los alimentos de origen animal (no comen carne ni consumen huevos o productos lácteos) estarían en riesgo de insuficiencia de vitamina B_{12}.

La enfermedad primaria relacionada con la insuficiencia de vitamina B_{12} es la *anemia perniciosa*, pero la ingesta inadecuada también se asocia con un mayor riesgo de defectos del tubo neural (espina bífida y anencefalia), menor síntesis de neurotransmisores, función mental reducida y concentraciones elevadas de homocisteína (factor de riesgo de cardiopatía). La anemia perniciosa ocurre con mayor frecuencia en adultos mayores que han experimentado una reducción en la función gástrica normal. El estómago produce una sustancia denominada *factor intrínseco* que se requiere para la absorción de vitamina B_{12}. Sin el factor intrínseco, una persona puede consumir una cantidad adecuada de B_{12}, pero aún así desarrollar una insuficiencia debida a una mala absorción. Los síntomas de insuficiencia incluyen fatiga, coordinación muscular deficiente (que puede provocar parálisis) y demencia.

Existe una larga historia de abuso de vitamina B_{12} por parte de los atletas. Era (y sigue siendo) habitual para muchos atletas inyectarse grandes cantidades de vitamina B_{12} (con frecuencia 1000 mg) antes de las competiciones (42, 103). Sin embargo, no se han establecido los beneficios en el rendimiento atlético de las

Cuadro 5-5 Información básica de la vitamina B_{12} (cobalamina)

- **IDR**
  - Hombres adultos: 2.4 μg/día
  - Mujeres adultas: 2.4 μg/día
  - Ingesta recomendada para atletas: 2.4-2.5 μg/día
- **Funciones**
  - Metabolismo de las proteínas, incluyendo síntesis de proteínas
  - Metabolismo de las grasas
  - Metabolismo de los hidratos de carbono
  - Formación de neurotransmisores
  - Glucólisis
  - Formación de eritrocitos
- **Buenas fuentes alimentarias**
  - Alimentos de origen animal (carne, pescado, aves de corral, huevos, leche y queso)
  - Cereales fortificados
- **Insuficiencia**
  - *Enfermedad:* anemia perniciosa (causada más probablemente por malabsorción de la vitamina que por insuficiencia dietética, aunque los veganos están en mayor riesgo de ingestas insuficientes)
  - *Síntomas de enfermedad por insuficiencia*: debilidad, fatiga fácil, alteraciones neurológicas
- **Toxicidad:** NS tolerables no establecidos; el valor diario (VD) es de 6 μg/día

inyecciones y la suplementación de vitamina B_{12} para los atletas que consumen dietas no restringidas (65, 80, 98, 104).

Ciertamente, tiene sentido que los atletas consuman alimentos que eviten las insuficiencias de cualquier tipo, incluida la prevención de la insuficiencia de B_{12}. La anemia resultante tendría claramente un impacto en el rendimiento al producir una reducción de la resistencia y, potencialmente, una disminución de la coordinación muscular. Sin embargo, no existe una base lógica o beneficios comprobados para el consumo o inyecciones de dosis tan grandes como las informadas en la bibliografía médica sobre la vitamina B_{12}. Sin una predisposición genética a la malabsorción de B_{12} (por lo general, debido a una producción inadecuada de factor intrínseco), no hay una justificación para tomar suplementos si se consume una dieta equilibrada de alimentos mixtos. Los deportistas vegetarianos puros (aquellos que evitan el consumo de todos los alimentos de origen animal, también conocidos como *veganos*), por otro lado, pueden tener una buena razón para preocuparse por su estado de vitamina B_{12}. Un suplemento que proporciona, en promedio, el requerimiento diario (2.4 μg) tiene sentido, al igual que el consumo de alimentos que están fortificados con vitamina B_{12} (como algunos productos de leche de soya). Las fuentes alimentarias veganas de vitamina B_{12} incluyen:

- Leche de almendras fortificada con B_{12}
- Leche de coco fortificada con B_{12}
- Levadura nutricional
- Leche de soya fortificada con B_{12}
- Tempeh o tofu
- Cereal fortificado con B_{12}

Ácido fólico (folato)

El ácido fólico está ampliamente disponible en el suministro de alimentos, pero tiene concentraciones más altas en el hígado, la levadura, los vegetales con hojas, las frutas y las legumbres. Se destruye con facilidad a través de las técnicas habituales de preparación de alimentos en el hogar y los tiempos de almacenamiento prolongados, por lo que se halla con mayor frecuencia en los alimentos frescos. El folato participa en el metabolismo de los aminoácidos y la síntesis de ácidos nucleicos (ácido ribonucleico [ARN] y ADN), de manera que la insuficiencia conduce a alteraciones en la síntesis de proteínas (cuadro 5-6) (57). Los tejidos que tienen un recambio rápido son particularmente sensibles al folato. Esto incluye a los eritrocitos y leucocitos, así como tejidos del tubo digestivo y el útero. Recientemente, la ingesta adecuada de ácido fólico durante el embarazo se ha asociado con la prevención de defectos del tubo neural fetal (en especial la espina bífida) (111). La ingesta promedio de folato en los Estados Unidos supera el requerimiento de entre 180 y 200 μg/día entre un 25 y 50%, pero su importancia en la formación de eritrocitos y en la prevención de defectos del tubo neural ha llevado a la suplementación de ácido fólico durante el embarazo. La ingesta recomendada de folato durante el embarazo (400 μg) es el doble del requerimiento de un adulto. La insuficiencia de folato produce anemia, problemas digestivos (diarrea, malabsorción, dolor) y lengua roja inflamada. Debido a que el folato funciona junto con la vitamina B_{12} en la formación de nuevos eritrocitos sanos, la insuficiencia crónica causa anemia megaloblástica. El consumo excesivo de ácido fólico puede enmascarar la insuficiencia de vitamina B_{12} y también puede aumentar el riesgo de cáncer (39, 69, 116).

Cuadro 5-6 Información básica del ácido fólico (folato)

- **IDR**
  - Hombres adultos: 400 μg/día
  - Mujeres adultas: 400 μg/día
  - Ingesta recomendada para atletas: 400 μg/día
- **Funciones**
  - Metabolismo de la metionina (aminoácido esencial)
  - Formación de ADN
  - Formación de eritrocitos
  - Desarrollo fetal normal
- **Buenas fuentes alimentarias**
  - Vegetales de hoja verde oscuro
  - Cereales enriquecidos y fortificados
  - Frijoles
  - Cereales integrales
  - Naranjas
  - Plátanos
- **Insuficiencia**
  - Anemia megaloblástica (macrocítica)
  - Defectos del tubo neural (como resultado de un estado de folato deficiente al inicio del embarazo)
- **Síntomas**
  - Debilidad
  - Fatiga fácil
  - Alteraciones neurológicas
- **Toxicidad**
  - NS tolerable:
    - 300-400 μg/día para niños pequeños (1-8 años)
    - 600-1000 μg/día para niños y adultos (9-70 años o más)

El *folato* se encuentra presente de manera natural en los alimentos; el *ácido fólico* es la forma sintética del folato.

Ningún estudio ha informado sobre la relación entre el ácido fólico y el rendimiento deportivo. Sin embargo, debido a que los atletas tienen un recambio de tejidos mayor de lo normal a causa de los traumatismos en varios deportes, y con evidencia de que el recambio de eritrocitos es más rápido en atletas que en no atletas, existe una buena razón para que se aseguren de satisfacer su ingesta de ácido fólico (70, 107). Un abordaje prudente es el consumo regular de alimentos, incluyendo los cereales integrales (enriquecidos con ácido fólico) y frutas y vegetales frescos.

Biotina (vitamina H)

La biotina funciona con el trifosfato de adenosina (ATP, *adenosine triphosphate*) y el magnesio en el metabolismo del dióxido de carbono, la producción de glucosa (gluconeogénesis), el metabolismo de los hidratos de carbono y la síntesis de ácidos grasos (cuadro 5-7) (57). Las fuentes alimentarias de biotina incluyen la yema de huevo, la harina de soya, el hígado, las sardinas, las nueces pecanas, las nueces de Castilla, el maní y la levadura. Las frutas y las carnes son, sin embargo, malas fuentes dietéticas de esta vitamina. La biotina también es sintetizada por bacterias en los intestinos. La insuficiencia de esta vitamina es rara, pero puede inducirse a través de la ingesta de grandes cantidades de claras de huevo crudas (aproximadamente 20 huevos), que contienen la proteína *avidina* (56). Esta proteína se une a la biotina, imposibilitando su absorción. Cuando se produce una insuficiencia de biotina, los síntomas incluyen pérdida de cabello; erupción roja escamosa alrededor de los ojos, nariz y boca; pérdida del apetito; vómitos, y depresión. Sin embargo, debido a que no hay muchas personas que consuman grandes cantidades de clara de huevo cruda, la insuficiencia de esta vitamina es rara. Los atletas deben tener cuidado en cuanto al consumo de grandes cantidades de claras de huevo crudas como una estrategia para aumentar la ingesta de proteínas. Sin embargo, no hay evidencia de que los atletas estén en riesgo de insuficiencia de biotina, y no hay información sobre la relación entre la biotina y el rendimiento deportivo.

Ácido pantoténico (vitamina B_5)

El ácido pantoténico es una parte estructural de la coenzima A (CoA), que es el producto intermediario de todos los procesos del metabolismo energético (cuadro 5-8). A través de la CoA, el ácido pantoténico interviene en el metabolismo de los hidratos de carbono, las proteínas y las grasas. Debido a que el ácido pantoténico está ampliamente disponible en el suministro de alimentos, es poco probable que un atleta sufra una insuficiencia, sobre todo si se consume suficiente energía total. Las concentraciones más altas de ácido pantoténico se encuentran en la carne, los alimentos integrales, los frijoles y los chícharos. Si ocurre una insuficiencia, los síntomas incluyen fatiga fácil, debilidad e insomnio. Las dosis suplementarias de la vitamina suelen ser de 10 mg/día o más (el doble de la IDR) y, en este nivel, no se ha demostrado que produzcan efectos tóxicos.

Algunos estudios en humanos sugieren que el ácido pantoténico puede ayudar en la curación de las heridas de la piel (108, 110). Los primeros estudios en animales también sugieren que la suplementación de ácido pantoténico es eficaz para aumentar el tiempo de agotamiento (13, 90). Sin embargo, los estudios en humanos no concuerdan en los beneficios potenciales de la suplementación de ácido pantoténico. En un estudio que utilizó un protocolo doble ciego, no hubo diferencia en el tiempo de agotamiento en corredores entrenados que recibieron un suplemento de ácido pantoténico o un placebo (78). Sin embargo, en otro estudio que empleó un protocolo doble ciego, hubo una disminución del lactato (−16.7%) y un aumento del consumo de oxígeno (+8.4%) en los sujetos que recibieron un suplemento de pantotenato frente a los que recibieron un placebo antes de ejercitarse en un cicloergómetro hasta el agotamiento (64).

Aunque puede existir una posible relación entre el aumento de la ingesta de ácido pantoténico y el rendimiento en el ejercicio, se necesita más información antes de poder hacer una recomendación acertada sobre la ingesta de pantotenato para los atletas. En estudios que han experimentado con suplementos de ácido pantoténico para determinar el nivel del requerimiento,

Cuadro 5-7 Información básica de la biotina (vitamina H)

- **IDR**
  - Hombres adultos: 30 µg/día
  - Mujeres adultas: 30 µg/día
  - Ingesta recomendada para atletas: 30 µg/día
- **Funciones**
  - Síntesis de glucosa (gluconeogénesis)
  - Síntesis de ácidos grasos
  - Regulador de la expresión de genes
- **Buenas fuentes alimentarias**
  - Yema de huevo
  - Legumbres, oscuras
  - Vegetales de hoja verde oscuro
  - Nota: también es producida por las bacterias intestinales
- **Insuficiencia**
  - Rara; si ocurre, se debe a una ingesta excesiva de claras de huevo
  - *Síntomas de insuficiencia:* anorexia, depresión, dolor muscular y dermatitis
- **Toxicidad:** NS tolerable no establecido

Cuadro 5-8 Información básica del ácido pantoténico (vitamina B_5)

- **IDR**
  - Hombres adultos: 5 mg/día
  - Mujeres adultas: 5 mg/día
  - Ingesta recomendada para atletas: 4-5 mg/día
- **Funciones**
  - Metabolismo energético como parte de la acetil-CoA
  - Gluconeogénesis
  - Síntesis de acetilcolina
- **Buenas fuentes alimentarias**
  - Ampliamente presente en todos los alimentos, con excepción de aquellos altamente procesados y refinados
- **Insuficiencia**
  - Desconocida en humanos
- **Toxicidad**
  - NS tolerable no establecido; VD de 10 mg

la dosis típica ha sido de 10 mg/día. Cuando se proporciona esta cantidad, de 5-7 mg/día se excretan en la orina (57). Por lo tanto, parece que es excesivo tomar suplementos con estos valores o mayores.

Vitamina C (ácido ascórbico, ascorbato, dehidroascorbato, L-ascorbato)

Las frutas y los vegetales frescos son las mejores fuentes de vitamina C. Los cereales integrales no contienen esta vitamina (a menos que estén fortificados), y las carnes y los productos lácteos son bajos en ella. La vitamina C se destruye con facilidad al cocinar los alimentos (calor) y con la exposición al aire (oxígeno). También es altamente soluble en agua, lo que significa que esta la elimina fácilmente de los alimentos. La enfermedad por insuficiencia de vitamina C, el *escorbuto*, es ocasionada por una insuficiencia dietética a largo plazo de esta vitamina en la dieta. Por varias razones (disponibilidad de alimentos frescos, ingesta de suplementos, uso de vitamina C como antioxidante en los alimentos envasados), el escorbuto es casi inexistente hoy en día. La toxicidad debida a la ingesta suplementaria excesiva y regular de la vitamina es rara, pero puede incluir una predisposición a desarrollar cálculos renales y una sensibilidad reducida de los tejidos a la vitamina. Las dosis de 100-200 mg/día saturan el cuerpo con vitamina C; sin embargo, muchas personas toman dosis suplementarias de hasta 1000-2 000 mg/día (57). Este nivel de ingesta de vitamina C suplementaria representa dosis que muchas veces son más altas que la IDR de 75-90 mg/día (cuadro 5-9).

Cuadro 5-9 Información básica de la vitamina C (ácido ascórbico, ascorbato, dehidroascorbato, L-ascorbato)

- **IDR**
  - Hombres adultos: 90 mg/día
  - Mujeres adultas: 75 mg/día
  - Ingesta recomendada para atletas: 100-200 mg/día
- **Funciones**
  - Antioxidante
  - Síntesis de carnitina (molécula transportadora que introduce los ácidos grasos a la mitocondria para el metabolismo energético)
  - Producción de adrenalina y noradrenalina (neurotransmisores que degradan rápidamente el glucógeno para que haya glucosa disponible para los músculos que están trabajando)
  - Inducción de la absorción del hierro no hemo de las frutas y vegetales
  - Síntesis de cortisol, una poderosa hormona catabólica
  - Resíntesis de la vitamina E a su estado antioxidante activo
  - Formación de colágeno (una proteína del tejido conjuntivo)
- **Buenas fuentes alimentarias**
  - Frutas frescas (particularmente cítricos y bayas)
  - Vegetales frescos
- **Insuficiencia**
  - Rara
  - Enfermedad: escorbuto
  - *Síntomas de insuficiencia:* hemorragia de encías, deterioro de los músculos y tendones, muerte súbita
- **Toxicidad**
  - NS tolerable:
    - 400-650 mg/día para niños pequeños (edad 1-8 años)
    - 1.2-2.0 g/día para niños y adultos (9-70 años o más)
    - Aumento del riesgo de formación de cálculos renales con la ingesta crónica de 1 g/día (1000 mg) o más

Fuente: Institute of Medicine, Food and Nutrition Board. *Dietary Reference Intakes (DRIs): Recommended Intakes for Individuals.* Washington (DC): National Academy Press; 2004.

Varios estudios han evaluado la relación entre la ingesta de vitamina C y el rendimiento deportivo, y los resultados de estos son contradictorios. Parte del problema con muchos de los estudios realizados sobre la vitamina C es la falta de estandarización entre los sujetos y la falta general de controles comparativos. Sin embargo, según las revisiones de los estudios que utilizaron controles y proporcionaron suplementos de vitamina C en 500 mg/día (un valor que es cinco veces la IDR), no hubo un beneficio medible en el rendimiento deportivo (27, 53). Un estudio observó que cuando se proporcionó una dosis de 500 mg de vitamina C poco antes (4 h) de la prueba, los atletas experimentaron una mejoría significativa en la fuerza y una reducción significativa en el consumo máximo de oxígeno (VO_{2max}), lo cual es bueno, pero no hubo impacto en la resistencia muscular (18). (VO_{2max} es el volumen máximo de oxígeno que los pulmones pueden introducir en el sistema. Trabajar en un nivel más bajo de VO_{2max} significa que la persona no está trabajando con la intensidad máxima de su capacidad aeróbica). Sin embargo, cuando se proporcionó a los participantes la misma cantidad durante 7 días, hubo una mejoría en la fuerza con una *disminución* de la resistencia. Cuando estos mismos sujetos recibieron 2 000 mg cada día durante 7 días, solo hubo una reducción del VO_{2max}, pero no hubo cambios en el rendimiento de resistencia. Puede ser beneficioso consumir una cantidad ligeramente mayor de vitamina C para los atletas que participan en deportes de contacto en los que se produce dolor muscular o hay lesiones. En general, los estudios en animales indican que contar con más vitamina C mejora el proceso de curación y que los niveles inadecuados lo inhiben (86). Sin embargo, existe cierta evidencia de que el dolor muscular puede aliviarse con mayor rapidez mediante el consumo de dosis suplementarias moderadas de vitamina C y otros antioxidantes. Cabe mencionar que la evidencia científica actual para respaldar el empleo de dosis suplementarias de vitaminas antioxidantes, incluida la vitamina C, para mejorar la curación de tendones y músculos en atletas es limitada (58, 93).

Dados estos resultados contradictorios, es difícil hacer una recomendación certera sobre la vitamina C y el rendimiento deportivo. Sin embargo, aumentar ligeramente la ingesta de vitamina C puede reducir el dolor muscular más rápido y también puede mejorar la curación. La pregunta es: ¿cuánto es lo correcto? Por desgracia, es imposible saber la respuesta correcta para cada persona. Debido a que los estudios demuestran que las dosis altas pueden causar problemas de resistencia, es importante mantener los valores de ingesta por debajo de uno que pueda producir déficits de rendimiento. Un estudio inicial informó sobre tres muertes que se debieron a una sobrecarga de hierro. Se sabe que la vitamina C aumenta la absorción de hierro, y las personas que murieron estaban tomando grandes dosis diarias de vitamina C (52). También es necesario considerar que los atletas ya suelen consumir más de 250 mg de vitamina C por día solo de los alimentos debido a la alta ingesta de frutas y vegetales frescos. Una recomendación razonable es consumir una cantidad abundante de frutas y vegetales frescos (maravillosas fuentes de hidratos de carbono y muchos otros nutrientes además de la vitamina C). Se ha encontrado que la suplementación de vitamina C es popular entre los atletas, ya que hasta el 77% de los sujetos evaluados tomaban multivitaminas con vitamina C o la vitamina sola. Sin embargo, las recomendaciones para consumir estos suplementos no provienen de profesionales de la salud, y más del 80% informó que desconocía que la ingesta suplementaria podría afectar negativamente el rendimiento (97).

Colina

Aunque oficialmente no es una vitamina, la colina tiene características similares a las vitaminas hidrosolubles, relacionadas principalmente con la formación del neurotransmisor *acetilcolina* (cuadro 5-10). A menudo, se agrupa junto con las vitaminas del complejo B. Algunas especies animales requieren colina para mantener su salud, pero los humanos pueden fabricarla a través de una vía metabólica que involucra el aminoácido *metionina* y la vitamina *folato*. Por lo tanto, el consumo periódico de alimentos ricos en proteínas que son excelentes contribuyentes del aminoácido *metionina* es una forma de garantizar una disponibilidad adecuada de colina. En 1998, el Institute of Medicine (117, 118) determinó que la colina era un nutriente esencial. Está presente en muchos alimentos y es particularmente alta en el hígado de res, huevos, leche materna humana y vegetales crucíferos (coliflor, brócoli, etc.). La lecitina, un agente emulsionante (hace que las grasas se mezclen en el agua, como en el aderezo cremoso italiano en comparación con el aderezo regular de vinagre y aceite en el que este sube hasta la parte superior), puede contener del 20-90% de colina, dependiendo de su fuente (soya, girasol, colza, etc.). Aunque el contenido de lecitina en los alimentos procesados es pequeño, el consumo de alimentos que contienen lecitina puede aumentar la ingesta de colina en un adulto promedio en solo 1.5 mg/kg (56).

La colina es necesaria para la síntesis del neurotransmisor *acetilcolina*, que participa en múltiples funciones neurológicas que incluyen la memoria y el control muscular. Aunque todavía se está evaluando, hay estudios preliminares que sugieren que los atletas de resistencia y las personas que consumen mucho alcohol pueden beneficiarse de un mayor consumo de colina (61, 105). Sin embargo, un estudio más reciente sobre guardabosques del ejército no encontró beneficios de la suplementación de colina en la resistencia, tasas de lesiones o precisión de tiro (4).

Incluso las concentraciones moderadamente altas de homocisteína en la sangre pueden aumentar el riesgo de enfermedad cardiovascular, y hay evidencia de que la insuficiencia de colina puede ser un factor en las concentraciones más altas de homocisteína (63, 119). Uno de los problemas clínicos que se observa con una ingesta inadecuada de colina es la *hepatopatía grasa no alcohólica*. La colina es necesaria para la elaboración de las proteínas hepáticas que transportan la grasa derivada del hígado a la sangre, llamadas *lipoproteínas de muy baja densidad* (VLDL, *very low-density lipoproteins*). Sin suficiente colina, el transportador

Cuadro 5-10 Información básica de la colina

- **No hay una IDR, solo un nivel de IA**
  - IA para hombres adultos: 550 mg/día
  - IA para mujeres adultas: 425 mg/día
  - Ingesta recomendada para atletas: desconocida
- **Funciones**
  - Estructura de las membranas celulares
  - Señalización para las membranas celulares
  - Síntesis de acetilcolina y neurotransmisión
  - Donante de un grupo metilo para la síntesis de proteínas
- **Buenas fuentes alimentarias**
  - Hígado de res
  - Huevo
  - Pescado
  - Coliflor, brócoli y otros vegetales crucíferos
- **Insuficiencia**
  - Hepatopatía grasa
  - Nefropatía
  - Fatiga fácil
- **Toxicidad**
  - Síntomas de toxicidad (se observa con dosis diarias elevadas de 10 000-16 000 mg/día):
    - Olor corporal a pescado por la producción excesiva de trimetilamina (un metabolito de la colina)
    - Posible presión arterial baja y desmayo
- **NS tolerables**
  - 1 000 mg/día para niños de 1-8 años
  - 2 000 mg/día para niños de 9-13 años
  - 3 000 mg/día para adolescentes de 14-18 años
  - 3 500 mg/día para hombres y mujeres de 19 años y más

Fuentes: Busby MG, Fischer L, da Costa KA, Thompson D, Mar MH, Zeisel SH. Choline- and betaine-defined diets for use in clinical research and for the management of trimethylaminuria. *J Am Dietet Assoc.* 2004;104(12):1836–45; Institute of Medicine, Food and Nutrition Board. *Dietary Reference Intakes for Thiamin, Riboflavin, Niacin, Vitamin B6, Folate, Vitamin B12, Pantothenic Acid, Biotin, and Choline.* Washington (DC): National Academy Press; 1998. p. 390–422.

de proteínas no se sintetiza y no se puede eliminar la grasa en el hígado. Un estudio de mujeres posmenopáusicas con estrógenos bajos detectó que desarrollaron daño hepático o muscular si se les proporcionaba una dieta insuficiente en colina (40). Los signos clínicos habituales de la insuficiencia grave de colina incluyen hepatopatía, cardiopatía y nefropatía (66, 118).

Vitaminas liposolubles

Las vitaminas liposolubles se suministran en un soluto de grasa y representan una de las razones importantes por las que los atletas no deben intentar llevar una dieta que sea excesivamente baja en grasa (bajar más del 10% del total de calorías provenientes de grasa es peligroso, mientras que a los atletas les va muy bien cuando la ingesta de grasa está entre el 20 y 35% del total de calorías). Hay cuatro vitaminas liposolubles, incluidas la A, D, E y K, que pueden almacenarse de manera eficiente para su empleo posterior, por lo que la ingesta de vitaminas liposolubles puede ser más periódica para satisfacer las necesidades. Sin embargo, la capacidad de almacenamiento de estas vitaminas tiene limitaciones, y proporcionar una cantidad que exceda la capacidad de almacenamiento puede conducir rápidamente a síntomas de toxicidad y, en casos extremos, a la muerte. La sustancia potencialmente más tóxica en la nutrición humana es la vitamina A. Es difícil llegar a las dosis tóxicas de esta vitamina si se ingiere en los alimentos que se consumen normalmente, pero pueden alcanzarse dosis tóxicas con facilidad si las ingestas suplementarias exceden las dosis recomendadas. En general, la capacidad de almacenamiento que tenemos para estas vitaminas elimina la necesidad de ingesta suplementaria en la mayoría de las circunstancias.

Vitamina A (retinol o β-caroteno)

La forma activa de la vitamina A es el *retinol* (cuadro 5-11). Obtenemos la forma activa de alimentos de origen animal, como el hígado, las yemas de huevo, los lácteos que han sido fortificados con vitamina A (p. ej., leche con vitaminas A y D), la margarina y el aceite de pescado. La IDR varía entre 700 equivalentes de actividad de retinol (RAE, *retinol activity equivalents*) para mujeres y 900 RAE para hombres. Un RAE es igual a:

- 1 μg de retinol
- 12 μg de β-caroteno
- 24 μg de α-caroteno
- 24 μg de β-criptoxantina

La vitamina A tiene una relación bien establecida con la visión normal; ayuda a mantener sanos los huesos, la piel y los eritrocitos; y es necesaria para que el sistema inmunitario funcione normalmente. No hay evidencia de que tomar vitamina A

Cuadro 5-11 Vitamina A (forma activa: información básica del retinol; forma precursora: α-caroteno)

- **IDR**
  - Hombres adultos: 900 μg/día
  - Mujeres adultas: 700 μg/día
  - Ingesta recomendada para atletas: 700-900 μg/día
- **Funciones**
  - Mantenimiento de células epiteliales saludables (superficie)
  - Salud ocular
  - Salud del sistema inmunitario
- **Buenas fuentes alimentarias**
  - Retinol:
    - Hígado
    - Mantequilla
    - Queso
    - Yema de huevo
    - Aceites de hígado de pescado
  - β-caroteno:
    - Frutas y vegetales de hoja verde oscuro muy pigmentados
- **Insuficiencia**
  - Piel seca
  - Cefalea
  - Irritabilidad
  - Vómitos
  - Dolor óseo
  - Ceguera nocturna
  - Aumento del riesgo de infección
  - Ceguera
- **Toxicidad** (alto potencial de toxicidad)
  - NS tolerable:
    - 600-900 μg/día para niños pequeños (1-8 años)
    - 1.7-3.0 mg/día para niños y adultos (9-70 años o más)
    - *Síntomas de toxicidad:* daño hepático, malformaciones óseas, muerte

adicional ayude al rendimiento atlético. En un estudio inicial realizado en la década de 1940, la suplementación con vitamina A no produjo mejoría en la resistencia (106). En el mismo estudio, los sujetos que recibieron una dieta insuficiente en vitamina A no observaron una disminución en su rendimiento, probablemente porque no se alcanzó un estado deficitario de la vitamina debido a su amplio almacenamiento. Se han informado valores inadecuados de ingesta de vitamina A en una pequeña proporción de atletas adolescentes, y dado que el período adolescente es importante para el desarrollo/crecimiento de los huesos, se debe prestar cierta atención a los atletas adolescentes para garantizar que su ingesta de vitamina A sea adecuada (43, 68).

Debido a que la vitamina tiene efectos secundarios claramente tóxicos cuando se toma en exceso (de la IDR) de forma prolongada, se debe advertir a los atletas evitar tomar dosis suplementarias de esta vitamina. La toxicidad de la vitamina A se manifiesta de varias maneras, incluyendo piel seca, cefalea, irritabilidad, vómitos, dolor óseo y problemas de la vista. El consumo excesivo de vitamina A durante el embarazo también se relaciona con un aumento en los defectos al nacimiento (57).

Un precursor de la vitamina A es el β-caroteno. Un *precursor* es una sustancia que, en las condiciones adecuadas, se convierte en la forma activa de la vitamina. Por lo tanto, consumir alimentos con β-caroteno es una forma indirecta de obtener vitamina A. El β-caroteno se encuentra en todas las frutas y vegetales de color rojo, naranja, amarillo y verde oscuro (zanahorias, camotes, espinacas, albaricoques, melones, tomates, etc.). Es un poderoso antioxidante que protege las células del daño oxidativo y, por supuesto, se puede convertir en vitamina A según la necesidad. A diferencia de la vitamina A preformada (retinol), no se ha encontrado que el β-caroteno muestre los mismos efectos tóxicos evidentes si se consume en dosis excesivas. Sin embargo, una ingesta elevada de zanahorias, camotes y otros alimentos con alto contenido de β-caroteno puede hacer que una persona desarrolle un tono de piel amarillento. Cabe señalar que dos investigaciones en fumadores y extrabajadores del asbesto encontraron que la suplementación de β-caroteno durante 4-6 años *aumentó* el riesgo de cáncer de pulmón en un 16-28% en comparación con un placebo (73). Estos estudios sugieren que, aunque no hay evidencia de un mayor riesgo de enfermedad en los no fumadores, debe justificarse una ingesta razonable que no infrinja la importante regla del equilibrio de nutrientes.

Las encuestas de atletas sugieren que diferentes deportes tienen distintos riesgos de ingesta de vitamina A/β-caroteno. Los luchadores, gimnastas, atletas de deportes de combate y bailarines de ballet jóvenes tuvieron ingestas promedio inferiores al 60-70% de la ingesta recomendada, mientras que otros atletas de ambos sexos parecen tener ingestas típicas que cumplen con el nivel recomendado (10, 29, 60 , 76, 109). La diferencia puede ser la restricción de alimentos habitual en estos deportes con menores ingestas.

Es concebible que el β-caroteno pueda, como antioxidante, resultar eficaz para reducir el dolor muscular y ayudar en la recuperación posterior al ejercicio. Sin embargo, esta es solo una conexión teórica; ningún estudio establece una relación directa entre la ingesta de β-caroteno y la disminución del dolor y una mejor recuperación. Un estudio encontró que el β-caroteno redujo el asma inducida por el ejercicio, y otro descubrió que era un antioxidante útil para reducir el daño del ADN en humanos (59, 74, 77).

Vitamina D (colecalciferol)

Ha habido mucho trabajo y replanteamiento sobre el papel de la vitamina D en la salud humana. Es la vitamina potencialmente más tóxica en la nutrición humana, con un NS de 50 µg/día (cuadro 5-12) (55). Podemos obtener la vitamina en una forma inactiva a partir de los alimentos y la exposición a la luz solar. La exposición de la piel a la radiación ultravioleta (luz solar) modifica químicamente a un derivado del colesterol (7-dehidrocolesterol) a una forma inactiva de vitamina D llamada *colecalciferol*. Para ser funcional, esta forma inactiva de la vitamina D debe ser activada por los riñones. Por lo tanto, una nefropatía puede ser la causa de las alteraciones relacionadas con esta vitamina. Las fuentes dietéticas de vitamina D incluyen los huevos, la leche fortificada con esta vitamina, el hígado, la mantequilla y la margarina. El aceite de hígado de bacalao, que alguna vez se administró de forma habitual como suplemento, es una fuente concentrada de la vitamina. La IDR de la vitamina D para adultos es de 15 µg/día de colecalciferol o 600 UI de vitamina D. El NS para la vitamina D se estableció en un valor que estaba destinado a evitar la infusión de calcio y la mineralización excesiva de los tejidos blandos (músculos y órganos). Debido a que el conocimiento actual sobre la vitamina D ha aumentado, hoy en día, muchos científicos y profesionales calificados recomiendan una ingesta de al menos 1000-2000 UI/día, o tres a cinco veces más alta que el nivel de ingesta recomendado (71).

Existe una gran cantidad de conocimiento científico actual que sugiere que la vitamina D promueve el crecimiento y la mineralización de los huesos y los dientes al aumentar la absorción de calcio y fósforo. Pero la vitamina D también tiene otras características importantes que pueden influir tanto en la salud como en el rendimiento deportivo. La actividad de la vitamina D incluye (23, 47, 85, 112, 113):

- *Salud ósea* (a través de la regulación de la absorción de calcio y fósforo).
- *Contracción muscular* (mediante la activación de enzimas para la estimulación muscular).
- *Absorción intestinal* (a través de la facilitación de la absorción del calcio en los intestinos).
- *Anabolismo de proteínas musculares* (tanto por un aumento en la masa muscular como por una disminución de su degradación; el aumento muscular es para las fibras musculares de potencia tipo II).
- *Función inmunitaria mejorada* (mediante la acumulación de líquido y células inmunitarias en los tejidos lesionados e inflamados y la liberación de péptidos antibacterianos; el resultado es una reducción del riesgo de cáncer, enfermedad intestinal, enfermedad cardiovascular y dolor muscular).
- *Acción antiinflamatoria mejorada* (a través del aumento de la producción de citocinas antiinflamatorias e interleucina 4 y disminución de la producción de los inflamatorios interleucina 6, interferón γ e interleucina 2).

La vitamina D promueve el crecimiento y la mineralización de los huesos y los dientes al aumentar la absorción de calcio y fósforo. Una dieta con una IA de calcio y fósforo, pero inadecuada en vitamina D, da lugar a una insuficiencia de calcio y fósforo.

Cuadro 5-12 Información básica de la vitamina D (colecalciferol)

- **IDR**
  - Hombres adultos: 15 µg/día
  - Mujeres adultas: 15 µg/día
  - Ingesta recomendada para atletas: 15-20 µg/día
- **Funciones**
  - Absorción de calcio
  - Absorción de fósforo
  - Salud de la piel
- **Buenas fuentes alimentarias**
  - Exposición a la luz ultravioleta
  - Aceite de hígado de pescado
  - En menor cantidad:
    - Huevos
    - Pescado enlatado
    - Leche fortificada
    - Margarina fortificada
- **Insuficiencia**
  - Enfermedad: raquitismo (niños)
  - Enfermedad: osteomalacia (adultos)
  - Aumento del riesgo de fracturas por estrés
  - Aumento del riesgo de osteoporosis
- **Toxicidad** (alto potencial de toxicidad)
  - NS tolerable:
    - 50 µg/día para todos los grupos de edad
  - *Síntomas:*
    - Náuseas
    - Diarrea
    - Pérdida de función muscular
    - Daño orgánico
    - Daño esquelético

La enfermedad infantil por insuficiencia (raquitismo) y la del adulto (osteomalacia) son padecimientos debidos a la carencia de calcio que se debe a concentraciones inadecuadas de vitamina D o la incapacidad para convertirla en su forma activa (funcional).

Existe una larga historia de fototerapia con luz ultravioleta (vitamina D) para atletas (23). A mediados de la década de 1920, los nadadores utilizaban lámparas solares en Alemania, y el efecto fue lo suficientemente positivo como para que algunos lo consideraran una forma de dopaje ilegal. La terapia con luz ultravioleta también fue empleada por atletas rusos y alemanes en las décadas de 1930 y 1940, cuando se encontró que mejoraba el rendimiento. A mediados de la década de 1940 en los Estados Unidos, el efecto combinado de un programa de acondicionamiento físico más la radiación ultravioleta produjo resultados significativamente mejores en la condición física que en los individuos que se sometieron a un entrenamiento atlético sin la radiación ultravioleta. El consenso general durante estos años fue que la irradiación ultravioleta tuvo un impacto positivo en la velocidad, la fuerza, la resistencia, el tiempo de reacción y la disminución del dolor.

La vitamina D puede desempeñar un papel indirecto en la resistencia a las lesiones. Los atletas de algunos deportes pueden tener una exposición a la luz solar drásticamente menor porque todo el entrenamiento se lleva a cabo en interiores. Esta menor exposición a la luz solar (ultravioleta) puede reducir la disponibilidad de vitamina D hasta un punto en el que tanto el crecimiento como la densidad ósea resultan afectados. Se sabe que las densidades óseas más bajas colocan a los atletas en mayor riesgo de desarrollar fracturas por estrés, una lesión que puede terminar con una carrera atlética (5, 25, 49). En una encuesta a gimnastas del equipo nacional de los Estados Unidos, se encontró que el factor más relacionado con la densidad ósea era la exposición a la luz solar. Aquellos con densidades más altas tuvieron una mayor exposición (9). Además, la exposición a la luz solar fue más importante como factor predictivo de la densidad ósea en este grupo que la ingesta de vitamina D o calcio en los alimentos. Un estudio encontró que los jugadores de baloncesto profesionales tenían un mayor riesgo de insuficiencia de vitamina D después de los meses de invierno, debido probablemente a la exposición reducida a la luz solar (12). Además, otro estudio también detectó una alta prevalencia de insuficiencia de vitamina D en atletas y bailarines que tienen poca exposición a la luz solar (30).

Vitamina E (tocoferol)

El término *vitamina E* es una forma genérica para referirse a varias sustancias (tocoferoles) que tienen una actividad similar, y la unidad de medida se basa en la concentración de tocoferol con una actividad equivalente a la del α-tocoferol (cuadro 5-13). Por ejemplo, el β-tocoferol tiene un nivel de actividad menor que el α-tocoferol, por lo que sería necesaria una mayor cantidad para obtener el mismo efecto (57). La vitamina E se encuentra en vegetales de hojas verdes, aceites vegetales, semillas, nueces, hígado y maíz. Es difícil inducir una insuficiencia de vitamina E en los seres humanos, y también parece ser una vitamina relativamente no tóxica. La vitamina E es un potente antioxidante que sirve para proteger las membranas de la destrucción por los peróxidos. Los peróxidos se forman cuando las grasas (sobre todo las poliinsaturadas) se oxidan (rancidez). Estos peróxidos se denominan *radicales libres* porque se mueven de forma impredecible dentro de las células, alterándolas o destruyéndolas. Debido a que la vitamina E es un antioxidante, ayuda a capturar oxígeno, lo que limita la oxidación de las grasas para proteger las células.

Se han realizado varios estudios sobre la vitamina E y el rendimiento físico; sin embargo, ninguno ha descubierto una mejoría en la fuerza o la resistencia con la suplementación de vitamina E (21, 87, 88, 94). Varios estudios que evaluaron si la suplementación con vitamina E redujo el daño por peróxido inducido por el ejercicio tuvieron resultados mixtos. Algunos sugieren que se produce una clara disminución del daño peroxidativo, pero en otros la vitamina E no mostró ningún beneficio (17, 35, 89). Se observó que la vitamina E (800 UI durante 1-2 meses) comparada con la ingesta de placebo antes de un evento competitivo de triatlón promovió la peroxidación de los lípidos y la inflamación durante el ejercicio, que era precisamente lo contrario de lo esperado (79). Este es otro ejemplo de cómo una ingesta excesiva de vitaminas puede producir resultados contrarios a los beneficios potenciales que genera una IA.

Cuadro 5-13 Información básica de la vitamina E (tocoferol)

- **IDR**
  - Hombres adultos: 15 mg/día
  - Mujeres adultas: 15 mg/día
  - Ingesta recomendada para atletas: 15 mg/día
- **Funciones**
  - Protección antioxidante de las membranas celulares
- **Buenas fuentes alimentarias**
  - Aceites poliinsaturados y monoinsaturados de vegetales y cereales y margarinas (maíz, soya, cártamo, oliva)
  - Cantidades menores en cereales fortificados
  - Cantidades menores en los huevos
- **Insuficiencia**
  - Rara; si ocurre, posible aumento del riesgo de cáncer y cardiopatías
- **Toxicidad**
  - NS tolerable:
    - 200-300 mg/día para niños pequeños (1-8 años)
    - 600-1000 mg/día para niños y adultos (9-70 años o más)

Vitamina K (filoquinona, menaquinona)

La vitamina K se encuentra en los vegetales de hojas verdes y también, en pequeñas cantidades, en los cereales, las frutas y las carnes. Las bacterias intestinales también producen vitamina K, por lo que no se conoce el requerimiento dietético absoluto (cuadro 5-14). Esta vitamina es necesaria para la formación de protrombina, que se requiere para que la sangre se coagule. Es posible que las personas que toman regularmente antibióticos que destruyen las bacterias intestinales tengan un mayor riesgo de insuficiencia de vitamina K. La insuficiencia causaría un aumento del sangrado y hemorragias. La vitamina K parece ser relativamente no tóxica, pero un alto consumo de formas sintéticas puede causar ictericia.

Hoy en día, varios estudios han encontrado que la insuficiencia de vitamina K causada por una ingesta dietética inadecuada, aunque rara en las poblaciones humanas, da como resultado una baja densidad mineral ósea y un aumento de las fracturas (20). Se ha visto que la menor densidad ósea relacionada con la vitamina K puede mejorarse mediante suplementación (20). Además, se descubrió que las mujeres que obtenían un mínimo de 110 µg de vitamina K tenían un riesgo significativamente menor de fractura de cadera que las mujeres con menor ingesta (38). El *Framingham Heart Study* también detectó una relación entre una mayor ingesta de vitamina K y un menor riesgo de fractura de cadera (14, 15).

No existen estudios sobre la relación entre la vitamina K y el rendimiento deportivo, pero para los atletas que participan en deportes de contacto se requiere un estado normal de vitamina K para evitar la aparición de hematomas y sangrado excesivos. Además, existe evidencia de una relación entre el estado bajo de vitamina K y la pérdida ósea en mujeres atletas de resistencia. En un estudio, las mujeres amenorreicas tuvieron densidades óseas más bajas que no mejoraron con 2 años de suplementación con vitamina K (62). En otro estudio, las atletas amenorreicas experimentaron un aumento en la formación ósea cuando tomaron suplementos de vitamina K (31). El contraste en estos estudios destaca la dificultad de cualquier estudio individual para controlar todos los factores nutricionales importantes que podrían influir en los resultados, incluida la adecuación de la ingesta de energía, el estado de vitamina D, el estado de los estrógenos (en las mujeres) y la ingesta de calcio.

Una advertencia para los atletas involucrados en cualquier forma de *dopaje sanguíneo*, que se refiere a estrategias que aumentan los recuentos de eritrocitos en la sangre circulante. El propósito del dopaje sanguíneo es aumentar la capacidad oxidativa para permitir un mayor metabolismo de las grasas a fin de obtener energía. La mayoría de las organizaciones atléticas consideran ilegales las estrategias de dopaje sanguíneo, que incluyen aplicarse eritropoyetina o infundir de nuevo la sangre extraída previamente. Sin embargo, algunas formas de dopaje sanguíneo se practican de forma habitual y no se consideran ilegales (vivir a gran altura para permitir una mayor formación de eritrocitos o emplear una tienda hipóxica para dormir). Debido al elevado potencial de coagulación de la sangre que produce la vitamina K, tener una mayor densidad de eritrocitos puede predisponer a estos atletas a la formación de coágulos. Esto sería particularmente cierto para los atletas que hacen dopaje sanguíneo y que se deshidratan, lo que provoca que la densidad eritrocitaria aumente aún más. Ya sea legal o ilegal, el dopaje sanguíneo junto con el exceso de vitamina K puede presentar riesgos de coagulación, especialmente cuando se combina con deshidratación.

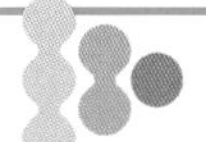

Resumen

Las vitaminas permiten que ocurran las reacciones metabólicas celulares normales dentro de la célula. Como ejemplo, la vitamina D estimula a las células intestinales a absorber el calcio y el fósforo, y el complejo de la vitamina B permite las reacciones químicas que ayudan a las células a quemar el combustible derivado de los hidratos de carbono, las proteínas y las grasas. En la tabla 5-2 se incluye un resumen de la participación de las vitaminas relacionada con el ejercicio.

Cuadro 5-14 Información básica de la vitamina K (filoquinona)

- **IDR**
  - Hombres adultos: 120 µg/día
  - Mujeres adultas: 90 µg/día
  - Ingesta recomendada para atletas: 700-900 µg/día
- **Funciones**
  - Formación de coágulos de la sangre
  - Reforzamiento de la función de la osteocalcina para ayudar al fortalecimiento muscular
- **Buenas fuentes alimentarias**
  - Filoquinona:
    - Variedad de aceites vegetales
    - Vegetales de hoja verde oscuro (col, espinaca)
  - Menaquinona:
    - Formada por las bacterias que recubren el tubo digestivo
- **Insuficiencia**
  - Rara; si ocurre, produce hemorragia
- **Toxicidad**
  - NS tolerables no establecidos

Tabla 5-2 Resumen de la función de las vitaminas relacionada con el ejercicio

Vitamina	Metabolismo energético	Función del sistema nervioso central	Formación de eritrocitos	Función inmunitaria	Función antioxidante	Metabolismo óseo
Vitamina B_1	X	X				
Vitamina B_2	X	X	X			
Niacina	X	X				
Vitamina B_6	X	X	X	X	X	
Ácido fólico		X	X			
Vitamina B_{12}		X	X			
Ácido pantoténico	X					
Biotina	X					
Vitamina C		X	X	X	X	
Vitamina A				X	X	X
Vitamina D				X	X	X
Vitamina E			X	X	X	
Vitamina K						X

- Las vitaminas son liposolubles (vitaminas A, D, E y K) o hidrosolubles (el resto).
- Las vitaminas liposolubles se adquieren de las grasas de los alimentos consumidos y pueden almacenarse en depósitos especiales. Las vitaminas almacenadas pueden mantenerse durante largos períodos a fin de satisfacer las necesidades celulares.
- Las vitaminas hidrosolubles se almacenan en todo el cuerpo, en muchos tejidos, pero como su almacenamiento es limitado, deben consumirse con mayor frecuencia.
- Tanto las vitaminas liposolubles como las hidrosolubles son potencialmente tóxicas si se consumen en exceso.
- Debido a que las cantidades necesarias son relativamente pequeñas, pocas personas requieren suplementos para satisfacer las insuficiencias dietéticas, en especial si consumen una dieta razonablemente buena y equilibrada que incluya alimentos frescos y enteros. Las siguientes son algunas cuestiones a considerar:
  - El consumo excesivo crónico de cualquier vitamina puede producir un resultado tan malo como su insuficiencia.
  - Los atletas que satisfacen los requerimientos totales de energía también satisfacen los de vitaminas.
  - Los atletas no deben evitar comer grasa, ya que se necesita alrededor del 20-25% de calorías totales de grasa para satisfacer el requerimiento de vitaminas liposolubles y ácidos grasos esenciales.
  - El complejo de las vitaminas B se relaciona con el metabolismo energético. Cuanta más energía se quema, se requieren más vitaminas. Sin embargo, los cereales están fortificados con estas vitaminas, por lo que incluso los atletas que queman mucha energía tienen pocas probabilidades de tener una insuficiencia.
  - Los atletas que sienten que consumen una dieta deficiente y pueden necesitar vitaminas deben consultar a un dietista certificado para que les ayude a determinar qué necesitan y en qué cantidades.

Para aumentar al máximo la ingesta de vitaminas de la dieta, puede intentarse lo siguiente:

- Coma una amplia variedad de frutas y vegetales coloridos.
- Cuando sea posible, coma frutas y vegetales frescos, especialmente los de temporada.
- No cocine demasiado los vegetales, ya que los tiempos de cocción prolongados reducen el contenido de nutrientes.
- Cocine los vegetales al vapor o en el microondas en lugar de hervirlos: los nutrientes se filtran en el agua hirviendo solo para ser vertidos en el desagüe.

Actividad de aplicación práctica

Los valores de IDR representan la ingesta recomendada de cada vitamina. Usted puede evaluar el contenido de vitaminas de los alimentos que consume utilizando la misma estrategia seguida en los capítulos anteriores, ingresando en línea a USDA Food Composition Database (https://ndb.nal.usda.gov/ndb/search/list), pero en esta ocasión cree una hoja de cálculo con al menos dos vitaminas hidrosolubles (p. ej., vitaminas C y B_6) y al menos dos vitaminas liposolubles (p. ej., vitaminas A y E).

1. Ingresar los alimentos/bebidas con las cantidades consumidas para un día completo y obtener los totales para cada vitamina.
2. Al terminar, valorar cómo se compara su ingesta con la recomendada (ingesta diaria recomendada) para cada vitamina seleccionada.
3. Revisar qué alimentos contribuyen más a su ingesta para cada vitamina.
4. Si alguno de los valores está por debajo de la cantidad recomendada, modificar su ingesta para ver qué cambios haría en su dieta para alcanzar el valor de la ingesta recomendada.

Cuestionario

1. De las siguientes, ¿cuál es una función del ácido ascórbico?
   a. Antimicótico
   b. Productor de colágeno
   c. Antioxidante
   d. Antibacteriano
   e. *b* y *c*
   f. Todas las anteriores
2. ¿Cuál de las siguientes vitaminas se relaciona con las reacciones de desaminación y transaminación en el metabolismo de las proteínas?
   a. Tiamina
   b. Riboflavina
   c. Niacina
   d. Piridoxina
   e. Cobalamina
3. Esta vitamina participa en las reacciones de oxidación-reducción para la producción de ATP y está asociada con la fotofobia:
   a. Vitamina B_1
   b. Vitamina B_2
   c. Vitamina B_6
   d. Vitamina B_{12}
4. Esta vitamina tiene acciones similares a las hormonas:
   a. Vitamina A
   b. Vitamina C
   c. Vitamina D
   d. Vitamina E
5. Esta vitamina es parte del producto intermediario del metabolismo energético, CoA:
   a. Tiamina
   b. Folato
   c. Niacina
   d. Pantotenato
6. Una insuficiencia de esta vitamina produce anemia megaloblástica:
   a. Vitamina B_1
   b. Vitamina B_6
   c. Vitamina B_{12}
   d. Niacina
7. La vitamina E es un eficaz:
   a. Antioxidante
   b. Agente para aumentar la densidad mineral ósea
   c. Sustancia para mantener la salud ocular
   d. Agente para reducir el dolor muscular
8. Las dosis altas y crónicas de esta vitamina pueden causar neuropatía periférica:
   a. Vitamina C
   b. Vitamina B_6
   c. Vitamina Q_{10}
   d. Vitamina B_{12}
9. Por lo general, se produce un consumo suficiente de vitamina B cuando los atletas comen suficiente(s):
   a. Vegetales
   b. Frutas
   c. Vísceras
   d. Energía
10. Estas dos vitaminas trabajan juntas como antioxidantes:
    a. Ácido fólico y tiamina
    b. Tiamina y riboflavina
    c. Vitamina C y vitamina E
    d. Niacina y tiamina

Respuestas al cuestionario

1. e
2. d
3. b
4. c
5. d
6. c
7. a
8. b
9. d
10. c

REFERENCIAS

1. Academy of Nutrition and Dietetics. *Enriched, Fortified: What's the Difference*? http://www.eatright.org/cps/rde/xchg/SID-5303FFEA-D13B3A75/ada/hs.xsl/home_8388_ENU_HTML.htm. Consultado el 12 de febrero de 2008.
2. Albert MJ, Mathan VI, Baker SJ. Vitamin B-12 synthesis by human small intestinal bacteria. *Nature*. 1980;283:781–2.
3. Anatomical Chart Company. *Keys to Healthy Eating*. Philadelphia (PA): LWW; 2011.

4. Azad A, Parsa R, Ghasemnian A. Lack of Effect of Choline Supplement on Inflammation, Muscle Endurance and Injury Indices, and Shooting Accuracy Following Simulated Army Ranger Operation, *J Arch Mil Med.* 2017; 5(3): e14902. doi: 10.5812/jamm.14902.
5. Barr SI, Prior JC, Vigna YM. Restrained eating and ovulatory disturbances: possible implications for bone health. *Am J Clin Nutr.* 1994;59:92–7.
6. Belko AZ, Meredith MP, Kalkwarf HJ, et al. Effects of exercise on riboflavin requirements: biological validation in weight-reducing young women. *Am J Clin Nutr.* 1985;41(2):270–7.
7. Belko AZ, Obarzanek E, Kalkwarf JH, et al. Effects of exercise on riboflavin requirements of young women. *Am J Clin Nutr.* 1983;37(4):509–17.
8. Belko AZ, Obarzanek MP, Rotter BS, Urgan G, Weinberg S, Roe DA. Effects of aerobic exercise and weight loss on riboflavin requirements of moderately obese, marginally deficient young women. *Am J Clin Nutr.* 1984;40(3):553–61.
9. Benardot, D. 1997. Unpublished data from USOC research project on national team gymnasts. Laboratory for Elite Athlete Performance.
10. Benson J, Gillien DM, Bourdet K, Loosli AR. Inadequate nutrition and chronic calorie restriction in adolescent ballerinas. *Phys Sports Med.* 1985;13(10):79–90.
11. Bergstrom J, Hultman E, Jorfeldt L, Pernow B, Wahnen J. Effect of nicotinic acid on physical working capacity and on metabolism of muscle. *J Appl Physiol.* 1969;26(2):170–6.
12. Bescós García R, Rodríguez Guisado FA. Low levels of vitamin D in professional basketball players after wintertime: relationship with dietary intake of vitamin D and calcium. *Nutr Hosp.* 2011;26(5):945–51.
13. Bialecki M, Nijakowski F. Pantothenic acid in the tissues and blood of white rats after brief and prolonged physical exercise. *Acta Physiol Polon.* 1967:18;33–8.
14. Booth SL, Pennington JA, Sadowski JA. Food sources and dietary intakes of vitamin K-1 (phylloquinone) in the American diet: data from the FDA Total Diet Study. *J Am Diet Associ.* 1996;96(2):149–54.
15. Booth SL, Tucker KL, Chen H, et al. Dietary vitamin K intakes are associated with hip fracture but not with bone mineral density in elderly men and women. *Am J Clin Nutr.* 2000;71(5):1201–8.
16. Borrione P, Grasso L, Quaranta F, Parisi A. Vegetarian diet and athletes. *Sport Präventivmed.* 2009;39(1):20–4.
17. Brady PS, Brady LJ, Ullrey DE. Selenium, vitamin E, and the response to swimming stress in the rat. *J Nutr.* 1979;109(6):1103–9.
18. Bramich K, McNaughton L. The effects of two levels of ascorbic acid on muscular endurance, muscular strength, and on V_{O2max}. *Int J Clin Nutr Rev.* 1987;7:5.
19. Brown MJ, Beier K. *Vitamin, B6 (Pyridoxine), Deficiency.* [Updated 2017 Dec 8]. En: StatPearls [Internet]. Treasure Island (FL): StatPearls Publishing; 2018. Disponible en: https://www.ncbi.nlm.nih.gov/books/NBK470579/. Consultado el 20 de abril de 2018.
20. Bügel S. Vitamin K and bone health. *Proc Nutr Soc.* 2003;62(4):839–43.
21. Bunnell RH, DeRitter E, Rubin SH. Effect of feeding polyunsaturated fatty acids with a low vitamin E diet on blood levels of tocopherol in men performing hard physical labor. *Am J Clin Nutr.* 1975;28(7):706–11.
22. Busby MG, Fischer L, da Costa KA, Thompson D, Mar MH, Zeisel SH. Choline- and betaine-defined diets for use in clinical research and for the management of trimethylaminuria. *J Am Dietet Assoc.* 2004;104(12):1836–45.
23. Cannell JJ, Hollis BW, Sorenson MB, Taft TN, Anderson JJ. Athletic performance and vitamin D. *Med Sci Sports Exerc.* 2009;41(5):1102–10.
24. Carlson LA, Havel RJ, Ekelund LG, Holmgren A. Effect of nicotinic acid on the turnover rate and oxidation of the free fatty acids of plasma in man during exercise. *Metabolism.* 1963;12:837–45.
25. Chesnut CH. Theoretical overview: bone development, peak bone mass, bone loss, and fracture risk. *Am J M.* 1991;(Suppl 5B):2–4.
26. Choi EY, Cho YO. Effect of vitamin B(6) deficiency on antioxidative status in rats with exercise-induced oxidative stress. *Nutr Res Pract.* 2009;3(3):208–11.
27. Clarkson PM. Antioxidants and physical performance. *Crit Rev Food Sci Nutr.* 1995;35(1–2):131–41.
28. Close GL, Hamilton DL, Philp A, Burke LM, Morton JP. New strategies in sport nutrition to increase exercise performance. *Free Radic Biol Med.* 2016;98:144–58.
29. Cohen JL, Potosnak L, Frank O, Baker H. A nutritional and hematological assessment of elite ballet dancers. *Phys Sports Med.* 1985;13(5):43–54.
30. Constantini NW, Rakefet A, Chodick G, Dubnov-Raz G. High prevalence of vitamin D insufficiency in athletes and dancers. *Clin J Sport Med.* 2010;20(5):368–71.
31. Craciun AM, Wolf J, Knapen MHJ, Brouns F, Vermeet C. Improved bone metabolism in female elite athletes after vitamin K supplementation. *Int J Sports Med.* 1998;19(7):497–84.
32. Dalton K, Dalton MJT. Characteristics of pyridoxine overdose neuropathy syndrome. *Acta Neurol Scand.* 1987;76:8–11.
33. Dascombe BJ, Karunaratna M, Cartoon J, Fergie B, Goodman C. Nutritional supplementation habits and perceptions of elite athletes within a state-based sporting institute. *J Sci Med Sport.* 2010;13(2):274–80.
34. Delitala G, Masala A, Alagna S, Devilla L. Effect of pyridoxine on human hypophyseal trophic hormone release: a possible stimulation of hypothalamic dopaminergic pathway. *J Clin Endorinol Metab.* 1976;42:603–6.
35. Dillard CJ, Liton RE, Savin WM, Dumelin EE, Tappel AL. Effects of exercise, vitamin E, and ozone on pulmonary function and lipid peroxidation. *J Appl Physiol.* 1978;45(6):927–32.
36. Dreon DM, Butterfield GE. Vitamin B-6 utilization in active and inactive young men. *Am J Clin Nutr.* 1986;43:816–24.
37. Dunton N, Virk R, Young J, Leklem J. Effect of vitamin B-6 supplementation and exhaustive exercise on vitamin B-6 metabolism and growth hormone. [Abstract]. *FASEB J.* 1992;6:A1374.
38. Feskanich D, Weber P, Willett WC, Rockett H, Booth SL, Colditz GA. Vitamin K intake and hip fractures in women: a prospective study. *Am J Clin Nutr.* 1999;69(1):74–9.
39. Figueriredo JC, Grau MV, Haile RW, et al. Folic acid and risk of prostate cancer: results from a randomized clinical trial. *J Natl Cancer Inst.* 2009;101(6):432–5.
40. Fischer LM, da Costa KA, Kwock L, Galanko J, Zeisel SH. Dietary choline requirements of women: effects of estrogen and genetic variation. *Am J Clin Nutr.* 2010;92(5):1113–9.
41. Fogelholm M, Ruokonen I, Laakso JT, Vuorimaa T, Himberg JJ. Lack of association between indices of vitamin B-1, B-2, and B-6 status and exercise-induced blood lactate in young adults. *Int J Sports Nutr.* 1993;3:165–76.
42. Froiland K, Koszeswki W, Hingst J, Kopecky L. Nutritional supplement use among college athletes and their sources of information. *Int J Sports Nutr Exerc Metab.* 2004;14(1):104–20.

43. Garrido G, Webster AL, Chamorro M. Nutritional adequacy of different menu settings in elite Spanish adolescent soccer players. *Int J Sports Nutr Exerc Metab.* 2007;17:421–32.
44. Gleeson M, Nieman DC, Pedersen BK. Exercise, nutrition, and immune function. *J Sports Sci.* 2004;22:115–25.
45. Guilland JC, Penarand T, Gallet C, Boggio V, Fuchs F, Klepping J. Vitamin status of young athletes including the effects of supplementation. *Med Sci Sports Exerc.* 1989;21:441–9.
46. Halsted CH, Medici V. Vitamin B regulation of alcoholic liver disease. En: Patel VB, editor. *Molecular Aspects of Alcohol and Nutrition.* London: Academic Press; 2016. p. 95–106.
47. Hamilton B. Vitamin D and human skeletal muscle. *Scand J Med Sci Sports.* 2010;20(2):182–90.
48. Hanninen SA, Darline PB, Sole MJ, Barr A, Keith ME. The prevalence of thiamin deficiency in hospitalized patients with congestive heart failure. *J Am Coll Cardiol.* 2006;47(2):354–61.
49. Heaney RP. Effect of calcium on skeletal development, bone loss, and risk of fractures. *Am J Med.* 1991;(Suppl 5B):23–8.
50. Heikkinen A, Alaranta A, Helenius I, Vasankari T. Dietary supplementation habits and perceptions of supplement use among elite Finnish athletes. *Int J Sports Nutr Exerc Metab.* 2011;21:271–9.
51. Heikkinen A, Alaranta A, Helenius I, Vasankari T. Use of dietary supplements in Olympic athletes is decreasing: a follow-up study between 2002 and 2009. *J Int Soc Sports Nutr.* 2011;8:1.
52. Herbert V. Does mega-C do more good than harm, or more harm than good? *Nutr Today.* 1993;Jan/Feb:28–32.
53. Hickson JF, Wolinsky I, editors. *Nutrition in Exercise and Sport.* Boca Raton (FL): CRC Press; 1989. p. 121.
54. Hilsendager D, Karpovich PV. Ergogenic effect of glycine and niacin separately and in combination. *Res Q.* 1964;35:389.
55. Institute of Medicine, Food and Nutrition Board. *Dietary Reference Intakes for Calcium and Vitamin D.* Washington (DC): National Academy Press; 2011.
56. Institute of Medicine, Food and Nutrition Board. *Dietary Reference Intakes for Thiamin, Riboflavin, Niacin, Vitamin B6, Folate, Vitamin B12, Pantothenic Acid, Biotin, and Choline.* Washington (DC): National Academy Press; 1998. p. 390–422.
57. Institute of Medicine, Food and Nutrition Board. *Dietary Reference Intakes (DRIs): Recommended Intakes for Individuals.* Washington (DC): National Academy Press; 2004.
58. Kanter MM. Free radicals, exercise, and antioxidant supplementation. *Int J Sports Nutr.* 1994;4:205–20.
59. Khanna S, Atalay M, Laaksonen DE, Gul M, Roy S, Sen CK. Alpha-lipoic acid supplementation: tissue glutathione homeostasis at rest and after exercise. *J Appl Physiol.* 1999;86:1191–6.
60. Kim JY, Lee JS, Cho SS, Park H, Kim KW. Nutrient intakes of male college combat sport athletes by weight control status. *Korean J Commun Nutr.* 2017;22(6):495–506.
61. Klatskin G, Krehl WA, Conn HO. The effect of alcohol on the choline requirement I. Changes in the rat's liver following prolonged ingestion of alcohol. *J Exp Med.* 1954;100(6): 605–14.
62. Lavienja AJ, Braam LM, Knapen MHJ, Geusens P, Brouns F, Vermeer C. Factors affecting bone loss in female endurance athletes. *Am J Sports Med.* 2003;31(6):889–95.
63. Leach NV, Dronca E, Vesa SC, et al. Serum homocysteine levels, oxidative stress and cardiovascular risk in non-alcoholic steatohepatitis. *Eur J Int Med.* 2014;25(8):762–7.
64. Litoff D, Scherzer H, Harrison J. Effects of pantothenic acid on human exercise. *Med Sci Sports Exerc.* 1985;17(2):287.
65. Lukaski HC. Vitamin and mineral status: effects on physical performance. *Nutrition* 2004;20:632–44.
66. Machlin LJ. *Handbook of Vitamins: Nutritional, Biochemical, and Clinical Aspects.* New York (NY): Marcel Dekker; 1984.
67. Manore MM. Vitamin B-6 and exercise. *Int J Sports Nutr.* 1994;4:89–103.
68. Martinez S, Pasquarelli BN, Romaguera D, Cati A, Pedro T, Aguiló A. Anthropometric characteristics and nutritional profile of young amateur swimmers. *J Strength Cond Res.* 2011;25(4):1126–33.
69. Mason JB, Dickstein A, Jacques PF, Haggarty P, Selhub J, Dallal G, Rosenberg IH. A temporal association between folic acid fortification and an increase in colorectal cancer rates may be illuminating important biological principles: a hypothesis. *Cancer Epidemiol Biomarkers Prev.* 2007;16(7):1325–9.
70. Matter M, Stittfall T, Graves J, Myburgh K, Adams B, Jacobs P, Noakes TD. The effect of iron and folate therapy on maximal exercise performance in female marathon runners with iron and folate deficiency. *Clin Sci.* 1987;72Z:415–20.
71. Maughan RJ, Burke LM, Dvorak J, et al. IOC consensus statement: dietary supplements and the high-performance athlete. *Br J Sports Med.* 2018;52(7):439–55. doi:10.1136/bjsports-2018-099027
72. Moretti C, Fabbri A, Gnessi L, Bonifacio V, Fraioli F, Isidori A. Pyridoxine (B6) suppresses the rise in prolactin and increases the rise in growth hormone induced by exercise. *N Engl J Med.* 1982;307(7):444–5.
73. Moyer VA. U S Preventive Services Task Force. Vitamin, mineral, and multivitamin supplements for the primary prevention of cardiovascular disease and cancer: U.S. Preventive services Task Force recommendation statement. *Ann Intern Med.* 2014;160(8):558–64.
74. Murray R, Horsun CA II. Nutrient requirements for competitive sports. En: Wolinsky E, editor. *Nutrition in Exercise and Sport.* 3rd ed. Boca Raton (FL): CRC Press; 1998. p. 550.
75. Mursu J, Robien K, Harnack LJ, Park K, Jacobs DR. Dietary supplements and mortality rate in older women: The Iowa Women's Health Study. *Arch Intern Med.* 2011;171(18):1625–33.
76. Nelson-Steen S, Mayer K, Brownell KD, Wadden TA. Dietary intake of female collegiate heavy weight rowers. *Int J Sports Nutr.* 1995;5(3):225–31.
77. Neuman I, Nahum H, Ben-Amotz A. Prevention of exercise-induced asthma by a natural isomer mixture of beta-carotene. *Ann Allergy Asthma Immunol.* 1999;82:549–53.
78. Nice C, Reeves AG, Brinck-Hohnsen T, Noll W. The effects of pantothenic acid on human exercise capacity. *J Sports Med.* 1984;24(1):26–9.
79. Nieman DC, Henson DA, McAnulty SR, McAnulty LS, Morrow JD, Ahmed A, Heward CB. Vitamin E and immunity after the Kona Triathlon World Championship. *Med Sci Sports Exerc.* 2004;36(8):1328–35.
80. Read M, McGuffin S. The effect of B-complex supplementation on endurance performance. *J Sports Med Phys Fitness.* 1983;23(2):178–84.
81. Rodriguez NR, DiMarco NM, Langley S; American Dietetic Association, and Dietitians of Canada. American College of Sports Medicine position stand. Nutrition and athletic performance. *Med Sci Sports Exerc.* 2009;41;709–31.
82. Rokitzki L, Sagredos AN, Reuss F, Büchner M, Keul J. Acute changes in vitamin B-6 status in endurance athletes before and after a marathon. *Int J Sports Nutr.* 1994;4:154–65.

83. Sato A, Shimoyama Y, Ishikawa T, Murayama N. Dietary thiamin and riboflavin intake and blood thiamin and riboflavin concentrations in college swimmers undergoing intensive training. *Int J Sports Nutr Exerc Metab.* 2011;21:195–204.
84. Schaumberg H, Kaplan J, Windebank A, Vick N, Ragmus S, Pleasure D, Brown MJ. Sensory neuropathy from pyridoxine abuse. *N Engl J Med.* 1983;309(8):445–8.
85. Schubert L, DeLuca HF. Hypophosphatemia is responsible for skeletal muscle weakness of vitamin D deficiency. *Arch Biochem Biophys.* 2010;500(2):157–61.
86. Schwartz PL. Ascorbic acid in wound healing: a review. *J Am Diet Assoc.* 1970;56(6):497–503.
87. Sharman IM, Down MB, Norgan NG. The effects of vitamin E on physiological function and athletic performance of trained swimmers. *J Sports Med.* 1976;16(3):215–25.
88. Sharman IM, Down MG, Sen RN. The effect of vitamin E and training on physiological function and athletic performance in adolescent swimmers. *Br J Nutr.* 1971;26(2):265–76.
89. Shephard RJ, Campbell R, Pimm P, Stuart D, Wright GR. Vitamin E, exercise, and the recovery from physical activity. *J Appl Physiol.* 1974;33(2):119–26.
90. Shock NW, Sebrell WH. The effects of changes in concentration of pantothenate on the work output of perfused frog muscles. *Am J Physiol.* 1944;142(2):274–8.
91. Stover PJ, Field MS. Vitamin B-6. *Adv Nutr.* 2015;6(1):132–3.
92. Suboticanec K, Stavljenic A, Schalch W, Buzina R. Effects of pyridoxine and riboflavin supplementation of physical fitness in young adolescents. *Int J Vitam Nutr Res.* 1990;60:81–8.
93. Tack C, Shorthouse F, Kass L. The physiological mechanisms of effect of vitamins and amino acids on tendon and muscle healing: a systematic review. *Int J Sports Nutr Exerc Metab.* 2017;1–44: doi:10.1123/ijsnem.2017-0267
94. Talbot D, Jamieson J. An examination of the effect of vitamin E on the performance of highly trained swimmers. *Can J Appl Sport Sci.* 1977;2:67–9.
95. Telford RD, Catchpole EA, Deakin V, McLeay AC, Plank AW. The effect of 7 to 8 months of vitamin/mineral supplementation on the vitamin and mineral status of athletes. *Int J Sports Nutr.* 1992;2:123–34.
96. Thomas DT, Erdman KA, Burke LM, MacKillop M. American College of Sports Medicine Joint Position Statement. Nutrition and Athletic Performance. *Med Sci Sports Exerc.* 2016;48(3):543–68.
97. Tian HH, Ong WS, Tan CL. Nutritional supplement use among university athletes in Singapore. *Singapore Med J.* 2009;50: 165–72.
98. Tin-May T, Ma-Win M, Khin-Sann A, Mya-Tu M. The effect of vitamin B-12 on physical performance capacity. *Br J Nutr.* 1978;40(2):269–73.
99. Tremblay A, Boiland F, Breton M, Bessette H, Roberge AG. The effects of a riboflavin supplementation on the nutritional status and performance of elite swimmers. *Nutr Res.* 1984;4(2):201–8.
100. United States Department of Agriculture, Food and Drug Administration. Are foods that contain added nutrients considered "enriched"? Disponible en: https://www.fda.gov/Food/GuidanceRegulation/GuidanceDocumentsRegulatoryInformation/ucm470756.htm. Consultado el 4 de junio de 2018.
101. United States Department of Health and Human Services, National Institutes of Health. NIH News in Health. Understanding Health Risks. Bethesda (MD): USDHHS; 2016. Disponible en: https://newsinhealth.nih.gov/2016/10/understanding-health-risks. Consultado el 23 de abril de 2018.
102. United States Department of Health and Human Services, National Institutes of Health, Office of Dietary Supplements. Dietary Supplement Fact Sheets. Bethesda (MD): USDHHS. Disponible en: https://ods.od.nih.gov. Consultado el 23 de abril de 2018.
103. United States Senate. Proper and improper use of drugs by athletes. Hearing, June 18 and July 12–13, 1973. Washington (DC): U.S. Government Printing Office.
104. Volpe SL. Micronutrient requirements for athletes. *Clin Sports Med.* 2007;26:119–30.
105. von Allwörden HN, Horn S, Kahl J, Feldheim W. The influence of lecithin on plasma choline concentrations in triathletes and adolescent runners during exercise. *Eur J Appl Physiol Occup Physiol.* 1993;67(1):87–91.
106. Wald G, Brouha L, Johnson R. Experimental human vitamin A deficiency and ability to perform muscular exercise. *Am J Physiol.* 1942;137(3):551–6.
107. Weight LM, Noakes TD, Labadarios D, Graves J, Jacobs P, Berman PA. Vitamin and mineral status of trained athletes including the effects of supplementation. *Am J Clin Nutr.* 1988;47(2):186–92.
108. BI, Hermann D. Studies on wound healing: effects of calcium D-pantothenate on the migration, proliferation and protein synthesis of human dermal fibroblasts in culture. *Int J Vitam Nutr Res.* 1999;69(2):113–9.
109. Welsh PK, Zager KA, Endres J, Poon SW. Nutrition education, body composition and dietary intake of female college athletes. *Phys Sports Med.* 1987;15(1):63–74.
110. Wiederholt T, Heise R, Skazik C, et al. Calcium pantothenate modulates gene expression in proliferating human dermal fibroblasts. *Exp Dermatol.* 2009;18(11):969–78.
111. Williams J, Mai CT, Mulinare J, et al. Updated estimates of neural tube defects prevented by mandatory folic acid fortification - United States, 1995–2011. *Morb Mortal Wkly Rep.* 2015;64(1):1–5.
112. Williams MH. Dietary supplements and sports performance: introduction and vitamins. *J Int Soc Sports Nutr.* 2004;1:1–6.
113. Williams MH. Dietary supplements and sports performance: minerals. *J Int Soc Sports Nutr.* 2005;2:43–49.
114. Winston AP, Jamieson CP, Madira W, Gatward NM, Palmer RL. Prevalence of thiamin deficiency in anorexia nervosa. *Int J Eat Disord.* 2000;28(4):451–4.
115. Woolf K, Manore MM. B-vitamins and exercise: does exercise alter requirements? *Int J Sports Nutr Exerc Metab.* 2006;16(5): 453–84.
116. Wycoff KF, Ganji V. Proportion of individuals with low serum vitamin B-12 concentrations without macrocytosis is higher in the post folic acid fortification period than in the pre folic acid fortification period. *Am J Clin Nutr.* 2007;86(4):1187–92.
117. Zeisel SH. A brief history of choline. *Ann Nutr Metab.* 2012;61(3):254–8.
118. Zeisel SH, la Costa KA. Choline: an essential nutrient for public health. *Nutr Rev.* 2009;67(11):615–23.
119. Zhou J, Austin RC. Contributions of hyperhomocysteinemia to atherosclerosis: causal relationship and potential mechanisms. *Biofactors.* 2009;35(2):120–9.

Capítulo

6 Minerales: importancia para la salud y el rendimiento

OBJETIVOS

- Comprender las funciones principales de cada mineral, incluyendo macrominerales y microminerales.
- Conocer los minerales que tienen la mayor prevalencia de insuficiencia.
- Identificar buenas fuentes alimentarias para cada macromineral y micromineral.
- Comprender los factores de la digestión y la absorción relacionados con cada mineral con una prevalencia elevada de insuficiencia.
- Describir el problema de la absorción competitiva, y cómo el consumo de una cantidad elevada de un mineral puede tener un impacto negativo en la absorción de otro mineral.
- Aplicar el conocimiento sobre los minerales para aumentar la probabilidad de un buen rendimiento atlético y disminuir la de una mala salud.
- Explicar los efectos interactivos de la energía, el calcio, la vitamina D y los estrógenos (en las mujeres) en la densidad mineral ósea (DMO).
- Analizar los factores y la justificación sobre el uso adecuado de ciertos macrominerales y microminerales como suplementos.
- Identificar los microminerales y macrominerales que se relacionan con mayor frecuencia con el rendimiento atlético, y determinar cómo reducir el riesgo de que un atleta desarrolle una insuficiencia.

Estudio de caso

La **insuficiencia de hierro** y la **anemia** (incluida la ocasionada por la falta de hierro) son las insuficiencias nutricionales más frecuentes en atletas de sexo masculino y femenino. Por tal motivo, es importante buscar signos de insuficiencia de hierro en todos los atletas, en particular en las mujeres a causa de su riesgo especialmente alto. La anemia por insuficiencia de hierro, o ferropénica, es un problema para el rendimiento atlético (es imposible que un atleta se desempeñe hasta el tope de su capacidad con una insuficiencia de hierro) y también representa un importante problema de salud con mayores riesgos de enfermedad. La insuficiencia de hierro/anemia también afecta la sensación de bienestar general debido a la fatiga rápida y la incapacidad para concentrarse.

Alicia, una competidora de élite de 26 años del Ironman Triathlon® de ultrarresistencia, se sometía a una valoración nutricional y de salud cuando se dijo: “No me está yendo tan bien como creo que debería, y estoy tan estresada por mi bajo rendimiento en las competiciones más recientes que me molesta el estómago”. El estrés psicológico y los problemas digestivos se relacionan de manera clara, pero también existen otras posibilidades. Para investigar una de las posibilidades, se le pidió a Alicia hacer un listado de todos los suplementos vitamínicos/minerales y “ayudas ergogénicas” que estaba tomando. Afortunadamente, Alicia llegó a su valoración con una bolsa llena de los suplementos y ayudas ergogénicas que estaba tomando regularmente, facilitando la evaluación precisa de los posibles problemas. Alicia estaba tomando de todo, desde aminoácidos y monohidrato de creatina hasta vitaminas y minerales. Estaba tomando todos los suplementos de vitaminas y minerales en grandes megadosis, 300% por arriba de la ingesta diaria recomendada (RDA, *recommended dietary allowance*). Cuando se le preguntó por qué tomaba todo esto, respondió que sentía que era la mejor manera de prepararse para las competiciones. También mencionó que muchos otros atletas competitivos que conocía estaban tomando

(*continúa*)

los mismos productos y que creía que si ella no lo hacía estaría en desventaja en comparación con ellos. Se le pidió que describiera un día típico de comidas y entrenamientos, con énfasis y claridad particulares en su consumo de alimentos/bebidas/suplementos. Llamó la atención del equipo de valoración que estaba tomando 120 mg de hierro (la RDA es de 18 mg, repartidos en el día a partir de los alimentos). Luego, aclaró que se había sentido tan mal últimamente que pensó que debería tomar más hierro, así que aumentó su ingesta a 120 mg en la mañana, 60 mg en la tarde y 60 mg antes de dormir (unos increíbles 300 mg/día). Esto era particularmente interesante debido al antecedente de que las pruebas sanguíneas de Alicia desde que tenía 14 años (un intervalo de 12 años) confirmaban que nunca había tenido insuficiencia de hierro o anemia por insuficiencia de hierro. Cuando se le preguntó sobre sus problemas digestivos no podía creerlo: *nunca* había tenido problemas intestinales, toda su vida había tenido buen apetito y una función intestinal normal. Sin embargo, debido a su problema digestivo, pensó que debería tomar *más* suplementos porque tenía miedo de que el problema limitara su ingesta de comida.

Entonces Alicia recibió una lección rápida sobre la toxicidad por metales pesados y los posibles problemas que podrían crearse con las dosis elevadas de hierro suplementario que estaba tomando. Se le explicó que la mayor parte del hierro no se absorbe debido a que el cuerpo intenta protegerse. El exceso de hierro absorbido pudo tener un efecto grave en su hígado, y desde 1979 los envases de suplementos que tienen más de 250 mg de hierro elemental tienen advertencias sobre la toxicidad grave que se produce a partir del consumo excesivo. Los síntomas de la sobredosificación (toxicidad) de hierro incluyen vómitos, diarrea, dolor abdominal, irritabilidad y somnolencia. Los síntomas digestivos son producidos por el efecto irritante de todo el hierro no absorbido en los intestinos, que se ha encontrado que también aumenta el riesgo de cáncer. Se sugirió a Alicia comer "limpio" (sin suplementos, muchos líquidos y reintroducción de comidas pequeñas y frecuentes que no fueran excesivamente picantes para que su intestino sanara) durante 2 semanas, y luego regresar para charlar sobre una estrategia de alimentación y actividad que se ajustara dinámicamente a su programa de entrenamiento.

Dos semanas después, Alicia regresó sintiéndose mucho mejor y muchos de los síntomas digestivos habían desaparecido. Aprendió una lección valiosa: "Más que suficiente no es mejor que suficiente". Alicia recibió un plan de alimentación para satisfacer sus necesidades nutricionales, y regresó en intervalos regulares para garantizar que no había secuelas de su suplementación excesiva previa.

ANÁLISIS DEL ESTUDIO DE CASO

1. Se suele pensar que no hay un límite para la cantidad de un nutriente que se puede consumir porque: "si un poco es bueno, más debe ser mejor". ¿Qué estrategia emplearía al trabajar con un equipo de atletas para ayudarlos a comprender que el consumo excesivo de lo que el cuerpo puede utilizar de manera eficaz causa problemas que pueden convertirse en estados de enfermedad graves?
2. ¿Qué estrategia emplearía al trabajar con un equipo de atletas para ayudarlos a comprender que el consumo de más de lo que el cuerpo puede utilizar de manera eficaz causa problemas que pueden convertirse en estados graves de enfermedad?
3. Muchos minerales se absorben de forma competitiva. Es decir, si hay una cantidad muy abundante de un mineral en el sitio de absorción, este obtendrá menos de otros minerales que se absorben en el mismo sitio. El hierro se absorbe de manera competitiva con el calcio, el magnesio y el zinc. Con tanta ingesta de hierro, ¿qué otros problemas (insuficiencias) podría experimentar este atleta?

Insuficiencia de hierro

Caracterizada por concentraciones bajas de ferritina sérica, pero hemoglobina y hematócrito normales. Esta es una señal inicial de que el estado del hierro es deficiente y, si continúa, provocará anemia por insuficiencia de hierro. El cuerpo da una alta prioridad al mantenimiento de los eritrocitos, por lo que es posible que se agote el hierro de otras moléculas que lo contienen (la mioglobina en el tejido muscular) como una estrategia para mantener estas células. Es probable que un atleta con insuficiencia de hierro se sienta débil y se fatigue con facilidad, pero que tenga hemoglobina y hematócrito normales.

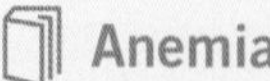

Anemia

Se refiere a concentraciones de hemoglobina o un hematócrito por debajo de lo normal en la sangre. Puede ser causada por la pérdida de sangre y la producción inadecuada o tasa elevada de degradación de los eritrocitos. Las causas más frecuentes de anemia son las insuficiencias de hierro, folato y vitamina B_{12}. Los atletas se encuentran en mayor riesgo de anemia debido a su degradación más rápida de los eritrocitos y pérdida de hierro a través del sudor.

Anemia por insuficiencia de hierro

Se refiere a una anemia microcítica (eritrocitos pequeños) hipocrómica (rojo pálido en lugar de rojo intenso; eritrocitos insuficientes), que es una característica de la insuficiencia crónica de hierro. El signo más frecuente es la fatiga rápida, pero también puede relacionarse con manos y pies fríos, dolor en el tórax, debilidad, cefalea y dificultad para respirar. El sistema inmunitario también se ve afectado con mayor frecuencia por enfermedades e infecciones.

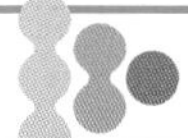

Introducción

Los minerales desempeñan una variedad de funciones de importancia crítica que van desde ayudar a fortalecer los huesos (calcio) y garantizar el suministro óptimo de oxígeno a los tejidos de trabajo (hierro), hasta mantener un buen volumen de sangre (sodio) e, incluso, ayudar al funcionamiento del sistema inmunitario (zinc). Los minerales son únicos porque, a diferencia de otros nutrientes, son compuestos inorgánicos (no contienen carbono ni materia viva). Sin embargo, funcionalmente son similares a los nutrientes orgánicos, ya que *trabajan juntos* para producir el resultado deseado. Como ejemplo, la vitamina D trabaja para mejorar la absorción del calcio consumido. Otro ejemplo es que el hierro es parte de la proteína **hemoglobina**, que se encuentra dentro de los eritrocitos y participa en la respiración celular.

Hemoglobina

La hemoglobina (Hb) es la proteína con hierro dentro de los eritrocitos que capta el oxígeno (inhalado) de los pulmones y lo transporta a los tejidos, de donde extrae el dióxido de carbono, que se exhala a través de los pulmones. En hombres adultos, la Hb normal es de 14-18 g/dL; en las mujeres adultas, la Hb normal es de 12-16 g/dL.

Los minerales tienen numerosas funciones importantes, incluyendo:

- Mejorar la fuerza y estructura del esqueleto, manteniéndolo fuerte y resistente a las fracturas.
- Ayudar a mantener la acidez o la alcalinidad relativas de la sangre y los tejidos. Para los atletas, la actividad física intensa tiende a disminuir el valor de pH debido a la producción de ácido láctico (el efecto es aumentar la acidez relativa), por lo que tener un sistema saludable para controlar el equilibrio acidobásico es fundamental para el rendimiento atlético.
- Servir como una vía para los impulsos eléctricos que estimulan la contracción muscular. *Todos* los esfuerzos atléticos se basan en la coordinación y el movimiento muscular eficiente y eficaz, por lo que esta función es de vital importancia.
- Suministro de metabolismo energético. La actividad física aumenta la velocidad a la que se quema el combustible. Por lo tanto, el control eficaz de esta quema de combustible a nivel celular es necesario para los esfuerzos atléticos.

Todas estas funciones son importantes para los atletas. Aquellos con huesos débiles y de menor densidad tienen un mayor riesgo de fracturas por estrés; la amortiguación química inadecuada de los líquidos (desequilibrio acidobásico) lleva a una resistencia deficiente; la disfunción nerviosa y muscular conduce a una mala coordinación; y el metabolismo celular alterado limita la capacidad de una célula para obtener y almacenar energía (113).

Las funciones establecidas de los minerales en el desarrollo del rendimiento físico óptimo incluyen la participación en la glucólisis (obtener energía de la glucosa almacenada), la lipólisis (obtener energía de las grasas), la proteólisis (obtener energía de las proteínas) y ayudar a obtener energía de la fosfocreatina (113). Los nutrientes minerales inorgánicos son necesarios en la composición estructural de los tejidos corporales duros (huesos y dientes) y blandos (músculos y órganos). También participan en procesos como la acción de los sistemas enzimáticos, la contracción de los músculos, las reacciones nerviosas y la coagulación de la sangre. Estos nutrientes minerales, todos los cuales deben suministrarse en la dieta, tienen dos clases: los *macrominerales*, que tienen un mayor requerimiento y mayor presencia en el cuerpo, y los *microminerales*, que tienen un menor requerimiento dietético y menor presencia en el cuerpo (81, 82). No debe confundirse la diferencia en cantidad con su importancia, ya que todos los minerales que se analizan en este capítulo son importantes para mantener la salud.

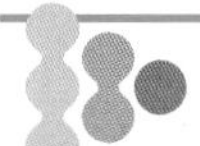

Macrominerales

Factores importantes a considerar

- Los minerales tienen muchas funciones relacionadas con el mantenimiento del buen funcionamiento del esqueleto, los músculos, el corazón y el cerebro. Aunque puede haber fluctuaciones diarias en la ingesta de minerales, el sistema humano no funciona de forma adecuada con una insuficiencia crónica de cualquiera de los minerales. Para obtener todos los minerales necesarios para una buena salud, se debe consumir una amplia variedad de alimentos para garantizar que los tejidos estén expuestos a todos los minerales. Los patrones de alimentación monótonos (cuando se comen de forma continua los mismos alimentos) aumentan el riesgo de desarrollar una insuficiencia mineral, porque ningún alimento tiene todos los minerales necesarios para mantener la salud y el rendimiento.
- El consumo de suplementos de minerales es habitual. Sin embargo, inclusive los minerales aparentemente

más benignos, como el calcio, pueden crear problemas si se toman en exceso. Por ejemplo, el calcio es un potente amortiguador que puede disminuir el pH gástrico y dificultar la digestión de ciertos alimentos, y compite por la absorción con otros minerales bivalentes (magnesio, hierro y zinc). Tener demasiado calcio interfiere con la absorción de estos otros minerales e incrementa el riesgo de insuficiencia. Lo mismo sucede si alguno de los otros minerales bivalentes se toma en exceso: hay una menor absorción de los otros. La clave en la nutrición de los minerales es el equilibrio.

Macrominerales

Minerales que se requieren en cantidades mayores de 100 mg/día. Estos incluyen potasio, calcio, magnesio, sodio, cloruro, azufre y fósforo (nota: aunque los macrominerales son necesarios en mayor cantidad diaria que los microminerales, esto no los hace más importantes para la salud humana).

Microminerales

Minerales que el cuerpo requiere en cantidades menores de 100 mg/día. Estos incluyen hierro, zinc, yoduro, selenio, cobre, manganeso, fluoruro, cromo y molibdeno (nota: aunque los microminerales son necesarios en cantidades diarias menores a las de los macrominerales, esto no los hace menos importantes para la salud humana).

Los ***macrominerales*** son aquellos que están presentes en el cuerpo en cantidades relativamente grandes (en comparación con los **microminerales**) y realizan funciones fisiológicas importantes. Según la definición aceptada, se requieren macrominerales a razón de 100 mg/día o más, si el contenido corporal del mineral es superior a 5 g (5000 mg). Los macrominerales incluyen calcio, fósforo, magnesio, potasio, sodio, cloruro y azufre. El calcio comprende ~1.75% del peso corporal total; el fósforo, ~1.10%; y el magnesio, ~0.04%, con contribuciones aún más pequeñas del potasio, sodio, cloruro y azufre.

Calcio

El calcio es un mineral importante para la estructura ósea y dental, la coagulación sanguínea, la transmisión nerviosa, la constricción y dilatación de los vasos sanguíneos y la secreción de insulina (cuadro 6-1) (144). La **ingesta dietética de referencia (IDR)** para el calcio es de 1000-1200 mg/día, dependiendo de la edad y el sexo. La absorción y la captación del calcio por los huesos y otros tejidos están reguladas por la vitamina D

Cuadro 6-1 Información básica sobre el calcio (Ca)

- **RDA**
  - Hombres adultos (19-70 años de edad): 1000 mg/día (1200 mg/día para hombres mayores, 70 años o más)
  - Mujeres adultas (19-50 años): 1000 mg/día (1200 mg/día para mujeres mayores, 51 a 70 años o más)
  - Ingesta recomendada para atletas: 1300-1500 mg/día
- **Funciones**
  - Estructura y fuerza óseas
  - Equilibrio acidobásico
  - Función nerviosa
  - Contracción muscular
  - Activación enzimática
- **Buenas fuentes alimentarias**
  - Lácteos
  - Vegetales de hoja verde oscuro
  - Jugo (zumo) de naranja fortificado con calcio y otros alimentos fortificados con calcio
  - Leche de soya (soja)
  - Legumbres
- **Insuficiencia**
  - Osteoporosis
  - Raquitismo/osteomalacia
  - Disfunción muscular
  - *Síntomas de insuficiencia:*
    - Fracturas por estrés u otros mecanismos
    - Debilidad muscular
- **Toxicidad**
  - NS tolerable: 2000-3000 mg/día dependiendo de la edad/sexo del grupo
  - *Síntomas de toxicidad:*
    - Estreñimiento
    - Malabsorción de otros minerales bivalentes (hierro, magnesio y zinc)
    - Litiasis renal
    - Arritmia cardíaca

y la hormona paratiroidea. Incluso una pequeña reducción del calcio sérico circulante aumenta la secreción de hormona paratiroidea, lo que disminuye la excreción urinaria de calcio y lo libera del hueso para estabilizar el calcio sérico. La hormona paratiroidea también convierte la vitamina D en su forma activa, lo que mejora la absorción de calcio y fósforo de la dieta. Un retorno del calcio sérico a nivel normal provoca un cese de la secreción de hormona paratiroidea. El consumo elevado de varias sustancias puede aumentar las pérdidas de calcio en la orina estimulando la liberación de la hormona paratiroidea; estas incluyen (36, 47, 65, 107):

- Ingesta elevada de sodio
- Ingesta elevada de proteínas (más de 2.0 kg/día)
- Consumo elevado de fósforo (asociado con un alto consumo de proteínas y alimentos procesados)
- Ingesta elevada de cafeína

Ingestas dietéticas de referencia

Valores de referencia de los nutrientes que se establecen como guías para la planificación y la evaluación de las ingestas de nutrientes de las personas sanas. Los valores de IDR, establecidos por el Food and Nutrition Board del Institute of Medicine y el National Academy of Sciences, se componen de lo siguiente.

- **Ingesta diaria recomendada** (RDA, *recommended dietary allowance*): el nivel diario promedio de ingesta suficiente para satisfacer los requerimientos de nutrientes de casi todas las personas saludables (97-98%).
- **Ingesta adecuada (IA):** establecida cuando la evidencia es insuficiente para desarrollar una RDA, en un nivel en el que se asume que se garantiza una nutrición adecuada.
- **Nivel superior de ingesta tolerable (NS):** ingesta diaria máxima que no provoca efectos adversos para la salud, por arriba de la cual pueden ocurrir o son probables las reacciones de toxicidad.

Fuentes alimentarias de calcio

Muchos alimentos proporcionan cantidades abundantes de calcio (tabla 6-1), incluidas las legumbres, los productos lácteos y los vegetales de hoja verde. Esta lista debe dejar claro que los lácteos *no* son la única forma de suministrar calcio en la dieta. De hecho, muchas culturas tienen una ingesta adecuada de calcio con un consumo limitado o nulo de lácteos. Aquí hay algunos ejemplos habituales:

- En Asia, las salsas agridulces se hacen al poner un hueso cocido en agua y añadir vinagre. El vinagre filtra el calcio del hueso y se consume como parte de la salsa.
- En México, Centroamérica y Sudamérica se utiliza la *masa* para hacer tortillas de maíz. La masa es harina de maíz disuelta en agua con cal (nixtamalización), y la cal es una sal de calcio. El consumo de tortillas proporciona calcio a través de la cal en la harina de maíz.

Tabla 6-1 Contenido de calcio de alimentos consumidos de forma habitual

Alimento	Tamaño de la porción	Calcio (mg)
Brócoli (cocido)	½ taza	31
Bok choy (col china)	½ taza	79
Queso cheddar	1.5 oz	303
Higos (secos)	¼ taza	61
Kale (cocido)	½ taza	90
Leche	1 taza	300
Naranja	1 mediana	60
Frijoles (judías/porotos) pintos	½ taza	39
Frijoles rojos	½ taza	25
Sardinas (enlatadas)	8 oz	325
Espinacas (cocidas)	½ taza	122
Tofu (hecho con sulfato de calcio)	½ taza	434

Los vegetales de hoja verde oscuro (sobre todo la espinaca y el ruibarbo) son altos en ácido oxálico, que tiene una alta afinidad de unión por el calcio y otros minerales bivalentes (zinc, magnesio y hierro). La biodisponibilidad del calcio y estos minerales puede ser baja a menos que se elimine el ácido oxálico. Sin embargo, es posible mejorar la biodisponibilidad de estos minerales unidos al oxalato a través de una sencilla técnica de preparación de alimentos llamada *escaldado*. El oxalato es altamente hidrosoluble, de manera que sumergir los vegetales por algunos segundos en agua hirviendo brinda una buena oportunidad de retirar el oxalato y conservar los minerales (1). Después, se pueden preparar los vegetales como se desee. Esta técnica mejora drásticamente la entrega de calcio de los vegetales y ha sido utilizada durante miles de años por varias culturas (en especial en Asia) que tradicionalmente no consumen lácteos. Como beneficio adicional, los niños aceptan mejor los vegetales escaldados. Los niños son más sensibles a los sabores amargos que los adultos (se pierde parte de la sensibilidad gustativa conforme se envejece), y el ácido oxálico tiene un gusto amargo. Por lo tanto, al retirar el oxalato, también se elimina parte del sabor amargo que los niños encuentran inaceptable.

El ácido fítico, que está presente en el salvado de trigo y los frijoles (judías/porotos) secos, también inhibe la biodisponibilidad del calcio y otros minerales bivalentes (73). El ácido fítico del salvado de trigo puede reducirse cuando se usa levadura en la preparación de alimentos (pan, rollos, etc.). La levadura contiene fitasa, que descompone enzimáticamente el ácido fítico en los cereales, lo que hace que los minerales estén más biodisponibles. El consumo regular de panes de grano entero, galletas saladas, etcétera, puede brindar suficiente ácido fítico para disminuir la biodisponibilidad de todos los minerales bivalentes, incluido el calcio.

Densidad ósea

Factores importantes a considerar

Garantizar una densidad ósea óptima depende de que varios factores ocurran de manera simultánea, más que solo consumir suficiente calcio (fig. 6-1). Mantener una buena densidad ósea requiere evitar el consumo de demasiadas proteínas a la vez (el nitrógeno excretado hace que se pierda calcio, lo que reduce la densidad ósea); mantener una buena ingesta de calcio; conservar un buen equilibrio energético y azúcar sanguíneo para limitar la producción de cortisol (que degrada los huesos); someter a estrés (ejercicio) el esqueleto para proporcionar un estímulo para mantener una buena densidad; tener suficiente vitamina D para garantizar que el calcio consumido se absorba; y, en el caso de las mujeres, mantener normal el estado menstrual, ya que los estrógenos ayudan a limitar la actividad de las células que destruyen el hueso (osteoclastos).

Es importante tener en cuenta que cualquier factor, ya sea individual o combinado, que cause una **DMO** máxima inferior a la óptima en niños en crecimiento puede contribuir a un mayor riesgo de **osteoporosis** (DMO muy baja) más adelante en la vida. La **osteopenia** es una DMO baja menor al umbral de la DMO normal, pero mayor al umbral de la osteoporosis. Un factor de riesgo importante de DMO baja en niños y adolescentes atletas es el consumo insuficiente de energía (calorías). La ingesta inadecuada de energía estimula la producción excesiva de cortisol, lo que disminuye tanto la masa metabólica (masa muscular y de los órganos) como la DMO. Debido a que los alimentos son más que el portador de solo "energía" (calorías), el consumo inadecuado de energía también se asocia con una menor ingesta de nutrientes, incluida una menor ingesta de calcio. Las mujeres atletas tienen un riesgo aún mayor de baja densidad ósea si no consumen suficiente energía, ya que esto conlleva un mayor riesgo de amenorrea, que se asocia con concentraciones más bajas de estrógenos. Los estrógenos inhiben la actividad de los osteoclastos, las células que descomponen el hueso. Por lo tanto, los estrógenos bajos están relacionados con la amenorrea, que está asociada con un desarrollo óseo deficiente (96).

Densidad mineral ósea

Una unidad de medida frecuente (g/cm^2) de la densidad de la sección transversal de un hueso. Por lo general, se evalúa mediante **absorciometría dual de rayos X** (DEXA, *dual-energy X-ray absorptiometry*), que representa la mejor forma de determinar si una persona tiene osteoporosis u osteopenia.

Absorciometría dual de rayos X

Metodología estándar actual para determinar la DMO. La DEXA utiliza dos o más haces de rayos X de diferente intensidad que atraviesan el tejido óseo y determinan la DMO valorando la absorbancia relativa de los haces. Los huesos de mayor densidad tienen una mayor absorbancia de rayos X (es decir, menos rayos X pasan a través del hueso).

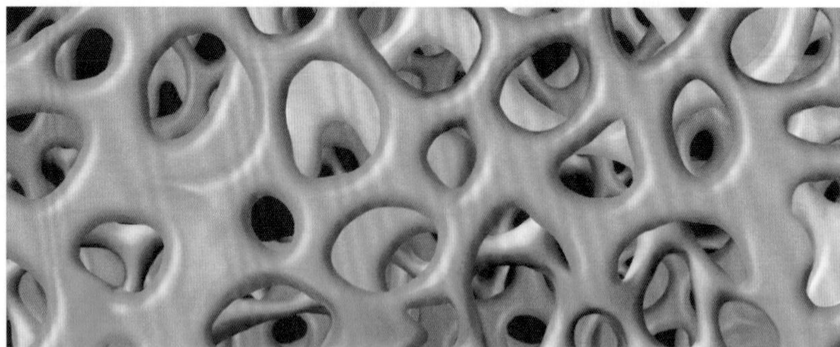

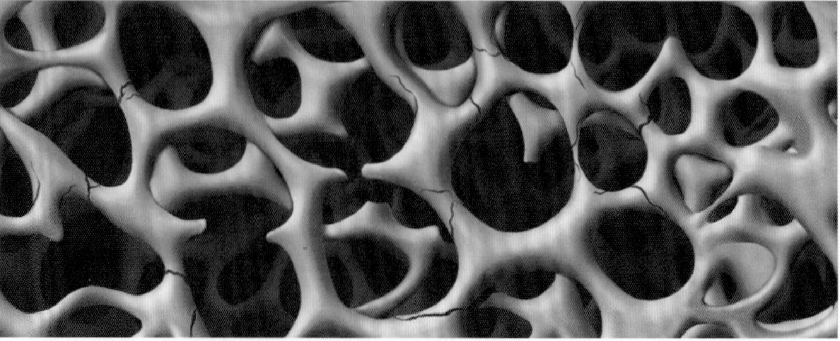

FIGURA 6-1. Densidad mineral ósea normal (*arriba*) y baja (*abajo*). Tomado de: Anatomical Chart Company. *Understanding Osteoporosis Anatomical Chart.* Philadelphia (PA): LWW (PE); 2003.

Osteoporosis

DMO extremadamente baja: 2.5 desviaciones estándar por debajo del estándar para adultos jóvenes (el punto de DMO máxima). La osteoporosis, por definición, es el punto en el que los huesos no pueden soportar de forma adecuada el peso corporal y pueden fracturarse de manera espontánea. Las fracturas osteoporóticas suelen ocurrir en la edad adulta tardía, pero a menudo son el resultado del fracaso al alcanzar un pico óptimo de DMO después del crecimiento acelerado de la adolescencia/edad adulta joven.

Osteopenia

DMO baja entre −1.0 y −2.5 desviaciones estándar por debajo del estándar para adultos jóvenes (el punto de DMO máxima). Este nivel de baja densidad ósea puede poner a un atleta en riesgo de desarrollar fracturas por estrés y es una señal de que la energía, el calcio o la vitamina D pueden no ser adecuados. En las mujeres, las concentraciones bajas de estrógenos relacionadas con la dismenorrea (estado menstrual anómalo) también son un factor en la osteopenia.

Debido a las grandes fuerzas de torsión aplicadas a los huesos a causa de una mayor masa muscular relativa y de las actividades deportivas, los atletas requieren densidades óseas más altas y, por lo tanto, ingestas de calcio más elevadas que los no atletas. Se ha encontrado que la actividad física en niños y adolescentes ayuda a alcanzar una mayor DMO, lo que hace que posteriormente el hueso sea más resistente a las fracturas (112). La densidad ósea puede reducirse para mantener normal el calcio sanguíneo, el cual es un amortiguador importante en la sangre, que debe mantenerse dentro de un rango estrecho: 1.16-1.32 mmol/L (40). El alto consumo de proteínas, típico de las dietas de muchos atletas, causa una mayor excreción de nitrógeno que se asocia con una mayor excreción de calcio hacia el suero. El calcio se toma de los huesos para mantener normal el **calcio ionizado sérico**. La mayor pérdida de calcio en la orina y el sudor que experimentan los atletas en comparación con los no atletas, así como su mayor requerimiento de DMO, contribuyen a una ingesta más alta de calcio recomendada para los atletas (74). La recomendación actual es que los atletas consuman 1500 mg/día, o ~33% más de calcio que el requerimiento para los no atletas (96, 131). El umbral de absorción es ~1500 mg/día, por lo que no es necesario consumir cantidades superiores (22).

Calcio sérico ionizado

El calcio en el suero sanguíneo (también llamado *calcio libre*) actúa como un importante amortiguador sanguíneo (regula el pH) y permanece relativamente constante (1.16-1.32 mmol/L).

Desde 1993, se encuentra disponible un dispositivo preciso para medir la densidad ósea, la DEXA, que ha mejorado de forma drástica la capacidad para medir la densidad ósea y determinar el riesgo de fractura. Los estudios que han usado DEXA parecen indicar que los niños y los adolescentes con una ingesta de calcio igual o ligeramente superior a la IDR (hasta 1500 mg) pueden mejorar su densidad ósea. Sin embargo, la relación entre la suplementación de calcio y la densidad ósea en los adultos es menos clara (tomar suplementos de calcio por sí mismo no conduce necesariamente a una mayor densidad ósea). A pesar de esto, parece prudente asegurarse de que la ingesta de calcio se equipare al nivel de la RDA, mantener una actividad física adecuada (no es un problema para la mayoría de los atletas) y que exista una IA de vitamina D. Una encuesta reciente del equipo de gimnasia de los Estados Unidos indicó que la exposición a la luz solar se correlacionó más (de manera significativa) con la DMO que la ingesta de calcio. Incluso en los gimnastas con una ingesta inadecuada de calcio (por debajo de la IDR), tener más exposición a la luz solar se relacionó con densidades óseas mayores (10).

Otra preocupación en muchas mujeres atletas es la amenorrea (cese de la menstruación), porque esta se relaciona fuertemente con un desarrollo óseo deficiente (en atletas jóvenes) o con la desmineralización ósea (en atletas mayores). Las causas de la amenorrea son complejas e incluyen una ingesta inadecuada de energía, alteraciones de la alimentación, cantidades bajas de grasa corporal, insuficiencia de hierro, estrés psicológico, concentraciones altas de cortisol y sobreentrenamiento. En otras palabras: las atletas de élite que entrenan intensamente están en riesgo. Cualquier cosa que pueda reducir el riesgo, como mantener un buen estado de hierro y consumir suficiente energía, es útil para reducir el riesgo de desarrollar amenorrea. Incluso si una atleta amenorreica tiene una ingesta de calcio suficiente, esto por sí solo no sería suficiente para mantener o desarrollar huesos sanos, porque la cantidad más baja de estrógenos circulantes asociada con la amenorrea inhibiría el desarrollo o el mantenimiento normal de los huesos.

Otros problemas relacionados con el calcio

Obesidad

El consumo de calcio, principalmente a través de la ingesta de lácteos, también se ha relacionado de forma inversa con el sobrepeso y la obesidad en varios estudios (31, 155). Aunque los productos lácteos son una excelente fuente de calcio, contienen mucho más que solo el calcio. Por lo tanto, aún existe la pregunta de si el calcio solo o una combinación de calcio, proteínas y, tal vez, el contenido de otros lácteos (como proteínas o vitamina D), trabajan juntos para ayudar a reducir la cantidad de grasa corporal. Un estudio reciente encontró, por ejemplo, que un mejor estado de vitamina D (los lácteos se fortifican habitualmente con vitamina D) se asocia de manera inversa con la obesidad (85). También hay algunas pruebas de que el aumento de la hormona paratiroidea, que se relaciona con una ingesta inadecuada de calcio, podría aumentar el almacenamiento de grasa (154).

Presión arterial

Existe evidencia de que una ingesta adecuada de calcio, a través de los abordajes dietéticos para detener la hipertensión (dieta DASH, ***D****ietary* ***A****pproaches to* ***S****top* ***H****ypertension*), puede ayudar a controlar la presión arterial (PA) (5). La dieta DASH es alta en frutas, vegetales y lácteos bajos en grasa. Según el National Heart, Lung, and Blood Institute de los National Institutes of Health, la dieta DASH tiene los siguientes componentes:

- Comer vegetales, frutas y cereales enteros.
- Incluir lácteos sin grasa o bajos en grasa, pescado, pollo, frijoles, nueces y aceites vegetales.
- Limitar los alimentos con alto contenido de grasas saturadas, como las carnes con alto contenido graso, los productos lácteos de grasa entera y los aceites tropicales como el de coco, semilla de palma y palma.
- Limitar las bebidas endulzadas con azúcar y los dulces.

Transmisión nerviosa

El calcio tiene una función primordial en la transmisión del impulso nervioso y la contracción muscular. Las células nerviosas y musculares contienen canales de calcio que permiten que los iones de calcio atraviesen las membranas con rapidez, transfiriendo así el impulso nervioso y estimulando la contracción de la fibra muscular. El mismo tipo de sistema mediado por calcio interviene en la descomposición del glucógeno en glucosa y en la estimulación de la secreción de insulina (24, 144).

Insuficiencia de calcio

Las insuficiencias de calcio se relacionan con malformaciones esqueléticas en los niños y adultos (como el **raquitismo**, en los niños, o la **osteomalacia**, en los adultos), mayor fragilidad ósea (fracturas osteoporóticas y por estrés) y anomalías de la PA. Existen pocos informes sobre la toxicidad por tomar altas dosis de calcio, pero es posible que una ingesta alta y frecuente de suplementos de calcio pueda alterar la acidez del estómago (haciéndolo más alcalino), lo que interfiere con la digestión de proteínas. Debido a una absorción competitiva entre muchos minerales (particularmente los minerales bivalentes calcio, zinc, hierro y magnesio) en el intestino delgado, también es posible que una cantidad elevada de calcio pueda interferir con la absorción de estos otros minerales si están presentes en el intestino al mismo tiempo. Tomar suplementos de calcio a dosis altas al mismo tiempo que se consume un alimento que contiene hierro, por ejemplo, puede provocar una mala absorción de hierro y, con el tiempo, podría contribuir al desarrollo de la anemia por insuficiencia de hierro.

Raquitismo

Enfermedad de los niños que representa una fijación inadecuada del calcio en los huesos que probablemente sea el resultado de una insuficiencia de vitamina D, pero también puede relacionarse con una ingesta insuficiente de calcio. En muchos casos, el raquitismo es el resultado de la incapacidad de un niño pequeño de convertir la vitamina D en la forma activa en los riñones. Se asocia con DMO baja y huesos deformes (piernas arqueadas, etc.).

Osteomalacia

Enfermedad de los adultos que es similar al raquitismo (*véase* antes); probablemente sea el resultado de la insuficiencia de vitamina D, pero también puede estar relacionada con un consumo insuficiente de calcio (nota: el raquitismo y la osteomalacia son realmente la misma enfermedad; "raquitismo" es el nombre que se usa cuando ocurre en niños, y "osteomalacia" es el término utilizado cuando se manifiesta en adultos).

Toxicidad por calcio

Se han realizado numerosos estudios que analizan las relaciones entre la ingesta de calcio, la actividad física y la densidad ósea. Sin embargo, no se ha estudiado bien la relación entre la suplementación de calcio y el rendimiento físico. De hecho, cuando los atletas toman suplementos de calcio, generalmente tienen el propósito de reducir el riesgo de fractura (mejorar la densidad ósea) y no el de mejorar el rendimiento físico. Se sabe que las mayores fuerzas gravitacionales de la actividad física aumentan la densidad ósea, como se sabe también que la inactividad física la reduce. Sin embargo, el desarrollo y la mineralización del hueso son complejos e involucran varios factores que incluyen:

- Fase de crecimiento (la infancia y la adolescencia se asocian con un desarrollo óseo más rápido)
- Estado hormonal (especialmente estrógenos para las mujeres)
- Suficiencia energética
- Disponibilidad de vitamina D
- Ingesta de calcio

Se ha informado hipercalcemia (demasiado calcio en la sangre) en las personas que consumen regularmente suplementos de calcio o antiácidos que contienen este elemento (95). Debido a que el calcio y otros minerales se absorben en el mismo lugar en el tubo digestivo (duodeno superior), tener demasiado calcio puede ocupar todo el espacio de absorción, lo que dificulta la absorción de los otros minerales. Los síntomas de toxicidad por calcio incluyen pérdida del apetito, estreñimiento, fatiga y confusión (144).

Fósforo

El fósforo está presente en la mayoría de los alimentos y es especialmente alto en alimentos ricos en proteínas (carne, pollo, pescado y lácteos) y cereales (cuadro 6-2). Se combina con el calcio (aproximadamente dos partes de calcio por cada parte de fósforo) para producir huesos y dientes sanos. También desempeña un papel importante en el metabolismo energético, afectando a los hidratos de carbono, lípidos y proteínas. La energía derivada del trabajo muscular proviene principalmente de compuestos que contienen fósforo, llamados *trifosfato de adenosina* (ATP, *adenosine triphosphate*) y fosfato de creatina. El fósforo también es importante para mantener el equilibrio acidobásico y es un componente de las relaciones de fosforilación que transfieren un grupo fosfato (PO_4) de ATP a otra molécula. Al igual que con el calcio, la absorción de fósforo depende en gran medida de la vitamina D, y la IDR para adultos es de 700 mg/día. El objetivo de la ingesta dietética es mantener el calcio sérico en el rango de 2.5-4.5 mg/dL. El embarazo y la lactancia casi duplican el requerimiento de fósforo (1250 mg/día) en las mujeres menores de 18 años de edad (55).

Metabolismo del fósforo

La concentración de fósforo en la sangre se mantiene a través de la hormona paratiroidea y la vitamina D, y está vinculada con el metabolismo del calcio. Una concentración sérica baja de calcio produce secreción de las glándulas paratiroides, lo que disminuye la excreción urinaria de calcio, pero *aumenta la excreción de fósforo* para lograr un equilibrio calcio-fósforo. La hormona paratiroidea también hace que los riñones activen la vitamina D, lo que aumenta la absorción de calcio y fósforo.

Fuentes alimentarias de fósforo

El fósforo se encuentra ampliamente disponible en el suministro de alimentos y en su mayoría se absorbe bien. Si se consume un exceso de fósforo, también se excreta con facilidad. El fósforo en los frijoles, los cereales y las nueces es parte del ácido fítico, que solo está disponible aproximadamente en un 50% para los humanos. La levadura contiene una enzima, la fitasa, que puede descomponer el ácido fítico y hacer que el fósforo sea más biodisponible para la absorción. Por lo tanto, consumir panes/rollos de levadura proporciona más fósforo biodisponible que el volumen equivalente de panes, galletas o cereales sin levadura (55). El ácido fítico tiene una alta afinidad de unión al hierro, el zinc, el calcio y el magnesio, por lo que reducir el contenido de ácido fítico de los alimentos también mejora la absorción de estos minerales.

Atletas y fósforo

Hay una larga historia de suplementación con sustancias que contienen fósforo para mejorar el rendimiento físico. En la Primera Guerra Mundial, Alemania proporcionó a sus soldados alimentos y suplementos ricos en fósforo con el objetivo de mejorar su fuerza y resistencia (16). Esta experiencia con el fósforo sugiere que las cantidades relativamente grandes son bien toleradas con el tiempo, pero no hay evidencia de que la fuerza y la resistencia realmente mejoren. Los resultados de los estudios más recientes sobre el efecto de la suplementación con fósforo son contradictorios. Un estudio en corredores, remeros y nadadores que tomaron 2 g de dihidrogeno fosfato de sodio 1 h antes del ejercicio mostró mejorías en el rendimiento, mientras que solo la mitad de los atletas no suplementados también mostraron mejorías (64). En otro estudio, el VO_{2max} mejoró en

Cuadro 6-2 Información básica sobre el fósforo (P)

- **RDA**
  - Hombres adultos (19-70 años o más): 700 mg/día
  - Mujeres adultas (19-70 años o más): 700 mg/día
  - Ingesta recomendada para atletas: 1250-1500 mg/día
- **Funciones**
  - Estructura y fuerza óseas
  - Componente de ácidos nucleicos
  - Reacciones de fosforilación
  - Equilibrio acidobásico
  - Función de la vitamina B
  - Componente del ATP (energía)
- **Buenas fuentes alimentarias:** todos los alimentos ricos en proteínas, los cereales de grano entero y las bebidas carbonatadas
- **Insuficiencia**
  - Insuficiencia improbable, pero en caso de producirse causa:
    - DMO baja
    - Debilidad muscular
- **Toxicidad**
  - NS tolerable:
    - 3000 mg para niños pequeños (1-8 años) y adultos mayores de 70 años
    - 4000 mg para niños y adultos (9-70 años)
  - La toxicidad es improbable, pero en caso de producirse causa:
    - DMO baja
    - Molestias gastrointestinales

una prueba de rutina después de la suplementación de fósforo a corto plazo (17). Sin embargo, en otro estudio que evaluó el efecto de la suplementación con fosfato en la potencia muscular, no hubo beneficio evidente de tomar el fosfato (33). En conjunto, los resultados contradictorios de estos estudios hacen que sea difícil afirmar si un pequeño suplemento de fósforo antes del ejercicio mejorará el rendimiento. Claramente, se necesitan más estudios antes de intentar responder esta pregunta.

Insuficiencia de fósforo

Debido a que el fósforo se encuentra en casi todas las fuentes de alimentos, la insuficiencia es rara y habitualmente solo ocurre en la inanición. Sin embargo, se ha observado en personas que toman antiácidos que contienen hidróxido de aluminio durante períodos prolongados (79). Este tipo de antiácido se une con el fósforo, por lo que no está disponible para la absorción (21, 55). Los síntomas de insuficiencia incluyen falta de apetito, debilidad, huesos frágiles y entumecimiento de dedos de manos y pies. Si se presenta en niños, la insuficiencia de fósforo puede producir raquitismo (3).

Toxicidad por fósforo

La nefropatía puede relacionarse con el exceso de fósforo en el suero (hiperfosfatemia), que se hace más probable con el consumo suplementario de sales de fosfato. Los riñones insuficientes pueden perder su capacidad para excretar el exceso de fósforo. Independientemente de la causa, la hiperfosfatemia puede provocar un mayor riesgo de enfermedad cardiovascular y un mayor riesgo de enfermedad ósea (20). Existe evidencia de que el ácido fosfórico en algunos refrescos y aditivos que contienen fosfato en algunos alimentos procesados, si se consumen crónicamente, puede producir un alto contenido de fósforo en el suero, lo que podría tener un impacto negativo en la salud ósea (19).

Magnesio

El cuerpo humano promedio tiene 25 g de magnesio, la mayoría en los huesos, y la cantidad restante en los tejidos blandos (115). El magnesio es el segundo mineral intercelular más prevalente, después del potasio, y tiene numerosas funciones (cuadro 6-3). El metabolismo de los hidratos de carbono y las grasas para la producción de energía de ATP implica reacciones químicas que requieren magnesio, y este ATP existe principalmente como un compuesto que contiene magnesio. El magnesio es necesario para la síntesis del material genético ácido desoxirribonucleico (ADN), y también para la síntesis del antioxidante celular glutatión (116). El magnesio también forma parte de muchas enzimas, es un componente estructural de los huesos y las membranas celulares, y también es necesario para la síntesis de proteínas, la función muscular, el ritmo cardíaco normal y la conducción del impulso nervioso (señalización celular) (55). Tomando esto en conjunto, el magnesio es una sustancia importante en más de 300 sistemas metabólicos (115).

Fuentes alimentarias de magnesio

Los vegetales de hoja verde oscuro tienen un alto contenido de magnesio porque la clorofila contiene magnesio. Los cereales

Cuadro 6-3 Información básica sobre el magnesio (Mg)

- **RDA**
  - Hombres adultos (19-30 años): 400 mg/día
  - Hombres adultos (31-70 años o más): 420 mg/día
  - Mujeres adultas (19-30 años): 310 mg/día
  - Mujeres adultas (31-70 años o más): 320 mg/día
  - Ingesta recomendada para atletas:
    - 400-450 mg/día si proviene de fuentes alimentarias
    - 350 mg/día si proviene de suplementos
- **Funciones**
  - Síntesis de proteínas
  - Metabolismo de la glucosa
  - Estructura ósea
  - Contracción muscular
- **Buenas fuentes alimentarias**
  - Leche y lácteos
  - Carnes
  - Nueces
  - Cereales enteros
  - Vegetales de hoja verde oscuro
  - Frutas
- **Insuficiencia**
  - Improbable; si se presenta causa:
    - Debilidad muscular
    - Calambres musculares
    - Arritmia cardíaca
- **Toxicidad**
  - NS tolerable: 350 mg si se toma como suplemento
  - *Síntomas de toxidad:*
    - Náuseas
    - Vómitos
    - Diarrea

Tabla 6-2 Contenido de magnesio de alimentos consumidos de forma habitual

Alimentos	Tamaño de la porción	Magnesio (mg)
Almendras	1 oz	77
Manzana, cruda	1 mediana	9
Plátanos (bananas)	1 mediana	32
Carne molida (picada) (90% magra)	3 oz	20
Pan, trigo integral	2 rebanadas	46
Cereal, integral	½ taza	112
Cereal, trigo triturado	1 porción	61
Avellanas	1 oz	46
Frijoles blancos	½ taza	37
Okra, cocida	½ taza	37
Cacahuate (maní)	1 oz	48
Arroz, integral, cocido	1 taza	86
Espinaca, cocida	½ taza	78

enteros y las nueces también son buenas fuentes de magnesio, mientras que las carnes y los productos lácteos contienen cantidades más bajas. Los alimentos procesados y refinados tienen la menor concentración de magnesio, ya que el procesamiento puede eliminar el germen y el salvado del grano, donde reside el magnesio. Las personas que viven en áreas con agua dura obtienen una cantidad importante de magnesio del agua que beben, y algunas aguas embotelladas también contienen este elemento. Sin embargo, existe un intervalo amplio en el contenido de magnesio en el agua embotellada, que va de 1-120 mg/L (38). En la tabla 6-2 se muestra el contenido de magnesio de algunos alimentos de consumo habitual.

Varios factores pueden afectar la absorción de magnesio, incluyendo:

- El alto consumo de zinc, principalmente de los suplementos, interfiere con la absorción de magnesio (125). La ingesta elevada de fibra dietética, probablemente del ácido fítico asociado, también interfiere con su absorción (55, 116).
- En los niños pequeños, las ingestas bajas de proteínas ($<$ 30 g/día) pueden disminuir la absorción de magnesio, mientras que las ingestas más altas ($\sim$93 g/día) pueden aumentarla (118). La capacidad de disolverse bien en el agua afecta la absorción. Los suplementos vienen en varias formas (óxido, sulfato, citrato, aspartato, lactato y cloruro de magnesio), con una mejor absorción de las formas que se disuelven bien en líquidos (citrato, aspartato, lactato y cloruro) (39, 97, 110).

Requerimientos de magnesio

El magnesio está presente en la mayoría de los alimentos; es esencial para el metabolismo humano, sobre todo para mantener el potencial eléctrico en las células nerviosas y musculares. Una insuficiencia de magnesio en las personas desnutridas, principalmente los alcohólicos, produce temblor y convulsiones. Participa en más de 300 reacciones en las que los alimentos se transforman en nuevos productos y es un componente fundamental de los procesos que crean energía muscular a partir de hidratos de carbono, proteínas y grasas (123). La IDR de magnesio para adultos es de 280-350 mg/día. Las encuestas dietéticas indican que grandes porciones de la población de los Estados Unidos tienen una ingesta de magnesio por debajo del nivel recomendado (114). Un consumo bajo crónico de magnesio puede aumentar el riesgo de varios padecimientos crónicos, como hipertensión, enfermedad cardiovascular, diabetes de tipo 2 y osteoporosis (30, 75, 108, 134). También existe evidencia de que mantener un nivel aceptable de magnesio puede ayudar a evitar las migrañas (52).

Atletas y magnesio

Es posible que los atletas que entrenan en ambientes cálidos y húmedos puedan perder una gran cantidad de magnesio al sudar. Si ocurriera esta insuficiencia de magnesio, debido a su importancia en los procesos de la función muscular, podría ocasionar que los atletas no logren el rendimiento atlético deseado. En un estudio donde se administraron suplementos de magnesio a los atletas hubo una mejoría en el rendimiento físico (128). Existe cierta evidencia limitada de que el consumo de suplementos de magnesio en dosis bajas al nivel de la IDR (alrededor de 350 mg/día) puede tener un efecto beneficioso en el rendimiento de resistencia y fuerza en atletas que tienen concentraciones de magnesio sanguíneo en el extremo inferior del rango normal (13, 44). Sin embargo, con la excepción de estos estudios, existe poca evidencia experimental de que la insuficiencia de magnesio sea frecuente entre los atletas o que la suplementación mejore el rendimiento. De hecho, con la excepción de los atletas que se sabe reducen la ingesta total de energía en un intento por mantener o reducir su peso (luchadores, gimnastas, patinadores, etc.), parece que la mayoría de los atletas de ambos sexos tienen una ingesta adecuada de magnesio (51 , 81, 82).

Insuficiencia de magnesio

En personas por lo demás sanas, el riesgo de insuficiencia de magnesio es relativamente bajo porque su excreción urinaria se reduce cuando la ingesta dietética es baja. Sin embargo, el consumo excesivo y crónico de alcohol causa una alta pérdida urinaria de magnesio, anulando el sistema normal para mantener las concentraciones de magnesio en el cuerpo, lo que produce un alto riesgo de insuficiencia de magnesio en los alcohólicos (115). Otros grupos que también están en riesgo de insuficiencia incluyen personas con diabetes de tipo 2 y con alteraciones digestivas (enfermedad celíaca, enfermedad de Crohn, síndrome del intestino irritable). Los síntomas de insuficiencia leve de magnesio incluyen los siguientes:

- Pérdida del apetito
- Náuseas
- Vómitos
- Fatiga
- Debilidad

Los síntomas de insuficiencia grave de magnesio incluyen los siguientes:

- Entumecimiento y parestesias en los dedos de manos y pies
- Calambres musculares y crisis convulsivas
- Ritmo cardíaco anómalo
- Cambios en la personalidad
- Osteoporosis
- Migraña

Toxicidad por magnesio

La capacidad del cuerpo para excretar sistemáticamente el exceso de magnesio a través de la orina ayuda a evitar las reacciones de toxicidad que, en teoría, podrían resultar del uso de suplementos o medicamentos que tienen un alto contenido de magnesio (98) (esto supone, por supuesto, que los riñones están sanos y funcionan con normalidad y que un estado de deshidratación no compromete la producción de orina). Existen informes de que una ingesta suplementaria alta de magnesio puede provocar diarrea y malestar digestivo (39). Debido a este efecto gastrointestinal de las sales de magnesio, estas se incluyen en los laxantes para tratar el estreñimiento. Aunque es raro, tanto en jóvenes como en adultos, existen informes de que el exceso y el consumo crónico de laxantes que contienen magnesio pueden provocar una toxicidad mortal por magnesio (91, 103).

Sodio

El *sodio* es un mineral esencial conocido de forma habitual como *sal de mesa*, que en realidad es cloruro de sodio (cuadro 6-4). Aunque estos dos minerales se abordan por separado, los humanos consumen la gran mayoría del sodio con cloruro en forma de sal de mesa. No hay duda de que la sal es necesaria para varios procesos que sustentan la vida, pero también está claro que su consumo excesivo crea riesgos para la salud en muchas personas (49). Una vez más: *más que suficiente no es mejor que suficiente.*

La sal está involucrada en el equilibrio hídrico corporal y acidobásico, y el sodio (Na^+, que es un **catión**) y el cloruro (Cl^-, que es un **anión**) que constituyen la sal son los principales

Cuadro 6-4 Información básica sobre el sodio (Na)

- **IA**
  - Hombres adultos (19-50 años): 1.5 g/día
  - Hombres adultos (51-70 años): 1.3 g/día
  - Hombres adultos (70 años o más): 1.2 g/día
  - Mujeres adultas (19-50 años): 1.5 g/día
  - Mujeres adultas (51-70 años): 1.3 g/día
  - Mujeres adultas (70 años o más): 1.2 g/día
  - Ingesta recomendada para atletas:
    - > 1.5 g/día; las pérdidas elevadas de sodio en el sudor pueden aumentar el requerimiento a más de 10 g/día (lo que sea necesario para reemplazar las pérdidas). Los atletas pueden tener un requerimiento que excede la IA general.
- **Funciones**
  - Equilibrio hídrico
  - Función nerviosa
  - Equilibrio acidobásico
  - Contracción muscular
- **Buenas fuentes alimentarias**
  - Alimentos procesados y enlatados
  - Pepinillos
  - Papas (patatas) fritas
  - Pretzels
  - Salsa de soya (soja)
  - Queso
- **Insuficiencia**
  - Hiponatremia (sodio sanguíneo bajo):
    - Calambres musculares
    - Náuseas
    - Vómitos
    - Anorexia
    - Crisis convulsivas
    - Coma (extremadamente peligroso)
- **Toxicidad**
  - NS tolerable:
    - 2.3 g/día (aproximadamente 5.8 g de sal de mesa)
    - Síntoma principal: hipertensión

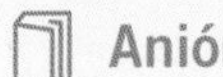

Catión

Ion con carga positiva que tiene más protones que electrones. Por lo general, los cationes se ilustran con un signo de "+". *Ejemplos*: sodio (Na^+), calcio (Ca^+), magnesio (Mg^+) y potasio (K^+).

Anión

Ion cargado negativamente que tiene más electrones que protones. Los aniones se ilustran típicamente con un signo de "–". *Ejemplos*: cloruro (Cl^-), sulfuro (S^{2-}) e hidróxido (OH^-).

Electrólitos

Los electrólitos son minerales que se disocian en iones (partículas cargadas) en soluciones, haciéndolos capaces de conducir la electricidad. También ayudan a regular el equilibrio hídrico y el transporte de nutrientes hacia las células; mantener la función muscular y mental; convertir las calorías de la comida en energía celular, y regular el pH. El principal electrólito extracelular (fuera de la célula; principalmente en la sangre) es el sodio cargado de forma positiva (catión), y el principal electrólito intracelular (dentro de la célula) es el potasio cargado positivamente (catión).

electrólitos minerales extracelulares (fuera de la célula, incluidos la sangre y los líquidos). Las otras funciones principales del sodio y el cloruro incluyen:

- *Mantenimiento de la función de la membrana celular*. El equilibrio entre el sodio y el cloruro fuera de la célula, y el potasio dentro de la célula crea una carga eléctrica que ayuda a las células a ingresar los nutrientes que requieren y excretar los subproductos metabólicos (122).
- *Absorción de proteínas (aminoácidos), glucosa y agua*. El cloruro de sodio es necesario para mantener suficiente líquido en el tubo digestivo y la sangre, de manera que los nutrientes consumidos puedan absorberse hacia la sangre (59).
- *Mantenimiento del volumen sanguíneo*. El mantenimiento de un volumen sanguíneo adecuado es importante para lograr el suministro de nutrientes a las células y para la eliminación de los subproductos metabólicos lejos de estas. En los atletas, el volumen sanguíneo cumple una función doble, ya que también debe "alimentar" a las glándulas sudoríparas para que la temperatura corporal pueda mantenerse. El consumo insuficiente de cloruro de sodio se asocia con un volumen sanguíneo bajo, tasas de sudoración deficientes y mayor riesgo de calambres musculares (59).

Se utilizan los siguientes términos cuando se habla del sodio y sus alteraciones relevantes (concentración alta o baja):

- *Hipo* = bajo
- *Hiper* = alto
- *Emia* = sangre
- *Na* = símbolo del sodio
- *Hiponatremia* = sodio (Na) bajo (hipo) en la sangre (emia)
- *Hipernatremia* = sodio (Na) alto (hiper) en la sangre (emia)

Fuentes alimentarias de sodio

El sodio está presente en pequeñas cantidades en la mayoría de los alimentos naturales y en altas cantidades en las comidas procesadas, enlatadas, cocinadas y rápidas. Aunque la mayoría de las personas son capaces de excretar el exceso de sodio, algunas tienen sensibilidad por carecer de esta capacidad. En estos individuos, la retención de sodio provoca una acumulación excesiva de líquido extracelular y contribuye a una PA alta. La ingesta de sodio puede limitarse al consumir alimentos integrales naturales y evitar aquellos preparados de forma comercial que probablemente tengan un alto contenido de sodio. Las etiquetas de los alimentos proporcionan información sobre el contenido de sodio (tabla 6-3). Los valores de referencia diaria de la Food and Drug Administration (FDA) para el contenido de sodio de dietas de 2 500 calorías son de menos de 2 400 mg. El requerimiento diario estimado de sodio es de 500 mg.

En la tabla 6-4 puede encontrarse una muestra del contenido de sal en alimentos consumidos de forma habitual. En general, el menor consumo de sal se encuentra en alimentos frescos, enteros, sin procesar, que incluyen frutas, vegetales y legumbres. Los alimentos industrializados tienen considerablemente más sal.

Tabla 6-3 Sodio en las etiquetas de alimentos: qué significan las etiquetas

Término	Definición
Libre de sodio	Menos de 5 mg de sodio por porción (tamaño de la porción mencionada en la etiqueta)
Bajo en sodio	140 mg de sodio o menos por tamaño de porción presente en la etiqueta. Si la porción pesa 30 g o menos: 140 mg de sodio o menos por 50 g de comida. Si la porción es de dos cucharadas o menos: 140 mg de sodio o menos por 50 g del alimento
Muy bajo en sodio	35 mg de sodio o menos por tamaño de porción presente en la etiqueta. Si la porción pesa menos de 30 g: 35 mg de sodio o menos por 50 g del alimento. Si la porción es de dos cucharadas o menos: 35 mg de sodio o menos por 50 g del alimento
Reducido o con menos sodio	Un mínimo de 25% menos contenido de sodio que el alimento con el que se compara

1 cucharadita de sal = 6 g = 2 325 mg de sodio.

Tabla 6-4 Contenido de sal y sodio de alimentos consumidos de forma habitual (presentados de sodio bajo a alto)

Alimento	Cantidad	Sal (mg)	Sodio (mg)
Aceite de oliva	1 cucharada	0	0
Jugo (zumo) de naranja	1 taza	0	0
Pera (fresca)	1 mediana	5	2
Tomate (freco)	1 mediano	15	6
Zanahoria (fresca)	1 mediana	105	42
Pan, trigo integral	2 rebanadas	660	264
Cereal de hojuelas de maíz	1 taza	665	266
Pan, blanco	2 rebanadas	850	340
Salchicha (res)	1 pieza	1300	510
Jamón	3 oz	2500	1000
Pretzels (salados)	2 oz (10 pretzels)	3000	1200
Papas fritas (con sal)	8 oz (1 bolsa)	3300	1300
Macarrones con queso (enlatados)	1 taza	3400	1400

5 g de sal = 2 g de sodio.

Requerimientos de sodio

Las IDR establecidas por el Food and Nutrition Board del Institute of Medicine establecieron un nivel de IA para el sodio, que es una estimación de la cantidad requerida por las personas moderadamente activas para reemplazar la pérdida de sodio en el sudor y asegurar que la dieta sea adecuada para otros nutrientes. Este nivel de ingesta recomendada, que oscila entre 1 g/día en niños pequeños y 1.5 g/día en los adultos, es muy inferior al nivel consumido habitualmente por la mayoría de las personas que viven en sociedades occidentales. En 2015, el Dietary Guidelines Advisory Committee encontró que solo dos nutrientes, el sodio y la grasa saturada, son consumidos en exceso por grandes segmentos de la población de los Estados Unidos y representan un riesgo para la salud (138). Las recomendaciones establecidas por este grupo asesor son que la población general consuma menos de 2 300 mg de sodio dietético por día, lo que, a pesar de ser más que la IA, sigue siendo significativamente menor que el consumo actual de sodio en los Estados Unidos.

Atletas y sodio

Uno de los ingredientes clave de las bebidas deportivas es el sodio, ya que ayuda a estimular el deseo de beber y mantener el volumen de sangre. El mantenimiento del volumen sanguíneo es un factor importante en el rendimiento deportivo porque está relacionado con la capacidad de suministrar nutrientes a las células, eliminar sus subproductos metabólicos y mantener la tasa de transpiración para evitar el sobrecalentamiento. Debido a que el sudor contiene sodio y los atletas pueden perder una gran cantidad de sudor, la recomendación general de sodio para los atletas es consumir la cantidad necesaria para mantener el equilibrio de sodio. Por lo tanto, es probable que la ingesta recomendada de sodio para los atletas sea significativamente más alta que la de los no atletas.

Durante el ejercicio prolongado en ambientes cálidos y húmedos, puede aparecer *hiponatremia* (concentración baja de sodio en la sangre). Las causas más frecuentes de la hiponatremia son el alto consumo de líquidos que contienen sodio insuficiente para satisfacer la pérdida en el sudor, o posiblemente el consumo de medicamentos antiinflamatorios no esteroideos, como el ácido acetilsalicílico y el ibuprofeno, que pueden causar una pérdida de sudor muy concentrado en sodio (7). En el capítulo 7 se incluye información adicional sobre el sodio, el cloruro y las estrategias de hidratación.

Insuficiencia de sodio

Con la excepción de la hiponatremia (*véase* más adelante), que puede ocurrir en los atletas que consumen bebidas sin sodio, la insuficiencia de cloruro de sodio no se observa con frecuencia, incluso en individuos que consumen dietas con bajo contenido de sal (59).

Hiponatremia

Es más probable que ocurra una concentración baja (hipo) de sodio (Na) en la sangre (emia) en las personas que pasan largos períodos en un ambiente caluroso con sudoración intensa, pero que consumen bebidas que no suministran suficiente sodio para recuperar la cantidad perdida con el sudor. También se observa cuando el consumo de líquidos supera su pérdida (146). La concentración sérica normal de sodio es de 135-145 mmol/L, mientras que la hiponatremia generalmente se diagnostica con concentraciones séricas de sodio inferiores a 135 mmol/L. Un sodio sérico inferior a 120 mmol/L se considera peligroso. Es un desequilibrio hidroelectrolítico relativamente frecuente que ocurre en ~10% de las personas que participan en eventos de resistencia. Un estudio reciente detectó una incidencia muy alta de hiponatremia durante 28 días de entrenamiento de remo de alta intensidad (87). De los 30 remeros junior de élite estudiados, el 70% alcanzó la hiponatremia al menos una vez durante los 28 días de entrenamiento. Debido a que los síntomas de hiponatremia pueden ser similares a los de la deshidratación (la hiponatremia puede ocurrir cuando el estado de hidratación es deficiente), se debe tener cuidado de no confundirlos (37).

Factores importantes a considerar

Es posible que los médicos traten incorrectamente a quienes creen que están deshidratados, pero que en realidad sufren hiponatremia, con una infusión rápida de grandes volúmenes de soluciones hipotónicas. Este tratamiento en una persona con hiponatremia puede producir coma y muerte (101).

Toxicidad por sodio

Varios estudios poblacionales sugieren que una ingesta alta crónica de alimentos salados puede aumentar el riesgo de desarrollar cáncer gástrico (133). Debido a que las ingestas altas de sal estimulan la excreción urinaria de calcio, se ha visto que el consumo elevado de sal se relaciona con un mayor riesgo de osteoporosis (la DMO baja aumenta el riesgo de fracturas) (26). El aumento de la pérdida de calcio también puede desempeñar un papel en el desarrollo de **litiasis renal**. Aunque todos estos problemas potenciales son importantes, la mayor toxicidad asociada con la ingesta excesiva de sodio es la hipertensión (presión arterial alta). Si bien los humanos que no padecen hipertensión primaria tienen un mecanismo eficaz para excretar el exceso de sodio, su consumo elevado aumenta la PA y reducir su ingesta la disminuye, incluso en aquellos sin hipertensión primaria (60). En conjunto, los problemas asociados con el consumo excesivo de sal pueden tener un impacto profundamente negativo en la salud y deberían alentar a las personas a moderar su consumo de sal.

Litiasis renal

Los cálculos renales se componen de oxalato de calcio o fosfato de calcio y ocurren hasta en el 15% de los adultos que tienen calcio elevado en la orina. Los niveles extremadamente altos de proteínas animales (> 2.0 g/kg/día), frecuentes entre ciertos grupos de atletas, pueden aumentar la excreción urinaria de calcio y, por lo tanto, el riesgo de litiasis renal. Otros factores de riesgo de litiasis renal incluyen deshidratación (forzar a los riñones a producir una orina concentrada con un volumen urinario más bajo) e ingestas crónicas de oxalato de calcio (a menudo, por el consumo excesivo de algunos vegetales oscuros crudos altos en oxalato), sodio y vitamina C. El consumo crónico de citrato (alto en los cítricos pero también en otras frutas y vegetales) y el consumo bajo de calcio también pueden elevar el riesgo de litiasis renal. Ciertos padecimientos médicos también dan como resultado un riesgo elevado de litiasis renal, como la gota (ácido úrico elevado), la enfermedad de Crohn y la colitis (que a menudo causan deshidratación) y algunas alteraciones hereditarias que afectan la función renal.

Cloruro

El cloruro, otro mineral extracelular, es esencial para el mantenimiento del equilibrio hídrico y también es un componente importante de los jugos gástricos (cuadro 6-5). Combinado con hidrógeno, el cloruro es un componente importante del ácido

Cuadro 6-5 Información básica sobre el cloruro (Cl)

- **IA**
  - Hombres adultos (19-50 años): 2.3 g/día
  - Hombres adultos (51-70 años): 2.0 g/día
  - Hombres adultos (70 años o más): 1.8 g/día
  - Mujeres adultas (19-50 años): 2.3 g/día
  - Mujeres adultas (51-70 años): 2.0 g/día
  - Mujeres adultas (70 años o más): 1.8 g/día
  - Ingesta recomendada para atletas:
    - 2.3 g/día o más para igualar el aumento en la ingesta de sodio con las pérdidas intensas de sudor
- **Funciones**
  - Equilibrio hídrico
  - Función nerviosa
  - Producción de HCl por las células parietales (estómago)
- **Buenas fuentes alimentarias**
  - Sal de mesa (~60% de cloruro y 40% de sodio)
  - Cualquier alimento alto en "sal/sal de mesa"
- **Insuficiencia (rara)**
  - Se relaciona con vómitos frecuentes
  - Puede conducir a crisis convulsivas
- **Toxicidad**
  - NS tolerable:
    - 3500 mg/día, o el equivalente de 5800 mg de sal de mesa
    - La ingesta de Cl se relaciona con la ingesta de Na, de manera que una ingesta excesiva habitualmente se relaciona con hipertensión (por el exceso de sodio)

clorhídrico en el estómago. El ácido clorhídrico disminuye el pH gástrico (hace que el estómago sea más ácido) para ayudar en la digestión de las proteínas, la activación del factor intrínseco (necesario para absorber la vitamina B_{12}) y la absorción de hierro, zinc, magnesio y calcio. El cloruro también actúa con el sodio y el potasio en la propagación de las cargas eléctricas del sistema nervioso a través de los tejidos del cuerpo.

Prácticamente todo el cloruro que se ingiere está asociado con la sal de mesa (cloruro de sodio), por lo que existe un paralelo entre el consumo de sodio y el de cloruro. Además, las pérdidas de cloruro están estrechamente relacionadas con las de sodio, por lo que es probable que la insuficiencia de uno esté relacionada con una insuficiencia del otro. Debido a que la mayoría de las personas consumen cantidades excesivas de sodio como resultado de una ingesta elevada de sal de mesa, el consumo de cloruro también es alto (estimado en 6 000 mg/día) y muy por arriba del requerimiento normal, que es de 750 mg/día (58).

Insuficiencia de cloruro

Aunque es rara, la insuficiencia de cloruro suele ocurrir con la sudoración intensa, la diarrea o los vómitos frecuentes (58). Es probable que las pérdidas de sudor agoten tanto el cloruro como el sodio en mayor grado que otros minerales que se pierden con la transpiración (25, 109, 136). Por ello, una gran pérdida de líquido a través de la sudoración que no se reemplaza con una bebida con sal puede causar insuficiencia de cloruro. Los síntomas son similares a los de la insuficiencia de sodio (y ocurrirían simultáneamente) e incluyen debilidad muscular, irritabilidad, letargia y pérdida del apetito (93). Consulte la sección sobre sodio para obtener información adicional sobre el cloruro, el cloruro de sodio y la sal de mesa.

Potasio

El potasio es el principal mineral que se encuentra dentro de las células (un electrólito intracelular), en una concentración que es 30 veces mayor a la del potasio fuera de ellas (cuadro 6-6). Está involucrado en el equilibrio hídrico, la transmisión de impulsos nerviosos y la contracción muscular. También es un cofactor en una serie de enzimas necesarias para el metabolismo de los hidratos de carbono (15).

Las diferencias en las concentraciones entre el sodio (fuera de la célula) y el potasio (dentro de la célula) producen un gradiente de energía eléctrica que bombea el sodio fuera de la célula a cambio de potasio. Se calcula que el requerimiento de energía para estas bombas de energía eléctrica representa entre el 20 y 40% de la energía total necesaria en un estado de reposo (15, 122).

Fuentes alimentarias de potasio

Las mejores fuentes alimentarias de potasio incluyen frutas y vegetales (tabla 6-5). Los suplementos en los Estados Unidos no contienen más de 99 mg de potasio porque una dosis única de exceso de potasio puede causar hipercalemia, que se asocia con arritmias e insuficiencia cardíacas (86).

La ingesta típica de potasio varía entre 1000 y 11000 mg/día (1-11 g/día), y las personas que consumen grandes cantidades de frutas y vegetales frescos tienen la mayor ingesta. Se ha descubierto que el consumo regular de más potasio (a través del mayor consumo de frutas y vegetales) se asocia con un menor riesgo de padecer un accidente cerebrovascular, osteoporosis y cálculos renales (45, 132, 135).

Cuadro 6-6 Información básica sobre el potasio (K)

- **RDA**
  - Hombres adultos (19-70 años o más): 4.7 g/día
  - Mujeres adultas (19-70 años o más): 4.7 g/día
  - Ingesta recomendada para atletas:
    - 4.7 g/día o más con pérdida intensa de sudor
- **Funciones**
  - Equilibrio hídrico
  - Entrega de glucosa a las células
- **Buenas fuentes alimentarias**
  - Frutas cítricas
  - Papas
  - Vegetales
  - Leche
  - Carne
  - Pescado
  - Plátanos
- **Insuficiencia**
  - Hipocalemia, que se relaciona con anorexia, arritmias y calambres musculares
- **Toxicidad**
  - Hipercalemia, que puede conducir a arritmias y función cardíaca alterada (puede llevar a la muerte); por esta razón, en general NO se recomiendan los suplementos de potasio

Tabla 6-5 **Algunos alimentos habitualmente consumidos altos en potasio**

Alimento	Porción	Potasio (mg)
Papa al horno (con piel)	1 mediana	926
Uvas pasas	½ taza	598
Jugo de ciruela	6 oz	528
Plátanos	1 mediano	422
Espinaca (cocida)	½ taza	420
Jugo de tomate	6 oz	417
Naranja	1 mediana	237
Almendras	1 oz	200

Fuente: United States Department of Agriculture, Agricultural Research Service, Food Composition Database [Internet]. Disponible en: https://ndb.nal.usda.gov/ndb. Consultado el 24 de abril de 2018.

Requerimientos de potasio

Existe evidencia de que la ingesta relativamente alta de potasio (~3500 mg/día) es beneficiosa para controlar la PA alta (58). Sin embargo, el consumo excesivo puede conducir a toxicidad, que se produce con la ingesta de ~18000 mg (18 g) de potasio, hipercalemia y paro cardíaco repentino (58). La IDR estimada para el requerimiento diario de potasio es de 4700 mg.

Atletas y potasio

Aunque está bien establecido que el potasio es fundamental para la función de los músculos cardíaco y esquelético, la cantidad de potasio que se pierde en el sudor durante el ejercicio es relativamente pequeña y no afecta de forma grave a las reservas de potasio del cuerpo. Por lo tanto, las pérdidas de potasio relacionadas con el sudor no deben de afectar el rendimiento atlético en el atleta bien nutrido (25). Algunos términos utilizados en cuanto a las alteraciones del potasio son los siguientes:

- *Hipo* = bajo
- *Hiper* = alto
- *Emia* = sangre
- *K* = símbolo del potasio
- *Hipo(k)alemia* = potasio (K) bajo (hipo) en la sangre (emia)
- *Hiper(k)alemia* = potasio (K) alto (hiper) en la sangre (emia)

Insuficiencia de potasio

El potasio bajo en el plasma se denomina *hipocalemia*. La insuficiencia dietética es rara y solo ocurre con la diarrea y los vómitos crónicos o por el abuso de laxantes. Las personas que toman medicamentos para disminuir la PA fuerzan la pérdida de sodio, y en este proceso también se pierde potasio. Se alienta a estas personas a reemplazar el potasio perdido mediante la ingesta de suplementos de potasio o alimentos altos en este elemento (frutas, vegetales y carnes). Los síntomas de insuficiencia incluyen fatiga prematura, debilidad muscular, calambres, distensión abdominal, estreñimiento y dolor. En casos graves, puede provocar una función cardíaca anómala (arritmia cardíaca) (122). Se produce un mayor riesgo de insuficiencia de potasio con el consumo crónico de alcohol, la diarrea grave, el uso excesivo de laxantes, los trastornos de la alimentación (anorexia nerviosa y bulimia) y la insuficiencia cardíaca congestiva (43).

Toxicidad por potasio

Aunque es rara, la elevación del potasio en el suero (hipercalemia) ocurre en las personas que toman ciertos diuréticos o en aquellas con insuficiencia renal crónica. Los síntomas incluyen parestesias en los dedos de manos y pies, debilidad muscular y arritmia cardíaca que puede causar la muerte. El Institute of Medicine no ha establecido un NS tolerable para el potasio. Sin embargo, se ha informado que la ingesta suplementaria de potasio causa problemas digestivos, incluyendo diarrea, náuseas y vómitos (43).

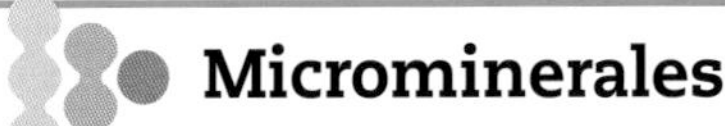

Microminerales

Los microminerales (elementos traza u oligoelementos) están presentes en cantidades extremadamente pequeñas, pero tienen funciones importantes en la nutrición humana. Los microminerales son necesarios en cantidades menores de 100 mg/día y el contenido corporal es de menos de 5 g. Incluyen el hierro, yoduro, zinc, cobre, fluoruro, manganeso, molibdeno, selenio y cromo.

Hierro

El hierro se requiere de forma primordial para formar los compuestos transportadores de oxígeno *hemoglobina* (en la sangre) y *mioglobina* (en el músculo), y también se encuentra en varios otros compuestos que participan en la función normal de los tejidos (cuadro 6-7). Sus funciones incluyen (148):

- *Metabolismo energético.* Los compuestos que contienen hierro participan en el transporte de electrones, que es crítico para la producción de energía por ATP.
- *Reacciones de desintoxicación.* Las enzimas que contienen hierro participan en la eliminación de contaminantes tóxicos.
- *Protección antioxidante.* Las peroxidasas son sustancias que contienen hierro y protegen a las células de ser dañadas por especies reactivas de oxígeno (radicales libres), como el peróxido de hidrógeno.

Cuadro 6-7 Información básica sobre el hierro (Fe)

- **RDA**
  - Hombres adultos (19-70 años o más): 8 mg/día
  - Mujeres adultas (19-50 años): 18 mg/día
  - Mujeres adultas (51-70 años o más): 8 mg/día
  - Ingesta recomendada para atletas:
    - 15-18 mg/día
- **Funciones**
  - Entrega de oxígeno (como hemoglobina y mioglobina)
  - Forma parte de numerosas enzimas oxidativas
  - Esencial para el metabolismo aeróbico
- **Buenas fuentes alimentarias**
  - Carne, pescado, aves y mariscos
  - Cantidades menores en:
    - Legumbres
    - Vegetales de hoja verde oscuro
    - Frutos secos
    - Nota: los utensilios de cocina de hierro fundido aumentan el contenido de hierro de los alimentos cocidos
- **Insuficiencia**
  - Fatiga
  - Menor resistencia a las infecciones
  - Capacidad disminuida de concentración
  - Bajo metabolismo energético (con posible hipotermia)
- **Toxicidad**
  - Concentraciones tóxicas de hierro en los tejidos (hemocromatosis)
  - Daño hepático

- *Síntesis de ADN.* Las enzimas dependientes del hierro son necesarias para la síntesis del ADN, una sustancia genética crítica para todas las funciones celulares.
- *Enzimas.* El hierro está literalmente en cientos de sustancias proteínicas, incluidas las enzimas.

El hierro se reutiliza y se conserva cuando las sustancias que lo contienen, como el hemo, se descomponen. Sin embargo, el hierro se pierde por sangrado, sudoración y micción. El contenido corporal total de hierro es de ~ 2-5 g, y solo se debe absorber una pequeña cantidad (1-2 mg/día) para compensar las pérdidas leves (42). La exposición diaria al hierro de los alimentos y los líquidos se regula a través de la absorción controlada, que generalmente puede variar del 3-23% de la ingesta dietética, en función de la necesidad fisiológica (más alta cuando las reservas corporales son bajas o la eritropoyesis es alta), la biodisponibilidad del hierro en los alimentos consumidos y la competencia de absorción relativa con otros minerales (25, 46). Para satisfacer los requerimientos que pueden surgir de las fluctuaciones en la ingesta alimentaria, los humanos almacenan hierro en forma de **ferritina**, que se encuentra en el hígado, la médula ósea y el bazo. La ferritina sérica es un marcador del hierro almacenado porque una proporción de esta se "filtra" al suero y puede medirse (142). La cantidad en el suero es proporcional a la cantidad en almacenamiento; por lo tanto, la ferritina sérica ofrece un marcador satisfactorio del hierro almacenado. Cuando los tejidos requieren hierro, una proteína transportadora, la transferrina, extrae el hierro del almacenamiento (ferritina) y lo transporta al tejido que lo requiere. En el caso de la hemoglobina, la transferrina capta el hierro de la ferritina y lo transporta a una proteína que contiene cobre, la ceruloplasmina, que capta hierro de la transferrina y lo entrega al hemo para producir hemoglobina.

Ferritina

Proteína de almacenamiento de hierro que lo libera para su empleo en los tejidos según la necesidad. La ferritina sérica es un marcador indirecto del hierro total almacenado en el cuerpo. En hombres adultos, la concentración normal de ferritina es de 12-300 ng/mL; en mujeres adultas, es de 12-150 ng/mL (14).

Fuentes alimentarias de hierro

El hierro está disponible en una amplia variedad de alimentos, incluyendo carnes, huevos, vegetales y cereales fortificados con hierro. Una dieta equilibrada típica para un omnívoro suministra ~6 mg/1000 kcal de hierro. La leche y otros productos lácteos son fuentes bajas en hierro. La forma de hierro que se absorbe con mayor facilidad es el *hemo*, que proviene de las carnes y otros alimentos de origen animal. Curiosamente, el hierro hemo también mejora la absorción de hierro no hemo de fuentes no cárnicas (57). El hierro no hemo, que no se absorbe tan fácilmente como el hemo, se encuentra en las frutas, los vegetales y los cereales. Sin embargo, la absorción de hierro no hemo se puede mejorar al consumir alimentos ricos en vitamina C, que pueden reducir el hierro férrico a una forma más elemental, el hierro ferroso, que tiene una mejor biodisponibilidad. La absorción del hierro no hemo que se encuentra en los alimentos no cárnicos puede ser inhibida por el ácido fítico (una sustancia asociada con el salvado en los cereales), los antiácidos y el fosfato de calcio. En general, se considera que las carnes rojas son la fuente de hierro más abundante y fácilmente absorbible. Es por esta razón que los vegetarianos se consideran en mayor riesgo de anemia por insuficiencia de hierro. Sin embargo, con una planificación adecuada, el consumo de vegetales y frutas con alto contenido de hierro y las técnicas de cocción sanas que mejoran la absorción de hierro, los vegetarianos pueden obtener el hierro suficiente.

Incrementar al máximo la ingesta de hierro en una dieta vegetariana

Para los vegetarianos que quieren mejorar la absorción de hierro de los alimentos se considera lo siguiente:

- Los vegetales de color verde oscuro tienen hierro, pero también tienen ácido oxálico, lo que reduce la disponibilidad del hierro. Para eliminar el ácido oxálico de los vegetales, se deben escaldar poniéndolas en una olla con agua hirviendo durante 5-10 s. Gran parte del oxalato se elimina, pero el hierro permanece.
- Los cereales ricos en fibra (aquellos con un alto contenido de salvado) tienen grandes cantidades de ácido fítico, que se une con el hierro y reduce su disponibilidad. Cambie a cereales integrales en lugar de consumir cereales con salvado.

El hierro en los vegetales se encuentra en una forma que tiene una tasa de absorción más baja que el hierro de las carnes. Para mejorar la tasa de absorción, agregue vitamina C a los vegetales exprimiendo jugo de limón o naranja sobre ellas antes de comerlas.

Requerimientos de hierro

La ingesta recomendada de hierro varía de 8 mg/día para los hombres adultos a 18 mg/día para las mujeres adultas. El requerimiento durante el embarazo, debido a la expansión significativa del volumen sanguíneo, es de 27 mg/día. Dada la concentración habitual de hierro en una dieta omnívora (~6 mg/1000 kcal), una mujer adulta requeriría ~3000 kcal/día para exponerse a los 18 mg recomendados. Las encuestas indican que la ingesta diaria promedio de hierro de las mujeres es de 12 mg/día, o un 33% por debajo del nivel recomendado (57). Estas mismas encuestas indican que la ingesta diaria promedio para los hombres es de 16-18 mg/día, o bastante arriba del nivel recomendado.

Atletas y hierro

El entrenamiento atlético regular e intenso puede aumentar la pérdida de sangre del tubo digestivo y también puede intensificar la degradación de los eritrocitos (hemólisis) en un grado significativo. La Food and Nutrition Board ha estimado que estos factores pueden elevar el requerimiento de hierro para los atletas un 30% por encima de los requisitos regulares (57). Los atletas tienen buenas razones para preocuparse por el estado del hierro, porque la capacidad de transporte de oxígeno (a través de la hemoglobina en la sangre y la mioglobina en los músculos) es un factor crítico en la resistencia física. La insuficiencia nutricional de hierro es una de las más frecuentes, y parece que los atletas tienen aproximadamente la misma tasa de anemia por insuficiencia de hierro que la población general (6, 25). Dos tipos de anemia son la **macrocítica hipocrómica** y la **microcítica hipocrómica**.

Anemia macrocítica hipocrómica

Literalmente, eritrocitos insuficientes que son grandes (macro) y de color pálido (hipocrómicos) debido al bajo contenido de hemoglobina. Esta forma de anemia, generalmente conocida como *anemia perniciosa*, es específica de la insuficiencia de vitamina B_{12}, ácido fólico o ambos.

Anemia microcítica hipocrómica

Literalmente, eritrocitos insuficientes, pequeños (micro) y de color pálido (hipocrómicos) debido al bajo contenido de hemoglobina. Esta forma de anemia se asocia con la insuficiencia de hierro.

Puede haber varias razones por las que algunos atletas tienen concentraciones bajas de hierro, entre ellas:

- *Ingesta dietética baja en hierro.* Es posible que algunos atletas tengan dietas con una ingesta total de hierro inadecuada. Esto cobra especial importancia en los atletas que limitan la ingesta total de energía como un medio (ineficaz) para mantener o reducir su peso.
- *Consumo de alimentos con tasas bajas de absorción de hierro.* Muchos atletas consumen grandes cantidades de hidratos de carbono y limitan el consumo de carne roja. Aunque el hierro existe en fuentes no cárnicas, su tasa de absorción en estos alimentos, así como su contenido total, suelen ser menores.
- *Aumento de las pérdidas de hierro (hematuria).* Algunas formas de ejercicio, en particular los deportes de carreras de fondo y de contacto, hacen que pequeñas cantidades de hemoglobina o mioglobina se pierdan en la orina debido a la rotura de los eritrocitos (9).
- *Pérdida de hierro en el sudor.* Aunque las pérdidas de hierro en el sudor son bajas (alrededor de 0.3-0.4 mg/L de sudor), una tasa de absorción típica de hierro de los alimentos de aproximadamente el 10% requeriría el consumo de 3-4 mg de hierro dietético adicional por cada litro de sudor producido. Los corredores suelen perder, sobre todo en ambientes cálidos y húmedos, hasta 2 L de sudor por hora (6, 141).
- *Aumento de la degradación de los eritrocitos.* Varios estudios han documentado tasas más altas de hemólisis intravascular en los atletas respecto a quienes no lo son (120). La hemólisis ocurre cuando la intensidad de un esfuerzo causa una rotura prematura de los eritrocitos. Los atletas tienen eritrocitos con una esperanza de vida de ~80 días, mientras que en los no atletas viven ~120 días (tabla 6-6).
- *Anemia del deporte.* Es frecuente que muchos atletas parezcan anémicos al inicio de la temporada de entrenamiento porque en ese momento hay un gran aumento en el volumen sanguíneo. Este aumento del volumen sanguíneo tiene el efecto de diluir los componentes de la sangre, incluidos los eritrocitos, lo que hace que parezca que se tiene anemia. Sin embargo, después de un lapso breve, el cuerpo aumenta la producción de eritrocitos para eliminar este problema (8).

Tabla 6-6 Efectos de la insuficiencia de hierro o la *anemia* por insuficiencia de hierro en el rendimiento deportivo

Anemia	Insuficiencia de hierro
Menor entrega de oxígeno a las células	Mayor tasa de oxidación de la glucosa
Disminución de la captación de oxígeno (menor VO_{2max})	Mayor producción de ácido láctico
Menor rendimiento de resistencia	Mayor cociente respiratorio (mayor proporción de hidratos de carbono consumidos para satisfacer las necesidades energéticas)
Menor metabolismo oxidativo	
Mayor oxidación de la glucosa	
Mayor producción de ácido láctico	
Mayor cociente respiratorio (aumento en la proporción de hidratos de carbono consumidos para satisfacer las necesidades energéticas)	

Uno de los principales impactos de la insuficiencia de hierro y la anemia por insuficiencia de hierro es el compromiso del metabolismo de las grasas (una vía metabólica dependiente del oxígeno), que aumenta la dependencia de los hidratos de carbono como sustrato energético. Debido a que en los humanos el almacenamiento de hidratos de carbono es limitado, el resultado es una menor resistencia a todas las intensidades de ejercicio.

Existen diferencias en la forma en la que un atleta puede responder ante la presencia de anemia franca (reducción en el número y el tamaño de los eritrocitos) y la anemia por insuficiencia de hierro (concentración sérica baja de hierro y bajo contenido de hierro almacenado, pero eritrocitos normales) (fig. 6-2) (147).

Aunque se sabe que los atletas con insuficiencia de hierro experimentan un déficit de rendimiento, no parece haber ningún beneficio en proporcionar suplementos de hierro a los atletas con concentraciones de hierro normales (16). Además, los suplementos a menudo se asocian con náuseas, estreñimiento e irritación estomacal. Sin embargo, en deportistas que se han realizado análisis de sangre que demuestran anemia o un nivel marginal de hierro almacenado, se justifica la suplementación. La mejor manera de proporcionar suplementos de hierro para reducir la posibilidad de sufrir efectos secundarios negativos es proporcionar 25-50 mg cada tercer o cuarto día en lugar de dosis diarias (129).

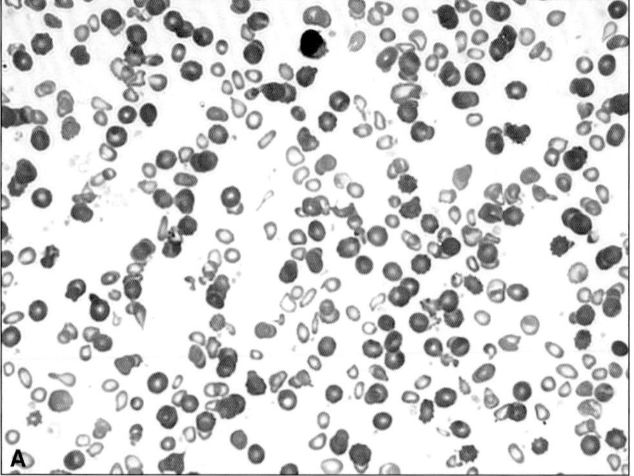

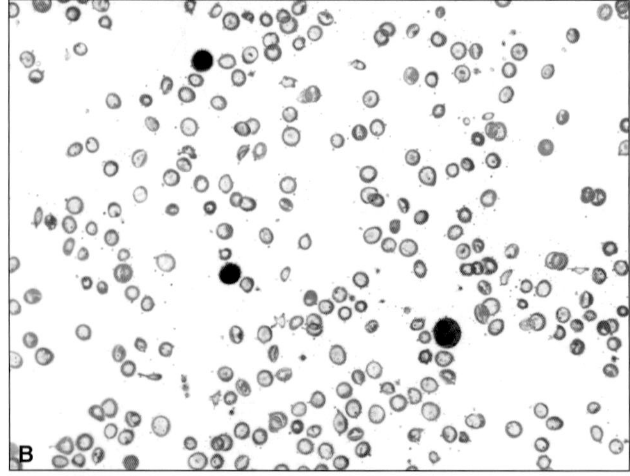

FIGURA 6-2. Eritrocitos normales (*A*) y anómalos (*B*) en la anemia por insuficiencia de hierro. Fuente: Weksler B, Schecter GP, Ely S. *Wintrobe's Atlas of Clinical Hematology*. 2nd ed. Philadelphia (PA): LWW (PE); 2018.

Insuficiencia de hierro

Existen varios riesgos para la salud producidos por un estado insuficiente de hierro. En los niños se han documentado desarrollo mental deficiente, bajo rendimiento escolar y problemas de conducta (89). Debido a que el plomo se une a las mismas moléculas que el hierro, la insuficiencia de hierro aumenta el riesgo de que los tejidos capten más plomo, produciendo toxicidad (149). Durante el embarazo, hay un gran aumento del volumen sanguíneo, con el requerimiento de que los componentes de la sangre, incluidos los eritrocitos que contienen hierro, también aumenten. Se ha encontrado que no consumir suficiente hierro durante el embarazo incrementa el riesgo de parto prematuro, lactantes con bajo peso al nacer y muerte materna (151). Cabe señalar que una hemoglobina excesivamente alta también se relaciona con resultados adversos en el embarazo, como la hipertensión y la preeclampsia (151). La insuficiencia de hierro también se relaciona con una función inmunitaria ineficaz, lo que lleva a un mayor riesgo de enfermedades infecciosas (104). En todo el mundo, la insuficiencia nutricional más frecuente es la del hierro. Existen tres niveles de insuficiencia de hierro (tabla 6-7):

- Ferritina agotada (hierro almacenado), aunque el hierro funcional (hemoglobina, mioglobina, enzimas que contienen hierro) sigue siendo normal.
- Ferritina, mioglobina y enzimas que contienen hierro agotadas, aunque la hemoglobina es normal.
- Agotamiento de la ferritina, mioglobina, enzimas que contienen hierro y hemoglobina baja, lo que ocasiona anemia microcítica hipocrómica (número bajo de eritrocitos y células restantes pequeñas y de color rojo pálido).

De esta manera, es posible tener un estado comprometido de hierro, que podría tener un impacto tanto en la sensación de bienestar como en el rendimiento deportivo, sin diagnosticarse como anemia. El diagnóstico de anemia generalmente se realiza a través de una evaluación de la hemoglobina y el **hematócrito** (fig. 6-3). Sin embargo, el hierro se elimina de la mioglobina y de las enzimas que contienen hierro para mantener la hemoglobina normal cuando el hierro almacenado (ferritina) es bajo (142). Debido a esto, puede *parecer* que el estado de hierro es normal cuando en realidad es bajo. Por esta razón, la evaluación del estado del hierro en los atletas debe incluir la evaluación de ferritina, además de la hemoglobina y el hematócrito.

Hematócrito

También se conoce como *volumen de células empaquetadas* y es el porcentaje del volumen de eritrocitos en la sangre. En hombres adultos, el hematócrito normal es del 45%; en las mujeres adultas del 40%.

Tabla 6-7 Etapas de la insuficiencia de hierro (muy poco hierro) y valores medidos

Las tres etapas que van desde la insuficiencia de hierro hasta la anemia por insuficiencia de hierro son las siguientes:

1. El suministro escaso de hierro en la dieta hace que se agoten las reservas de la médula ósea (esta etapa generalmente no presenta síntomas, excepto debilidad muscular, y se asocia con agotamiento de mioglobina y ferritina sérica baja).
2. Se desarrolla insuficiencia de hierro, con producción reducida de hemoglobina (esta etapa muestra ferritina sérica muy baja, hematócrito bajo y hemoglobina normal).
3. Anemia por insuficiencia de hierro debido a la producción inadecuada de hemoglobina e incapacidad para producir suficientes eritrocitos con un contenido adecuado de hemoglobina (esta etapa muestra ausencia de mioglobina, ferritina sérica muy baja, hematócrito muy bajo y hemoglobina baja).

Valor medido	Normal	Etapa 1 Depósitos agotados	Etapa 2 Eritropoyesis deficiente en hierro	Etapa 3 Anemia por insuficiencia de hierro
Hierro tisular (mioglobina)	Normal ■ 10-95 ng/mL para los hombres ■ 10-65 ng/mL para las mujeres	Agotado	Ausente	Ausente
Hierro almacenado (ferritina sérica)	Normal ■ 20-500 ng/mL para los hombres ■ 20-200 ng/mL para las mujeres	Bajo	Muy bajo	Muy bajo
Hierro sérico (hematócrito)	Normal ■ 39-54% para los hombres ■ 34-47% para las mujeres	Normal	Bajo	Muy bajo
Hierro eritrocitario (hemoglobina)	Normal ■ 14-18 g/dL para los hombres ■ 11-16 g/dL para las mujeres	Normal	Normal	Bajo

Camaschella C. New insights into iron deficiency and iron deficiency anemia. *Blood Reviews* 2017; 31: 225-233.

Clénin GE, Cordes M, Huber A, Schumacher YO, Noack P, Scales J, and Kriemler S. Iron deficiency in sports – definition, influence on performance and therapy. *Schweizerische Zeitschrift für Sportmedizin & Sporttraumatologie* 2016; 64(1): 6-13.

Cowell BS, Rosenbloom CA, Skinner R, and Summers SH. Policies on screening female athletes for iron deficiency in NCAA Division I-A institutions. *International Journal of Sport Nutrition and Exercise Metabolism* 2003; 13: 277-285.

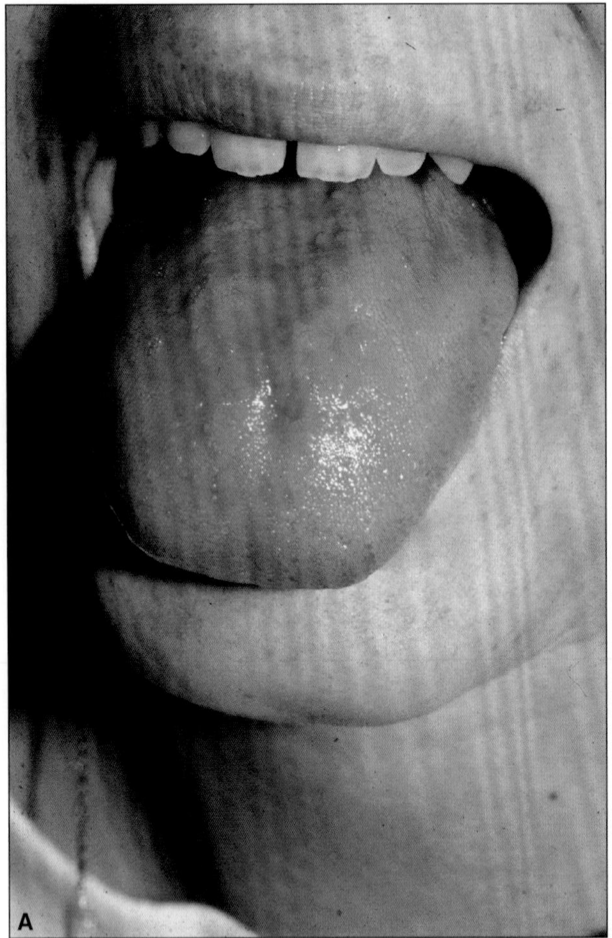

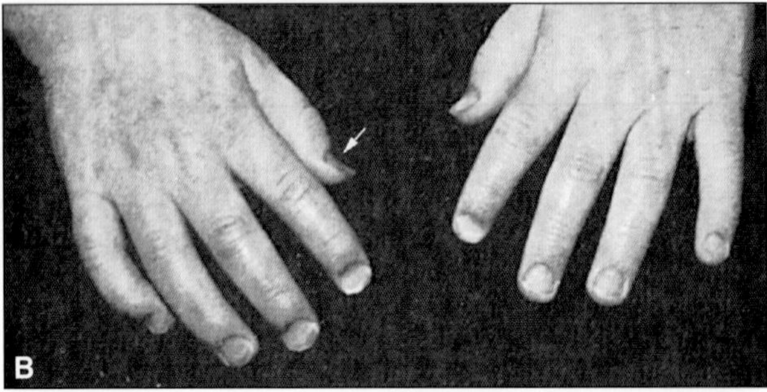

FIGURA 6-3. Signos observados con frecuencia en la insuficiencia de hierro. Además de la glositis ilustrada (lengua roja; *A*) y de la coiloniquia (estrías transversales y uñas en cuchara; *B*), los signos más usuales son la fatiga temprana, una concentración deficiente y los párpados blanquecinos. Tomado de: Weksler B, Schecter GP, Ely S. *Wintrobe's Atlas of Clinical Hematology*. 2nd ed. Philadelphia (PA): LWW (PE); 2018.

Cuanto menor sea el nivel de almacenamiento, mayor será la absorción; sin embargo, la tasa de absorción rara vez supera el 10-15% del contenido de hierro de los alimentos consumidos. Este mecanismo de absorción variable tiene como objetivo mantener un nivel relativamente constante de hierro y evitar una absorción excesiva, que es un riesgo para la salud. A pesar de esta tasa de absorción variable, las personas con ingesta marginal de hierro están en riesgo de desarrollar insuficiencia de hierro y, eventualmente, anemia.

La anemia por insuficiencia de hierro se caracteriza por la incapacidad para transportar de manera adecuada el oxígeno, una situación que se sabe que causa déficit del rendimiento en los atletas. La insuficiencia de hierro también se asocia con una función inmunitaria deficiente, períodos de atención breves, irritabilidad y capacidad de aprendizaje deteriorada. Los niños que experimentan un crecimiento rápido y las mujeres en edad fértil, vegetarianas o embarazadas tienen un mayor riesgo de desarrollar anemia por insuficiencia de hierro. Los períodos de crecimiento y embarazo se asocian con un mayor requerimiento de hierro debido a una rápida expansión del volumen sanguíneo, y el hierro es un componente esencial de los eritrocitos. Las mujeres en edad fértil tienen mayores requerimientos debido a las pérdidas regulares de sangre (y hierro) asociadas con el período menstrual. Por esta razón, las mujeres en edad fértil tienen un mayor requerimiento de hierro (18 mg) que los hombres de la misma edad (10 mg). Los síntomas de anemia por insuficiencia de hierro se enumeran en el cuadro 6-8.

Toxicidad por hierro

Algunas personas corren el riesgo de desarrollar toxicidad por hierro porque carecen de los mecanismos para limitar su absorción. Los niños pequeños, en particular, pueden estar en riesgo de toxicidad por hierro si ingieren suplementos destinados a adultos. De acuerdo con la Food and Nutrition Board, el consumo accidental de dosis altas de productos que contienen hierro es la principal causa de muertes relacionadas con intoxicación en los niños menores de 6 años (57). Muchos suplementos de hierro destinados a adultos tienen concentraciones de hierro que son más del 300% del nivel diario recomendado, y la sobrecarga de hierro puede ser mortal (94).

Zinc

El zinc tiene muchas funciones, como la formación de enzimas, la participación en la estructura de los tejidos y múltiples actividades reguladoras (cuadro 6-9). Las enzimas ayudan a que las reacciones químicas, como en la curación de heridas, se produzcan a un ritmo adecuado, y el zinc está presente en más de 300 enzimas (88, 102). Las enzimas que contienen zinc también están involucradas en el metabolismo de los hidratos de carbono, las grasas y las proteínas. Las estructuras de muchas proteínas y membranas celulares también dependen del zinc, y una deficiencia aumenta el riesgo de que las membranas celulares se dañen por oxidación, ya que forma parte de una importante enzima antioxidante llamada *superóxido-dismutasa* de cobre-zinc (57). Parece que la absorción de folato en la dieta se reduce con la insuficiencia de zinc (66). Además, este se relaciona con el metabolismo de la vitamina A, y la ingesta dietética insuficiente de zinc causa una variedad de

Cuadro 6-8 Síntomas de anemia por insuficiencia de hierro

Oculares: coloración amarilla
Cutáneos: palidez, frialdad y coloración amarilla
Respiratorios: falta de aire
Musculares: debilidad
Intestinales: cambio de color de las heces
Del sistema nervioso central: fatiga, mareos y desmayos (anemia grave)
Vasculares: presión arterial baja
Cardíacos: palpitaciones, taquicardia, dolor de tórax (anemia grave), angina (anemia grave) e infarto de miocardio (anemia grave)
Esplénicos: esplenomegalia

Cuadro 6-9 Información básica sobre el zinc

- **RDA**
  - Hombres adultos (19-70 años o más): 11 mg/día
  - Mujeres adultas (19-70 años o más): 8 mg/día
  - Ingesta recomendada para atletas:
    - 11-15 mg/día
- **Funciones**
  - Forma parte de numerosas enzimas involucradas en el metabolismo energético
  - Síntesis de proteínas
  - Función inmunitaria
  - Función sensitiva
  - Maduración sexual
- **Buenas fuentes alimentarias**
  - Carne, pescado, aves de corral, mariscos y huevos
  - Cereales de grano entero
  - Vegetales
  - Nueces
  - Nota: las semillas de calabaza son una buena fuente vegetariana de zinc
- **Insuficiencia**
  - Deterioro de la curación de heridas
  - Deterioro de la función inmunitaria
  - Pérdida del apetito (anorexia)
  - Retraso del crecimiento (en niños)
  - Piel seca
- **Toxicidad**
  - NS tolerable: 40 mg/día
  - *Síntomas:*
    - Deterioro del sistema inmunitario
    - Curación lenta de heridas
    - Hipogeusia (disminución de la sensibilidad gustativa)
    - Hiposmia (disminución de la sensibilidad olfativa)
    - Proporción elevada de lipoproteínas de baja densidad:lipoproteínas de alta densidad
    - Náuseas

Tabla 6-8 Contenido de zinc en alimentos consumidos de forma habitual

Alimento	Porción	Zinc (mg)
Carne de res, asada	3 oz	6.64
Semillas de calabaza (zapallo), secas	½ taza	5.04
Leche, 2% de grasa	1 taza	1.17
Pollo, horneado	3 oz	1.05
Frijoles, cocidos	½ taza	0.94
Salmón, cocido	3 oz	0.70
Espinaca, cocida	½ taza	0.68
Papa, horneada (la piel y la carne)	1 mediana	0.53
Crema de cacahuate (maní)	1 cucharada	0.40

problemas de salud que pueden estar relacionados con esta vitamina, incluido el crecimiento atrofiado, la curación lenta de las heridas y un sistema inmunitario deficiente (12). El zinc se absorbe de manera competitiva junto con otros minerales bivalentes (hierro, magnesio, calcio, cobre), por lo que su ingesta elevada puede causar una mala absorción de estos minerales (66, 92).

Fuentes alimentarias de zinc

El contenido y la biodisponibilidad del zinc en carnes, huevos y mariscos son altos, pero también está disponible en semillas de calabaza (zapallo), nueces y legumbres (tabla 6-8). Los aminoácidos que contienen azufre (cisteína y metionina) encontrados en los alimentos de origen animal mejoran la absorción de zinc, mientras que el ácido fítico en los cereales integrales/productos de salvado sin levadura inhiben su absorción (66).

Requerimientos de zinc

La dosis diaria recomendada de zinc para adultos es de 12-15 mg/día, mientras que las encuestas indican que el consumo promedio de zinc de las mujeres adultas es de 9 mg/día y de 13 mg/día para los hombres (57).

Atletas y zinc

Se han observado concentraciones de zinc en el extremo inferior del rango normal o menos en corredores de resistencia de ambos sexos. Los atletas con los valores más bajos de zinc en suero tuvieron un kilometraje de entrenamiento más bajo (probablemente no podían entrenar tan duro) que aquellos con valores más altos (32, 48, 124). Por lo tanto, parece haber un déficit de rendimiento en la pequeña cantidad de atletas que tienen un estado deficiente de zinc.

No se ha estudiado de forma exhaustiva el efecto de la suplementación con zinc en el rendimiento, y los niveles de suplementación en estos estudios han sido muy altos (alrededor de 135 mg/día). Además, los atletas estudiados nunca fueron valorados para determinar sus concentraciones de zinc antes del inicio del protocolo de investigación. Sin embargo, este nivel de ingesta condujo a una mejoría tanto en la fuerza muscular como en la resistencia (72). Se debe advertir a los atletas que este nivel de ingesta de zinc nunca se ha probado en el tiempo por razones de seguridad, por lo que puede tener efectos secundarios negativos. La toxicidad y la malabsorción de otros nutrientes son probables y posibles con este nivel de ingesta (41, 53, 126).

Debido a que la capacidad de transporte de oxígeno, y por lo tanto el estado de hierro, es esencial para ayudar a los atletas a alcanzar su rendimiento máximo, muchos atletas consumen grandes cantidades de hierro. Sin embargo, la suplementación de hierro puede interferir con la absorción de zinc. Para los atletas que toman suplementos de zinc, puede ocurrir una mala absorción de cobre que podría convertirse en anemia. En consecuencia, cualquier atleta que esté considerando la suplementación con hierro o zinc debe tener cuidado de que la cantidad consumida no sea excesiva (90). Un abordaje más seguro y menos costoso es consumir una cantidad adecuada de una amplia variedad de alimentos para optimizar la exposición del tejido a todos los nutrientes de una manera equilibrada.

Insuficiencia de zinc

La insuficiencia de zinc, aunque rara, se relaciona con varias enfermedades y afecciones, que incluyen:

- *Déficit de crecimiento.* El retraso en el crecimiento (crecimiento y aumento de peso deficientes) de los niños pequeños se asocia con insuficiencia de zinc, tal vez porque este regula el factor de crecimiento insulínico 1 (IGF-1, *insulin-like growth factor-1*), es decir, participa en el desarrollo muscular y óseo (84).
- *Desarrollo neurológico deficiente.* La insuficiencia de zinc se relaciona con una atención y desarrollo motor deficientes en recién nacidos y niños pequeños (11).
- *Funcionamiento inadecuado del sistema inmunitario.* El zinc es necesario para el funcionamiento normal de las células que ayudan a proteger los tejidos de la invasión de sustancias extrañas, incluidas las bacterias y los virus (119).
- *Degeneración macular del ojo en adultos mayores.* Hay una concentración alta de zinc en la mácula (una porción de la retina en la parte posterior del ojo), y el contenido de zinc disminuye con la edad. Los antioxidantes, el zinc y el cobre son parte de la fórmula estándar proporcionada para ayudar a los adultos mayores a reducir el riesgo de degeneración macular (35).

Las personas con mayor riesgo de insuficiencia de zinc son las siguientes (66, 71):

- Niños pequeños
- Mujeres embarazadas y en la lactancia (particularmente adolescentes)
- Personas con síndromes de malabsorción, incluida la enfermedad celíaca, la enfermedad de Crohn y la colitis ulcerosa
- Alcohólicos (aumento de la excreción urinaria de zinc)
- Diabéticos (la micción frecuente aumenta las pérdidas de zinc en la orina)
- Personas con nefropatía crónica
- Personas de 65 años de edad y mayores
- Veganos estrictos (el ácido fítico y oxálico alto asociado con los cereales y los vegetales reduce la absorción de zinc)

Toxicidad por zinc

Se ha establecido el NS tolerable del zinc y se ajustó en 40 mg/día para hombres y mujeres adultos. La ingesta excesiva puede causar anemia, vómitos y deterioro del sistema inmunitario. Se ha producido cierta toxicidad como resultado de la contaminación con zinc de los envases de alimentos, aunque también hay casos de toxicidad por aerosoles nasales que contienen concentraciones elevadas de zinc (57). Estos aerosoles pueden producir una pérdida irreversible del sentido del olfato (anosmia) y del sentido del gusto (hipogeusia) y, por lo tanto, deben evitarse (29).

Yoduro

El yodo es un componente esencial de las hormonas tiroideas *triyodotironina* (T_3) y *tiroxina* (T_4), que controlan el metabolismo energético, el crecimiento y el desarrollo del sistema nervioso (cuadro 6-10). La producción de hormonas tiroideas involucra tanto a la hipófisis como al hipotálamo. Cuando este último produce la hormona liberadora de tirotropina o tiroliberina (TRH, *thyrotropin-releasing hormone*), la hipófisis secreta la hormona estimulante de la tiroides o tirotropina (TSH, *thyroid-stimulating hormone*). La TSH estimula a la glándula tiroides para que capte yoduro y libere las hormonas tiroideas T_4 y T_3 hacia la sangre circulante. Cuando hay suficiente consumo de yodo, hay T_4 y T_3 adecuadas, y esto produce concentraciones más bajas de TRH y TSH. Cuando el nivel de T_4 circulante es bajo, la hipófisis aumenta

Cuadro 6-10 Información básica sobre el yoduro (I)

- **RDA**
  - Hombres adultos (19-70 años o más): 150 μg/día
  - Mujeres adultas (19-70 años o más): 150 μg/día
  - Ingesta recomendada para atletas: 150 μg/día
- **Funciones**
  - Forma la hormona tiroidea T_4, que está involucrada en el control del metabolismo
- **Buenas fuentes alimentarias**
  - Sal yodada y mariscos
  - Dependiendo del suelo, algunos vegetales pueden ser buenas fuentes
- **Insuficiencia**
  - Bocio (tiroides agrandada con producción inadecuada de T_4), con tasa metabólica baja y obesidad relacionadas
  - Nota: la ingesta inadecuada de yodo con una menor producción de T_4 asociada alguna vez fue relativamente frecuente en los Estados Unidos, pero el uso de sal yodada eliminó efectivamente esta alteración
- **Toxicidad**
  - Una ingesta excesiva de yodo deprime la actividad de la tiroides, por lo que no se recomienda tomar dosis suplementarias de yodo

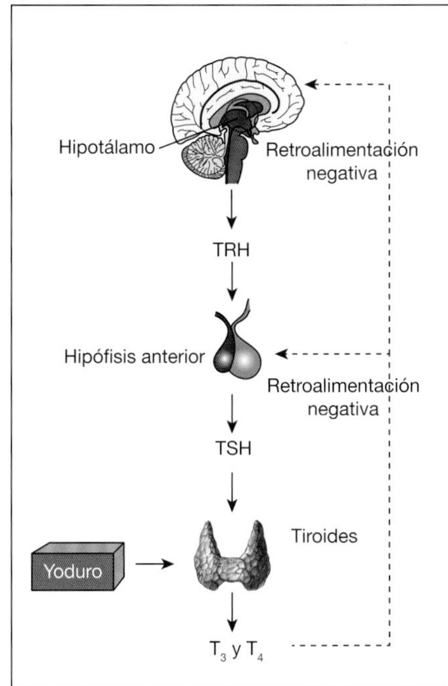

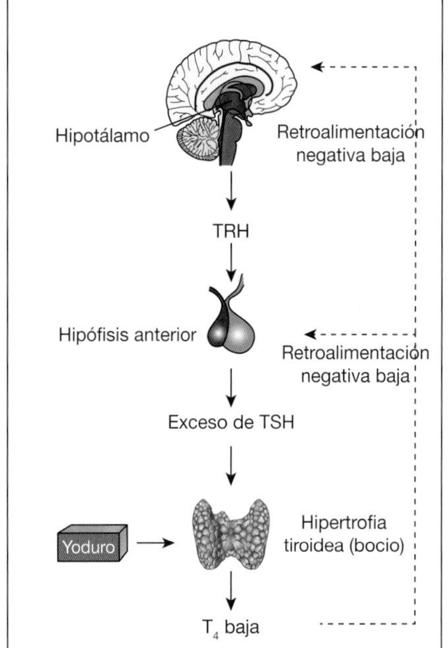

Consumo adecuado de yoduro — Consumo inadecuado de yoduro

FIGURA 6-4. Función tiroidea que demuestra la producción diferente de T_3 y T_4 relacionada con ingestas adecuadas e inadecuadas de yodo. Tomado de: Higdon J, Drake VJ. *An Evidence-Based Approach to Vitamins and Minerals: Health Benefits and Intake Recommendations*. 2nd ed. New York (NY): Thieme; 2011.

la secreción de TSH para estimular una mayor retención de yodo y una mayor liberación de T_3 y T_4. Cuando hay una insuficiencia crónica de yodo, la TSH (elevada de forma persistente) puede causar un agrandamiento de la glándula tiroides, lo que se conoce como *bocio* (fig. 6-4). El bocio era frecuente en los Estados Unidos porque ciertas áreas geográficas tienen alimentos cultivados en suelos con bajo contenido de yodo. Sigue siendo una enfermedad deficitaria nutricional prevalente en ciertas partes de Asia, África y Sudamérica. Las mujeres embarazadas con bajo consumo de yodo pueden dar a luz a bebés con cretinismo o retraso mental. En los Estados Unidos, una de las primeras medidas de salud pública para garantizar que todos tuvieran una IA de yodo fue agregarlo a la sal, una estrategia que eliminó el bocio (156). Una ingesta excesiva de yodo tiene el efecto de deprimir la actividad tiroidea, por lo que no se recomienda tomar dosis adicionales.

Fuentes alimentarias de yodo

Una fuente importante de yodo en los países occidentales es la sal yodada. En algunos países, como Canadá, la sal yodada es obligatoria, al contrario de los Estados Unidos, donde es voluntaria. Como resultado, solo la mitad de la sal en los Estados Unidos y una proporción menor de la sal consumida está yodada (77). El agua de mar también tiene grandes cantidades de yodo, lo que

Tabla 6-9 Contenido de yodo en alimentos consumidos de forma habitual

Alimento	Tamaño de la porción	Yoduro (µg)
Sal yodada	1 g (1000 mg)	77
Bacalao (cocido)	3 oz	99
Leche (2%)	8 oz (1 taza)	99
Papa (patata) con piel (horneada)	1 mediana	60
Camarones (cocidos)	3 oz	35
Pechuga de pavo (horneada)	3 oz	34
Alubias (cocidas)	½ taza	32
Huevo (gallina, hervido)	1 huevo grande	12

hace que los mariscos de agua salada también sean una buena fuente. Es posible que otros alimentos, incluidos los vegetales y las frutas, también sean buenas fuentes dietéticas de yodo, pero esto depende del contenido del suelo en el que se cultivó el alimento. Otras fuentes de yodo incluyen los huevos y las aves de corral. Consulte la tabla 6-9 para conocer el contenido de yodo de los alimentos consumidos de forma habitual, pero tenga en cuenta que, a excepción de la sal yodada que tiene una cantidad predecible de yodo, otros alimentos varían según la preparación y el suelo en el que se cultivaron.

Requerimientos de yodo

La ingesta recomendada de yodo para hombres y mujeres adultos es de 150 µg/día (57). Las encuestas sugieren que la ingesta dietética de yodo en los Estados Unidos es adecuada, con un rango de 138-268 µg/día. En el caso extremadamente raro de personas que viven cerca de un accidente nuclear o una explosión nuclear, el consumo de yoduro de potasio (una forma suplementaria de yodo) en dosis muy altas (130 mg/día) puede ayudar a saturar la tiroides con yodo no radioactivo, reduciendo así la captación tiroidea de yodo-131 radioactivo. Los estudios sugieren que esta estrategia reduce con éxito el riesgo de cáncer de tiroides causado por radiación (153).

Atletas y yodo

No hay datos que sugieran que la ingesta de yodo en atletas sea inadecuada, ni de que elevar la ingesta de yodo tendría un impacto positivo en el rendimiento. Por el contrario, la absorción normal de minerales es competitiva, por lo que elevar la ingesta de yodo puede tener el efecto de reducir la absorción de otros minerales (hierro, cobre, etc.), lo que tendría un impacto negativo en el rendimiento. Aunque no hay estudios que confirmen esto, puede esperarse que los atletas que restringen de forma crónica la ingesta de alimentos tengan una ingesta baja de todos los nutrientes, incluido el yodo. Existen datos que sugieren que la ingesta inadecuada de energía suprime la T_3 y el IGF-1, los cuales se relacionan con el metabolismo energético y el desarrollo y la reparación de los tejidos (68).

Insuficiencia de yodo

Se utilizan aproximadamente 80 µg/día de yodo para sintetizar las hormonas tiroideas, y aunque es un requerimiento relativamente pequeño, la insuficiencia de yodo existe. Los países con grandes proporciones de la población que padecen insuficiencia de yodo han hecho esfuerzos para reducir la enfermedad subsecuente a través de una mayor disponibilidad de la sal yodada. Sin embargo, en todo el mundo, la insuficiencia de yodo aún es lo suficientemente frecuente como para ser la causa más habitual de daño cerebral (156). El principal padecimiento relacionado con la insuficiencia es el bocio, aunque el hipotiroidismo sin bocio es responsable de los problemas del desarrollo, especialmente en los niños (28). Cabe señalar que los Estados Unidos no es un país que actualmente padezca una alta prevalencia de insuficiencia de yodo. Sin embargo, algunos estudios recientes sugieren que la ingesta promedio de yodo per cápita ha disminuido en los últimos años, tal vez debido a una mayor disponibilidad de sales "de diseño" no ionizadas en el mercado, y al esfuerzo de salud pública para reducir el consumo de sal debido a su conocida asociación con la hipertensión (18).

Toxicidad por yodo

Aunque la toxicidad por yodo es rara, existe un NS tolerable establecido, que es de 1100 µg/día para hombres y mujeres adultos. Hay algunas afecciones que están relacionadas con la sensibilidad al yodo, incluida la enfermedad de Graves y la tiroiditis de Hashimoto. Las personas a quienes se les ha extirpado quirúrgicamente una porción de la tiroides también pueden ser sensibles al yodo (57). No hay evidencia de que el exceso de yodo sea beneficioso para la salud, por lo que el consumo de alimentos que proporcionen suficiente yodo debería ayudar a evitar un exceso de exposición y la toxicidad en aquellos que son sensibles, y debería satisfacer el requerimiento de yodo en aquellos que no lo son.

Selenio

El selenio es un importante mineral antioxidante en la nutrición humana. Es parte de la glutatión-peroxidasa y de otros antioxidantes que protegen a las células del daño oxidativo (cuadro 6-11). Sin embargo, es difícil determinar su idoneidad en la dieta, porque el contenido de selenio de los alimentos

Cuadro 6-11 Información básica sobre el selenio (Se)

- **RDA**
  - Hombres adultos (19-70 años o más): 55 µg/día
  - Mujeres adultas (19-70 años o más): 55 µg/día
  - Ingesta recomendada para atletas: 50-55 µg/día
- **Funciones**
  - Antioxidante (parte de la glutatión-peroxidasa)
- **Buenas fuentes alimentarias**
  - Carne, pescado y mariscos
  - Cereales de grano entero
  - Nueces
  - Dependiendo del suelo, algunos vegetales pueden ser buenas fuentes
- **Insuficiencia**
  - Improbable; si ocurre, produce daño cardíaco
- **Toxicidad**
  - NS tolerable: 400 µg/día para adultos (menor para niños)
  - La toxicidad es rara; si ocurre, produce náuseas, malestar gastrointestinal y pérdida de cabello

está determinado por el suelo y el agua donde se cultivan. Los suplementos nutricionales, incluido el selenito de sodio y la levadura con alto contenido de selenio, son fuentes eficaces de selenio, pero la ingesta excesiva puede ser tóxica, por lo que es importante cuidar la ingesta para tomar las cantidades adecuadas de selenio.

Fuentes alimentarias de selenio

Los alimentos con las concentraciones más altas de selenio son las vísceras (p. ej., hígado), los mariscos y las carnes rojas (músculo). Los suelos donde se cultivan los alimentos varían ampliamente en el contenido de selenio, lo que dificulta la especificación de qué vegetales son buenas fuentes. El alimento con la mayor concentración de selenio, asumiendo que se cultivan en un suelo rico en selenio, son las nueces de Brasil. A estas les siguen los alimentos del mar, la carne de res y las semillas (tabla 6-10).

Tabla 6-10 Fuentes de selenio de alimentos consumidos de forma habitual

Alimento	Porción	Selenio (µg)
Nueces de Brasil (de suelo alto en selenio)	6 nueces	544
Atún (cocido)	3 oz	92
Camarón (cocido)	3 oz	42
Cerdo (asado)	3 oz	33
Carne de res (a la parrilla)	3 oz	31
Pollo (rostizado)	3 oz	26
Semillas de girasol	¼ taza	19
Pan, trigo integral	2 rebanadas	16

Requerimientos de selenio

La ingesta recomendada de selenio varía de 20 µg/día en niños a 70 µg/día en mujeres en lactancia. Las encuestas sugieren que los requerimientos de selenio son adecuados en casi toda la población de los Estados Unidos, con ingestas en los adultos estadounidenses que oscilan entre 100 y 159 µg/día por el consumo de alimentos, o dos o tres veces por arriba de la ingesta recomendada de 55 µg/día (56).

Atletas y selenio

Debido a que el ejercicio (particularmente el de resistencia) se asocia con un aumento en la producción de subproductos oxidativos potencialmente dañinos (peróxidos y radicales libres) en las fibras musculares, se ha planteado que el selenio tiene una participación en la reducción del estrés muscular oxidativo (152). También se ha postulado que la insuficiencia de selenio puede provocar debilidad muscular y un mayor tiempo de recuperación del ejercicio extenuante (16). Sin embargo, no hay evidencia de que el consumo de selenio adicional, ya sea a través de alimentos o suplementos, tenga un impacto beneficioso en el rendimiento atlético (105, 130).

Insuficiencia de selenio

Aunque es raro, un estado bajo de selenio afecta de forma negativa el estado de los antioxidantes relacionados, aumentando la susceptibilidad al estrés oxidativo, al daño tisular y, potencialmente, al cáncer. Las personas con mayor riesgo de insuficiencia de selenio son aquellas que, debido a una cirugía digestiva, reciben alimentación a través de una vena (alimentación parenteral total), evitando el consumo normal de alimentos y la absorción de nutrientes a través del intestino. Las personas con un tubo digestivo comprometido (p. ej., enfermedad celíaca y enfermedad de Crohn) también parecen estar en riesgo. En estos individuos, la insuficiencia de selenio se asocia con daño cardíaco y debilidad muscular (27). No hay datos que sugieran que los atletas tengan un alto riesgo de insuficiencia de selenio.

Toxicidad por selenio

La ingesta excesiva de selenio es tóxica y puede ser mortal (56). El NS tolerable para el selenio en hombres y mujeres adultos es de 400 µg/día. Los signos iniciales de la toxicidad crónica por selenio incluyen uñas y cabello quebradizos y caída de cabello.

Cobre

Las enzimas que contienen cobre intervienen en el metabolismo del hierro, la producción de energía de ATP, la formación de hueso, la producción de colágeno y la neurotransmisión (cuadro 6-12) (137). El importante papel que desempeña el cobre en el metabolismo del hierro ha sido reconocido durante mucho tiempo. La proteína *ceruloplasmina*, que contiene cobre, puede convertir el hierro ferroso en hierro férrico, lo que hace posible la transferencia de hierro para la formación de los eritrocitos (140). Es interesante que las personas con anomalías en la ceruloplasmina tengan un mayor riesgo de desarrollar enfermedad por sobrecarga de hierro, que puede ser letal, con cantidades similares de consumo de hierro (69).

Fuentes alimentarias de cobre

El cobre se encuentra ampliamente disponible en el suministro de alimentos y es particularmente alto en el hígado de res, los mariscos, las nueces, las semillas y los cereales enteros (tabla 6-11.) La ingesta de cobre para la población adulta en los Estados Unidos está ligeramente por arriba de la ingesta recomendada (900 µg/día); los hombres adultos tienen una ingesta diaria promedio de 1000-1100 µg, y las mujeres adultas de 1200-1600 µg.

Tabla 6-11 Contenido de cobre en alimentos consumidos de forma habitual

Alimentos	Tamaño de la porción	Cobre (µg)
Hígado de ternera, cocido	1 oz	4128
Ostiones, cocidos	6 medianos	2397
Almejas	3 oz	585
Avellanas, asadas secas	1 oz	496
Champiñones, blancos crudos, en rodajas	1 taza	223
Trigo triturado	2 galletas	167

Requerimientos de cobre

La ingesta recomendada de cobre varía de 340 µg/día en los niños pequeños a 1300 µg/día en las mujeres en lactancia. La cantidad de ingesta recomendada se basa en varios estudios para garantizar la prevención de cualquier insuficiencia relacionada con el cobre (57). Como otro buen ejemplo de por qué es importante el equilibrio nutricional, el consumo excesivo de calcio, fosfato, hierro, zinc y vitamina C reduce la absorción de cobre y, por lo tanto, altera el requerimiento.

Atletas y cobre

Se han realizado muy pocos estudios sobre la relación entre el cobre y el rendimiento atlético. Los estudios de concentraciones sanguíneas de cobre en atletas y no atletas no han revelado diferencias significativas, pero los atletas tienen una concentración sérica de cobre ligeramente más alta (3-4%) que los no atletas (81, 82). En un estudio que evaluó el estado del cobre de los nadadores durante

Cuadro 6-12 Información básica sobre el cobre (Cu)

- **RDA**
  - Hombres adultos (19-70 años o más): 900 µg/día
  - Mujeres adultas (19-70 años o más): 900 µg/día
  - Ingesta recomendada para atletas: 900 µg/día
- **Funciones**
  - Forma parte de la proteína transportadora de hierro ceruloplasmina
  - Reacciones de oxidación
- **Buenas fuentes alimentarias**
  - Carne, pescado, aves de corral, mariscos, huevos
  - Nueces
  - Alimentos de grano entero
  - Plátanos
- **Insuficiencia**
  - Rara; si ocurre, causa anemia (incapacidad para transportar hierro a los eritrocitos)
- **Toxicidad**
  - NS tolerable: 10 mg/día. La toxicidad es rara; si ocurre, provoca náuseas y vómitos

una temporada competitiva, no hubo diferencias en el estado del cobre en la pretemporada y en la postemporada. En este estudio, la mayoría de los nadadores estaban consumiendo cantidades adecuadas de cobre (más de 1 mg/día) a partir de los alimentos (83). Una evaluación de atletas de élite que participan en diferentes tipos de actividades encontró un estado de cobre normal en estos deportistas (70).

Insuficiencia de cobre

La insuficiencia de cobre que conduce a un estado de enfermedad es muy rara, y se observa sobre todo en personas que tienen errores innatos del metabolismo del cobre. La señal más frecuente de insuficiencia de cobre es la anemia por insuficiencia de hierro que no mejora siguiendo las estrategias para mejorar el estado del hierro (57). En un número relativamente bajo de casos, los lactantes recién nacidos alimentados con fórmula de leche de vaca, que es baja en cobre, pueden no tener una tasa de crecimiento normal (121).

Toxicidad por cobre

La toxicidad por cobre es rara, pero cuando se produce puede provocar insuficiencia hepática y renal, coma y muerte. El NS tolerable de los Estados Unidos para el cobre en adultos es de ~10 veces el nivel de ingesta recomendado y se establece en 10 000 µg/día. En las personas con intolerancia genética al cobre (enfermedad de Wilson), es probable que el NS sea excesivo y produzca acumulaciones de cobre en los tejidos que podrían ser perjudiciales.

Manganeso

Aunque todavía hay mucho que aprender sobre el manganeso, la información actual ha establecido que es un oligoelemento involucrado en el metabolismo energético, la formación de los huesos, la función inmunitaria, la actividad antioxidante y el metabolismo de los hidratos de carbono (147) (cuadro 6-13). En las mitocondrias (las fábricas de energía que utilizan oxígeno de las células), la superóxido-dismutasa de manganeso es el principal antioxidante protector (76). Los animales que sufren insuficiencia de manganeso desarrollan esqueletos frágiles, y la producción de la misma proteína que ayuda a estabilizar las articulaciones óseas, el colágeno, es dependiente del manganeso (y la vitamina C) (63, 99).

Fuentes alimentarias de manganeso

Las fuentes alimentarias de manganeso incluyen café, té, chocolate, trigo integral, nueces, semillas, frijoles de soya, legumbres secas (p. ej., frijoles, lentejas, chícharos [guisantes]), hígado y frutas. Al igual que con otros minerales, la ingesta de alimentos con alto contenido de ácido oxálico (presente en los vegetales de hojas verdes oscuras) puede inhibir la absorción de manganeso (*véase* la sección sobre calcio para conocer las formas de reducir el contenido de ácido oxálico de los alimentos). Al igual que el hierro, la absorción de manganeso mejora con la vitamina C y el consumo de carne.

Requerimientos de manganeso

La IA de manganeso en los Estados Unidos para los hombres adultos es de 2.3 mg/día y para las mujeres adultas de 1.8 mg/día. El nivel de IA es más alto en el embarazo (2.0 mg/día) y la lactancia (2.6 mg/día), una cantidad que debe obtenerse fácilmente con el aumento en el consumo de alimentos relacionado con estos procesos fisiológicos.

Atletas y manganeso

No hay estudios actuales que sugieran que los atletas tengan un mayor riesgo de insuficiencia de manganeso, ni de que el rendimiento deportivo mejore aumentando su ingesta.

Cuadro 6-13 Información básica sobre el manganeso (Mn)

- **IA**
  - Hombres adultos (19-70 años o más): 2.3 mg/día
  - Mujeres adultas (19-70 años o más): 1.8 mg/día
  - Ingesta recomendada para atletas: 2.0-2.5 mg/día
- **Funciones**
  - Metabolismo energético
  - Síntesis de lípidos
  - Estructura ósea
- **Buenas fuentes alimentarias**
  - Alimentos de grano entero
  - Legumbres
  - Vegetales de hoja verde oscuro
  - Plátanos
- **Insuficiencia**
  - Retraso del crecimiento y desarrollo en niños
- **Toxicidad**
  - NS tolerable: 11 mg/día
  - Síntomas:
    - Problemas neurológicos
    - Confusión
    - Fatiga fácil

Insuficiencia de manganeso

Aunque la insuficiencia de manganeso es rara, se relaciona con problemas óseos (huesos mal mineralizados y mayor riesgo de fracturas) y cicatrización deficiente de las heridas. También hay algunos indicios de estudios en animales que indican que la insuficiencia de manganeso podría estar asociada con una alteración de la tolerancia a la glucosa y un metabolismo deficiente de los hidratos de carbono y los lípidos (63). Sin embargo, actualmente no hay estudios en humanos con hallazgos similares. Parece que las personas con mayor riesgo de insuficiencia son las que siguen dietas (ingesta inadecuada) o cuando se produce una absorción inadecuada. El manganeso compite con el calcio, el hierro y el zinc por la absorción, por lo que una ingesta excesiva de estos otros minerales puede disminuir la absorción de manganeso y provocar síntomas de insuficiencia.

Toxicidad por manganeso

Los soldadores corren el riesgo de inhalar polvo de manganeso, que se ha reconocido como un riesgo para la salud que causa problemas en el sistema nervioso central (62). La toxicidad crónica por manganeso puede empeorar las alteraciones neurológicas y hacerlas permanentes, con síntomas físicos que imitan la enfermedad de Parkinson y síntomas psicológicos que incluyen alucinaciones (106). Además de los soldadores, las personas con mayor riesgo de toxicidad por manganeso incluyen aquellas con insuficiencia de hierro (el manganeso reemplaza al hierro y se acumula en el cerebro) y los niños (tienen una menor protección frente a la absorción de metales pesados que los adultos) (150). El NS tolerable del manganeso es relativamente bajo debido al alto riesgo de desarrollar problemas neurológicos ante la exposición excesiva. Por esta razón, se debe tener cuidado al consumir suplementos de manganeso. Para los hombres y mujeres adultos, el NS es de 11 mg/día, o alrededor de cinco veces mayor que la ingesta diaria promedio de los adultos que viven en los Estados Unidos.

Cromo

El cromo es un mineral traza que está muy extendido en el suministro de alimentos y el medio ambiente (cuadro 6-14). El cromo también se conoce como *factor de tolerancia a la glucosa* debido a su función de ayudar a las células a utilizar la glucosa a través del funcionamiento normal de la insulina. Parece mejorar la función de la insulina al aumentar la sensibilidad a esta en las células, lo que ayuda al transporte de glucosa fuera de la sangre y las células (54). Se sabe que la insuficiencia de cromo se asocia con un mantenimiento deficiente de la glucosa sanguínea (ya sea hipoglucemia o hiperglucemia), una producción excesiva de insulina (hiperinsulinemia), fatiga excesiva y deseo de comer alimentos dulces. También se asocia con irritabilidad, que habitualmente se relaciona con un control deficiente de la glucosa en sangre, aumento de peso, diabetes de tipo 2 y mayor riesgo de enfermedad cardiovascular (147). Existe evidencia limitada de que el ejercicio frecuente e intenso puede aumentar el riesgo de insuficiencia de cromo.

Fuentes alimentarias de cromo

Las mejores fuentes alimentarias de cromo incluyen los cereales enteros y las carnes. Los suplementos nutricionales, por lo general en forma de picolinato de cromo, se toman como un medio para reducir el peso o la grasa corporal, pero los resultados de los estudios sobre este suplemento han producido resultados contradictorios. Los estudios iniciales sobre la suplementación con picolinato de cromo sugirieron que esta sustancia era eficaz para aumentar la masa muscular y disminuir la grasa corporal en los culturistas y jugadores de fútbol (34). Sin embargo, los estudios controlados posteriores no han logrado llegar a las mismas conclusiones (23, 50). Otros suplementos para el cromo incluyen el polinicotinato de cromo, cloruro de cromo y levadura con alto contenido de cromo. Las fuentes dietéticas incluyen panes y cereales integrales, carne y levadura con alto contenido de cromo.

Cuadro 6-14 Información básica sobre el cromo (Cr)

- **IA**
  - Hombres adultos (19-50 años): 35 µg/día
  - Hombres adultos (51-70 años o más): 30 µg/día
  - Mujeres adultas (19-50 años): 25 µg/día
  - Mujeres adultas (51-70 años o más): 20 µg/día
  - Ingesta recomendada para atletas: 30-35 µg/día
- **Funciones**
  - Tolerancia a la glucosa (control de la glucosa-insulina)
- **Buenas fuentes alimentarias**
  - Levadura de cerveza
  - Hongos
  - Cereales integrales
  - Nueces
  - Legumbres
  - Queso
- **Insuficiencia**
  - Intolerancia a la glucosa
- **Toxicidad**
  - Improbable

Requerimientos de cromo

No hay información suficiente sobre el estado del cromo para establecer un nivel de ingesta recomendado o un requerimiento promedio estimado, por lo que el estándar actual de ingesta se basa en la estimación de la IA, que se basa en el contenido promedio de cromo de las dietas saludables (57). La IA de cromo varía de 25 µg/día en las mujeres adultas a 35 µg/día en los hombres adultos, con recomendaciones más altas para las mujeres embarazadas y en período de lactancia.

Atletas y cromo

Debido a que el cromo no se absorbe bien, hay poca evidencia que sugiera que una ingesta excesiva de cromo produzca toxicidad. Sin embargo, no se ha estudiado directamente la toxicidad del cromo, por lo que los atletas deben tener cuidado al tomar suplementos. Un estudio sugiere que el picolinato de cromo tiene el potencial de alterar el ADN y, por lo tanto, de producir células cancerosas mutadas (127). En conjunto, estos estudios sugieren que, para mantener un estado óptimo de cromo, los atletas deben consumir alimentos bajos en azúcar y una dieta que contenga cereales integrales y, si el atleta no es vegetariano, algo de carne. Es importante tener en cuenta que la insulina, además de estar estrechamente relacionada con el metabolismo de los hidratos de carbono, también está involucrada en el metabolismo de las proteínas y las grasas (117). El metabolismo normal de estos sustratos energéticos es crítico para todos los atletas. Varios estudios han investigado si la suplementación con cromo aumenta la masa magra en las personas que hacen y no hacen ejercicio. Los resultados de estos estudios sugieren que esta suplementación no contribuye a mejorar la composición corporal (más masa muscular, menos masa grasa) (67, 80).

Insuficiencia de cromo

La insuficiencia de cromo es rara, pero se ha descrito en personas que han sido alimentadas por vía intravenosa durante períodos prolongados (111). El consumo elevado de azúcares simples (golosinas) también puede poner a las personas en riesgo de insuficiencia. A partir de varias encuestas, parece que una gran proporción de la población de los Estados Unidos consume cantidades inadecuadas de cromo, un factor que puede relacionarse con el exceso de peso que se encuentra de forma frecuente en la mayor parte de la población.

Toxicidad por cromo

La forma habitual de cromo que se consume (cromo trivalente; Cr^{3+}) no se considera altamente tóxica debido a su tasa de absorción relativamente baja y rápida excreción urinaria (100). Aunque hoy en día no existe un NS tolerable para el cromo establecido por el Food and Nutrition Board, el consejo ha declarado que el consumo elevado de cromo suplementario puede ser tóxico (57). Una forma común de cromo que se toma como suplemento es el picolinato de cromo. Aunque los estudios de laboratorio han expresado cierta preocupación por el hecho de que este puede causar cáncer, no existen estudios en humanos que indiquen que el cáncer sea un factor de riesgo al tomar 400 µg/día (un nivel muy por arriba de la IA) (57, 61). Sin embargo, ante un consumo más alto (600 µg/día), el picolinato de cromo tomado durante un período de 5 meses se asoció con el desarrollo de insuficiencia renal crónica (143).

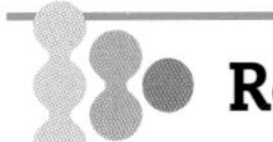

Resumen

- Los minerales son sustancias inorgánicas que tienen varias funciones. Se unen a las proteínas para proporcionar fuerza y estructura al esqueleto (como el calcio y el fósforo); ayudan a mantener el pH de la sangre y los tejidos; participan en la creación de impulsos nerviosos que estimulan el movimiento muscular y son una parte integral de las hormonas que controlan la tasa de metabolismo energético.
- Una gran cantidad de atletas, en especial las mujeres, tienen un riesgo mayor de insuficiencia de calcio y hierro, los cuales son esenciales para la salud y el rendimiento deportivo. La baja densidad ósea provocada por una ingesta inadecuada de calcio puede incrementar el riesgo de fracturas por estrés, y un estado insuficiente de hierro reduce la capacidad de suministrar oxígeno a las células en funcionamiento y de eliminar el dióxido de carbono de estas, lo que ocasiona una menor resistencia aeróbica y fatiga temprana. Otros minerales son igualmente importantes para el rendimiento atlético, la agudeza mental, la función muscular y la función nerviosa.
- Los minerales se deben consumir de forma regular para garantizar una buena salud. Las insuficiencias de minerales tardan mucho tiempo en corregirse (p. ej., la insuficiencia de hierro puede demorar más de 6 meses en resolverse), por lo que los atletas pueden sufrir un rendimiento deficiente durante largos períodos si se permite que se desarrollen insuficiencias de minerales.
- De todos los minerales, se ha descubierto que el hierro y el calcio son los más propensos a ser insuficientes en los atletas.
- Debido a la capacidad de absorción limitada, por lo general, es mejor distribuir la ingesta de minerales a través del día, en lugar de consumir minerales en dosis únicas y grandes. Consumir buenos alimentos a lo largo del día es la estrategia preferida.
- Una taza de leche proporciona aproximadamente 240 mg de calcio. Con un requerimiento de calcio de 1200-1500 mg/día, un atleta tendría que consumir ~5 tazas de leche o una

cantidad equivalente de otros alimentos para satisfacer este requerimiento diario.

- La carne es la forma *más fácil* de obtener hierro y zinc, de manera que los vegetarianos pueden correr un mayor riesgo sin una planificación cuidadosa del consumo de vegetales de color verde oscuro bien preparados y cereales enriquecidos para obtener estos minerales. Sin embargo, una buena planificación dietética puede reducir drásticamente el riesgo de insuficiencia de hierro o zinc de los vegetarianos.
- El sodio es fundamental para mantener el volumen sanguíneo y la tasa de sudoración. La recomendación actual de sodio para la población general no se aplica a los atletas. Cuanto más suda un atleta, más sodio necesita en una bebida deportiva, con un rango normal de entre 50 y 200 mg/taza. El objetivo del atleta es reemplazar *todo* el sodio perdido a través del sudor.

Actividad de aplicación práctica

La de hierro es una de las insuficiencias nutricionales más frecuentes, con una alta prevalencia entre la población general y los atletas. Utilizando el procedimiento descrito en capítulos anteriores, cree una hoja de cálculo con hierro, calcio, zinc y potasio, y la dosis diaria recomendada de cada uno de estos minerales. Consulte el contenido de minerales de los alimentos consumidos ingresando a la USDA Food Composition Database (139) en línea (https://ndb.nal.usda.gov/ndb/search/list). Analice su ingesta de alimentos en cuanto al contenido mineral de los alimentos que consume y determine su idoneidad usando el procedimiento que se describe a continuación:

- Crear tres nuevos días de análisis e introducir los alimentos y actividades para cada hora del día para cada día.
- Después, analizar el promedio diario de hierro consumido durante los 3 días, y observar cómo se compara con el IDR/RDA para su edad y sexo.
- Si no es adecuado, modificar la dieta comiendo más de los alimentos que son buenas fuentes de hierro.
- Una vez hecho esto, evaluar el estado de otros minerales, incluyendo el calcio, el zinc y el potasio, para determinar si la ingesta de estos minerales cumple con el estándar de la IDR/RDA.

Cuestionario

1. El principal catión del líquido extracelular es el:
   a. Sodio
   b. Potasio
   c. Calcio
   d. Cloruro
2. El principal catión del líquido intracelular es el:
   a. Sodio
   b. Potasio
   c. Calcio
   d. Cloruro
3. De los siguientes alimentos, ¿cuáles son buenas fuentes de potasio?
   a. Naranja
   b. Plátanos
   c. Moras azules (arándanos)
   d. Pan
   e. *a*, *b*, y *c*
   f. Todas las anteriores
4. ¿Cuál de los siguientes nutrientes se relaciona con la densidad mineral ósea (DMO)?
   a. Calcio y vitamina C
   b. Sodio y vitamina D
   c. Vitamina D y calcio
   d. Potasio y sodio
5. ¿Qué mineral de los mencionados abajo se relaciona más con la función inmunitaria?
   a. Selenio
   b. Magnesio
   c. Zinc
   d. Calcio
6. Sin __________, es probable que el calcio consumido se excrete en la________.
   a. Vitamina E, orina
   b. Vitamina D, materia fecal
   c. Tiamina, orina
   d. Niacina, materia fecal
7. En las naciones industrializadas, las insuficiencias de nutrientes más frecuentes son:
   a. Potasio y hierro
   b. Selenio y yodo
   c. Calcio y hierro
   d. Zinc y manganeso
8. ¿Qué tipo de anemia produce la insuficiencia de hierro grave y crónica?
   a. Anemia macrocítica hipercrómica
   b. Anemia microcítica hipocrómica
   c. Anemia perniciosa
   d. Anemia macrocítica normocrómica
9. Es probable que la producción de cortisol ayude a la actividad de la vitamina D y aumente la DMO.
   a. Cierto
   b. Falso
10. La absorción de hierro está limitada por la siguiente causa:
    a. La absorción excesiva de hierro es tóxica y se relaciona con hepatopatía
    b. Habitualmente, las personas consumen un exceso de hierro, de manera que la absorción controlada ayuda a limitar su exposición en los tejidos

c. La mayoría de las personas tienen una insuficiencia leve de zinc, que afecta negativamente la absorción de hierro
d. *a* y *c*

Repuestas al cuestionario

1. a
2. b
3. f
4. c
5. c
6. b
7. c
8. b
9. b
10. a

REFERENCIAS

1. Akhtar MS, Israr B, Bhatty N, Ali A. Effect of cooking on soluble and insoluble oxalate contents in selected Pakistani vegetables and beans. *Int J Food Properties*. 2011;14(1):241–9.
2. Amalraj A, Pius A. Bioavailability of calcium and its absorption inhibitors in raw and cooked green leafy vegetables commonly consumed in India — an in vitro study. *Food Chem*. 2015;170(1):430–6.
3. Amanzadeh J, Reilly RF Jr. Hypophosphatemia: an evidence-based approach to its clinical consequences and management. *Nat Clin Pract Nephrol*. 2006;2(3):136–48.
4. Anatomical Chart Company. *Understanding Osteoporosis Anatomical Chart*. Philadelphia (PA): LWW (PE); 2003.
5. Appel LJ, Moore TJ, Obarzanek E, et al. A clinical trial of the effects of dietary patterns on blood pressure. DASH Collaborative Research Group. *N Engl J Med*. 1997;336(16):1117–24
6. Aruoma OI, Reilly T, MacLauren D, Halliwell B. Iron, copper, and zinc concentrations in human sweat and plasma: the effect of exercise. *Clin Chim Acta*. 1988;177:81–7.
7. Ayus JC, Varon J, Arieff AI. Hyponatremia, cerebral edema, and noncardiogenic pulmonary edema in marathon runners. *Ann Intern Med*. 2000;132(9):711–4.
8. Balaban EP. Sports anemia. *Clin Sports Med*. 1992;11(2):313–25.
9. Baska RS, Moses FM, Graeber G, Kearney G. Gastrointestinal bleeding during an ultramarathon. *Dig Dis Sci*. 1990;35:276–9.
10. Benardot D. Nutrition for gymnasts. En: Marshall NT, editor. *The Athlete Wellness Book*. Indianapolis (IN): USA Gymnastics; 1999. p. 12–3.
11. Black MM. Zinc deficiency and child development. *Am J Clin Nutr*. 1998;68(2 Suppl):464S–9S.
12. Boron B, Hupert J, Barch DH, Fox CC, Friedman H, Layden TJ, Mobarhan S. Effect of zinc deficiency on hepatic enzymes regulating vitamin A status. *J Nutr*. 1988;118(8):995–1001.
13. Brilla LR, Haley TF. Effect of magnesium supplementation on strength training in humans. *J Am Coll Nutr*. 1992;11:326–9.
14. Brittenham GM. Disorders of iron homeostasis: iron deficiency and overload. En: Hoffman R, Benz EJ Jr, Silberstein LE, Heslop H, Weitz J, Anastasi J, editors. *Hematology: Basic Principles and Practice*. 6th ed. Philadelphia (PA): Elsevier; 2013.
15. Brody T. *Nutritional Biochemistry*. 2nd ed. San Diego (CA): Academic Press; 1999.
16. Bucci L. *Nutrients as Ergogenic Aids for Sports and Exercise*. Boca Raton (FL): CRC Press; 1993.
17. Cade R, Conte M, Zauner C, et al. Effects of phosphate loading on 2,3-diphosphoglycerate and maximal oxygen uptake. *Med Sci Sports Exerc*. 1984;12:263.
18. Caldwell KL, Makhmudov A, Ely E, Jones RL, Wang RY. Iodine status of the U.S. population, National Health and Nutrition Examination Survey, 2005–2006 and 2007–2008. *Thyroid*. 2011;21(4):419–27.
19. Calvo MS, Park YK. Changing phosphorus content of the US diet: potential for adverse effects on bone. *J Nutr*. 1996;126 (4 Suppl):1168S–80S.
20. Calvo MS, Uribarri J. Public health impact of dietary phosphorus excess on bone and cardiovascular health in the general population. *Am J Clin Nutr*. 2013;98(1):6–15.
21. Cervelli MJ, Shaman A, Meade A, Carroll R, McDonald SP. Effect of gastric acid suppression with pantoprazole on the efficacy of calcium carbonate as a phosphate binder in haemodialysis patients. *Nephrology (Carlton)*. 2012;17(5): 458–65.
22. Chesnut CH. Theoretical overview: bone development, peak bone mass, bone loss, and fracture risk. *Am J Med*. 1991;91(5): S2–S4.
23. Clancy SP, Clarkson PM, DeCheke ME, Nosaka K, Freedson PS, Cunningham JJ, Valentine JJ. Effects of chromium picolinate supplementation on body composition, strength, and urinary chromium loss in football players. *Int J Sport Nutr*. 1994;4:142.
24. Clapham DE. Calcium signaling. *Cell*. 2007;131(6): 1047–58.
25. Clarkson P. Vitamins, iron, and trace minerals. En: Lamb D, Williams M, editors. *Ergogenics: Enhancement of Performance in Exercise and Sport*. Indianapolis (IN): Benchmark Press; 1991.
26. Cohen AJ, Roe FJ. Review of risk factors for osteoporosis with particular reference to a possible aetiological role of dietary salt. *Food Chem Toxicol*. 2000;38(2–3):237–53
27. Cooper A, Mones RL, Heird WC. Nutritional management of infants and children with specific diseases and other conditions. En: Ross AC, Caballero B, Cousins RJ, Tucker KL, Ziegler TR, editors. *Modern Nutrition in Health and Disease*. 11th ed. Baltimore (MD): Lippincott Williams & Wilkins; 2012. p. 988–1005.
28. de Benoist B, McLean E, Andersson M, Rogers L. Iodine deficiency in 2007: global progress since 2003. *Food Nutr Bull*. 2008;29(3):195–202.
29. DeCook CA, Hirsch AR. Anosmia due to inhalational zinc: a case report. *Chem Senses*. 2000;25(5):659.
30. Del Gobbo LC, Imamura F, Wu JHY, Otto MCdO, Chiuve SE, Mozaffarian D. Circulating and dietary magnesium and risk of cardiovascular disease: a systematic review and meta-analysis of prospective studies. *Am J Clin Nutr*. 2013;98:160–73.
31. Douglas A, Reynolds CK, Givens ID, Elwood PC, Minihane AM. Associations between dairy consumption and body weight: a review of the evidence and underlying mechanisms. *Nutr Res Rev*. 2011;24(1):72–95.
32. Dressendorfer RH, Sockolov R. Hypozincemia in runners. *Phys Sports Med*. 1980;8:97–100.

33. Duffy DJ, Conlee RK. Effects of phosphate loading on leg power and high intensity treadmill exercise. *Med Sci Sports Exerc.* 1986;18:674.
34. Evans GW. The effect of chromium picolinate on insulin controlled parameters in humans. *Int J Biosoc Res.* 1989;11:163.
35. Evans JR. Antioxidant vitamin and mineral supplements for preventing age-related macular degeneration. *Cochrane Database Syst Rev.* 2006;19(2):CD000254.
36. Ferraro PM, Taylor EN, Gambaro G, Curhan GC. Caffeine intake and the risk of kidney stones. *Am J Clin Nutr.* 2014;6(1): 1596–603
37. Filippatos TD, Liamis G, Christopoulou F, Elisaf MS. Ten common pitfalls in the evaluation of patients with hyponatremia. *Eur J Int Med.* 2016;29:22–5.
38. Fine KD, Santa Ana CA, Porter JL, Fordtran JS. Intestinal absorption of magnesium from food and supplements. *J Clin Invest.* 1991;88:396–402.
39. Firoz M, Graber M. Bioavailability of US commercial magnesium preparations. *Magnes Res.* 2001;14:257–62.
40. Fischbach F, Dunning MB. *A Manual of Laboratory and Diagnostic Tests.* Baltimore (MD): Wolters Kluwer/Lippincott Williams & Wilkins; 2009.
41. Fischer PWF, Giroux A, L'Abbe MR. Effect of zinc supplementation on copper status in adult man. *Am J Clin Nutr.* 1984;40:743–6.
42. Ganz T. Does pathological iron overload impair the function of human lungs? *EBioMedicine.* 2017;20:13–4.
43. Gennari FJ. Hypokalemia. *N Engl J Med.* 1998;339(7):451–8.
44. Golf SW, Bohmer D, Nowacki PE. Is magnesium a limiting factor in competitive exercise? A summary of relevant scientific data. En: Golf S, Dralle D, Vecchiet L, editors. *Magnesium.* London: John Libbey; 1993. p. 209–20.
45. Green DM, Ropper AH, Kronmal RA, Psaty BM, Burke GL. Serum potassium level and dietary potassium intake as risk factors for stroke. *Neurology.* 2002;59(3):314–20.
46. Gulec S, Anderson GJ, Collins JF. Mechanistic and regulatory aspects of intestinal iron absorption. *Am J Physiol Gastrointest Liver Physiol.* 2014;307(4):G397–409.
47. Gutiérrez OM, Luzuriaga-McPherson AL, Lin Y, Gilbert LC, Ha SW, Beck Jr GR. Impact of phosphorus-based food additives on bone and mineral metabolism. *J Clin Endocrinol Metab.* 2015;100(11):4264–71
48. Haralambie G. Serum zinc in athletes during training. *Int J Sports Med.* 1981;2:135–8.
49. Harper ME, Willis JS, Patrick J. Sodium and chloride in nutrition. En: O'Dell BL, Sunde RA, editors. *Handbook of Nutritionally Essential Minerals.* New York (NY): Marcel Dekker; 1997. p. 93–116.
50. Hasten DL, Rome EP, Franks BD, Hegsted M. Effects of chromium picolinate on beginning weight training students. *Int J Sport Nutr.* 1992;2:343.
51. Hickson JF, Schrader J, Trischler LC. Dietary intake of female basket- all and gymnastics athletes. *J Am Diet Assoc.* 1986;86:251–4.
52. Holland S, Silberstein SD, Freitag F, Dodick DW, Argoff C, Ashman E. Evidence-based guideline update: NSAIDs and other complementary treatments for episodic migraine prevention in adults. *Neurology.* 2012;78:1346–53.
53. Hooper PL, Visconti L, Garry PJ, Johnson GE. Zinc lowers high-density lipoprotein cholesterol levels. *J Am Med Assoc.* 1980;244:1960–1.
54. Hua Y, Clark S, Ren J, Sreejayan N. Molecular mechanisms of chromium in alleviating insulin resistance. *J Nutr Biochem.* 2012;23(4):313–9.
55. Institute of Medicine, Food and Nutrition Board. *Dietary Reference Intakes (DRIs): Calcium, Phosphorus, Magnesium, Vitamin D, and Fluoride.* Washington (DC): National Academy Press; 1997. p.146–89.
56. Institute of Medicine, Food and Nutrition Board. *Dietary Reference Intakes (DRIs): Selenium. Dietary Reference Intakes for Vitamin C, Vitamin E, Selenium, and carotenoids.* Washington (DC): National Academy Press; 2000. p. 284–324.
57. Institute of Medicine, Food and Nutrition Board. *Dietary Reference Intakes (DRIs): Vitamin A, Vitamin K, Boron, Chromium, Copper, Iodine, Iron, Manganese, Molybdenum, Nickel, Silicon, Vanadium, and Zinc.* Washington (DC): National Academy Press; 2001. p. 290–393.
58. Institute of Medicine, Food and Nutrition Board. Dietary *Reference Intakes (DRIs): Recommended Intakes for Individuals.* Washington (DC): National Academy Press; 2004.
59. Institute of Medicine, Food and Nutrition Board. *Dietary Reference Intakes for Water, Potassium, Sodium, Chloride, and Sulfate.* Washington (DC): National Academies Press; 2005. p. 269–423.
60. Intersalt Cooperative Research Group. Intersalt: an international study of electrolyte excretion and blood pressure. Results for 24 hour urinary sodium and potassium excretion. *Br Med J.* 1988;297(6644):319–28.
61. Kato I, Vogelman JH, Dilman V, Karkoszka J, Frenkel I, Durr NP, Orentreich N, Toniolo P. Effect of supplementation with chromium picolinate on antibody titers to 5-hydroxymethyl uracil. *Eur J Epidemiol.* 1998;14(6):621–6.
62. Keen CL, Ensunsa JL, Watson MH, Baly DL, Donovan SM, Monaco MH, Clegg MS. Nutritional aspects of manganese from experimental studies. *Neurotoxicology.* 1999;20(2–3): 213–23.
63. Keen CL, Zidenberg-Cherr S. Manganese. En: Ziegler EE, Filer LJ, editors. *Present Knowledge in Nutrition.* 7th ed. Washington (DC): ILSI Press; 1996. p. 334–43.
64. Keller WD, Kraut HA. Work and nutrition. *World Rev Nutr Diet.* 1959;3:65.
65. Kerstetter JE, O'Brien KO, Insogna KL. Dietary protein, calcium metabolism, and skeletal homeostatis revisited. *Am J Clin Nutr.* 2003;78(3):5845–925.
66. King JC, Cousins RJ. Zinc. En: Shils ME, Shike M, Ross AC, Caballero B, Cousins RJ, editors. *Modern Nutrition in Health and Disease.* 10th ed. Baltimore (MD): Lippincott Williams & Wilkins; 2006. p. 271–85.
67. Kobla HV, Volpe SL. Chromium, exercise, and body composition. *Crit Rev Food Sci Nutr.* 2999;40(4):291–308.
68. Koehler K, Achtzehn S, Braun H, Joachim M, Schaenzer W. Comparison of self-reported energy availability and metabolic hormones to assess adequacy of dietary energy intake in young elite athletes. *Appl Physiol Nutr Metab.* 2013;38(7):725–33.
69. Kono S. Aceruloplasminemia. *Curr Drug Targets.* 2012;13(9):1190–9.
70. Koury JC, de Oliveira AV Jr, Portella ES, de Oliveira CF, Lopes GC, Donangelo CM. Zinc and copper biochemical indices of antioxidant status in elite athletes of different modalities. *Int J Sport Nutr Exerc Metab.* 2004;14:364–78.
71. Krebs NF. Update on zinc deficiency and excess in clinical pediatric practice. *Ann Nutr Metab.* 2013;62(Suppl 1):19–29.

72. Krotkiewski M, Gudmundsson M, Backstrom P, Mandroukas K. Zinc and muscle strength and endurance. *Acta Physiol Scand.* 1982;116:309–11.
73. Kumar V, Sinha AK, Makkar HPS, Becker K. Dietary roles of phytate and phytase in human nutrition: a review. *Food Chem.* 2010;120(4):945–59.
74. Larson-Meyer, E. Calcium and vitamin D. In: Maughan RJ, editor. *Sports Nutrition.* Oxford: Wiley Blackwell; 2014. p. 242–62.
75. Larsson SC, Wolk A. Magnesium intake and risk of type 2 diabetes: a meta-analysis. *J Intern Med.* 2007;262:208–14.
76. Leach RM, Harris ED. Manganese. En: O'Dell BL, Sunde RA, editors. *Handbook of Nutritionally Essential Minerals.* New York (NY): Marcel Dekker, Inc; 1997. p. 335–55.
77. Leung AM, Braverman LE, Pearce EN. History of U.S. iodine fortification and supplementation. *Nutrients.* 2012;4(11):1740–6.
78. Linus Pauling Institute, Oregon State University. Thyroid hormone function. Disponible en: http://lpi.oregonstate.edu/mic. Consultado el 23 de abril de 2018.
79. Lotz M, Zisman E, Bartter FC. Evidence for a phosphorus-depletion syndrome in man. *N Engl J Med.* 1968;278:409–15.
80. Lukaski, HC. Chromium as a supplement. *Ann Rev Nutr.* 1999;19:279–302.
81. Lukaski HC. Micronutrients (magnesium, zinc, and copper): Are mineral supplements needed for athletes? *Int J Sport Nutr.* 1995;5:S74–83.
82. Lukaski, HC. Prevention and treatment of magnesium deficiency in athletes. En: Vecchiet L, editor. *Magnesium and Physical Activity.* Carnforth: Parthenon; 1995. P. 211–26.
83. Lukaski HC, Hoverson BS, Gallagher SK, Bolonchuk WW. Physical training and copper, iron, and zinc status of swimmers. *Am J Clin Nutr.* 1990;53:1093–9.
84. MacDonald RS. The role of zinc in growth and cell proliferation. *J Nutr.* 2000;130(5S Suppl):1500S–8S.
85. Mallard SR, Howe AS, Houghton LA. Vitamin D status and weight loss: a systematic review and meta-analysis of randomized and nonrandomized controlled weight-loss trials. *Am J Clin Nutr.* 2016;104(4):1151–9.
86. Mandal AK. Hypokalemia and hyperkalemia. *Med Clin North Am.* 1997;81(3):611–39.
87. Mayer CU, Treff G, Fenske WK, Blouin K, Steinacker JM, Allolio B. High incidence of hyponatremia in rowers during a four-week training camp. *Am J Med.* 2015;128:1144–51.
88. McCall KA, Huang C, Fierke CA. Function and mechanism of zinc metalloenzymes. *J Nutr.* 2000;130(5S Suppl):1437S–46S.
89. McCann JC, Ames BN. An overview of evidence for a causal relation between iron deficiency during development and deficits in cognitive or behavioral function. *Am J Clin Nutr.* 2007;85(4):931–45.
90. McDonald R, Keen CL. Iron, zinc and magnesium nutrition and athletic performance. *Sports Med.* 1988;5(3):171–84.
91. McGuire JK, Kulkarni MS, Baden HP. Fatal hypermagnesemia in a child treated with megavitamin/megamineral therapy. *Pediatrics.* 2000;105: E18.
92. McKenna AA, Ilich JZ, Andon MB, Wang C, Matkovic V. Zinc balance in adolescent females consuming a low- or high-calcium diet. *Am J Clin Nutr.* 1997;65(5):1460–4.
93. Mielgo-Ayuso J, Maroto-Sánchez B, Luzardo-Socorro R, Palacios G, Gil-Antuñano NP, González-Gross. Evaluation of nutritional status and energy expenditure in athletes. *Nutr Hosp.* 2015;31(Suppl 3):227–36.
94. Minerals. *Drug Facts and Comparisons.* St. Louis (MO): Facts and Comparisons; 2000. p. 27–51.
95. Moe SM. Disorders involving calcium, phosphorus, and magnesium. *Prim Care.* 2008;35(2):215–37.
96. Mountjoy M, Sundgot-Borgen J, Burke L, et al. The IOC consensus statement: beyond the Female Athlete Triad-Relative Energy Deficiency in Sport (RED-S). *Br J Sports Med.* 2014;48:491–7.
97. Mühlbauer B, Schwenk M, Coram WM, Antonin KH, Etienne P, Bieck PR, Douglas FL. Magnesium-L-aspartate-HCl and magnesium-oxide: bioavailability in healthy volunteers. *Eur J Clin Pharmacol.* 1991;40:437–8.
98. Musso CG. Magnesium metabolism in health and disease. *Int Urol Nephrol.* 2009;41:357–62.
99. Muszynska A, Palka J, Gorodkiewicz E. The mechanism of daunorubicin-induced inhibition of prolidase activity in human skin fibroblasts and its implication to impaired collagen biosynthesis. *Exp Toxicol Pathol.* 2000;52(2):149–55.
100. Nielsen FH. Manganese, molybdenum, boron, chromium, and other trace elements. En: Erdman JJ, Macdonald I, Zelssel S, editors. *Present Knowledge of Nutrition.* Ames (IA): John Wiley & Sons, Inc.; 2012.
101. Noakes TD. Hyponatremia of exercise. In. Maughan RJ, editor. *Sports Nutrition: Volume XIX of the Encyclopaedia of Sports Medicine.* London: Wiley Blackwell; 2014. p. 539–50.
102. O'Dell BL. Role of zinc in plasma membrane function. *J Nutr.* 2000;130 (5S Suppl):1432S–6S.
103. Onishi S, Yoshino S. Cathartic-induced fatal hypermagnesemia in the elderly. *Int Med.* 2006;45:207–10.
104. Oppenheimer SJ. Iron and its relation to immunity and infectious disease. *J Nutr.* 2001;131(2S-2):616S–33S.
105. Packer L. Oxidants, antioxidant nutrients and the athlete. *J Sports Sci.* 1997;15(3):353–63.
106. Pal PK, Samii A, Calne DB. Manganese neurotoxicity: a review of clinical features, imaging and pathology. *Neurotoxicology.* 1999;20(2–3):227–38.
107. Park SM, Jee J, Joung JY, et al. High dietary sodium intake assessed by 24-hour urine specimen increase urinary calcium excretion and bone resorption marker. *J Bone Metab.* 2014;21(3):189–94.
108. Peacock JM, Ohira T, Post W, Sotoodehnia N, Rosamond W, Folsom AR. Serum magnesium and risk of sudden cardiac death in the Atherosclerosis Risk in Communities (ARIC) study. *Am Heart J.* 2010;160:464–70.
109. Pivarnik JM. Water and electrolytes during exercise. En: Hickson JF, Wolinsky I, editors. *Nutrition in Exercise and Sport.* Boca Raton (FL): CRC Press; 1989. p. 185–200.
110. Ranade VV, Somberg JC. Bioavailability and pharmacokinetics of magnesium after administration of magnesium salts to humans. *Am J Occup Ther.* 2001;8:345–57.
111. Rech M, To L, Tovbin A, Smoot T, Mlynarek M. Heavy metal in the intensive care unit: A review of current literature on trace element supplementation in critically ill patients. *Nutr Clin Pract.* 2014;29(1):78–89.
112. Rizzoli R, Bianchi ML, Garabedian M, McKay HA, Moreno LA. Maximizing bone mineral mass gain during growth for the prevention of fractures in the adolescents and the elderly. *Bone.* 2010;46(2):294–305.
113. Rodriguez NR, DiMarco NM, Langley S; American Dietetic Association, and Dietitians of Canada. American College of Sports Medicine position stand. Nutrition and athletic performance. *Med Sci Sports Exerc.* 2009;41;709–31.

114. Rosanoff A, Weaver CM, Rude RK. Suboptimal magnesium status in the United States: are the health consequences underestimated? *Nutr Rev*. 2012;70:153–64.
115. Rude RK. Magnesium. En: Ross AC, Caballero B, Cousins RJ, Tucker KL, Ziegler TR, editors. *Modern Nutrition in Health and Disease*. 11th ed. Baltimore (MD): Lippincott, Williams & Wilkins; 2012. p. 159–75.
116. Rude RK, Shils ME. Magnesium. En: Shils ME, Shike M, Ross AC, Caballero B, Cousins RJ, editors. *Modern Nutrition in Health and Disease*. 10th ed. Baltimore (MD): Lippincott, Williams & Wilkins; 2006. p. 223–47.
117. Saltiel AR, Kahn CR. Insulin signaling and the regulation of glucose and lipid metabolism. *Nature*. 2001;414(6865):799–806.
118. Schwartz R, Walker G, Linz MD, Mackellar I. Metabolic responses of adolescent boys to two levels of dietary magnesium and protein. I. Magnesium and nitrogen retention. *Am J Clin Nutr.* 1973;26(5):510–8.
119. Shankar AH, Prasad AS. Zinc and immune function: the biological basis of altered resistance to infection. *Am J Clin Nutr*. 1998; 68(2 Suppl):447S–63S.
120. Shaskey DJ, Green GA. Sports haematology. *Sports Med*. 2000;29(1):27–38.
121. Shaw JC. Copper deficiency and non-accidental injury. *Arch Dis Child*. 1988;63(4):448–55.
122. Sheng H-W. Sodium, chloride and potassium. En: Stipanuk M, editor. *Biochemical and Physiological Aspects of Human Nutrition*. Philadelphia (PA): W. B. Saunders Company; 2000. p. 686–710.
123. Shils ME. Magnesium. En: Shils, ME, Olson JA, Shike M, editors. *Modern Nutrition in Health and Disease*. 8th ed. Philadelphia (PA): Lea & Febiger; 1993. p. 164–84.
124. Singh A, Deuster PA, Moser PB. Zinc and copper status of women by physical activity and menstrual status. *J Sports Med Phys Fitness*. 1990;30:29–35.
125. Spencer H, Norris C, Williams D. Inhibitory effects of zinc on magnesium balance and magnesium absorption in man. *J Am Coll Nutr*. 1994;13(5):479–84.
126. Spencer H. Minerals and mineral interactions in human beings. *J Am Diet Assoc*. 1986;86:864–7.
127. Stearns D, Wise J, Paterno S, Wetterhahn. Chromium (III) picolinate produces chromosome damage in Chinese hamster ovary cells. *FASEB J*. 1995;9:1643–8.
128. Steinacker JM, Grunert-Fuchs M, Steininger K, Wodick RE. Effects of long-time administration of magnesium on physical capacity. *Int J Sports Med*. 1987;8:151.
129. Stephenson NS. Possible new developments in community control of iron-deficiency anemia. *Nutr Rev*. 1995;53(2):23–30.
130. Tessier F, Margaritis I, Richard M-J, Moynot C, Marconnet P. Selenium and training effects on the glutathione system and aerobic performance. *Med Sci Sports Exerc*. 1995;27(3):390–6.
131. Thomas DT, Erdman KA, Burke LM, Mackillop M. Position of the Academy of Nutrition and Dietetics, Dietitians of Canada, and the American College of Sports Medicine: nutrition and athletic performance. *J Acad Nutr Diet*. 2016;116:501–28.
132. Trinchieri A, Zanetti G, Curro A, Lizzano R. Effect of potential renal acid load of foods on calcium metabolism of renal calcium stone formers. *Eur Urol*. 2001;39(Suppl)2:33–6.
133. Tsugane S. Salt, salted food intake, and risk of gastric cancer: epidemiologic evidence. *Cancer Sci*. 2005;96(1):1–6.
134. Tucker KL. Osteoporosis prevention and nutrition. *Curr Osteoporos Rep*. 2009;7:111–7.
135. Tucker KL, Hannan MT, Chen H, Cupples LA, Wilson PW, Kiel DP. Potassium, magnesium, and fruit and vegetable intakes are associated with greater bone mineral density in elderly men and women. *Am J Clin Nutr*. 1999;69(4):727–36.
136. Turner MJ, Avolio AP. Does replacing sodium excreted in sweat attenuate the health benefits of physical activity? *Int J Sport Nutr Exerc Metab*. 2016;26(4):377–89.
137. Uauy R, Olivares M, Gonzalez M. Essentiality of copper in humans. *Am J Clin Nutr*. 1998;67(5 Suppl):952S–9S.
138. United States Department of Agriculture. Scientific Report of the 2015 Dietary Guidelines Advisory Committee. Part A: Executive Summary. USDA, February 2015.
139. United States Department of Agriculture, Agricultural Research Service, Food Composition Database [Internet]. Disponible en: https://ndb.nal.usda.gov/ndb. Consultado el 24 de abril de 2018.
140. Vashchenko G, MacGillivray RT. Multi-copper oxidases and human iron metabolism. *Nutrients*. 2013;5(7): 2289–313.
141. Waller M, Haymes E. The effects of heat and exercise on sweat iron loss. *Med Sci Sports Exerc*. 1996;28:197–203.
142. Wang W, Knovich MA, Coffman LG, Torti FM, Torti SV. Serum ferritin: past, present and future. *Biochim Biophys Acta*. 2010;1800(8):760–9.
143. Wasser WG, Feldman NS, D'Agati VD. Chronic renal failure after ingestion of over-the-counter chromium picolinate. *Ann Intern Med*. 1997;126(5):41.
144. Weaver CM. Calcium. En: Erdman JJ, Macdonald I, Zeisel S, editors. *Present Knowledge in Nutrition*. 10th ed. Ames (IA): John Wiley & Sons, Inc.; 2012.
145. Weksler B, Schecter GP, Ely S. *Wintrobe's Atlas of Clinical Hematology*. 2nd ed. Philadelphia (PA): LWW (PE); 2018.
146. Whatmough S, Mears S, Kipps C. Exercise associated hyponatremia (EAH) and fluid intake during the 2016 London marathon. *Br J Sports Med*. 2017;51(4):409.
147. Wolinsky I, Driskell JA. *Sports nutrition: Vitamins and Trace Elements*. Boca Raton, FL: CRC Press; 1997. p. 148.
148. Wood RJ, Ronnenberg AG. Iron. En: Shils ME, Shike M, Ross AC, Caballero B, Cousins RJ, editors. *Modern Nutrition in Health and Disease*. 10th ed. Philadelphia, PA: Lippincott Williams & Wilkins; 2006. p. 248–70.
149. Wright RO. The role of iron therapy in childhood plumbism. *Curr Opin Pediatr*. 1999;11(3):255–8.
150. Wright RO, Amarasiriwardena C, Woolf AD, Jim R, Bellinger DC. Neuropsychological correlates of hair arsenic, manganese, and cadmium levels in school-age children residing near a hazardous waste site. *Neurotoxicology*. 2006;27(2):210–6.
151. Yip R. Significance of an abnormally low or high hemoglobin concentration during pregnancy: special consideration of iron nutrition. *Am J Clin Nutr*. 2000;72(1 Suppl):272S–9S.
152. Zamora AJ, Tessier F, Marconnet P, Margaritis I, Marini JF. Mitochondria changes in human muscle after prolonged exercise, endurance training, and selenium supplementation. *Eur J Appl Physiol Occup Physiol*. 1995;71(6):505–11.
153. Zanzonico PB, Becker DV. Effects of time of administration and dietary iodine levels on potassium iodide (KI) blockade of thyroid irradiation by 131I from radioactive fallout. *Health Phys*. 2000;78(6):660–7.
154. Zemel MB, Shi H, Greer B, Dirienzo D, Zemel PC. Regulation of adiposity by dietary calcium. *FASEB J*. 2000;14(9):1132–8.
155. Zemel MB, Thompson W, Milstead A, Morris K, Campbell P. Calcium and dairy acceleration of weight and fat loss during energy restriction in obese adults. *Obesity Res*. 2004;12(4):582–90.
156. Zimmermann MB. Iodine and iodine deficiency disorders. En: Erdman JWJ, Macdonald IA, Zeisel SH, editors. *Present Knowledge in Nutrition*. 10th ed. Ames (IA): John Wiley & Sons; 2012. p. 554–67.

CAPÍTULO 7

Problemas de hidratación en el rendimiento atlético

OBJETIVOS

- Describir los diferentes compartimentos que contienen el agua corporal y los factores que permiten su desplazamiento entre estos.
- Conocer los mecanismos (órganos, hormonas, etc.) disponibles en el organismo humano para mantener el equilibrio hídrico.
- Explicar los principales factores relacionados con la generación de deshidratación e hipohidratación.
- Demostrar cómo los atletas aclimatados están en menor riesgo de deshidratación e hipohidratación.
- Reconocer cómo y por qué algunas personas desarrollan hipertensión, e identificar las estrategias dietéticas que pueden seguirse para reducir la presión arterial (PA) en algunos individuos.
- Describir las razones por las que algunas personas presentan un mayor riesgo de desarrollar hipohidratación.
- Describir las razones por las que algunas personas están en mayor riesgo de desarrollar hiponatremia.
- Explicar cómo inducir cambios en la osmolaridad extracelular y cómo afectan el volumen sanguíneo y la tasa de sudoración.
- Analizar las estrategias actuales disponibles para que los atletas de resistencia logren un estado de hiperhidratación.
- Distinguir entre **índice de calor** (IC), humedad relativa y temperatura, y cómo pueden influir en el riesgo de deshidratación.

Estudio de caso

Sally era una increíble corredora que entrenaba duro. Corrió exitosamente carreras de 5K (5 km) por su universidad, pero estaba intentando correr distancias más largas para intentar competir por un puesto en el equipo olímpico de 10K (10 km) o maratón de su país. Comenzó a entrenar distancias más largas y encontró que su tiempo para 10 K fue mejorando gradualmente. Sally entró a su primera carrera 10K y, para sorpresa de todos, llegó dentro de las primeras tres. Con ese éxito, decidió entrenar fuerte para alcanzar los 42 km del maratón.

Su país no era conocido por producir maratonistas de primera categoría, y Sally vio esto como una excelente oportunidad para hacerse de un nombre. Para prepararse, siguió su fórmula probada para los 5K y 10K, así que aumentó de forma gradual su kilometraje de práctica en su carrera de la mañana y de la tarde. Para su sorpresa, comenzó a "chocar con la pared" después de los 10 km, pero pensó que si persistía podría eventualmente pasar esa barrera e ir aumentando la distancia. Para su consternación, esto no sucedió. Simplemente no podía hacer que su cuerpo superara los 10 km sin parar, y sabía que parar era una forma terrible de ganar una carrera. Decidió llamar a un maratonista jubilado para ver si podía obtener algunas ideas sobre cómo hacerlo mejor, y el maratonista le pidió que escribiera su protocolo de entrenamiento: "Dormir, despertar, vaso de jugo de naranja, correr en la mañana, ducharse, vestirse, desayunar...". El maratonista se dio cuenta enseguida de lo que estaba pasando y le hizo la pregunta clave: "¿Qué bebes durante tu carrera de la mañana?". La respuesta fue "Nada... Nunca tomo nada durante mis carreras de práctica". El maratonista le indicó: "Estás tratando de emular tu entrenamiento de 5 km, pero estás aumentando la distancia de forma dramática. Te estás quedando sin combustible y sin líquido, lo que dificulta mantener el nivel normal de azúcar sanguíneo, el volumen normal de sangre y la tasa de sudoración normal, lo que impide que te enfríes de forma adecuada. Intenta beber un líquido con el mismo patrón con el que puedes tomar durante el maratón olímpico... cada 5 km".

Entonces, a Sally se le ocurrió poner algunas bebidas en el maletero de su automóvil, correr 2.5 km de ida y 2.5 km de regreso, tomar una bebida y repetir este patrón. Casi inmediatamente,

(*continúa*)

los hidratos de carbono, los electrólitos y el agua de la bebida comenzaron a ayudar y Sally pronto pudo recorrer la distancia que deseaba. Gracias a esto, aprendió una lección fundamental. Se necesita más que el deseo de competir: también tienes que hacer las cosas bien.

ANÁLISIS DEL ESTUDIO DE CASO

Elabore una lista de los nutrientes que Sally pierde durante el entrenamiento para correr un maratón (42 km) y, entonces, aproxime el volumen de cada nutriente que pierde (Sally pesa 47.5 kg, tiene 25 años, su temperatura típica de entrenamiento es 21.1°C, y su tiempo de práctica para la carrera de 10 km es de 45 min; además, pierde 1.82 kg desde el comienzo hasta el final de su entrenamiento).

1. ¿Cuánto líquido debe consumir para prevenir la deshidratación? Utilice la calculadora de la tasa de sudoración para predecir cuánto debe beber Sally, y el volumen óptimo que debe consumir en intervalos cronometrados.
2. ¿Cuáles son las necesidades de líquidos de Sally durante la carrera de práctica? Cree un patrón de consumo/ para una bebida deportiva hecha por usted (usted define el contenido) que satisfaga las necesidades de Sally durante su carrera de práctica de 10 km, con la frecuencia y volumen de bebida que serían necesarios. Considere lo siguiente:
   - Volumen de líquido
   - Electrólitos y su concentración
   - Hidratos de carbono y su concentración
   - Frecuencia y volumen de las bebidas
   - Problemas que puede encontrar el corredor:
     - Vaciamiento gástrico
     - Consumo excesivo
     - Diarrea

Calculadora de tasa de sudoración		
A. Peso corporal antes del ejercicio		[kg]
B. Peso corporal después del ejercicio		[kg]
C. Cambio en el peso corporal (un estimado de la pérdida de sudor)		["A" – "B", kg]
D. Conversión de la pérdida de sudor de libras a onzas		[0.5 kg = 470 mL] "C" × 470
E. Volumen de líquido consumido durante el ejercicio		[mL]
F. Pérdida de sudor no reemplazada en mililitros		"D" – "E"
G. Tiempo de ejercicio		[min]
H. Tasa de sudoración por minuto		[mL/min] "D"/"G"
I. Cantidad de líquido *adicional* que debe consumirse por minuto para igualar la tasa de sudoración (mL)		"F"/"H"
J. Calcular el volumen de líquido *adicional* que debe consumirse cada 15 min para igualar la tasa de sudoración		"I" × 15
K. Calcular el volumen total de líquido que debe consumirsese cada 15 min para igualar la tasa de sudoración		"H" × 15

Introducción

Es difícil imaginar un nutriente más importante para mantener la salud y el rendimiento atlético que el agua corporal. Un buen estado de hidratación garantiza no solo el agua corporal total, sino también un buen equilibrio entre el **líquido extracelular** (LEC) y el **líquido intersticial** (LI). Aunque todos los nutrientes son necesarios para mantener la salud, el déficit de rendimiento que se presenta en una persona mal hidratada, que finalmente causa **hipohidratación** o **hiponatremia**, ocurre con mayor rapidez y notoriedad que el de cualquier otro nutriente. El agua es el principal componente del peso humano, variando de ~50-70% del peso corporal, según la composición del cuerpo. Por lo general, los atletas tienen más agua corporal que los no atletas debido a una mayor proporción de tejido magro, que se compone de más agua que el tejido graso (este último es esencialmente anhidro) (76; tabla 7-1). Las personas que viven en climas moderados generalmente pierden ~2.5 L de agua por día al realizar sus actividades normales (49). Los hombres que trabajan en climas cálidos pueden perder tanto como 12 L de agua por día (6). Se encontró que los ciclistas de ultrarresistencia que se desempeñan en un ambiente caluroso pierden hasta 12.7 L de agua por día (8).

Líquido extracelular

Representa el líquido fuera de las células e incluye la sangre (*líquido intravascular [LIV]*) y el agua intersticial. El principal electrólito que controla el volumen de agua extracelular es el sodio. El agua extracelular asociada con la sangre es necesaria como medio de transporte de nutrientes y oxígeno para las células adiposas, óseas, musculares y de los órganos, así como para transportar líquido a las glándulas sudoríparas. Una cantidad baja de agua extracelular se asocia con una tasa de sudoración baja y una capacidad de enfriamiento deficiente. El **líquido intracelular** (**LIC**) es el líquido dentro de la célula.

Líquido intersticial

Líquido que rodea a las células y forma parte del LEC, y que no es un componente de la sangre (otro componente del LEC). El exceso de agua intersticial produce edema.

Líquido intracelular

El líquido intracelular (LIC) representa el líquido dentro de las células, que contiene agua, azúcares, neurotransmisores, aminoácidos y otras moléculas pequeñas involucradas en la función celular. El principal electrólito que controla el volumen del agua intracelular es el potasio.

Hipohidratación

Representa el resultado de perder más agua corporal que la que se reemplaza (deshidratación), lo que conduce a un estado de hipohidratación. La hipohidratación grave se relaciona con déficits de agua corporal del 6-10% del peso corporal, así como con menor rendimiento en el ejercicio, disminución del gasto cardíaco, reducción de la producción de sudor y menor flujo sanguíneo muscular. La osmolalidad de la orina en un estado de hipohidratación es > 900 mOsm/kg, mientras que en la **euhidratación** (la definición se encuentra a continuación) es < 700 mOsm/kg. Aunque los calambres musculares tienen múltiples causas, incluida la fatiga muscular, pueden estar asociados con hipohidratación y desequilibrios electrolíticos.

Hiponatremia

Esta alteración se refiere a cantidades reducidas (hipo) de sodio (Na) en la sangre (emia) que ocasionan un menor volumen sanguíneo, flujo sanguíneo deficiente a los músculos que están trabajando, menor tasa de sudoración, cefalea, náuseas y pérdida del equilibrio. El sodio sanguíneo en un estado de hiponatremia es < 135 mmol/L. El volumen sanguíneo se normaliza con base en el principal electrólito extracelular, el sodio, y cuando el sodio está bajo, el agua sale de la sangre para normalizar la concentración de sodio. El agua va al tejido circundante y crea edema, y si el edema ocurre en el cerebro, puede provocar confusión grave y estado de coma. En deportistas, la causa probable de la hiponatremia es el consumo excesivo de líquidos por arriba de las pérdidas de sudor y urinarias, o un alto consumo de bebidas deportivas sin sodio o hipotónicas (en general agua), y como el sodio se pierde en el sudor, pero no se sustituye, se produce hiponatremia. Por lo general, las mujeres son más pequeñas y tienen índices de sudoración más bajos que los hombres, por lo que tienen mayor riesgo de tomar un exceso de líquido que puede causar hiponatremia.

Euhidratación

También conocida como *normohidratación*, se refiere a estar en un estado de hidratación adecuada o normal que se asocia con la capacidad normal de sudoración, buen control de la temperatura corporal, potencial adecuado de suministro de nutrientes a los tejidos corporales y eliminación correcta de los subproductos metabólicos de los tejidos corporales. Un estado euhidratado se relaciona con una osmolalidad urinaria < 700 mOsm/kg.

Tabla 7-1 Porcentaje de grasa y agua corporales como porcentaje del peso corporal total

Porcentaje de grasa corporal	Porcentaje de agua corporal
Mujeres	
4-20	58-70
21-29	52-58
30-32	49-52
≥ 33	37-49
Hombres	
4-14	63-70
15-21	57-63
22-24	55-57
≥ 25	37-55

Fuente: Wang Z, Deurenberg P, Wang W, Pietrobelli A, Baumgartner RN, Heymsfield SB. Hydration of fat-free body mass: review and critique of a classic body-composition constant. *Am J Clin Nutr.*1999;69(5):833–41.

La pérdida elevada de agua durante la actividad física se debe a una realidad básica: los tejidos que están trabajando utilizan más energía por unidad de tiempo durante el ejercicio que cuando están en reposo, y los seres humanos son relativamente ineficientes (generalmente entre el 20 y 40%) para convertir el combustible "quemado" en movimiento muscular. Por lo tanto, alrededor del 60-80% de esta energía quemada crea calor (51). Debido a que los humanos deben mantener una temperatura corporal relativamente estable de ~37 °C (98.6 °F), se produce sudor para disipar este exceso de calor. Cuanto mayor es la intensidad de la actividad, mayor es la producción de calor y mayor es la pérdida de sudor para mantener la temperatura corporal. En consecuencia, el requerimiento de agua y los elementos asociados que se encuentran en el sudor está determinada por la cantidad de sudor perdido (en la tabla 7-2 se muestran las concentraciones de elementos que normalmente se encuentran en el sudor).

Además del sudor, el agua también se pierde a través de la orina, las heces, la respiración (aire espirado) y las lágrimas. Sin embargo, a menos que una persona pierda una gran cantidad de agua debido a la diarrea o por el consumo de un diurético que induzca un aumento del volumen urinario, nada se compara con la cantidad de agua que se puede perder a través del sudor (tabla 7-3).

Tabla 7-2 Concentraciones de electrólitos en el sudor, plasma y agua intracelular

	Sudor (mmol/L)	Plasma (mmol/L)	Agua intracelular (mmol/L)
Sodio	**20-80**	130-155	10
Potasio	4-8	3.2-5.5	150
Calcio	0-1	2.1-2.9	0
Magnesio	< 0.2	0.7-1.5	15
Cloruro	**20-60**	96-110	8
Bicarbonato	0-35	23-28	10
Fosfato	0.1-0.2	0.7-1.6	65
Sulfato	0.1-2.0	0.3-0.9	10

Fuente: Maughan RJ. Fluid and electrolyte loss and replacement in exercise. En: Harries M, Williams G, Stanish WD, Micheli LL, editors. *Oxford Textbook of Sports Medicine.* New York (NY): Oxford University Press; 1994, p. 82–93, con autorización de Oxford University Press.

Tabla 7-3 Pérdida diaria de agua típica en un hombre inactivo con un peso de 70 kg (154 lb)

Fuente de la pérdida de agua	Cantidad (L)	Cantidad (oz)
Riñones (orina)	1.40	47.3
Respiración (aire espirado)	0.32	10.8
Tubo digestivo (heces)	0.10	3.4
Piel (transpiración/sudor)	0.65	22.0
Piel (pérdidas insensibles)	0.53	17.9
Total	**3.0**	**101.4**

La pérdida de agua corporal aumenta de forma drástica a través de la actividad física, con pérdidas de agua aún mayores si la actividad es de alta intensidad y se realiza bajo temperaturas y humedad elevadas. Las pérdidas de agua también pueden incrementarse a través de la diarrea y las afecciones que aumentan la producción de volumen urinario.
Fuente: Maughan RJ, Burke LM. *Handbook of Sports Medicine and Science, Sports Nutrition.* Oxford: Wiley Blackwell; 2002, p. 52.

Los electrólitos (de los cuales el electrólito intracelular principal es el potasio y el electrólito extracelular principal es el sodio) influyen en el estado de hidratación al determinar la distribución del agua corporal. Por definición, los *electrólitos* son sustancias que conducen corrientes eléctricas, como el impulso nervioso, y tienen una carga negativa (*anión*) o una carga positiva (*catión*). Los electrólitos principales son sodio, cloruro, potasio, magnesio, calcio, bicarbonato y sulfato. Debido a que el sodio, el cloruro y el potasio son particularmente importantes para el equilibrio hídrico y para ayudar a determinar hacia dónde se dirige el agua corporal, estos electrólitos son el foco de este capítulo.

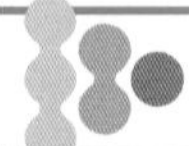

Funciones del agua

Es difícil imaginar cualquier función normal del cuerpo que pueda tener lugar sin suficiente agua en el sistema. Los tejidos corporales requieren agua para muchas acciones esenciales, entre las que se incluyen:

- *Regulación de la temperatura corporal.* Los seres humanos no son eficientes convirtiendo la energía metabolizada en movimiento muscular y cerca del 60-80% de la energía metabolizada genera calor. No podemos asimilar el calor adicional que se produce con un mayor metabolismo (debemos mantener una temperatura corporal estable), por lo que el exceso de calor debe disiparse a través de la evaporación del sudor.
- *Transporte de nutrientes.* Los nutrientes se transportan a los tejidos a través de la sangre, que es principalmente agua. Una caída en el volumen sanguíneo a través de un reemplazo inadecuado del agua inhibe el transporte normal de nutrientes a los tejidos y compromete su función.
- *Lubricación articular.* El agua es el principal lubricante en las articulaciones, incluida la columna vertebral. Ayuda a reducir la rigidez y el dolor. Como beneficio adicional, mantener un buen estado de hidratación ayuda a disminuir la concentración de posibles sustancias inflamatorias en las articulaciones, como el ácido úrico.
- *Eliminación de residuos metabólicos.* Los tejidos producen de manera constante desechos metabólicos que deben eliminarse, ya que son potencialmente tóxicos. Los desechos nitrogenados, por ejemplo, son altamente tóxicos y requieren la eliminación crónica a través de la orina. Esta eliminación se realiza sobre todo a través de los riñones, pero los productos de desecho también se eliminan a través de la piel. La producción de orina (riñones) y sudor (piel) depende del agua.
- *Digestión.* La digestión de los alimentos en sus componentes nutritivos y desechos depende en gran medida, desde el principio (saliva) hasta el final (producción de heces lubricadas que evitan el estreñimiento), del agua. La mala hidratación inhibe la digestión y la defecación normales.
- *Absorción.* La absorción de nutrientes a través de la pared intestinal y en la sangre depende del agua. Un mal estado de hidratación inhibe la absorción de nutrientes, limitando los distintos beneficios potenciales que se reciben de los alimentos consumidos.
- *Inmunidad.* A través de la sangre y la linfa, el agua distribuye los leucocitos, los minerales, las vitaminas y la glucosa a las células para que lleven a cabo su función normal. Los leucocitos y otras células del sistema inmunitario que se distribuyen a los tejidos mejoran la resistencia a las enfermedades.

Otras funciones del agua

Función del sistema nervioso central

El sistema nervioso central (SNC) no tiene la capacidad para almacenar nutrientes, por lo que debe ser alimentado de forma continua por los nutrientes y el oxígeno transportados por la sangre, que es principalmente agua. Las interrupciones menores del flujo sanguíneo al SNC (isquemia cerebral) tienen el potencial de causar daño neurológico y, si la interrupción del flujo sanguíneo continúa, también pueden ocasionar la muerte. La *isquemia cerebral* (también conocida como *ictus* o *accidente cerebrovascular*) describe una afección en la que la sangre fluye de forma insuficiente al cerebro para satisfacer sus demandas metabólicas. El flujo insuficiente de sangre da como resultado un suministro inadecuado de oxígeno (hipoxia) que puede provocar la muerte del tejido cerebral y, potencialmente, un infarto cerebral (accidente cerebrovascular isquémico).

Salud cardiovascular

Tener un buen estado de hidratación permite al corazón bombear sangre de manera más eficaz a los músculos empleados y otros tejidos. Conservar un buen estado de hidratación es un principio importante para mantener el rendimiento deportivo y, lo que es más importante, reducir el estrés cardíaco.

Mantenimiento del equilibrio hídrico

Los seres humanos tienen varios sistemas que les permiten mantener el equilibrio hídrico, pero estos pueden ser forzados con facilidad cuando hay una falta grave de consumo de agua y electrólitos. Se ha calculado que, para los individuos sedentarios que viven en un clima templado, el recambio diario de agua es de ~2-2.5 L; sin embargo, los hombres que trabajan en ambientes cálidos pueden experimentar pérdidas de sudor de 10-12 L (95).

Evitar un estado de **deshidratación** requiere que el agua que se pierde a través del sudor y la orina se reemplace de forma adecuada. El agua proviene de múltiples fuentes, incluidos los líquidos que se consumen de manera directa, el agua de las frutas y hortalizas frescas y la que se produce por el metabolismo energético (p. ej., hidratos de carbono + oxígeno = energía + dióxido de carbono + agua), que proporciona ~1 mL de agua por cada kilocaloría de energía consumida (tabla 7-4).

Deshidratación

Representa un estado de nivel de agua corporal bajo, por lo general debido a una pérdida de agua mayor (a través del sudor, los vómitos o la diarrea) de la que se reemplazó. La *deshidratación* se refiere al proceso de pérdida de agua corporal que, si continúa, produce un estado de hipohidratación. Es probable que la deshidratación se relacione con una caída del volumen sanguíneo, que produce una menor capacidad de enfriamiento como resultado de una menor tasa de sudoración. Dado que la actividad física produce calor, que requiere que se disipen mayores cantidades de calor a través del sudor, los atletas que se deshidratan deben disminuir la energía gastada (deben reducir su actividad) para producir menos calor. En pocas palabras, los atletas deshidratados con déficit de líquidos > 2% del peso corporal pueden experimentar una función cognitiva comprometida y reducción del rendimiento del ejercicio aeróbico, especialmente si el ejercicio se produce en climas cálidos. Los déficits del rendimiento anaeróbico se observan de forma más frecuente con la deshidratación relacionada con una pérdida de peso corporal del 3-5%. Existe la preocupación de que deshidratarse intencionalmente para "alcanzar el peso" antes de una competición pueda afectar negativamente el rendimiento.

Tabla 7-4 Contenido hídrico (porcentaje del peso total) de alimentos consumidos de forma habitual

Contenido hídrico muy alto (más del 80%)	Avena sola, leche de soja, tofu, coles de Bruselas cocidas, pepino, zanahorias y sandía
Contenido hídrico elevado (65-80%)	Cebada cocida, huevo duro, aderezos para ensaladas bajos en calorías, plátanos (bananas) y la mayoría de los pescados
Contenido hídrico medio (50-65%)	Frijoles pintos cocidos, carne molida a la parrilla y pollo asado
Contenido hídrico bajo (30-50%)	Bagel solo, queso cheddar y aderezo regular para ensaladas
Contenido hídrico muy bajo (15-30%)	Pan integral tostado
Contenido hídrico extremadamente bajo (inferior al 15%)	La mayoría de los cereales listos para comer, tostada de maíz, mantequilla de cacahuate (maní) regular, piel de las frutas, tomates secados al sol y uvas pasas
Sin contenido hídrico	Azúcar blanco y aceites

Fuente: USDA. Nutrition value of foods. Disponible en: https://www.ars.usda.gov/is/np/NutritiveValueofFoods/NutritiveValueofFoods.pdf

Cerca del 33% del agua corporal total está en el plasma sanguíneo y en los espacios entre las células (LEC), mientras que aproximadamente el 66% del agua corporal total está dentro de las células (LIC). La cantidad de agua contenida en el cuerpo es afectada por varios factores, incluida la composición corporal. La masa magra en un estado bien hidratado se compone de aproximadamente 72-75% de agua, mientras que la masa grasa contiene mucho menos agua, alrededor del 10-20%, que proviene principalmente del plasma que corre a través del tejido graso (95). La grasa en sí misma es esencialmente anhidra (sin agua). Debido a que las mujeres por lo general tienen mayor cantidad de grasa corporal que los hombres, sus cuerpos tienen proporcionalmente menos agua. Un hombre de 70 kg (154 lb) con una composición corporal promedio tiene ~42 L de agua (nota: 1 L de agua = 1 kg, entonces 42 L = 42 kg de agua). En este ejemplo, el 60% del peso en el hombre de 70 kg es agua (fig. 7-1).

- El 66% del peso corporal total de una persona es de agua.
- El 65% del agua corporal total es intracelular.
- El 35% del agua corporal total es extracelular.
- Los músculos bien hidratados son alrededor de 75% agua.
- Los huesos son aproximadamente un 22% de agua.

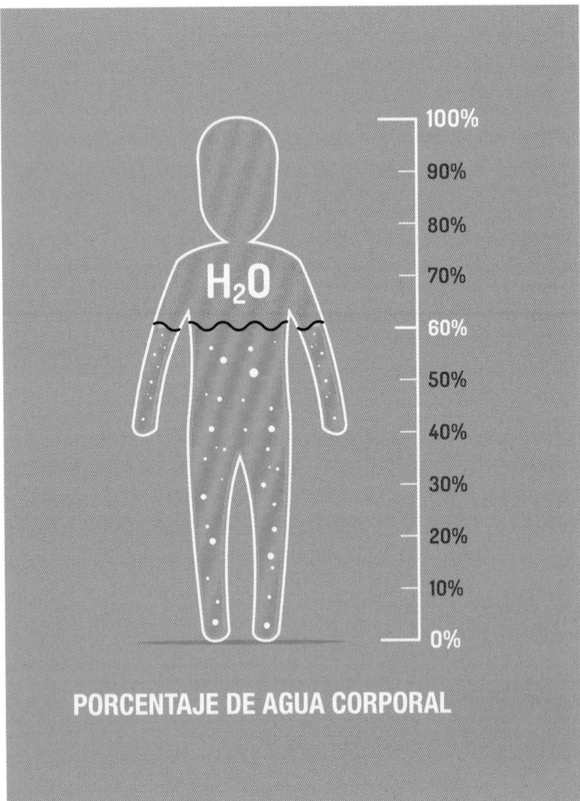

FIGURA 7-1. Distribución del agua corporal. El cuerpo de un adulto promedio es alrededor del 60% de agua. Las mujeres adultas promedio tienen un poco menos de agua corporal y los niños promedio tienen un poco más. La mayor cantidad de grasa corporal se relaciona con menor agua corporal total como porcentaje del peso. Tomado de: Szlyk PC, Sils IV, Francesconi RP, Hubbard RW, and Armstrong LE. Effects of water temperature and flavoring on voluntary dehydration in men. *Physiology & Behavior.* 1989;45(3):639–47. Zoran Milic/Shutterstock.com

- La grasa es esencialmente anhidra: tiene únicamente un contenido hídrico del 10%.
- La sangre es alrededor del 83% de agua.
- Los hombres promedio pesan cerca de un 60% de agua.
- Las mujeres promedio pesan alrededor de un 50% de agua.
- Los individuos obesos pesan un 40% de agua.
- Los atletas pesan aproximadamente un 70% de agua.

La pérdida de agua corporal también resulta afectada por varios factores, a saber:

- *Temperatura ambiente.* Una temperatura más alta produce una mayor pérdida de agua a través de una mayor tasa de sudoración. El cuerpo tiene que eliminar el calor relacionado con el mayor metabolismo energético y también debe eliminar el calor asociado con una temperatura más alta.
- *Humedad ambiental.* Una mayor humedad produce mayor pérdida a través de tasas más altas de sudoración. Es difícil evaporar el agua (sudor) en un ambiente con mucha agua (humedad alta). Como resultado, la capacidad de enfriamiento es menos eficiente, de manera que se produce sudor en un intento por mejorar el enfriamiento (fig. 7-2).
- *Edad.* Varios estudios sugieren que la regulación de la temperatura en los niños preadolescentes es tan eficaz como en el adulto (60, 73). Sin embargo, la mayoría de los estudios han encontrado que la regulación de la temperatura en los niños pequeños (preadolescentes) y los adultos mayores es menos eficaz que en los adultos jóvenes (39, 41, 45, 65, 159). Una investigación reciente descubrió que los niños pequeños y los hombres adultos tenían respuestas termorreguladoras similares a los 80 min de ejercicio realizado en calor con una producción fija de calor metabólico. Sin embargo, se encontró que el volumen de sudor fue menor en los niños, a pesar de las similitudes en la producción de calor metabólico absoluto y el requerimiento de equilibrio de calor por evaporación (85).
- *Pérdida urinaria.* La orina se produce de forma constante para excretar los subproductos metabólicos y como un medio para ajustar la concentración de electrólitos intracelulares (dentro de la célula) y extracelulares (fuera de la célula, incluido el plasma sanguíneo) y el volumen total de agua corporal. Ciertas sustancias pueden inducir un efecto diurético, incluidos los alimentos con alto contenido de potasio (p. ej., frutas y vegetales frescos) y medicamentos que se consumen para disminuir el volumen sanguíneo (p. ej., furosemida, espironolactona e hidroclorotiazida).
- *Pérdida gastrointestinal (heces).* La pérdida típica de agua en el tubo digestivo es relativamente baja (~0.10 L/día). Sin embargo, un estado diarreico puede aumentar de forma drástica la pérdida de agua del tubo digestivo hasta 100 veces más. Diversas alteraciones pueden provocar diarrea, incluyendo las infecciones víricas y bacterianas (p. ej., rotavirus, *Escherichia coli*), el consumo de alimentos/sustancias alimentarias a las que una persona tiene intolerancia (p. ej., intolerancia a la lactosa) o el consumo excesivo de sustancias con osmolaridad elevada que tienen una tasa de absorción lenta (p. ej., el

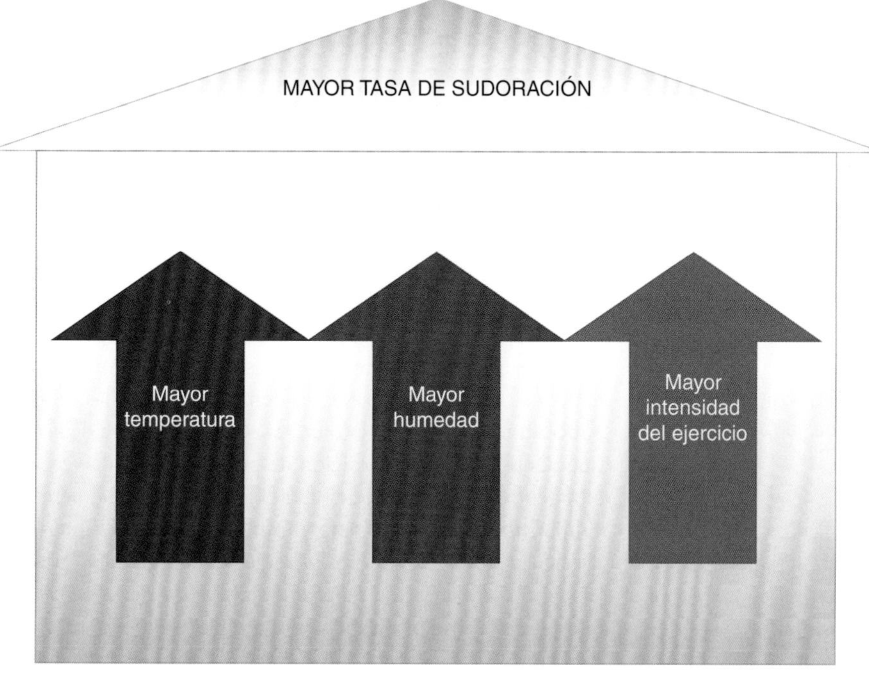

FIGURA 7-2. Índices de sudoración durante diferentes condiciones climáticas. La combinación de cualquiera de estos tres produce índices de sudoración incluso mayores.

aditivo alimentario sorbitol o el edulcorante jarabe de maíz alto en fructosa).

- *Consumo de proteínas.* Las dietas ricas en proteínas se relacionan con la deshidratación, incluso en atletas que consumen la misma cantidad de agua que aquellos que ingieren menos proteínas, pero que no están deshidratados. La deshidratación es causada por la eliminación de nitrógeno del exceso de proteínas. El nitrógeno ureico en sangre (BUN, *blood urea nitrogen*) elevado que se produce debe eliminarse a través de la orina, lo que ocasiona un aumento en la formación de esta última (161).
- *Consumo de sal.* El volumen sanguíneo está, en gran medida, determinado por la disponibilidad de sodio. El bajo consumo de sal (cloruro de sodio) tiene el efecto de disminuir el volumen sanguíneo y aumentar la pérdida de agua. El consumo elevado de sal requiere la formación de más orina para excretar el exceso, ya que el cuerpo intenta mantener la osmolaridad de la orina (67).
- *Vestimenta.* El tipo de ropa que se emplea puede influir en la capacidad para disipar el calor a través del sudor. La ropa elaborada de materiales (p. ej., algodón) que atrapan el agua produce un enfriamiento ineficaz debido a una menor evaporación, lo que conduce a una mayor formación de sudor y mayor pérdida de agua. Algunas prendas deportivas están hechas de materiales diseñados de manera específica para liberar agua y mejorar el enfriamiento por evaporación. Estos materiales absorben la humedad y ayudan a transportar los líquidos a la superficie, lo que mejora la evaporación y el enfriamiento.
- *Estado acondicionado.* Las personas que están en buen estado físico y bien aclimatadas a las condiciones ambientales son capaces de producir más sudor para mejorar el enfriamiento, y el contenido de sodio del sudor producido es menor que el de las personas menos acondicionadas, lo que permite un mantenimiento óptimo del volumen de plasma.

Sistemas de regulación del equilibrio hídrico

Factores importantes a considerar

- Volumen de agua corporal total = ~60% del peso corporal total
- Volumen del líquido extracelular = ~20% del peso corporal
  - *LIV:* representa, en promedio, ~3.5 L (~20% del LEC) del líquido que se encuentra dentro de los vasos sanguíneos (el plasma sanguíneo) y el líquido que forma la linfa.
  - *LI:* constituye, en promedio, ~10.5 L (~80% del LEC) del líquido en el espacio que rodea a las células, pero sin incluir el plasma o la linfa.
- Volumen del LIC = ~40% del peso corporal
  - *LIC:* representa, en promedio, ~28 L de líquido contenido dentro de las células.
  - El volumen aproximado de los diferentes compartimentos líquidos se proporciona únicamente con fines comparativos. Se produce un desplazamiento de los líquidos entre los compartimentos debido a las presiones hidrostática y osmótica, así como a cambios en la temperatura corporal. Por ejemplo, el agua se desplaza hacia la piel para aumentar la tasa de sudoración cuando aumenta la temperatura corporal.

Tabla 7-5 Equilibrio hídrico

Agua que sale	= Agua que ingresa
Aire (respiración)	Bebidas
Pérdidas por la piel (insensibles)	Alimentos
Pérdidas por la piel (sudor)	Agua del metabolismo
Orina	
Heces	

Fuente: United States Department of Agriculture, Agricultural Research Service, 2012. Disponible en: http://www.ars.usda.gov/ba/bhnrc/ndl. Consultado el 4 de noviembre de 2016.

Equilibrio hídrico

El mantenimiento del equilibrio hídrico implica garantizar que el volumen de agua perdido sea igual a la cantidad de agua que se reemplaza. El agua se pierde a través de la respiración, las pérdidas insensibles (no percibidas) de la piel, el sudor (agua perceptible en la piel), la orina y el tubo digestivo (pérdida fecal). Reemplazamos el agua mediante las bebidas que consumimos, el agua de los alimentos que ingerimos y aquella creada a partir del metabolismo energético (tabla 7-5).

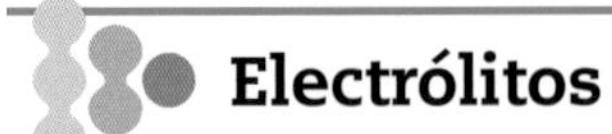

Electrólitos

Cloruro de sodio (sal)

El sodio y el cloruro se consumen como sal, y ambos electrólitos están involucrados en varias funciones corporales (*véase* la tabla 7-5). Es importante destacar que el sodio (Na^+) y el cloruro (Cl^-) son los principales electrólitos del LEC, que incluye al plasma sanguíneo (64). El principal catión (ion cargado positivamente) dentro de las células es el potasio, mientras que el sodio es el catión primario fuera de las células en el LEC. Aunque tanto el potasio como el sodio existen dentro y fuera de las células, la concentración de sodio es diez veces más alta fuera de la célula que dentro, y la concentración de potasio es treinta veces más alta dentro de la célula que fuera. Las bombas en la membrana celular utilizan energía para eliminar el sodio del interior de la célula a cambio de potasio. El empleo de energía en este proceso es significativo, ya que representa alrededor del 20-40% de la energía en reposo utilizada por los adultos promedio (21). Estas diferencias de concentración entre los electrólitos intercelulares y extracelulares primarios afectan las membranas celulares y representan múltiples funciones que incluyen cambios de líquido, contracción muscular (incluida la función cardíaca) y transmisión del impulso nervioso (138; tabla 7-6).

Tabla 7-6 Funciones y homeostasis de los electrólitos

Funciones generales	■ Distribución de los líquidos corporales a través de osmosis y la bomba de sodio potasio ■ Equilibrio acidobásico (pH y amortiguadores) ■ Regulación de la transmisión del impulso nervioso ■ Contractilidad muscular
Sodio (Na^+)	■ Principal electrólito del líquido extracelular (LEC) ■ El 40% en los huesos, el 10% en el líquido intracelular (LIC) y el 50% en el LEC ■ Excreción regulada por los riñones (sistema de aldosterona) ■ Pérdidas a través del sudor y la orina
Potasio (K^+)	■ Principal electrólito del LIC ■ Encargado de mantener el equilibrio hídrico en el ambiente del LIC ■ Participación en reacciones enzimáticas que involucran la síntesis de proteínas y glucógeno ■ Actividad nerviosa y muscular ■ Excreción de K por los riñones incluso cuando la ingesta dietética es baja ■ Posibilidad de arritmias cardíacas mortales ante la pérdida excesiva de K ■ Posible protección contra la hipertensión con las concentraciones elevadas de potasio ■ La ingesta excesiva de potasio puede causar arritmias cardíacas mortales
Cloruro (Cl^-)	■ Anión (−) principal en el LEC ■ Necesario para el equilibrio acidobásico ■ Necesario para la transmisión del impulso nervioso ■ Parte del HCl producido en el estómago y necesario para la digestión normal

La absorción de sodio influye en la de otros nutrientes, incluidos los aminoácidos, los monosacáridos (principalmente la glucosa), el cloruro y el agua. El cloruro es un componente importante del ácido clorhídrico en el estómago y disminuye el pH gástrico para permitir la digestión de las proteínas y otros nutrientes (75).

Debido a que el sodio es el catión primario en el LEC (incluida la sangre), el volumen sanguíneo se controla, en gran medida, a través de procesos que regulan el sodio. Un mayor consumo de sodio provoca un mayor volumen de sangre o mayores pérdidas de sodio en la orina. Los receptores que controlan la PA y la osmolaridad de la sangre comunican los cambios al hipotálamo, que produce vasopresina (arginina vasopresina y hormona antidiurética [ADH, *antidiuretic hormone*]). Sus acciones principales son (138):

- Regula el volumen del LEC al influir en el procesamiento renal del agua. La ADH reduce la formación de orina (de ahí el nombre "hormona antidiurética"), que finalmente ocasiona un mayor volumen sanguíneo y PA (fig. 7-3).
- Vasoconstricción, que sirve para compensar el volumen sanguíneo bajo al aumentar la resistencia vascular.

La liberación de vasopresina se produce principalmente por las siguientes alteraciones:

- *Hipovolemia (volumen sanguíneo bajo).* La disminución del volumen sanguíneo es detectada por los receptores en las paredes arteriales, que le indican al hipotálamo que libere vasopresina a través de la hipófisis.
- *Hipotensión (PA baja).* La menor PA estimula la liberación de vasopresina a través de la actividad nerviosa simpática.

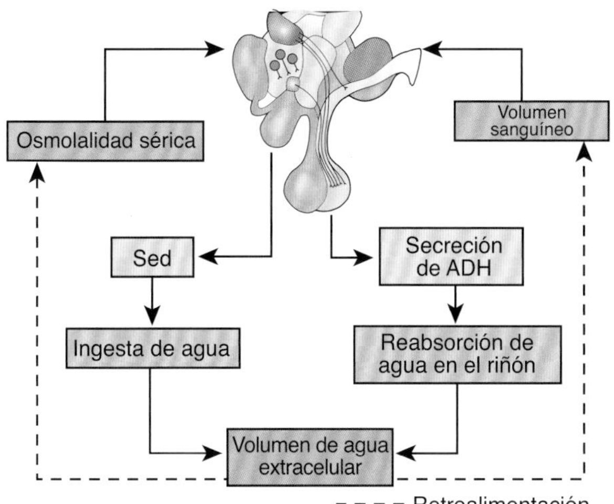

FIGURA 7-3. Producción de hormona antidiurética (ADH). Tomado de: Lippincott Professional Development. Philadelphia [PA]: LWW, August 2014.

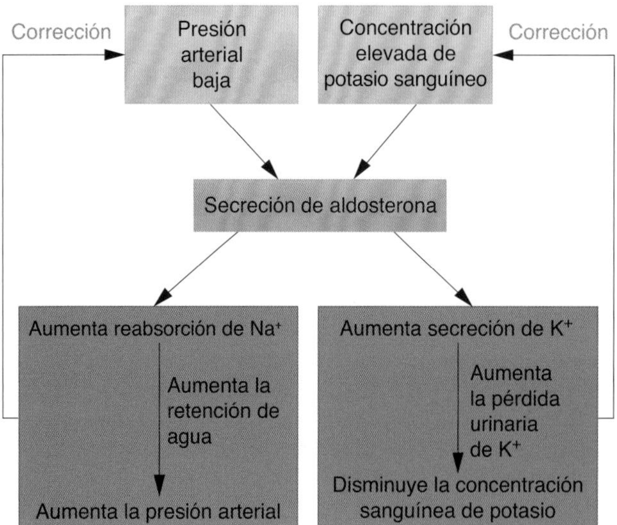

FIGURA 7-4. Producción de aldosterona. Tomado de: Cohen BJ, Hull K. *Memmler's The Human Body in Health and Disease.* 13th ed. Philadelphia [PA]: LWW [PE]; 2015.

- *Elevación de la osmolaridad (sodio sanguíneo elevado).* El aumento de la osmolaridad, que ocurre típicamente en la deshidratación, estimula la liberación de ADH.

Cuando la osmolaridad es baja (sodio bajo en la sangre), se produce aldosterona a través de una cascada de reacciones que se estimulan mediante la liberación de renina. La renina convierte el angiotensinógeno en angiotensina I, que entonces se transforma en angiotensina II. La angiotensina II no solo contrae los vasos sanguíneos para aumentar la presión arterial, sino que también estimula la producción de aldosterona (fig. 7-4). La aldosterona hace que los riñones retengan el sodio, lo que finalmente produce una mayor osmolaridad en la sangre y un aumento del volumen plasmático y la PA (138).

No es frecuente que las personas experimenten insuficiencia de sal (cloruro de sodio) como resultado de una ingesta dietética inadecuada. Sin embargo, se ha detectado que la hiponatremia (*hipo* = bajo; *Na* = sodio; *emia* = plasma sanguíneo; sodio bajo en el plasma) puede ocurrir en atletas que realizan ejercicio durante largos períodos en un ambiente caluroso sin consumir suficiente sodio durante el ejercicio (2). Los vómitos y la diarrea graves, así como el empleo de algunos diuréticos (clortalidona) que inducen la pérdida de sodio, también pueden causar hiponatremia (156). Más adelante en este capítulo se incluye más información sobre la hiponatremia.

La ingesta recomendada de sodio se basa en el nivel de ingesta adecuada (IA) para reemplazar la pérdida de este electrólito a través del sudor durante la actividad moderada (tabla 7-7). Se debe tener en cuenta que el consumo promedio de sodio está muy por encima del nivel recomendado por el Food and Nutrition Board (75).

Tabla 7-7 Ingesta adecuada de sodio y su equivalente en sal (cloruro de sodio)

Grupo	Edad (años)	Ingesta de sodio en hombres y mujeres (g/día)	Ingesta de sal en hombres y mujeres (g/día)
Adolescentes	14-18	1.5	3.8
Adultos	19-50	1.5	3.8
Adultos	51-70	1.3	3.3
Adultos	≥ 71	1.2	3.0
Embarazo	14-50	1.5	3.8
Lactancia	14-50	1.5	3.8

La tabla completa que incluye los niveles de la ingesta recomendada para lactantes y niños se incluye en el apéndice.
Fuente: Institute of Medicine, Food and Nutrition Board. Sodium and Chloride. *Dietary Reference Intakes for Water, Potassium, Sodium, Chloride, and Sulfate.* Washington (DC): National Academies Press; 2005. p. 269–423.

Riesgo de enfermedad con la ingesta excesiva de sal

Factores importantes a considerar

- La mayoría de las personas tienen mecanismos eficaces para excretar el exceso de sodio en la orina. Sin embargo, aproximadamente el 10% de la población carece de estos mecanismos, poniéndolos en riesgo de retener demasiado sodio, con la consecuencia de un aumento de la PA (hipertensión). La PA alta continua es un factor de riesgo para las enfermedades cardiovasculares y las nefropatías, por lo que es de gran importancia que *todas* las personas se revisen de forma periódica la PA para determinar si son hipertensas.
- Las personas hipertensas deben vigilar su consumo de sal, y se recomienda que ingieran alimentos ricos en potasio para ayudar a desplazar líquido de la sangre hacia las células para apoyar en el control del volumen sanguíneo y la PA.

Existen varios riesgos de enfermedad relacionados con el consumo crónico excesivo de sodio, que es mucho más frecuente que la ingesta insuficiente de sodio. Las *Dietary Guidelines for Americans* de 2015-2020 recomiendan que los estadounidenses consuman menos de 2 300 mg de sodio por día como parte de un patrón de alimentación saludable. De acuerdo con los Centers for Disease Control and Prevention (27), el 90% de los niños y el 89% de los adultos mayores de 19 años de edad consumen más de 3 400 mg/día, o un exceso de más de 1 000 mg por día por encima del máximo recomendado. Los hallazgos recientes indican que la ingesta global de sodio es de 3 960 mg/día (128). Es útil leer la etiqueta para ayudar a comprender el nivel de sodio en los alimentos envasados (tabla 7-8). Se debe considerar que la etiqueta se refiere a la cantidad *por porción*, que puede ser una cantidad inferior a la que las personas están acostumbradas a comer.

Hipertensión

Existe evidencia clara de que el consumo crónico de una cantidad elevada de sal aumenta el riesgo de una PA alta, mientras que la reducción de su consumo la disminuye (43, 46). La PA alta crónica se asocia con cardiopatía y muerte prematura (47, 53). Algunas personas son más sensibles a la ingesta de sodio que otras, incluidas aquellas con hipertensión diagnosticada. También se observa un mayor riesgo de sensibilidad al sodio en personas con sobrepeso, afroamericanos y adultos mayores (157). Es probable que muchos de estos individuos en alto riesgo tengan una predisposición genética a mantener una producción elevada de aldosterona, que inhibe la excreción de sodio (55). El tipo de alimentos que se consume puede tener un cambio deseable en la PA. El consumo de la dieta de abordajes dietéticos para detener la hipertensión (DASH, *Dietary Approaches to Stop Hypertension*), que es alta en frutas, vegetales, cereales enteros, pollo, pescado, productos lácteos bajos en grasa y nueces, ha sido eficaz para reducir la PA en personas con hipertensión (3).

Litiasis renal

La ingesta elevada de sal en la dieta se relaciona con una mayor excreción de calcio en la orina, y los cálculos renales están fuertemente asociados con una concentración alta de calcio en la orina. Se ha detectado que el consumo elevado de sodio (~5 000 mg/día) produce un aumento del 30% en los cálculos renales en desarrollo en comparación con las personas que consumen menos sodio (~1500 mg/día) (36). Otros estudios han descubierto que reducir la ingesta de sodio disminuye el riesgo de desarrollar cálculos renales (18).

Cáncer de estómago

Se ha observado que el consumo crónico de alimentos ricos en sal (tabla 7-9) aumenta el riesgo de carcinoma gástrico. Los alimentos con alto contenido de sal pueden inflamar el revestimiento del estómago, lo que aumenta la posibilidad de una infección bacteriana (por *Helicobacter pylori*), que se relaciona con úlceras gástricas

Tabla 7-8 Interpretación del contenido de sodio en las etiquetas de datos nutricionales de los alimentos envasados

Etiqueta	Significado
Libre de sodio	Menos de 5 mg de sodio por porción
Libre de sal	Menos de 5 mg de sodio por porción
Muy bajo en sodio	35 mg de sodio o menos por porción
Bajo en sodio	140 mg de sodio o menos por porción
Reducido en sodio o menos sodio	Al menos 25% menos sodio que el producto regular
Sin sal añadida	La cantidad de sodio por porción debe ponerse en la etiqueta

Tabla 7-9 Muestreo del contenido de sodio y sal en alimentos de consumo habitual

Alimento	Cantidad	Sodio (mg)	Cloruro de sodio o sal (mg)
Jugo (zumo) de naranja	1 taza	0	0
Almendras (sin sal)	1 taza	1	3
Tomate	1 mediano (fresco)	6	15
Zanahoria	1 mediana (fresca)	42	105
Pan, trigo entero	2 rebanadas	264	660
Cereal, hojuelas de maíz	1 taza	266	665
Pepinillo	1 pieza	300	800
Salchicha (ternera)	1 salchicha	510	1300
Jamón	85 g	1000	2500
Pretzels (salados)	57 g o 10 pretzels	1000	2500
Macarrones con queso	1 taza (enlatados)	1300	3300

Fuente: United States Department of Agriculture. National Nutrient Database for Standard Reference, Release 28.

y cáncer (150). Las asociaciones originales entre la ingesta de sal y el cáncer gástrico se encontraron en poblaciones asiáticas, donde el consumo de alimentos ricos en sal es frecuente (69, 88).

Osteoporosis

El desarrollo de huesos fuertes implica muchos factores, incluida la disponibilidad adecuada de calcio y vitamina D, el estímulo (por ejercicio) óseo adecuado, la disponibilidad de estrógenos (en las mujeres) y la ingesta energética adecuada. Cualquier factor individual puede comprometer la densidad mineral ósea, y existe la inquietud de que un consumo elevado de sodio pueda ser un factor negativo en la salud ósea. Se sabe que la ingesta excesiva de sodio eleva la excreción de calcio, por lo que existe la preocupación de que esta pérdida pueda aumentar el riesgo de desarrollar una densidad ósea baja. Aunque se necesitan más estudios para confirmar este riesgo, un estudio ha observado que las mujeres posmenopáusicas con alto consumo de sal tenían una menor densidad mineral ósea de la cadera (44).

Potasio

Aunque el sodio es el catión primario (electrólito cargado positivamente) fuera de las células, el potasio (K^+) es el catión principal dentro de las células. Las diferentes concentraciones de potasio y sodio dentro y fuera de las células crean una "carga" electroquímica en la membrana celular. La membrana celular utiliza esta carga eléctrica para bombear el sodio fuera de la célula y el potasio dentro de esta, y al hacerlo, participa en la contracción muscular y la transmisión del impulso nervioso.

Además de esta función fundamental de la membrana celular, el potasio también está implicado en el metabolismo de los hidratos de carbono a través de la enzima *piruvato-cinasa* (137). El nivel de IA, establecido por el Food and Nutrition Board del Institute of Medicine, es de 4700 mg/día para los adolescentes y adultos, tanto hombres como mujeres, y se ha visto que satisface las necesidades de potasio reduciendo al mismo tiempo la presión arterial y disminuyendo el riesgo de litiasis renal. La ingesta recomendada de potasio para las mujeres que amamantan

Tabla 7-10 Muestreo de las fuentes de potasio en alimentos de consumo habitual

Alimentos	Tamaño de la porción	Potasio (mg)
Almendras	1 oz	200
Naranja	1 mediana (fresca)	237
Semillas de girasol	1 oz	241
Tomate	1 mediano (fresco)	292
Cereal de hojuelas de trigo y pasas	1 taza	362
Plátano (banana)	1 mediano (fresco)	422
Calabaza (zapallo)	½ taza (cocida)	448
Frijoles (judías/porotos) blancos	½ taza (cocidos)	485
Uva pasa	½ taza	598
Ciruelas, secas (ciruelas pasas)	½ taza	637
Papa/patata (con piel)	1 mediana (horneada)	926

Fuente: United States Department of Agriculture. National Nutrient Database for Standard Reference, Release 28.

es ligeramente mayor (5100 mg/día) (*véase* el apéndice para las ingestas recomendadas completas, incluyendo lactantes y niños). Las encuestas dietéticas en los Estados Unidos indican que la ingesta de potasio es aproximadamente la mitad del nivel recomendado (61; tabla 7-10). Como regla general, las frutas y los vegetales son una excelente fuente de potasio en la dieta.

Insuficiencia de potasio

La insuficiencia de potasio se conoce como *hipocalemia* (*hipo*= bajo; *K*= potasio; *emia*=sangre) y suele ser causada por una pérdida excesiva de potasio en lugar de su ingesta inadecuada (54). Las alteraciones relacionadas con pérdidas excesivas de potasio incluyen la diarrea y los vómitos, el uso desmesurado de laxantes, el abuso de alcohol, algunos diuréticos de prescripción (tiazida y furosemida) y el agotamiento del magnesio. La insuficiencia cardíaca congestiva se relaciona con la hipocalemia, al igual que el consumo elevado de regaliz negro o bebidas y productos que lo contienen. El regaliz contiene un ácido (ácido glicirrícico) que aumenta la excreción urinaria de potasio mientras retiene el sodio (108).

Varios estudios sugieren que la combinación de un consumo excesivo de sal junto con una ingesta inadecuada de potasio aumenta el riesgo de varias enfermedades, como hipertensión, litiasis renal, osteoporosis y accidente cerebrovascular. Las recomendaciones actuales de un mayor consumo de frutas y vegetales frescos son, en gran medida, para reducir el consumo de sodio y elevar el de potasio para reducir los riesgos de estas enfermedades.

Hipertensión

Los estudios que han explorado las ingestas dietéticas de los estadounidenses han detectado que quienes tienen ingestas más altas de potasio poseen una PA más baja que aquellos con ingestas más bajas (61). La dieta DASH ha proporcionado evidencia adicional de que una mayor ingesta de potasio ayuda a disminuir la PA (5).

Litiasis renal

La pérdida elevada de calcio a través de la orina aumenta el riesgo de tener cálculos renales, y se ha visto que un consumo bajo de potasio aumenta el calcio en la orina (50, 86). Esta es una relación poderosa, ya que varios estudios encontraron que las dietas altas en potasio o con un alto consumo de potasio en relación con el de proteínas animales redujeron significativamente la incidencia de desarrollo de cálculos renales (35, 50).

Osteoporosis

Existe una amplia evidencia de que una mayor ingesta de potasio protege a los huesos, probablemente porque este elemento ayuda a desarrollar bicarbonato, lo que amortigua la acidez. El hecho de no proporcionar suficiente potasio reduce la formación de bicarbonato, lo que obliga a la eliminación del calcio del hueso para utilizar el calcio como amortiguador. Un mayor consumo de frutas y vegetales tiene los efectos de amortiguar la acidez del sistema, ayudando a mantener el calcio en los huesos (151, 168).

Toxicidad del potasio

Aunque es más frecuente que las personas consuman una cantidad insuficiente de potasio, la toxicidad puede ocurrir cuando la ingesta de potasio es mayor que la capacidad de los riñones para eliminar el exceso (76). Esta alteración, conocida como *hipercalemia*, ocurre con mayor probabilidad con el consumo de suplementos prescritos que exceden los 18 000 mg en una dosis única. La hipercalemia también puede ocurrir con un traumatismo grave, como una quemadura que cubra una gran parte del cuerpo, dañe las células y cause un aumento repentino del potasio en el plasma. Algunos fármacos de venta libre, incluidos los antiinflamatorios no esteroideos (AINE), se relacionan con hipercalemia, al igual que algunos antihipertensivos de prescripción (β-bloqueadores, etc.) (92).

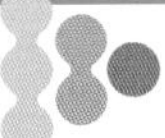

Ejercicio y equilibrio hidroelectrolítico

Factores importantes a considerar

- El ejercicio aumenta la *tasa* con la que se quema la energía. Un mayor gasto energético causa mayor producción de calor, y debido a que los humanos solo tenemos una eficacia del ~30% convirtiendo el combustible metabolizado en energía, el ~70% de toda la energía metabolizada quemada crea calor que debe disiparse para evitar una elevación potencialmente peligrosa de la temperatura corporal.
- El principal sistema en humanos para la eliminación del calor es la evaporación del sudor. Debido a que el ejercicio aumenta la necesidad de eliminar el calor, la *velocidad* con la que se pierden líquidos se incrementa para mantener la temperatura corporal. A mayor gasto energético por unidad de tiempo (mayor intensidad del ejercicio), mayor producción de calor y mayor tasa de sudoración para disipar el calor producido.

Sistemas para la adición y eliminación de calor

Existen varias formas en las que un atleta puede adquirir y disipar el calor adquirido (fig. 7-5).

Factores que afectan la temperatura corporal

Los siguientes factores afectan la temperatura corporal en humanos:

- Radiación solar
- Temperatura del aire
- Humedad del aire
- Radiación térmica del suelo
- Radiación solar reflejada del suelo
- Metabolismo energético (contracción muscular, etc.)
- Sudor
- Respiración
- Convección
- Vestimenta o equipo protector
- Viento
- Estado acondicionado

Independientemente de la fuente de calor o enfriamiento, el cuerpo debe mantener una temperatura relativamente constante para evitar el estrés térmico (demasiado frío o demasiado calor) (fig. 7-6).

La actividad física genera calor, que debe disiparse para que el atleta continúe su actividad. Si no se disipa el calor suficiente, la temperatura corporal central puede elevarse hasta un punto que provoca una enfermedad por calor y, si es grave, la muerte.

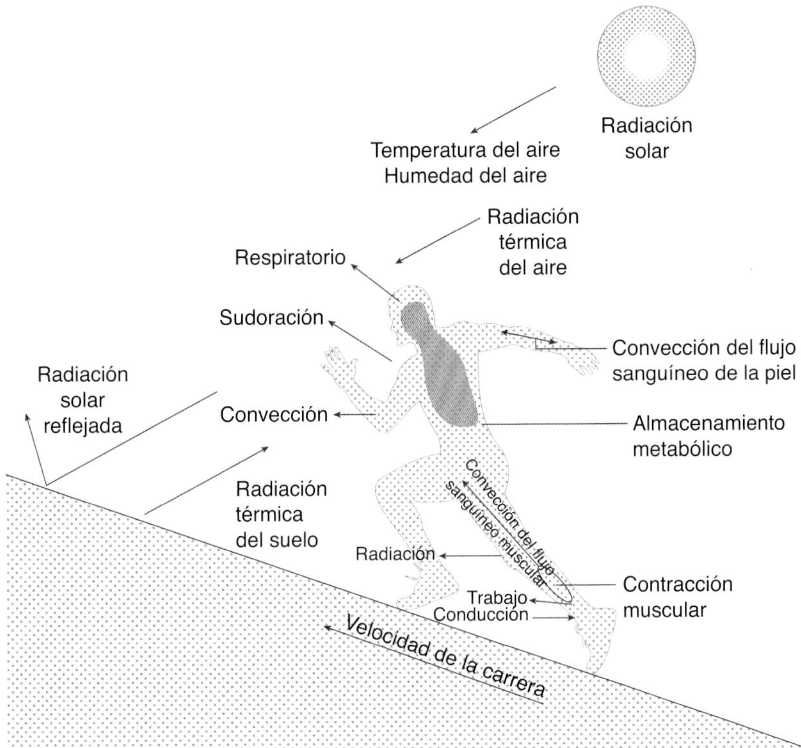

FIGURA 7-5. Sistemas de adición y eliminación de calor en un atleta ejercitándose. Tomado de: Sawka MN, Latzka WA, Montain SJ. Effects of dehydration and rehydration on performance. En: Maughan RJ, editor. *Nutrition in Sport.* London: Blackwell Science; 2000. p. 205–17.

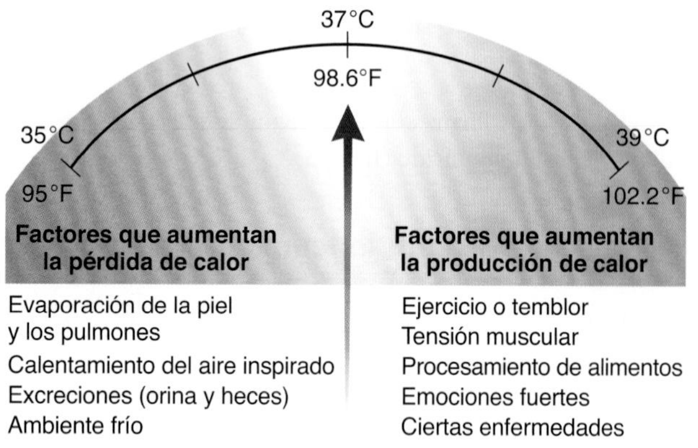

FIGURA 7-6. Factores que afectan el equilibrio térmico. Tomado de: Kronenberger J, Ledbetter J. *Lippincott Williams & Wilkins' Comprehensive Medical Assisting*. 5th ed. Philadelphia (PA): WK Health and Pharmacy; 2016.

El principal sistema para disipar el calor es la producción de sudor, cuya evaporación tiene un efecto de enfriamiento. Debería ser obvio que la producción inadecuada de sudor ocasiona una eliminación deficiente del calor y estrés por calor. La regulación de la temperatura representa el equilibrio entre el calor producido o ganado (calor adentro) y el calor perdido (calor afuera), y cuando funciona correctamente, estos están en equilibrio y la temperatura corporal se mantiene. Tanto los factores internos como los externos pueden contribuir al calor corporal. El calor radiante del sol contribuye a la temperatura corporal, así como el calor generado por la quema de combustible también contribuye a la temperatura corporal. De alguna manera, el cuerpo debe disipar la misma cantidad de calor que se ha adquirido para mantener la temperatura corporal constante.

El ejercicio aumenta significativamente la producción de calor, lo que requiere la pérdida de este exceso de calor. El cuerpo traslada el calor de los músculos a la piel, donde puede eliminarse hacia el entorno circundante. Esto hace que el flujo sanguíneo hacia la piel sea importante durante la actividad física (80). Una vez en la piel, el calor puede eliminarse mediante evaporación, conducción, radiación y convección (*véase* la fig. 7-6):

- *Conducción (transferencia de calor causada por una diferencia de temperatura).* Debido a que el aire tiene una alta resistencia térmica, la transferencia de calor del cuerpo al aire es un mecanismo menor para la pérdida de calor en los seres humanos. Esto también contribuye de manera limitada al mantenimiento de la temperatura corporal, excepto cuando los atletas están expuestos a superficies frías, como los patinadores y jugadores de hockey.
- *Convección (transferencia de calor a través del movimiento de líquidos).* Cuando un líquido pasa por los tejidos, absorbe el calor excesivo del tejido y lo transfiere a través de convección a los tejidos más fríos. Este factor es un contribuyente menor al mantenimiento de la temperatura corporal, excepto en atletas que están expuestos al aire frío, como los montañistas, o al agua fría, como los nadadores. Cuando la temperatura ambiente es muy alta (por encima de la temperatura corporal), la convección puede *agregar* calor al cuerpo.
- *Desplazamiento de más sangre hacia la piel para permitir la disipación de calor a través de radiación.* El calor se elimina de todos los objetos calientes (más calientes que el ambiente) a través de la radiación, al igual que un radiador de calor en el hogar. La radiación solar puede agregar calor al cuerpo, mientras que el enfriamiento radiante ocurre cuando el atleta se encuentra en un ambiente más frío que la temperatura corporal. Esto suele ser un contribuyente menor al mantenimiento de la temperatura corporal, excepto cuando el atleta se encuentra bajo la luz solar directa o en un ambiente frío.
- *Aumento de la tasa de producción de sudor y evaporación.* Esto implica cambiar el estado del vehículo de transferencia de calor (líquido) a vapor (evaporación) y es el principal contribuyente al mantenimiento de la temperatura corporal durante el ejercicio. Aproximadamente el 80% de la eliminación de calor durante el ejercicio vigoroso es resultado de la evaporación del sudor de la piel (80).

Estos sistemas representan la mayor parte de la termorregulación, pero durante el ejercicio, la mayoría de las pérdidas de calor se producen a través de la evaporación del sudor. Conservar la tasa de sudoración depende del mantenimiento del volumen de plasma (sangre). La reducción del volumen sanguíneo produce un menor flujo de sangre hacia la piel con una reducción en la producción de sudor. El ejercicio aumenta el requerimiento de sangre que va más allá de la producción de sudor. El ejercicio también aumenta el requerimiento de flujo sanguíneo hacia los músculos que están trabajando para satisfacer la demanda de energía y nutrientes y eliminar los subproductos metabólicos del combustible utilizado. Un volumen sanguíneo menor compromete esta capacidad de satisfacer todos estos requerimientos, lo que reduce el rendimiento deportivo. El mantenimiento del volumen sanguíneo es lo suficientemente importante para el rendimiento deportivo de manera que muchos consideran que es el factor principal que determina si el trabajo físico puede continuar a una intensidad alta.

El metabolismo energético tiene una eficiencia aproximada del 20-40%, y el 60-80% restante de la energía quemada por los tejidos se transforma en calor. Cuando aumenta la tasa de metabolismo energético, también se incrementa la producción de calor. Este calor debe ser disipado, por lo que se deben activar los sistemas de enfriamiento. La actividad de alta intensidad puede aumentar la producción de calor hasta 20 veces más que el calor producido en reposo (127). Si no se disipa esta mayor producción de calor relacionado con el ejercicio, el atleta puede correr el riesgo de sufrir una enfermedad por calor, con un riesgo aún mayor si el calor y la humedad del ambiente contribuyen al estrés por calor. Existe una gran variabilidad en los índices de sudoración durante la realización de actividad física, dependiendo de la duración y la intensidad del ejercicio, la aptitud del atleta y la forma en la que este se ha aclimatado al medio ambiente (p. ej., calor, altitud, humedad). Considere que un atleta bien entrenado que está entrenando en un ambiente caluroso y húmedo por lo general pierde 1-1.5 L de líquido por hora, pero puede perder hasta 2.4 L de líquido por hora o más (31, 136, 164).

Índice de calor

El índice de calor (IC), también denominado *temperatura aparente*, combina la temperatura y la humedad relativa en el entorno inmediato para proporcionar un valor de cómo los humanos *perciben* la temperatura. Un IC elevado provoca una mayor tasa de sudoración debido a que el exceso de humedad produce un enfriamiento menos eficaz a través de la evaporación del sudor (es difícil evaporar el agua del sudor en un ambiente con un contenido de agua elevado). Como resultado, el volumen de sudor aumenta en un intento por lograr un mejor enfriamiento. Los valores altos de IC pueden hacer que sea extremadamente difícil o imposible lograr un enfriamiento adecuado relacionado con el sudor, lo que hace que las actividades sean peligrosas debido al mayor riesgo de enfermedades por el calor (fig. 7-7; *véase también* la fig. 7-2). Como se muestra en la figura 7-2, ejercitarse bajo mayor calor y humedad produce índices de sudoración más altos que cuando se lleva a cabo el ejercicio en un ambiente más fresco y seco, independientemente de la intensidad del ejercicio.

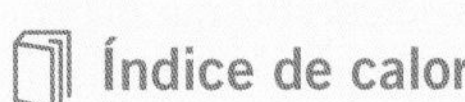

Índice de calor

Una medida de la temperatura y humedad combinadas que se calcula para áreas con sombra.

Temperatura de globo y bulbo húmedo

La **temperatura de globo y bulbo húmedo** (TGBH) representa el esfuerzo o estrés térmico relativo experimentado por una combinación de luz solar directa, temperatura, humedad, velocidad del viento, ángulo del sol y nubosidad, que afecta a la radiación solar. Aunque puede ser difícil medir de manera simultánea los distintos factores que se utilizan para predecir la TGBH, estos la convierten en un índice importante para predecir el esfuezo térmico al que puede enfrentarse un atleta (16). Por esta razón, el American College of Sports Medicine (7, 146) recomienda el método de TGBH para predecir el esfuezo por calor.

Temperatura de globo y bulbo húmedo

Una medida del esfuerzo por calor bajo la luz solar directa, que considera al mismo tiempo la temperatura, la humedad, la velocidad del viento, el ángulo de sol y la nubosidad (que afecta la radiación solar).

Humedad relativa	Temperatura del aire (°C)										
	21	23.8	26.6	29.4	32.2	35	37.8	40.3	43.1	45.9	48.7
	Sensación de calor (°C)										
0%	18	20	22	25	28	30	33	35	37	39	42
10%	18	21	24	26	29	32	35	38	40	44	47
20%	19	22	25	27	30	34	37	40	44	49	54
30%	19	22	25	29	32	35	40	45	50	57	64
40%	20	23	26	30	34	38	43	50	58	66	
50%	20	24	26	31	35	42	49	57	65		
60%	21	24	28	32	38	45	55	65			
70%	21	25	29	33	41	51	62				
80%	21	25	30	36	45	41					
90%	21	26	31	39	50						
100%	22	26	32	42							

32-40.5 °C	Posibilidad de calambres por calor
40.5-54.5 °C	Probables calambres por calor o agotamiento por calor; posible golpe de calor
54.5 °C+	Riesgo definitivo de golpe de calor

FIGURA 7-7. Índice de calor y riesgo de estrés por calor a diferentes valores. Las reacciones individuales al calor son variables. Las enfermedades por calor pueden ocurrir a temperaturas menores a las indicadas en esta tabla. La exposición a plena luz del sol puede aumentar los valores hasta 8.3 °C. Tomado de: Anderson MK, Parr GP. *Fundamentals of Sports Injury Management*. 3rd ed. Philadelphia [PA]: WK Health and Pharma; 2011.

Factores que afectan la pérdida de líquidos y electrólitos

Los siguientes factores que afectan la pérdida de líquidos y electrólitos deben ser considerados para los atletas y el ejercicio:

- *Temperatura ambiente.* Las temperaturas más altas causan mayores índices de sudoración.
- *Humedad ambiental.* La mayor humedad causa mayores índices de sudoración.
- *Vestimenta/equipo.* La ropa que atrapa la humedad contra la piel produce una evaporación ineficaz y mayores índices de sudoración, y también puede disminuir la pérdida de calor por convección a través del aumento del flujo sanguíneo hacia la piel.
- *Área de superficie corporal.* Se observa una mayor capacidad de producción de sudor en adultos con áreas de superficie corporal más grandes.
- *Acondicionamiento.* Los atletas bien acondicionados tienen una mejor capacidad de sudoración (pueden sudar un mayor volumen por unidad de tiempo para mejorar el enfriamiento por evaporación).
- *Equilibrio hídrico.* El equilibrio hídrico se relaciona con mayores índices de sudoración. La deshidratación reduce la tasa de sudoración en ~15% y este puede regresar a lo normal mediante la restauración del equilibrio hídrico (43, 123).
- *Intensidad de la actividad.* Las actividades de mayor intensidad se relacionan con una mayor utilización de energía

por unidad de tiempo, con una mayor producción de calor metabólico, lo que requiere mayores índices de sudoración para disiparlo.

- *Sexo.* Las mujeres no solo tienen índices de sudoración más bajos que los hombres, sino que también tienen tasas de gasto energético más bajas debido a su (típicamente) menor masa muscular y, posiblemente, alguna variabilidad específica del sexo en las glándulas sudoríparas y la adaptación al ejercicio (74, 105).
- *Edad.* Los niños tienen menos glándulas sudoríparas y producen menos sudor por medio de estas que los adultos. Por lo tanto, están en mayor riesgo de estrés por calor.

Idealmente, los atletas deben aprender a consumir líquidos durante el ejercicio para controlar la inevitable pérdida hidroelectrolítica a través del sudor y para reemplazar los hidratos de carbono utilizados (azúcar en la sangre y glucógeno muscular) durante el ejercicio. Los beneficios relacionados con el consumo de líquidos, electrólitos y energía durante el ejercicio son claros e incluyen:

- *Atenuación del aumento de la frecuencia cardíaca a través de un volumen latido mejorado.* El mantenimiento del volumen sanguíneo durante la actividad física ayuda a que el corazón funcione de manera más eficiente. El sudor produce una disminución del volumen sanguíneo, lo que hace que el consumo de líquidos y electrólitos durante el ejercicio sea un medio eficaz para mantener un volumen latido eficiente, en especial durante las sesiones de ejercicio prolongadas (> 30 min).
- *Atenuación del aumento de la temperatura central.* El mantenimiento de un estado de hidratación adecuado mejora el flujo sanguíneo de la piel, lo que ayuda a mantener los índices de sudoración. Esto hace que sea más fácil disipar el calor producido por el metabolismo energético.
- *Atenuación de las elevaciones del sodio, osmolalidad y adrenalina en el plasma.* El sudor se compone mayoritariamente de agua y una menor concentración de electrólitos que la del plasma. La osmolalidad plasmática resultante provoca un desplazamiento de agua y sodio que puede disminuir los índices de sudoración y aumentar el estrés y la producción de adrenalina. La adrenalina (epinefrina para la sustancia exógena) causa una rápida descomposición del glucógeno hepático, que aumenta temporalmente la glucemia. Sin embargo, el agotamiento del glucógeno hepático hace que sea difícil mantener el azúcar en la sangre, causando fatiga prematura. El mantenimiento del estado de hidratación ayuda a evitar este resultado.
- *Reducción del uso neto de glucógeno muscular.* El hecho de no proporcionar suficientes líquidos, electrólitos e hidratos de carbono durante la actividad física aumenta el empleo de glucógeno muscular, lo que produce fatiga temprana. Como regla simple: si se reducen tres elementos durante el ejercicio (agua, electrólitos, glucosa en la sangre), entonces los tres deben reemplazarse durante el ejercicio en un intento de mantener la función normal de los tejidos. Reemplazar solo uno de estos tres (p. ej., solo agua o sal) fracasa en mantener el estado de hidratación.

Sistemas para regular la temperatura corporal

El control de la temperatura corporal es una función del termostato del cuerpo: el *hipotálamo anterior preóptico.* Los receptores que vigilan los cambios de temperatura, llamados *termorreceptores*, se ubican en el cerebro, los músculos, la médula espinal y la piel, y proporcionan información sobre la temperatura corporal al hipotálamo anterior preóptico y a la corteza cerebral, lo que permite determinar si la temperatura corporal es demasiado alta (calor) o demasiado baja (frío). Una respuesta primaria a la alta temperatura corporal es la producción de sudor para la evaporación en la superficie de la piel como un medio para disipar el calor corporal. Estar bien hidratado es un componente importante de la producción de sudor. Si la temperatura corporal es demasiado baja, una respuesta primaria es el temblor involuntario de los músculos, que tiene el efecto de aumentar la producción de calor (80).

Hidratación

Existen varias funciones importantes relacionadas con la salud y el rendimiento deportivo asociadas con el mantenimiento de un estado de hidratación adecuado. Sin embargo, a pesar de la importancia de la hidratación, los estudios han encontrado que los atletas tienden a recuperar una cantidad menor de líquido de la perdida con el sudor, lo que lleva a una reducción gradual del rendimiento y disminuye los beneficios potenciales que deberían derivarse del ejercicio (136). Parte de esta diferencia se debe al hecho de que la tasa de agua perdida a través del sudor puede exceder la tasa máxima de absorción de agua de los líquidos consumidos. Se ha observado que se pueden perder 50 mL de líquido/min a través del sudor, pero los intestinos solo pueden absorber entre 20 y 30 mL de líquido (23). Sin embargo, parte de este reemplazo inadecuado de líquidos se debe a las malas estrategias de hidratación que siguen las personas que hacen ejercicio.

Los atletas bien hidratados se conocen como *euhidratados* o *normohidratados*; los que tienen niveles de agua corporal por debajo de lo normal se conocen como *deshidratados* o, si es grave, *hipohidratados*; y aquellos con una cantidad de agua corporal por arriba de lo normal se denominan *hiperhidratados.* Existen sistemas que permiten controlar la cantidad de agua corporal, los cuales implican forzar una mayor retención o pérdida de esta, todo esto mediado a través de una serie de hormonas que controlan la osmolalidad de la sangre (la concentración molecular sanguínea de electrólitos, incluidos el sodio, el cloruro y el potasio, así como otras sustancias) y los barorreceptores en los vasos sanguíneos que detectan cambios en la PA y envían al cerebro la información para mantener la PA adecuada.

La excreción de líquidos y subproductos metabólicos es una función primordial de los riñones, que son estimulados por hormonas y enzimas para ajustar el volumen de agua y electrólitos excretados o retenidos. La concentración de sodio influye de forma primaria en la osmolalidad del LEC, que se mantiene dentro de un rango estrecho. Debido a que el sudor es hipotónico (la concentración de sodio en el sudor es más baja que la concentración en el plasma), el ejercicio prolongado produce una mayor osmolalidad en el plasma porque se pierde más agua que sodio. Como un medio para mantener el volumen de agua corporal, la producción de orina durante y poco después del ejercicio disminuye ligeramente (127, 167). Como se muestra en la tabla 7-2, el cloruro de sodio (sal) en el sudor supera con creces a todos los demás electrólitos y es la razón principal por la que las bebidas deportivas lo contienen.

Los malos hábitos de hidratación en los atletas se deben a varias razones, entre ellas:

- Tradiciones sobre el consumo de líquidos en los deportes
- Desaprovechar las oportunidades para consumir líquidos
- Ausencia de un mecanismo de sed oportuno (los atletas sienten la necesidad de beber *después* de que se necesita el líquido)
- Mala disponibilidad de líquidos
- Líquidos con sabor desagradable para el deportista

Todos estos factores pueden superarse con entrenamiento y planificación, y contribuyen en gran medida a mantener el desempeño del atleta durante toda la práctica o la competición.

Problemas relacionados con la hidratación

Existen varias situaciones y alteraciones relacionadas con la hidratación y el consumo de líquidos, como se indica a continuación:

- El ejercicio en ambientes cálidos y húmedos provoca una mayor producción de sudor para mantener la temperatura corporal, por lo que se requiere un mayor consumo de líquidos.
- Algunos padecimientos, como la diabetes, causan una mayor pérdida de agua en la orina, lo que incrementa la necesidad de reponerla. La fibrosis quística aumenta la pérdida de sal a través del sudor, lo que incrementa el requerimiento de esta en el agua que se consume.
- Algunas personas toman medicamentos para el tratamiento de la PA alta, el glaucoma, la osteoporosis, la enfermedad renal y la insuficiencia cardíaca, entre otros, que aumentan la frecuencia urinaria. Es importante llevar un control cuidadoso del estado de hidratación y de la ingesta de cantidades adecuadas de agua para evitar la deshidratación cuando se toman estos medicamentos.
- Los atletas que hacen ejercicio mientras emplean ropa protectora pesada (p. ej., fútbol americano) sudan más porque esta ropa inhibe el enfriamiento por evaporación. Sudar más aumenta la necesidad de agua.
- El ejercicio de alta intensidad aumenta la cantidad de energía utilizada para satisfacer los requerimientos de energía muscular. Aproximadamente el 70% de la energía quemada genera calor. Este calor adicional no puede asimilarse, ya que aumentaría la temperatura corporal hasta un nivel inseguro, por lo que se incrementa la tasa de sudoración para disipar el calor adicional. Cuanto mayor es la intensidad del ejercicio, mayor es la necesidad de agua por unidad de tiempo.

Equilibrio hídrico y ejercicio

El ejercicio produce una pérdida más rápida de agua y electrólitos, así como una utilización acelerada de la glucosa sanguínea y el glucógeno muscular. Por lo tanto, la hidratación óptima requiere el reemplazo de los tres: agua, electrólitos e hidratos de carbono (AEH). Cuando no se está haciendo ejercicio, la tasa de reducción de AEH es relativamente lenta y, por lo tanto, es bastante fácil mantener un estado de hidratación. Debido a que la cantidad de AEH disminuye con lentitud, el consumo de un vaso ocasional de agua, otros líquidos o alimentos con alto contenido de agua (que también contengan hidratos de carbono y electrólitos) puede ser suficiente para mantener de forma adecuada el estado de hidratación. Sin embargo, la actividad física hace que la tasa de reducción de AEH avance extremadamente rápido. Dependiendo de la intensidad del ejercicio y la temperatura y la humedad ambientales, es posible tener pérdidas de sudor suficientes en un período relativamente corto, lo que dificulta el reemplazo adecuado de AEH. Esto podría afectar el rendimiento del ejercicio y, si se deja continuar, provocar una grave enfermedad por calor. En particular, cuando los índices de sudoración son altos, *esperar* para beber un líquido de composición adecuada hace que sea prácticamente imposible volver a un estado bien hidratado mientras se continúa el ejercicio y la pérdida de sudor sigue siendo alta. Por lo tanto, los esfuerzos atléticos que producen índices de sudoración elevados requieren que el atleta comience la actividad en un estado bien hidratado e inicie un patrón de consumo de líquidos (AEH) frecuente que reduzca la diferencia entre la pérdida y el consumo de líquidos (146).

La recomendación habitual para mantener la hidratación en las personas que no son atletas y que experimentan índices de sudoración relativamente bajos es consumir aproximadamente 3.7 L (3.9 cuartos de galón) de agua por día, incluyendo bebidas y agua contenida en los alimentos (75). El requerimiento de líquidos en el atleta es mayor (suficiente para reemplazar los líquidos perdidos con el sudor), y las encuestas han señalado que los atletas de ambos sexos no calculan con precisión el volumen total de la pérdida de sudor y no crean una estrategia que disminuya la diferencia entre la pérdida de sudor y los líquidos consumidos. Con frecuencia, el resultado es un consumo de líquidos mucho menor de lo necesario para mantener un estado óptimo de hidratación y rendimiento (145).

Incluso los cambios relativamente pequeños en el estado de hidratación pueden manifestar reducciones significativas en el rendimiento. Por lo tanto, el objetivo para los atletas es iniciar el ejercicio bien hidratados y mantenerse dentro de al menos un 2% del peso corporal que tenía antes del ejercicio, evitando al mismo tiempo el aumento de peso (136, 146). De manera independiente a la actividad, parece que perder significativamente más agua que este nivel marginal da lugar a déficits de rendimiento. En consecuencia, se debe desarrollar y practicar una estrategia para mantener la hidratación durante el ejercicio para permitir que los sistemas corporales se adapten a esta. También es importante consumir líquidos con una composición adecuada para garantizar que se distribuyan correctamente. Se ha encontrado que la mala hidratación (135, 136):

- Produce volúmenes de LIC y LEC inadecuados.
- Afecta los músculos y la piel (glándulas sudoríparas) y reduce el potencial de tasa de sudoración.
- Disminuye el volumen latido del corazón (el corazón tiene que trabajar más duro).
- Reduce el volumen del plasma y disminuye el suministro de líquido a los músculos que están trabajando, así como la entrega de energía y la eliminación de los subproductos metabólicos.
- Afecta negativamente el rendimiento atlético.
- Eleva la temperatura central hasta un grado que es particularmente grave en ambientes cálidos y húmedos.

El agua, los electrólitos y los hidratos de carbono se pierden a un ritmo acelerado durante el ejercicio, por lo que es claro que una estrategia importante para evitar la pérdida de rendimiento es reemplazarlos a un ritmo más rápido. Si la frecuencia con la que se bebe cuando no se hace ejercicio es una vez cada 2 h, entonces durante la actividad física podría ser fácilmente cada 10-15 min. Esperar demasiado entre las oportunidades para beber es una mala estrategia, ya que permite que los AEH disminuyan de tal manera que no puedan reemplazarse de forma adecuada. Si se espera más tiempo, se puede estabilizar el estado de hidratación del cuerpo, pero ese estado será demasiado bajo.

Adaptación del cuerpo al ejercicio

Los atletas acondicionados que se han aclimatado para hacer ejercicio en ambientes más calurosos y húmedos se desempeñan mejor que los atletas no aclimatados. Las adaptaciones típicas del cuerpo al ejercicio bajo el calor incluyen las siguientes (137):

- El volumen de plasma se expande para aumentar el volumen sanguíneo total, lo que facilita que el corazón bombee más sangre por latido (mejora el volumen latido).
- Fluye más sangre hacia los músculos y la piel.
- Se utiliza menos glucógeno muscular como fuente de energía durante el ejercicio, lo que mejora la resistencia (81, 124).
- Las glándulas sudoríparas se hipertrofian (crecen) y producen un 30% más sudor.
- La sal en el sudor disminuye aproximadamente un 60% para conservar los electrólitos, lo que ayuda a mantener el volumen sanguíneo.
- Se comienza a sudar a una temperatura central más baja, lo que ayuda a mantener la temperatura corporal normal.

La sensación psicológica de estrés se reduce, lo que disminuye la producción de adrenalina y cortisol y mejora la resistencia.

Vigilancia del equilibrio hídrico durante el entrenamiento

Con una ingesta insuficiente de AEH, el volumen sanguíneo puede disminuir con rapidez, lo que tiene un impacto negativo en la tasa de sudoración y hace que la temperatura corporal aumente de forma rápida. Sin embargo, es difícil consumir suficientes líquidos durante el trabajo físico intenso, lo que exige que los atletas o sus entrenadores tengan un plan de hidratación bien desarrollado. Por ejemplo, un atleta que pierde 1 L de agua por hora debe tener un plan para consumir aproximadamente cuatro tazas de AEH por hora. Aunque es difícil saber con precisión cuánto líquido se está perdiendo durante el ejercicio, esta estrategia sencilla puede ayudar a proporcionar a los atletas una estimación de cuánto se pierde y, por lo tanto, cuánto se debe consumir. Un litro de agua pesa ~1 kg, y medio litro (16 oz) pesa ~0.5 kg. Conocer estos pesos puede proporcionar una estimación de cuánto líquido se pierde y cuánto debe intentar consumir el atleta durante la actividad. Para estimar el requerimiento de agua durante la actividad, puede llevarse a cabo lo siguiente:

- Anotar la temperatura ambiente y la humedad (IC).
- Documentar la hora justo antes de la sesión de ejercicio.
- Registrar el peso corporal (preferiblemente sin ropa). Emplear kilogramos en lugar de libras es mucho más fácil, ya que no es necesario realizar ningún cálculo extra (1 kg perdido = 1 L).
- Realizar el ejercicio y vigilar la cantidad de líquido *que se consume* durante el período de actividad física.
- Cuando se termine el ejercicio, calcular el tiempo restando la hora de finalización de la hora de inicio.
- Quitarse la ropa sudada y secarse con una toalla.
- Una vez seco, anotar el peso corporal (de preferencia sin ropa) en kilogramos.
- Calcular la cantidad de líquido perdido a través del sudor restando el peso al final del ejercicio menos el peso corporal al comienzo.
- Si se emplearon onzas, la cantidad de líquido adicional que se debe consumir es equivalente a 16 oz de líquido por cada libra perdida, en volúmenes que oscilan entre 2 y 8 oz y en intervalos de tiempo que varían de 10 a 20 min.

Las diferencias entre los líquidos a reponer y la frecuencia de consumo se relacionan con la cantidad total de líquido que se debe reemplazar. Lo más sencillo es tomar la menor cantidad con la menor frecuencia (p. ej., 60 mL [2 oz] cada 20 min), pero los atletas deben tratar de no pasar más de 20 min sin beber algo durante el ejercicio (ejemplo 7-1).

Ejemplo 7-1. Consumo de líquidos durante el ejercicio

- Thomas pesa 72.5 kg (160 lb) al comienzo de su práctica de fútbol americano de 2 h y toma medio litro (2 tazas; 16 oz) de líquido durante la práctica.
- Al final de la práctica, Thomas pesa 71.5 kg (158 lb), por lo que necesita calcular cómo consumir un litro de agua *adicional* durante la práctica para alcanzar un total de 1.5 L (6 tazas o 48 oz) durante 2 h.
- Hay 12 incrementos de 10 min en 2 h, por lo que Thomas tiene 12 oportunidades para consumir un total de 1.5 L de líquidos si decide beber agua una vez cada 10 min.
- 1.5 L divididos por 12 equivalen a 125 mL (4 oz de líquido o 1/2 taza) cada 10 min.
- Puede ser difícil consumir tanto líquido si el atleta no está acostumbrado, por lo que Thomas debería intentar entrenarse aumentando de *forma gradual* su consumo de líquidos durante varias semanas para tratar de lograr un peso igual antes y después del ejercicio. El punto es este: cualquier cantidad de líquido mayor que la cantidad consumida real resulta de beneficio si el atleta experimenta pérdida de peso durante la actividad.

Todo esto se hace más complejo debido a las condiciones ambientales y el nivel de acondicionamiento del atleta. Los atletas mejor acondicionados tienen una mayor capacidad para enfriarse porque han desarrollado sistemas de sudoración más eficientes. Esto permite que los atletas mejor acondicionados trabajen más tiempo, pero también requiere que consuman más líquidos. Cuando el ambiente es cálido y húmedo, el agua no se evapora fácilmente del cuerpo, por lo que no tiene el efecto de enfriamiento deseado.

- Cuanto más alta es la temperatura, más suda el atleta.
- Cuanto más alta es la humedad, más suda el atleta, pero con una eficiencia de enfriamiento reducida.
- La ropa que atrapa el sudor contra la piel (no respira) tiene una eficiencia de enfriamiento reducida, por lo que obliga al atleta a sudar más.
- Los atletas bien acondicionados sudan más volumen por unidad de tiempo, lo que mejora el potencial de enfriamiento. Sin embargo, esta mayor tasa de sudoración requiere un mayor consumo de líquidos durante el ejercicio.
- Varios factores afectan la ingesta de líquidos y la velocidad con la que salen del estómago los líquidos consumidos (vaciado gástrico) y entran en el intestino delgado. Los dos factores principales para la ingesta de líquidos son la *sed* experimentada por el atleta y el *sabor* de la bebida consumida (143). Se ha observado que muchos atletas no consumen suficientes líquidos, incluso si están disponibles (denominada *deshidratación voluntaria*). Sin embargo, la mayoría de los atletas no consumen suficientes líquidos simplemente porque no tienen sed (59, 120). La sensación de sed, por lo tanto, no debe considerarse un indicador adecuado de la necesidad de líquidos en los atletas (129). Parece que la sed en los atletas ocurre solo después de la pérdida de 1.5-2.0 L de agua (93). Si un atleta comienza a beber en el punto de sed, hay pocas posibilidades de lograr un estado adecuadamente hidratado durante el ejercicio. Este retraso en la sensación de sed es un fuerte argumento para que los atletas se entrenen para consumir líquidos en un horario fijo, independientemente de si tienen sed.

El *atractivo* (color, olor, temperatura, sensación en la boca, etc.) de una bebida es otro factor importante para determinar si se consumirá. En general, parece que los atletas prefieren las bebidas frías con un sabor ligeramente dulce (133, 163). Los productos demasiado endulzados con alrededor de un 12% de solución de hidratos de carbono, incluidos las gaseosas y los jugos de frutas, no se toleran tan ampliamente durante el ejercicio como las bebidas con una solución de hidratos de carbono al 6 o 7% (40, 71). Sin embargo, parece que cuando se permanece en un estado relajado y sin actividad física, se prefieren las bebidas más altamente endulzadas. Esto apunta a un fenómeno interesante del ejercicio: las propiedades organolépticas (la percepción del gusto) de los alimentos y las bebidas difieren cuando se hace ejercicio en comparación con cuando no se hace (109). Dada la extensa investigación sobre los beneficios de consumir una bebida deportiva con una solución de hidratos de carbono y electrólitos al 6-7%, independientemente de si la actividad dura media hora o más de 4 h, parece claro que los atletas deben adaptarse a tomar una bebida deportiva de manera que optimice la tolerancia y la hidratación. El consumo de bebidas deportivas genera un mejor rendimiento que el agua, ya sea que se lleven a cabo carreras cortas o trabajo de resistencia (15, 77).

Deshidratación

Cuando se pierden de manera significativa más líquidos de los que se consumen, se produce la deshidratación. Por definición, la *hipohidratación* significa que el agua corporal total está por debajo del estado óptimo, con una caída de tan solo el 2% del peso corporal debido a la pérdida de sudor, lo que causa una reducción mensurable del rendimiento deportivo (25). También se ha observado que el 76.3% de los atletas de sexo masculino que participan en diferentes deportes, incluyendo baloncesto, gimnasia, natación, carrera y canotaje, estaban hipohidratados, con una pérdida de peso corporal promedio relacionada con el entrenamiento del −1.1% (9). Es importante destacar que las intervenciones que fomentan la ingesta de líquidos mejoran claramente el estado de hidratación y el rendimiento del ejercicio (78). Los riesgos frecuentes de deshidratación incluyen los siguientes (7, 25, 110):

- Vómitos
- Diarrea
- Restitución inadecuada de líquidos
- Baja disponibilidad de líquidos
- Inducción de altos índices de sudoración (como en un sauna)
- Retraso para beber (esperar hasta que se produce la sed)
- Laxantes
- Diuréticos (y sustancias con un efecto diurético)
- Dietas
- Enfermedad febril (enfermedades con temperatura corporal elevada)

La única estrategia lógica para evitar la deshidratación durante el ejercicio es asumir correctamente que hay una salida constante de líquidos que debe equilibrarse mediante el consumo continuo de un volumen igual. Los atletas deben reconocer los signos de la deshidratación, incluida la sed y el volumen y el color de la orina (fig. 7-8). La sed puede ser un signo obvio, pero tanto la baja producción de orina como el color oscuro de esta son signos de deshidratación que pueden preceder a la sensación de sed.

La tradición en algunos deportes es que los atletas se deshidraten intencionalmente a fin de mejorar su apariencia o tratar de clasificar cuando la competición exige cierto peso. Otros atletas simplemente no consumen líquidos incluso cuando están disponibles (*deshidratación voluntaria*) y se deshidratan, mientras que otros se deshidratan como resultado de un entrenamiento pesado, en especial en ambientes cálidos y húmedos, así como cuando el consumo adecuado de líquidos es difícil (también denominado *deshidratación involuntaria*) (10). Independientemente de la causa de la deshidratación, los atletas pueden estar seguros de que esta produce resultados de rendimiento inferiores y deteriora la función mental (79, 113).

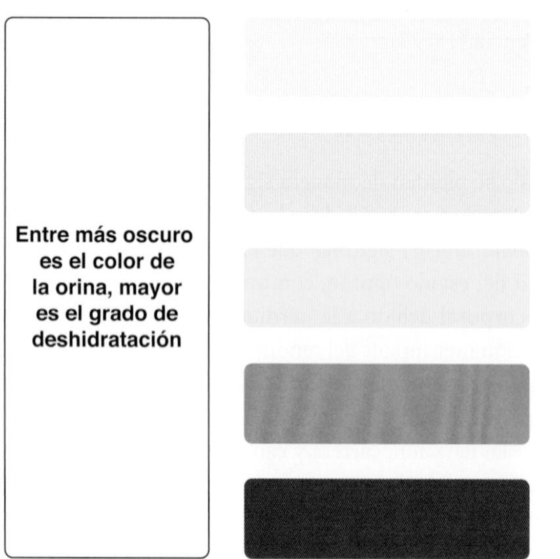

FIGURA 7-8. Diagrama de color de la orina debido a deshidratación. Cuanto más oscuro sea el color de la orina, mayor es el grado de deshidratación.

Enfermedades de calor por ejercicio que pueden relacionarse con una hidratación deficiente

Las enfermedades de calor por ejercicio que pueden relacionarse con una hidratación deficiente incluyen calambres, agotamiento y síncope por calor, y golpe de calor/insolación (tabla 7-11).

Calambres por calor

Los calambres musculares relacionados con el ejercicio, a menudo conocidos como ***calambres por calor***, ocurren de forma repentina y pueden producirse durante o después de la actividad física (26). Las razones más probables de estos calambres incluyen deshidratación junto con desequilibrio electrolítico, fatiga, control muscular alterado o cualquier combinación de estos (14, 116, 141). Es más probable que ocurran calambres por calor en personas que sudan mucho y que pierden una cantidad de sodio y otros electrólitos mayor a la normal (incluyendo el potasio, el calcio y el magnesio) en el sudor (141). Para estas personas, es particularmente útil beber cantidades adecuadas de bebidas que contengan sal durante el ejercicio. Los calambres por calor también aparecen al final del día después del consumo de grandes volúmenes de agua (12). Los calambres musculares graves afectan el rendimiento atlético y, cuando se producen, se recomienda no continuar el ejercicio (26).

Calambres por calor

Los calambres musculares por calor se relacionan más a menudo con la fatiga muscular y pueden ocurrir en atletas de todos los deportes y en todas las condiciones ambientales. Existe evidencia de que los calambres pueden estar asociados con un estado de hipohidratación y desequilibrios electrolíticos. La sudoración profusa, en particular cuando no se está adaptado a ambientes calientes/húmedos, en conjunto con pérdidas cuantiosas de sudor, parece poner a los atletas en mayor riesgo de calambres.

Existe evidencia de que los calambres musculares esqueléticos se relacionan con fatiga muscular, deshidratación y déficit de electrólitos séricos, y habitualmente los experimentan atletas que no están aclimatados al calor, que sudan mucho y aquellos con una pérdida elevada de sodio en el sudor (136, 146). Se ha recomendado que los atletas que experimentan calambres por calor debido al ejercicio consuman ~0.5 L (16-20 oz) de una bebida deportiva con media cucharadita (3 g) de sal agregada durante un período de 10 min, seguida de líquidos y electrólitos

Tabla 7-11 Diferencias entre las enfermedades debidas al calor por ejercicio

	Calambres musculares (calor)	Síncope por calor	Agotamiento por calor	Golpe de calor
Síntomas	Contracciones musculares involuntarias, dolorosas, agudas que se presentan durante o después del ejercicio	Colapso en el calor, con pérdida de la consciencia	Incapacidad para continuar el ejercicio debido a insuficiencia cardiovascular	Hipertermia grave que conduce a colapso del sistema termorregulador con posible disfunción del sistema nervioso central y temperatura central > 104.9 °F (40.5 °C)
Causas	Deshidratación, desequilibrios electrolíticos o fatiga neuromuscular	Mantenerse de pie en un ambiente caluroso, que causa acumulación postural de la sangre en las piernas	Flujo sanguíneo elevado hacia la piel, sudoración profusa o deshidratación, que causan disminución del retorno venoso	Producción elevada de calor metabólico o reducción de la disipación de calor
Tratamiento	Suspender el ejercicio, proporcionar bebidas con sodio	Recostar al paciente en decúbito supino y elevar las piernas para restaurar el volumen sanguíneo central	Cesar el ejercicio, retirarse del ambiente caliente, elevar las piernas, proporcionar líquidos	Inmersión inmediata de todo el cuerpo en agua fría cuanto antes para reducir la temperatura corporal central
Recuperación	Se produce frecuentemente en minutos a horas	Se produce frecuentemente en horas	Se produce frecuentemente en 24 h; no se recomienda regresar a la actividad el mismo día	Depende en gran medida de los cuidados y tratamiento iniciales; se requieren pruebas médicas adicionales y autorización del médico antes de regresar a la actividad

Adaptado de: Casa DJ, DeMartini JK, Berjeron MF, et al. National Athletic Trainers' Association position statement: exertional heat illnesses. *J Athl Train.* 2015;50(9):986–1000.

adicionales para restaurar el equilibrio hídrico (13). Sin embargo, como los calambres musculares pueden relacionarse con fatiga muscular independientemente de los problemas de hidratación, estas recomendaciones pueden no aplicarse de forma universal a los atletas que los experimentan. También se debe tener cuidado de evitar que se produzca un consumo excesivo de líquidos, ya que esto puede aumentar el riesgo de hiponatremia (136, 146). Para ayudar a satisfacer las necesidades de los atletas que experimentan cólicos frecuentes, las compañías han desarrollado productos que proporcionan una cantidad medida de sodio, potasio, calcio y magnesio que se añaden a un volumen dado de bebida deportiva. La bebida deportiva habitual contiene entre 50 y 110 mg de sodio/240 mL (1 taza) de líquido. Las bebidas deportivas de resistencia generalmente contienen más sodio, en una concentración de entre 150 y 200 mg de sodio/240 mL.

Agotamiento por calor

El **agotamiento por calor** se refiere a la incapacidad del atleta para continuar haciendo ejercicio en un ambiente cálido y húmedo. Los síntomas incluyen debilidad, eritema cutáneo, piel fría/húmeda, sensación de desmayo, calambres musculares, fatiga, náuseas, mareos, confusión, falta de coordinación y pulso débil (72). Si hay un agotamiento grave del agua en el cuerpo, el atleta también puede dejar de sudar y la piel se siente seca. La causa probable de estos síntomas es un flujo sanguíneo deficiente hacia el cerebro, y casi siempre el sujeto está postrado en el suelo pero semiconsciente. Por lo general, los síntomas responden bien al enfriamiento rápido, por lo que las víctimas del agotamiento por calor deben enfriarse por cualquier medio disponible. La aplicación en el cuerpo de paños húmedos y fríos o colocar al paciente en un baño de agua fría es eficaz (70). Después de que el atleta recupera su consciencia de forma plena, se le pueden ofrecer sorbos de líquidos fríos, pero sin forzarlo, ya que pueden causar náuseas. No hay ninguna razón para que un atleta agotado por el calor vuelva a la actividad física el mismo día. En cambio, debe pasar el resto del día manteniéndose fresco e hidratado con líquidos que contengan sodio, incluyendo bebidas deportivas (26).

PRECAUCIÓN: un atleta que ha dejado de sudar no debe continuar haciendo ejercicio bajo ninguna circunstancia, porque esto puede causar una hipertermia rápida y peligrosa (un aumento peligroso en la temperatura central).

Síncope por calor

El *síncope* se refiere al mareo que puede ocurrir en personas que no están bien adaptadas al calor y la humedad ambientales presentes (26). Por lo tanto, es más probable que se presente un **síncope por calor** cuando las personas comienzan a hacer ejercicio en un ambiente más caluroso y húmedo de lo que están acostumbradas, y se relaciona con una tasa de sudoración inadecuada (enfriamiento deficiente) secundaria a la deshidratación y un nivel de acondicionamiento físico inadecuado. Las personas que toman diuréticos, debido al menor volumen de sangre, también tienen un mayor riesgo de desarrollar síncope relacionado con el calor (126).

Golpe de calor (golpe de sol)

El **golpe de calor** relacionado con el ejercicio es una alteración peligrosa asociada con una alta temperatura corporal (generalmente superior a 40.5 °C [105 °F]), piel seca/caliente y pulso rápido (7; tabla 7-12). Aunque es mucho más probable que ocurra en condiciones ambientales de alto calor y humedad, el atleta también puede desarrollar un golpe de calor con una actividad física intensa y continua, pero con una capacidad comprometida para disipar el calor a través del sudor (26). También es posible que el atleta alterne entre un estado consciente e inconsciente. La primera persona en auxiliarlo debe llamar a los servicios de urgencias y, luego, hacer lo posible para enfriar inmediatamente al atleta (agua fría, aflojar la ropa, baño de agua fría, etc.). El riesgo de mortalidad aumenta cuanto más tiempo se mantenga elevada la temperatura corporal (1). No se deben poner líquidos en la boca hasta que el atleta recupere la consciencia (48).

Agotamiento por calor

Enfermedad por calor que se caracteriza por la incapacidad para mantener el gasto cardíaco y una tasa de sudoración que provoca la elevación de la temperatura corporal. Los síntomas incluyen pulso rápido, mareos, palidez y ansiedad. Es una de las enfermedades relacionadas con el calor que presentan los atletas.

Síncope por calor

La disminución del volumen sanguíneo relativo junto con una vasodilatación excesiva produce un menor gasto cardíaco y una disminución de la PA que, debido a la mayor tasa de sudoración, reduce el flujo de sangre al cerebro. El resultado es mareos, confusión mental y desmayo.

Golpe de calor

También llamado *golpe de sol*, el golpe de calor es una enfermedad por calor debida al ejercicio potencialmente mortal relacionada con el calor excesivo. Cuando la temperatura central aumenta de forma rápida, la función cerebral y muscular se ven afectadas negativamente. Por lo general, los atletas responden a estas señales reduciendo la velocidad o suspendiendo el ejercicio para permitir que la temperatura central disminuya. Si no se responde a estas señales, se puede producir un golpe de calor con una temperatura corporal elevada (mayor de 40 °C), que puede dañar el tejido neural, el corazón, los riñones y los músculos. La insolación requiere tratamiento de urgencia inmediato y se considera la más grave de las lesiones por calor que pueden causar la muerte.

Hiponatremia

Hacer ejercicio durante períodos prolongados puede causar una concentración sanguínea baja de sodio (hiponatremia), que es

Tabla 7-12 Factores de riesgo extrínsecos e intrínsecos para el golpe de calor debido a ejercicio

Factores extrínsecos	Factores intrínsecos
■ Temperatura ambiente elevada, radiación solar, humedad alta	■ Alta intensidad del ejercicio o mal acondicionamiento físico
■ Equipo o uniformes deportivos	■ Pérdida de sueño
■ Presión de compañeros u organizaciones	■ Deshidratación o ingesta inadecuada de líquidos
■ Proporción de trabajo-reposo inadecuada según la intensidad, temperatura de globo y bulbo húmedo, vestimenta, equipo, estado físico y condición médica del atleta	■ Utilización de diuréticos o ciertos medicamentos (antihistamínicos, diuréticos, antihipertensivos, para el trastorno de déficit de atención con hiperactividad)
■ Padecimientos médicos predisponentes	■ Exceso de celo o renuencia a informar problemas, dificultades o enfermedades
■ Falta de educación y consciencia sobre las enfermedades por calor entre entrenadores, atletas y personal médico	■ Aclimatación inadecuada al calor
■ Carencia de un plan de emergencia para identificar y tratar las enfermedades de calor por ejercicio	■ Proporción alta de masa muscular a grasa corporal
■ Acceso mínimo a líquidos antes y durante la práctica y descansos	■ Presencia de fiebre
■ Retraso en el reconocimiento de los signos de alarma iniciales	■ Alteraciones de la piel

Adaptado de: Casa DJ, DeMartini JK, Berjeron MF, et al. National Athletic Trainers' Association position statement: exertional heat illnesses. *J Athl Train.* 2015;50(9):986–1000.

una alteración potencialmente mortal (140). La concentración sanguínea baja de sodio puede ocurrir al beber cantidades excesivas de agua (líquidos sin o con bajo contenido de sodio), causando una dilución del contenido de sodio en la sangre. Para normalizar la concentración de sodio por unidad de volumen de sangre, el agua abandona la sangre y causa edema, lo que puede ocasionar una inflamación rápida y peligrosa del cerebro (68). Es más probable que la concentración baja de sodio en la sangre ocurra durante el ejercicio prolongado en atletas deshidratados que han experimentado grandes pérdidas de sodio a través del sudor, pero también puede ocurrir en atletas que habitualmente restringen su ingesta de sodio en los alimentos y bebidas que consumen. A menos que esté contraindicado debido a un padecimiento médico y el atleta esté bajo la supervisión médica cuidadosa, agregar sal a las comidas y consumir bebidas que contengan sal es una estrategia deseable para evitar la disminución de los electrólitos en la sangre y reducir el riesgo de hiponatremia. Los signos y síntomas de hiponatremia incluyen (140):

- Cefalea
- Dedos y tobillos inflamados
- Distensión abdominal
- Confusión
- Edema pulmonar
- Náuseas
- Convulsiones
- Calambres
- Coma

Antes de la Maratón de Boston de 2003, USA Track & Field anunció directrices para el reemplazo de líquidos en corredores de larga distancia que están diseñadas para reducir el riesgo de hiponatremia. Las directrices anteriores alentaban a los corredores a beber lo más posible para "mantenerse adelante" de su sed. Sin embargo, las nuevas directrices aconsejan a los corredores beber solo el líquido que pierden a través del sudor durante una carrera. Esta recomendación sugiere que los atletas consuman el 100% de los líquidos que se pierden a través del sudor y no más. Los niveles más altos de consumo, particularmente de agua pura, podrían causar una caída en la concentración de sodio en la sangre, lo que ocasiona hiponatremia. Los atletas que tienen un mayor riesgo de desarrollar hiponatremia (155):

- Toman AINE (ácido acetilsalicílico, ibuprofeno).
- Están en una dieta baja en sodio.
- Beben agua u otras bebidas sin sodio durante el ejercicio.
- No se aclimatan al clima cálido o su entrenamiento ha sido deficiente.
- Son de baja estatura (existe mayor evidencia que documenta esto en comparación con aquella para el entrenamiento deficiente).
- Corren lentamente, demorando más de 4 h para completar los eventos de resistencia.

El riesgo de hiponatremia parece ser mayor en atletas con índices de sudoración elevados y una concentración relativamente alta de sodio, pero que no consumen bebidas con sodio durante el ejercicio (115). Las bebidas deportivas disponibles por lo general contienen ~20 miliequivalentes (mEq) de cloruro de sodio (sal de mesa), pero varios investigadores recomiendan concentraciones más altas de sodio (56, 130). Estos investigadores han recomendado 20-50 mEq/L. Sin embargo, la mayoría de los atletas con índices de sudoración y concentraciones normales de sodio en el sudor que consumen bebidas deportivas comerciales *y evitan el consumo de agua pura durante los eventos de resistencia* parecen estar protegidos contra el desarrollo de hiponatremia (102, 140).

La hiponatremia es una alteración grave que requiere la atención inmediata de profesionales de la salud debidamente calificados. Sin embargo, si no hay nadie disponible, pueden emplearse tabletas de sal para corregir la hiponatremia, pero no deben utilizarse por ningún otro motivo. Una sola tableta de sal generalmente suministra 1 g (1000 mg) de sodio. Para la recuperación, se deben consumir 1-2 tabletas por taza de agua cada 15-20 min, según el grado con el que aparecieron los síntomas de hiponatremia. Si no hay tabletas de sal disponibles, también se pueden consumir alimentos salados (papas fritas, pretzels, etc.). El líquido total consumido debe hacer que el atleta recupere el peso corporal previo al ejercicio, pero no que aumente por arriba de este (13).

Factores que influyen en la eficacia de una bebida deportiva

Factores que afectan el vaciamiento gástrico

Varios factores influyen en la velocidad a la que los líquidos salen del estómago, pero antes de revisarlos, es importante entender lo que realmente significa el vaciamiento gástrico lento o rápido. Cuando se describe una comida o bebida con un vaciamiento gástrico más lento, no significa que toda la comida permanezca en el estómago por más tiempo. Significa que la comida o bebida gotea del estómago hacia los intestinos más lentamente, por lo que parte de esta permanece en el estómago durante más tiempo. Por lo tanto, el *vaciamiento gástrico* describe el volumen de alimento o bebida que sale del estómago por unidad de tiempo. Debido a que los atletas se sienten más cómodos ejercitándose sin una gran cantidad de alimentos o líquidos en el estómago, una bebida que deja el estómago con mayor rapidez (es decir, tiene una propiedad de vaciado gástrico rápido) se considera deseable. Además, un vaciamiento gástrico rápido ofrece la posibilidad de obtener un suministro de energía y agua más rápido para los músculos que están trabajando, al llevar las sustancias en un tiempo más corto a los intestinos para su absorción. La velocidad del vaciamiento gástrico es importante por dos razones: 1) los atletas que se ejercitan con plenitud estomacal informan malestar digestivo y 2) el vaciamiento gástrico más rápido se traduce en líquidos, electrólitos e hidratos de carbono disponibles para la absorción y, por lo tanto, para satisfacer los requerimientos de la sangre y los tejidos de manera más eficiente.

Concentración de hidratos de carbono de la solución

Aunque existen diferencias individuales de tolerancia, por lo general las concentraciones de hidratos de carbono que exceden el 7% producen una tasa de vaciamiento gástrico más lenta, mientras que en las concentraciones iguales o mayores al 7%, el tiempo de vaciamiento gástrico no se ve afectado de forma significativa (131). Esta es una de las razones por las que la concentración recomendada de hidratos de carbono en las bebidas deportivas es inferior al 8%. Los estudios que evalúan cómo afecta la concentración de hidratos de carbono el rendimiento en los jugadores de deportes de conjunto encontraron que una solución de hidratos de carbono al 6% fue significativamente más eficaz que una solución al 10% (125). Otros estudios han observado beneficios de rendimiento similares cuando la concentración de hidratos de carbono en una bebida deportiva no supera el 7% (114, 162).

Tipos de hidratos de carbono en la solución

Los hidratos de carbono vienen en diferentes tamaños y combinaciones moleculares. Por ejemplo, la glucosa es un monosacárido (un hidrato de carbono de molécula única), la sacarosa es un disacárido (dos monosacáridos que se mantienen unidos con un enlace) y el almidón es un polisacárido (muchas moléculas de monosacáridos que se mantienen unidas con enlaces). Cuanto menor sea la longitud de una cadena de hidratos de carbono, más lento será el tiempo de vaciado gástrico. Por lo tanto, la glucosa pura (un monosacárido) tarda más en salir del estómago que el azúcar de mesa (un disacárido), y el azúcar de mesa tarda más en salir del estómago que el almidón simple (un polisacárido). El tamaño de la partícula de azúcar es tan importante que incluso cuando dos bebidas tienen la misma concentración de hidratos de carbono, aquella con moléculas más pequeñas tardará más en salir del estómago que la que tiene moléculas más grandes (132). El tipo de hidrato de carbono consumido también puede afectar el rendimiento. Se ha observado que una bebida que contiene glucosa y fructosa (sacarosa), comparada con una bebida que contiene solo glucosa, dio como resultado una mayor oxidación de hidratos de carbono y mejor rendimiento en 100 km de ciclismo (147). Otro estudio también encontró que los ciclistas que se ejercitaron con intensidad moderada completaron una prueba de tiempo un 8% más rápido cuando ingirieron una bebida de varios hidratos de carbono que cuando se consumía una bebida de solo glucosa (37).

Cantidad de solución consumida

La cantidad de líquido consumido al mismo tiempo influye en el tiempo de vaciamiento gástrico. Cuando se consume un gran volumen de líquido, el tiempo de vaciamiento gástrico es inicialmente más rápido. Cuando se reduce el volumen de líquido en el estómago, disminuye el tiempo de vaciamiento gástrico. Esto sugiere que para hidratarse más rápidamente antes de la competición o la práctica, se debe consumir un volumen relativamente grande de líquido (aproximadamente medio litro), seguido de la ingesta frecuente a sorbos de líquido para mantener el volumen de líquido en el estómago y, por lo tanto, un tiempo de vaciamiento gástrico más rápido (118).

Temperatura de la solución

La mayoría de los estudios indican que la temperatura de la solución solo afecta ligeramente el tiempo de vaciamiento gástrico. Cuando las personas están en reposo, los líquidos a temperatura corporal salen del estómago más rápidamente que los líquidos muy calientes o muy fríos (142). Existe evidencia de que, durante el ejercicio, los líquidos fríos salen del estómago más rápidamente que los líquidos a temperatura ambiente o corporal (30).

Carbonatación de la solución

Si bien hay muchos atletas que creen que consumir una bebida carbonatada causa problemas gástricos y retrasa el vaciamiento gástrico (la primera bebida deportiva probablemente fue una cola "sin gas"), existe poca evidencia científica de que esto ocurra. Sin embargo, los estudios que han evaluado el impacto de la carbonatación de los líquidos en el tiempo de vaciamiento gástrico se han basado por lo general en pocos sujetos. En general, las investigaciones sugieren que, en igualdad de condiciones (concentración de hidratos de carbono, volumen, temperatura, etc.), la carbonatación tiene poco impacto en el vaciamiento gástrico (84, 134). Sin embargo, disminuye la ingesta voluntaria de líquidos después del ejercicio, lo que podría afectar la recuperación de la hidratación y el rendimiento futuro del ejercicio (122).

Estado de hidratación o deshidratación

Con el aumento de la deshidratación y las temperaturas corporales más altas asociadas con la actividad de alta intensidad, la tasa de vaciamiento gástrico disminuye (132). Esta es una excelente razón para que los atletas, en la medida de lo posible, intenten mantener su estado de hidratación durante la actividad. Permitir que ocurra la deshidratación hace que sea casi imposible para el atleta regresar a un estado de hidratación adecuada durante el ejercicio. Si se intenta dicha hidratación mediante el consumo de un gran volumen de líquido, es probable que aumente la sensación de incomodidad en lugar de una rehidratación más rápida.

Grado de estrés mental

El estrés mental y la ansiedad asociados con la competición atlética son factores importantes en el vaciamiento gástrico. Los niveles más altos de estrés mental y ansiedad se relacionan con un menor vaciamiento gástrico que puede tener un impacto grave en la capacidad del atleta para rehidratarse de forma adecuada durante la competición (129, 165). Obviamente, las técnicas de entrenamiento mental que pueden aprenderse de un psicólogo deportivo para reducir el estrés son una estrategia importante para reducir los efectos fisiológicos del estrés y la ansiedad relacionados con el deporte.

Tipo de actividad

Los estudios han sugerido que la actividad de alta intensidad se vincula con una tasa de vaciamiento gástrico más lenta que la de menor intensidad, pero las diferencias parecen ser menores. Además, el tipo de actividad (correr, nadar, montar en bicicleta, etc.) no parece tener una gran influencia en la tasa de vaciamiento gástrico (129).

Acondicionamiento y adaptación de atletas

El cuerpo humano tiene maravillosos mecanismos de adaptación. La capacidad de adaptarse a concentraciones de glucosa más altas o bajas, así como a velocidades más rápidas o lentas de ingesta de líquidos, no es una excepción. Hasta cierto punto, los atletas pueden encontrar un sistema óptimo de rehidratación al que se adapten mejor mediante su práctica sistemática. Practicar por medio de un sistema razonable permite que el cuerpo se adapte y reduce la posibilidad de que pueda surgir cualquier dificultad al intentar algo nuevo antes de una competición importante. Por lo tanto, es fundamental que los atletas comiencen con las recomendaciones generales de ingesta de líquidos para mantener su estado de hidratación, pero que hagan las modificaciones que mejor se adapten a sus propias circunstancias individuales.

Absorción intestinal

Una vez que la solución (líquido) sale del estómago y entra en el intestino delgado, el agua y los hidratos de carbono que forman la solución deben ser absorbidos hacia la sangre. El principal factor que determina la velocidad con la que se absorben el agua y los hidratos de carbono es la concentración de estos últimos en la solución que ingresa en los intestinos (57). Una solución que tiene una concentración ligeramente menor de hidratos de carbono y electrólitos, en relación con la concentración del plasma, provoca una absorción más rápida de agua que una solución con una concentración mucho mayor o menor (101). El consumo de soluciones de hidratos de carbono demasiado concentradas durante el ejercicio puede causar un desplazamiento temporal de los líquidos lejos de los músculos hacia los intestinos para diluir la solución antes de la absorción. Esto tendría un impacto negativo tanto en la función muscular como en la tasa de sudoración, ya que causaría, al menos temporalmente, un desplazamiento del agua desde los músculos, provocando la deshidratación de los tejidos.

Palatabilidad de la bebida

El gusto, el sabor y la sensación en la boca de una bebida tienen un impacto en los patrones de hidratación voluntarios y en el volumen de consumo de líquidos. Sin embargo, el ejercicio afecta el sabor de los líquidos en comparación con el mismo líquido cuando no se hace ejercicio. Al comparar las bebidas de consumo frecuente (bebidas deportivas caseras o comerciales, jugo [zumo] de naranja diluido y agua), se encontró que la palatabilidad variaba ampliamente, al igual que su consumo voluntario durante el ejercicio. En un estudio se vio que una solución de hidratos de carbono al 6% disponible comercialmente se prefería de forma significativa sobre otras bebidas durante el ejercicio (121).

Composición óptima de las bebidas deportivas y estrategias para beberlas

La evidencia sugiere que incluso un nivel menor de hipohidratación (tan poco como el 2% del peso corporal) puede causar una disminución del rendimiento y la resistencia, y los niveles más altos de infrahidratación tienen un impacto más significativo (22, 62). También es importante tener en cuenta que toma tiempo, con frecuencia 24 h o más, que un atleta deshidratado regrese a un estado euhidratado. Por lo tanto, se debe hacer todo lo posible para ayudar a un atleta a regresar a un estado de hidratación normal antes de la próxima sesión de ejercicio. Existe evidencia de que las prácticas de 2 días no proporcionan tiempo suficiente para que los atletas deshidratados regresen a un estado hidratado después de la primera práctica y antes de la segunda (89).

Algunos deportes requieren que los atletas logren un aspecto particular (patinaje artístico, gimnasia rítmica, clavados) o un peso particular (lucha). Muchos luchadores tienen un régimen de restricción de líquidos para lograr una clasificación de peso deseada, seguido de un protocolo de rehidratación. Además de los peligros para la salud inherentes a esta estrategia (hay muertes bien documentadas vinculadas con esta práctica), existe la duda de que los luchadores deshidratados tengan tiempo suficiente para lograr un estado de rehidratación adecuado (38).

Algunos atletas están en el otro extremo, al tratar de hiperhidratarse antes del ejercicio. Los corredores de fondo, por ejemplo, experimentan una pérdida de agua durante la competición que probablemente sea mayor que su capacidad para reemplazarla. El corredor mejor hidratado que se acerca al final de la maratón de 42 km tiene una gran ventaja sobre los corredores que están menos hidratados. Tiene un mayor volumen sanguíneo (plasma) que ayuda a mantener la tasa de sudoración y la capacidad de enfriamiento, y esto conduce a una menor temperatura central y frecuencia cardíaca durante la actividad (82, 112). Aunque el consumo de grandes volúmenes de líquidos también se relaciona con la micción frecuente, esta puede estar mediada hasta cierto punto por el consumo de líquidos que contienen sodio (22).

Históricamente, algunos atletas han utilizado el glicerol (un lípido simple de tres carbonos que se metaboliza como un hidrato de carbono) para ayudar a la hiperhidratación porque ayuda a retener agua. Existe evidencia limitada de que agregar glicerol a los líquidos antes del ejercicio a una tasa de 1 g/kg de peso corporal mejora el rendimiento de resistencia en ambientes cálidos y húmedos por dos razones: 1) la mayor cantidad de agua corporal total ayuda a mantener las tasas de sudoración y enfriamiento, y 2) el glicerol proporciona más combustible metabólico similar a los hidratos de carbono (22, 91). Algunos atletas perciben que la hiperhidratación con glicerol los hace sentir rígidos e incómodos, mientras que otros se sienten más cómodos con esta sensación (107).

PRECAUCIÓN: desde 2010, el glicerol es la única sustancia prohibida por la World Anti-Doping Agency (WADA) y no debe recomendarse a los atletas. Se incluye aquí porque algunos individuos continúan usando glicerol como ayuda para la hiperhidratación, y quienes trabajan con ellos deben conocer su funcionalidad y estatus de sustancia prohibida.

La WADA ha establecido un nivel de 200 μg/mL de glicerol en la orina como el umbral para identificar a los atletas que han empleado de forma incorrecta el glicerol (144).

El grado en el que se conserva la capacidad de mantenimiento cardiovascular y térmico está relacionado de forma directa con el grado en el que se puede evitar la deshidratación (98, 103, 160). El hecho de no consumir suficientes líquidos durante el ejercicio representa un gran riesgo de desarrollar agotamiento por calor (90). Está claro que la mejor estrategia que deben seguir los atletas para evitar el agotamiento por calor y mantener el rendimiento atlético es consumir líquidos durante el ejercicio.

La mayoría de los estudios que han evaluado la interacción entre la adecuación de la hidratación y el rendimiento atlético han utilizado agua pura o bebidas deportivas que contienen, en diferentes grados, hidratos de carbono y electrólitos. Los resultados de estos estudios son similares en cuanto a que confirman la importancia del consumo de líquidos durante el ejercicio. Sin embargo, la inclusión de hidratos de carbono y electrólitos en los líquidos brinda al atleta ciertas ventajas sobre el agua simple. Los estudios sugieren que incluir hidratos de carbono en la solución de rehidratación mejora la capacidad del atleta para mantener o aumentar el rendimiento del trabajo durante el ejercicio y aumenta el tiempo hasta el agotamiento (28, 33, 106, 146, 148). Esto ocurre porque los hidratos de carbono consumidos ayudan a evitar el agotamiento del glucógeno muscular y proporcionan activamente un combustible para los músculos cuando el glucógeno muscular es bajo. En términos simples, el ejercicio produce una pérdida de agua corporal y electrólitos y una disminución del azúcar en la sangre. Se deben reemplazar los tres.

Los diferentes tipos de actividad física dan como resultado diferentes tasas de utilización de hidratos de carbono, pero el consumo de un líquido con hidratos de carbono ayuda a mantener el rendimiento deportivo independientemente del tipo de actividad. Por ejemplo, en el ciclismo extenuante, la tasa de uso de glucógeno muscular no se ve afectada cuando se emplea una solución de hidratos de carbono (32). En las carreras de larga distancia, hay una reducción en la tasa de utilización de glucógeno muscular cuando se consume un líquido que contiene hidratos de carbono (149). En el ejercicio intermitente de parada y arranque típico de los deportes de equipo, hay una reducción del uso de glucógeno muscular cuando se consume un líquido que contiene hidratos de carbono (11, 63, 166). En cada uno de estos escenarios, el agotamiento de hidratos de carbono se considera la causa principal de la reducción del rendimiento. Incluso existe evidencia sólida de que el consumo de una bebida con hidratos de carbono también es importante para mejorar el rendimiento deportivo en actividades de alta intensidad, en las que no se espera agotamiento de hidratos de carbono debido a la duración relativamente corta de la actividad (11, 114, 139).

La energía de los hidratos de carbono, independientemente de si están en forma líquida o sólida, ayuda al rendimiento deportivo (94). Sin embargo, dado que proporcionar hidratos de carbono en forma líquida permite que el atleta se ocupe de múltiples problemas a la vez (energía y líquidos, y preferiblemente también electrólitos), se prefieren los líquidos que contienen hidratos de carbono. El tipo y la concentración de hidratos de carbono en una bebida deportiva son consideraciones importantes. No parece haber diferencias importantes entre la sacarosa, las maltodextrinas y el almidón (todos los diferentes tipos de hidratos de carbono) en el rendimiento del ejercicio (32, 111, 119). Sin embargo, las bebidas deportivas que dependen en gran medida de la glucosa o la fructosa como fuentes de hidratos de carbono pueden causar un retraso del vaciamiento gástrico y en la absorción (17, 111). Las maltodextrinas son menos dulces que la sacarosa y la fructosa, por lo que pueden utilizarse para añadir energía de los hidratos de carbono a las soluciones sin que tengan un sabor dulce desagradable (63).

El jarabe de maíz de alta fructosa (JMAF) se utiliza como fuente de hidratos de carbono en algunas bebidas deportivas. El JMAF se elabora a partir de almidón de maíz, que se transforma en glucosa, que luego se procesa a través de enzimas para convertir una proporción de la glucosa en fructosa. La glucosa y la fructosa se mezclan para crear JMAF 42 y JMAF 55. El JMAF es utilizado con frecuencia por los fabricantes porque tiene varias características que son útiles en la producción de alimentos procesados, que incluyen:

- Retiene la humedad, ayudando a evitar que el producto se seque.
- Ayuda a controlar el crecimiento bacteriano, ya que la presión osmótica creada por el JMAF es mayor que la de la sacarosa.
- Es un líquido, por lo que se mezcla más fácilmente con otros ingredientes.
- Es muy dulce.
- En muchos países productores de alimentos, el JMAF es más económico que la sacarosa.

La composición del JMAF 55, que se usa de forma usual en bebidas, es similar a la sacarosa, pero tiene más *fructosa* libre (153):

- Sacarosa: 50% fructosa, 50% glucosa.
- JMAF 42: 42% fructosa, 52% glucosa, 6% polisacáridos (usado en bebidas deportivas, alimentos procesados, cereales y alimentos horneados).
- JMAF 55: 55% fructosa, 42% glucosa, 3% polisacárido (empleado en bebidas sin alcohol).
- JMAF 65: 65% fructosa, 35% glucosa (utilizado en bebidas sin alcohol).

- JMAF 90: 90% fructosa, 10% glucosa (mezclada típicamente con JMAF 43 para hacer el JMAF 55).

Una vez absorbida, la fructosa se transporta al hígado mediante tres vías posibles: 1) conversión a glucosa y almacenamiento como glucógeno hepático; 2) conversión a triglicéridos con elevación secundaria de las lipoproteínas de muy baja densidad en el suero; y 3) conversión a ácido úrico, que se relaciona con dolor articular similar a la gota. La vía 1 (conversión a glucosa con almacenamiento como glucógeno) es la preferida, pero la exposición excesiva del hígado a la fructosa puede saturarla, lo que ocasiona una mayor formación de triglicéridos y ácido úrico. El ácido úrico utiliza óxido nítrico, que altera el suministro de oxígeno a los tejidos que trabajan y crea otro motivo de preocupación para los atletas (19).

El volumen de hidratos de carbono suministrados durante el ejercicio con una duración de más de 45 min es una consideración importante, ya que un exceso demasiado rápido puede provocar vaciamiento gástrico retardado y malestar digestivo y, al menos temporalmente, desplazamiento de los líquidos necesarios desde la sangre (reduciendo así la disponibilidad de líquido en el músculo y la piel) para diluir esta solución excesivamente concentrada. Por otro lado, proporcionar un líquido que suministra una cantidad excesivamente pequeña de hidratos de carbono (< 4% de solución de hidratos de carbono) puede disminuir el beneficio en el rendimiento. Los atletas deben esforzarse por consumir ~1 g de hidratos de carbono/minuto de ejercicio (4 kcal/min). Este valor de ingesta puede ocurrir a través del consumo de bebidas deportivas que contienen entre 4 y 8% de hidratos de carbono, en un volumen de ~0.6-1.2 L/h (28, 34). Algunas bebidas deportivas tienen hidratos de carbono precisamente dentro de este rango, mientras que otras tienen concentraciones más altas. Las concentraciones más altas pueden causar un retraso del vaciamiento gástrico, comprometiendo la rápida entrega de los hidratos de carbono necesarios a los tejidos que trabajan durante el ejercicio (158). Otra ventaja de consumir una solución de hidratos de carbono del 4-8% es que, si la fuente de hidratos de carbono es mixta, tiene una tasa más alta de absorción intestinal que el agua sola (147). Esta absorción más rápida puede entregar hidratos de carbono de forma más eficiente a la sangre y, en última instancia, a los tejidos que trabajan.

Los atletas que se ejercitan *intensamente* durante 45 min o más, especialmente con calor y humedad elevados, experimentan algún grado de deshidratación. Para los atletas que se ejercitan la mayoría de los días, como es habitual entre los atletas de élite, el consumo de líquidos después del ejercicio se convierte en una parte fundamental del régimen de ejercicio, ya que permite al atleta comenzar cada día subsiguiente de actividad en un estado bien hidratado. Cuanto menos tiempo haya para rehidratarse, menor será la probabilidad de que el atleta sea capaz de hidratarse de manera óptima al comienzo de la próxima sesión de ejercicio. Debido a que las tasas máximas de absorción son más bajas que las tasas máximas de sudoración, los atletas que consumen líquidos durante el ejercicio intenso tienen, como mucho, una probabilidad de proporcionar el 70% del líquido perdido a través del sudor. Los estudios han demostrado que la mayoría de los atletas reemplazan las pérdidas de sudor con una tasa significativamente menor que estas (20, 117). Por lo tanto, los atletas requieren una estrategia de rehidratación planificada *antes de* que comience la próxima sesión de ejercicio. A pesar de esta necesidad, se sabe que los atletas permanecen en un estado subhidratado incluso cuando hay líquidos disponibles para ellos (104). Esta deshidratación voluntaria sugiere que los atletas deben colocarse en un programa fijo de reemplazo de líquidos que disminuya el grado en el que se mantiene esta deshidratación. Una forma de alentar esto es garantizar que estén disponibles líquidos con buen sabor para el atleta tan pronto como termine la sesión de ejercicio (24).

Existe evidencia de que las bebidas deportivas comerciales que contienen tanto hidratos de carbono como sodio son más eficaces para restablecer el equilibrio hídrico corporal que el agua pura (58). Sin embargo, parece que para maximizar la rehidratación, es deseable un nivel de sodio mayor que el que se proporciona en la mayoría de las bebidas deportivas (99). Este sodio agregado puede obtenerse a través del consumo normal de alimentos, muchos de los cuales tienen sal agregada (sodio) (100). Las bebidas para deportes de resistencia suelen tener concentraciones más altas de sodio.

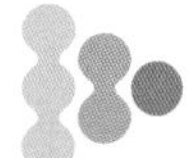

Recomendaciones de ingesta de líquidos

Las recomendaciones de ingesta de líquidos para atletas puede resumirse como sigue:

- De manera ideal, los atletas deben intentar consumir suficientes líquidos para igualar la pérdida de sudor.
- Los humanos tienen poca percepción de la tasa de pérdida de líquidos durante el ejercicio, por lo que los líquidos deben consumirse en un horario fijo, independientemente de la sed (la sensación de sed se produce solo después de un gran déficit de líquido del 1-2% de la masa corporal y debe considerarse una sensación de "emergencia" en lugar de tratarse como el momento perfecto para beber).
- Con el ejercicio intenso o durante un día caluroso y húmedo, es difícil consumir y absorber líquidos al mismo ritmo que se pierden a través del sudor. Por lo tanto, los atletas deben comenzar a hacer ejercicio en un estado bien hidratado y beber líquidos en las oportunidades que se presenten durante el ejercicio o la competición.
- En algunos atletas, la ingesta de volúmenes relativamente grandes de líquido puede aumentar el estrés gastrointestinal, lo que puede reducir el rendimiento. Sin embargo, practicar beber volúmenes cada vez mayores de líquidos mejora la tolerancia a su consumo. Existe un máximo en la tasa de vaciamiento gástrico (mencionado arriba).

- Aunque es deseable tener una estrategia sólida de reemplazo de líquidos, su consumo superior a las pérdidas por sudor y urinarias es la causa principal de hiponatremia (también conocida como *intoxicación por agua*). El riesgo de hiponatremia puede empeorar cuando la pérdida de sodio en el sudor es alta, con el consumo de bebidas con bajo contenido de sodio y con un consumo excesivo de líquidos antes de la sesión de ejercicio. El riesgo de hiponatremia parece ser particularmente alto en las mujeres, debido probablemente a su menor tamaño corporal y menores índices de sudoración que en los hombres (136, 146).

Recomendaciones de hidratación (104, 146):

- Los déficits de líquido mayores del 2% del peso corporal pueden comprometer la función cognitiva y el rendimiento del ejercicio aeróbico, en especial en climas cálidos.
- Los déficits de líquido del 3-5% del peso corporal pueden comprometer el rendimiento en actividades anaeróbicas, de alta intensidad o que requieren destrezas especiales, así como en actividades aeróbicas realizadas en un ambiente fresco.
- Los déficits de líquido del 6-10% del peso corporal tienen impactos negativos pronunciados en la tolerancia al ejercicio, disminuciones en el gasto cardíaco, producción de sudor y flujo sanguíneo de la piel y los músculos. Los signos habituales de hipohidratación incluyen sed, piel enrojecida, apatía, mareos, náuseas, cólicos abdominales y pérdida de peso corporal.
- Suponiendo que el atleta se encuentre en un estado satisfactorio de equilibrio energético, el estado de hidratación diaria puede estimarse midiendo el peso corporal al despertar y después de orinar. Los cambios diarios significativos que exceden el 2% del peso corporal probablemente sean representativos de los cambios en el agua corporal total.
- Antes de comenzar el ejercicio, los atletas deben intentar lograr la euhidratación mediante el consumo de 5-10 mL/kg (2-4 mL/lb) de líquidos 2-4 h antes del ejercicio. El objetivo es lograr un color de orina que sugiera una hidratación adecuada (*véase* la fig. 7-8).
- Los índices de sudoración varían durante el ejercicio, de 0.3 a 2.4 L/h (se han registrado hasta 3.9 L/h), dependiendo de la intensidad del ejercicio, la duración, el estado físico, la aclimatación al calor y la temperatura y la humedad ambientales. Los patrones de consumo de líquidos deben intentar disminuir la pérdida neta de líquidos a menos del 2% del peso corporal. Las mediciones de rutina del peso corporal antes y después del ejercicio en diferentes condiciones ambientales deben ayudar a los atletas a determinar qué tan bien están logrando este objetivo sus prácticas de hidratación.
- La sobrehidratación se observa en atletas recreativos que alcanzan índices de sudoración más bajos que el consumo de líquidos, lo que aumenta el riesgo de hiponatremia. Los signos habituales de hiponatremia incluyen alteración del estado mental, cambios de humor, confusión, espasmos musculares, debilidad muscular, dolor de cabeza y extremidades inflamadas.
- Los líquidos que contienen tanto sal como hidratos de carbono deben consumirse durante el ejercicio, en especial si este dura más de 45 min o si se alcanzan índices de sudoración elevados.
- Inmediatamente después del ejercicio, los atletas deben iniciar estrategias de rehidratación que incluyen agua, sal e hidratos de carbono. El volumen consumido debe ser ~125-150% del déficit de líquido medido (la diferencia de peso antes y después del ejercicio), porque la pérdida de agua a través del sudor y la micción continúa después del ejercicio.
- El alcohol es un diurético, y su consumo debe desalentarse después del ejercicio, al menos hasta que el atleta haya alcanzado un estado de euhidratación.

Resumen

- Quizás no haya otro factor que tenga un impacto tan claro en el rendimiento como el estado de hidratación, y no existe una sustancia nutricional que no sea el agua que pueda elevar el riesgo de una enfermedad grave con tanta rapidez.
- Los atletas en todos los deportes pueden obtener un beneficio de rendimiento inmediato al garantizar que la actividad física comience, continúe y termine con un estado de hidratación mantenido de forma adecuada. Para hacer esto, los atletas deben practicar el consumo de líquidos constituidos de manera adecuada en un horario fijo en lugar de confiar en la sed como el estímulo principal para beber. El mecanismo de sed no se produce hasta que ya se haya perdido una cantidad sustancial de agua corporal (alrededor del 2% del peso corporal), haciendo que los atletas se desempeñen en un estado poco hidratado que afecta de forma negativa su rendimiento.
- Se ha observado que las bebidas deportivas bien formuladas que contienen sodio (cerca de 100-200mg/240 mL) e hidratos de carbono (alrededor del 4-8%) y se consumen de manera adecuada fomentan una absorción rápida, mantienen el volumen sanguíneo y los índices de sudoración, y proporcionan combustible al cerebro y los músculos para disminuir al mínimo el impacto de los déficits de hidratación.
- Los atletas deben encontrar una bebida deportiva con la fórmula adecuada, que tenga buen sabor mientras están físicamente activos y que estén dispuestos a consumir lo suficiente para reducir al mínimo la pérdida de peso corporal durante el ejercicio.
- Los atletas deben acostumbrarse a una bebida deportiva para garantizar un vaciamiento gástrico adecuado, que se ve afectado por el volumen del líquido, la osmolalidad, el pH, el tipo y la concentración de hidratos de carbono, la intensidad del ejercicio, la temperatura del líquido, las condiciones ambientales y la medida en la que el atleta está hipohidratado.
- Comenzar la actividad física en un estado bien hidratado es importante, ya que mejorar el estado de hidratación durante

el ejercicio es difícil durante la actividad intensa, porque la tasa de sudoración máxima es mayor que la tasa máxima de absorción de líquidos.

- Después de terminar el ejercicio, el atleta debe continuar bebiendo líquidos para reemplazar cualquier cantidad que no se haya reemplazado durante el ejercicio, para regresar lo más rápido posible a un estado de euhidratación. Los atletas deben tener cuidado de no consumir demasiados líquidos debido al riesgo de hiponatremia.
- Los atletas deben practicar para encontrar por sí mismos un plan de reabastecimiento e hidratación que se adapte a sus necesidades individuales, en función de su estado de aclimatación, la intensidad y la duración del ejercicio, la pérdida de líquido por el sudor y la tolerancia gastrointestinal. Deben encontrar una bebida deportiva bien constituida para antes, durante y después del ejercicio, con la confianza de saber que una estrategia de hidratación adecuada es de vital importancia para el rendimiento y la recuperación (146).
- Antes de hacer ejercicio, los atletas deben esforzarse por lograr la euhidratación al consumir un volumen de líquido equivalente a 5-10 mL/kg de peso corporal (~2-4 mL/lb) en las 2-4 h previas al ejercicio, con el objetivo de producir orina que sea de color amarillo pálido y permitir suficiente tiempo para eliminar el exceso de líquido consumido.
- Durante el ejercicio, los atletas deben beber suficientes líquidos para reemplazar las pérdidas de manera que se limite la pérdida total de líquidos corporales a no más del 2% del peso corporal. Diferentes deportes, diferentes índices de sudoración y diferentes condiciones ambientales obligan a los atletas a encontrar estrategias de hidratación que sean adecuadas para ellos.

Después del ejercicio, los atletas suelen terminar con un déficit de líquidos, lo que requiere que establezcan una estrategia adecuada para lograr la euhidratación durante el período de recuperación. Esto por lo general implica un consumo de agua y sodio a una tasa que reduzca al mínimo la diuresis.

Actividad de aplicación práctica

1. Medir su peso corporal justo antes de comenzar a ejercitarse.
2. Medir cuánto líquido consume durante el ejercicio.
3. Medir el peso corporal (una vez que se ha secado el sudor) justo después de terminar el ejercicio.
4. La diferencia en peso es el líquido que debería haber consumido para mantenerse hidratado (si hubo una diferencia mayor del 2% en el peso, probablemente no se haya alcanzado el máximo beneficio potencial del ejercicio).

Cuestionario

1. En promedio, el cuerpo de un adulto físicamente activo se compone aproximadamente por ____ de peso de agua.
   a. 20.0%
   b. 30.5%
   c. 60.0%
   d. 80.0%
2. La mayor proporción de agua corporal total se encuentra en el:
   a. LI
   b. Plasma sanguíneo
   c. LEC
   d. LIC
3. LI se refiere a:
   a. Líquidos en y alrededor del músculo cardíaco
   b. Líquidos que se componen principalmente de aniones en lugar de cationes
   c. Los líquidos que rodean a las células, pero no son parte de ellas o el plasma
   d. Los líquidos en los capilares que nutren la periferia (dedos de manos y pies, ojos, etc.)
4. El principal catión en el LEC es el:
   a. Calcio
   b. Cloruro
   c. Potasio
   d. Sodio
5. El principal catión en el LIC es el:
   a. Calcio
   b. Cloruro
   c. Potasio
   d. Sodio
6. La osmolaridad del LIC es mayor que la del LEC. Entonces, ¿cuál es la tonicidad de la sangre?
   a. Isotónica al LIC
   b. Hipotónica al LIV
   c. Hipertónica al LIC
   d. Hipertónica al LEC
7. Es probable que un atleta que sude profusamente, en particular si está bien acondicionado al ambiente, experimente el siguiente cambio en la osmolaridad de la sangre:
   a. Aumenta la osmolaridad
   b. Disminuye la osmolaridad
   c. No hay cambio en la osmolaridad
   d. No puede predecirse el cambio de la osmolaridad
8. La mayor pérdida de agua que ocurre cuando un atleta se ejercita intensamente es de:
   a. Riñones (orina)
   b. Pulmones (aire)
   c. Tubo digestivo (heces)
   d. Piel (sudor)

9. En los atletas, la sensación de "sed" es un indicador perfecto de que es oportuno consumir líquidos.
   a. Cierto
   b. Falso
10. De las siguientes opciones, ¿cuál está presente en una mayor concentración en el sudor?
   a. Lactato
   b. Calcio
   c. Magnesio
   d. Sodio

Repuestas al cuestionario

1. c
2. d
3. c
4. d
5. c
6. b
7. a
8. d
9. b
10. d

REFERENCIAS

1. Adams WM, Hosokawa Y, Casa DJ. The timing of exertional heat stroke survival starts prior to collapse. *Med Sci Sports Exerc.* 2015;14(4):273–4.
2. Adrogue HJ, Madias NE. Hyponatremia. *N Engl J Med.* 2000;342(21):1581–9.
3. Akita S, Sacks FM, Svetkey LP, Conlin PR, Kimura G. Effects of the Dietary Approaches to Stop Hypertension (DASH) diet on the pressure-natriuresis relationship. *Hypertension.* 2003;42(1):8–13.
4. Anderson MK, Parr GP. *Fundamentals of Sports Injury Management.* 3rd ed. Philadelphia (PA): WK Health and Pharma; 2011.
5. Appel LJ, Moore TJ, Obarzanek E, et al. A clinical trial of the effects of dietary patterns on blood pressure. DASH Collaborative Research Group. *N Engl J Med.* 1997;336(16):1117–24.
6. Armstrong LE. *Performing in Extreme Environments.* Champaign (IL): Human Kinetics; 2000.
7. Armstrong LE, Casa DJ, Millard-Stafford M, Moran DS, Pyne SW, Roberts WO. American College of Sports Medicine position stand: exertional heat illness during training and competition. *Med Sci Sports Exerc.* 2007;39(3):556–72.
8. Armstrong LE, Johnson EC, McKenzie AL, Ellis LA, Williamson KH. Ultraendurance cycling in a hot environment: thirst, fluid consumption, and water balance. *J Strength Cond Res.* 2015:29(4):869–76.
9. Arnaoutis G, Kavouras SA, Angelopoulou A, Skoulariki C, Bismpikou S, Mourtakos S, Sidossis LS. Fluid balance during training in elite young athletes of different sports. *J Strength Cond Res.* 2015;29(12):3447–52.
10. Bar-David Y, Urkin J, Landau D, Bar-David Z, Pilpel D. Voluntary dehydration among elementary school children residing in a hot arid environment. *J Hum Nutr Diet.* 2009;22:455–60.
11. Below PR, Mora-Rodriguez R, Gonzalez-Alonso J, Coyle EF. Fluid and carbohydrate ingestion independently improves performance during one hour of intense exercise. *Med Sci Sports Exerc.* 1995;27:200–10.
12. Bergeron MF. Averting muscle cramps. *Physician Sports Med.* 2002;30(11):14.
13. Bergeron MF. Exertional heat cramps: recovery and return to play. *J Sport Rehabil.* 2007;16:190–6.
14. Bergeron MF. Muscle cramps during exercise — is it fatigue or electrolyte deficit? *Curr Sports Med Rep.* 2008;7(4):S50–5.
15. Bergeron MF, Waller JL, Marinik EL. Voluntary fluid intake and core temperature responses in adolescent tennis players: sports beverage versus water. *Br J Sports Med.* 2006;40(5):406–10.
16. Bernard TE, Iheanacho I. Heat index and adjusted temperature as surrogates for wet bulb globe temperature to screen for occupational heat stress. *J Occup Environ Hyg.* 2015;12(5):323–33.
17. Bjorkman O, Sahlin K, Hagenfeldt L, Wahren, J. Influence of glucose and fructose ingestion on the capacity for long-term exercise in well-trained men. *Clin Physiol.* 1984;4:483–94.
18. Borghi L, Schianchi T, Meschi T, Guerra A, Allegri F, Maggiore U, Novarini A. Comparison of two diets for the prevention of recurrent stones in idiopathic hypercalciuria. *N Engl J Med.* 2002;346(2):77–84.
19. Bray GA. How bad is fructose? *Am J Clin Nutr.* 2007;86(4):895–6.
20. Broad EM, Burke LM, Gox GR, Heeley P, Riley M. Body-weight changes and voluntary fluid intakes during training and competition sessions in team sports. *Int J Sport Nutr.* 1996;6:307–20.
21. Brody T. *Nutritional Biochemistry.* 2nd ed. San Diego (CA): Academic Press; 1999.
22. Burke LM. Rehydration strategies before and after exercise. *Austr J Nutr Diet.* 1996;53 (4 Suppl):S22–6.
23. Candas V, Libert JP, Brandenberger G, Sagot JC, Amoros C, Kahn JM. Hydration during exercise: effects on thermal and cardiovascular adjustments. *Eur J Appl Physiol* 1986;55:113–22.
24. Carter JE, Gisolfi CV. Fluid replacement during and after exercise in the heat. *Med Sci Sports Exerc.* 1989;21:532–9.
25. Casa DJ, Armstrong LE, Hillman SK, et al. National Athletic Trainers' Association position statement: fluid replacement for athletes. *J Athl Train.* 2000;35(2):212–24.
26. Casa DJ, DeMartini JK, Berjeron MF, et al. National Athletic Trainers' Association position statement: exertional heat illnesses. *J Athl Train.* 2015;50(9):986–1000.
27. Centers for Disease Control and Prevention. New research: excess sodium intake remains common in the United States. Released January 7, 2016. Disponible en: http://www.cdc.gov/media/releases/2016/p0106-sodium-intake.html. Consultado el 12 de mayo de 2016.
28. Coggan AR, Coyle EF. Reversal of fatigue during prolonged exercise by carbohydrate infusion or ingestion. *J Appl Physiol.* 1987;63:2388–95.
29. Cohen BJ, Hull K. *Memmler's the Human Body in Health and Disease.* 13th ed. Philadelphia (PA): LWW (PE); 2015.
30. Costill DL, Saltin B. Factors limiting gastric emptying. *J Appl Physiol.* 1974;37:679–83.
31. Coyle EF. Fluid and fuel intake during exercise. *J Sports Sci.* 2004;22:39–55.

32. Coyle EF, Coggan AR, Hemmert MK, Ivy JL. Muscle glycogen utilization during prolonged, strenuous exercise when fed carbohydrate. *J Appl Physiol.* 1986;61:165–72.
33. Coyle EF, Hagberg JM, Hurley BF, Martin WH, Ehami AA, Holloszy JO. Carbohydrate feeding during prolonged strenuous exercise can delay fatigue. *J Appl Physiol.* 1983;55:230–35.
34. Coyle EF, Montain SJ. Benefits of fluid replacement with carbohydrate during exercise. *Med Sci Sports Exerc.* 1992;24 (suppl):324S–30S.
35. Curhan GC, Willett WC, Rimm EB, Stampfer MJ. A prospective study of dietary calcium and other nutrients and the risk of symptomatic kidney stones. *N Engl J Med.* 1993;328(12): 833–8.
36. Curhan GC, Willett WC, Speizer FE, Spiegelman D, Stampfer MJ. Comparison of dietary calcium with supplemental calcium and other nutrients as factors affecting the risk for kidney stones in women. *Ann Intern Med.* 1997;126(7):497–504.
37. Currell K, Jeukendrup AE. Superior endurance performance with ingestion of multiple transportable carbohydrates. *Med Sci Sports Exerc.* 2008;40(2):275–81.
38. Cutrufello PT, Dixon CB. The effect of acute fluid consumption following exercise-induced fluid loss on hydration status, percent body fat, and minimum wrestling weight in wrestlers. *J Strength Cond Res.* 2014;28(7), 1928–36.
39. Davies CTM. Thermal responses to exercise in children. *Ergonomics.* 1981;24(1):55–61.
40. Davis JM, Burgess WA, Slentz CA, Bartoli WP, Pate RR. Effects of ingesting 6% and 12% glucose-electrolyte beverages during prolonged intermittent cycling in the heat. *Eur J Appl Physiol.* 1988;57:563–9.
41. Delamarche P, Bittel J, Lacour JR, Flandrois R. Thermoregulation at rest and during exercise in prepubertal boys. *Eur J Appl Physiol.* 1990;60(6):436–40.
42. Denton D, Weisinger R, Mundy NI, et al. The effect of increased salt intake on blood pressure of chimpanzees. *Nat Med.* 1995;1(10):1009–16.
43. de Souza Martins ND, Gonçalves LVS, Neto WK, Gama EF, da Silva Marinho PC. Effect of acute moderate-intense aerobic exercise on the state of hydration and sweat rate of trained individuals. *Aust J Basic Appl Sci.* 2015;9(11):124–7.
44. Devine A, Criddle RA, Dick IM, Kerr DA, Prince RL. A longitudinal study of the effect of sodium and calcium intakes on regional bone density in postmenopausal women. *Am J Clin Nutr.* 1995;62(4):740–5.
45. Drinkwater BL, Kupprat IC, Denton IE, Christ IL, Horvath SM. Response of prepubertal girls and college women to work in the heat. *J Appl Physiol.* 1977:43(6);1046–53.
46. Elliott P. Observational studies of salt and blood pressure. *Hypertension.* 1991;17(1 Suppl):I3–8.
47. Elliott P, Stamler J, Nichols R, Dyer AR, Stamler R, Kesteloot H, Marmot M. Intersalt revisited: further analyses of 24 hour sodium excretion and blood pressure within and across populations. Intersalt Cooperative Research Group. *BMJ.* 1996;312(7041):1249–53.
48. Eichner E. Heat stroke in sports: causes, prevention, and treatment. *GSSI Sports Sci Exch.* 2002;15(3):1–4.
49. European Food Safety Authority. European Food Safety Authority Panel on Dietetic Products, Nutrition, and Allergies (NDA). Scientific opinion on dietary reference values for water. *ESFA J.* 2010;8(3):1459.
50. Ferraro PM, Mandel EI, Curhan GC, Gambaro G, Taylor EN. Dietary protein and potassium, diet-dependent net acid load, and risk of incident kidney stones. *Clin J Am Soc Nephrol.* 2016;11(10):1834–44.
51. Flouris AD, Schlader ZJ. Human behavioral thermoregulation during exercise in the heat. *Scand J Med Sci Sports.* 2015;25(S1):52–64.
52. Foltz B, Ferrara J. *The Ultra-Hydration Diet: How Food Affects Your Hydration.* Quantum Publishing; 2008. Disponible en https://bloghydra.wordpress.com. Consultado el 10 de marzo de 2018.
53. Franco V, Oparil S. Salt sensitivity, a determinant of blood pressure, cardiovascular disease and survival. *J Am Coll Nutr.* 2006;25(3 Suppl):247S–55S.
54. Gennari FJ. Hypokalemia. *N Engl J Med.* 1998;339(7):451–8.
55. Giner V, Poch E, Bragulat E, Oriola J, González D, Coca A, de la Sierra A. Renin-angiotensin system genetic polymorphisms and salt sensitivity in essential hypertension. *Hypertension.* 2000;35(1 Pt 2):512–7.
56. Gisolfi CV. Fluid balance for optimal performance. *Nutr Rev.* 1996;54:S159–68.
57. Gisolfi CV, Summers R, Schedl H. Intestinal absorption of fluids during rest and exercise. En: Gisolfi CV, Lamb DR, editors. *Fluid Homeostasis During Exercise.* Carmel (IN): Benchmark Press; 1990. p. 39–95.
58. Gonzalez-Alonso J, Heaps CL, Coyle EF. Rehydration after exercise with common beverages and water. *Int J Sports Med.* 1992;3:399–406.
59. Greenleaf JE, Sargent F. Voluntary dehydration in man. *J Appl Physiol.* 1965;20(4):719–24.
60. Gullestad R. Temperature regulation in children during exercise. *Acta Pediatr Scand.* 1975;64:257–63.
61. Hajjar IM, Grim CE, George V, Kotchen PA. Impact of diet on blood pressure and age-related changes in blood pressure in the US population: analysis of NHANES III. *Arch Intern Med.* 2001;161(4):589–93.
62. Hargreaves M. Physiological benefits of fluid and energy replacement during exercise. *Austr J Nutr Diet.* 1996;53 (4 Suppl):S3–S7.
63. Hargreaves M, Costill DL, Coggan AR, Fink WJ, Nishibata I. Effect of carbohydrate feedings on muscle glycogen utilization and exercise performance. *Med Sci Sports Exerc.* 1984;16:219–22.
64. Harper ME, Willis JS, Patrick J. Sodium and chloride in nutrition. En: O'Dell BL, Sunde RA, editors. *Handbook of Nutritionally Essential Minerals.* New York (NY): Marcel Dekker;1997:93–116.
65. Havenith G. Human surface to mass ratio and body core temperature in exercise heat stress — a concept revisited. *J Therm Biol.* 2001;26(4–5):387–93.
66. Healthcare-Online.org. Body water percentage. Disponible en http://www.healthcare-online.org/Body-Water-Percentage.html. Consultado el 4 de octubre de 2016.
67. Heer M, Baisch F, Kropp J, Gerzer R, Drummer C. High dietary sodium chloride consumption may not induce body fluid retention in humans. *Am J Physiol Renal Physiol.* 2000;278(4):F585–95.
68. Hiller WDB. Dehydration and hyponatremia during triathlons. *Med Sci Sports Exerc.* 1989;21:S219–21.
69. Hirohata T, Kono S. Diet/nutrition and stomach cancer in Japan. *Int J Cancer.* 1997;Suppl 10:34–6.
70. Hostler D, Franco V, Martin-Gill C, Roth RN. Recognition and treatment of exertional heat illness at a marathon race. *Prehosp Emerg Care.* 2014;18:456–9
71. Hubbard RW, Szlyk PC, Armstrong LE. 1990. Influence of thirst and fluid palatability on fluid ingestion during exercise. En: Gisolfi CV, Lamb DR. *Fluid Homeostasis During Exercise.* Carmel (IN): Benchmark Press; 1990. p. 39–95.

72. Hunt AP, Parker AW, Stewart IB. Symptoms of heat illness in surface mine workers. *Int Arch Occup Environ Health.* 2013;86:519–27.
73. Inbar O, Morris N, Epstein Y, Gass G. Comparison of thermoregulatory responses to exercise in dry heat among prepubertal boys, young adults and older males. *Exp Physiol.* 2004;89(6):691–700.
74. Inoue Y, Ichinose-Kuwahara T, Funaki C, Ueda H, Tochihara Y, Kondo N. Sex differences in acetylcholine-induced sweating responses due to physical training. *J Physiol Anthropol.* 2014;33:13. doi:10.1186/1880-6805-33-13
75. Institute of Medicine, Food and Nutrition Board. Sodium and Chloride. *Dietary Reference Intakes for Water, Potassium, Sodium, Chloride, and Sulfate.* Washington (DC): National Academies Press; 2005. p. 269–423.
76. Jackson S. *Anatomy & Physiology for Nurses-Nurses' Aids Series.* 9th ed. London: Bailliere Tindall; 1985.
77. Jeukendrup AE. Nutrition for endurance sports: marathon, triathlon, and road cycling. *J Sports Sci.* 2011;29(11):S91–9.
78. Kavouras SA, Arnautis G, Makrillos M, et al. Educational intervention on water intake improves hydration status and enhances exercise performance in athletic youth. *Scand J Med Sci Sports.* 2012;22(5):684–9.
79. Kenefick RW, Mahood NV, Mattern CQ, Kertzer R, Quinn TJ. Hypohydration adversely affects lactate threshold in endurance athletes. *J Strength Cond Res.* 2002;16:38–43.
80. Kenney WL, Murray R. Exercise physiology. En: Maughan RJ, editor. *Sports Nutrition.* 2014 International Olympic Committee. London: John Wiley & Sons, Ltd; 2014. p. 20–35.
81. King DS, Costill DL, Fink WJ, Hargreaves M, Fielding RA. Muscle metabolism during exercise in the heat in unacclimatized and acclimatized humans. *J Appl Physiol.* 1985;59(5):1350–4.
82. Kristal-Boneh E, Glusman JG, Shitrit R, Chaemovitz C, Cassuto Y. Physical performance and heat tolerance after chronic water loading and heat acclimation. *Aviat Space Environ Med.* 1995;66:733–8.
83. Kronenberger J, Ledbetter J. *Lippincott Williams & Wilkins' Comprehensive Medical Assisting.* 5th ed. Philadelphia (PA): WK Health and Pharmacy; 2016.
84. Lambert GP, Bleiter TL, Chang R, Johnson AK, Gisolf CV. Effects of carbonated and noncarbonated beverages at specific intervals during treadmill running in the heat. *Int J Sport Nutr.* 1993;3:177–93.
85. Leites GT, Cunha GS, Obeid J, Wilk B, Meyer F, Timmons BW. Thermoregulation in boys and men exercising at the same heat production per unit body mass. *Eur J Appl Physiol.* 2016;116(7):1411–9.
86. Lemann J Jr, Pleuss JA, Gray RW. Potassium causes calcium retention in healthy adults. *J Nutr.* 1993;123(9):1623–6.
87. Lippincott Professional Development. Philadelphia (PA): LWW, August 2014.
88. Liu C, Russell RM. Nutrition and gastric cancer risk: an update. *Nutr Rev.* 2008;66(5):237–49.
89. Luke A, Bergeron MF, Roberts WO. Heat injury prevention practices in high school football. *Clin J Sport Med.* 2007;17(6):488–93.
90. Lyle DM, Lewis PR, Richards DAB, Richards R, Bauman AE, Sutton JR, Cameron ID. Heat exhaustion in the Sun-Herald city to surf fun run. *Med J Aust.* 1994;161:361–5.
91. Lyons TP, Riedesel ML, Meuli LE, Chick TW. Effects of glycerol-induced hyperhydration prior to exercise in the heat on sweating and core temperatures. *Med Sci Sports Exerc.* 1990;22:477–83.
92. Mandal AK. Hypokalemia and hyperkalemia. *Med Clin North Am.* 1997;81(3):611–39.
93. Maresh CM, Gabaree-Boulant CL, Armstrong LE, et al. Effect of hydration status on thirst, drinking and related hormonal responses during low-intensity exercise in the heat. *J Appl Physiol.* 2004;97(1):39–44.
94. Mason WL, McConell GK, Hargreaves M. Carbohydrate ingestion during exercise: liquid vs. solid feedings. *Med Sci Sports Exerc.* 1993;25:966–9.
95. Maughan RJ. Water and electrolyte loss and replacement in training and competition. En: Maughan RJ, editor. *Sports Nutrition.* Oxford: Wiley Blackwell; 2014. p. 174–84.
96. Maughan RJ. Fluid and electrolyte loss and replacement in exercise. En: Harries M, Williams G, Stanish WD, Micheli LL, editors. *Oxford Textbook of Sports Medicine.* New York (NY): Oxford University Press; 1994, p. 82–93.
97. Maughan RJ, Burke LM. *Handbook of Sports Medicine and Science, Sports Nutrition.* Oxford: Wiley Blackwell; 2002, p. 52.
98. Maughan RJ, Fenn CE, Leiper JB. Effects of fluid, electrolyte and substrate ingestion on endurance capacity. *Eur J Appl Physiol.* 1989;58:481–6.
99. Maughan RJ, Leiper JB. Sodium intake and post-exercise rehydration in man. *Eur J Appl Physiol.* 1995;71:311–9.
100. Maughan RJ, Leiper JB, Shirreffs SM. Restoration of fluid balance after exercise-induced dehydration: effects of food and fluid intake. *Eur J Appl Physiol.* 1996;73:317–25.
101. Maughan RJ, Noakes TD. Fluid replacement and exercise stress. A brief review of studies on fluid replacement and some guidelines for the athlete. *Sports Med.* 1991;12:16–31.
102. Mayo Clinic Staff. Low blood sodium in endurance athletes. MayoClinic.com, July 28, 2003. Disponible en: http://www.mayoclinic.com/. Consultado el 25 de abril de 2018.
103. McConnell G, Burge CM, Skinner SL, Hargreaves M. 1995. Ingested fluid volume and physiological responses during prolonged exercise in a mild environment [abstract]. *Med Sci Sports Exerc.* 1995;27:S19.
104. McDermott BP, Anderson SA, Armstrong LE, et al. National Athletic Trainers' Association position statement: fluid replacement for the physically active. *J Athl Train.* 2017;52(9): 877–95.
105. Mee JA. Gibson OR, Doust J, Maxwell NS. A comparison of males and females' temporal patterning to short-and long-term heat acclimation. *Scand J Med Sci Sports.* 2015;25(S1):250–8.
106. Mitchell JB, Costill DL, Houmard JA, Fink WJ, Pascoe DD, Pearson DR. Influence of carbohydrate dosage on exercise performance and glycogen metabolism. *J Appl Physiol.* 1989;67:1843–9.
107. Montner P, Stark DM, Riedesel ML, Murata G, Robergs R, Timms M, Chick TW. Pre-exercise glycerol hydration improves cycling endurance time. *Int J Sports Med.* 1996;17:27–33.
108. Mumoli N, Cei M. Licorice-induced hypokalemia. *Int J Cardiol.* 2008;124(3):e42–44
109. Murray R. The effects of consuming carbohydrate-electrolyte beverages on gastric emptying and fluid absorption during and following exercise. *Sports Med.* 1987;4(5):322–51.
110. Murray R. Dehydration, hyperthermia, and athletes: science and practice. *J Athl Train.* 1996;31(3):248–52.

111. Murray R, Paul GL, Seifert JG, Eddy DE, Halaby GA. The effects of glucose, fructose, and sucrose ingestion during exercise. *Med Sci Sports Exerc.* 1989;21:275–82.
112. Nadel ER, Mack GW, Nose H. 1990. Influence of fluid replacement beverages on body fluid homeostasis during exercise and recovery. En: Gisolfi, CV, Lamb DR, editors. *Fluid Homeostasis During Exercise. Vol. 3, Perspectives in Exercise Science and Sports Medicine.* Carmel (IN): Benchmark Press; 1990. p. 181–205.
113. Naghii M. The significance of water in sport and weight control. *Nutr Health.* 2000;14:127–32.
114. Nicholas CW, Williams C, Lakomy HKA, Phillips G, Nowitz A. Influence of ingesting a carbohydrate-electrolyte solution on endurance capacity during intermittent, high intensity shuttle running. *J Sports Sci.* 1995;13:283–90.
115. Noakes TD. The hyponatremia of exercise. *Int J Sport Nutr* 1992;2:205–28.
116. Noakes TD. Fluid and electrolyte disturbances in heat illness. *Int J Sports Med.* 1998;19(Suppl 2):S146–9
117. Noakes TD, Adams BA, Myburgh KH, Greff C, Lotz T, Nathan M. The danger of inadequate water intake during prolonged exercise. *Eur J Appl Physiol.* 1988;57:210–9.
118. Noakes TD, Rehrer NJ, Maughan RJ. The importance of volume-regulating gastric emptying. *Med Sci Sports Exerc.* 1991;23:307–13.
119. Owen MD, Kregel KC, Wall PT, Gisolfi CV. Effects of ingesting carbohydrate beverages during exercise in the heat. *Med Sci Sports Exerc.* 1986;18:568–75.
120. Passe D, Horn M, Stofan J, Horswill C, Murray R. Voluntary dehydration in runners despite favorable conditions for fluid intake. *Int J Sport Nutr Exerc Metab.* 2007;17(3):284.
121. Passe DH, Horn M, Stofan J, and Murray R. Palatability and voluntary intake of sports beverages, diluted orange juice, and water during exercise. *Int J Sport Nutr Exerc Metab.* 2004;14:272–84.
122. Passe DH, Murray R, Horn M. The effects of beverage carbonation on sensory responses and voluntary fluid intake following exercise. *Int J Sport Nutr.* 1997;7(4):286–97.
123. Pearcy M, Robinson S, Miller DI, Thomas JT Jr, Debrota J. Effects of dehydration, salt depletion and pitressin on sweat rate and urine flow. *J Appl Physiol* 1956;8:621–6.
124. Périard JD, Racinais S, Sawka MN. Adaptations and mechanisms of human heat acclimation: applications for competitive athletes and sports. *Scand J Med Sci Sports.* 2015;25(S1):20–38.
125. Phillips SM, Turner AP, Sanderson MF, Sproule J. Beverage carbohydrate concentration influences the intermittent endurance capacity of adolescent team games players during prolonged intermittent running. *Eur J Appl Physiol* 2012;112:1107–16.
126. Poh PY, Armstrong LE, Casa DJ, Pescatello LS, McDermott BP, Emmanuel H, Maresh CM. Orthostatic hypotension after 10 days of exercise-heat acclimation and 28 hours of sleep loss. *Aviat Space Environ Med.* 2012;83(4):403–11.
127. Poortmans J. Exercise and renal function. *Sports Med.* 1984;1:125–53.
128. Powles J, Fahimi S, Micha R, et al. Global, regional and national sodium intakes in 1990 and 2010: a systematic analysis of 24 h urinary sodium excretion and dietary surveys worldwide. *Br Med J.* 2013;3:e003733. doi:10.1136/bmjopen-2013-003733
129. Rehrer JN. Factors influencing fluid bioavailability. *Austr J Nutr Diet.* 1996;53 (4 Suppl):S8–12.
130. Rehrer JN. Fluid and electrolyte balance in ultra-endurance sport. *Sports Med.* 2001;31:701–15.
131. Rehrer JN, Beckers EJ, Brouns F, ten Hoor F, Saris WHM. Exercise and training effects on gastric emptying of carbohydrate beverages. *Med Sci Sports Exerc.* 1989;21:540–9.
132. Rehrer JN, Brouns F, Beckers EJ, Saris WHM. The influence of beverage composition and gastrointestinal function on fluid and nutrient availability during exercise. *Scand J Med Sci Sports.* 1994;4:159–72.
133. Rivera-Brown AM, Ramírez-Marrero FA, Wilk B, Bar-Or O. Voluntary drinking and hydration in trained, heat-acclimatized girls exercising in a hot and humid climate. *Eur J Appl Physiol.* 2008;103:109–16.
134. Ryan AJ, Navarne AE, Gisolfi CV. Consumption of carbonated and noncarbonated sports drinks during prolonged treadmill exercise in the heat. *Int J Sport Nutr.* 1991;1:225–39.
135. Sawka MN. Physiological consequences of hypohydration: exercise performance and thermoregulation. *Med Sci Sports Exerc.* 1992:24(6):657–70.
136. Sawka MN, Burke LM, Eichner ER, Maughan RJ, Montain SJ, Stachenfield NS. American College of Sports Medicine position stand: exercise and fluid. *Med Sci Sports Exerc* 2007;39(2):377–90.
137. Sawka MN, Latzka WA, Montain SJ. Effects of dehydration and rehydration on performance. En: Maughan RJ, editor. *Nutrition in Sport.* London: Blackwell Science; 2000. p. 205–17.
138. Sheng H-W. Sodium, chloride and potassium. En: Stipanuk M, editor. *Biochemical and Physiological Aspects of Human Nutrition.* Philadelphia (PA): W.B. Saunders Company; 2000. 686–710.
139. Simard C, Tremblay A, Jobin M. Effects of carbohydrate intake before and during an ice hockey match on blood and muscle energy substrates. *Res Q Exerc Sport.* 1988;59:144–7.
140. Speedy D, Noakes TD, Schneider C. Exercise-associated hyponatremia: a review. *Emerg Med.* 2001;13:17–27.
141. Stofan JR, Zachwieja JJ, Horswill CA, Murray R, Anderson SA, Eichner ER. Sweat and sodium losses in NCAA football players: a precursor to heat cramps? *Int J Sport Nutr Exerc Metab.* 2005;15:641–52.
142. Sun WM, Houghton LA, Read NW, Grundy DG, Johnson AG. Effect of meal temperature on gastric emptying of liquids in man. *Gut.* 1988;29:302–5.
143. Szlyk PC, Sils IV, Francesconi RP, Hubbard RW, Armstrong LE. Effects of water temperature and flavoring on voluntary dehydration in men. *Physiol Behav.* 1989;45(3):639–47.
144. Thevis M, Guddat S, Flenker U, Schänzer W. Quantitative analysis of urinary glycerol levels for doping control purposes using gas chromatography-mass spectrometry. *Eur J Mass Spectrom (Chichester).* 2008;14:117–25.
145. Thigpen LK. Green JM, O'Neal EK. Hydration profile and sweat loss perception of male and female division II basketball players during practice. *J Strength Cond Res.* 2014:28(12);3425–31.
146. Thomas DT, Erdman KA, Burke LM. American College of Sports Medicine Joint Position Statement. Nutrition and Athletic Performance. *Med Sci Sports Exerc.* 2016;48:543–68 doi:10.1249/MSS.0000000000000852
147. Triplett D, Doyle JA, Rupp JC, Benardot D. An isocaloric glucose-fructose beverage's effect on simulated 100-km cycling performance compared with a glucose-only beverage. *Int J Sport Nutr Exerc Metab.* 2010;20:122–31.
148. Tsintzas OK, Liu R, Williams C, Campbell I, Gaitanos G. The effect of carbohydrate ingestion on performance during a 30-km race. *Int J Sport Nutr.* 1993;3:127–39.

149. Tsintzas OK, Williams C, Boobis L, Greenhaff P. Carbohydrate ingestion and glycogen utilization in different muscle fiber types in man. *J Physiol.* 1995;489:243–50.
150. Tsugane S. Salt, salted food intake, and risk of gastric cancer: epidemiologic evidence. *Cancer Sci.* 2005;96(1):1–6.
151. Tucker KL, Hannan MT, Chen H, Cupples LA, Wilson PW, Kiel DP. Potassium, magnesium, and fruit and vegetable intakes are associated with greater bone mineral density in elderly men and women. *Am J Clin Nutr.* 1999;69(4):727–36.
152. United States Department of Agriculture, Agricultural Research Service, 2012. Disponible en: http://www.ars.usda.gov/ba/bhnrc/ndl. Consultado el 4 de noviembre de 2016.
153. United States Department of Agriculture Economic Research Service. Sugar and Sweeteners: Background (November 14, 2014).
154. United States Department of Agriculture. National Nutrient Database for Standard Reference, Release 28.
155. United States Track & Field. USATF announces major change in hydration guidelines (4-19-2003). Disponible en: https://www.usatf.org/news/showRelease.asp?article=/news/releases/2003-04-19-2.xml. Consultado el 20 de abril de 2016.
156. van Blijderveen JC, Straus SM, Rodenburg EM, Zietse R, Stricker BH, Sturkenboom MC. Risk of hyponatremia with diuretics: chlorthalidone versus hydrochlorothiazide. *Am J Med.* 2014;127(8):763–71.
157. Vollmer WM, Sacks FM, Ard J, et al. Effects of diet and sodium intake on blood pressure: subgroup analysis of the DASH-sodium trial. *Ann Intern Med.* 2001;135(12):1019–28.
158. Wagenmakers AJM, Brouns F, Saris WHM, Halliday D. Oxidation rates of orally ingested carbohydrates during prolonged exercise in men. *J Appl Physiol.* 1993;75:2774–80.
159. Wagner JA, Robinson S, Tzankoff SP, Marino RP. Heat tolerance and acclimatization to work in the heat in relation to age. *J Appl Physiol.* 1972;33(5):616–22.
160. Walsh RM, Noakes TD, Hawley JA, Dennis SC. Impaired high-intensity cycling performance time at low levels of dehydration. *Int J Sports Med.* 1994;15:392–8.
161. WebMD Health News. High-protein diets cause dehydration. © 2002 WebMD. Disponible en: http://www.webmd.com/diet/20020422/high-protein-diets-cause-dehydration. Consultado el 5 de noviembre de 2016.
162. Welsh RS, Davis JM, Burke JR, Williams HG. Carbohydrates and physical/mental performance during intermittent exercise to fatigue. *Med Sci Sports Exerc* 2002;34:723–31.
163. Wilk B, Bar-Or O. Effect of drink flavor and NaCL on voluntary drinking and hydration in bodys exercising in the heat. *J Appl Physiol* 1996;80(4):1112–7.
164. Williams MH. *Nutrition for Health, Fitness and Sport.* 5th ed. New York (NY): WCB McGraw-Hill; 1999. p. 276–7;285–7;292–3;317–8.
165. Wolf, S. The psyche and the stomach. *Gastroenterol.* 1981;80:605–14.
166. Yaspelkis BB, Patterson JG, Anderla PA, Ding Z, Ivy JL. Carbohydrate supplementation spares muscle glycogen during variable-intensity exercise. *J Appl Physiol.* 1993;75:1477–85.
167. Zambraski EJ. Renal regulation of fluid homeostasis during exercise. En: Gisolfe CV, Lamb CV, editors. *Perspectives in Exercise Science and Sports Medicine.* Vol. 3: *Fluid Homeostasis During Exercise.* Carmel (IN): Benchmark Press; 1990. p. 247–80.
168. Zhu K, Devine A, Prince RL. The effects of high potassium consumption on bone mineral density in a prospective cohort study of elderly postmenopausal women. *Osteoporos Int.* 2009;20(2):335–40.

CAPÍTULO 8

Control del peso y la composición corporal en atletas

OBJETIVOS

- Reconocer los diferentes elementos de la composición corporal y cómo pueden variar de acuerdo con la condición física.
- Evaluar las diferentes estrategias disponibles para valorar la composición corporal, los principios de cada método y la exactitud relativa de cada uno.
- Describir las hormonas que influyen en el peso y la composición corporal, así como los factores dietéticos que pueden tener un impacto en estas hormonas.
- Demostrar comprensión de los riesgos de la salud relacionados con la obesidad, y el ejercicio y las estrategias dietéticas con mayor probabilidad de disminuir la cantidad de grasa corporal.
- Reconocer los riesgos frecuentemente relacionados con el desarrollo de trastornos de la alimentación en atletas y cuál es la mejor manera de reducirlos en los deportes de alto riesgo.
- Evaluar las razones por las que el peso no es una buena medida para determinar los riesgos de la salud y el potencial de rendimiento, tanto en atletas como en no atletas.
- Describir los efectos en la producción de insulina de múltiples factores dietéticos, incluyendo el consumo de azúcares.
- Comprender las limitaciones del empleo del índice de masa corporal (IMC) como una métrica para evaluar a los atletas.
- Explicar la tríada de la mujer atleta y cómo se adapta este concepto al marco organizativo más amplio de la deficiencia energética relativa en el deporte (RED-S).

Estudio de caso

Imagine una atleta olímpica que está justo detrás de la mejor del equipo de natación, y que está dispuesta a hacer cualquier cosa para quedarse con ese lugar. Todos tenemos un físico heredado, que claramente ha recibido todas sus cualidades (buenas y malas) de sus donantes genéticos. Esta atleta estaba en el extremo pequeño de la estatura y tenía una complexión "robusta". Sin embargo, mientras nadaba, no había nadie mejor: grandes brazadas, giros perfectos, potentes arranques en la salida, un final como cohete: todo esto le permitía ser una de las mejores. A pesar de sus éxitos competitivos nacionales e internacionales, todavía no se la consideraba la mejor de este país, y esto mermó su psique como ninguna otra cosa. Para mejorar, pasó más horas practicando, se volvió más cuidadosa con lo que comía y comenzó a presionar a su entrenador para que le diera más ideas sobre cómo mejorar cada parte de su brazada, incluso si la mejoría obtenida fuera minúscula.

Se sintió tan infeliz consigo misma que encontró defectos en su apariencia. "Si solo fuera más delgada" y "Si tuviera menos grasa" se convirtieron en expresiones habituales de sus conversaciones. Sin embargo, cuando alguien ya está en el percentil 10 del porcentaje de grasa corporal para su deporte, es difícil imaginar que tener menos grasa sea una ventaja competitiva. No obstante, comenzó a verse a sí misma como obesa y tomó la única acción que se le ocurrió: hacer dieta hasta el punto de la inanición para verse menos "gorda".

Durante las evaluaciones regulares de los nadadores de la selección nacional, se observó que todos caminaban de forma cómoda en sus pantalones cortos y camisetas, todos excepto la nadadora en cuestión. Llevaba dos sudaderas, pantalones de gimnasio y una chaqueta y aun así temblaba. Era obvio para todo el personal de medicina deportiva que había un problema, por lo que se realizó una valoración de la composición corporal

(*continúa*)

para documentar los cambios. Como se sospechaba, no solamente había perdido peso, sino que había perdido más peso de masa libre de grasa (músculo) que de masa grasa, por lo que tenía una menor capacidad para mover su peso corporal que antes. Su entrenador expresó su preocupación de que se había vuelto imposible trabajar con ella. Sus salidas eran cortas, sus giros se habían deteriorado y ya no tenía un final impetuoso. Toda la fuerza y las habilidades que eran el centro de sus éxitos habían desaparecido. Su entrenador estaba listo para aumentar su programa de entrenamiento (a pesar de que ya estaba pasando más horas en la piscina y la sala de pesas que nadie) porque no podía imaginarse cómo iba a participar en la próxima gran competición debido a su mal estado.

Cuando se revisó su dieta, quedó claro que estaba tratando de encubrir un trastorno de la alimentación. Le habría resultado imposible comer lo que ella había comentado y haber perdido tanto peso. Se decidió que, para que ella volviera al equipo, debía presentar una carta de un psiquiatra capacitado para trabajar con trastornos de la alimentación, indicando claramente que su participación continua en la natación competitiva no la pondría en riesgo de padecer un trastorno de la alimentación. En otras palabras, si quería volver, tenía que cambiar lo que estaba haciendo y tenía que convencer a un profesional médico adecuado de que este cambio no se alteraría si volvía a nadar.

Afortunadamente, esta historia tiene un final feliz. La atleta consiguió mejorar. Fue a su casa, recibió asesoramiento, aprendió lo que tenía que hacer, aceptó su físico tal como era, comió mejor, entrenó de manera más inteligente, recibió la carta de aceptación de su médico y se convirtió en una profesional de la natación.

ANÁLISIS DEL ESTUDIO DE CASO

Si usted trabajara con atletas competitivos que creen que lograr cierto peso los hará mejores, y la forma en que intentan alcanzar el peso deseado es a través de una alimentación restrictiva:

1. ¿Qué les diría?
2. ¿Analizaría este tema con otras personas que trabajan en el equipo (entrenadores, dietistas, fisiólogos del ejercicio, etc.) o trataría de hacerlo solo?
3. ¿Revisaría si existen políticas sobre la conveniencia de hablar con un atleta sobre su peso?
4. Si creyera que un atleta tiene un trastorno alimentario, ¿qué haría para ayudarle?
5. ¿Quién en el equipo de medicina deportiva está calificado (si lo hay) para trabajar con un trastorno psicológico?

Introducción

Existe una interacción clara entre la actividad física y la nutrición, que se manifiesta con un mayor requerimiento de energía debido a una tasa de utilización de energía elevada durante la actividad física. A pesar de este requerimiento relacionado con el ejercicio, las encuestas que evalúan la ingesta de alimentos y líquidos de personas físicamente activas han observado que a menudo no se satisface el aumento en el requerimiento de energía (22, 66, 69). Para empeorar este problema, parece que las personas físicamente activas con frecuencia suministran la energía necesaria *después* de que esta se necesita (denominada *poscarga*), lo que puede afectar de forma negativa el rendimiento y también puede producir un cambio en la **composición corporal** (29, 135).

Composición corporal

Se trata de los principales tejidos que forman el cuerpo humano: masa grasa, masa magra, agua y huesos. Las técnicas para evaluar la composición corporal utilizan diferentes modelos de valoración: el modelo bicompartimental (masa grasa y masa libre de grasa) es el más utilizado, y el modelo de cuatro compartimentos (masa grasa, masa magra, masa de agua y masa ósea), el más exacto. Las estrategias de valoración van desde las más precisas y caras (absorciometría dual de rayos X [DEXA, *dual energy X-ray absorptiometry*], análisis de impedancia bioeléctrica de múltiples corrientes [BIA, *bioelectric impedance analysis*] y pletismografía de desplazamiento de aire) hasta lás menos precisas y más económicas (pliegues cutáneos, IMC y perímetro de la cintura).

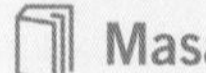

Masa

Otra forma de referirse al peso que se utiliza de forma habitual en la bibliografía científica. *Peso de grasa corporal* es equivalente a *masa corporal grasa*, etcétera.

Factores importantes a considerar

Al igual que los humanos, los automóviles tienen una reserva finita de combustible. Para que un automóvil funcione, su tanque de combustible nunca debe estar vacío ni lleno en exceso. Dejar que el tanque de combustible se vacíe hace que el automóvil se detenga. Si intenta llenarlo en exceso, el combustible no tiene a dónde ir, pero en los humanos el llenado excesivo del tanque ocasiona un mayor almacenamiento de combustible (aumento de la masa grasa).

Si se fuera a realizar un viaje en automóvil de Nueva York a San Francisco y, debido a la prisa, no se deseara parar a llenar el tanque cada 563 km, tendría que llenar el tanque por encima de la capacidad del auto o emplear una estrategia del tipo: "le pondré todo el combustible que necesita para el viaje una vez que lleguemos". Es obvio que esta estrategia de carga posterior no funciona en un automóvil, y tampoco funciona bien para las personas físicamente activas.

Un problema evidente en los humanos es permitir que disminuya la glucosa en la sangre, lo que puede ocurrir rápidamente con la actividad física. La glucosa sanguínea es el principal combustible para el cerebro, por lo que este aumenta la producción de cortisol, que degrada los músculos para convertirlos en glucosa. Así, la glucosa sanguínea mejora, pero a costa de perder músculo.

El consumo inadecuado de energía puede ocasionar varios problemas para el atleta, incluidos los siguientes:

- Beneficios deficientes del entrenamiento
- Dificultad para mantener una masa libre de grasa (magra)
- Disminución de la tasa metabólica
- Mayor dificultad con la alimentación normal (que lleva a reducciones aún mayores de la ingesta de energía y nutrientes, lo que puede aumentar el riesgo de trastornos alimentarios o *trastornos de la alimentación*)
- Aumento del riesgo de lesiones
- Reducción del rendimiento atlético

El consumo de un *exceso de energía* también puede dar lugar a varios problemas para el atleta, incluidos los siguientes:

- Mayor índice de masa corporal total
- Mayor masa grasa total
- Proporción no saludable de masa grasa total y masa corporal magra
- Insuficiencia cardíaca
- Mayor riesgo de **diabetes de tipo 2**
- Mayor riesgo de hipertensión
- Disminución de la resistencia a las enfermedades
- Adaptaciones relacionadas con la dieta que causan menor gasto de energía
- Mayor riesgo de una alimentación desordenada o trastornos de la alimentación
- Aumento del riesgo de lesiones
- Reducción del rendimiento atlético

Diabetes de tipo 2

Asociada con la obesidad, la diabetes de tipo 2 es una alteración que cursa con un exceso de producción de insulina, pero que resulta ineficaz (resistencia a la insulina). Los factores de riesgo del **síndrome metabólico** y la diabetes de tipo 2 están relacionados (10).

Síndrome metabólico

Representa un grupo de factores que elevan el riesgo de desarrollar enfermedades cardíacas, diabetes y accidentes cerebrovasculares. Los factores incluyen obesidad abdominal elevada, concentraciones altas de triglicéridos séricos, lipoproteínas de alta densidad bajas y concentración sanguínea alta de glucosa en ayuno.

Existen varias posibilidades por las que los atletas no satisfacen sus necesidades energéticas totales, incluyendo una comprensión deficiente de qué alimentos y bebidas es mejor consumir; la falta de alimentos y bebidas disponibles antes, durante y después del ejercicio; una tradición deportiva específica que perpetúa conductas alimentarias indeseables; y una tendencia de los atletas a seguir los modelos de quienes han sobresalido en el deporte, incluso si sus conductas de consumo de alimentos/bebidas no son óptimas (12). Muchos atletas también sienten ansiedad al comer, debido al temor de que ingerir alimentos y bebidas adecuados para el ejercicio (que a menudo contienen azúcares) aumente su grasa corporal y peso (62, 84, 154). Puede haber confusión sobre qué comer y beber porque muchos términos a menudo se emplean de forma incorrecta. Por ejemplo, grasa corporal alta no significa un peso corporal alto, ser magro no es lo mismo que ser delgado y puede ser deseable un mayor peso si este se debe a una mayor **masa magra** que puede mejorar la proporción fuerza a peso (12) (fig. 8-1).

El entrenador que insiste en que un atleta pierda 2 kg puede sentirse consternado debido a un bajo rendimiento si la mayor parte de ese peso proviene del músculo y no de la grasa. Este mismo atleta que ganó 2 kg de músculo y perdió 2 kg de grasa tendría el mismo peso, pero una mayor proporción de músculo serviría para mejorar el rendimiento debido a una mejor relación fuerza-peso. Este atleta más magro también parecería más pequeño (una clara ventaja en ciertos deportes de apreciación) porque la **masa libre de grasa** tiene una densidad mayor que la **masa grasa** (para el mismo peso, ocupa menos espacio), y es probable que también tenga mejor resistencia porque se tiene que mover menos tejido no muscular. En pocas palabras, el hecho de que muchas personas físicamente activas no consuman energía de manera óptima puede deberse directamente al empleo de una métrica inadecuada (el peso) como la única medida de la

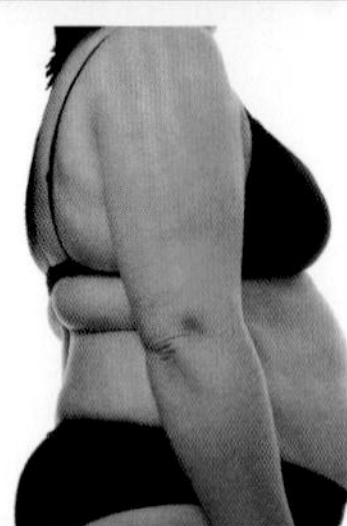
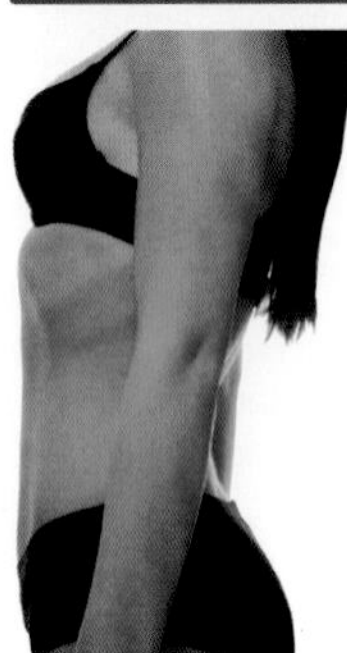

FIGURA 8-1. Diferencias entre obesidad y sobrepeso. IMC, índice de masa corporal.

Masa libre de grasa

Tejido corporal que no es grasa, incluyendo masa magra, masa ósea y agua corporal.

Masa grasa

El peso total de grasa que tiene un humano. Por ejemplo, si alguien pesa 45 kg y 13.6 kg son grasa, el 30% del peso es grasa (porcentaje de grasa corporal) y 32 kg (70%) es peso libre de grasa (masa libre de grasa).

Grasa subcutánea

Es típico que el 50% de la grasa corporal total se encuentre bajo la piel (por vía subcutánea). Por lo tanto, como se usa con los pliegues cutáneos, la medición del grosor de la grasa subcutánea proporciona una predicción de la grasa corporal total.

Masa magra

La masa magra representa el tejido magro, incluyendo el músculo esquelético y la masa de los órganos, pero sin incluir la masa ósea y la masa grasa.

preparación para el rendimiento. También puede deberse a una interpretación errónea de la *termodinámica de la energía*, los factores asociados con la utilización de la energía en relación con los seres humanos. Por lo tanto, medir y predecir de forma adecuada la composición corporal es fundamental para ayudar a los atletas a lograr el rendimiento deseado, sobre todo en deportes donde los atletas son juzgados tanto por su apariencia como por su habilidad (clavados, gimnasia, patinaje artístico) y en aquellos con categorías de peso (lucha, boxeo) (1). La valoración de la composición corporal requiere que se consideren múltiples factores relacionados, que incluyen (57) los siguientes:

- Tener en cuenta el modelo de referencia correspondiente al individuo o grupo que se está evaluando.
- Determinar el campo o método de laboratorio adecuado a utilizar que proporcionará la información necesaria de manera mínimamente invasiva, validada y confiable.
- Comprender las posibles implicaciones para la salud de los resultados, incluyendo la grasa corporal total y su distribución.
- Determinar cuál es la mejor forma de mejorar la musculatura, la grasa corporal o ambas.

Percatarse de que diferentes personas tendrán diferentes respuestas a cualquier intervención que tenga como objetivo la modificación en la composición corporal.

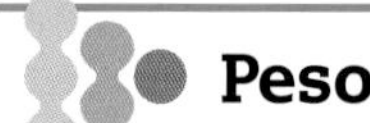

Peso

Factores importantes a considerar

La estrategia para perder masa corporal grasa mientras se mantiene la masa corporal magra es diferente a la empleada para perder peso. Es posible perder masa corporal magra y ganar masa grasa al mismo tiempo que se pierde peso. El abordaje ideal debe considerar:

- Evitar las recomendaciones que puedan disminuir la masa magra.
- Evitar las recomendaciones que puedan aumentar la masa grasa.

No hay duda de que el peso es un tema importante para los atletas porque influye en la facilidad con la que pueden realizar las habilidades específicas requeridas para el deporte (54). Sin embargo, la medición únicamente del peso puede proporcionar una imagen engañosa de si el atleta está en un estado deseable (tabla 8-1). Los atletas pueden aumentar el tiempo o la intensidad de un régimen de entrenamiento con el objetivo de mejorar el rendimiento, pero, entonces, confiar de manera inadecuada en los cambios de peso como un marcador de éxito. Imagine que un jugador de fútbol americano llega al campo de entrenamiento con un peso muy superior al que el entrenador está acostumbrado a ver en este jugador. Bien puede ser que el atleta haya trabajado muy duro fuera de la temporada para aumentar la masa muscular, y el aumento de peso sea el resultado del aumento de esta. ¿Se equivocaría el entrenador al decirle a ese jugador que tiene que perder peso?

Los gimnastas a menudo alcanzan su nivel competitivo durante la adolescencia, momento en el que el crecimiento rápido

Tabla 8-1	"Realidades" sobre el peso y la composición corporal
Realidad 1	Los seres humanos son máquinas de producción de grasa increíblemente eficaces. El consumo de demasiada energía en los alimentos y las bebidas provocará una mayor generación de grasa. El consumo de muy poca energía de los alimentos y las bebidas causará la pérdida de masa corporal proveniente de la masa grasa y los músculos y, en muchos casos, la ingesta inadecuada de energía resulta en una mayor cantidad de grasa corporal (29, 37, 39).
Realidad 2	El cuerpo humano siempre está buscando maneras de ser más eficiente energéticamente. Realizar más ejercicio hace que el cuerpo encuentre una manera de quemar menos energía para hacer esta actividad (8, 9, 21, 39, 109).
Realidad 3	Para los atletas, el "peso" es la medida incorrecta para prácticamente todo en lo que se emplea de forma habitual. Lo importante es la relación entre la masa grasa y la masa magra (73, 111, 145).
Realidad 4	La ubicación y la distribución de la grasa corporal también es importante. Por ejemplo, la acumulación de grasa visceral central se relaciona con un mayor riesgo de enfermedades como el síndrome metabólico (101, 107, 125).
Realidad 5	Las dietas bajas en calorías están condenadas al fracaso. La termogénesis adaptativa lleva al mismo peso con una ingesta de energía más baja, pero con una masa grasa relativamente mayor (14, 39, 120).
Realidad 6	Existen muchas formas de aumentar la insulina y producir más grasa además de comer hidratos de carbono refinados (azúcar), incluyendo someterse a períodos de ayuno largos o comer alimentos en exceso (5, 66, 72, 74, 88, 141, 155).
Realidad 7	La reacción del cuerpo a una ingesta inadecuada de energía es reducir el peso corporal (masa), incluyendo una disminución de la cantidad de tejido que necesita más energía, lo que produce una mayor pérdida de masa magra que de grasa (36, 37, 107).
Realidad 8	Un déficit en el equilibrio energético de 3500 cal NO produce una pérdida de peso de 0.5 kg. Esto se debe a que existen varios factores adaptativos complejos que influyen en el equilibrio energético y la composición corporal. Aunque 3500 cal de energía potencial medidas por un calorímetro de bomba equivalen a 0.5 kg de grasa corporal, los humanos no son calorímetros de bomba (64).
Realidad 9	El paradigma de calorías entrantes y salientes que se menciona de forma habitual no funciona en unidades de 24 h (como se emplea frecuentemente). Los humanos tienen un sistema fisiológico/endocrino que reacciona en "tiempo real" a varios factores, incluyendo la glucosa sanguínea, el estrés, la tasa de utilización de energía y el entorno (64, 96).

es la expectativa biológica normal. A pesar de esto, a veces los gimnastas se pesan de forma semanal para asegurarse de que se mantienen en su peso actual. De forma ideal, el abordaje debería incluir un programa de entrenamiento y nutrición que ayude a perfeccionar la proporción fuerza-peso, lo que implica mejorar la relación masa corporal magra-peso y puede involucrar aumentar el peso a partir de una mayor masa corporal magra. Estos son ejemplos de cómo se utiliza con frecuencia el peso de manera arbitraria y errónea. El seguimiento de los componentes del peso (grasa, hueso, músculo, agua, etc.) es mucho más lógico y brinda a los atletas información más útil sobre si el cuerpo está cambiando de una manera deseable. Es importante destacar que la estrategia para el peso difiere de la estrategia para perder grasa mientras se mantiene o aumenta la masa muscular.

Peso ideal

El peso ideal es aquel que se relaciona con una buena salud y se basa principalmente en la estatura, el sexo, la edad, la constitución y la musculatura. Debido a que los atletas por lo general tienen una mayor masa muscular que los no atletas para cualquier estatura dada, el empleo de estándares de peso ideal para quienes practican un deporte con frecuencia los coloca de forma errónea en una categoría de riesgo, porque parecen ser demasiado pesados para su estatura. Las estrategias estándar para determinar el peso ideal deben utilizarse con cautela en los atletas y no deben ser la referencia para decidir si un peso es el deseable.

Por lo tanto, aunque de forma ideal no deben utilizarse en atletas, se proporcionan las siguientes ecuaciones para que se comprenda la estrategia utilizada para determinar el peso ideal. Existen varias ecuaciones predictivas empleadas de forma frecuente para estimar el peso corporal ideal. Sin embargo, la utilización de estas ecuaciones no es adecuada en los atletas debido a una mayor proporción peso/estatura esperada que en los no atletas. Las fórmulas que se emplean de forma frecuente para predecir el peso corporal ideal (cuadro 8-1) incluyen las de Devine (31), Robinson (132) y Miller (105).

Cuadro 8-1 Fórmulas utilizadas de forma habitual para predecir el peso corporal "ideal"

Fórmula de Devine

Hombres: peso corporal ideal (en kg) = 50 kg + 2.3 kg por cada 2.5 cm mayor a 1.5 m
Mujeres: peso corporal ideal (en kg) = 45.5 kg + 2.3 kg por cada 2.5 cm mayor a 1.5 m

Fórmula de Robinson

Hombres: peso corporal ideal (en kg) = 52 kg + 1.9 kg por cada 2.5 cm mayor a 1.5 m
Mujeres: peso corporal ideal (en kg) = 49 kg + 1.7 kg por cada 2.5 cm mayor a 1.5 m

Fórmula de Miller

Hombres: peso corporal ideal (en kg) = 56.2 kg + 1.41 kg por cada 2.5 cm mayor a 1.5 m
Mujeres: peso corporal ideal (en kg) = 53.1 kg + 1.36 kg por cada 2.5 cm mayor a 1.5 m

Fuente: Pai MP. The origin of the "Ideal" body weight equations. *Ann Pharmacother.* 2000;34(9):1066–9, reimpresa con autorización de: SAGE Publications, Inc.

Índice de masa corporal

El IMC, también conocido como *índice de Quetelet*, es un cálculo de la proporción peso-estatura y también puede ser una herramienta útil para clasificar el peso de poblaciones/grupos (tabla 8-2). Sin embargo, es probable que no sea tan útil en atletas. El IMC, aunque proporciona una medida de la masa corporal (peso) en relación con la estatura, no mide la grasa corporal individual, que es el marcador de **obesidad**. Por lo general, los atletas tienen más masa muscular para cualquier estatura dada, y debido a este aumento relativo en la densidad corporal, puede parecer que tienen sobrepeso u obesidad para los estándares del IMC, sin ser obesos o tener sobrepeso.

Es probable que utilizar el IMC en atletas genere falsos positivos. En otras palabras, una persona atlética grande y magra puede tener un IMC mayor de 30, pero tener poca grasa corporal y, por lo tanto, no ser obesa. A menudo, se ha visto que los atletas se clasifican incorrectamente como obesos cuando se utiliza el IMC (41). También puede crear falsos negativos, es decir, una persona delgada y pequeña puede tener un IMC de ~20, pero una masa magra relativamente baja y una gran cantidad de grasa corporal, por lo que esa persona tiene obesidad (111). Por ejemplo, se ha observado que el IMC no identifica con obesidad a más de la cuarta parte de los niños con exceso de grasa corporal (73).

La mejor estrategia para el IMC es utilizarlo como se pretendía, como medida para clasificar las categorías de obesidad y peso *poblacionales* que se relacionan con problemas de salud, y no como un medio para identificar categorías de *individuos* con obesidad.

Perímetros

A pesar de la relación bien establecida entre la **grasa visceral** (grasa abdominal, grasa del tronco, grasa que rodea los órganos) y el riesgo cardiometabólico, la medida tradicional para valorar el riesgo de obesidad (IMC) no ofrece una estimación directa de la grasa visceral (117). Existen cada vez más pruebas de que medir el **perímetro de la cintura** es una medida útil para predecir

Tabla 8-2 Categorías de índice de masa corporal

Clasificación	Categoría de IMC (kg/m^2)	Riesgo de desarrollar problemas de salud
Bajo peso	< 18.5	Aumentado
Peso normal	18.5-24.9	Menor
Sobrepeso	25.0-29.9	Aumentado
Obesidad de clase I	30.0-34.9	Alto
Obesidad de clase II	35.0-39.9	Muy alto
Obesidad de clase III	≥ 40.0	Extremadamente alto

IMC = Peso en kg/estatura en m^2.
Fuente: National Institutes of Health, National Heart, Lung, and Blood Institute. Clinical guidelines on the identification, evaluation, and treatment of overweight and obesity in adults: the evidence report. *Obes Res.* 1998;6(Suppl 2):S51–210.

Índice de masa corporal

El IMC, también denominado *índice de Quetelet*, se desarrolló como un medio para predecir la obesidad de la *población*. Representa la masa de una persona en kilogramos, dividida por la estatura en metros al cuadrado (kg/m^2). Las categorías del IMC incluyen obesidad (> 30), sobrepeso (25-30), normal (18.5-25) y bajo peso (< 18.5). Aunque se utiliza con frecuencia como una valoración de la obesidad en *individuos*, puede crear tanto falsos positivos (parece que alguien tiene mayor cantidad de grasa corporal y es obeso, pero no considera que el peso adicional provenga de una mayor masa muscular que de masa grasa) como falsos negativos (parece que alguien no es obeso, pero no considera que aunque su peso es bajo, una alta proporción de este es grasa). En los atletas, el IMC no es adecuado como una medida del acondicionamiento físico/obesidad.

Obesidad

Acumulación de grasa corporal que supera el umbral para mantener una buena salud y se relaciona con un mayor riesgo de cardiopatía, diabetes de tipo 2, cáncer, artrosis y apnea del sueño. La obesidad hiperplásica es aquella causada por el exceso de producción de células grasas y con frecuencia se relaciona con un número excesivo de células grasas que se producen durante una fase de crecimiento, como la adolescencia. La obesidad hiperplásica es uno de los peligros de la obesidad infantil, ya que es difícil reducir el número de células grasas para reducir el riesgo de obesidad. La obesidad hipertrófica representa la obesidad causada por el aumento excesivo de las células de grasa existentes y es la forma más frecuente de obesidad de inicio en la edad adulta.

riesgos de salud como hipertensión, lípidos elevados en la sangre, diabetes de tipo 2 y enfermedad cardiovascular. Una medida de menor riesgo cardiometabólico es tener un perímetro de la cintura que sea menor que la mitad de la estatura (6). La proporción cintura-cadera también es una forma de estimar si el exceso de grasa corporal se almacena en el abdomen, tanto en niños como en adultos. La parte más ancha de los glúteos se utiliza para medir el perímetro de cadera, y el de la cintura se mide por encima del hueso de la cadera. Tanto en hombres como en mujeres, el perímetro de la cintura debe ser más pequeño que el de la cadera. Un riesgo alto se indica con una relación cintura-cadera de 1.0+ en hombres y 0.85+ en mujeres (146).

Grasa visceral

Tejido adiposo alrededor de los órganos (vísceras). Esta grasa protege a los órganos de los traumatismos repentinos y de los cambios bruscos de temperatura. También conocida como *grasa abdominal*, el aumento de la grasa visceral se relaciona con mayor riesgo de diabetes de tipo 2, resistencia a la insulina y enfermedades inflamatorias que incluyen el cáncer.

Perímetro de la cintura

Como medida de la obesidad central (presencia de una mayor cantidad de grasa corporal en el tórax), el perímetro de la cintura ha demostrado ser un buen indicador de los riesgos a la salud asociados con la obesidad.

Proporciones antropométricas

Especialmente en los niños, las proporciones antropométricas que incorporan la estatura, el peso y la edad se utilizan para la valoración y predicción de la desnutrición proteínico-calórica o el retraso en el desarrollo. Las relaciones antropométricas también se han empleado para identificar a los atletas jóvenes que poseen buenas características para deportes específicos (2). Como muchos niños pequeños participan cada vez más en deportes de alto nivel, es importante comprender algunas medidas sencillas que pueden determinar si el niño satisface sus requerimientos de energía/nutrición.

Peso/edad

Este es el método más utilizado para evaluar la desnutrición en los niños. En pocas palabras, la proporción pretende evaluar si el peso del niño es adecuado para su edad. Un niño con bajo peso para la edad puede estar desnutrido o tener una enfermedad.

Estatura/edad

La estatura es un parámetro de crecimiento más estable que el peso porque la estatura es irreversible, mientras que el peso puede subir o bajar. Se requiere de un período relativamente largo con una dieta insuficiente para que la estatura se retrase lo suficiente, y se necesita de un tiempo relativamente largo para que la estatura vuelva a la normalidad después de un período de desnutrición. Por lo tanto, la estatura para la edad no se considera un indicador del estado nutricional actual del niño, pero puede ser un método para valorar la desnutrición crónica o una enfermedad de largo plazo.

Peso/estatura

El peso puede cambiar con rapidez, mientras que la estatura es relativamente estable. Por lo tanto, esta proporción es una medida del estado nutricional actual de un niño y el peso bajo para la estatura es un indicador de desnutrición aguda, a corto plazo y actual.

Peso/estatura/edad

En cada edad durante el crecimiento y desarrollo normales, el peso se relaciona con una estatura determinada. Mediante el empleo de las tablas de crecimiento estándar, es relativamente fácil determinar si un atleta joven se está desviando de su percentil establecido. A modo de ejemplo, pasar de forma rápida del percentil en el que habitualmente se encuentra el atleta joven, a otro percentil más bajo o más alto, puede indicar un desequilibrio energético o una enfermedad.

Composición corporal

Cambiar de peso y composición corporal no es tan sencillo como a menudo se piensa. Con frecuencia, las personas consideran que la restricción de energía (hacer dieta) es una estrategia desagradable pero eficaz para lograr perder peso y mejorar la composición corporal (tabla 8-3). La lógica detrás de las dietas sugiere que la ingesta calórica es proporcional al peso de la persona, por lo que una reducción del 25% en la ingesta de energía debería conducir a una reducción del 25% en el peso. Sin embargo, la realidad es que el gasto energético después de una pérdida de peso es menor de lo que se esperaría por la cantidad de peso perdido (64, 96, 129, 135). Esto significa que el ajuste en el gasto de energía para una ingesta inadecuada es mayor que la expectativa matemática debido a que se produce una reducción de la masa metabólica superior a la esperada (p. ej., masa magra), lo que ocasiona un retorno al peso original, pero con una menor ingesta energética. En pocas palabras, una baja ingesta de energía, en relación con los requerimientos para el equilibrio energético, provoca una reducción de la masa libre de grasa que obliga a una mayor disminución en el consumo de energía para mantener el peso. La reacción del cuerpo a una ingesta inadecuada de energía (calorías) es reducir los tejidos con un alto metabolismo activo, como el músculo, que emplea energía (calorías). Esta es una estrategia de supervivencia perfectamente lógica, ya que el cuerpo intenta sobrevivir al consumo inadecuado de energía reduciendo la necesidad de esta. Debido a que los alimentos

Tabla 8-3 Términos comunes relacionados con el peso y la composición corporal

Términos	Definición
Equilibrio energético estático (lineal)[a]	Supone que un cambio en un lado de la ecuación del equilibrio energético (p. ej., ingesta de energía) no cambia ni influye en el otro lado de la ecuación (p. ej., gasto de energía).
Equilibrio energético dinámico (no lineal)[a]	Supone que numerosos factores biológicos y conductuales regulan e influyen ambos lados de la ecuación de equilibrio energético. Por lo tanto, un cambio en los factores de un lado de la ecuación (p. ej., ingesta de energía) puede modificar los factores en el otro lado de la ecuación (p. ej., gasto de energía).
Densidad energética de la dieta	El contenido de energía de los alimentos por peso (kcal o kJ/g).
Efecto térmico de los alimentos	La energía necesaria para digerir, metabolizar o almacenar energía como grasa o glucógeno.
Flujo de energía[b]	El índice de conversión de energía después de la absorción de los alimentos en los tejidos corporales para su empleo en el metabolismo o su conversión en depósitos de energía.
Actividad física[c]	Movimiento corporal que mejora la salud, como caminar, bailar, andar en bicicleta y practicar yoga.
Ejercicio[c]	Actividad física planificada, estructurada, repetitiva y realizada con el objetivo de mejorar la salud o la condición física.
Acondicionamiento físico relacionada con la salud[c]	Acondicionamiento físico cardiovascular o muscular centrado en la reducción del riesgo de enfermedades crónicas.
Actividad física moderada a vigorosa[c]	La actividad física moderada es una intensidad de ejercicio similar a la de caminar a 4.8 km/h, mientras que la vigorosa equivale a correr 1.6 km en 10 min.
Actividad física de soporte de peso[d]	Se refiere a aquellas actividades como caminar, trotar, correr, hacer senderismo, bailar, subir escaleras, levantar pesas, saltar o jugar tenis, baloncesto o fútbol.
Composición corporal[e]	El porcentaje o la cantidad de masa grasa y libre de grasa (minerales, proteínas y agua) en los huesos, los músculos y otros tejidos del cuerpo.
Conducta compensatoria[f]	Compensación parcial o completa, a través de la dieta, de la energía gastada en el ejercicio (p. ej., reponer con los alimentos la energía gastada durante el ejercicio al aumentar la ingesta de energía), anulando así la pérdida de peso corporal debida al incremento de la actividad física. La disminución de la actividad también puede ser una conducta compensatoria.

Fuente: Manore MM, Larson-Meyer DE, Lindsay AR, Hongu N, and Houtkooper L. Dynamic energy balance: An integrated framework for discussing diet and physical activity in obesity prevention - is it more than eating less and exercising more? *Nutrients* 2017; 9(905): doi: 10.3390/nu9080905

son portadores de algo más que energía (calorías), una menor ingesta de alimentos también disminuye la exposición a vitaminas y minerales, aumentando el riesgo de desnutrición y los riesgos de enfermedades relacionadas.

La lógica también sugiere que un aumento del 25% en el consumo de energía conducirá a un aumento proporcional del peso. De hecho, cuando las personas son sobrealimentadas para ganar peso, la cantidad de aumento es, al menos inicialmente, casi proporcional a la cantidad de sobrealimentación (32, 49, 76, 88, 131). Estos estudios sugieren con firmeza que tenemos mecanismos homeostáticos durante los períodos de déficit de energía que nos ayudan a mantener nuestro peso. Esto puede ser un mecanismo de supervivencia de la especie que permite a los humanos sobrevivir durante períodos de hambruna. También somos capaces de almacenar energía de forma eficaz (como grasa) durante los períodos de exceso. Este también puede ser otro mecanismo de supervivencia que nos permite almacenar energía cuando tenemos la suerte de tener disponible un exceso de alimentos.

Cada vez está más claro que el desarrollo de la obesidad es complejo y se relaciona con numerosos factores (115):

- Mantenimiento deficiente del equilibrio energético
- Actividad física insuficiente
- Vivir en un entorno que no permite mantener un estilo de vida saludable:
  - Sin lugares seguros para caminar
  - Sin gimnasios asequibles
  - Horarios de trabajo extenuantes
  - Porciones de alimentos demasiado grandes
  - Poca disponibilidad o costo excesivo de alimentos saludables, incluyendo frutas y vegetales frescos
  - Exposición crónica a publicidad que fomenta el consumo de alimentos con alto contenido de calorías o azúcar
- Estados patológicos, como alteraciones que producen un bajo metabolismo energético (p. ej., hipotiroidismo) o pérdida de masa metabólica (p. ej., producción elevada de cortisol)
- Medicamentos que estimulan el aumento de peso, incluidos corticoesteroides y antidepresivos
- Factores emocionales (p. ej., aburrimiento, enojo) que pueden causar una sobrealimentación
- Pérdida muscular relacionada con la edad
- Patrones de sueño inadecuados

Equilibrio energético

Debido a que los excedentes y los déficits más pronunciados del equilibrio energético parecen activar los mecanismos homeostáticos, un posible medio para lograr un cambio deseado en el peso y la composición corporal es evitar cambios importantes en el equilibrio energético. El ejercicio debe ser el centro de cualquier cambio de composición corporal deseado que aumente la masa magra y disminuya la masa grasa. Sin embargo, tal cambio puede ser más fácil de lograr si los déficits y los excedentes del equilibrio energético en el transcurso de un día no son demasiado grandes en ningún momento. Se ha sugerido que una composición corporal deseada es más fácil de lograr cuando el equilibrio energético permanece dentro de ±300-400 kcal (11-13, 25, 29). También se ha observado que, de las mujeres atletas con una disponibilidad de energía y un equilibrio energético similares durante 24 h, aquellas que pasaban más tiempo en un estado catabólico tenían más probabilidades de desarrollar una disfunción menstrual (45). Es probable que la frecuencia de consumo desempeñe un papel en el mantenimiento del equilibrio energético (29, 72). Debido a que el programa estándar de tres comidas diarias obliga a los atletas a consumir una gran cantidad de alimentos en cada comida para obtener la energía necesaria, este patrón puede no ser ideal para atletas con grandes requerimientos energéticos (12, 13, 29, 72). Puede ser mucho más fácil, por ejemplo, mantenerse en un estado casi equilibrado de energía a lo largo del día con un patrón más frecuente que se adapte de forma dinámica al gasto.

Lograr el equilibrio energético correcto es difícil porque es complejo. La *energía entrante* en la ecuación del equilibrio incluye todos los factores asociados con la ingesta de energía, como el tamaño de las porciones (su carga calórica), la frecuencia de la ingesta, la calidad de la dieta y los factores que pueden afectar la absorción total y la velocidad de absorción de los alimentos consumidos. La *energía saliente* de la ecuación implica el metabolismo del individuo, la calidad de la dieta consumida, la actividad física y la frecuencia de las comidas. Además, el efecto térmico de los alimentos (energía que debe invertirse para obtener energía de los alimentos consumidos) también puede ser afectada por los factores de *energía saliente*. Aunque aparentemente es una influencia menor en la *energía saliente*, el efecto térmico promedio de los alimentos, que promedia alrededor del 10% del total de calorías consumidas, puede ser mayor o menor (±2%) dependiendo de la calidad de la dieta, la actividad y la frecuencia de las comidas (fig. 8-2). Existe evidencia de que comer con mayor

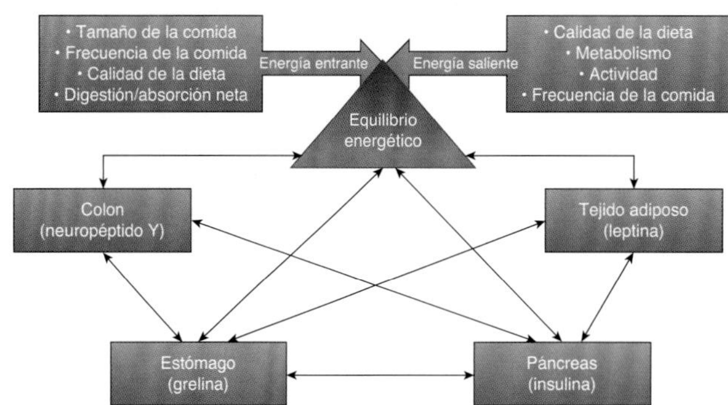

FIGURA 8-2. Complejidad del equilibrio energético. Modificado de: Hall KD, Heymsfield SB, Kemnitz JW, Klein S, Schoeller DA, Speakman JR. Energy balance and its components: implications for body weight regulation. *Am J Clin Nutr.* 2012;95(4):989–94; Loh K, Herzog H, Shi YC. Regulation of energy homeostasis by the NPY system. *Trends Endocrinol Metab.* 2015;26(3):125–35; Guyenet SJ, Schwartz MW. Regulation of food intake, energy balance, and body fat mass: implications for the pathogenesis and treatment of obesity. *J Clin Endocrinol Metab.* 2012;97(3):745–55.

frecuencia aumenta el efecto térmico de los alimentos (se queman más calorías en el proceso de obtener energía de los alimentos) que ingerir las mismas calorías en menos oportunidades (46, 59, 149). Además, el equilibrio energético es modificado por numerosas hormonas y sustancias químicas que afectan el apetito, la saciedad y la tasa metabólica (68).

Dos sistemas habituales de retroalimentación del equilibrio energético involucran a las hormonas **leptina** y **grelina**. En la figura 8-3 se muestra un ejemplo de estos mecanismos de retroalimentación del equilibrio energético, que en circunstancias ideales sirven para mantener los tejidos corporales en un estado saludable. Estas hormonas tienen efectos precisamente opuestos, ya que la leptina disminuye la ingesta de alimentos y la grelina, la aumenta. No debería sorprender que el deterioro de la sensibilidad a o la producción de leptina se relacione con la obesidad, así como el exceso de grelina (133, 160).

Leptina

Hormona de la saciedad, producida principalmente por las células adiposas (grasas) para inhibir el hambre si aumenta la masa de células grasas. Tiene el efecto de reducir la ingesta de comida, aumentar el gasto energético, incrementar el catabolismo de las grasas, disminuir la glucosa plasmática y reducir la masa corporal grasa. La producción baja de leptina se relaciona con un aumento de la obesidad. La grelina y la leptina tienen funciones opuestas.

Grelina

Hormona estimulante del apetito, se produce principalmente en el intestino delgado y aumenta con el ayuno o la disminución del azúcar sanguíneo. Tiene el efecto de aumentar la ingesta de alimentos, disminuir el gasto energético, reducir el catabolismo de las grasas, aumentar la glucosa plasmática e incrementar la masa corporal grasa. La leptina y la grelina tienen funciones opuestas.

Perspectiva tradicional del equilibrio energético

La perspectiva tradicional del equilibrio energético implica una visión macroeconómica (diaria) del sistema humano: una ingesta de energía de 24 h que equivale a un gasto de energía de 24 h genera un equilibrio energético perfecto, un estado que se relaciona con la estabilidad del peso (fig. 8-4).

También se entiende que un equilibrio energético *positivo* (se consume más energía de la gastada) exige que se almacene el exceso de energía, lo que causa un mayor peso, y que un equilibrio energético *negativo* (se consume menos energía de la gastada)

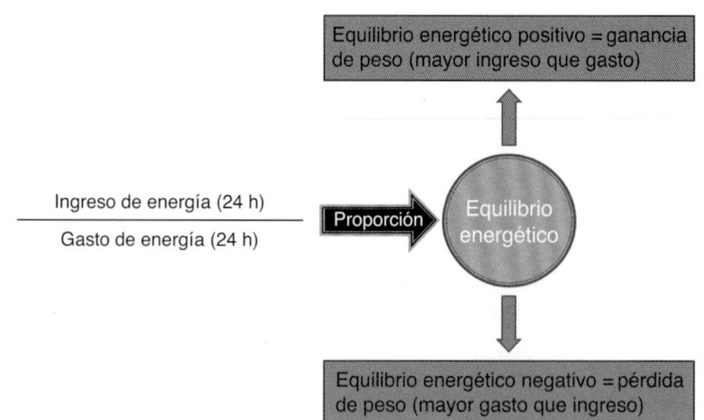

FIGURA 8-4. Perspectiva tradicional del equilibrio energético.

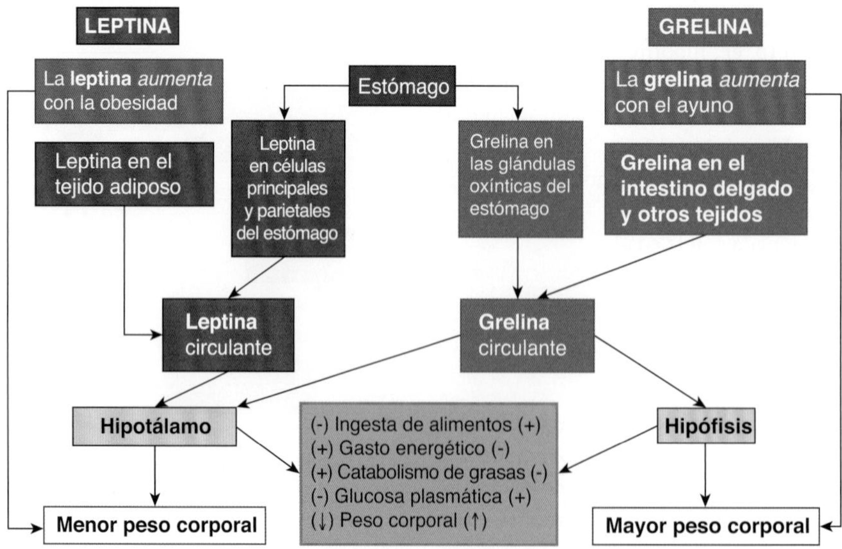

FIGURA 8-3. Los mecanismos de retroalimentación del equilibrio energético de la leptina y la grelina. La leptina y la grelina tienen efectos opuestos en el peso corporal. Tomado de: Klok MD, Jakobsdottir S, Drent ML. The role of leptin and ghrelin in the regulation of food intake and body weight in humans. *Obes Rev.* 2007;8(1):21–34; Shintani M, Ogawa Y, Ebihara K, et al. Ghrelin, and endogenous growth hormone secretagogue, is a novel orexigenic peptide that antagonizes leptin action through the activation of hypothalamic neuropeptide Y/Y1 receptor pathway. *Diabetes.* 2001;50(2):227–32.

obliga a que los tejidos corporales proporcionen la diferencia de energía, lo que ocasiona un menor peso (96, 102). Esta perspectiva tradicional del equilibrio energético implica que una reducción significativa en la ingesta de energía (denominada de forma usual *dieta*) ocasiona una pérdida de peso, lo que se relaciona con un perfil y composición corporales mejores. Sin embargo, existen complicaciones al momento de calcular el equilibrio energético que dificultan determinar si se van a alcanzar los resultados esperados. Estos problemas incluyen los siguientes (63, 64, 97, 129):

- Existen pocos estudios longitudinales que permitan comprender de forma completa el impacto a largo plazo de las desviaciones del equilibrio energético en la composición corporal y el peso.
- Tanto los factores biológicos como los psicológicos influyen en el equilibrio energético, pero rara vez se estudian juntos para entender mejor sus efectos interactivos.
- Aún quedan aspectos por solucionar en nuestra comprensión sobre cómo la variación en cantidad, intensidad, patrón, tiempo, resistencia y fuerza de los diferentes ejercicios puede impactar de manera diferente en el equilibrio energético, la composición corporal y el peso.
- Existen grandes diferencias individuales en la forma en la que los cambios en el equilibrio energético afectan los resultados de peso y composición corporal, lo que dificulta saber con certeza cómo responderán diferentes individuos a un protocolo que se considera eficaz para grupos.
- Las estrategias actuales para adquirir información sobre la ingesta de energía y el gasto energético tienen muchos errores asociados.

Una caloría no necesariamente equivale a una caloría con ingestas de macronutrientes proporcionalmente diferentes, ya que la composición de macronutrientes puede afectar tanto a la grasa corporal como a la masa proteínica corporal. La perspectiva tradicional del equilibrio energético debe generar dudas de inmediato, ya que el sistema endocrino humano no espera hasta el final del día para determinar si la energía proporcionada durante las 24 h anteriores se entregó de manera tal que el tejido obtuvo sus requerimientos. El sistema endocrino funciona en tiempo real, con respuestas de **insulina**, grelina, leptina y cortisol basadas en el estado actual del equilibrio energético (64, 129).

La relación matemática empleada con frecuencia entre el *desequilibrio* energético y el cambio de peso es de 3 500 kcal = alrededor de 0.5 kg (14 644 kJ = 0.454 kg). En otras palabras, un equilibrio de energía negativo que genera un déficit de 3 500 kcal, independientemente del marco temporal (1 día, 1 semana, 1 mes, etc.), producirá una reducción del peso de la grasa de 0.454 kg. También se piensa que un equilibrio energético positivo que ocasiona un excedente de 3 500 kcal conducirá a un aumento de 0.454 kg de peso de grasa. Sin embargo, cada vez hay más evidencia de que estos resultados previstos de calorías a peso no resisten el escrutinio. Esta evidencia sugiere que hay una mayor probabilidad de que cualquier persona que no satisfaga adecuadamente sus necesidades de energía experimente un retorno a su peso original, pero este tendrá una menor masa libre de grasa y una mayor masa grasa (38, 96, 135, 159) (fig. 8-5).

Está claro que existe una relación dosis-respuesta entre los niveles de actividad física y la cantidad de peso que se pierde. Los lineamientos del American College of Sports Medicine sobre la actividad física y la pérdida de peso han llegado a la conclusión de que 150 min de actividad física por semana promueven una pérdida de peso mínima y que mayores niveles de actividad física generan una pérdida de peso más alta (4). Sin embargo, la pérdida de peso por sí misma puede ser engañosa, porque no es posible diferenciar entre pérdida de masa grasa y masa magra (64). Además, debido a que la popular estrategia de control de peso de hacer más ejercicio y comer menos puede producir un equilibrio energético negativo grave que reduce más la masa magra que la grasa, un destacado investigador de la obesidad ha dicho: "Por lo tanto, la mera recomendación de evitar los alimentos densos en calorías podría no ser más eficaz para el paciente típico que

Insulina

Hormona producida por las células β del páncreas, que vigila la concentración de glucosa sanguínea. A medida que aumenta la glucosa en la sangre, el páncreas detecta el incremento y produce insulina. Esta hormona permite que los tejidos del cuerpo capten la glucosa, reduciendo así su concentración sanguínea y proporcionando una importante fuente de energía a las células. Un aumento repentino en la glucemia causa una producción excesiva de insulina (hiperinsulinemia), que ocasiona un exceso de energía que se obtiene de la sangre y entra en las células. La hiperinsulinemia se relaciona con la obesidad y también puede producirse por el consumo de una comida alta en calorías o el consumo de alimentos después de que se ha permitido que la glucemia se vuelva excesivamente baja.

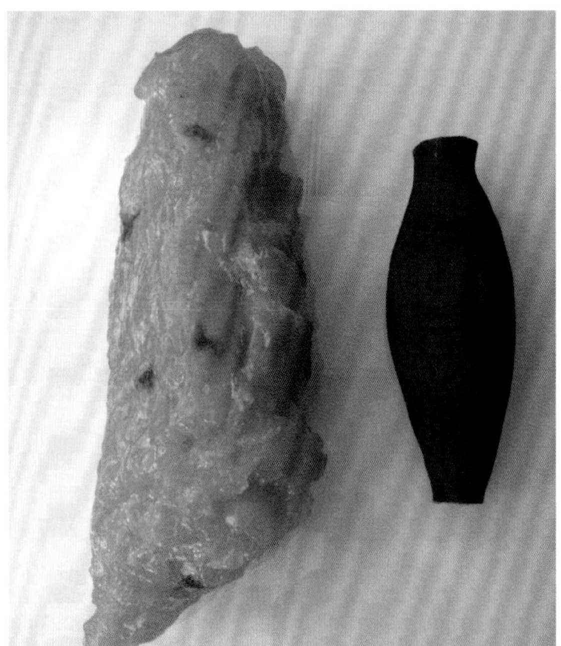

FIGURA 8-5. Diferencia en la densidad entre el tejido adiposo y el tejido muscular.

busca bajar de peso de lo que sería una recomendación de evitar objetos punzantes para quienes sangran profusamente" (120). Se ha observado que los hombres y las mujeres que se entrenan o realizan ejercicio a menudo consumen energía insuficiente, lo que tiene consecuencias negativas para la salud (68). El ciclado del peso o efecto de rebote, en el cual a la pérdida de peso le sigue una recuperación del peso anterior, es una característica habitual de las dietas bajas en calorías. Para empeorar aún más las cosas, el ciclado del peso que experimentan las personas que consumen dietas con un déficit de energía grave aumenta el riesgo de desarrollar enfermedades cardiovasculares y renales (38). De forma ideal, el equilibrio energético debe mantenerse en un intervalo que ayude a conservar o aumentar la masa magra mientras mantiene o reduce la masa grasa (fig. 8-6) (29).

Un artículo que evaluó las adaptaciones metabólicas de los participantes del programa televisivo de los Estados Unidos *The Biggest Loser* y el tema de un artículo del *New York Times* ilustran los problemas del efecto de rebote que experimentan quienes pierden peso a través de dietas bajas en calorías junto con un aumento de la actividad física (51, 81). Los 14 participantes perdieron un promedio de 58.3 kg (128.3 lb) que se relacionó con un índice metabólico en reposo significativamente más bajo (−610 kcal/día). Seis años después, los participantes recuperaron la mayor parte del peso perdido (41.0 kg; 90.2 lb), con un índice metabólico en reposo significativamente menor (−704 kcal/día) y un menor metabolismo energético (−499 kcal/día). Estos hallazgos implican con fuerza que el peso puede ser un marcador inadecuado para comprender el éxito de una dieta, ya que la pérdida de peso debida a un suministro inadecuado de energía parece regular de forma negativa la masa metabólica (magra) a medida que el cuerpo intenta adaptarse a una provisión de energía inadecuada. Esta termogénesis adaptativa parece hacer inevitable el aumento de peso, con estudios que sugieren que la mayor parte del peso recuperado es masa grasa (36, 37, 39). Es probable que seguir una estrategia que reduce la masa grasa al tiempo que mantiene o aumenta la masa magra sea una estrategia mucho más saludable a largo plazo para controlar la obesidad.

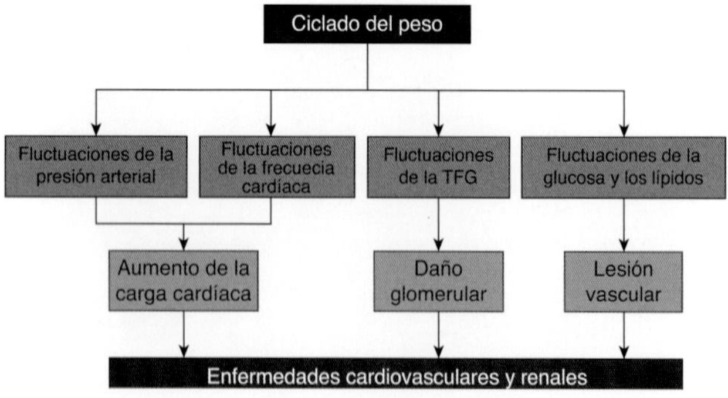

FIGURA 8-6. Ciclado del peso relacionado con las dietas bajas en calorías que aumenta el riesgo de enfermedades cardiovasculares y renales. TFG, tasa de filtración glomerular. Reimpreso de: Montani J-P, Schutz Y, Dulloo AG. Dieting and weight cycling as risk factors for cardiometabolic diseases: who is really at risk? *Obes Rev.* 2015;16(S1):7–18.

Termogénesis adaptativa

Se refiere a la disminución en el gasto de energía *por debajo de* la cantidad que puede predecirse a partir del gasto energético, el peso corporal y la masa magra en respuesta a una ingesta de energía inadecuada.

No se ha demostrado que la percepción tradicional del equilibrio energético (energía entrante/saliente), a pesar de ser un tema estándar de la mayoría de los libros y capítulos de libros que tratan asuntos relacionados con el peso, sea correcta (63, 94). También se ha indicado que es una falacia pensar que los pequeños cambios en el estilo de vida tengan la capacidad de revertir la obesidad y que caminar para utilizar 100 kcal más cada día (si se usan 3 500 kcal = 0.454 kg de grasa) debería producir una pérdida de peso de 23 kg en 5 años, cuando la pérdida real suele ser de solo ~4.5 kg (64). Un modelo en línea presentado por los National Institutes of Health ha incorporado este punto al incluir nuevas normas en el punto de meseta (http://bwsimulator.niddk.nih.gov). Este sistema plantea que una reducción permanente de 40 kcal/día de la ingesta de energía debería causar una pérdida de peso de ~9 kg en 5 años, pero la pérdida de peso pronosticada real es de solo 1.81 kg porque el cuerpo tiene una respuesta compensatoria que no se considera en la predicción estándar del equilibrio energético (3 500 kcal = 0.454 kg de grasa corporal).

Respuesta hormonal a los cambios en el equilibrio energético

Es importante tener en cuenta las alteraciones hormonales que ocurren en el sistema humano cuando intenta adaptarse a los grandes cambios en el equilibrio energético. La insulina, a través de su efecto sobre las membranas celulares, es un importante regulador de la glucosa sanguínea. Cuando se produce insulina, esta hace posible que la glucosa en la sangre entre en la célula para que esta obtenga la energía (glucosa) para realizar sus procesos metabólicos normales. Si se produce un exceso de insulina, demasiada glucosa de la sangre ingresa en la célula. Debido a que las células no tienen la capacidad para metabolizar este exceso de energía, generan grasa a partir de la glucosa y la expulsan para almacenarla como tejido adiposo. En términos simples, un exceso de producción de insulina se relaciona con un mayor almacenamiento de grasa (aumento de la grasa corporal).

Las dosis relativamente grandes de hidratos de carbono simples/refinados pueden causar *hiperinsulinemia* (producción excesiva de insulina), que, a diferencia de una respuesta normoinsulinémica (producción normal de insulina), no logra "apagar" la hormona estimulante del apetito, la grelina (17, 80, 132). La presencia elevada y continua de grelina provoca un apetito constante y un mayor consumo de alimentos que podría producir un equilibrio energético positivo, y generar un mayor peso. Sin un estímulo para aumentar el músculo (ejercicio adecuado), este consumo excesivo de energía puede ocasionar un mayor almacenamiento de grasa corporal.

Sin embargo, es importante considerar que la explicación de los hidratos de carbono simples/refinados para la hiperinsulinemia probablemente esté incompleta y sea potencialmente engañosa, ya que existen varias causas de hiperinsulinemia además del consumo de alimentos con alto índice glucémico (tabla 8-4). Por ejemplo, un patrón de alimentación infrecuente que permita que la glucosa en la sangre caiga por debajo de los valores normales también puede causar una respuesta hiperinsulinémica en la próxima oportunidad de comer (16, 43). La insulina se produce de forma exponencial respecto a la carga calórica de los alimentos consumidos, por lo que una comida demasiado grande (independientemente de su composición) también provocaría una producción excesiva de insulina, con el aumento concomitante de grasa y, debido al mantenimiento asociado de la grelina, mayor ingesta energética total y peso (24, 151). Una mayor grasa corporal total o una mayor grasa abdominal, independientemente de los alimentos consumidos, también se relaciona con hiperinsulinemia y todas sus secuelas (42, 126). Si bien es cierto que los hidratos de carbono refinados con alto índice glucémico tienen un papel especial en la producción de insulina, existen otras muchas causas de hiperinsulinemia que son independientes de la distribución de macronutrientes, y estas no pueden ignorarse si se intenta comprender cómo influye la dinámica del equilibrio energético en el peso y la composición corporal.

Otro problema potencial es que el cálculo del equilibrio energético mediante la perspectiva tradicional de 24 h supone que la hora del día utilizada para evaluar las 24 h anteriores es irrelevante. La estrategia típica de recopilación de datos para tal valoración es pedirle a un individuo/atleta la ingesta de energía de las 24 h inmediatas, sin importar la hora del día en la que se presente el cliente, asumiendo que el equilibrio energético en ese momento preciso es el mismo para las 24 h precedentes. Sin embargo, la curva del equilibrio energético de un día no es plana, por lo que la hora del día en la que se valora al atleta crea diferencias en el cálculo del equilibrio energético (fig. 8-7). Además, las comidas no siempre se consumen a la misma hora. Una cena que se ingiere temprano en el período de valoración de 24 h podría dar lugar a que se incluyeran dos cenas en el mismo período de análisis, lo que daría como resultado un gran excedente en el equilibrio energético. Asimismo, una cena anterior al comienzo del período de valoración de 24 h y una cena tardía en el mismo período podrían excluir ambas comidas y dar la impresión de que el atleta tiene un déficit crónico del equilibrio energético. La conclusión del **equilibrio energético de 24 h** sería, por lo tanto, completamente diferente para la misma persona, dependiendo de la hora del día en la que se llevó a cabo la valoración.

Equilibrio energético de 24 h

Se refiere a la proporción de energía consumida en 24 h frente a la energía gastada en ese período, y representa la forma tradicional en la que se ha medido la energía en los seres humanos. Sin embargo, estudios recientes sugieren que las grandes fluctuaciones del equilibrio energético durante el día (en tiempo real) pueden causar la pérdida de tejido magro o aumentar la masa grasa, incluso si el equilibrio energético de 24 h parece ser el adecuado.

Es posible que una persona parezca estar en un equilibrio energético casi perfecto al final de un período de valoración de 24 h, pero que haya llegado a este punto con excedentes o déficits extremadamente grandes que pueden tener un impacto en la composición corporal. Un motivo de preocupación con el

Tabla 8-4 Factores que pueden causar una producción excesiva de insulina

1. Consumo elevado de bolos de hidratos de carbono refinados simples o azúcares	Un consumo elevado de alimentos con un alto índice glucémico, que incluyen cereales refinados/procesados, bebidas azucaradas o alimentos con alto contenido de azúcar, se absorbe rápidamente e induce una respuesta rápida y alta de insulina.
2. Consumo de cualquier alimento en una porción grande	La insulina se produce de manera exponencial al contenido calórico del alimento consumido. Por lo tanto, la producción neta de insulina de cuatro comidas de 500 kcal es menor que la producción neta de insulina de dos comidas de 1 000 kcal, aunque la ingesta calórica total sea la misma.
3. Ingesta de alimentos/bebidas después de un largo período de ayuno que produzca una baja concentación de glucosa sanguínea	La concentración normal de glucosa en la sangre varía de 80 a 120 mg/dL, y si se permite que este valor disminuya por debajo de esta concentración (algo frecuente al omitir comidas o hacer ejercicio durante más de 30 min sin tomar una bebida deportiva con hidratos de carbono), es probable que la próxima comida provoque una alta respuesta de insulina independientemente de la composición del alimento.
4. Cantidad elevada de grasa corporal	Es probable que las personas con exceso de grasa que contribuye a la masa total presenten hiperinsulinemia crónica, lo que hace que sea aún más importante evitar los puntos anteriores (1-3).

Fuente: Benardot D. Energy thermodynamics revisited: energy intake strategies for optimizing athlete body composition and performance. *Pensar en Movimiento: Revista de Ciencias del Ejercicio y la Salud* (*J Exerc Sci Health*). 2013;11(2):1–13.

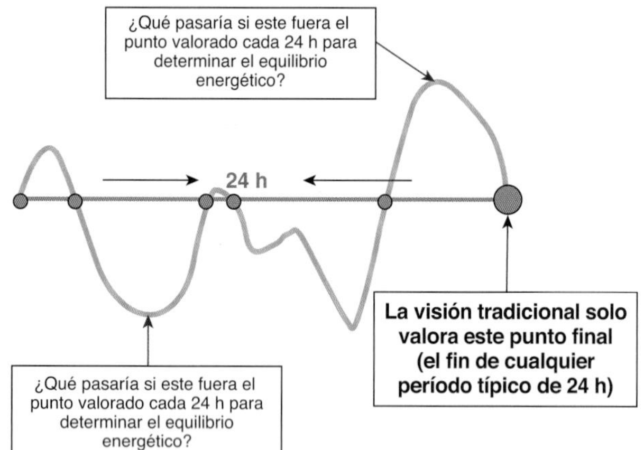

FIGURA 8-7. Fluctuación del equilibrio energético en el transcurso del día. Debido a estos cambios, parecería que una persona, en el mismo día, tiene un equilibrio energético completamente diferente según la hora del día.

modelo tradicional de equilibrio energético es el hecho de que no considera que el patrón de consumo de energía sea un factor importante para el peso y la composición corporal. Este modelo asume que una persona que requiere 2 000 kcal/día (8 368 kJ/día) para satisfacer los requerimientos de energía puede consumir esa energía sin importar el tamaño del alimento o la frecuencia de alimentación, y la influencia del equilibrio energético en el peso o la composición corporal sería la misma. Esta persona podría, por ejemplo, tomar un desayuno de 2 000 kcal y no comer nada más el resto del día para satisfacer su requerimiento de energía; podría tener una cena de 2 000 kcal y no comer nada más antes de esa cena; o podría tener cuatro comidas de 500 kcal durante el día. El modelo macroeconómico de 24 h supone que el sistema endocrino solo actúa al momento de la valoración y que los resultados en la composición corporal y el peso serían los mismos, pero no lo son. Un desayuno grande haría que la persona pasara la mayor parte del día con un excedente del equilibrio energético, con un exceso en el almacenamiento de grasa como resultado probable; una cena excesiva causaría que la persona pasara la mayor parte del día con un déficit de equilibrio energético, con catabolismo de tejido magro y un almacenamiento de grasa relativamente mayor; y quien come frecuentemente es más probable que mantenga la masa metabólica y la masa grasa.

Un estudio de la asociación entre el equilibrio energético por hora y la composición corporal en cuatro grupos diferentes de atletas de élite ilustra la importancia de evitar grandes cambios en el equilibrio energético durante el día (29). Este estudio descubrió que los grandes déficits del equilibrio energético dentro del día se relacionaron con niveles más altos de grasa corporal (fig. 8-8). También se puede encontrar un ejemplo de esto en la valoración de un atleta de élite cuyo equilibrio energético final fue muy cercano a perfecto, pero que alcanzó un gran déficit del equilibrio energético al llegar al punto final del día (fig. 8-9). La acción correctiva fue ajustar la energía consumida durante el día para evitar este déficit del equilibrio energético, mientras se mantuvo la ingesta total de energía tal como era (12). En ningún momento se hizo la recomendación de aumentar o disminuir la ingesta total de energía, sino de cambiar el tiempo y la cantidad

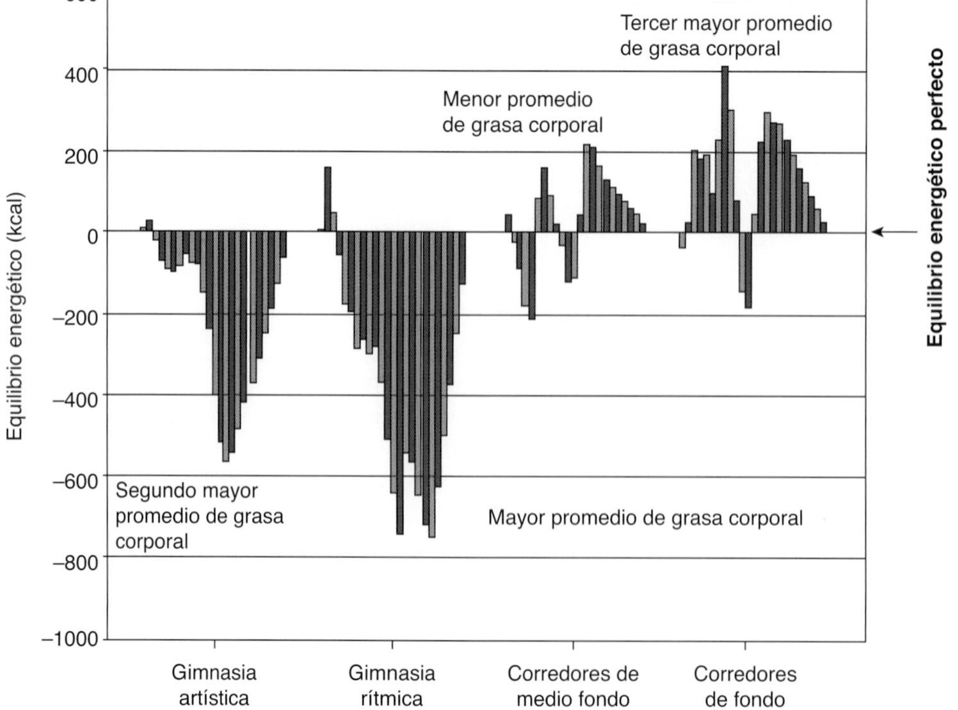

FIGURA 8-8. Relación de los grandes déficits diarios del equilibrio energético con un mayor porcentaje de grasa corporal. Los atletas que mantienen menores desviaciones con respecto al equilibrio energético perfecto en el transcurso de 24 h tuvieron mediciones más bajas de grasa corporal. Tomado de: Deutz R, Benardot D, Martin D, Cody MM. Relationship between energy deficits and body composition in elite female gymnasts and runners. *Med Sci Sports Exerc.* 2000;32(3):659–68.

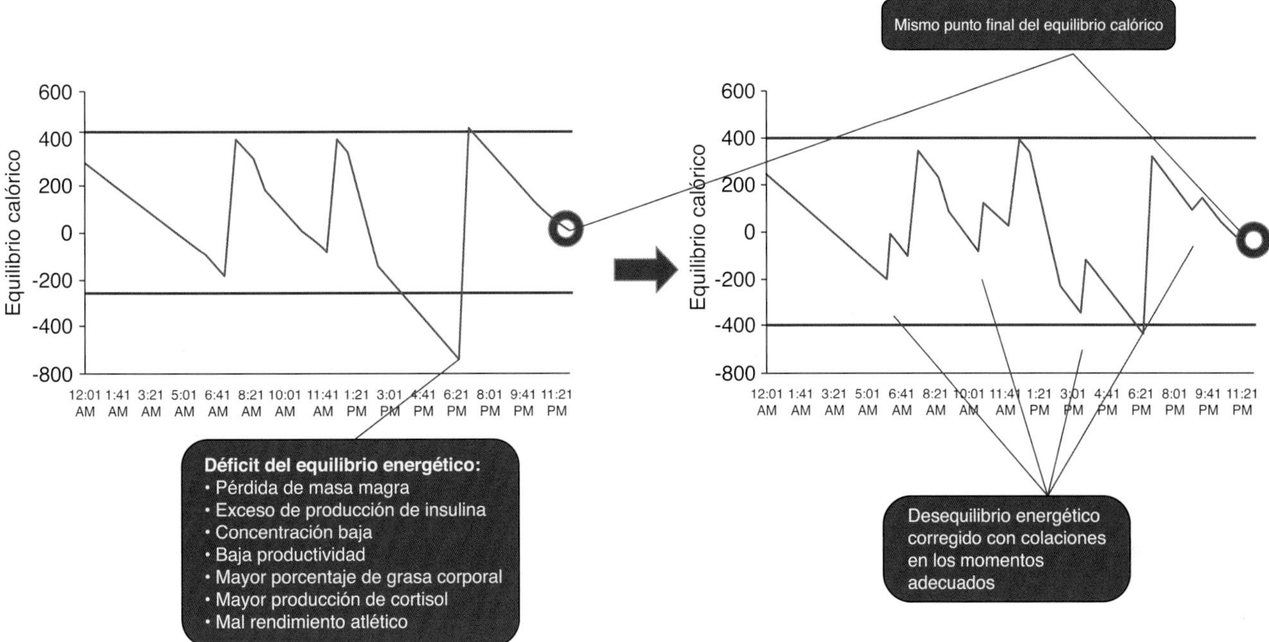

FIGURA 8-9. Mantenimiento del equilibrio energético como una estrategia para mejorar la composición corporal. Tomado de: Benardot D. Timing of energy and fluid intake: new concepts for weight control and hydration. *ACSM Health Fit J.* 2007;11(4):13–9.

de alimentos consumidos para mantener mejor el equilibrio energético a lo largo del día e influir de forma positiva en la respuesta hormonal/endocrina.

Como lo demuestran varios estudios, el modelo tradicional del equilibrio energético de 24 h no considera las fluctuaciones dentro del día. Se encontró que la degradación muscular se produce con un suministro inadecuado de combustible en tiempo real como una adaptación a la disponibilidad inadecuada de energía y como consecuencia de una mayor producción de cortisol (72, 74). Las comidas poco frecuentes y la ingesta de bolos grandes producen un mayor almacenamiento de grasa corporal, incluso si la ingesta total de calorías es la misma, en gran parte como resultado de una mayor producción de insulina en las comidas más grandes (29, 48). La insulina, la glucosa en la sangre y la leptina se controlan mejor con comidas más pequeñas y frecuentes que cumplen de forma dinámica con los requerimientos de energía (66, 88). El deportista que no logra satisfacer su necesidad dinámica de energía y desarrolla una concentración baja de glucosa en la sangre entrará en un estado de gluconeogénesis. Esto ocasiona una probable descomposición del tejido magro para liberar alanina al hígado, donde el ciclo de alanina-glucosa puede producir glucosa para, entre otras cosas, mantener la función cerebral normal. Un estudio inicial descubrió que después de solo 40 min de actividad extenuante, la alanina sérica libre podría aumentar en un 60-90% o incluso más si el ejercicio se realiza con una glucemia baja (47). Los estudios también han observado que el cortisol se eleva si el ejercicio se continúa sin consumir una bebida con hidratos de carbono, lo que probablemente cause un equilibrio energético negativo en el día y en una baja glucemia (118). Se sabe que el cortisol es catabólico tanto para los huesos como para los músculos, lo que produce un mayor riesgo de fracturas por estrés y un mayor porcentaje de grasa corporal (23, 33, 74). Es necesario preguntarse por qué un atleta se ejercitaría de una manera que descomponga el músculo y el hueso cuando el objetivo es reducir los riesgos relacionados con el ejercicio y mejorar la función muscular. Sin embargo, si se sigue la perspectiva tradicional del equilibrio energético de 24 h, esto es muy posible. Como se ilustra en la tabla 8-5, hay varios problemas hormonales que ocurren cuando se produce un equilibrio energético negativo.

Perspectiva en tiempo real del equilibrio energético

En estudios de poblaciones tanto de atletas como de no atletas, las tendencias dietéticas que coinciden con la curva pronunciada de velocidad de obesidad incluyen porciones más grandes de alimentos, consumo de comida rápida con grasas ocultas y una menor frecuencia entre las ingestas (72, 82). Todos estos factores influyen en la grelina y la leptina. La disminución en la frecuencia de las comidas se relaciona con un mayor consumo diario de energía, posiblemente debido a una regulación positiva del apetito o una tendencia a un mayor consumo de grasas. Las grasas visibles en las comidas causaron una menor ingesta total de energía que las grasas ocultas debido a las señales sensoriales alteradas (140, 155). También se encontró que la omisión de comidas influye en la obesidad. La evaluación consistió en una gran muestra de personas que se clasificaron en aquellos que no solían omitir el desayuno como niños o adultos ($n = 1359$),

Tabla 8-5 Equilibrio energético negativo y cambios hormonales

Tejido/órgano	Hormona/compuesto	Cambio esperado
Adipocitos e hipotálamo	Leptina	Disminución
Glándulas suprarrenales	Cortisol	Aumento
Tubo digestivo	Grelina	Aumento
Hígado	Glucosa plasmática IGF-1[a] IGFBP-1[b]	Disminución Disminución Aumento
Páncreas	Insulina	Disminución (ayuno) Aumento (alimentación)
Tiroides	T_3[c] total	Disminución

[a]Factor de crecimiento insulínico 1.
[b]Proteína de unión al factor de crecimiento insulínico 1.
[c]Triyodotironina.
Fuentes: Laughlin GA, Yen SSC. Hypoleptinemia in women athletes: absence of a diurnal rhythm with amenorrhea. *J Clin Endocrinol Metab.* 1997;82(1):318–21; Loucks AB, Callister R. Induction and prevention of low-T3 syndrome in exercising women. *Am J Physiol.* 1993;264(5):R924–30; Loucks AB, Heath EM. Induction of low-T3 syndrome in exercising women occurs at a threshold of energy availability. *Am J Physiol.* 1994;266(3):R817–23; Loucks AB, Verdun M, Heath EM. Low energy availability, not stress of exercise, alters LH pulsatility in exercising women. *J Appl Physiol.* 1998;84(1):37–46; Stafford DEJ. Altered hypothalamic-pituitary-ovarian axis function in young female athletes. *Treat Endocrinol.* 2005;4(3):147–54.

quienes omitieron el desayuno solo en la infancia (n = 224) o solo en la edad adulta (n = 515), o quienes omitieron el desayuno tanto en la infancia como en la edad adulta. Saltarse el desayuno se relaciona con un grave déficit del equilibrio energético. Los pacientes que omitieron el desayuno de forma crónica tuvieron insulina y lipoproteínas de baja densidad séricas elevadas en ayuno y un perímetro de cintura significativamente mayor. Incluso al ajustar para la calidad de la dieta, estas diferencias persistieron. Estos datos implican que los humanos no pueden adaptarse a los hábitos alimenticios inadecuados que no logran mantener el equilibrio energético.

También se ha observado que una mayor ingesta de energía asociada con una alimentación poco frecuente no se corresponde con una mayor actividad, lo que da como resultado un mayor nivel de grasa corporal (15, 52). Franko y cols. (52) encontraron, después de estudiar a niñas entre la edades de 9 y 19 años durante más de 10 años, que quienes consumían tres o más comidas durante más días tenían menores tasas de sobrepeso y obesidad que las chicas con una frecuencia de alimentación más baja. Berkey y cols. (15), al estudiar una cohorte de más de 14 000 niños y niñas, descubrieron que desayunar (aumentar la frecuencia de alimentación) fue una estrategia importante para evitar la obesidad.

Impedir la hiperinsulinemia, ya sea evitando el hambre (asociada con comer en un estado de glucosa sanguínea muy baja y como resultado directo de una alimentación poco frecuente y un pobre equilibrio energético dentro del día) o el consumo de alimentos con alto índice glucémico, es útil para controlar la hormona del apetito grelina. Anderwald y cols. (5) encontraron que la grelina no había cambiado en los pacientes con diabetes de tipo 2 después del tratamiento con insulina, pero el aumento de la insulina sérica que se produce después de una comida tuvo el efecto de suprimir la grelina y reducir el apetito en los no diabéticos. En una valoración de un pequeño grupo de hombres adultos jóvenes, también se detectó que la caída posprandial en la grelina probablemente se debía al aumento de la insulina, pero que esta relación no existe con la hiperinsulinemia asociada con la resistencia a la insulina (141). En un grupo de 278 escolares franceses saludables de entre 6 y 8 años de edad, se observó que saltarse el desayuno y consumir bebidas azucaradas mientras se miraba televisión era un factor probable de la no supresión de la grelina, la hiperinsulinemia o ambas, y que estos comportamientos se relacionaban con un IMC, la suma de cuatro pliegues cutáneos y perímetro de cintura significativamente mayores (71). En pocas palabras, una producción excesiva de insulina mantiene el apetito a través de la producción continua de grelina.

Una preocupación en cuanto a la percepción macroeconómica del equilibrio energético es la suposición de que el equilibrio energético que se alcanza al final de un período de 24 h se mantiene de manera perfecta para todas las 24 h que lo preceden. Sin embargo, existen picos y valles naturales en el equilibrio energético a lo largo del día, y se ha visto que las grandes desviaciones del equilibrio energético perfecto durante un período de 24 h se relacionan con un mayor porcentaje de grasa corporal, incluso si se alcanza el equilibrio energético al final de ese período de 24 h. Una revisión reciente de estudios que evaluaron la relación entre la ingesta de proteínas y la sarcopenia obtuvo un resultado similar, con la sugerencia de que mantener una ingesta constante de proteínas de alta calidad (entre 25 y 35 g/comida) en intervalos estándar de tres comidas a lo largo del día fue mucho más eficaz para mantener o aumentar la masa muscular que la carga posterior habitual que hacen muchos atletas, que provoca un consumo excesivamente grande de energía y proteínas al final del día (121). Se justifica una revaloración de las ingestas de proteínas de los atletas utilizando este modelo, ya que parece que muchos atletas con ingestas de proteínas relativamente altas (que superan los 2-3 g/kg/día) pueden en realidad tener ingestas de proteínas inadecuadas cuando se consideran las tasas de utilización de proteínas máximas (~30-35 g de proteínas por comida). Las ingestas de proteínas y energía extremadamente altas en una sola comida, que se observan en algunos atletas, a menudo en cantidades superiores a 100 g de proteínas y 4 000 kcal, proporcionan proteínas y energía en niveles metabólicamente ineficientes y con mayor probabilidad de aumentar la masa grasa que la masa muscular. Una vez más, el modelo de 24 h para el ingreso y gasto de energía/nutrientes no ofrece de manera óptima información procesable.

Disponibilidad relativa de energía en el deporte

Durante mucho tiempo se ha informado la deficiencia de energía en atletas, la cual ha sido particularmente prevalente en aquellos que realizan deportes sensibles al peso, incluyendo gimnasia, lucha, clavados y patinaje artístico (110). La deficiencia de energía puede producirse como resultado de varios factores, incluida la restricción intencional de la ingesta de energía para alcanzar cierta clase de peso o un físico magro, debido a un trastorno alimentario, un patrón de alimentación desordenado asociado con el deporte o por una simple incomprensión en cuanto a las consecuencias en el estado de salud y el rendimiento de no suministrar la energía necesaria. Mantener una dieta insuficiente en energía durante la actividad física puede poner a un atleta en un estado catabólico que resulta precisamente en lo que se desea evitar: una pérdida de masa muscular y un aumento en la masa grasa (29). En 2014, el Comité Olímpico Internacional (COI) introdujo un nuevo término para describir esta falta de suministro adecuado de energía necesaria: **deficiencia energética relativa en el deporte** (RED-S, *relative energy deficiency in sport*), y describió los problemas que enfrentan todas las personas físicamente activas que no reciben el combustible requerido para su actividad. La RED-S incluye una amplia gama de posibles consecuencias para la salud y el rendimiento tanto para hombres como para mujeres que son físicamente activos (110) (fig. 8-10).

Deficiencia relativa de energía en el deporte

También conocida como RED-S, representa la proporción de energía consumida y gastada en tiempo real para determinar si los atletas tienen suficiente energía disponible para realizar una tarea atlética determinada. La RED-S se asocia con mala salud, mayor riesgo de lesiones y bajo rendimiento.

La deficiencia de energía y sus consecuencias han sido el objeto de numerosos estudios en los últimos años, y algunos de ellos sugieren que los atletas que participan en deportes con clasificaciones de peso o físico magro están en riesgo, incluidas las mujeres corredoras de fondo, patinadoras artísticas, gimnastas, clavadistas y nadadores (27). Los estudios han descubierto que una proporción sorprendentemente grande de atletas experimentan componentes de RED-S, pero estos atletas y aquellos que trabajan con ellos no son conscientes de las consecuencias en la salud y el rendimiento que pueden experimentar (110).

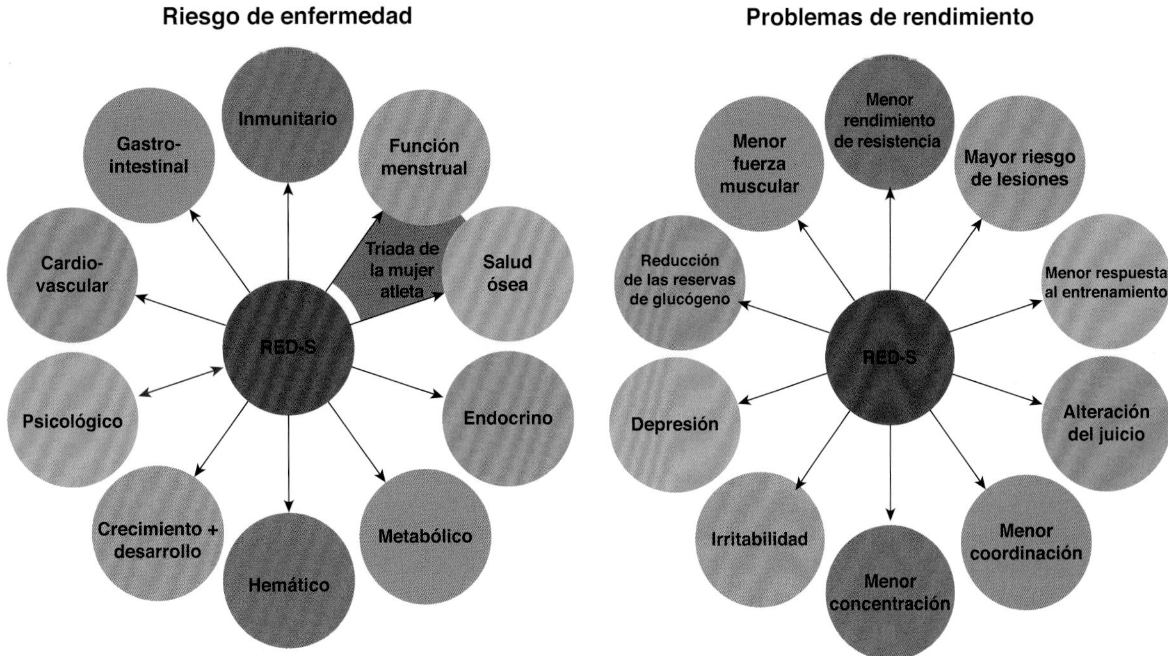

FIGURA 8-10. Riesgos de enfermedades y problemas de rendimiento relacionados con la deficiencia energética relativa en el deporte (RED-S). Reproducido de: Mountjoy M, Sundgot-Borgen J, Burke L, et al. The IOC consensus statement: beyond the Female Athlete Triad—Relative Energy Deficiency in Sport (RED-S). *Br J Sports Med.* 2014;48:491–7, con autorización de BMJ Publishing Group Ltd.

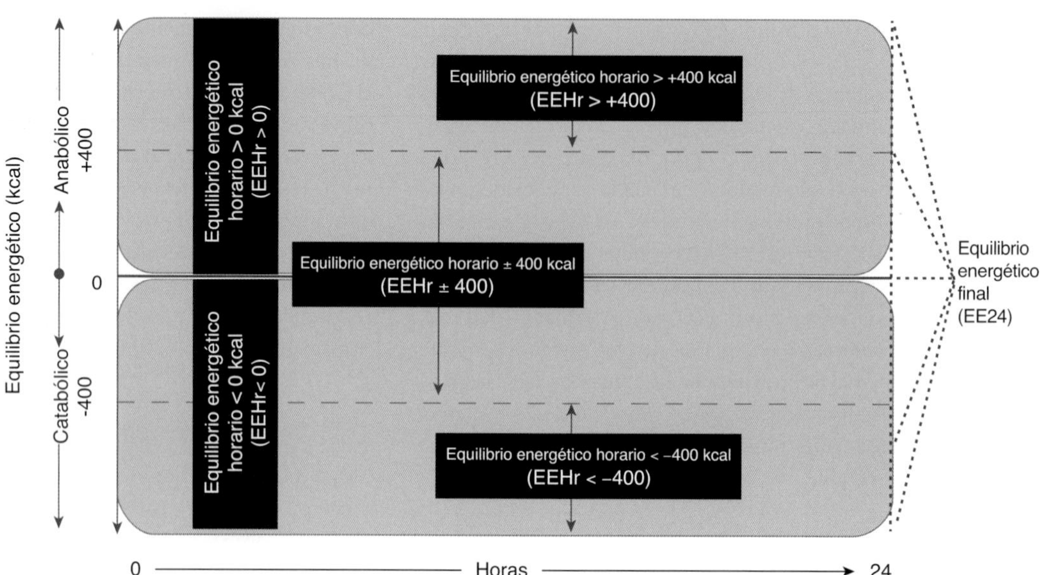

FIGURA 8-11. Nuevo modelo para la valoración del equilibrio energético. EE24: equilibrio energético de 24 h; EEHr: equilibrio energético horario. Tomado de: Benardot D. Energy thermodynamics revisited: energy intake strategies for optimizing athlete body composition and performance. *Pensar en Movimiento: Revista de Ciencias del Ejercicio y la Salud* (*J Exerc Sci Health*). 2013;11(2):1–13.

La RED-S, además de afectar el rendimiento a través de una reducción de la masa magra y un aumento en la masa grasa, también puede incrementar la frecuencia de enfermedades y la insuficiencia de nutrientes, incluida la anemia (110). La falta de un suministro adecuado de energía a largo plazo puede afectar la tasa metabólica, la inmunidad, la síntesis de proteínas, el crecimiento, el desarrollo y la salud cardiovascular, mientras que también afecta negativamente el bienestar psicológico, endocrino, hemático y digestivo. La disfunción menstrual y la menor densidad mineral ósea son una consecuencia negativa bien establecida de las necesidades energéticas insatisfechas (35, 137, 142). Un aumento en el cortisol, como resultado del estrés fisiológico o psicológico que se asocia con una escasa disponibilidad de energía, también puede afectar negativamente la densidad mineral ósea (53). Los atletas con menor densidad mineral ósea tienen un mayor riesgo de sufrir fracturas por estrés y lesiones musculoesqueléticas relacionadas.

Los estudios del equilibrio energético y de los sustratos energéticos en un solo día, junto con la reducida capacidad predictiva del modelo tradicional de equilibrio energético de 24 h, sugieren que se debe emplear un nuevo modelo para el equilibrio energético diario (fig. 8-11). Este modelo considera tanto el tiempo pasado en un estado de equilibrio energético catabólico y anabólico, como la magnitud de los excedentes y los déficits del equilibrio energético para predecir la composición corporal y los resultados de peso. Es importante destacar que, al incorporar el tiempo que se pasa en diferentes zonas del equilibrio energético, este modelo puede ser más útil para predecir la respuesta endocrina a las deficiencias y los excedentes, lo que puede ayudar a reducir los riesgos a la salud y el rendimiento de los atletas.

Este modelo también permite considerar un concepto importante de los desequilibrios energéticos: *la reacción del cuerpo a una ingesta inadecuada de energía es reducir el tejido que necesita energía.* De forma ideal, debería existir una relación dinámica entre la necesidad de energía y nutrientes y su provisión para optimizar la composición corporal, el peso y el rendimiento. Es probable que los atletas que pasan la mayor parte del tiempo en un estado casi equilibrado de energía reduzcan los problemas relacionados con el equilibrio energético descritos en la RED-S, con la sugerencia de que los atletas aborden cómo se consigue la energía durante el día y alrededor de las sesiones de ejercicio (29, 45, 110). Aquellos que pasen más tiempo con un gran excedente de energía probablemente aumentarán los niveles de grasa corporal, y aquellos que pasen más tiempo en un déficit de energía probablemente tengan dificultad para mantener los músculos y podrían estar en riesgo de tener más RED-S y problemas relacionados con la salud y el rendimiento.

Valoración de la composición corporal

Factores importantes a considerar

- Existen muchos métodos disponibles para la valoración de la composición corporal, pero todos tienen errores inherentes (algunos menos que otros), y otros son más portátiles y menos costosos.
- Es importante encontrar un método que pueda utilizarse repetidamente con la población de estudio, de modo que se pueda evaluar una tendencia de cambio. Por ejemplo, los pliegues cutáneos no proporcionan una predicción tan precisa del porcentaje de grasa corporal como la DEXA, pero los plicómetros son portátiles y, con el tiempo y la capacitación, un profesional puede tomar repetidamente mediciones de pliegues cutáneos

Tabla 8-6 Términos importantes para la valoración de la composición corporal

Masa grasa	También se conoce como grasa corporal, tejido adiposo o grasa almacenada. Esto representa el peso total de la grasa que contribuye al peso corporal total.
Masa magra	Se refiere a *todo* el peso corporal que no es masa grasa. La *masa libre de grasa* se define como la masa corporal magra menos la masa ósea.
Porcentaje de grasa corporal	Representa la masa grasa total (el peso total de la grasa) de una persona dividida por la masa corporal total de la persona (peso total).
Obesidad	Se define como la presencia de demasiada grasa corporal. Habitualmente, se determina a través del cálculo del IMC (un IMC de 30 o más se considera "obesidad"). Sin embargo, esto puede ser engañoso porque no logra diferenciar entre la grasa y el peso muscular. Por lo tanto, una persona muy musculosa puede definirse con sobrepeso (peso alto para la estatura), pero sería saludable.
Sobrepeso	Se define como un peso excesivo para la estatura. Con frecuencia, se basa en tablas de estatura/peso, pero puede ser engañoso porque no logra diferenciar entre el peso de grasa y el músculo. Por lo tanto, una persona muy musculosa puede definirse con sobrepeso (peso alto para la estatura), pero sería saludable.
Distribución de la grasa corporal o patrón adiposo	La grasa corporal que se distribuye alrededor del abdomen presenta mayores riesgos para la salud que la grasa almacenada en otras áreas.
Obesidad de tipo androide	Se refiere al exceso de grasa principalmente en el abdomen y alrededor de los órganos (obesidad en forma de manzana). Se asocia con intolerancia a la glucosa, diabetes y un mayor riesgo cardiovascular, y se considera que conlleva mayor riesgo para la salud que la obesidad de tipo ginecoide.
Obesidad de tipo ginecoide	Se refiere al exceso de grasa alrededor de las caderas y los muslos (obesidad en forma de pera), y se relaciona con un menor riesgo de enfermedad que la obesidad de tipo androide.
Antropometría	Se refiere al estudio científico de las medidas y proporciones del cuerpo humano. Las medidas antropométricas que se toman con frecuencia para valorar la composición corporal incluyen la estatura, el peso y los perímetros. Estas se convierten habitualmente en proporciones (p. ej., IMC) como un factor predictivo de la composición corporal y el riesgo de obesidad.

IMC, índice de masa corporal.

de un individuo para lograr una evaluación valiosa de cómo está cambiando la grasa corporal. En última instancia, esta información puede ser más valiosa para un profesional que una medición única que no puede tomarse más de una o dos veces al año debido al costo o la dificultad de que el atleta acuda al laboratorio o la clínica.

El cuerpo está conformado por diferentes componentes (agua, músculo, grasa, hueso, tejido nervioso, tendones, etc.), y cada uno tiene una densidad diferente (18) (tabla 8-6). Desde un punto de vista funcional, los tejidos se agrupan en aquellos que son principalmente grasa (masa grasa), que tienen poca agua asociada, y aquellos que tienen poca grasa (masa libre de grasa), que tienen una gran cantidad de agua relacionada. La masa sin grasa también se conoce de forma común, pero de manera incorrecta, como *masa magra* (123). Recientemente, debido a las nuevas técnicas y mejorías en la estimación de la composición corporal, la densidad mineral ósea (masa ósea) se ha incluido como un tercer elemento frecuentemente evaluado de la composición corporal. Sin embargo, para el propósito de este libro, los elementos de la composición corporal generalmente se conocen como *masa grasa* (la cantidad de masa en el cuerpo que es principalmente grasa) y *masa libre de grasa* (la cantidad de masa en el cuerpo que está principalmente libre de grasa).

La masa grasa está conformada por grasa esencial y grasa almacenada. La *grasa esencial* es un componente requerido por el cerebro, los nervios, la médula ósea, el tejido cardíaco y las paredes celulares, sin los cuales no es posible mantener la vida. Por otro lado, la *grasa de almacenamiento* es una reserva de energía que se acumula en las células adiposas debajo de la piel (**grasa subcutánea**) y alrededor de los órganos (grasa visceral o intraabdominal). El promedio en hombres y mujeres sanos es de ~11-15% del peso corporal total de grasa almacenada. Combinando los compartimentos de grasa esencial y de almacenamiento, el porcentaje de grasa corporal normal para los hombres es de aproximadamente el 15% (3% esencial; 12% de almacenamiento), mientras que para las mujeres es del 26% (15% esencial; 11% de almacenamiento) (78, 157) (es necesario considerar que los diferentes métodos para evaluar la composición corporal tienen estándares específicos; los valores mencionados se emplean solo para proporcionar una idea de las diferencias relativas en la distribución de la grasa corporal en hombres y mujeres).

Existe evidencia histórica de que se necesita un porcentaje de grasa corporal del 17-22% para mantener un ciclo menstrual normal en la mayoría de las mujeres (77). También hay evidencia de que el estrés fisiológico o psicológico es un desencadenante que altera el aparato reproductivo (130). Sin embargo, es probable que un análisis más detenido de las hipótesis sobre la alteración de la función menstrual normal debido a la grasa corporal y el estrés muestre que son incorrectas. Existe fuerte evidencia que sugiere que la disponibilidad de energía, no la grasa corporal o el estrés, es el principal regulador de la función reproductiva femenina. Las mujeres que caen por debajo de un equilibrio energético que varía de 20 a 30 cal de masa corporal magra por día (cuando el consumo de energía menos el gasto energético cae por debajo de 20-30 cal de masa magra por día) tienen un riesgo significativamente mayor de padecer disfunción menstrual (67, 91). Además, estos datos sugieren con fuerza que las mujeres que consumen 45 cal/kg de masa corporal magra son resistentes a desarrollar disfunción menstrual de forma independiente al nivel de grasa corporal o el estrés físico. Dada la gran cantidad de mujeres atletas que menstrúan con normalidad y son magras (que tienen cantidades de grasa corporal relativamente bajas), la hipótesis de disponibilidad de energía es más lógica.

Las mujeres con un **trastorno de la alimentación**, dismenorrea (menstruación anómala) y baja densidad ósea tienen una afección conocida como ***tríada de la mujer atleta*** (116). Se trata de alteraciones relacionadas, ya que la ingesta inadecuada de energía (típica de los trastornos de la alimentación) se asocia con la función menstrual anómala y la baja densidad ósea. La ingesta inadecuada de energía ocasiona una producción menor de estrógenos, los cuales suprimen los osteoclastos, células que destruyen el hueso. Sin esta supresión, es difícil aumentar la densidad mineral ósea. La declaración de consenso del COI sobre la RED-S, descrita anteriormente, se refiere a los múltiples problemas fisiológicos que ocurren en todos los atletas que no satisfacen, en tiempo real, la energía dietética requerida para la salud, la actividad diaria, el crecimiento y las actividades deportivas (143). Estos incluyen problemas con la tasa metabólica, la función menstrual, la salud ósea, la inmunidad, la síntesis de proteínas y la salud cardiovascular, todos ellos causados por la RED-S. Es importante destacar que los atletas que no satisfacen de forma adecuada los requerimientos de energía tienen más probabilidades de perder masa libre de grasa y experimentar un aumento relativo de la masa grasa, lo que requiere una valoración de la composición corporal. La vigilancia del peso sola no toma en cuenta estos cambios importantes en la composición corporal.

Trastorno de alimentación

Término general empleado para un trastorno psicológico que se relaciona con una conducta alimentaria anómala, asociada con frecuencia con la pérdida de masa. Estos trastornos incluyen anorexia nerviosa, anorexia atlética y trastorno por atracón. Los atletas en deportes estéticos o donde "lograr el peso" es un componente tradicional se consideran de alto riesgo.

Tríada de la mujer atleta

Tríada de alteraciones que se presentan de forma simultánea, e incluyen un trastorno alimentario, dismenorrea (amenorrea u oligomenorrea) y baja densidad mineral ósea (osteoporosis u osteopenia). Las mujeres que compiten en deportes estéticos o donde "lograr el peso" es un componente tradicional del deporte se consideran en riesgo.

Existen varios medios para valorar la composición corporal. Los métodos de empleo más frecuente, que se tratan en este capítulo, incluyen los siguientes:

- *Pliegues cutáneos múltiples.* Usando un plicómetro, se mide el grosor de un pliegue (derivado de pellizcar y medir la grasa subcutánea) de diferentes zonas del cuerpo. Los valores del pliegue cutáneo se incluyen en una ecuación de predicción con el peso, la edad y el sexo para predecir el porcentaje de grasa corporal.
- *Densitometría (pesaje subacuático o hidrostático).* La masa grasa es menos densa que la masa magra, y una densidad más baja hará que una persona tenga más flotabilidad en el agua y pese menos que cuando se compara con su peso fuera del agua. La diferencia entre el peso fuera del agua y dentro de esta es una función de la densidad corporal y se ha utilizado para predecir la composición corporal.
- *Pletismografía por desplazamiento de aire.* Similar al principio de pesaje hidrostático, una persona menos densa (alguien con una mayor proporción de grasa corporal) desplazará más aire que una persona del mismo peso con una mayor densidad. La medición del desplazamiento del aire se puede utilizar para predecir la composición corporal.
- *Ecografía.* Mediante el empleo de una onda de ultrasonido, este sistema mide el grosor de diferentes tejidos al evaluar el tiempo que tarda el sonido en recuperarse de la interfaz entre la capa de grasa subcutánea y la capa muscular, y la capa muscular y el hueso. El grosor de estas capas de tejido puede utilizarse para predecir la composición corporal.
- *Impedancia bioeléctrica o bioimpedancia (BIA).* Se pasan corrientes eléctricas a través de diferentes segmentos del cuerpo. La diferencia entre la energía eléctrica original y la energía eléctrica final, después de haber pasado a través de un segmento del cuerpo, es una medida de cuánto se ha resistido la corriente eléctrica. El tejido graso casi no tiene

agua, por lo que es un mal conductor de la corriente eléctrica (tiene una alta impedancia), mientras que el tejido sin grasa tiene una gran cantidad de agua y, por lo tanto, es un excelente conductor de corriente eléctrica. Debido a esto, la medición de impedancia bioeléctrica se ha utilizado para predecir la composición corporal.

- *DEXA.* Un haz de rayos X de baja energía y uno de mayor energía pasan a través del cuerpo. La cantidad de energía de rayos X que ha pasado es leída por un detector. Las densidades de tejido más altas (la densidad ósea es mayor que la muscular; y esta última es mayor que la densidad de la grasa) absorben relativamente más rayos X de baja energía que rayos X de alta energía. La diferencia en la absorción de rayos X es una función de la densidad del tejido y se ha utilizado para predecir la composición corporal de forma relativamente precisa.

Otros métodos para valorar la composición corporal incluyen los siguientes:

- *Agua corporal total (D_2O).* En promedio, el agua corporal total en los humanos es de aproximadamente el 65% del peso corporal y varía según la edad, el sexo y la grasa corporal. Las personas con una mayor masa sin grasa tienen más agua corporal que aquellas con una masa grasa más abundante. El agua corporal total se puede estimar al proporcionar una dosis conocida de agua hecha de deuterio en lugar de hidrógeno (D_2O frente a H_2O). El agua deuterada se distribuye de manera uniforme en toda el agua corporal y, luego, se analiza una muestra del agua corporal para determinar la proporción de D_2O a H_2O. Una D_2O relativa mayor (una mayor concentración) sugiere una menor cantidad de agua corporal total, que se relaciona con una menor masa libre de grasa y se ha utilizado para predecir la composición corporal.
- *Potasio corporal total (^{40}K).* El potasio-40 es un isótopo natural del potasio y representa el 0.012% del potasio corporal total. Este isótopo emite una onda de radiación γ única que puede leerse y diferenciarse de otras ondas de isótopos. La concentración de potasio (el electrólito intercelular primario) en la masa libre de grasa es conocida, por lo que al medir el ^{40}K mediante un contador de radiación γ para todo el cuerpo es posible predecir el potasio corporal total, que puede utilizarse para predecir la masa libre de grasa. Al conocer la masa total y la masa libre de grasa, la masa corporal grasa puede determinarse mediante un modelo de composición corporal con dos componentes.
- *Interactancia infrarroja.* Este método se basa en el principio de que los tejidos de diferente densidad absorberán o reflejarán la luz infrarroja de manera diferente. Los tejidos de mayor densidad (masa libre de grasa) absorben menos luz y reflejan más luz que los tejidos de menor densidad (masa grasa). La diferencia en la absorción/reflexión de la luz puede medirse y se ha utilizado para predecir la composición corporal.
- *Excreción de creatinina.* En los humanos, hay una excreción esperada de creatinina de acuerdo con la estatura, que es un subproducto metabólico nitrogenado normal de la respiración de la masa no grasa. Por lo tanto, asumiendo una función renal normal, la cantidad de creatinina urinaria excretada en un período de 24 h es una medida de la masa libre de grasa, con valores elevados de creatinina asociados con una mayor masa libre de grasa. Al conocer la masa total, la excreción de creatinina puede emplearse para predecir la composición corporal.
- *Excreción de 3-metilhistidina.* Este método es similar a la excreción de creatinina, excepto que la excreción de 3-metilhistidina es específica de la respiración del músculo esquelético. En otras palabras, las cantidades elevadas de excreción urinaria de 3-metilhistidina se asocian con una mayor masa muscular esquelética.
- *Conductividad eléctrica total del cuerpo.* Este método se basa en el hecho de que el agua es un conductor de la electricidad y la masa libre de grasa contiene más agua que grasa. Una persona se coloca en un tubo que tiene un campo electromagnético medido. La cantidad de interrupción en el campo electromagnético es una función de la cantidad de masa grasa que tiene la persona. Una masa grasa más abundante crea una mayor reducción en el campo electromagnético que una escasa, y esta medida se ha utilizado para predecir la composición corporal.
- *Tomografía computarizada (TC).* Al usar rayos X, la TC produce exploraciones seccionales (cortes) del cuerpo. Las imágenes pueden evaluarse para diferentes densidades y también pueden proporcionar información sobre la infusión de grasa en el tejido magro. Sin embargo, este método está limitado por su costo y una alta exposición a la radiación de rayos X.
- *Resonancia magnética.* Un campo magnético que pasa a través del cuerpo produce una imagen de la conductancia/resistencia relativa al campo eléctrico creado por diferentes tejidos. Las imágenes resultantes permiten la diferenciación de la masa grasa y masa libre de grasa, proporcionando información sobre la composición corporal.

Cada método tiene un costo diferente y un error estándar de medición diferente. Algunos métodos son adecuados para la valoración de laboratorio/clínica, mientras que otros pueden emplearse en el campo. Independientemente del método utilizado, cada uno intenta medir la grasa corporal (la cantidad de grasa corporal que tiene una persona) y la masa libre de grasa corporal (la diferencia entre la masa grasa y toda la masa corporal) relativas. Algunos métodos pueden proporcionar información sobre dónde se mantienen la masa grasa y la masa libre de grasa en diferentes cantidades, y otros también pueden indicar la densidad ósea y el agua corporal total. En la tabla 8-7 se muestran los contribuyentes teóricos a la masa en un hombre y una mujer relativamente magros.

La masa magra es principalmente agua y proteínas, pero también incluye minerales e hidratos de carbono almacenados (glucógeno). Los principales constituyentes de la masa libre de grasa incluyen los músculos de los tejidos blandos, el corazón

Tabla 8-7 Contribuyentes teóricos a la masa corporal total

Componente corporal	Hombre magro (%)	Mujer magra (%)
Agua	62	59
Grasa	16	22
Proteínas	16	14
Minerales	5-6	4-5
Hidratos de carbono	< 1	< 1

y otros órganos, pero no incluyen el tejido óseo (hueso) (58). El contenido de agua de la masa grasa es inferior al 10% (77, 158). Los atletas generalmente tienen una mayor masa magra y menor masa grasa que los no atletas, por lo que en los atletas bien hidratados hay una mayor proporción del peso total que proviene del agua.

Mediante el modelo de composición corporal bicompartimental de masa grasa a masa magra, el peso combinado de ambas masas es igual al peso corporal total. Debido a que el peso por sí mismo no discrimina entre los dos componentes, se considera que es una medida inadecuada de la composición corporal. Por lo tanto, la declaración "Estoy subiendo de peso, debo estar engordando" es común, pero incorrecta. Es posible que un atleta aumente la masa libre de grasa (músculo) sin aumentar la masa de grasa. Claramente habría un aumento de peso, pero no de peso de grasa. También es posible que un atleta mantenga su peso, pero experimente cambios en la masa grasa o magra. Esto podría ser deseable o indeseable dependiendo de qué elemento esté aumentando. Una relación fuerza-peso elevada muestra un aumento de la masa magra (fuerza) con un mantenimiento o disminución de la masa grasa (peso) igual al peso total. Obviamente este escenario es deseable. Sin embargo, si un atleta aumenta la masa grasa y al mismo tiempo reduce su masa magra, pierde fuerza y la proporción de peso a fuerza disminuye o es baja. La valoración de estos aspectos de la composición corporal se ha convertido en una herramienta estándar para evaluar los cambios corporales que se producen como resultado del tiempo, la capacitación y los factores nutricionales.

Por lo general, la valoración de la composición corporal produce un valor denominado *porcentaje de grasa corporal*, o la proporción del peso total que constituye la masa grasa. Suponiendo que un atleta pesa 68 kg y tiene un porcentaje de grasa corporal del 20%, significa que 13.6 kg ($68 \times 0.20 = 13.6$) es el peso de grasa y 54.4 kg es el peso magro. Si este atleta experimenta una reducción en el porcentaje de grasa corporal al 15% mientras mantiene su peso, esto significaría que 10.2 kg ($68 \times 0.15 = 10.2$) son peso de grasa y 57.8 kg es el peso magro. Este aumento de 3.4 kg de peso magro y la reducción en el peso de grasa significa que el atleta ahora es más pequeño (la masa magra ocupa menos espacio que la masa de grasa porque tiene una mayor densidad), lo que debería permitirle al atleta moverse con mayor rapidez y de forma más eficiente que antes. Sin embargo, si este atleta de 68 kg mantuviera su peso, pero aumentara la masa grasa al mismo tiempo que reduce la masa libre de grasa, la velocidad potencial y la eficiencia del movimiento se reducirían. Por todas estas razones, el peso es una mala medida para predecir el éxito atlético. Este ejemplo también enfatiza la importancia de valorar los cambios que ocurren tanto en la masa libre de grasa como en la grasa, ya que se necesita entender los cambios en ambos compartimentos para comprender el impacto potencial en el rendimiento.

Debido a que muchos atletas pueden considerar indeseable la información sobre su masa grasa (el porcentaje de grasa corporal), los profesionales de la salud deben considerar enfatizar lo positivo. Por ejemplo, un atleta con un porcentaje de grasa corporal del 25% puede desear reducir este valor al 20%. Como profesional de la medicina deportiva, debe considerar pedirle que *aumente su masa libre de grasa* del 75 al 80%. Con demasiada frecuencia, los atletas a los que se les dice que bajen el porcentaje de grasa corporal recurren a dietas con calorías limitadas para lograr la pérdida de grasa. Esto suele ser contraproducente, ya que se pierde más masa magra que grasa. Por lo tanto, cambiar el abordaje para aumentar la masa libre de grasa en lugar de reducir la masa grasa podría ayudar a los atletas a diseñar estrategias para satisfacer mejor las necesidades energéticas de una masa libre de grasa cada vez mayor, con el beneficio secundario de reducir el riesgo de que el atleta desarrolle alguno de los riesgos de salud/bajo rendimiento de la RED-S.

Propósito de la valoración de la composición corporal

Una proporción elevada de masa libre grasa a masa grasa con frecuencia es sinónimo de una alta relación fuerza-peso, que a su vez se relaciona con el éxito atlético. Sin embargo, no existe una composición corporal ideal única para todos los atletas en todos los deportes. Cada deporte tiene un rango de masa libre de grasa y masa de grasa asociado, y cada atleta en un deporte tiene un rango individual que es el mejor para él o ella. Los deportistas que intentan lograr una composición corporal arbitraria que no sea adecuada para ellos probablemente aumentarán los riesgos para la salud y no lograrán los beneficios de rendimiento que buscan. Por lo tanto, la clave para valorar la composición corporal es establecer un rango aceptable de masa magra y grasa para cada atleta en cuestión, así como la vigilancia de las masas magra y grasa en intervalos de tiempo regulares para garantizar la estabilidad o el crecimiento de la masa magra y un mantenimiento proporcional o reducción de la masa grasa. Como se indicó anteriormente, debería prestarse la misma atención a los cambios en la masa magra (tanto en peso como en la proporción) como la que se da al porcentaje de grasa corporal de forma tradicional.

Los atletas que desean reducir sus niveles de grasa corporal también deben ser conscientes de las actividades físicas más adecuadas para lograr este objetivo. El entrenamiento "aeróbico" o de baja intensidad, que se emplea muy a menudo como un régimen de ejercicios para perder grasa, puede no ser el medio más eficaz para lograr este objetivo. Se ha observado que el entrenamiento con ejercicios de alta intensidad fue significativamente más eficaz para reducir la grasa abdominal total y la grasa subcutánea abdominal que el entrenamiento con ejercicios de baja intensidad (70). Los deportes de invierno de alta intensidad, por ejemplo, se relacionan con un menor porcentaje de grasa corporal y una mayor masa magra que las actividades menos intensas (103). Sin embargo, se debe tener cuidado de evitar una concentración baja de glucosa en la sangre durante el ejercicio de alta intensidad, ya que es un factor predictivo de la producción elevada de cortisol que se relaciona con una pérdida de masa libre de grasa y masa ósea y un mayor porcentaje de grasa corporal (105). Cualquiera que sea la estrategia de dieta y ejercicio que se utilice, la valoración periódica de la composición corporal ayudará al atleta a comprender si se está logrando el objetivo deseado.

Importancia de la composición corporal para el rendimiento

El rendimiento deportivo depende, en gran medida, de la capacidad del atleta para mantener la potencia (tanto aeróbica como anaeróbicamente) y la capacidad de superar la resistencia o arrastre (86). Ambos factores se interrelacionan con la composición corporal del atleta. Junto con la percepción habitual de muchos atletas que compiten en deportes donde la apariencia es una preocupación (natación, clavados, gimnasia, patinaje, etc.), el logro de una composición corporal "ideal" a menudo se convierte en un tema central del entrenamiento. Además de las razones estéticas y de rendimiento para querer lograr una composición corporal óptima, también puede haber razones de seguridad. Un atleta con exceso de peso puede ser más propenso a lesionarse al realizar actividades difíciles que el atleta con una composición corporal óptima. Sin embargo, los medios que emplean los atletas para intentar lograr una composición corporal óptima con frecuencia son contraproducentes.

Las dietas bajas en calorías y el entrenamiento excesivo a menudo ocasionan un déficit de energía tan grave que, mientras que el peso total puede reducirse, los componentes del peso también cambian, por lo general con una masa muscular más baja y una masa grasa relativamente mayor. El mayor porcentaje de grasa corporal y la menor masa muscular causan inevitablemente una reducción del rendimiento que motiva al deportista a seguir regímenes que producen déficits de energía aún mayores. Esta espiral de consumo descendente de energía puede ser el precursor de trastornos de la alimentación que ponen al atleta en graves riesgos para la salud. Por lo tanto, aunque lograr una composición corporal óptima es útil para el rendimiento atlético de alto nivel, con frecuencia los procesos que utilizan los atletas para lograr una composición corporal deseable pueden reducir el rendimiento atlético, ponerlos en mayor riesgo de lesiones y aumentar los riesgos para la salud.

La mentalidad que tienen muchas personas de que los alimentos, independientemente de la cantidad y el tipo, producen grasa no es saludable. Una mentalidad mucho más saludable (y desde el punto de vista de un atleta, más adecuada) es que los alimentos son los proveedores de energía y los nutrientes relacionados con la energía de combustión. Los atletas no pensarían en tratar de manejar su automóvil sin combustible, ya que están seguros de que no funcionaría. Los atletas también deben imaginar que poner combustible (comida) en sus cuerpos para hacer funcionar sus músculos es normal y deseable.

Dentro de límites razonables, tener un porcentaje de grasa corporal relativamente bajo puede ayudar al rendimiento atlético. Esto ocurre al mejorar la relación fuerza-peso: para un peso dado, una mayor cantidad está representada por una masa magra que produce energía y menos por una masa grasa que representa el combustible almacenado. También ayuda al disminuir la resistencia, o arrastre, que tiene un atleta mientras está atravesando el aire, nadando en el agua o patinando sobre hielo; cuanto más pequeño sea el perfil del cuerpo, es probable que produzca menos resistencia.

Tener una menor resistencia o arrastre es tan importante para algunos deportes (por lo general, cuanto más rápido, mayor es la importancia de la reducción de resistencia) que las técnicas de rendimiento se basan en reducir la resistencia. Los patinadores de velocidad, por ejemplo, pasan toda la carrera inclinados para reducir la resistencia del viento. Los ciclistas usan cascos y ropa aerodinámicos especiales, colocan sus cuerpos en la bicicleta para reducir la resistencia e incluso crean una estrategia sobre el mejor momento para correr antes del ciclo que tienen delante. Ir demasiado rápido puede llevar a un agotamiento prematuro, ya que se necesita mucha más energía para ir a la misma velocidad si eres el que enfrenta la resistencia al viento. Un gimnasta que pesa 50 kg y mide 1.5 m de altura con un porcentaje de grasa corporal del 15% tendrá una menor resistencia al viento (menos arrastre) al caer en el aire que un gimnasta con el mismo peso y estatura, pero con un porcentaje de grasa corporal del 20%. Sin embargo, en algunos deportes, esto puede hacer poca o ninguna diferencia. Es difícil imaginar cómo un levantador de pesas tendría un problema con la resistencia al viento, y los linieros de los equipos de fútbol americano están más interesados en mover la masa que ir rápido a la distancia (aunque la rapidez ayuda). En los deportes donde la aerodinámica ayuda, la composición corporal puede hacer una gran diferencia. La razón de esto es algo que muchos de nosotros ya hemos experimentado: kilo por kilo, la masa grasa ocupa más espacio que la masa libre de grasa porque es menos densa.

Estimación de la composición corporal

No se puede hablar de la composición corporal de una persona solo mediante el peso u observación. Hay muchas personas delgadas que han perdido tanta masa magra que en realidad tienen un porcentaje de grasa corporal relativamente alto (no son magros). También hay muchas personas grandes que se podría suponer son obesas, pero que en realidad son relativamente delgadas. Incluso con equipos modernos y ecuaciones sofisticadas, es extremadamente difícil (si no imposible) medir con precisión el porcentaje de grasa corporal y repetir con precisión esa medida.

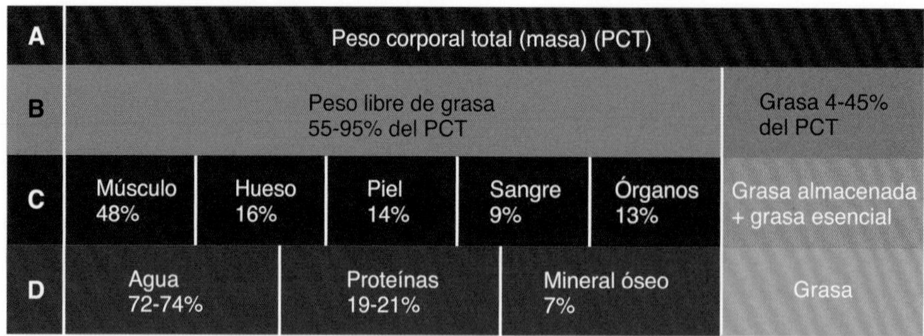

FIGURA 8-12. Modelos de valoración de la composición corporal de dos y cuatro compartimentos. **A.** Peso solo (modelo unicompartimental; se emplea con frecuencia). **B.** Peso de grasa y peso sin grasa (modelo bicompartimental; se emplea con frecuencia). **C.** Peso de los músculos, huesos, piel, sangre, órganos y grasa (modelo de seis compartimentos; rara vez se utiliza por ser una tecnología difícil de obtener). **D.** El peso del agua, proteínas, mineral óseo y grasa (modelo de cuatro compartimentos; es la estrategia preferida con la tecnología disponible). Tomado de: Lohman TG. Applicability of body composition techniques and constants for children and youths. *Exerc Sport Sci Rev.* 1986;14:325–57.

Es importante tener en cuenta que todas las técnicas disponibles para medir/estimar la composición corporal son estimaciones de lo que el cuerpo contiene. Debido a que cada técnica utiliza un medio diferente para calcular la composición corporal, no se deben hacer comparaciones cruzadas entre técnicas. Por ejemplo, un atleta con una composición corporal inicial evaluada con plicómetros el año pasado no debería comparar ese valor con una evalución realizada mediante BIA el día de hoy. Sería engañoso utilizar estos valores como un medio para determinar cómo ha cambiado la composición corporal de este atleta en el tiempo.

Idealmente, los atletas deben evaluarse varias veces durante períodos iguales para obtener una línea de tendencia sobre cómo está cambiando la composición corporal, ya que es probable que la tendencia sea más importante que el valor absoluto (113). Imagine que mide a un atleta cuya composición corporal se vea bien, por lo que no tiene motivos para intervenir. Sin embargo, ¿qué pasaría si el nivel alto de grasa corporal fuera más bajo en la medición anterior e incluso menor en la previa, y este atleta también hubiera perdido algo de masa magra durante el mismo período? Otro ejemplo: un atleta parece tener un alto nivel de grasa corporal al inicio de una sesión de asesoramiento para ayudar a que reduzca su masa grasa. Sin embargo, ¿qué pasaría si el atleta tuviera una mayor cantidad de grasa corporal varios meses antes, la cual se redujo aún más 1 mes antes de la medición actual? Este atleta obviamente está haciendo algo bien, y sería una pena intervenir en una estrategia que ya está funcionando. Al tomar varias medidas, el profesional de la salud tiene una idea mucho mejor de cómo está cambiando el atleta y si se justifica una intervención.

Puede ser útil evaluar la *ubicación* predominante de la grasa corporal, ya que la grasa almacenada en diferentes áreas se relaciona con diferentes riesgos a la salud. Por ejemplo, la grasa corporal abdominal presenta mayores riesgos para la salud que la grasa almacenada en otras áreas. Si el abordaje de la valoración de la composición corporal consiste en evaluar el riesgo a la salud en lugar del rendimiento, se debe seleccionar un método que permita identificar dónde se almacena de forma predominante la grasa.

El objetivo final de la valoración de la composición corporal es determinar la proporción de masa grasa y masa libre de grasa. Esto se conoce como *modelo bicompartimental* (1. masa grasa; 2. masa libre de grasa). Sin embargo, algunos métodos de valoración de la composición corporal tienen la capacidad de proporcionar más información sobre lo que constituye la masa libre de grasa. Por ejemplo, en un modelo de valoración de la composición corporal de tres compartimentos, la información incluye la masa grasa, y la masa libre de grasa se divide en masa proteínica y masa ósea (esquelética). Un modelo de cuatro compartimentos proporciona aún más información sobre la masa libre de grasa, con datos sobre la masa grasa, la masa de agua, la masa de proteínas y la masa ósea (mineral ósea) (fig. 8-12).

Métodos de predicción de la composición corporal

Pliegues cutáneos

Los plicómetros, que varían en costo (pueden conseguirse de forma gratuita o hasta por 500 dólares), se emplean para medir el espesor de la piel y la capa de grasa debajo de ella (fig. 8-13). Esta capa de grasa (*subcutánea*) representa aproximadamente el 50% de la grasa corporal total de una persona. Por lo tanto, la medición de la capa de grasa subcutánea ofrece una medida que puede usarse para predecir la cantidad de grasa corporal total.

Las reglas básicas para tomar medidas de los pliegues cutáneos son las siguientes:

- Realice las mediciones del pliegue cutáneo en el lado derecho del cuerpo (la mayoría de las ecuaciones de pliegues cutáneos se desarrollaron a partir de las mediciones del lado derecho).
- No realice las mediciones cuando la piel esté húmeda (verifique que esté seca y no tenga loción). Además, no tome medidas justo después del ejercicio o cuando la persona a quien está

midiendo se sobrecalienta, ya que el desplazamiento de los líquidos corporales a la piel aumentará el tamaño normal de los pliegues cutáneos.

- Para reducir el error durante la fase de aprendizaje, un instructor capacitado debe determinar, marcar y verificar con precisión los sitios de pliegues cutáneos. La mayor fuente de error en estas pruebas es la selección incorrecta del sitio.
- Sujete con firmeza el pliegue cutáneo con el pulgar y el índice de la mano izquierda y sepárelo.
- Sostenga el calibrador en la mano derecha, perpendicular al pliegue de la piel y con la escala del plicómetro de forma que sea fácilmente legible. Coloque las cabezas del plicómetro a una distancia de 6-13 mm de los dedos que sostienen el pliegue cutáneo. Intente identificar el lugar donde se encuentra el verdadero doble pliegue del grosor de la piel y coloque allí las cabezas del plicómetro.
- Lea la escala del plicómetro al milímetro más cercano en 4 s. Durante la medición, verifique que el pulgar y el índice izquierdos mantienen la forma del pliegue cutáneo.

Tome como mínimo dos mediciones en cada sitio (con al menos 15 s de diferencia). Si los dos valores están dentro del 10% el uno del otro, tome el promedio. Existen varias ecuaciones diferentes para la predicción de la composición corporal para la población general, así como para los atletas. El empleo de una ecuación que sea específica para la persona que está midiendo (hombre, mujer, atleta, no atleta) produce resultados más precisos. Además, las ecuaciones que utilizan un mayor número de mediciones de pliegues cutáneos son más exactas. Por ejemplo, una ecuación puede requerir la estatura, el peso, la edad y las mediciones de los pliegues cutáneos del tríceps y del abdomen, mientras que otra ecuación puede requerir la estatura, el peso, la edad y las mediciones de los pliegues cutáneos de tríceps, subescapular, axilar medio, suprailíaco, abdomen y muslo medio (tabla 8-8).

Las ecuaciones de predicción del porcentaje de grasa corporal utilizadas con mayor frecuencia para los pliegues cutáneos se encuentran en el cuadro 8-2.

Por medio de la DEXA (7) se validó una nueva ecuación para predecir la composición corporal en hombres a partir de pliegues cutáneos. La nueva ecuación produce un error estándar relativamente bajo (2.72%) y se correlaciona fuertemente con la DEXA cuando se emplea en una población de hombres, por lo general con buena condición física. En la actualidad no existen ecuaciones similares validadas para la DEXA en mujeres. Esta ecuación de criterio de DEXA utiliza siete sitios de pliegues cutáneos, que incluyen tórax, axilar medio, tríceps, muslo, subescapular, suprailíaco y abdomen, con la siguiente fórmula:

$$\%GC = 0.465 + 0.185 \text{ (suma de siete pliegues cutáneos)} - 0.0002406 \text{ (suma de siete pliegues cutáneos)}^2 + 0.06619 \text{ (edad)}$$

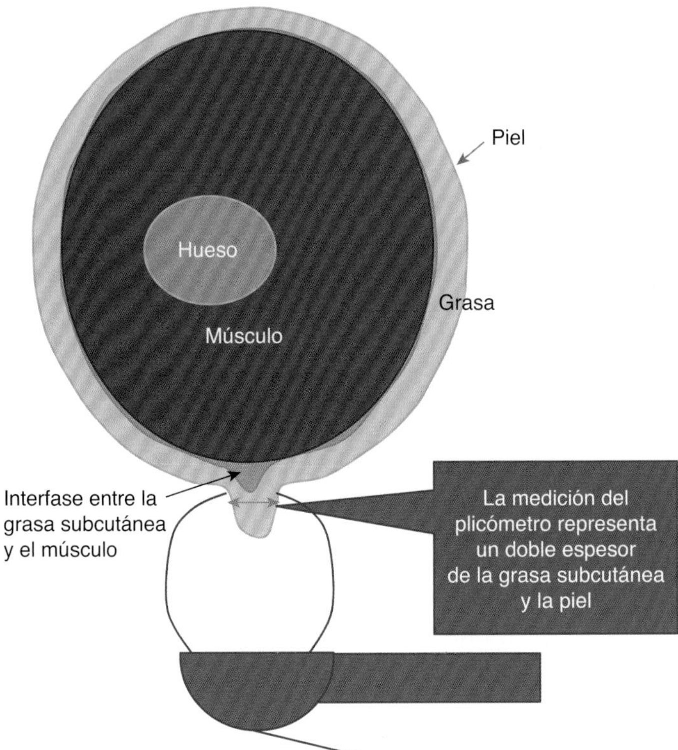

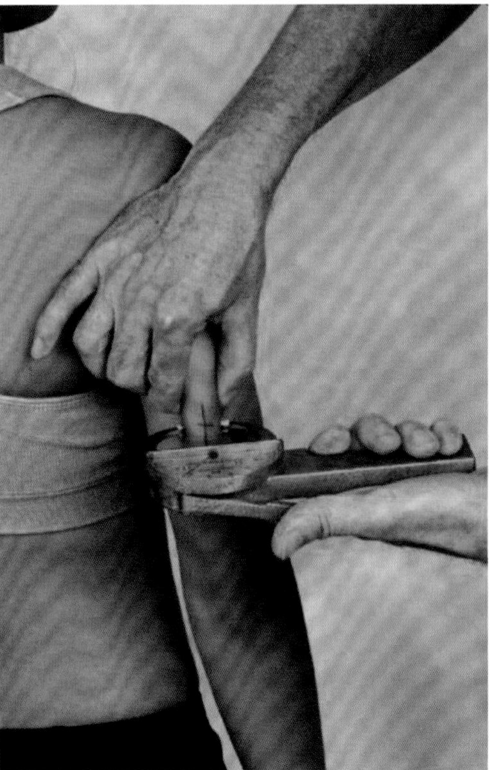

FIGURA 8-13. Técnica básica de pliegue cutáneo. Tomado de: Thompson WR, editor. *ACSM's Resources for the Personal Trainer.* 3rd ed. Baltimore (MD): Lippincott Williams & Wilkins; 2010. p. 286.

Tabla 8-8 Lugares y procedimientos para la medición de los pliegues cutáneos

Lugar	Procedimiento
Abdominal	Pliegue vertical 2 cm hacia el lado derecho del ombligo.
Tríceps	Pliegue vertical en la línea media posterior de la parte superior del brazo, a medio camino entre los procesos del acromion y olécranon, con el brazo en actitud libre a un lado del cuerpo.
Bíceps	Pliegue vertical en la cara anterior del brazo sobre el vientre del músculo bíceps, 1 cm por encima del nivel utilizado para marcar el sitio del tríceps.
Pecho/pectoral	Pliegue diagonal; la mitad de la distancia entre la línea axilar anterior y el pezón (hombres), o un tercio de la distancia entre la línea axilar anterior y el pezón (mujeres).
Gemelo medial	Pliegue vertical en la circunferencia máxima de la pantorrilla en la línea media de su borde medial.
Medio axilar	Pliegue vertical en la línea media axilar a nivel del proceso xifoides del esternón. Un método alternativo es un pliegue horizontal que se toma a nivel del borde xifoides/esternón en la línea medio axilar.
Subescapular	Pliegue diagonal (ángulo de 45º); 1-2 cm por debajo del ángulo inferior de la escápula.
Suprailíaco	Pliegue diagonal; en línea con el ángulo natural de la cresta ilíaca tomado en la línea axilar anterior inmediatamente superior a la cresta ilíaca.
Muslo	Pliegue vertical en la línea media anterior del muslo, a medio camino entre el borde proximal de la rótula y el pliegue inguinal (cadera).

Procedimiento

- Todas las mediciones deben realizarse en el lado derecho del cuerpo con el sujeto de pie.
- El plicómetro debe colocarse directamente sobre la superficie de la piel, a 1 cm de distancia del pulgar y el dedo, perpendicular al pliegue cutáneo y a medio camino entre la cresta y la base del pliegue.
- Se debe mantener el pellizco mientras se lee la escala del plicómetro.
- Espere 1-2 s antes de tomar la lectura del plicómetro.
- Tome medidas duplicadas en cada sitio y repita la prueba si las medidas duplicadas no están dentro de 1-2 mm.
- Alterne los sitios de medición o deje que la piel recupere la textura y el grosor normales.

Fuente: American College of Sports Medicine. Exercise prescription for individuals with metabolic disease risk factors. En: *ACSM's Guidelines for Exercise Testing and Prescription.* 10th ed. Philadelphia (PA): Wolters Kluwer; 2017.

Es importante mencionar que los valores se obtienen de las ecuaciones de pliegues cutáneos y se utilizan para predecir el porcentaje de grasa corporal. Muchas ecuaciones utilizadas en atletas están diseñadas para la población general (de no atletas). Debido a que los atletas son considerablemente más magros que los no atletas promedio, los resultados de la grasa corporal derivados de las ecuaciones de pliegues cutáneos son demasiado bajos y, por lo tanto, imprecisos. Sin embargo, este valor puede utilizarse como una referencia inicial para determinar el cambio en el tiempo si se usan la misma técnica y ecuación para los valores de seguimiento. Es inadecuado comparar el primer valor con uno que se obtuvo utilizando un conjunto diferente de pliegues cutáneos y otra ecuación, o comparar el valor de la composición corporal derivada de pliegues cutáneos con medidas obtenidas por otros métodos.

Ecografía

El principio de la ecografía se basa en la reflexión del sonido desde la piel hacia la zona entre el músculo y la grasa. A medida que el sonido pasa a través de diferentes densidades de tejido, una parte de la onda se refleja de regreso. El tiempo que tarda el sonido en reflejarse es una función del grosor del tejido que ha atravesado (fig. 8-14). Esta técnica proporciona la profundidad del tejido de la capa de grasa subcutánea y la capa muscular subyacente, lo que genera una medida de la grasa corporal relativa. Suponiendo que el operador tenga experiencia y habilidad, los estudios han encontrado que la ecografía es un método confiable, preciso y seguro para medir la grasa subcutánea y el grosor muscular (156). Para obtener resultados confiables utilizando una ecografía es importante conocer los sitios de medición óptimos de acuerdo con el patrón de grasa (112). Un estudio reciente que aplicó una técnica de ultrasonido estandarizada para medir la grasa subcutánea utilizó ocho sitios de medición y produjo una precisión y confiabilidad altas para medir grupos de personas magras y con obesidad (144). El dispositivo para llevar a cabo las ecografías es relativamente económico y no induce ninguna onda eléctrica o de radiación que pueda considerarse potencialmente peligrosa.

Cuadro 8-2 Ecuaciones de pliegues cutáneos que se utilizan de forma habitual para predecir la densidad corporal

Hombres

- **Fórmula de siete sitios** (pecho, axilar medio, tríceps, subescapular, abdomen, suprailíaco, muslo)

  Densidad ósea = 1.112 – 0.00043499 (suma de siete pliegues cutáneos) + 0.00000055 (suma de siete pliegues cutáneos)^2 – 0.00028826 (edad) [EEE 0.008 o ~3.5% de grasa]

- **Fórmula de tres sitios** (pecho, abdomen, muslo)

  Densidad ósea = 1.10938 – 0.0008267 (suma de tres pliegues cutáneos) + 0.0000016 (suma de tres pliegues cutáneos)^2 – 0.0002574 (edad) [EEE 0.008 o ~3.4% de grasa]

- **Fórmula de tres sitios** (pecho, tríceps, subescapular)

  Densidad ósea = 1.1125025 – 0.0013125 (suma de tres pliegues cutáneos) + 0.0000055 (suma de tres pliegues cutáneos)^2 – 0.000244 (edad) [EEE 0.008 o ~3.6% de grasa]

Mujeres

- **Fórmula de siete sitios** (pecho, axilar medio, tríceps, subscapular, abdomen, suprailíaco, muslo)

  Densidad ósea = 1.097 – 0.00046971 (suma de siete pliegues cutáneos) + 0.00000056 (suma de siete pliegues cutáneos)^2 – 0.00012828 (edad) [EEE 0.008 o ~3.8% de grasa]

- **Fórmula de tres sitios** (tríceps, suprailíaco, muslo)

  Densidad corporal = 1.0994921 – 0.0009929 (suma de tres pliegues cutáneos) + 0.0000023 (suma de los tres pliegues cutáneos)^2 – 0.0001329 (edad) [EEE 0.009 o ~3.9% de grasa]

- **Fórmula de tres sitios** (tríceps, suprailíaco, abdominal)

  Densidad corporal = 1.089733 – 0.0009245 (suma de tres pliegues cutáneos) + 0.0000025 (suma de tres pliegues cutáneos)^2 – 0.0000979 (edad) [EEE 0.009 o ~3.9% de grasa]

EEE, estimación del error estándar.

Reimpreso de American College of Sports Medicine. Exercise prescription for individuals with metabolic disease risk factors. En: *ACSM's Guidelines for Exercise Testing and Prescription.*10th ed. Philadelphia (PA): Wolters Kluwer; 2017; Based on data from Jackson AW, Pollock M. Practical assessment of body composition. *Phys Sports Med.*1985;13(5):76,80,82–90; Pollack ML, Schmidt DH, Jackson AS. Measurement of cardiorespiratory fitness and body composition in the clinical setting. *Compr Ther.*1980;6(9):12–27.

Pesaje hidrostático (hidrodensitometría)

Este es el medio clásico para determinar la composición corporal y aplica lo que se conoce como el *principio de Arquímedes.* Arquímedes fue un matemático, ingeniero y físico griego que descubrió fórmulas para determinar el área y el volumen de diferentes formas, así como el principio de flotabilidad. En esencia, este principio establece que, para un peso igual, los objetos de menor densidad tienen un área de superficie mayor y desplazan más agua que los objetos de mayor densidad (fig. 8-15).

Desde el punto de vista de la composición corporal, este principio se aplica de la siguiente manera:

1. La persona se pesa en una báscula (balanza) estándar para obtener un peso en "tierra".
2. Mediante equipo especializado, se estima el volumen pulmonar del individuo (el sujeto sopla en un tubo).
3. El individuo se sienta en una silla acoplada a una báscula.
4. La silla y la báscula se colocan sobre el agua y la silla se introduce lentamente.
5. Cuando el sujeto se introduce en el agua justo debajo de la barbilla, se le pide que exhale por completo y que baje totalmente la cabeza en el agua para sumergirse completamente.
6. Mientras está sumergido, se determina el "peso bajo el agua" en la báscula.

Las personas pesan menos en el agua que fuera de ella porque la grasa corporal (independientemente de la cantidad presente) hace que tengan mayor flotabilidad. La diferencia entre el peso dentro del agua y fuera de ella es una función de la cantidad de grasa corporal que tiene el individuo. Una persona muy obesa con una cantidad elevada de grasa corporal parecería ligera en el agua en relación con su peso en tierra. Debido a que el volumen pulmonar se mide antes de tomar el peso dentro del agua, se hace un ajuste para la flotabilidad que puede atribuirse al aire en los pulmones. Para disminuir el efecto del aire en los pulmones,

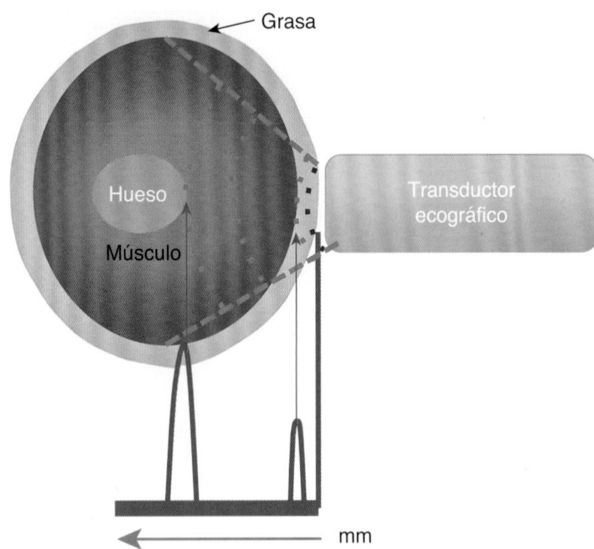

FIGURA 8-14. Ecografía. Este dispositivo emite y recibe señales de ultrasonido. Una parte de la señal emitida "rebota" en la interfaz de la grasa y el músculo, y en la del músculo y el hueso. El dispositivo analiza el tiempo que tarda la señal en "rebotar" desde cada interfaz de tejido, que es una medida de su grosor (cuanto más tiempo tarde, más grueso el tejido). Nota: ya que las ondas de ultrasonido no pueden pasar a través del aire y el hueso lo contiene, no se puede utilizar para valorar la composición corporal como medida del grosor/tamaño del hueso.

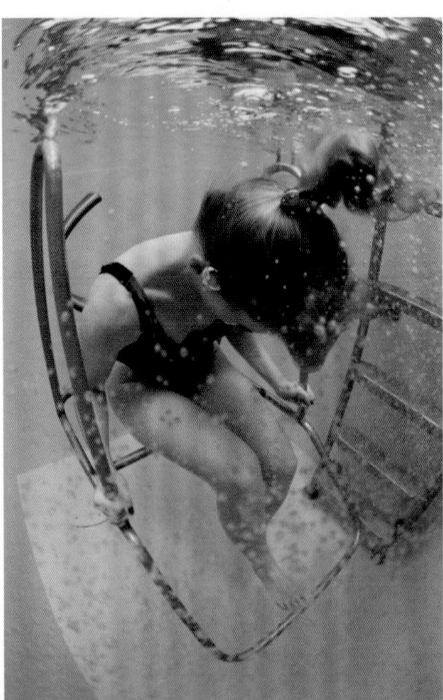

FIGURA 8-15. Hidrodensitometría. Se refiere al pesaje subacuático de un individuo siguiendo el principio de Arquímedes: el peso de una persona es igual al peso del líquido que desplaza su cuerpo. Como la masa grasa tiene una densidad menor que la masa magra, un sujeto con mayor masa grasa desplazará más agua porque es "más grande" que una persona más magra del mismo peso. En la práctica se compara el peso fuera del agua con el peso dentro del agua. Entre mayor sea la diferencia del peso, mayor es la cantidad de grasa corporal. Tomado de: Plowman S, Smith D. Exercise Physiology for Health Fitness and Performance. 5th ed. Philadelphia (PA): LWW (PE); 2017.

se pide al sujeto que espire antes de la inmersión total, pero los pulmones siempre conservan algo de aire, lo que se conoce como *volumen residual*.

El potencial de error de la hidrodensitometría es grande. Se supone que el porcentaje de masa libre de grasa dentro del agua es del 73.2%, pero los estudios indican que varía entre el 60 y 92%. Esto crea un error potencial en la estimación del porcentaje de grasa corporal de entre el 4 y 22% (153). También se supone que la densidad de la masa grasa se fija en 0.90 g/cm^3 y la de la masa libre de grasa en 1.10 g/cm^3, pero está demostrado que las densidades de grasa corporal y masa libre de grasa varían entre individuos. Otras posibles fuentes de error incluyen las siguientes:

- Los atletas tienen densidades óseas más altas que los no atletas, lo que puede provocar una subestimación de la grasa corporal.
- Las personas mayores tienen una densidad ósea más baja que las personas más jóvenes, lo que podría causar una sobreestimación de la grasa corporal.
- El gas atrapado en el tubo digestivo solo es una estimación.

Sin embargo, esta técnica es útil para determinar el cambio en la composición corporal a lo largo del tiempo si los técnicos que realizan las mediciones son diestros para replicar el procedimiento de medición. También es un medio útil para determinar la composición corporal de una población, porque los errores asociados con la técnica se promediarán a lo largo de muchas mediciones.

Pletismografía por desplazamiento de aire

El sistema de seguimiento de la composición corporal estándar Bod Pod (BOD POD Gold Standard Body Composition Tracking System) de COSMED® es útil para determinar la composición corporal a través de la densidad corporal por desplazamiento de aire. Debido a que la masa grasa es menos densa que la masa magra, la grasa desplaza más aire por el mismo peso de masa magra. Se trata del mismo principio de medición que el pesaje subacuático (hidrodensitometría), pero con desplazamiento de aire en lugar del de agua. El Bod Pod mide la masa y el volumen de aire de un sujeto, a partir del cual se determina la densidad de todo el cuerpo. La medición implica la valoración de los cambios de presión con la inyección de un volumen conocido de aire en una cámara cerrada. Un mayor volumen corporal desplazará un mayor volumen de aire y producirá un aumento más pronunciado de la presión. Utilizando estos datos, se puede calcular la grasa corporal y la masa muscular magra. Existen claras ventajas sobre las mediciones de hidrodensitometría, que proporcionan una mayor aceptabilidad del sujeto y mayor precisión y eliminan el gran volumen residual como problema (fig. 8-16).

Se ha observado que esta técnica es válida y confiable para determinar la composición corporal y que se correlaciona bien con la DEXA. Sin embargo, se ha documentado que los resultados sobreestiman constantemente la masa libre de grasa y subestiman

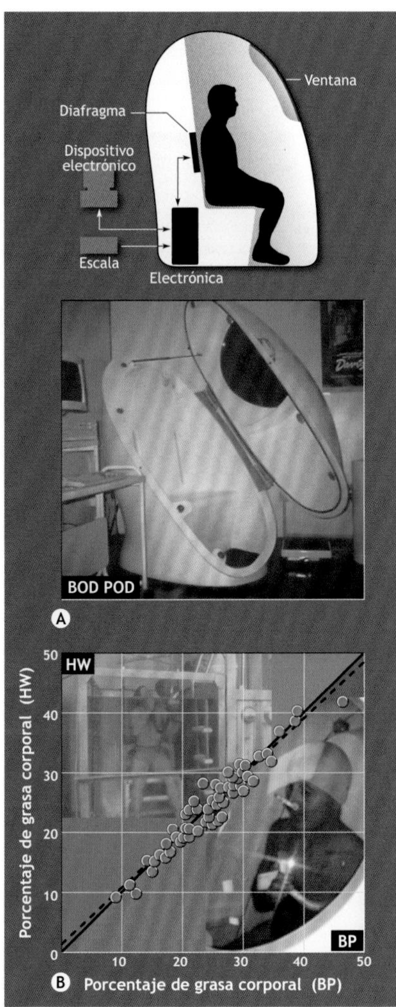

FIGURA 8-16. A. En un Bod Pod el sujeto se sienta en un espacio cerrado. La composición corporal se evalúa midiendo la cantidad de aire desplazada por el sujeto. **B.** Bod Pod. Similar a la estrategia para valorar la composición corporal mediante la hidrodensitometría, el Bod Pod analiza el desplazamiento de aire frente al desplazamiento de agua como una medida de la adiposidad relativa del cuerpo. Fotografía cortesía de: Dr. Megan McCrory, Boston University College of Health & Rehabilitation Sciences, Boston, MA; Regression of percentage body fat by hydrostatic weighing (HW) versus percentage body fat by BOD POD (BP). De McArdle WD, Katch FI, Katch VL. *Exercise Physiology*. 8th ed. Philadelphia (PA): Lippincott Williams & Wilkins; 2014; datos de McCrory MA, Gomez TD, Bernauer EM, Molé PA. Evaluation of a new air displacement plethysmograph for measuring human body composition. *Med Sci Sports Exerc.*1995;27:1686.

la masa grasa (4, 98). En un estudio de fiabilidad de prueba/repetición de la prueba de 283 mujeres, no hubo una diferencia media significativa entre la primera y la segunda prueba, lo que sugiere que la Bod Pod sería un dispositivo excelente para determinar el cambio de composición corporal a lo largo del tiempo (152).

Análisis de impedancia bioeléctrica

El agua es un buen conductor de la electricidad, y la mayor parte del agua corporal se encuentra en la masa magra. La grasa, que es esencialmente anhidra (casi no contiene agua), impide el flujo eléctrico, y de ahí el nombre *bioimpedancia*. Cuanto mayor es la impedancia de la corriente eléctrica, mayor la cantidad de grasa que opone resistencia a la corriente eléctrica. Independientemente del equipo de BIA utilizado, el principio detrás de la técnica es el mismo. Si se conoce la cantidad inicial de energía (electricidad) que ingresa en el sistema y puede medirse la cantidad de energía que sale, se sabrá cuánta energía se perdió. Debido a que el músculo, a causa del agua y los electrólitos que contiene, es un conductor eficiente de la electricidad y la grasa es un buen aislante (que, por lo tanto, impide) de la electricidad, cuanto mayor sea la impedancia, mayor será el nivel de grasa. Si se inicia con 100 unidades de electricidad que ingresan en el sistema y salen 80 unidades, se tiene más agua y músculo que alguien con entrada de 100 unidades y salida de 60.

Existen varios tipos de equipos de BIA, desde simples hasta altamente sofisticados. En el extremo simple del espectro, las básculas de BIA requieren que el sujeto esté de pie en una báscula electrónica, y una corriente eléctrica corre desde el pie derecho, a través de la pierna derecha, hacia la pierna izquierda y sale por el pie izquierdo. También existen dispositivos de mano que aplican una corriente de una mano a la otra (fig. 8-17). La impedancia medida (la diferencia entre la corriente eléctrica inicial y la final) se emplea para predecir la masa grasa. Los dispositivos menos costosos utilizan una sola corriente eléctrica, lo que hace que estos sistemas sean altamente susceptibles a las diferencias en el estado de hidratación. Por ejemplo, si una persona relativamente magra está deshidratada al momento de la medición, la corriente eléctrica no se conducirá tan eficientemente (habrá mayor impedancia) debido a una menor cantidad de agua corporal y parecerá que tiene una cantidad superior de masa grasa de la que realmente posee. Los dispositivos más sofisticados utilizan varias corrientes eléctricas que atraviesan todas las partes del cuerpo. Una debilidad obvia de los dispositivos que no miden todo el cuerpo es que la predicción de la grasa corporal total se basa en la parte del cuerpo evaluada, que puede no ser representativa del nivel de grasa corporal de otras partes del cuerpo.

Algunos modelos de BIA más nuevos y costosos (US$5 000-US$25 000) pueden ofrecer una composición corporal segmentaria (brazos, piernas, abdomen), lo que es útil para determinar la simetría muscular y establecer la ubicación del almacenamiento de grasa. Estos modelos también utilizan varias tecnologías de corriente que crean menos errores con los diferentes estados de hidratación que los modelos con una sola corriente. Un estudio de validación que comparó un dispositivo más nuevo de BIA multicorriente de ocho nodos (mide todo el cuerpo mediante la aplicación de corrientes entre cada mano, entre cada pie y entre cada mano y pie) no detectó diferencias significativas entre la DEXA y el dispositivo de BIA para masa grasa, porcentaje de grasa corporal y masa total libre de grasa (75). Es importante tener en cuenta que el dispositivo de BIA utilizado induce varias corrientes, lo que lo hace más preciso con diferentes grados de deshidratación. Con los dispositivos menos costosos que inducen una sola corriente, el estado de hidratación puede presentar un error significativo en los valores derivados. Con estos dispositivos

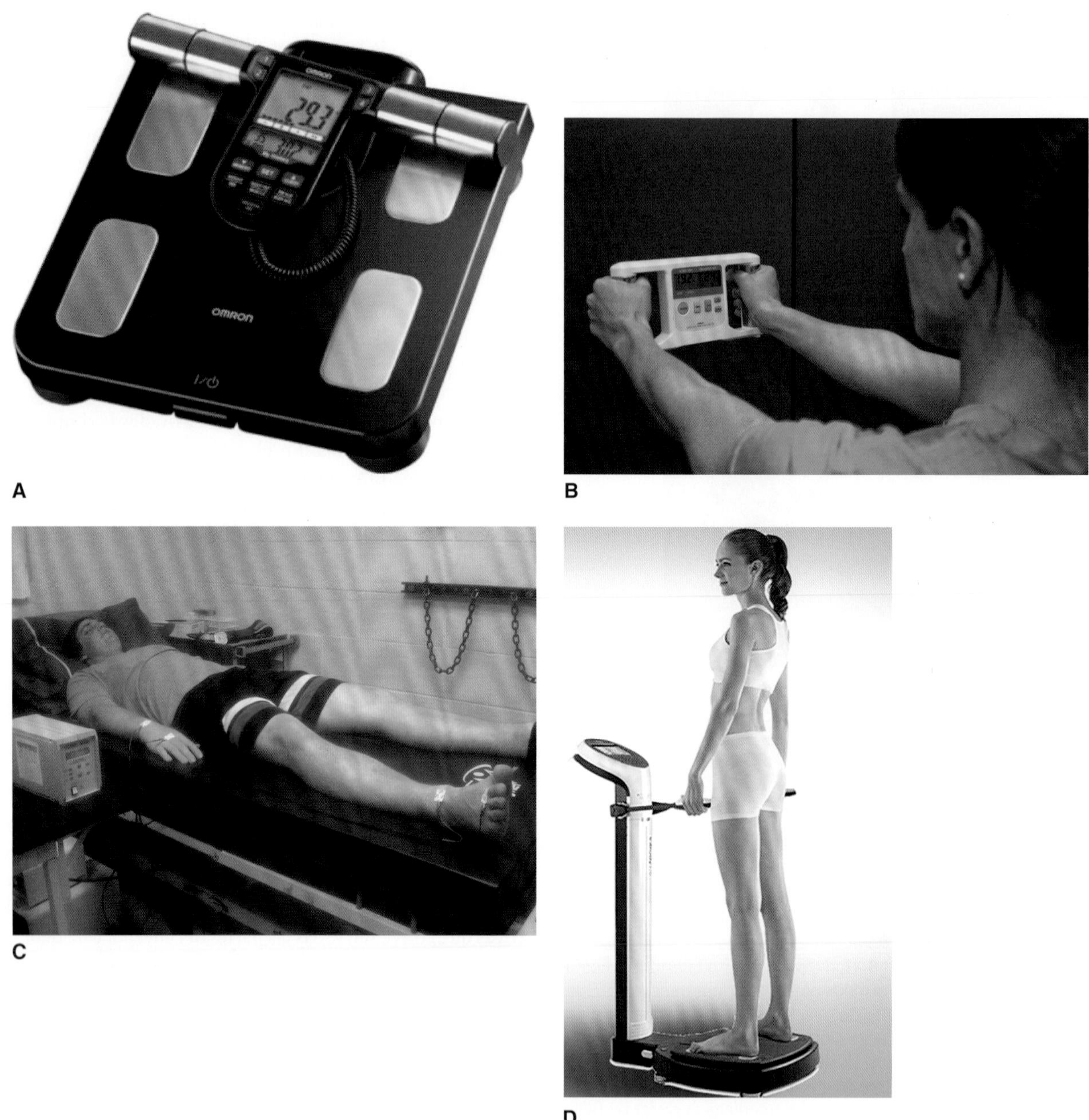

FIGURA 8-17. Diferentes dispositivos para el análisis de la impedancia bioeléctrica (BIA). La parte del cuerpo por la que pasa la corriente determina el sitio de la valoración. **A.** En una báscula de BIA, la corriente pasa de un pie al otro, por lo que se mide la composición corporal de ambas piernas y la parte inferior de la pelvis. **B.** Con el dispositivo de mano, la corriente pasa de una mano a la otra, por lo que se mide la composición corporal de ambos brazos y la parte superior del tórax. **C.** Con el dispositivo de BIA de mano a pie, la corriente pasa de una mano al pie en el mismo lado del cuerpo, por lo que se mide la composición corporal de un lado completo del cuerpo debajo del cuello. **D.** Con el dispositivo de BIA conectado tanto a los pies como a las manos, la corriente atraviesa todo el cuerpo, lo que permite una medición de la composición corporal de todo el cuerpo debajo del cuello. **A**, de Drench Fitness [Internet], 2018. Disponible en: http://www.drenchfit.com/. Consultado el 4 de mayo de 2018; **B**, de Plowman S, Smith D. Exercise Physiology for Health Fitness and Performance. 5th ed. Philadelphia (PA): LWW (PE); 2017; **C**, de Kraemer WJ, Fleck SJ, Deschenes MR. *Exercise Physiology*. Philadelphia (PA): LWW (PE); 2011; **D**, de Premier Integrative Health Center for Personalized Medicine. Inbody scale. Disponible en: http://www.premierintegrativehealthkc.com/inbody-scale/. Consultado el 4 de mayo de 2018.

es de vital importancia que la persona de la que se toma la medición de BIA esté bien hidratada, y se debe evitar cualquier factor que pueda comprometer la hidratación 24 h antes de una valoración (beber alcohol, hacer ejercicio, consumir grandes cantidades de café y pasar tiempo al aire libre en climas cálidos y húmedos). En la actualidad, no hay ecuaciones disponibles relacionadas con BIA específicas para atletas con el fin de predecir la composición corporal en esta población (108). Aunque es probable que los sistemas más nuevos de BIA con varias corrientes produzcan resultados similares a los observados con la DEXA, posiblemente existan diferencias entre los atletas y la población general que aún no se han abordado por completo con la BIA.

Absorciometría dual de rayos X

La DEXA se considera ampliamente como el medio más preciso para predecir la composición corporal y, por lo general, es empleada como el estándar actual para este propósito. Sin embargo, tiene ciertas limitaciones, ya que no es portátil y el costo supera los 100 000 dólares. La información que puede obtenerse de una exploración de cuerpo completo en un atleta es invaluable, incluida la densidad ósea, el porcentaje de grasa corporal, la masa corporal magra, la masa grasa y la distribución de grasa y masa magra en los brazos, el tronco del cuerpo y las piernas. El error estándar de estimación para tejido blando (músculo y grasa) es menor del 1.5%, y para el hueso es menor del 0.5%, lo que ofrece resultados muy confiables y repetibles (26) (fig. 8-18).

El procedimiento de la DEXA originalmente se desarrolló para determinar el contenido mineral óseo y la densidad del hueso. El individuo se recuesta en la mesa de DEXA durante unos 20 min, y los rayos X del haz pasan a través de la persona, son medidos por el analizador e interpretados por un técnico que utiliza programas electrónicos específicos del dispositivo. Debido a que el metal tiene una densidad muy alta, se pide al individuo que se quite todas sus joyas y debe emplear ropa que no contenga metal. El valor resultante se traduce en la densidad para el tejido óseo, magro y graso.

La DEXA funciona al pasar dos haces de rayos X a través de un individuo y medir la cantidad absorbida por los tejidos por los que ha pasado. Un haz es de alta intensidad y el otro de baja, por lo que la absorbancia relativa de cada haz es una indicación de la densidad del tejido por el que ha pasado. Cuanto mayor sea la densidad del tejido, mayor será la reducción en la intensidad de los rayos X. Los sistemas de DEXA filtran los rayos X de modo que solo una pequeña parte de los rayos originales pasan a través del individuo. Dependiendo del grosor del cuerpo, un sujeto con una exploración por DEXA recibirá entre 0.02 y 0.05 mREM de radiación. En comparación, la radiación no médica de fondo típica que recibe la mayoría de las personas varía entre 0.5 y 0.75 mREM. La radiación inducida es tan baja que una persona requeriría ~800 exploraciones de DEXA de cuerpo completo antes de recibir la misma cantidad de radiación de una sola radiografía de tórax estándar. Debido a la baja inducción de radiación, la DEXA está aprobada por la Food and Drug Administration como un dispositivo de detección no médico para predecir la composición corporal. Los dispositivos de rayos X generalmente se reservan como instrumentos de diagnóstico relacionados con la medicina debido a la cantidad de radiación que emiten, pero no así para la DEXA. Debido a que esta técnica se considera ampliamente el estándar para valorar la composición corporal, los otros métodos (pliegues cutáneos, BIA, Bod Pod, etc.) se validan con base en los hallazgos de la DEXA (85).

Cambios en la composición corporal

La composición corporal cambia, y esta modificación depende de cuándo y cuáles alimentos se consumen, así como de la cantidad e intensidad del ejercicio realizado. Debido a que el sistema humano considera que la energía es muy valiosa, no utilizar los tejidos que requieren energía hace que se pierdan. La regla general para la masa libre de grasa que ilustra esta adaptación, incluida la masa ósea, es "úsala o piérdela". Un ejemplo de esta adaptación es lo que les sucedió a los primeros astronautas (antes de que se desarrollara la vitamina D preactivada) cuando estaban en el espacio exterior. Sufrieron la desmineralización rápida de sus huesos y perdieron músculo porque el ambiente libre de gravedad del espacio exterior elimina la necesidad de tener músculos y huesos fuertes que la resistan. Se puede ver el mismo resultado cuando las personas están postradas en cama debido a una enfermedad o lesión. Tanto la masa ósea como la masa muscular se reducen rápidamente porque "cuestan calorías" y no se requieren cuando se está acostado. Es importante tener en cuenta que los tejidos corporales están vivos e intentan adaptarse a la situación actual. Si se hace ejercicio de una manera que requiere más músculo para facilitar esa actividad, entonces la adaptación del cuerpo es aumentar la musculatura. Si el músculo se somete a menos estrés haciendo menos ejercicio, entonces se pierde.

Los factores que afectan la composición corporal se asocian con la predisposición genética, la edad, el sexo, el tipo y la cantidad de actividad, la nutrición y el microbioma intestinal.

Predisposición genética

Las personas tienen diferentes tipos de cuerpos heredados, y cada tipo tiene una predisposición diferente a acumular más o menos grasa (136). Diferentes tipos de cuerpo (somatotipos) tienen distintas composiciones corporales. Los endomorfos (tórax grande, dedos cortos, piernas más cortas) tienen una predisposición hacia mayores porcentajes de grasa corporal, y los ectomorfos (piernas largas, dedos largos, tronco más estrecho) tienen una predisposición hacia una estructura delgada con menos grasa corporal (119, 139). Existen claras diferencias en la susceptibilidad que tienen los individuos para volverse obesos, incluso cuando viven en el mismo ambiente, lo que sugiere que la predisposición genética desempeña un papel importante (40). Debido a que no puede cambiarse la composición genética, la mayoría de las personas tratan de optimizar lo que la naturaleza les ha dado.

Edad

Por lo general, las personas desarrollan una menor masa magra y mayor masa grasa después de los 30 años de edad. Se encontró que los hombres mayores pesaban 8.2 kg *menos* que los hombres de mediana edad, principalmente por tener menos tejido magro (19). La disminución de la masa magra relacionada con la edad es aún mayor cuando se comparan las personas mayores con las más jóvenes. Entre los 65 y 70 años de edad, el hombre promedio ha perdido 12 kg de masa magra en comparación con los 25 años de edad, y la mujer promedio tiene 5 kg menos (50). Debido a que el metabolismo energético disminuye aproximadamente

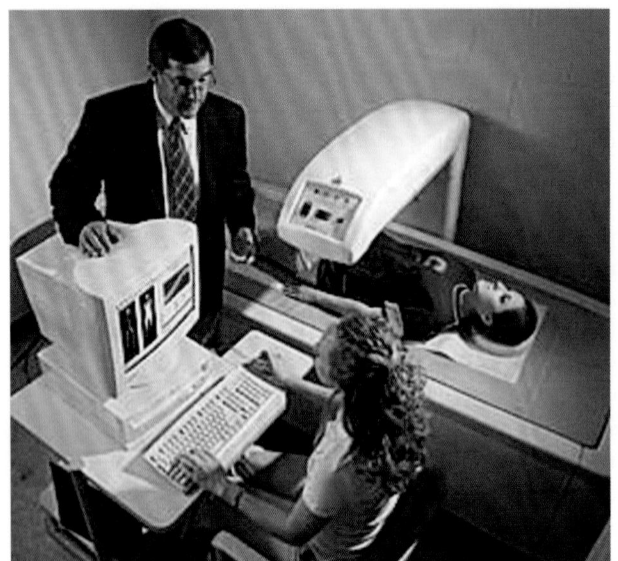

A

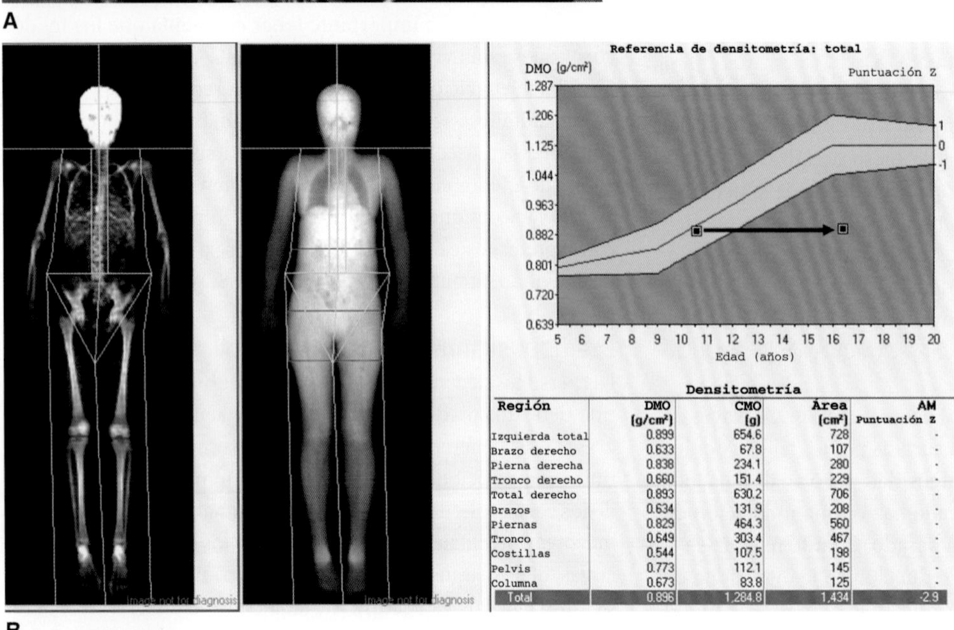

Densitometría

Región	DMO (g/cm²)	CMO (g)	Área (cm²)	AM Puntuación Z
Izquierda total	0.899	654.6	728	-
Brazo derecho	0.633	67.8	107	-
Pierna derecha	0.838	234.1	280	-
Tronco derecho	0.660	151.4	229	-
Total derecho	0.893	630.2	706	-
Brazos	0.634	131.9	208	-
Piernas	0.829	464.3	560	-
Tronco	0.649	303.4	467	-
Costillas	0.544	107.5	198	-
Pelvis	0.773	112.1	145	-
Columna	0.673	83.8	125	-
Total	0.896	1,284.8	1,434	-2.9

B

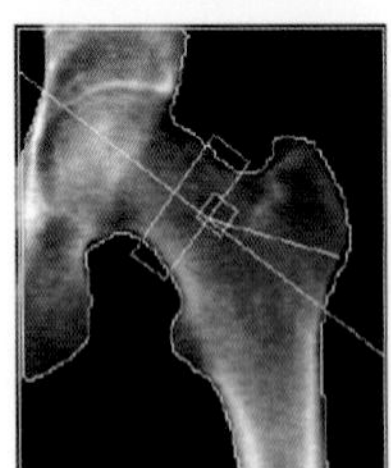

125 × 149
Cuello: 49 × 15

Cuello

DMO: 0.2, 0.4, 0.6, 0.8, 1.0, 1.2, 1.4
Edad: 20 25 30 35 40 45 50 55 60 65 70 75 80 85

Resumen de resultados de DXA:

Región	DMO (g/cm²)	Puntaje T	Puntaje Z
Cuello	**0.703**	**−1.7**	**−1.6**
Total	0.879	−1.0	−1.0

DMO total CV 1.0%
Clasificación de la OMS: osteopenia
Riesgo de fractura: aumentado

Puntuación T frente a un hombre caucásico; puntuación Z frente a un hombre caucásico
Fuente:DMOCS/NHANES

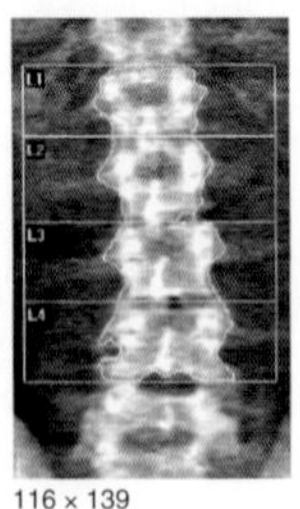

116 × 139

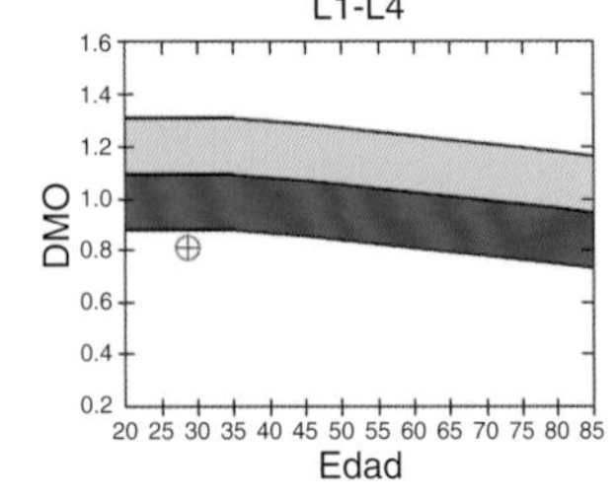

Región	DMO (g/cm²)	Puntaje T	Puntaje Z
L1–L4	0.807	−2.6	−2.6

DMO total CV 1.0%
Clasificación de la OMS: osteoporosis
Riesgo de fractura: alto

C

FIGURA 8-18. La absorciometría dual de rayos X es capaz de evaluar la composición corporal total y regional y la densidad mineral ósea. **A**. La absorciometría dual de rayos X implica que el sujeto se recueste sobre una mesa. Se hacen pasar rayos X de una intensidad baja conocida a través del sujeto y los rayos restantes no absorbidos por los tejidos corporales se leen con el brazo que se encuentra sobre el sujeto. Los tejidos más densos absorben mayores cantidades de rayos X, lo que permite una valoración precisa de la composición corporal. **B**. Los resultados de una exploración DEXA pueden mostrar tanto el tejido óseo como el tejido blando (músculo y grasa) y comparar las densidades con los estándares establecidos. **C**. También se pueden valorar diferentes partes del esqueleto que se sabe tienen mayor riesgo de densidad ósea baja, incluido el cuello femoral (vista de fracturas osteoporóticas de cadera) y la columna inferior (vista de fracturas osteoporóticas por compresión). **A**, de Kraemer WJ, Fleck SJ, Deschenes MR. *Exercise Physiology*. Philadelphia (PA): LWW (PE); 2011; **B** y **C**, de Aktolun C, Goldsmith S. *Nuclear Oncology*. Philadelphia (PA): LWW (PE); 2015.

un 2% por cada década después de los 30 años, se vuelve cada vez más difícil mantener un peso y una composición corporal deseables. Sin embargo, aunque este cambio en la composición corporal relacionado con la edad es normal, no es inevitable. Se ha demostrado claramente que una buena dieta y la actividad física regular pueden mantener a una persona delgada (56).

Sexo

Si todas las demás variables son iguales (proporciones similares de peso a estatura), las mujeres tienen un mayor porcentaje de grasa corporal y una menor masa magra que los hombres (55). Esta diferencia es principalmente una manifestación de las diferentes funciones biológicas de hombres y mujeres. Debido a que las mujeres convierten parte de su testosterona para desarrollar el útero, tienen una menor cantidad de esta hormona disponible para desarrollar los músculos (44). A pesar de esta diferencia, es posible que las mujeres aumenten la masa muscular a través de una actividad de resistencia regular y una alimentación adecuada.

Tipo de actividad

Diferentes tipos de actividades someten al sistema a distintas tensiones y, como es de esperar, el cuerpo responde de manera singular a cada una. El ejercicio estándar para reducir el porcentaje de grasa corporal es el aeróbico, pero existe evidencia convincente de que cualquier tipo de actividad (incluida la actividad anaeróbica) reducirá el porcentaje de grasa corporal y mejorará la capacidad de ejercicio (20, 60). La actividad de alta intensidad puede causar un mayor aumento de la masa corporal magra al tiempo que reduce la masa grasa, lo que produce menores riesgos para la salud y una mejor composición corporal con un impacto mínimo en el peso (124). Sin embargo, este cambio en la composición corporal todavía puede hacer que la persona parezca un poco más pequeña, ya que, kilo por kilo, el peso graso ocupa más espacio que el peso de masa magra. La actividad de baja intensidad, por otro lado, parece reducir el porcentaje de grasa corporal con un impacto mínimo en la masa corporal magra, lo que lleva a una reducción de peso. Cuando el gasto de energía (calorías quemadas) es equivalente, la actividad aeróbica y anaeróbica parecen reducir la grasa corporal por igual.

Cantidad de actividad

Cuanto mayor sea el volumen de ejercicio, mayores serán los beneficios potenciales de alterar de manera deseable la composición corporal y reducir los riesgos para la salud. Existen, por supuesto, límites al entrenamiento. El entrenamiento excesivo puede causar un síndrome de sobreentrenamiento, que afecta de forma negativa tanto la composición corporal como la salud. En todos los protocolos de entrenamiento, la actividad debe estar respaldada por una ingesta adecuada de energía. Aumentar el tiempo de actividad sin incrementar la ingesta de energía provoca una descomposición de la masa muscular para satisfacer las necesidades energéticas y puede tener varios resultados negativos (110). Además, el sobreentrenamiento, aunque no necesariamente conducirá a una reducción de la masa corporal magra, provoca un aumento del dolor muscular y reduce la potencia y la resistencia musculares. Por lo tanto, la cantidad de actividad debe equilibrarse cuidadosamente con una ingesta adecuada de energía y un descanso óptimo para garantizar el mantenimiento de la masa muscular y el rendimiento deportivo (95).

Nutrición

Numerosos factores nutricionales pueden tener un impacto en la composición corporal, incluido el consumo de demasiada energía (la masa grasa aumentará), de muy poca energía (la masa magra se reducirá) o en los momentos equivocados (la masa grasa puede aumentar o disminuir). La masa magra se reduce dependiendo de cómo se entrega la energía (110, 116). El hecho de no consumir una cantidad adecuada de nutrientes (vitaminas B, zinc, hierro, etc.) también puede reducir la capacidad de un atleta de quemar adecuadamente el combustible, lo que limita su capacidad para emplear grasa durante el ejercicio.

Microbioma intestinal

Los datos más recientes implican que el microbioma intestinal (el volumen y la composición de las bacterias en el tubo digestivo) tiene un impacto en la adquisición de nutrientes y en las vías metabólicas de la energía (30). Estos hallazgos demuestran lo importante que es tener un intestino sano para reducir el riesgo de obesidad y alteraciones relacionadas. Los primeros resultados sugieren que el trasplante de microbiota en hombres con síndromes metabólicos relacionados con la obesidad mejora la sensibilidad a la insulina y disminuye la obesidad reduciendo los riesgos para la salud (65).

Problemas frecuentes en la valoración de la composición corporal

La valoración de la composición corporal se ha convertido en una parte importante de la evaluación de los atletas. La cantidad de músculo y grasa que tiene un atleta puede predecir el rendimiento, y la valoración de la masa ósea es importante para comprender si existen problemas de desarrollo o si el atleta está en riesgo de sufrir una fractura por estrés. Una valoración periódica de la composición corporal también ayuda al atleta a comprender si el régimen de entrenamiento está causando los cambios físicos que se buscan. Sin embargo, hay consideraciones importantes al valorar la composición corporal.

Obtención de cambios en la composición corporal

La composición corporal puede cambiar a través de las modificaciones de la dieta y el ejercicio, pero estas deben considerarse juntas al realizar variaciones. Es probable que cambiar un protocolo de ejercicio sin modificar la ingesta de alimentos/bebidas cause problemas impredecibles para lograr la composición corporal deseada. Si un atleta está aumentando el trabajo en un régimen de entrenamiento, es necesario incrementar la ingesta de energía para apoyar un mayor gasto energético. Los atletas que se someten a un estado grave de déficit de energía al aumentar el ejercicio y mantener o disminuir la ingesta de calorías probablemente disminuyan su tasa metabólica, aumenten el almacenamiento de grasa y causen una degradación muscular para satisfacer las necesidades energéticas. Comer demasiado también puede aumentar el almacenamiento de grasa. Es mejor mantener la ingesta de energía durante el día, por lo que los atletas deben tener cuidado de consumir suficiente energía para apoyar el ejercicio, en lugar de compensar un déficit de energía al final del día.

Protección de la información privada

Con frecuencia, los atletas comparan sus valores de composición corporal con los de otros atletas. Sin embargo, esta comparación no es significativa y puede hacer que el atleta cambie su composición corporal de una manera que afecte negativamente su rendimiento y salud. Los profesionales de la salud que participan en la recopilación de datos sobre la composición corporal deben ser sensibles a la confidencialidad de esta información. También deben explicar a cada atleta que las diferencias en estatura, edad y sexo probablemente causen diferencias de composición corporal, sin que haya necesariamente una diferencia en el rendimiento. Las estrategias para lograr la privacidad y ayudar al atleta a poner la información en el contexto adecuado incluyen lo siguiente:

- Obtener valores de composición corporal de un solo atleta a la vez, para limitar la posibilidad de que se compartan los datos.
- Brindar a los atletas información sobre la composición corporal utilizando frases como "dentro del intervalo deseado" en lugar de un valor en bruto, como decir, "su cantidad de grasa corporal es del 18%".
- Proporcionar a los atletas información sobre cómo han cambiado entre las evaluaciones, en lugar de ofrecer el valor actual.
- Centrarse en los valores de la masa muscular y disminuir el enfoque en la grasa corporal.
- Utilizar los valores de composición corporal como un medio para ayudar a explicar los cambios en los resultados de desempeño medidos objetivamente.

Comparación entre métodos para calcular la composición corporal

Los diferentes métodos para valorar la composición corporal producen distintos resultados estándar. Por lo tanto, no es adecuado comparar los resultados de un método con los resultados de otro. Si se valora a los atletas para determinar el cambio en la composición corporal en el tiempo (un uso adecuado de la valoración de la composición corporal), esta comparación solo debe hacerse si se ha utilizado el mismo método en todo el período de evaluación. Por ejemplo, la diferencia en dos exploraciones de DEXA tomadas con varios meses de diferencia proporciona información valiosa sobre cómo ha cambiado la composición corporal de un individuo, al igual que la diferencia en dos evaluaciones de pliegues cutáneos. Sin embargo, la diferencia entre los valores de composición corporal de un estudio de DEXA y la ecuación de pliegues cutáneos no es útil para determinar el cambio. Incluso dentro de un método, se deben emplear las mismas ecuaciones de predicción para determinar si la composición corporal de un atleta ha cambiado entre las mediciones.

Nivel arbitrariamente bajo de grasa corporal

A la mayoría de los atletas les gustaría que su cantidad de grasa corporal fuera la más baja posible. Sin embargo, con frecuencia intentan conseguir una cantidad de grasa corporal arbitrariamente baja (tan baja que no tenga nada que ver con las normas en el deporte o su propia predisposición a la grasa corporal), y esto puede aumentar la frecuencia de enfermedades, el riesgo de una lesión y el tiempo necesario para volver al entrenamiento después de una lesión, además de reducir el rendimiento e incrementar el riesgo de un trastorno alimentario. Los valores de composición corporal deben considerarse como un continuo típico de un deporte. Si un atleta cae en algún lugar de ese continuo, es probable que factores distintos a la composición corporal (entrenamiento, adquisición de habilidades, etc.) sean los principales factores predictivos del éxito en el rendimiento. La búsqueda de cantidades de grasa corporal o peso arbitrariamente bajos es un problema particular para los atletas en los deportes donde conseguir cierto peso es una expectativa común. Los luchadores, en particular, realizan esfuerzos peligrosos que pueden causar la muerte en su intento por reducir la cantidad de grasa corporal y peso para ser más competitivos.

Frecuencia excesiva de valoración de la composición corporal

Los atletas que son evaluados con frecuencia (peso o pliegues cutáneos tomados de forma habitual) sienten temor del resultado, ya que a menudo (y de manera inadecuada) se usa de forma punitiva. Los cambios reales en la composición corporal ocurren con lentitud, por lo que hay poca necesidad de valorar a los atletas semanal, quincenal o incluso mensualmente. Una frecuencia adecuada para determinar y vigilar el cambio en la composición corporal es realizar una valoración dos a cuatro veces al año. En algunas circunstancias aisladas, cuando un atleta se lesiona o sufre una enfermedad, como malabsorción, fiebre, diarrea o anorexia, es razonable que un médico recomiende una mayor frecuencia de valoración para controlar los cambios en la masa magra. Los entrenadores que obtienen por costumbre valores de peso o composición corporal de forma semanal, quincenal o mensual deben cambiar su abordaje hacia una valoración más frecuente de medidas objetivas relacionadas con el rendimiento.

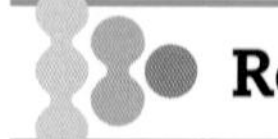

Resumen

Evaluar la composición corporal puede ser una herramienta útil para ayudar al atleta y al entrenador a comprender los cambios que se están produciendo como resultado del entrenamiento y los factores nutricionales. Los profesionales de la salud que participan en la obtención de datos de composición corporal deben centrarse en utilizar la misma técnica con las mismas ecuaciones de predicción para obtener datos comparativos válidos a lo largo del tiempo. Se debe tener cuidado de que los valores de composición corporal se utilicen de manera constructiva como parte del plan de entrenamiento total del atleta. Idealmente, el énfasis debe estar en una vigilancia periódica de la composición corporal del atleta para determinar el cambio de la masa magra y grasa. Muchos atletas son sensibles acerca de sus mediciones de grasa corporal, por lo que se debe tener cuidado de emplear los valores de la composición corporal de una manera que permita su uso constructivo en el plan general de entrenamiento del atleta.

Se debe tener cuidado al hacer recomendaciones basadas en una sola medición de la composición corporal. Puede ser que una sola medida sugiera que un atleta tiene sobrepeso. Sin embargo, si ese atleta tenía un nivel de grasa corporal aún mayor 1 o 2 meses antes, ya está haciendo algo que está produciendo un cambio deseable en la composición corporal. Si ocurriera una intervención, podría cambiar de forma inadvertida esa estrategia exitosa. Lo mismo podría ser cierto para un atleta que, en una sola medición, parezca ser relativamente delgado, sin que se produzca una intervención. Pero, ¿y si ese atleta ha estado experimentando un aumento constante de la cantidad de grasa corporal? Esto nunca se sabría si se tomara solo una medición. Por lo tanto, la clave del éxito de las mediciones de composición corporal es tomar varias medidas en los mismos intervalos de tiempo, tal vez mensualmente, utilizando siempre el mismo equipo para determinar una trayectoria de cambio precisa antes de que tenga lugar una intervención.

Los lineamientos del American College of Sports Medicine, la Academy of Nutrition and Dietetics y los Dietitians of Canada on Nutrition and Athletic Performance presentan algunos puntos importantes relacionados con el peso y la composición corporal de los atletas, incluidos los siguientes (147):

- En tres de cada seis estudios de hombres y mujeres atletas, el equilibrio de energía negativo (pérdidas del 0.02-5.8% de masa corporal durante cinco períodos de 30 días) no se relacionó con una disminución del rendimiento. En los tres estudios restantes, en los que se observaron disminuciones tanto en el rendimiento anaeróbico como en el aeróbico, las tasas lentas de pérdida de peso (reducción del 0.7% en la masa corporal) fueron más beneficiosas en comparación con las tasas rápidas (reducción del 1.4% de masa corporal), y un estudio mostró que la restricción de energía autoelegida produjo una disminución de las concentraciones hormonales.
- Aunque está claro que la valoración y el cambio de la composición corporal pueden ayudar en el progreso de una carrera deportiva, se debe recordar a atletas, entrenadores y profesores que no se puede predecir con exactitud el rendimiento atlético basándose solo en el peso y la composición corporales. No se debe recomendar una composición corporal óptima única y rígida para ningún evento o grupo de atletas.
- Los objetivos y requerimientos nutricionales no son estáticos. Los atletas emprenden un programa periódico en el que la preparación para obtener un rendimiento máximo en eventos específicos se logra integrando diferentes tipos de entrenamientos en distintos ciclos del calendario de prácticas. El apoyo nutricional también debe recibirse de forma periódica, considerando las necesidades de las sesiones diarias de entrenamiento (que pueden ir desde ejercicios menores en el caso de entrenamientos "fáciles", a sustanciales en el caso de las sesiones de alta calidad [p. ej., entrenamientos de alta intensidad, extenuantes o especializados]) y objetivos nutricionales generales.
- Los planes de nutrición deben personalizarse para un atleta individual considerando la especificidad y singularidad del evento, los objetivos de rendimiento, los desafíos prácticos, las preferencias de alimentos y las respuestas a diversas estrategias.
- El logro de la composición corporal asociada con un rendimiento óptimo ahora se reconoce como un objetivo importante, pero desafiante, que debe ser individualizado y periodizado. Se debe tener cuidado de conservar la salud y el rendimiento a largo plazo al evitar las prácticas que crean una disponibilidad de energía inaceptablemente baja y estrés psicológico.
- Algunos nutrientes (p. ej., energía, hidratos de carbono y proteínas) deben expresarse utilizando pautas por kilogramo de masa corporal para permitir que las recomendaciones se amplíen a gran escala al tamaño corporal de los atletas. Las pautas de nutrición deportiva también deben considerar la importancia del momento de la ingesta de nutrientes y el apoyo nutricional durante el día y en relación con el deporte en lugar de objetivos diarios generales.
- Existe una amplia evidencia en los deportes sensibles al peso y de obtención de un peso específico de que los atletas con frecuencia adoptan estrategias de pérdida rápida de peso para obtener una ventaja competitiva. Sin embargo, la hipohidratación resultante (déficit de agua corporal), la pérdida de reservas de glucógeno y masa magra, y otros resultados de conductas patológicas (p. ej., purgas, entrenamiento excesivo, hambre) pueden perjudicar la salud y el rendimiento.
- Una prescripción individualizada de dieta y entrenamiento para perder peso/grasa debe basarse en la valoración de los objetivos, las prácticas actuales de entrenamiento y nutrición, las experiencias pasadas y la prueba y error. Sin embargo, para la mayoría de los atletas, el abordaje práctico de reducir la ingesta de energía en ~250-500 kcal/día a partir de sus necesidades energéticas, y mantener o aumentar ligeramente el gasto de energía al mismo tiempo, puede lograr avances hacia objetivos de composición corporal a corto plazo en ~3-6 semanas.
- Los atletas pueden optar por restringir excesivamente su consumo de grasa en un esfuerzo por perder peso corporal o mejorar su composición corporal. Se debe desalentar en los atletas la implementación crónica de ingestas de grasa inferiores al 20% de la ingesta de energía debido a que la reducción en la variedad dietética que frecuentemente se relaciona con tales restricciones puede reducir la ingesta de una variedad de nutrientes como vitaminas liposolubles y ácidos grasos esenciales, en especial ácidos grasos omega-3.
- Los atletas que con frecuencia restringen su ingesta de energía, confían en las prácticas extremas de pérdida de peso, eliminan uno o más grupos de alimentos de su dieta o consumen dietas deficientes, pueden consumir cantidades subóptimas de micronutrientes y beneficiarse con el empleo de suplementos. Esto ocurre con mayor frecuencia en el caso del calcio, la vitamina D, el hierro y algunos antioxidantes. Por lo general, los suplementos de un solo micronutriente solo sirven para corregir una causa médica definida clínicamente (p. ej, suplementos de hierro para la anemia por insuficiencia de hierro).

- Cuando se requiere una modificación significativa de la composición corporal, lo ideal es que se lleve a cabo mucho antes de la temporada competitiva para disminuir al mínimo el impacto en el rendimiento en el evento o la dependencia en técnicas de pérdida rápida de peso.
- Entre otras responsabilidades, está la función del nutriólogo deportivo de proporcionar una valoración de las necesidades nutricionales y las prácticas dietéticas actuales, que incluyen las siguientes:
  - Ingesta de energía y líquidos antes, durante y después de entrenamientos y competiciones.
  - Problemas de salud relacionados con la nutrición (trastornos de la alimentación, alergias o intolerancias alimentarias, trastornos digestivos y tratamiento de lesiones, calambres musculares, hipoglucemia, etc.) y objetivos de composición corporal.
  - Ingesta de alimentos y líquidos, así como el gasto energético estimado, durante los días de reposo, recuperación y viaje.
  - Necesidades nutricionales durante condiciones extremas (p. ej., entrenamiento a gran altitud, preocupaciones ambientales).
    - Idoneidad del peso corporal del atleta y factores de riesgo metabólicos relacionados con el bajo peso corporal.
    - Prácticas de suplementación.
    - Mediciones básicas de estatura, peso corporal, etcétera, con la posible valoración de la composición corporal.

Actividad de aplicación práctica

Existe un mito de que seguir una dieta con energía restringida ayudará a lograr un peso más deseable, pero si esta restricción de energía produce grandes desviaciones del equilibrio energético durante el día (una gran cantidad de horas en RED), entonces esta estrategia probablemente sea contraproducente. Valore su propia dieta para evaluar el equilibrio energético como sigue:

1. Calcular el gasto energético en reposo (GER) utilizando la ecuación de Harris-Benedict, modificada por Mifflin y cols. (104) para su sexo:

Hombres	GER por hora = [(10 × peso en kg) + (6.25 × estatura en cm) − (5 × edad en años) + 5]/24
Mujeres	GER por hora = [(10 × peso en kg) + (6.25 × estatura en cm) − (5 × edad en años) − 161]/24

Fuente: Mifflin MD, St Jeor ST, Hill LA, Scott BJ, Daugherty SA, Koh YO. A new predictive equation for resting energy expenditure in healthy individuals. *Am J Clin Nutr*. 1990;51(2):241–7.

2. Mediante la siguiente escala de gasto energético relativo (valor MET, *metabolic equivalent of task*), calcular el gasto energético diario total por hora (emplear el GER por hora y multiplicarlo por el factor de actividad que se acerque más a la actividad para cada hora del día). El empleo de esta estrategia provee la ingesta de energía por hora (consumo de alimentos/bebidas) y el gasto energético por hora (intensidad de la actividad).

Factor	Descripción
1	**Descansar, reclinarse:** dormir, reclinarse, relajarse.
1.5	**Reposo +:** actividad diaria normal promedio, sentarse, ponerse de pie.
2.0	**Muy ligero:** más movimiento, principalmente de la parte superior del cuerpo. Equivalente a atar los cordones de los zapatos, escribir a máquina y lavarse los dientes.
2.5	**Muy ligero +:** trabajar a mayor intensidad que 2.0.
3.0	**Ligero:** movimiento de la parte superior e inferior del cuerpo, equivalente a las labores domésticas.
3.5	**Ligero +:** trabajar con mayor intensidad que 3.0. Mayor frecuencia cardíaca, pero se puede hacer todo el día sin dificultad.
4.0	**Moderado:** caminar rápido, etcétera. Mayor frecuencia cardíaca, sudar ligeramente, etcétera (pero con comodidad).
4.5	**Moderado +:** trabajar con mayor intensidad que en 4.0. Frecuencia cardíaca notablemente mayor, respiración más rápida.
5.0	**Vigoroso:** respirar claramente más rápido y profundo. Frecuencia cardíaca más rápida; es necesario tomar respiraciones profundas ocasionales para mantener una conversación.
5.5	**Vigoroso +:** trabajar con mayor intensidad que en 5.0. Respirar notablemente más rápido y profundo, y respirar profundamente más a menudo para mantener una conversación.
6.0	**Pesado:** todavía puede hablar, pero la respiración es tan difícil y profunda que preferiría no hacerlo. Sudoración profusa. Frecuencia cardíaca muy alta.
6.5	**Pesado +:** trabajar con mayor intensidad que en 6.0. Apenas puede hablar, pero prefiere no hacerlo. Es lo más fuerte que puede hacer, pero no por mucho tiempo.
7.0	**Extenuante:** no puede continuar con esta intensidad durante mucho tiempo, ya que está al borde del colapso y le cuesta respirar. La frecuencia cardíaca es perceptible.

Hora de inicio	Hora de finalización	Factor de actividad	Descripción de la actividad	Descripción del alimento/bebida	Cantidad del alimento/bebida
****Inicio del ejemplo****					
12 a.m.	7 a.m.	1.0	Sueño		
7 a.m.	8 a.m.	1.5	Nada especial	Waffles integrales	3
				Jarabe de arce	2 cucharadas
				1% leche	1 taza
				Jugo (zumo) de naranja (concentrado)	1.5 tazas
				Café	2 tazas
				Leche al 1% para café	2 cucharadas
10 a.m.	11 a.m.	5.0	Correr 30 min	Gatorade	500 mL
12 del mediodía	1 p.m.	1.5	Nada especial	Sándwich de carne de res, mediano, pan blanco, mayonesa, lechuga y tomate	1 sándwich
				Café	2 tazas
				Crema para café artificial	2 paquetes
				Tarta de manzana	1 rebanada (pequeña)
5 p.m.	6 p.m.	4.0	Caminar 1h	Agua	16 oz
7 p.m.	8 p.m.	1.5	Nada especial	Lasaña con carne molida y queso	Plato grande
				Ensalada de lechuga con tomate y pepino	Ensalada de tamaño mediano
				Aderezo para ensalada de queso azul	1 cucharada
				Vino tinto	1 vaso mediano
10 p.m.	11 p.m.	1.5	Nada especial	Rocetas de maíz (naturales; sin mantequilla)	100 cal por envase
Fin del ejemplo					

3. Determinar si el consumo de energía diario total satisface estrechamente el gasto energético diario total.
4. Mediante esta estrategia y una hoja de cálculo (valorar el equilibrio energético para cada hora del día), también se pueden determinar las desviaciones del equilibrio energético entre días siguiendo las estrategias de Deutz y cols. (29), Fahrenholtz y cols. (45), y Torstveit y cols. (150).
5. Encontrar una manera de distribuir su consumo de alimentos/bebidas de forma que pueda mantener un equilibrio energético por hora sin cambios que excedan ±400 cal.

Cuestionario

1. Una baja disponibilidad de energía se define como:
   a. Gasto energético que excede constantemente la ingesta de energía en tiempo real
   b. Baja ingesta de energía causada por un trastorno de la alimentación
   c. Alteración hormonal que causa una captación retardada de la glucosa
   d. Reducción de la tasa metabólica debida a un ayuno voluntario
2. Cuando se comparan el exceso y la falta de energía, ambos tienen todos los problemas siguientes, excepto:
   a. Aumento del riesgo de lesiones
   b. Reducción del rendimiento atlético
   c. Aumento de alimentación desordenada
   d. Mayor riesgo de diabetes de tipo 2
3. De los siguientes, ¿cuál se relaciona con una menor ingesta de alimentos, mayor gasto de energía y mayor catabolismo de las grasas?
   a. Leptina
   b. Insulina
   c. Grelina
   d. *a* y *c*

4. De los siguientes, ¿cuál es más probable que disminuya la grelina?
   a. Un desayuno grande aproximadamente 2 h después de despertar
   b. Una comida de tamaño moderado antes de permitir que la glucosa sanguínea disminuya por debajo de lo normal
   c. Un buen desayuno, comida y cena
   d. Una comida grande para garantizar que la glucosa sanguínea sea suficiente para satisfacer los requerimientos de los tejidos al grado necesario para estimular una respuesta de insulina
5. La disminución de la frecuencia de alimentación se relaciona con:
   a. Menor consumo diario total de energía
   b. Mayor consumo diario total de energía
   c. Sin diferencia en el consumo diario total de energía
   d. Disminución del apetito
6. El método actual de valoración de la composición corporal con el menor error estándar es:
   a. BIA
   b. Pesaje hidrostático
   c. DEXA
   d. Bod Pod
7. Saltarse comidas es una estrategia eficaz para la pérdida de peso:
   a. Cierto
   b. Falso
8. Los estudios sugieren que una reducción permanente de 40 kcal/día de la ingesta de energía produce una pérdida aproximada de _____ kg de peso en 5 años.
   a. 9
   b. 5
   c. 1.8
   d. 0
9. Los humanos son muy eficientes almacenando grasa:
   a. Cierto
   b. Falso
10. Una expectativa del ejercicio es que:
   a. Hacer el mismo ejercicio con la misma intensidad y duración mejorará continuamente el acondicionamiento físico
   b. Los humanos se adaptan a la misma actividad y aumentará el déficit de energía al realizar esa actividad
   c. Los resultados del peso y la composición corporal al hacer ejercicio son impredecibles
   d. Siempre producirá un aumento de la masa muscular

Repuestas al cuestionario

1. a
2. d
3. a
4. b
5. b
6. c
7. b
8. c
9. a
10. b

REFERENCIAS

1. Ackland TR, Lohman TG, Sundgot-Borgen J, Maughan RJ, Meyer NL, Stewart AD, Müller W. Current status of body composition assessment in sport. *Sports Med.* 2012;42:227–49.
2. Aitken DA, Jenkins DG. Anthropometric-based selection and sprint kayak training in children. *J Sports Sci.* 1998;16(6):539–43.
3. Aktolun C, Goldsmith S. *Nuclear Oncology.* Philadelphia (PA): LWW (PE); 2015.
4. American College of Sports Medicine. Exercise prescription for individuals with metabolic disease risk factors. En: *ACSM's Guidelines for Exercise Testing and Prescription.* 10th ed. Philadelphia (PA): Wolters Kluwer; 2017.
5. Anderwald C, Brabant G, Bernroider E, Horn R, Brehm A, Waldhäusl W, Roden M. Insulin-dependent modulation of plasma ghrelin and leptin concentrations is less pronounced in type 2 diabetic patients. *Diabetes.* 2003;52(7):1792–8.
6. Ashwell M, Gibson S. A proposal for a primary screening tool: 'keep your waist circumference to less than half your height'. *BMC Med.* 2014; 12:207. doi:10.1186s12916-014-0207-1
7. Ball S, Cowan C, Thyfault J, LaFontaine T. Validation of a new skinfold prediction equation based on dual-energy X-ray absorptiometry. *Meas Phys Educ Exerc Sci.* 2014;18(3):198–208.
8. Bangsbo J. Physiological factors associated with efficiency in high intensity exercise. *Sports Med.* 1996;22(5):299–305.
9. Banks L, Thompson S, Lewis EJH. Efficiency of energy transfer during exercise: what are the limiting factors? *J Physiol.* 2015;593:2113–4
10. Baumgartner RN, Heymsfield SB, Roche AF. Human body composition and the epidemiology of chronic disease. *Obesity.* 1995;3(1):73–95.
11. Bellissimo MP, Benardot D, Thompson W, Nucci A. Relationship between within-day energy balance on body composition in professional cheerleaders. *FASEB J.* 2017;31(Suppl 1):795.2.
12. Benardot D. Timing of energy and fluid intake: new concepts for weight control and hydration. *ACSM Health Fit J.* 2007;11(4):13–9.
13. Benardot D. Energy thermodynamics revisited: energy intake strategies for optimizing athlete body composition and performance. *Pensar en Movimiento: Revista de Ciencias del Ejercicio y la Salud (J Exerc Sci Health).* 2013;11(2):1–13.
14. Benardot D, Thompson W. Energy from food for physical activity: enough and on time. *ACSM Health Fit J.* 1999; 3(4):14–8.
15. Berkey CS, Rockett HRH, Gillman MW, Field AE, Colditz GA. Longitudinal study of skipping breakfast and weight change in adolescents. *Int J Obes.* 2003;27:1258–66.
16. Bertelsen J, Christiansen C, Thomsen C, et al. Effect of meal frequency on blood glucose, insulin, and free fatty acids in NIDDM subjects. *Diabetes Care.* 1993;16(1):4–7.
17. Blom WAM, Stafleu A, de Graaf C, Kok FJ, Schaafsma G, Hendriks HFJ. Ghrelin response to carbohydrate-enriched breakfast is related to insulin. *Am J Clin Nutr.* 2005;81(2):367–75.

18. Bolanowski M, Nilsson BE. Assessment of human body composition using dual-energy x-ray absorptiometry and bioelectrical impedance analysis. *Med Sci Monit.* 2001;7(5):1029–33.
19. Borkan GA, Hults De, Gerzof SG, Robbins AH, Silbert CK. Age changes in body composition revealed by computed tomography. *J Gerontol.* 1983;38(6):673–7.
20. Brach JS, Simonsick EM, Kritchevsky S, Yaffe K, Newman AB; Health, Aging and Body Composition Study Research Group. The association between physical function and lifestyle activity and exercise in the health, aging and body composition study. *J Am Geriatr Soc.* 2004;52(4):502–9.
21. Broskey NT, Boss A, Fares E-J, et al. Exercise efficiency relates with mitochondrial content and function in older adults. *Physiol Rep.* 2015;3(6):e12418(1–9). doi:10.14814/phy2.12418
22. Burke LM. Energy needs of athletes. *Can J Appl Physiol.* 2001;26:S202–19.
23. Canalis E, Mazziotti G, Giustina A, Bilezikian JP. Glucocorticoid-induced osteoporosis: pathophysiology and therapy. *Osteoporos Int.* 2007;18(10):1319–28.
24. Cohn C, Berger S, Norton M. Relationship between meal size and frequency and plasma insulin response in man. *Diabetes.* 1968;17(2):72–5.
25. Cole CL, Brandon LJ, Benardot D, Thompson W. Relationships among energy balance, time of day, and obesity prevalence. *Med Sci Sports Exerc.* 2015;47(5S):637–41.
26. Coombs RJ, Ducher G, Shepherd A, De Souza MJ. El impacto de los avances tecnológicos recientes sobre la veracidad y precisión de la DEXA para valorar la composición corporal. *Obesity.* 2012;20(1):30–9.
27. Day J, Wengreen H, Heath E, Brown K. Prevalence of Low energy availability in collegiate female runners and implementation of nutrition education intervention. *Sports Nutr Ther.* 2015;1:101.
28. de Jonee L, Bray GA. The thermic effect of food and obesity: a critical review. *Obesity.* 1997;5(6):622–31.
29. Deutz R, Benardot D, Martin D, Cody MM. Relationship between energy deficits and body composition in elite female gymnasts and runners. *Med Sci Sports Exerc.* 2000;32(3):659–68.
30. Devaraj S, Hemarajata P, Versalovic J. The human gut microbiome and body metabolism: implications for obesity and diabetes. *Clin Chem.* 2013;59(4):617–28.
31. Devine BJ. Case number 25: Gentamicin therapy. *Ann Pharmacol.* 1974; 8(11):650–55.
32. Diaz EO, Prentice AM, Goldberg GR, Murgatroyd PR, Coward WA. Metabolic response to experimental overfeeding in lean and overweight healthy volunteers. *Am J Clin Nutr.* 1992;56:641–55.
33. Dimitriou T, Maser-Gluth C, Remer T. Adrenocortical activity in healthy children is associated with fat mass. *Am J Clin Nutr.* 2003;77(3):731–6.
34. Drench Fitness [Internet]. 2018. Disponible en: http://www.drenchfit.com/. Consultado el 4 de mayo de 2018.
35. Drinkwater BL, Nilson K, Ott S, Chesnut CH. Bone mineral density after resumption of menses in amenorrheic athletes. *JAMA.* 1986;256(3):380–2.
36. Dulloo AG, Jacquet J, Miles-Chan JL, Schutz Y. Passive and active roles of fat-free mass in the control of energy intake and body composition regulation. *Eur J Clin Nutr.* 2017;71(3):353–7.
37. Dulloo AG, Miles-Chan JL, Montani J.-P. Nutrition, movement and sleep behaviors: their interactions in pathways to obesity and cardiometabolic diseases. *Obesity Rev.* 2017;18(S1):3–6.
38. Dulloo AG, Montani JP. Dieting and cardiometabolic risks. *Obesity Rev.* 2015:16(Suppl 1):1–6.
39. Dulloo AG, Schutz Y. Adaptive thermogenesis in resistance to obesity therapies: issues in quantifying thrift energy expenditure phenotypes in humans. *Curr Obes Rep.* 2015;4(2):230–40.
40. El-Sayed Moustafa JS, Froguel P. From obesity genetics to the future of personalized obesity therapy. *Nat Rev Endocrinol.* 2013;9:402–13.
41. Etchison WC, Bloodwood EA, Minton CP, Thompson NJ, Collins MA, Hunter SC, Hongying D. Body mass index and percentage of body fat as indicators for obesity in an adolescent athletic population. *Sports Health.* 2011;3(3):249–52.
42. Evans DJ, Hoffman RG, Kalkhoff RK, Kissebah AH. Relationship of body fat topography to insulin sensitivity and metabolic profiles in premenopausal women. *Metabolism.* 1984;33(1):68–75.
43. Fábry P, Tepperman J. Meal frequency—a possible factor in human pathology. *Am J Clin Nutr.* 1970;23(8):1059–68.
44. Fahey TD, Rolph R, Moungmee P, Nagel J, Mortara S. Serum testosterone, body composition, and strength of young adults. *Med Sci Sports.* 1976;8(1):31–4.
45. Fahrenholtz IL, Sjödin A, Benardot D, et al. Within-day energy deficiency and reproductive function in female endurance athletes. *Scand J Med Sci Sports.* 2018;1–8. doi:10.111/sms.13030
46. Farshchi HR, Taylor MA, Macdonald IA. Beneficial metabolic effects of regular meal frequency on dietary thermogenesis, insulin sensitivity, and fasting lipid profiles in healthy obese women. *Am J Clin Nutr.* 2005;81(1):16–24.
47. Felig P, Wahren J. Amino acid metabolism in exercising man. *J Clin Invest.* 1971;50(12):2703–14.
48. Fogteloo AJ, Pijl H, Roelfsema F, Frölich M, Meinders AE. Impact of meal time and frequency on the twenty-four-hour leptin rhythm. *Horm Res.* 2004;62:71–8.
49. Forbes GF, Brown MR, Welle SL, Lipinski BA. Deliberate overfeeding in women and men: energy cost and composition of the weight gain. *Br J Nutr.* 1986;56:1–9.
50. Forbes GB, Reina JC. Adult lean body mass declines with age: some longitudinal observations. *Metabolism.* 1970;19(9): 653–63.
51. Fothergill E, Guo J, Howard L, et al. Persistent metabolic adaptation 6 years after "The Biggest Loser" competition. *Obesity.* 2016;24(8):1612–9.
52. Franko DL, Striegel-Moore RH, Thompson D, Affenito SG, Schreiber GB, Daniels SR, Crawford PB. The relationship between meal frequency and body mass index in black and white adolescent girls: more is less. *Int J Obes.* 2008;32:23–9.
53. Fuqua JS, Rogol AD. Neuroendocrine alterations in the exercising human: implications for energy homeostasis. *Metabolism.* 2013;62(7):911–21.
54. Garthe I, Raastad T, Refsnes PE, Koivisto A, Sundgot-Borgen J. Effect of two different weight-loss rates on body composition and strength and power-related performance in elite athletes. *Int J Sport Nutr Exerc Metab.* 2011;21(2):97–104.
55. Geer EB, Shen W. Gender differences in insulin resistance, body composition, and energy balance. *Gender Med.* 2009;6(1):60–75.
56. Geirsdottir OG, Arnarson A, Rame A, Briem K, Jonsson PV, Thorsdottir I. Muscular strength and physical function in elderly adults 6-18 months after a 12-week resistance exercise program. *Scand J Public Health.* 2015;43(1):76–82.
57. Going S, Lee V, Blew R, Laddu D, Hetherington-Rauth M. Top 10 research questions related to body composition. *Res Q Exerc Sport.* 2014;85:38–48.

58. Going SB. Hydrodensitometry and air displacement plethysmography. En: Heymsfield SB, Lohman TG, Wang Z, Going SB, editors. *Human Body Composition*. 2nd ed. Champaign (IL): Human Kinetics; 2005. p. 18.
59. Granata GP, Brandon LJ. The thermic effect of food and obesity: discrepant results and methodological variations. *Nutr Rev*. 2002;60(8):223–33.
60. Grediagin MA, Cody M, Rupp J, Benardot D, Shern R. Exercise intensity does not effect body composition change in untrained moderately overfat women. *J Am Diet Assoc*. 1995;5(6):661–5.
61. Guyenet SJ, Schwartz MW. Regulation of food intake, energy balance, and body fat mass: implications for the pathogenesis and treatment of obesity. *J Clin Endocrinol Metab*. 2012;97(3):745–55.
62. Haase AM, Prapavessis H, Owens RG. Perfectionism, social physique anxiety and disordered eating: a comparison of male and female elite athletes. *Psychol Sport Exerc*. 2002;3(3):209–22.
63. Hall KD, Guo J. Obesity energetics: body weight regulation and the effects of diet composition. *Gastroenterology*. 2017;152:1718–27.
64. Hall KD, Heymsfield SB, Kemnitz JW, Klein S, Schoeller DA, Speakman JR. Energy balance and its components: implications for body weight regulation. *Am J Clin Nutr*. 2012:95(4):989–94.
65. Hartstra AV, Bouter KEC, Bäckhed F, Nieuwdorp M. Insights into the role of the microbiome in obesity and Type 2 Diabetes. *Diabetes Care*. 2015;38(1):159–65.
66. Hawley JA, Burke LM. Effect of meal frequency and physical performance. *Br J Nutr*. 1997;77(S01):S91–103.
67. Hilton LK, Loucks AB. Low energy availability, not exercise stress, suppresses the diurnal rhythm of leptin in healthy young women. *Am J Physiol Endocrinol Metab*. 2000;278:E43–9.
68. Howe SM, Hand TM, Manore MM. Exercise-trained men and women: role of exercise and diet on appetite and energy intake. *Nutrients*. 2014;6(11):4935–60.
69. Hubbard RW, Szlyk PC, Armstrong LE. Influence of thirst and fluid palatability on fluid ingestion during exercise. En: Gisolfi CV, Lamb DR, editors. *Perspectives in Exercise Science and Sports Medicine: Fluid Homeostasis During Exercise*. Vol. 3. Carmel, IN: Benchmark Press; 1990. p. 39–95.
70. Irving BA, Davis CK, Brock DW, et al. Effect of exercise training intensity on abdominal visceral fat and body composition. *Med Sci Sports Exerc*. 2008;40(11):1863–72.
71. Isacco L, Lazaar N, Ratel S, et al. The impact of eating habits on anthropometric characteristics in French primary school children. *Child Care Health Dev*. 2010;36(6):835–42.
72. Iwao S, Mori K, Sato Y. Effects of meal frequency on body composition during weight control in boxers. *Scand J Med Sci Sports*. 1996;6(5):265–72.
73. Javed A, Jumean M, Murad MH, et al. Diagnostic performance of body mass index to identify obesity as defined by body adiposity in children and adolescents: a systematic review and meta-analysis. *Pediatr Obes*. 2015;10(3):234–44.
74. Jenkins DJ, Wolever TM, Vuksan V, et al. Nibbling versus gorging: metabolic advantages of increased meal frequency. *N Engl J Med*. 1989;321(14):929–34.
75. Karelis AD, Chamberland G, Aubertin-Leheudre M, Duval C; Ecological Mobility in Aging and Parkinson group. Validation of a portable bioelectrical impedance analyzer for the assessment of body composition. *Appl Physiol Nutr Metab*. 2013;38(999):27–32.
76. Katan MB, Ludwig DS. Extra calories cause weight gain, but how much? *JAMA*. 2010;303(1):65–6.
77. Katch FI, McArdle WD. *Introduction to Nutrition, Exercise, and Health*. 4th ed. Philadelphia (PA): Lea & Febinger; 1993.
78. Katch VL, Campaigne B, Freedson P, Sady S, Katch FI, Behnke AR. Contribution of breast volume and weight to body fat distribution in females. *Am J Phys Anthropol*. 1980;53(1): 93–100.
79. Klok MD, Jakobsdottir S, Drent ML. The role of leptin and ghrelin in the regulation of food intake and body weight in humans. *Obes Rev*. 2007;8(1):21–34.
80. Knerr I, Gröschl M, Rascher W, Rauh M. Endocrine effects of food intake: insulin, ghrelin, and leptin responses to a single bolus of essential amino acids in humans. *Ann Nutr Metab*. 2003;47:312–3.
81. Kolata G. The science of fat: after 'the biggest loser,' their bodies fought to regain weight. *The New York Times*. May 2, 2016. Disponible en: http://www.nytimes.com/2016/05/02/health/biggest-loser-weight-loss.html?comments#permid=18394598:18401417. Consultado el 4 de mayo de 2018.
82. Koletzko B, Toschke AM. Meal patterns and frequencies: do they affect body weight in children and adolescents? *Crit Rev Food Sci*. 2010;50(2):100–5.
83. Kraemer WJ, Fleck SJ, Deschenes MR. *Exercise Physiology*. Philadelphia (PA): LWW (PE); 2011.
84. Krane V, Waldron J, Stiles-Shipley JA, Michalenok J. Relationships among body satisfaction, social physique anxiety, and eating behaviors in female athletes and exercisers. *J Sport Behav*. 2001;24(3). Accession No. 77384743.
85. Kuriyan R, Thomas T, Ashok S, Jayakumar J, Kurpad AV. A 4-compartment model based validation of air displacement plethysmography, dual energy X-ray absorptiometry, skinfold technique & bio-electrical impedance for measuring body fat in Indian adults. *Indian J Med Res*. 2014;139(5):700–7.
86. Lamb DR. Basic principles for improving sport performance. *GSSI Sports Sci Exchange*. 1995;55(8):2.
87. Laughlin GA, Yen SSC. Hypoleptinemia in women athletes: absence of a diurnal rhythm with amenorrhea. *J Clin Endocrinol Metab*. 1997;82(1):318–21.
88. Leibel RL, Rosenbaum M, Hirsch J. Changes in energy expenditure resulting from altered body weight. *N Engl J Med*. 1995;332:621–8.
89. Loh K, Herzog H, Shi Y-C. Regulation of energy homeostasis by the NPY system. *Trends Endocrinol Metab*. 2015;26(3):125–35.
90. Lohman TG. Applicability of body composition techniques and constants for children and youths. *Exerc Sport Sci Rev*. 1986;14:325–57.
91. Loucks AB. Energy availability, not body fatness, regulates reproductive function in women. *Exerc Sport Sci Rev*. 2003;31(3):144–8.
92. Loucks AB, Callister R. Induction and prevention of low-T3 syndrome in exercising women. *Am J Physiol*. 1993;264(5):R924–30.
93. Loucks AB, Heath EM. Induction of low-T3 syndrome in exercising women occurs at a threshold of energy availability. *Am J Physiol*. 1994;266(3):R817–23.
94. Loucks AB, Verdun M, Heath EM. Low energy availability, not stress of exercise, alters LH pulsatility in exercising women. *J Appl Physiol*. 1998;84(1):37–46.
95. Maffetone PB, Laursen PB. Athletes: fit but unhealthy? *Sports Med*. 2016;2:24. doi:10.1186/s40798-016-0048-x
96. Manore MM, Brown K, Houtkooper L, et al. Energy balance at a crossroads: translating the science into action. *Med Sci Sports Exerc*. 2014;46(7):1466–73.

97. Manore MM, Larson-Meyer DE, Lindsay AR, Hongu N, Houtkooper L. Dynamic energy balance: an integrated framework for discussing diet and physical activity in obesity prevention—is it more than eating less and exercising more? *Nutrients*. 2017;9(8):905. doi:10.3390/nu9080905
98. Mathew J, Groth B, Horswill C. Assessment of reliability and validity of Bod Pod in body composition analysis. *J Kinesiol Nutr Student Res*. 2015;3. Disponible en: http://journals.uic.edu/ojs/index.php/JKNSR/article/view/5991. Consultado el 4 de mayo de 2018.
99. McArdle WD, Katch FI, Katch VL. *Exercise Physiology*. 8th ed. Philadelphia (PA): LWW (PE); 2014.
100. McCrory MA, Gomez TD, Bernauer EM, Molé PA. Evaluation of a new air displacement plethysmograph for measuring human body composition. *Med Sci Sports Exerc*. 1995;27:1686.
101. McLaughlin T, Lamendola C, Coghlan N, Liu TC, Lerner K, Sherman A, Cushman SW. Subcutaneous adipose cell size and distribution: relationship to insulin resistance and body fat. *Obesity*. 2014;22(3):673–80.
102. Melby CM, Hickey M. Energy balance and body weight regulation. *Sports Sci Exchange*. 2005;18(4):1–6.
103. Meyer NL, Shaw JM, Manore MM, Dolan SH, Subudhi AW, Shultz BB, Walker JA. Bone mineral density of Olympic-level female winter sport athletes. *Med Sci Sports Exerc*. 2004;36(9):1594–601.
104. Mifflin MD, St Jeor ST, Hill LA, Scott BJ, Daugherty SA, Koh YO. A new predictive equation for resting energy expenditure in healthy individuals. *Am J Clin Nutr*. 1990;51(2):241–7.
105. Miller DR, Carlson JD, Loyd BJ, Day BJ. Determining ideal body weight (letter). *Am J Health Syst Pharm*. 1983;40:1622.
106. Misra M, Prabhakaran R, Miller KK, et al. Role of cortisol in menstrual recovery in adolescent girls with anorexia nervosa. *Pediatr Res*. 2006;59:598–603.
107. Montani J-P, Schutz Y, Dulloo AG. Dieting and weight cycling as risk factors for cardiometabolic diseases: who is really at risk? *Obes Rev*. 2015;16(S1):7–18.
108. Moon JR. Body composition in athletes and sports nutrition: an examination of the bioimpedance analysis technique. *Eur J Clin Nutr*. 2013;67:S54–9.
109. Morgan DW, Martin PE, Krahenbuhl GS. Factors affecting running economy. *Sports Med*. 1989;7:310–30.
110. Mountjoy M, Sundgot-Borgen J, Burke L, et al. The IOC consensus statement: beyond the Female Athlete Triad—Relative Energy Deficiency in Sport (RED-S). *Br J Sports Med*. 2014;48: 491–7.
111. Mridha S, Barman P. Comparison of height-weight matched young-adult female athletes and non-athletes in selected anthropometric measurements. *Int J Sci Res*. 2014;3(1):265–8.
112. Müller W, Lohman TG, Stewart AD, et al. Subcutaneous fat patterning in athletes: selection of appropriate sites and standardisation of a novel ultrasound measurement technique: ad hoc working group on body composition, health and performance, under the auspices of the IOC Medical Commission. *Br J Sports Med*. 2015;50:45–54.
113. National Collegiate Athletic Association. *NCAA Sports Medicine Handbook. NCAA Guideline 2e: Assessment of Body Composition*. Revised June 2002: 2014–2015. 34–8.
114. National Institutes of Health, National Heart, Lung, and Blood Institute. Clinical guidelines on the identification, evaluation, and treatment of overweight and obesity in adults: the evidence report. *Obes Res*. 1998;6(Suppl 2):S51–210.
115. National Institutes of Health, National Heart, Lung, and Blood Institute. NHLBI Health Topics [Internet]: Overweight and Obesity. Last update June 11, 2014. Disponible en: https://www.ncbi.nlm.nih.gov/pubmedhealth/PMH0063069/. Consultado en octubre de 2017.
116. Nattiv A, Loucks AB, Manore MM, Sanborn CF, Sundgot-Borgen J, Warren MP; American College of Sports Medicine. American College of Sports Medicine position stand: the female athlete triad. *Med Sci Sports Exerc*. 2007;39(10):1867–82.
117. Nazare J-A, Smith J, Borel A-L, et al. Usefulness of measuring both body mass index and waist circumference for the estimation of visceral adiposity and related cardiometabolic risk profile (from the INSPIRE ME IAA Study). *Am J Cardiol*. 2015;115(3):307–15.
118. Nieman DC, Henson DA, Smith LL, Utter AC, Vinci DM, Davis JM, Shute M. Cytokine changes after a marathon race. *J Appl Physiol*. 2001;91(1):109–14.
119. Nikolaidis PT, Afonso J, Busko K. Differences in anthropometry, somatotype, body composition and physiological characteristics of female volleyball players by competition level. *Sport Sci Health*. 2015;11:29–35.
120. Ochner CN, Tsai AG, Kushner RF, Wadden TA. Treating obesity seriously: when recommendations for lifestyle change confront biological adaptations. *Lancet Diabetes Endocrinol*. 2015;3(4):232–4. doi:10.1016/S2213-8587(15)00009-1
121. Paddon-Jones D, Rasmussen BB. Dietary protein recommendations and the prevention of sarcopenia. *Curr Opin Clin Nutr Metab Care*. 2009;12(1):86–90.
122. Pai MP. The origin of the "Ideal" body weight equations. *Ann Pharmacother*. 2000;34(9):1066–9.
123. Panorchan K, Nongnuch A, El-Kateb S, Goodly C, Davenport A. Changes in muscle and fat mass with hemodialysis detected by multi-frequency bioelectrical impedance analysis. *Eur J Clin Nutr*. 2015;69:1109–12.
124. Parizková J. *Body Fat and Physical Fitness: Body Composition and Lipid Metabolism in Different Regimes of Physical Activity*. The Hague: Martinus Nijhoff B.V. Medical Division; 1977.
125. Patel P, Abate N. Body fat distribution and insulin resistance. *Nutrients*. 2013;5(6):2019–27.
126. Peiris AN, Mueller RA, Smith GA, Struve MF, Kissebah AH. Splanchnic insulin metabolism in obesity. Influence of body fat distribution. *J Clin Invest*. 1986;78(6):1648–57.
127. Plowman S, Smith D. *Exercise Physiology for Health Fitness and Performance*. 5th ed. Philadelphia (PA): LWW (PE); 2017.
128. Premier Integrative Health Center for Personalized Medicine. Inbody scale. Disponible en: http://www.premierintegrativehealthkc.com/inbody-scale/. Consultado el 4 de mayo de 2018.
129. Raynor HA, Champagne CM. Position of the Academy of Nutrition and Dietetics: interventions for the treatment of overweight and obesity in adults. *J Acad Nutr Diet*. 2016;116:129–47.
130. Rivier C, Rivest S. Effect of stress on the activity of the hypothalamic-pituitary- gonadal axis: peripheral and central mechanisms. *Biol Reprod*. 1991;45:523–32.
131. Roberts SB, Young VR, Fuss P, et al. Energy expenditure and subsequent nutrient intakes in overfed young men. *Am J Clin Nutr*. 1990;259:R461–9.
132. Robinson JD, Lupkiewicz SM, Palenik L, Lopez LM, Ariet M. Determination of ideal body weight for drug dosage calculations. *Am J Hosp Pharm*. 1983;40(6):1016–1019.

133. Saad MF, Bernaba B, Hwu C-M, Jinagouda S, Fahmi S, Kogosov E, Boyadjian R. Insulin regulates plasma ghrelin concentration. *J Clin Endocrinol Metab.* 2002;87(8):3997–4000.
134. Sáinz N, Barrenetxe J, Moreno-Aliaga MJ, Martinez JA. Leptin resistance and diet-induced obesity: central and peripheral actions of leptin. *Metabolism.* 2015;64(1):35–46.
135. Saltzman E, Roberts SB. The role of energy expenditure in energy regulation: findings of a decade of research. *Nutrition Rev.* 1995;53(8):209–20.
136. Schleinitz D, Böttcher Y, Blüher M, Kovacs P. The genetics of fat distribution. *Diabetologia.* 2014;57(7):1276–86.
137. Seifert-Klauss V, Schmidmayr M, Hobmaier E, Wimmer T. Progesterone and bone: a closer link than previously realized. *Climacteric.* 2012;15(Suppl 1):26–31.
138. Shintani M, Ogawa Y, Ebihara K, et al. Ghrelin, and endogenous growth hormone secretagogue, is a novel orexigenic peptide that antagonizes leptin action through the activation of hypothalamic neuropeptide Y/Y1 receptor pathway. *Diabetes.* 2001;50(2):227–32.
139. Slaughter MH, Lohman TG, Misner JE. Relationship of somatotype and body composition to physical performance in 7- to 12-year-old boys. *Res Q.* 1977;48(1):159–68.
140. Smith K, Gall S, McNaughton SA, Blizzard L, Dwyer T, Venn AJ. Skipping breakfast: longitudinal associations with cardiometabolic risk factors in the Childhood Determinants of Adult Health Study. *Am J Clin Nutr.* 2010;92:1316–25.
141. Solomon TPJ, Chambers E, Jeukendrup A, Toogood AA, Blannin AK. The effect of feeding frequency on insulin and ghrelin responses in human subjects. *Br J Nutr.* 2008;100(4): 810–9.
142. Sonntag B, Ludwig M. An integrated view on the luteal phase: diagnosis and treatment in subfertility. *Clin Endocrinol.* 2012;77(4):500–7.
143. Stafford DEJ. Altered hypothalamic-pituitary-ovarian axis function in young female athletes. *Treat Endocrinol.* 2005;4(3):147–54.
144. Störchle P, Müller W, Sengeis M, et al. Standardized ultrasound measurement of subcutaneous fat patterning: high reliability and accuracy in groups ranging from lean to obese. *Ultrasound Med Biol.* 2017;43(2):427–38.
145. Svetky LP, Stevens VJ, Brantley PJ. Comparison of strategies for sustaining weight loss: the weight loss maintenance randomized controlled trial. *JAMA.* 2008;299(10):1139–48.
146. Taylor RW, Jones IE, Williams SM, Goulding A. Evaluation of waist circumference, waist-to-hip ratio, and the conicity index as screening tools for high trunk fat mass, as measured by dual-energy X-ray absorptiometry, in children aged 3-19. *Am J Clin Nutr.* 2000;72:490–5.
147. Thomas DT, Erdman KA, Burke LM, MacKillop M. American College of Sports Medicine Joint Position Statement. Nutrition and Athletic Performance. *Med Sci Sports Exerc.* 2016;543–68. doi:10.1249/MSS.0000000000000852
148. Thompson WR, editor. *ACSM's Resources for the Personal Trainer.* 3rd ed. Baltimore (MD): Lippincott Williams & Wilkins; 2010. p. 286.
149. Timlin MT, Pereira MA. Breakfast frequency and quality in the etiology of adult obesity and chronic diseases. *Nutr Rev.* 2007;65(6):268–81.
150. Torstveit MK, Fahrenholtz I, Stenqvist TB, Sylta Ø, Melin A. Within-day energy deficiency and metabolic perturbations in male endurance athletes. *Int J Sport Nutr Exerc Metab.* 2018. Epub ahead of print. doi:https://doi.org/10.1123/ijsnem.2017-0337
151. Toshinai K, Mondal MS, Nakazato M, et al. Upregulation of ghrelin expression in the stomach upon fasting, insulin- induced hypoglycemia, and leptin administration. *Biochem Biophys Res Commun.* 2001;281(5):1220–5.
152. Tucker LA, Lecheminant JD, Bailey BW. Test-retest reliability of the Bod Pod: the effect of multiple assessments. *Percept Mot Skills.* 2014;118(2):563–70.
153. Van Itallie TB, Segal KR, Yang MU, Funk RC. Clinical assessments of body fat content in adults: potential role of electrical impedance methods. En: Roche AF, editor. *Body Composition Assessment in Youth and Adults. Report of the Sixth Ross Conference on Medical Research.* Columbus (OH): Ross Laboratories; 1985.
154. Vardar E, Vardar SA, Kurt C. Anxiety of young female athletes with disordered eating behaviors. *Eat Behav.* 2007;8(2):143–7.
155. Viskaal-van Dongen MV, de Graaf C, Siedelink E, Kok FJ. Hidden fat facilitates passive overconsumption. *J Nutr.* 2009;139(2):393–9.
156. Wagner DR. Ultrasound as a tool to assess body fat. *J Obesity.* 2013;2013: 9 pages. Article ID 280713. doi:10.1155/2013/280713
157. Williams MH. *Nutrition for Fitness and Sport.* Dubuque (IO): William C. Brown Publishers; 1992. p. 224–5.
158. Williams MH. *Nutrition for Health, Fitness, and Sport.* New York (NY): WCB McGraw-Hill; 1999. p. 317–8.
159. Wing RR, Phelan S. Long-term weight loss maintenance. *Am J Clin Nutr.* 2005;82(S1):S222–5.
160. Zigman JM, Bouret SG, Andrews ZB. Obesity impairs the action of the neuroendocrine ghrelin system. *Trends Endocrinol Metab.* 2016;27(1):54–63.

CAPÍTULO 9

Problemas nutricionales relacionados con el transporte y empleo de oxígeno, la reducción del dolor y una mejor recuperación muscular

OBJETIVOS

- Comprender la importancia de suministrar oxígeno a las células para lograr una respiración celular y un rendimiento atlético óptimos.
- Identificar los nutrientes estrechamente relacionados con la producción de eritrocitos.
- Reconocer las sustancias asociadas con el almacenamiento y entrega de hierro.
- Enumerar los nutrientes relacionados con la protección de las células de las reacciones de oxidación y cómo funcionan como antioxidantes.
- Analizar la relación entre el consumo de oxígeno y el VO_{2max} en relación con la intensidad del ejercicio.
- Recordar las moléculas que forman especies reactivas de oxígeno (ERO) y son potencialmente dañinas para las células.
- Conocer las enfermedades relacionadas con la insuficiencia y el exceso de hierro.
- Identificar las posibles causas de la insuficiencia de hierro en los atletas y las estrategias nutricionales que podrían ayudar a resolverla.
- Determinar las causas del estrés oxidativo relacionado con las ERO y las medidas nutricionales que pueden seguirse para disminuir al mínimo el estrés.
- Comprender las reacciones de reducción-oxidación (rédox) y cómo están involucradas en las funciones metabólicas normales.

Estudio de caso

John era un nadador de élite que tomó la decisión de comenzar a competir en triatlones. En su primer triatlón, predeciblemente, llegó primero después de nadar; no obstante, se atrasó terriblemente en la bicicleta y en la carrera. Sin embargo, no desistió y siguió buscando convertirse en un triatleta de élite. John hizo todo lo posible para mejorar las partes de carrera y ciclismo de la competición, incluyendo invertir en una bicicleta de carreras de primera categoría y contratar entrenadores que le mostraron cómo entrenar, mejorar su forma y diseñar estrategias para cada parte de la carrera. Todo esto, junto con un excelente programa de entrenamiento, lo ayudó a mejorar en cada segmento, y avanzó lentamente en la clasificación. Lo hizo tan bien que el tiempo en su último triatlón lo calificó para ingresar en la carrera más grande del año. Contaba con 2 meses para prepararse y no dejó nada al azar para la competición más importante de su carrera. Por supuesto, también estaba buscando estrategias de nutrición óptimas para la alimentación/hidratación y había desarrollado algunas estrategias excelentes antes, durante y después del evento para asegurarse de que sus músculos estuvieran listos para la carrera, permanecieran en un estado óptimo durante esta y se recuperaran al finalizarla.

Había numerosas opciones sobre qué hacer, pero encontró a un talentoso nutriólogo deportivo que le proporcionó la estrategia nutricional perfecta. Debido a que esta era una carrera realmente importante y John quería todas las ventajas imaginables, mantuvo una actitud abierta hacia otras opciones. Leyó un artículo sobre cómo la actividad física aumenta el dolor muscular debido al estrés oxidativo, y que tomar una combinación de suplementos de vitamina E liposoluble y vitamina C hidrosoluble, ambas poderosos antioxidantes, reduciría el dolor muscular relacionado con el ejercicio y mejoraría su rendimiento. Pensó que no podía hacerle daño tomar estos suplementos inocuos de vitaminas, y que solo podían ayudarle en su misión atlética, por lo que comenzó a tomar dosis suplementarias diarias de las vitaminas un par de meses antes de esta importante carrera. Por supuesto, también estaba entrenando más duro y durante

(*continúa*)

más tiempo a la vez que tomaba los suplementos, por lo que estaba convencido de que el dolor muscular que sentía podía atribuirse al entrenamiento. Por fortuna, estaba tomando los suplementos, porque el dolor muscular habría sido intolerable sin ellos.

Llegó el día de la carrera y John corrió bastante bien, pero no como había esperado. Por lo tanto, mantuvo su régimen de entrenamiento y nutrición (incluidos los suplementos) para mejorar la próxima vez. Después, vio el resumen de los resultados de un estudio de investigación que se realizó en la misma carrera en la que esperaba sobresalir. ¡El estudio encontró que tomar suplementos antioxidantes en realidad *aumentó* los marcadores de estrés oxidativo y dolor muscular! Recordó lo que le dijo su dietista deportivo: "Más que suficiente no es mejor que suficiente". Este fue un buen consejo que ahora está siguiendo.

ANÁLISIS DEL ESTUDIO DE CASO

1. ¿Por qué considera que tantos atletas están predispuestos a tomar suplementos?
2. ¿Qué mensajes les daría para ayudarles a entender que "más que suficiente no es mejor que suficiente"?
3. ¿Por qué tomar altas dosis de vitaminas antioxidantes en realidad empeoraría el dolor muscular que si no se tomaran?

Introducción

La obtención de oxígeno a través de la ventilación pulmonar (respiración) es el primer paso relevante en el transporte de oxígeno desde el aire inspirado hasta que este se entrega a las células del cuerpo. El siguiente paso es el intercambio de oxígeno y dióxido de carbono entre los pulmones y la sangre, que viene seguido por el transporte de oxígeno y dióxido de carbono unido a la hemoglobina en los eritrocitos. Finalmente, hay un intercambio de oxígeno y dióxido de carbono entre los eritrocitos en los capilares y las células tisulares (51).

Los atletas solo pueden tener éxito si sus sistemas corporales son completamente capaces de capturar suficiente oxígeno, mover el oxígeno a través de la sangre hacia los tejidos y emplearlo de manera eficiente al tener suficientes enzimas oxidativas en las mitocondrias. También deben tener una eliminación eficiente de dióxido de carbono, un subproducto de la utilización del oxígeno, y suficientes antioxidantes disponibles en los tejidos para lidiar con los efectos secundarios potencialmente negativos de la exposición excesiva al oxígeno. Cada función que se acaba de mencionar tiene un componente nutricional, que incluye:

- *Suficientes proteínas y energía* para que los tejidos puedan almacenar hierro (ferritina) y entregarlo (transferrina) para la formación de hemoglobina.
- *Vitamina B_{12} y ácido fólico*, que participan en la formación de eritrocitos. Los eritrocitos contienen hemoglobina, que es la proteína que contiene hierro y transporta oxígeno/dióxido de carbono.
- El *hierro* tiene un papel fundamental como parte de la hemoglobina (en los eritrocitos) y la mioglobina (en los tejidos). La *hemoglobina* es la proteína que contiene hierro en los eritrocitos responsables de suministrar el oxígeno de los pulmones a los tejidos y eliminar el dióxido de carbono. La *mioglobina* es una proteína que contiene hierro y se utiliza para almacenar este compuesto en los tejidos. Cerca del 70% del hierro se encuentra en la hemoglobina y la mioglobina. Un gran número de enzimas, incluidas las de los citocromos, contienen hierro principalmente para la fosforilación oxidativa (el proceso de obtención de energía a partir de sustratos energéticos). El hierro se almacena en el complejo proteínico *ferritina*. La proteína *transferrina* transporta hierro en la sangre para almacenarlo, sobre todo en el hígado, el músculo esquelético y las células reticuloendoteliales que recubren el hígado, el bazo y la médula ósea. Superar la capacidad de almacenamiento del hierro lleva a la formación y el depósito de hemosiderina, que no está disponible funcionalmente para las células. La alteración por sobrecarga de hierro se debe al exceso de hemosiderina, que se asocia con daño tisular. Una alteración relacionada, la *hemocromatosis*, resulta del exceso de absorción de hierro, que también puede estar asociado con daño tisular.
- El *cobre*, como parte de la proteína ceruloplasmina, que participa en la transferencia de hierro de la proteína de transporte transferrina a la hemoglobina, que transporta oxígeno.
- El *β-caroteno*, la *vitamina C*, la *vitamina E* y el *selenio* son nutrientes *antioxidantes* necesarios para proteger las células de las reacciones de oxidación.

La actividad física puede aumentar la tasa de utilización de energía 20-100 veces, dependiendo de la intensidad, por encima de la energía gastada en un estado de reposo, creando una enorme demanda de oxígeno en los tejidos metabólicamente activos (18). Este capítulo revisa las relaciones de los nutrientes asociados con la utilización de oxígeno, los posibles efectos dañinos de las ERO para los tejidos involucrados en la actividad física y el papel que tiene la entrega de oxígeno en el rendimiento humano.

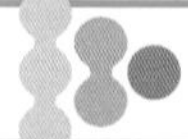

Consumo de oxígeno

Cada célula del cuerpo necesita oxígeno para sobrevivir, y es a través del aire que respiramos que se suministra el oxígeno y otros gases. El aire inspirado se compone del 20.95% de oxígeno y otros gases (tabla 9-1). El intercambio de gases en los pulmones se produce en los 150 millones de alvéolos que tienen los humanos en cada bronquio (75). La capacidad inspiratoria, o la cantidad máxima de aire que se puede respirar a través de la inspiración normal, es de ~3.6 L para el hombre adulto promedio y ~2.4 L para la mujer adulta promedio (fig. 9-1).

El oxígeno difundido en los *alvéolos pulmonares* pasa a la sangre a través de los capilares y entra en la hemoglobina (que contiene hierro) dentro de los eritrocitos. Entonces, los eritrocitos llevan el oxígeno a los tejidos. Al mismo tiempo que se entrega oxígeno a través de los alvéolos, el *dióxido de carbono* en la sangre (un subproducto del metabolismo energético) pasa a los alvéolos y se exhala (cuadro 9-1).

El contenido de oxígeno del aire es de ~20.95%, y el del aire espirado después del ejercicio es del 13.6-16%, lo que sugiere que los pulmones capturan una proporción relativamente pequeña de oxígeno inspirado (86). El contenido típico de agua en el aire es del 0.5%, mientras que el contenido de agua en el aire espirado es de aproximadamente el 6%, lo que ilustra por qué la respiración más rápida durante la actividad física es una ruta importante de pérdida de agua en los atletas.

Tabla 9-1 Ajustes a la altitud de las concentraciones medidas de hemoglobina

Altitud (m.s.n.m.)	Ajuste de hemoglobina medida (g/dL)
< 1000	0
1000	−0.2
1500	−0.5
2000	−0.8
2500	−1.3
3000	−1.9
3500	−2.7
4000	−3.5
4500	−4.5

Fuente: World Health Organization. Haemoglobin concentrations for the diagnosis of anaemia and assessment of severity. Vitamin and Mineral Nutrition Information System. Geneva, World Health Organization, 2011. (WHO/NMH/NHD/MNM/11.1) Disponible en: http://www.who.int/vmnis/indicators/haemoglobin.pdf. Consultado el 6 de agosto de 2017.

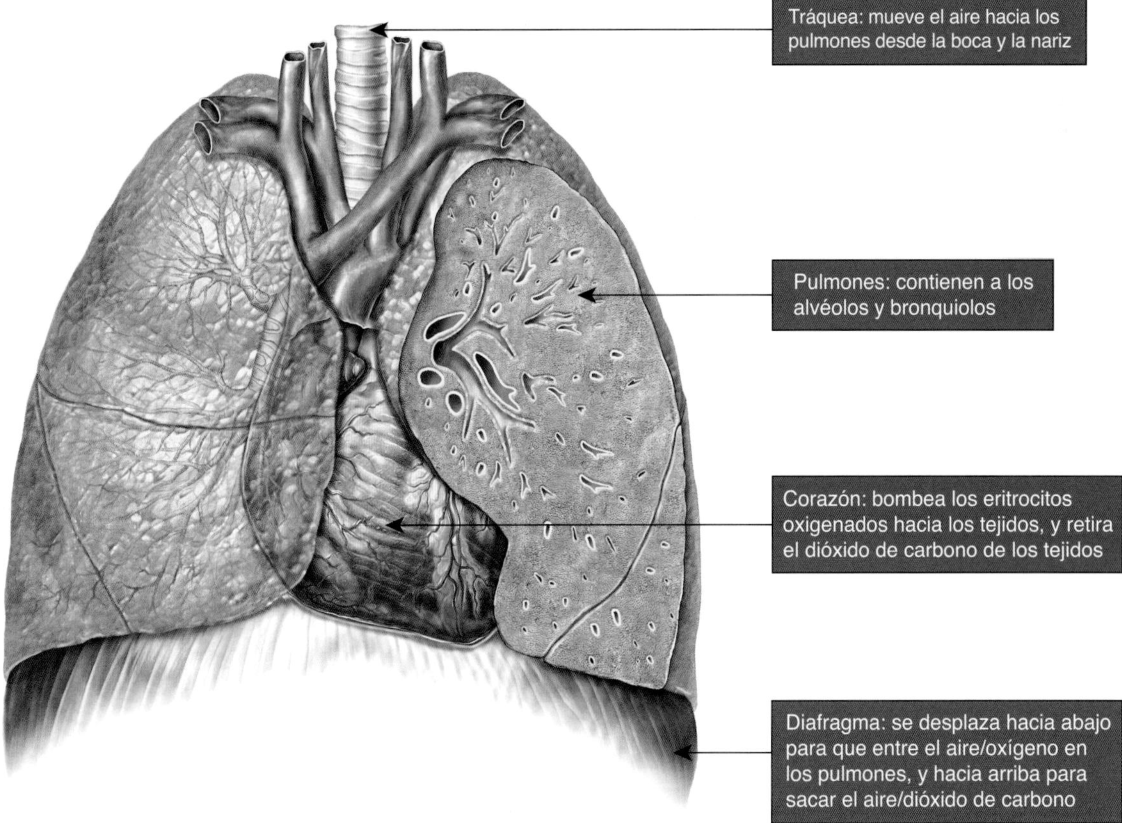

FIGURA 9-1. El diafragma se mueve hacia abajo para introducir el aire hacia los pulmones y sube para expulsar el aire fuera de ellos. Los alvéolos pulmonares capturan el oxígeno del aire y lo transportan a la hemoglobina en los eritrocitos. Tomado de: Anatomical Chart Company. *Anatomy of the Heart Anatomical Chart.* 2nd ed. Philadelphia (PA): LWW (PE); 2005.

Factores importantes a considerar

- El contenido de oxígeno del aire seco es ~21% de la presión atmosférica.
- La presión del oxígeno inspirado es ~50% *más baja* a una altitud de 5500 m.s.n.m. (la altura del Mont Blanc) y del 30% a una altitud de 8900 m.s.n.m. (la altura del Monte Everest) (73).

Cuadro 9-1 Contenido del aire que respiramos

Nitrógeno: 78.09%
Oxígeno: 20.95% (menor a grandes altitudes)
Argón: 0.93%
Dióxido de carbono: 0.039%
Vapor de agua: 1% a nivel del mar; 0.4% en promedio

Reimpreso con autorización de: Cotes JE, Chinn DJ, Miller MR. *Lung Function: Physiology, Measurement and Application in Medicine.* 6th ed. New York (NY): John Wiley and Sons; 2006.

El rendimiento atlético se ve afectado por la forma en la que el corazón y los pulmones pueden proporcionar un suministro adecuado de oxígeno a los músculos que trabajan. Esto se demuestra mediante lo siguiente (8, 24):

- Una mayor capacidad de entrega de oxígeno mejora el VO_{2max}, mientras que una menor capacidad lo reduce.
- Las mejorías observadas en el VO_{2max} del entrenamiento atlético son el resultado de un aumento del gasto cardíaco, que se asocia con un mejor suministro de oxígeno.
- Los músculos con flujo sanguíneo mejorado pueden adquirir y usar más oxígeno, lo que produce una mejor función muscular y un mejor rendimiento (fig. 9-2).

A medida que aumenta la intensidad del ejercicio, también lo hace la tasa de respiración celular. El ejercicio de alta intensidad puede causar un aumento de 25 veces la demanda de oxígeno de los músculos que trabajan, lo cual se satisface a través del aumento en la frecuencia y la profundidad de la respiración. De forma interesante, un menor pH sanguíneo se relaciona con un aumento del dióxido de carbono, en lugar de la mayor necesidad de oxígeno que es el desencadenante del incremento de la frecuencia respiratoria. Los quimiorreceptores en el tronco encefálico detectan un pH más bajo cuando se eleva el dióxido de carbono, lo que estimula los nervios motores que controlan los músculos intercostales y el diafragma para aumentar su actividad (24). Cuando el lactato (el ácido láctico) comienza a acumularse en la sangre a una velocidad mayor de la que puede eliminarse (por lo general, resultado del ejercicio intenso), el pH de la sangre comienza a disminuir (se vuelve más ácido), y esto también conduce a una respiración más rápida (33). Las enfermedades que afectan a los pulmones, como neumonía, asma, enfisema, bronquitis, enfermedad pulmonar obstructiva crónica y cáncer de pulmón, comprometen la capacidad del individuo para obtener suficiente oxígeno y expulsar suficiente dióxido de carbono (108) (el asma inducida por el ejercicio [AIE] se describe más adelante).

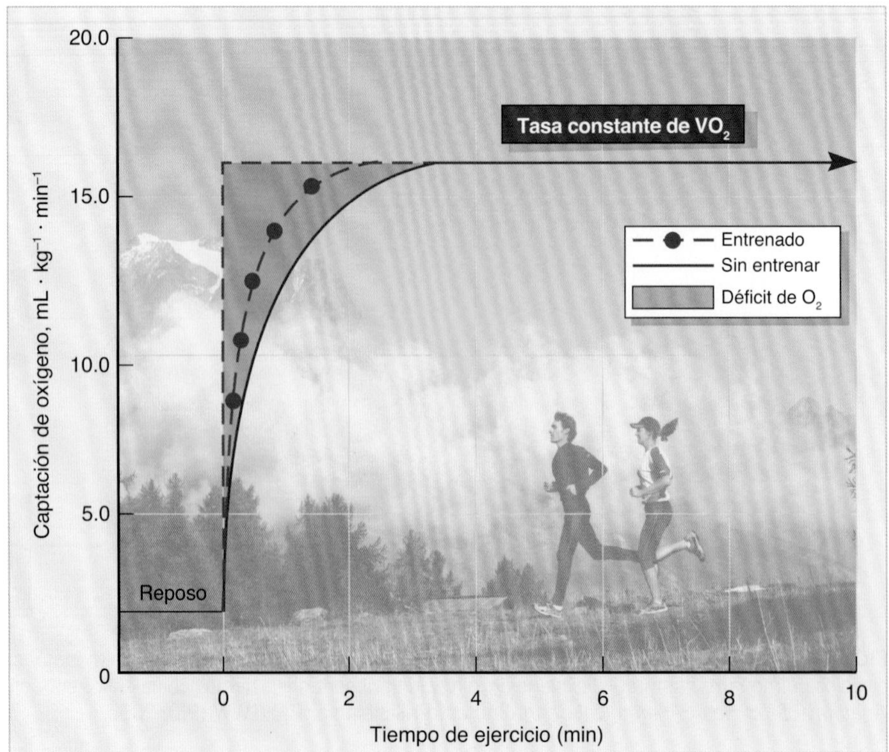

FIGURA 9-2. Se observa una mayor capacidad de utilización de oxígeno en las personas altamente entrenadas frente a las no entrenadas. Durante el ejercicio con ergómetro de ciclo submáximo, los individuos entrenados alcanzan un VO_2 en estado estable más rápido que los no entrenados, lo que reduce el déficit de oxígeno y, por lo tanto, la producción de lactato. Tomado de: Katch VL, McArdle WD, Katch FI. *Essentials of Exercise Physiology.* 4th ed. Philadelphia (PA): Lippincott Williams & Wilkins; 2011.

Nutrientes relacionados con la entrega de oxígeno

Varios minerales, vitaminas y proteínas transportadoras permiten la entrega y la utilización celular del oxígeno. Estos nutrientes trabajan juntos como un equipo para capturar el oxígeno del medio ambiente, transportarlo a través de la sangre y desde esta hasta las células (para que lleven a cabo su metabolismo) y eliminar los subproductos de las actividades metabólicas asociadas con el oxígeno. Uno de los principales subproductos metabólicos energéticos eliminados es el *dióxido de carbono*:

Combustible (hidratos de carbono, proteínas o grasas)
+ Oxígeno===> Energía + Agua + *Dióxido de carbono*

Hierro

El hierro es un elemento fundamental para la entrega de oxígeno a los tejidos que están trabajando. Es parte de la *hemoglobina* de los eritrocitos, la *mioglobina* de los músculos y las enzimas involucradas en la transferencia de electrones para el metabolismo energético (en los caps. 2, 3 y 4 se presenta más información sobre el metabolismo energético, la fosforilación oxidativa y la cadena de transporte de electrones, respectivamente). El hierro existe en dos estados de oxidación: ferroso (Fe^{2+}) o férrico (Fe^{3+}). En un pH neutro (acidez neutra), el hierro se encuentra típicamente en la forma férrica (Fe^{3+}), mientras que en un ambiente ácido, el hierro se halla en la forma ferrosa (Fe^{2+}). Además del transporte de oxígeno en la hemoglobina, el hierro también se encuentra en los citocromos y en las proteínas que contienen hierro-azufre como parte de la *fosforilación oxidativa*, que es la vía metabólica que utilizan las células para oxidar los nutrientes y formar energía del trifosfato de adenosina (ATP, *adenosine triphosphate*). El exceso de hierro (aquel que no forma parte de la hemoglobina, la mioglobina o las enzimas) es tóxico y puede aumentar el riesgo de hepatopatía y de enfermedad del colon. La toxicidad grave del hierro hace que el hierro ferroso genere radicales libres de hidroxilo a partir del peróxido de hidrógeno, lo que produce especies reactivas de oxígeno (**ERO**), daño tisular y dolor muscular relacionado (12).

Especies reactivas de oxígeno

Abreviadas como ERO, se refieren a moléculas químicamente reactivas que contienen oxígeno y pueden ocasionar lesiones tisulares si los tejidos no están protegidos mediante la presencia de antioxidantes. Algunos ejemplos incluyen peróxido de hidrógeno, superóxido, radical hidroxilo y oxígeno singulete. Aunque las ERO se generan de forma natural debido a los productos del metabolismo del oxígeno, su cantidad excesiva puede dañar a los tejidos.

La hemoglobina es una alta prioridad para el sistema humano. Si la baja disponibilidad de hierro hace que la hemoglobina disminuya, se elimina hierro de la mioglobina y las enzimas que los contienen con el objetivo de mantener la hemoglobina de los eritrocitos. Debido a esto, es posible que los atletas presenten una reducción del rendimiento, incluso si la hemoglobina y el hematócrito (las dos medidas más frecuentes del estado del hierro) parecen estar en el rango normal. Por lo tanto, también es importante medir la ferritina (hierro almacenado) como componente normal de un análisis de sangre cuyo fin sea determinar el estado del hierro (*véase* la tabla 9-1). Es importante tener en cuenta que no hay un valor mínimo universalmente aceptado para la ferritina sérica relacionada con la insuficiencia de hierro o su agotamiento. Por lo general, los valores mínimos utilizados para la ferritina sérica que se relacionan con insuficiencia/agotamiento de hierro varían de < 10.0 ng/mL a < 35 ng/mL (74, 103).

Si se produce la **anemia** por insuficiencia de hierro, se caracteriza por la presencia de eritrocitos pequeños (*células microcíticas*), de color claro (*células hipocrómicas)* y en un número inadecuado. Esta enfermedad se conoce como *anemia microcítica hipocrómica* (fig. 9-3).

Anemia

Término general que describe una insuficiencia de eritrocitos y hemoglobina limitada, lo que genera una capacidad deficiente de transporte de oxígeno. La causa dietética más frecuente es el consumo insuficiente de hierro, aunque esta alteración también puede deberse a la insuficiencia de vitamina B_{12}, folato o proteínas. Otra razón puede ser la pérdida de sangre, como ocurre durante la menstruación en las mujeres, pero también puede ser una consecuencia de una hemorragia gastrointestinal crónica o por la pérdida de hierro por la orina. Otros riesgos de anemia a los que se enfrentan los atletas están asociados con impactos en el pie y otras causas de hemólisis intravascular, períodos de rápido crecimiento (p. ej., el pico de crecimiento en los adolecentes), entrenamientos en grandes altitudes y aumento en la pérdida de hierro debido al sudor, la orina o las heces (28).

Transferrina

La *transferrina* es una glucoproteína (combinación de hierro y proteínas) sanguínea que es la principal portadora de hierro libre en la sangre. Cada molécula de transferrina tiene la capacidad de transportar dos moléculas de hierro férrico (Fe^{3+}). La transferrina es un transportador de dos vías que no solo es capaz de transportar hierro a la médula ósea, el bazo y el hígado para su almacenamiento, sino que también puede llevarlo para formar hemoglobina en los eritrocitos nuevos (55). Es una molécula con una vida media relativamente corta que puede medirse como un indicador del estado reciente de la proteína. Una concentración baja de transferrina en la sangre puede indicar mala nutrición proteínica o energética, lo que ocasiona una síntesis inadecuada de transferrina en el hígado. Cabe señalar que esta glucoproteína también puede sintetizarse en el cerebro (22). La transferrina sanguínea baja también puede deberse a una pérdida excesiva de proteínas a través de los riñones (proteinuria), una infección o el cáncer. Un concentración elevada de transferrina en la sangre es un indicador de insuficiencia de hierro. Los atletas con transferrina sanguínea baja pueden tener una producción

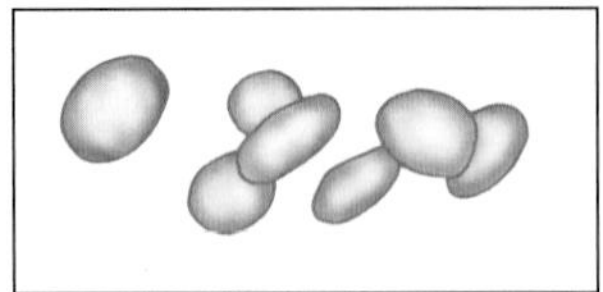

A Anemia por deficiencia de hierro

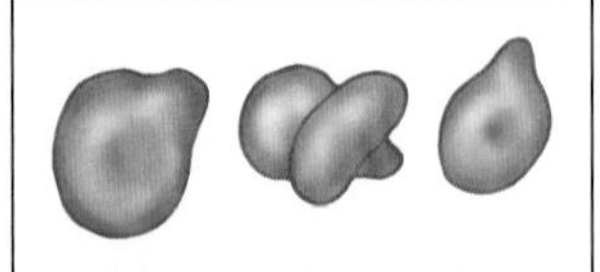

B Anemia megaloblástica

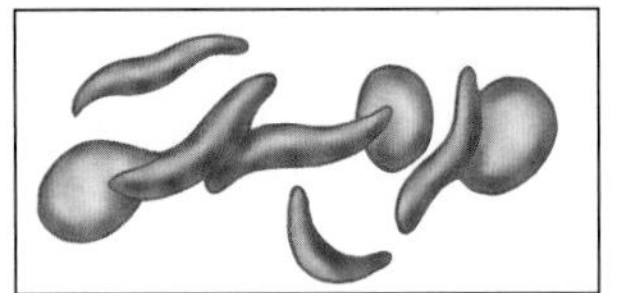

C Anemia de células falciformes

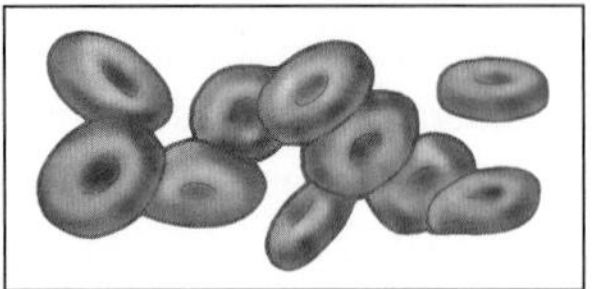

D Normal

FIGURA 9-3. Anemia por insuficiencia de hierro caracterizada por eritrocitos más pequeños, de color más claro y menos numerosos. **A.** La anemia por insuficiencia de hierro se caracteriza por una cantidad insuficiente de eritrocitos (anemia) que son pequeños (microcíticos) y de color pálido (hipocrómicos) debido a la baja concentración de hemoglobina. **B.** La anemia megaloblástica se caracteriza por un número insuficiente de eritrocitos (anemia) que son grandes (macrocíticos) y tienen un color pálido (hipocrómicos) debido a la dilución de la hemoglobina en las células. La causa es la insuficiencia de vitamina B_{12} o ácido fólico. **C.** La enfermedad de células falciformes se caracteriza por una cantidad insuficiente de eritrocitos (anemia) que son deformes (células falciformes). Esta es una alteración genética/hereditaria. **D.** Por lo general, los eritrocitos están concentrados (hematócrito normal), tienen forma normal (normocítica) y un color rojo brillante (normocrómico). Tomado de: Porth C. *Essentials of Pathophysiology.* 3rd ed. Philadelphia (PA): LWW (PE); 2011.

deficiente de hemoglobina que puede provocar anemia, incluso con una gran cantidad de reservas corporales de hierro, mientras que la transferrina elevada puede ser un indicador de anemia por insuficiencia de hierro. Además de su capacidad de transporte de hierro, la transferrina se relaciona con la inmunidad del cuerpo al limitar la cantidad de hierro libre y la creación de ERO, que se asocian con la inflamación de los tejidos, y reducir la cantidad de hierro libre que necesitan las bacterias para sobrevivir (6).

Ceruloplasmina

La *ceruloplasmina*, que representa el 90% del cobre plasmático total, es una proteína que contiene cobre y está involucrada en la transferencia del hierro de la transferrina a la hemoglobina durante la formación de nuevos eritrocitos y de los eritrocitos deteriorados para su inclusión en otros de nueva formación (106). La insuficiencia de cobre ocasiona un bajo contenido de ceruloplasmina que puede provocar anemia por disminución de los eritrocitos (anemia microcítica hipocrómica), debido a la incapacidad de transferir hierro para la formación de hemoglobina. Esta capacidad de transferencia deficiente puede ocasionar una enfermedad por sobrecarga de hierro, conocida como *hemocromatosis*, con acumulación de hierro en el páncreas, el hígado y el cerebro, que ocasiona alteraciones neurológicas (42). Es importante considerar que la insuficiencia de cobre es una condición clínica relativamente infrecuente, en la que las personas con mayor riesgo de insuficiencia incluyen lactantes prematuros, niños que se recuperan de la desnutrición, personas con algún síndrome de malabsorción (enfermedad celíaca, esprúe y cualquier acortamiento quirúrgico del intestino delgado) y fibrosis quística (11, 12). También hay indicios de que, debido a la absorción competitiva, el consumo excesivo de zinc puede provocar insuficiencia de cobre (68, 95). Aunque los atletas tienen un mayor requerimiento de hierro y nutrientes relacionados para aumentar la producción de eritrocitos sanos, no hay datos que sugieran que el esfuerzo atlético aumente el riesgo de insuficiencia de cobre.

Vitamina B_{12} (cobalamina)

La $\mathbf{B_{12}}$ es una vitamina que contiene cobalto y que, por esta razón, también se conoce como *cobalamina*. Las dos funciones principales de la vitamina B_{12} son la formación de nuevos eritrocitos y la preservación de un sistema nervioso sano. Aunque la insuficiencia es poco frecuente en adultos, se observan déficits en las personas mayores de 60 años de edad o en cualquier padecimiento que perjudique la producción gástrica de factor intrínseco, que es necesario para la absorción de la vitamina B_{12} (21). Los veganos puros y los vegetarianos que consumen pocos productos animales se consideran con mayor riesgo de insuficiencia de vitamina B_{12} porque esta se obtiene con mayor facilidad de los productos animales (72). El deportista vegetariano tiene un riesgo aún mayor de anemia debido a la combinación del estado marginal de vitamina B_{12} (los vegetales son una fuente deficiente y las carnes son una fuente adecuada de B_{12}) junto con una descomposición más rápida de los eritrocitos asociada con el ejercicio experimentada por los atletas (7, 99). La baja disponibilidad de vitamina B_{12} cuando se están formando los eritrocitos ocasiona células con membranas débiles. Estas células deficientemente formadas, llamadas *megaloblastos*, son frágiles y viven alrededor de la mitad del tiempo que un eritrocito normal (60 días frente a 120 días) (35). La vida más breve de estas células requiere una producción de eritrocitos cada vez más rápida para mantener la capacidad normal de transporte de oxígeno (fig. 9-4).

Sin embargo, no se puede mantener esta mayor producción de eritrocitos, lo que finalmente conduce a la anemia. La anemia debida a la insuficiencia de vitamina B_{12} se conoce como *anemia perniciosa* porque se desarrolla lentamente durante varios años (5). La anemia perniciosa es megaloblástica, hipocrómica, con eritrocitos grandes y deformes debido a una membrana mal formada y de color pálido (la hemoglobina se extiende sobre un área celular más grande, diluyendo el color) (44).

Folato

La vitamina **folato** se refiere tanto a los folatos naturales en los alimentos como al ácido fólico, que es la forma sintética utilizada en los suplementos y en los alimentos fortificados. El folato y las vitaminas B_{12} y C son todas las vitaminas involucradas en el metabolismo de las proteínas, por lo que son importantes en la

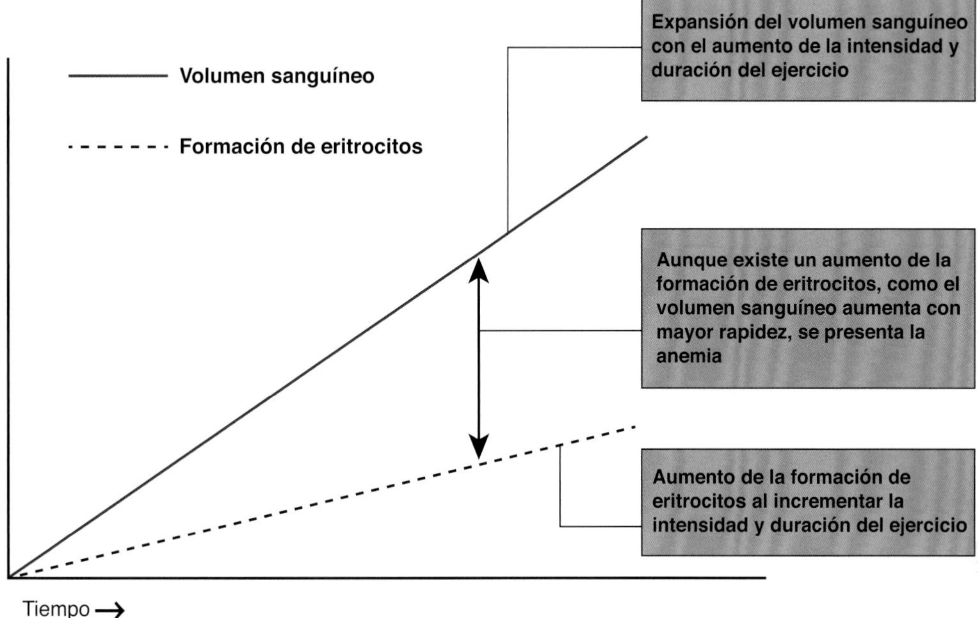

FIGURA 9-4. Anemia deportiva/seudoanemia dilucional. La diferencia entre el volumen sanguíneo y la concentración de eritrocitos se hace notable después de 3-5 días de un aumento en la duración/intensidad del ejercicio. Después de algún tiempo, el volumen sanguíneo deja de aumentar y la producción de eritrocitos se recupera para eliminar la aparición de anemia.

síntesis de hemoglobina, eritrocitos y proteínas transportadoras (transferrina). Es importante destacar que se requiere folato junto con vitamina B_{12} para la producción de eritrocitos (44). El folato también participa en el desarrollo del tejido nervioso, y en las mujeres embarazadas con buen estado de folato, se sabe que casi elimina el riesgo de defectos del tubo neural en los recién nacidos (26, 114). La anemia relacionada con insuficiencia de folato es similar a la producida por la falta de vitamina B_{12} (anemia megaloblástica, hipocrómica), y la menor capacidad de transportar oxígeno es igualmente grave. Aunque la vitamina B_{12} se obtiene principalmente de fuentes animales, el ácido fólico puede adquirirse de alimentos fortificados, frutas frescas, vegetales y legumbres. Los alimentos se han fortificado con folato, principalmente los productos de cereales, desde 1998, lo que ha reducido drásticamente el riesgo de desarrollar insuficiencia de folato como un factor de reducción del suministro de oxígeno (26).

Vitamina B_{12}

También conocida como *cobalamina,* es una vitamina hidrosoluble que contiene cobalto y participa en la formación de los eritrocitos. No solo se encuentra en los alimentos de origen animal, sino que también se puede obtener de alimentos fermentados (tofu, etc.). La insuficiencia de B_{12} causa anemia megaloblástica debido a eritrocitos grandes y frágiles con una vida útil más corta. Las células grandes también dificultan la oxigenación de los tejidos periféricos, incluido el cerebro.

Folato

Folato es el término genérico que se emplea para referirse tanto a los folatos naturales en los alimentos como al *ácido fólico,* que es la forma sintética de la vitamina utilizada en los alimentos fortificados y los suplementos. También se conoce como *vitamina B_9*. Cuando se necesita diferenciarla, se utilizan *folatos* para referirse a las formas encontradas en los alimentos y los tejidos del cuerpo, mientras que *ácido fólico* se emplea para su forma en suplementos o alimentos fortificados. Cuando no es necesario distinguirlas, se utiliza el término folato. Los folatos se obtienen principalmente de las frutas y vegetales frescos. Cuando se consume, funciona junto con la vitamina B_{12} para formar nuevos eritrocitos, sin la cual se hacen grandes y frágiles (megaloblastos). La insuficiencia produce anemia megaloblástica y las mujeres que inician un embarazo sin suficiente folato corren el riesgo de tener un bebé con un defecto del tubo neural (anencefalia o espina bífida). Para reducir este riesgo, en los Estados Unidos se ha fortificado el suministro de alimentos con ácido fólico (para más información, consulte el cap. 5 sobre vitaminas).

Relación entre el rendimiento y los nutrientes/oxígeno, causas de anemia y alteraciones relacionadas

La insuficiencia de hierro o la anemia que ocasiona afectan la función muscular y disminuyen la capacidad de trabajo muscular (41, 58). Tampoco hay duda de que la actividad física puede alterar el estado de hierro en la sangre y que este último también puede alterar el rendimiento de la actividad física. Varios estudios han encontrado que los atletas, independientemente del deporte que practiquen, tienen un mayor riesgo de anemia que la población no deportista (45). Los atletas con mayor riesgo de insuficiencia de hierro parecen ser corredores de fondo, vegetarianos y donantes de sangre regulares (78, 103). Un estudio que evaluó a 747 atletas y 104 controles no entrenados observó que los atletas de resistencia tenían cifras más bajas de hemoglobina y hematócrito, quizás debido a un mayor grado de hemólisis de la marcha (96). Un estudio de jugadoras de voleibol femenino también encontró que una alta proporción estaba en riesgo de tener ingestas alimentarias inadecuadas de hierro, con el 13% de los jugadores diagnosticados con anemia por insuficiencia de hierro (9). Prácticamente todos los estudios muestran una mayor incidencia de insuficiencia de hierro y anemia por insuficiencia de hierro en atletas en comparación con los no atletas, lo que sugiere que una proporción significativa de los atletas tiene un rendimiento comprometido (48). Existen varias posibilidades relacionadas con la insuficiencia de hierro en los atletas.

Anemia deportiva (seudoanemia dilucional)

Cuando los atletas comienzan un programa de ejercicio intensivo, experimentan un aumento en el volumen sanguíneo y de los eritrocitos. Sin embargo, debido a que el volumen sanguíneo aumenta a un ritmo más rápido que los eritrocitos, puede parecer que los atletas tienen anemia (97). Debido a que esta alteración es transitoria (finalmente, la concentración de eritrocitos se vuelve normal), se le denomina *seudoanemia dilucional*, ***anemia deportiva*** o *anemia atlética* (36). Aunque es habitual que los atletas tengan concentraciones de hemoglobina que estén ~1 g/dL por debajo de lo normal, por lo general experimentan un aumento de los eritrocitos que se relaciona con un incremento en la capacidad de transporte de oxígeno (30). Es por esta razón que este padecimiento se conoce como una *seudoanemia* (no una anemia verdadera). De hecho, los atletas tienen un mejor rendimiento como resultado del aumento del volumen plasmático y de los eritrocitos debido a un volumen cardíaco más eficiente y un mayor suministro de oxígeno a los músculos que trabajan (38).

Es más frecuente en atletas de resistencia, pero puede observarse en atletas que experimentan aumentos en la intensidad de entrenamiento. También es la anemia más frecuente en deportistas de sexo masculino (97). Cuando ocurre, la concentración de hemoglobina parece dimsinuir 1.0-1.5 g/dL, pero esta reducción es dilucional y ocurre a pesar de un aumento de los eritrocitos. En realidad, es una adaptación beneficiosa para el entrenamiento porque el volumen de plasma expandido ayuda a mantener las tasas de sudoración y reducir al mismo tiempo el estrés cardíaco (fig. 9-5) (97).

Hemólisis de la marcha o por esfuerzo

La anemia tiene muchas causas, como la ***hemólisis*** o degradación anómala de los eritrocitos en los vasos sanguíneos (hemólisis intravascular) o en los tejidos (hemólisis extravascular). Existen varias causas de hemólisis, incluida la compresión repentina de los eritrocitos causada por los traumatismos en los pies al correr o compresión de los músculos experimentados por los atletas. En la hemólisis por esfuerzo o de la marcha, los eritrocitos que circulan en los capilares a través de la parte inferior de los pies o desde los músculos comprimidos son aplastados (31). Es importante tener en cuenta que la hemólisis por esfuerzo puede ocurrir en todos los atletas, incluidos los nadadores y los ciclistas, lo que sugiere que la hemólisis por traumatismos en los pies que suelen experimentar los corredores es solo uno de los mecanismos asociados con una descomposición más rápida de los eritrocitos (93, 101). La degradación rápida de los eritrocitos por hemólisis puede dificultar que los atletas mantengan una concentración normal de estas células, lo que aumenta el riesgo de anemia. Sin embargo, el hierro liberado de los eritrocitos hemolizados por lo

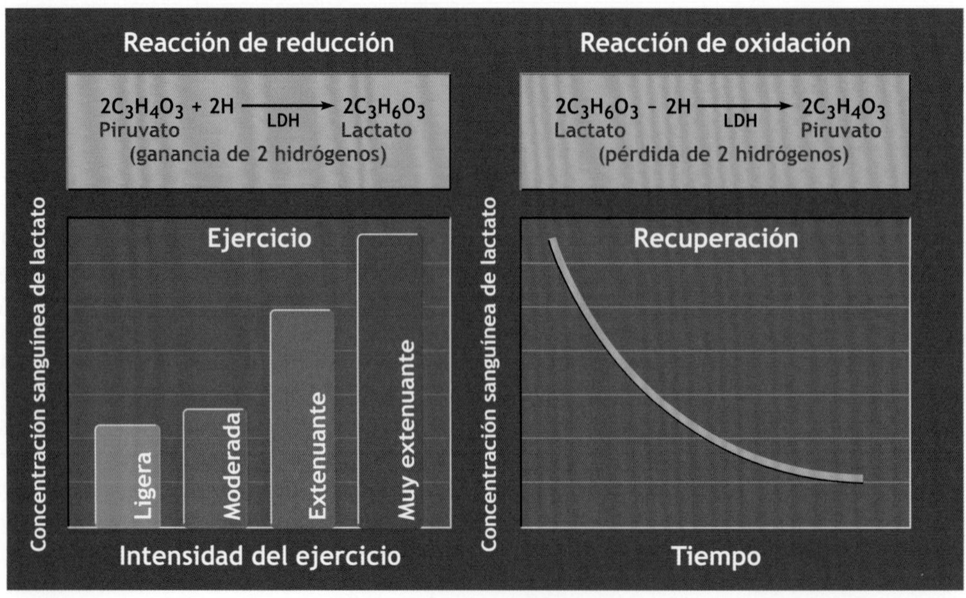

FIGURA 9-5. Reacciones rédox: relación entre el donante (agente reductor) y los agentes receptores (oxidantes). LDH, lactato deshidrogenasa. Tomado de: McArdle WD, Katch FI, Katch VL. *Exercise Physiology*. 8th ed. Philadelphia (PA): LWW (PE); 2014.

general se reincorpora a la hemoglobina para producir nuevos eritrocitos, de manera que aunque el riesgo de anemia es mayor, la hemólisis por esfuerzo debe considerarse un factor de riesgo adicional para el desarrollo de anemia, ya que rara vez causaría anemia por sí misma (117).

Anemia del deporte

Seudoanemia dilucional que se produce cuando aumenta la intensidad de un programa de ejercicio. Como una adaptación al ejercicio, el volumen sanguíneo aumenta a una velocidad mayor que la de los eritrocitos, causando lo que parece una anemia.

Hemólisis

La *hemólisis* es la descomposición de los eritrocitos causada por bacterias, enfermedad de células falciformes, parásitos y presión externa en los tejidos (hemólisis de la marcha). La mayor degradación de los eritrocitos, independientemente de la causa, puede provocar anemia.

Pérdida de hierro en la orina

La pérdida crónica de eritrocitos en la orina (**hematuria**), una alteración causada por tener de forma habitual sesiones de práctica de alta intensidad y larga duración, puede contribuir a la anemia, un problema que claramente disminuye el rendimiento atlético. Los atletas deben tener cuidado, por lo tanto, de ingerir suficientes nutrientes a través del consumo de alimentos de buena calidad para reemplazar los nutrientes perdidos. Por suerte, el proceso para producir nuevos eritrocitos (eritropoyesis) parece ser muy resistente al estrés por ejercicio. Suponiendo que haya suficiente disponibilidad de nutrientes, incluyendo hierro, folato y vitamina B_{12}, los humanos son capaces de producir una gran cantidad de nuevos eritrocitos (32). Algunos atletas intentan mejorar la eritropoyesis consumiendo eritropoyetina, pero esta técnica de dopaje sanguíneo es *ilegal* y tiene el potencial de aumentar la viscosidad de la sangre, con trombosis subsiguiente y resultados potencialmente letales (97).

Hematuria

Sangre (hemo) en la orina (uria) que se observa en atletas, pero no es habitual. La hematuria puede ser resultado de un ejercicio vigoroso, pero también se asocia con una infección de las vías urinarias y otras enfermedades más graves. La hematuria aumenta el riesgo de anemia.

Los datos de estudios anteriores indican que la mayor prevalencia de hematuria en atletas tiene múltiples causas, a saber (2, 49):

- Hemólisis de la marcha
- Isquemia renal (restricción del suministro sanguíneo al riñón; en atletas, una causa frecuente es la deshidratación)
- Daño renal hipóxico
- Liberación de un factor hemolizante
- Traumatismo vesical o renal
- Ingesta de antiinflamatorios no esteroideos (AINE) (los más habituales incluyen ácido acetilsalicílico, paracetamol, etc.)
- Deshidratación
- Aumento de la velocidad de circulación
- Liberación de mioglobinuria
- Peroxidación de eritrocitos
- Anemia falciforme

Ferritina

La *ferritina* es una proteína intracelular que almacena y libera hierro y se conoce como "hierro de almacenamiento" (110). Los atletas con mayor carga de trabajo y duración del ejercicio parecen tener una menor concentración de ferritina, lo que sugiere que están en mayor riesgo de tener un estado comprometido de hierro que los no atletas y que una mayor duración del ejercicio puede relacionarse con un riesgo aún mayor de insuficiencia de hierro. Por lo tanto, los atletas de resistencia que realizan un gran número de horas de entrenamiento (y kilómetros) tienen un mayor riesgo de tener una insuficiencia de hierro, aunque dependen más de los procesos metabólicos aeróbicos para alcanzar su resistencia (93, 101). Una comparación de los valores de ferritina sérica de varios estudios en mujeres deportistas que participan en diferentes deportes encontró que entre el 18 y 57% de los atletas estudiados tenían valores que sugieren agotamiento de hierro (1). Se ha sugerido que los requerimientos de hierro para todas las mujeres atletas pueden ser un 70% más altos, o 13.8 mg/día, que el requerimiento promedio estimado (para mujeres adultas = 8.1 mg/día) (27).

Dieta

Las ingestas alimentarias restrictivas, que se observan de forma habitual entre los atletas que participan en deportes de apariencia o con categorías de peso, por lo general no tienen el suministro adecuado de vitaminas y minerales. Por lo tanto, existe un riesgo real de que los atletas en deportes de "lograr un peso" o "estéticos" tengan un mayor riesgo de desarrollar déficits de rendimiento relacionados con un menor suministro de oxígeno. La insuficiencia de hierro, incluso sin anemia, reduce el potencial de trabajo muscular, y la anemia por insuficiencia de hierro empeora las cosas debido a una mayor reducción de la capacidad de transporte de oxígeno. Debe quedar claro que un déficit en el suministro de nutrientes, además del hierro, también puede comprometer la entrega de oxígeno. La insuficiencia de magnesio aumenta los requerimientos de oxígeno necesarios para realizar el ejercicio submáximo, lo que reduce el rendimiento de resistencia (58). La única manera razonable y adecuada para que los atletas preocupados por el peso aseguren una exposición adecuada a los nutrientes para evitar insuficiencias de nutrientes que podrían comprometer la entrega de oxígeno y el rendimiento es comer alimentos con una alta densidad de nutrientes (más nutrientes por calorías entregadas). También es importante que estos atletas tengan controles regulares del estado de hierro (23).

Sexo

Las mujeres atletas tienen mayor riesgo de presentar un estado deficiente de hierro que puede causar insuficiencia de hierro debido a la ingesta reducida de este elemento en la dieta, la menstruación, el aumento de las pérdidas de hierro relacionadas con la hemólisis, la sudoración, el sangrado gastrointestinal y la inflamación aguda inducida por el ejercicio (10, 66). Los efectos incluyen un menor rendimiento atlético y una función inmunitaria deteriorada. Las mujeres atletas deben considerar consumir más alimentos ricos en hierro (incluidas las carnes rojas) o tomar suplementos de hierro bajo la supervisión de un médico. Es importante destacar que las mujeres atletas deben someterse de forma regular a análisis de detección del estado del hierro que incluyan hemoglobina, hematócrito y ferritina. El objetivo del análisis de detección es intervenir antes del desarrollo de la anemia por insuficiencia de hierro, que puede tener efectos profundamente negativos en la salud y el rendimiento (1).

Asma inducida por el ejercicio

La entrega de oxígeno a los tejidos que están trabajando es de vital importancia para el rendimiento del atleta, por lo que cualquier situación que comprometa la respiración y limite el oxígeno que puede ingresar en el cuerpo es una consideración importante. Un área de interés especial en los atletas es el *AIE*, que afecta a una proporción significativa de la población de atletas (19, 20). El AIE es una obstrucción de las vías respiratorias que se produce como resultado del ejercicio (durante o después) y puede ocurrir en personas que no padecen asma crónica (13). La prevalencia de AIE en atletas no está completamente establecida, pero hay informes publicados de una prevalencia del 42.5% en atletas universitarios, el 55% en esquiadores de fondo y el 12% en jugadores de baloncesto (17, 54, 112). Los síntomas pueden comenzar dentro de los 5-20 min posteriores al inicio del ejercicio e incluyen:

- Tos y sibilancias
- Sensación de opresión torácica con algo de dolor en el pecho
- Falta de aire
- Fatiga temprana y grave

Estos síntomas son más evidentes justo después de suspender el ejercicio y, generalmente, se disipan en una hora.

Causas del asma inducida por el ejercicio

Las causas de la inflamación pulmonar crónica relacionada con el asma no están bien establecidas, pero parecen tener un componente genético, lo que sugiere que algunas personas nacen con una predisposición a tener asma. Se requiere un desencadenante para causar el asma, y en el AIE este parece ser un gran volumen de aire frío y seco que se mueve hacia los pulmones (13). El AIE también puede relacionarse con la "respiración bucal" cuando se hace ejercicio en ambientes fríos y secos, y el cloro en las piscinas también puede ser un desencadenante. Debido a esto, los deportes que requieren una actividad continua con una respiración más rápida, especialmente en climas fríos, son más propensos a inducir AIE (19, 20). Los deportes que habitualmente se relacionan con el AIE incluyen:

- Carrera de fondo
- Fútbol
- Hockey
- Esquí a campo traviesa
- Esquí alpino
- Excursionismo
- Natación
- Patinaje artístico

Los estudios sugieren que la prevalencia más alta de AIE parece ser en esquiadores (55%), patinadores competitivos (30-55%), nadadores (48%), esquiadores a campo traviesa (50%) y futbolistas profesionales canadienses (56%) (54, 43, 61, 82, 94, 113).

Tratamiento recomendado del asma inducida por el ejercicio

El tratamiento no farmacológico recomendado para el AIE incluye lo siguiente (13, 40, 53):

1. Entender que el AIE es una alteración crónica, por lo que conocer los factores desencadenantes puede ayudar a evitar una respuesta grave de AIE.
2. Adquirir una buena condición para la actividad que induce AIE. Los atletas que tienen una buena condición y están aclimatados al ambiente pueden hacer ejercicio a velocidades de respiración más bajas con cualquier intensidad de trabajo y, por lo tanto, tienen menos probabilidades de sufrir AIE.
3. Si es posible, evitar el ejercicio en aire frío y seco. Si el deporte obliga a hacer ejercicio en estas condiciones (p. ej., en el esquí de fondo), los atletas pueden tratar de cubrirse la boca y la nariz con una bufanda o una máscara de esquí para calentar y humedecer el aire respirado.
4. Es importante un período de calentamiento, ya que la intensidad de este depende de cómo responde cada atleta al AIE.
5. Un período de enfriamiento bien planificado puede disminuir la gravedad del AIE al reducir los cambios en las vías aéreas.
6. Evitar hacer ejercicio en los días en que haya síntomas de asma por otras afecciones, como fiebre del heno o alergias a los alimentos.

Los atletas pueden utilizar fármacos para tratar el AIE durante una competición vigilada, pero para hacerlo primero deben obtener un permiso de la World Anti-Doping Association (WADA, https://www.wada-ama.org) para los eventos regulados internacionales o del Comité Olímpico Internacional (COI, https://www.olympic.org/fight-against-doping) para los juegos olímpicos. En general, los atletas deben cumplir con los criterios específicos que se establecen, como los resultados de las pruebas estandarizadas de exposición al ejercicio realizadas por laboratorios certificados, para que se les otorgue el permiso de emplear medicamentos para el control del AIE (20). Debido a que los fármacos utilizados para el asma se están desarrollando y cambiando de forma constante, los atletas y los médicos deben conocer las regulaciones vigentes publicadas por la WADA y el COI. Las regulaciones para tratar el AIE con medicamentos pueden cambiar, por lo que el atleta y las personas involucradas en su tratamiento deben mantenerse al tanto de las regulaciones actuales al consultar los sitios web de la WADA y el COI. *Los atletas que toman fármacos para tratar los síntomas de asma que no han seguido los procedimientos de certificación correspondientes pueden ser sancionados por dopaje y retirados de la competición.*

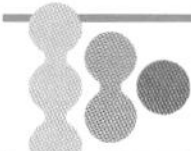

Estrés oxidativo

Las células fabrican radicales libres de forma constante, que son moléculas con uno o más electrones no apareados y derivados no radicales de oxígeno (p. ej., peróxido de hidrógeno) que se obtienen de los procesos metabólicos normales. Los radicales libres y los derivados no radicales del oxígeno se conocen como *especies reactivas de oxígeno*, y pueden aumentar de forma dramática debido a un metabolismo de mayor energía asociado con el ejercicio (90). El **estrés oxidativo** se produce cuando la generación de ERO supera la capacidad del tejido corporal para neutralizarlas (62, 70). Las ERO causan daño celular porque su movimiento dentro de estas las destruye, produciendo células muertas ("*clinkers*"). Las principales ERO en los seres humanos incluyen el superóxido y el óxido nítrico. Ambas son altamente reactivas y pueden iniciar reacciones a partir de otras ERO. El superóxido forma con rapidez peróxido de hidrógeno, que constituye la mayor parte de este compuesto en las células, y el superóxido y el óxido nítrico también forman otras ERO (80).

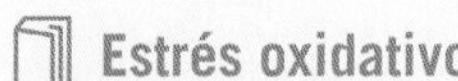

Estrés oxidativo

Desequilibrio del sistema entre las ERO y la capacidad de los tejidos para reducir sus efectos dañinos. Lograr un equilibrio mediante antioxidantes es una estrategia importante para reducir el estrés oxidativo.

El cuerpo inhibe la producción de ERO a través de vitaminas y minerales **antioxidantes** (cuadro 9-2). Los minerales trabajan para regular la actividad de las enzimas a fin de disminuir la producción de ERO, mientras que las vitaminas aceptan las ERO para eliminarlas del entorno celular, lo que limita sus peligros potenciales dentro de la célula. Los primeros estudios sobre la vitamina E, una vitamina liposoluble antioxidante que se encuentra principalmente en los aceites vegetales, mostraron en un inicio resultados prometedores para reducir las ERO (98). Sin embargo, los atletas deben tener cuidado al pensar que una cantidad de vitamina superior a la normal es mejor que la cantidad normal para disminuir los efectos de las ERO. Ha habido motivos de preocupación recientes de que la suplementación con las vitaminas E y C, por sí mismas, puedan desequilibrar la reserva de antioxidantes, disminuyendo así las defensas generales que tienen los humanos para prevenir las ERO (71). Una estrategia razonable consiste en evitar este desequilibrio al consumir de forma regular alimentos que contienen una variedad de antioxidantes en lugar de tomar un solo suplemento vitamínico antioxidante. Al hacerlo, el sensible equilibrio entre los antioxidantes puede permanecer intacto y aumentar al mismo tiempo la presencia de antioxidantes para proporcionar una mejor defensa contra las ERO (tabla 9-2).

Antioxidante

Los nutrientes antioxidantes habituales incluyen β-caroteno, vitamina C, vitamina E y selenio. Los fitoquímicos antioxidantes que muestran efectos preventivos o terapéuticos en humanos incluyen licopeno, alicina, flavonoles, curcumina, resveratrol, flavonoides y quercetina (118). Otros antioxidantes endógenos presentes en los tejidos incluyen el glutatión y la superóxido dismutasa (SOD). Funcionan inhibiendo la oxidación dañina de las ERO.

Las reacciones de oxidación-reducción (rédox) involucran la transferencia de electrones entre diferentes químicos. El producto químico del que se extrae el electrón se oxida, mientras que al que se le agrega el electrón se reduce. Una forma fácil de recordar el significado de rédox es la mnemotecnia OEP REG, donde: **O**xidación **E**s **P**érdida de electrones; **R**educción **E**s **G**anancia de electrones. Las reacciones de rédox son importantes para muchas funciones de la vida, incluidas la fotosíntesis y la respiración (*véase* la fig. 9-5) (87).

El equilibrio relativo entre el volumen de oxidantes y de antioxidantes es el factor determinante del equilibrio de rédox. Una mayor cantidad de oxidantes en relación con los antioxidantes conduce a estrés oxidativo. Sin embargo, es importante tener en cuenta que un exceso de antioxidantes en relación con los oxidantes también produce estrés celular. El equilibrio entre los dos es clave para mantener la función y reducir el dolor muscular. Debido a que es probable que la producción de ERO ocurra como resultado del ejercicio, se generan defensas antioxidantes celulares para inhibir la sobreproducción de ERO, que se encuentran principalmente dentro de las mitocondrias celulares y el citosol (39). Estas defensas antioxidantes celulares son producidas por los tejidos, pero también pueden proporcionarse a través de la dieta. Juntas, estas defensas dietéticas y celulares trabajan para suprimir el exceso de ERO.

Durante la formación del ATP, se producen pequeñas cantidades del radical libre superóxido, dando como resultado algunas ERO (56). Debido a que hay un aumento significativo en la tasa metabólica de los humanos que se ejercitan, se espera que las ERO aumenten proporcionalmente al incremento en el

Cuadro 9-2 Terminología asociada con el hierro

Ferritina

La *ferritina* es una proteína de almacenamiento de hierro que se encuentra en el hígado, el bazo y la médula ósea, y solo una pequeña cantidad en la sangre. Se piensa que la cantidad en la sangre es proporcional a la cantidad almacenada en el hígado, el bazo y la médula ósea, por lo que una prueba de ferritina en la sangre es un indicador de la cantidad de hierro almacenado. Cuanto más baja sea la concentración de ferritina, incluso dentro del rango "normal", es más probable que un cliente tenga insuficiencia de hierro.

Valores normales de ferritina:

- Hombres adultos: min > 10-35 ng/mL; hasta 300 ng/mL.
- Mujeres adultas: min > 10-35 ng/mL; hasta 120 ng/mL.

Nota: ng/mL = nanogramos por mililitro

Hematócrito

El *hematócrito* es la proporción de sangre total que se compone de eritrocitos y se conoce a menudo como el *número de eritrocitos por unidad de sangre.*

Valores normales de hematócrito

- Hombres adultos: 42-52%.
- Mujeres adultas: 36-48%.

Hemocromatosis

La *hemocromatosis* es una enfermedad por sobrecarga de hierro causada por la absorción descontrolada del metal. Puede causar daño hepático si la concentración de hierro no se reduce.

Hemoglobina

La *hemoglobina* es la proteína que contiene hierro y transporta el oxígeno dentro de los eritrocitos.

Valores normales de hemoglobina

- Hombres adultos: 13.8-17.2 g/dL.
- Mujeres adultas: 12.1-15.1 g/dL.

Nota: la exposición inicial a una mayor altitud produce una disminución del volumen del plasma con un aumento relacionado en la concentración de hemoglobina. Permanecer a grandes altitudes produce un aumento gradual de la hemoglobina y el volumen sanguíneo que ocasiona mayor capacidad de transporte de oxígeno (103). Es importante tener reservas suficientes de hierro (ferritina) para que se produzcan estos cambios adaptativos. En la tabla 9-1 se muestran los ajustes relacionados con la altitud de la concentraciones medidas de hemoglobina.

Hemosiderosis

La *hemosiderosis* es una enfermedad que se produce por el exceso de hierro en el cuerpo, con frecuencia por transfusión sanguínea. Se observa a menudo en personas con talasemia.

Hierro sérico

El *hierro sérico* representa la cantidad total de hierro en el suero sanguíneo.

Valores normales de hierro sérico:

- Hombres adultos: 75-175 µg/dL.
- Mujeres adultas: 65-165 µg/dL.

Capacidad de unión de hierro total

La prueba de capacidad de unión de hierro total (CUHT) mide la cantidad de hierro que la sangre podría transportar si la transferrina estuviera completamente saturada con moléculas de hierro. Debido a que la transferrina es producida por el hígado, se puede emplear la CUTH para vigilar la función hepática y el estado nutricional de las proteínas.

Transferrina

La prueba de transferrina es una medida directa de la proteína transferrina (también llamada *siderofilina*) en la sangre. El grado de saturación de la transferrina puede calcularse dividiendo la concentración de hierro sérico por la CUHT.

Valores normales de transferrina

- Hombres adultos: 200-400 mg/dL.
- Mujeres adultas: 200-400 mg/dL.

Nota: los valores normales de saturación de transferrina son de entre el 30 y 40%.

metabolismo energético y la formación de ATP. Curiosamente, el aumento en la producción de ERO asociado con el ejercicio parece estar relacionado con la intensidad de la actividad, pero no con el gasto energético total vinculado con esta, lo que sugiere que las mitocondrias pueden no ser la única fuente importante de ERO (4). Se encontró que los marcadores de daño oxidativo eran más altos después de la actividad de intensidad máxima, y que una actividad de menor intensidad tenía marcadores de daño oxidativo más bajos (83).

Los desequilibrios de nutrientes también pueden causar dificultades con la función inmunitaria. El exceso de vitamina E afecta de forma negativa al sistema inmunitario, pero las concentraciones inadecuadas de esta vitamina, hierro, selenio, zinc, calcio y magnesio también pueden crear déficits inmunitarios (16, 55,

Tabla 9-2 Nutrientes antioxidantes

Nutriente	Ingesta recomendada para hombres	Ingesta recomendada para mujeres	Funciones
Vitamina C	90 mg/día	75 mg/día	La vitamina C elimina los oxidantes reactivos en los leucocitos, los pulmones y la mucosa gástrica, y reduce la peroxidación lipídica en las células.
Vitamina E	15 mg/día	15 mg/día	La vitamina E previene sobre todo la peroxidación de los lípidos.
Selenio	55 μg/día	55 μg/día	El selenio funciona a través de las selenoproteínas, que forman enzimas de defensa oxidantes. La ingesta dietética de referencia se basa en la cantidad necesaria para sintetizar selenoproteína glutatión peroxidasa.
β-caroteno[a]	(900 μg/día)	(700 μg/día)	12 μg de β-caroteno pueden formar 1 μg de retinol (vitamina A). En el humano, el requerimiento nutricional es de vitamina A, no β-caroteno. Sin embargo, el β-caroteno es más que un simple precursor de la producción de vitamina A. Además de ser un biomarcador importante para la ingesta de frutas y vegetales frescos, también tiene importantes propiedades antioxidantes.

[a]Representa la cantidad de ingesta generalmente recomendada, pero no es la ingesta diaria recomendada.

59, 69). Toda esta información apunta a la importancia de mantener un equilibrio de todos los nutrientes en lugar de consumir cantidades elevadas de uno o dos con la esperanza de inducir un efecto protector celular deseable.

Es importante tener en cuenta que los procesos metabólicos oxidativos funcionan de manera constante, incluso durante episodios que son predominantemente anaeróbicos. El atleta anaeróbico que acaba de terminar una carrera corta de alta intensidad de 10 s tiene algo en común con un gimnasta que acaba de completar una rutina de piso de 90 s: la necesidad de respirar un gran volumen de aire (oxígeno) para recargar los combustibles que necesitará para la próxima sesión de ejercicio de alta intensidad (107). El hierro es un elemento primordial para el transporte del oxígeno a los tejidos de trabajo y del dióxido de carbono lejos de estos, por lo que es un nutriente fundamental para los atletas. A pesar de esto, el hierro es la insuficiencia nutricional más frecuente, y los atletas pueden tener un riesgo aún mayor de insuficiencia de hierro que el público en general debido a varias razones, que incluyen la hemólisis intravascular y de la marcha y el aumento de la pérdida de hierro en el sudor, la orina y las heces (103).

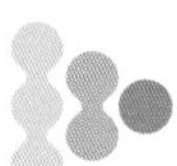

Especies reactivas de oxígeno en las células

Antioxidantes enzimáticos

Las enzimas dentro de los músculos esqueléticos contienen antioxidantes, que incluyen los siguientes:

- *SOD*. Convierte el superóxido (una ERO altamente reactiva) a la ERO menos reactiva, peróxido de hidrógeno. Las mitocondrias contienen SOD que tienen manganeso, mientras que el citosol celular contiene una SOD con cobre y zinc.
- *Catalasa*. Una vez que las ERO se convierten en peróxido de hidrógeno, la catalasa trabaja para neutralizar aún más el peróxido de hidrógeno en agua.
- *Glutatión peroxidasa*. Trabaja con la catalasa para ayudar a neutralizar el peróxido de hidrógeno en agua.

En la tabla 9-3 se muestra una lista más completa de las defensas antioxidantes, tanto dentro como fuera de las células.

Antioxidantes no enzimáticos (nutrientes)

Hay una serie de nutrientes que funcionan como antioxidantes, tanto en la membrana lipídica de las células como en el citosol a base de agua. Estos incluyen glutatión, ácido úrico, vitamina C (ácido ascórbico), vitamina E (α-tocoferol), ubiquinona (coenzima Q10), carotenoides (β-caroteno) y flavonoides.

Glutatión

El glutatión se encuentra en el interior acuoso de las células y tiene la capacidad de neutralizar varias ERO. Una vez que se utiliza para eliminar las ERO, el glutatión es reciclado por la glutatión-reductasa para renovar su capacidad para continuar neutralizando ERO. Se produce reciclaje adicional cuando entra en contacto con nutrientes antioxidantes y vitaminas C y E. Es esta capacidad para eliminar las ERO e interactuar con otros antioxidantes en entornos lipídicos y acuosos para mantener su capacidad de eliminación lo que hace que el glutatión sea un antioxidante muy valioso. La acción antiinflamatoria del glutatión, a través de su neutralización de las ERO inflamatorias, también

Tabla 9-3 Defensas antioxidantes celulares internas y externas contra las ERO

Antioxidante	Forma	Tipo	Localización
Enzimáticos			
Superóxido dismutasa (SOD)	I	A	C, E, M
Glutatión peroxidasa (GPx)	I	A	C, M
Catalasa (CAT)	I	A	C, M
Antioxidantes no enzimáticos (nutrientes)			
Glutatión (GSH) Las fuentes alimentarias incluyen espárrago, papa (patata), zanahoria, cebolla, pimiento, brócoli, aguacate (palta), tomate, toronja (pomelo), manzana, naranja, durazno (melocotón), plátano (banana) y melón.	I	A	C
Vitamina E Las fuentes alimentarias incluyen almendra, espinaca, camote (batata), aguacate, semilla de girasol, calabaza (zapallo) y aceites vegetales.	D	L	C, E
Vitamina C Las fuentes alimentarias incluyen frutas cítricas y otras frutas y vegetales frescos.	D	A	C, E
Carotenoides (β-caroteno, etc.) Las fuentes alimentarias incluyen alimentos rojos, naranjas, verdes y amarillos, que incluyen tomate, zanahoria, albaricoque, espinaca y col (repollo) rizada.	D	L	C, E
Ácido úrico Las fuentes alimentarias incluyen fuentes de purinas que se convierten en ácido úrico, como vísceras, carnes, pescados, mariscos y cerveza.	I	A	C, E
Flavonoides Las fuentes alimentarias incluyen té, frutas cítricas, bayas, vino tinto, manzanas y legumbres.	D	A, L	C, E, M
Ubiquinonas Las fuentes alimentarias incluyen el corazón y el hígado de cerdo, el corazón y el hígado de res, el corazón y el hígado de pollo y la carne roja.	D, I	L	C, M
Ácido lipoico Las fuentes alimentarias incluyen espinaca, brócoli, camote, papa, levadura, tomate, col de Bruselas, zanahoria, betabel (remolacha), salvado de arroz y carnes rojas.	I	A	C, E

Clave: A = Acuoso (a base de agua); D = Dietético; E = Extracelular (fuera de la célula); I = Producido internamente; L = Lipídico (a base de lípidos); C = Celular (dentro de la célula); M = Mitocondrial (dentro de las mitocondrias).
Fuente: Quindry JC, Kavazis AN, Powers SK. Exercise-induced oxidative stress: are supplemental antioxidants warranted? En: Maughan R, editor *Sports Nutrition*. Vol. XIX *Encyclopedia of Sports Medicine*. London: International Olympic Committee, John Wiley & Sons Ltd.; 2014. p. 263–76.

puede hacer que sirva como una sustancia anticancerígena (46). Se ha encontrado que las frutas y vegetales contribuyen con más del 50% del consumo típico de glutatión en la dieta (48). Es probable que la ingesta suplementaria de glutatión no tenga éxito, ya que se digiere en el intestino delgado y no se absorbe como una molécula intacta. Sin embargo, se ha observado que el consumo de *N*-acetilcisteína (NAC), que también funciona como un antioxidante, permite la resíntesis de glutatión (91). Estudios no humanos encontraron que proporcionar dosis moderadas de NAC mejoraba la función muscular. Sin embargo, el consumo suplementario de NAC en humanos produce efectos digestivos graves que hacen que sea imposible utilizarlo como suplemento para obtener un beneficio ergogénico (89).

Ácido úrico

El ácido úrico funciona como un antioxidante en la sangre y en las células (67). La insuficiencia del mineral molibdeno, que se encuentra predominantemente en cereales y nueces, puede inhibir la producción de ácido úrico y aumentar los riesgos de enfermedad (60). El ejercicio eleva las ERO, lo que puede causar un incremento del ácido úrico como adaptación a los mayores requerimientos de antioxidantes. No obstante, algunos atribuyen la elevación del ácido úrico al aumento del metabolismo de un gran precursor de este ácido, las purinas dietéticas. Sin embargo, la disminución del ácido úrico en el plasma utilizando fármacos no parece aumentar los marcadores de daño oxidativo (63). Una elevación crónica del ácido úrico se asocia con gota y dolor articular relacionado, lo que hace que este sea una mala elección de suplementación con el objetivo de reducir el estrés oxidativo. Se ha encontrado que la vitamina C, una vitamina antioxidante, suprime el exceso de ácido úrico en el plasma, lo que demuestra una vez más que los nutrientes trabajan juntos para crear un estado de equilibrio celular/fisiológico (115).

Vitamina C (ácido ascórbico)

La vitamina C, una vitamina hidrosoluble, es un antioxidante que elimina de forma eficaz las ERO. Una función útil de la vitamina C es captar ERO a partir de antioxidantes hidrosolubles y liposolubles. Estas ERO "transferidas" a la vitamina C permiten que los antioxidantes hidrosolubles y liposolubles conserven su función y eliminen más ERO (119). Sin embargo, debe haber cierta precaución al proporcionar altas dosis suplementarias de vitamina C, porque cuando el hierro y el cobre están presentes, esta vitamina funciona como un *pro*oxidante en lugar de un *anti*oxidante, dando como resultado una mayor tasa de daño oxidativo de los lípidos (84). De nueva cuenta, más que suficiente no es mejor que suficiente para producir los resultados fisiológicos deseados.

Vitamina E (tocoferol)

La vitamina E y los compuestos relacionados (otros tocoferoles y tocotrienoles) se encuentran en las membranas lipídicas de las células. La vitamina E es un antioxidante eficaz que puede eliminar y neutralizar varias formas de ERO; se recicla transfiriendo las ERO eliminadas a antioxidantes hidrosoluble, como la vitamina C (76, 104). La vitamina E es el antioxidante lipídico más abundante en la piel humana y está presente en todas las capas subyacentes de la piel (102). A pesar de sus múltiples formas (α, β, γ-tocoferol, etc.), solo el α-tocoferol puede revertir una insuficiencia (105). Aunque es un potente antioxidante, los atletas deben tener cuidado al tomar dosis suplementarias de vitamina E con el fin de reducir el daño oxidativo. Una comparación entre atletas que recibieron 800 UI de vitamina E diariamente durante 2 meses con atletas que recibieron un placebo antes de competir en el campeonato mundial de triatlón Kona encontró que aquellos que tomaban la vitamina E tenían una mayor peroxidación de lípidos e inflamación, según lo determinado por las concentraciones plasmáticas de interleucina (IL) 6 , IL-1ra e IL-8 durante el ejercicio (69).

Ubiquinona (coenzima Q10)

La **ubiquinona** es un compuesto liposoluble que es sintetizado por el cuerpo, pero que también puede derivarse de la dieta, principalmente de aceite de soya (soja), carnes, pescado, nueces, germen de trigo y algunos vegetales (25). Aunque aparece una cantidad limitada de Q10 en el plasma, la mayoría se encuentra en las mitocondrias, donde participa en la síntesis de ATP mitocondrial y también funciona como antioxidante. Debido a que se encuentra principalmente en las mitocondrias y, por lo tanto, se relaciona con el metabolismo energético, se piensa que garantizar un buen estado de Q10 puede reducir el estrés oxidativo y el daño muscular asociado con el ejercicio intenso. Sin embargo, en una prueba de maratonistas se encontró que proporcionar un exceso de Q10 no redujo el estrés oxidativo ni el daño muscular (50). Un estudio que evaluó los efectos combinados del zinc y la Q10 en jugadores de fútbol descubrió que esta combinación de antioxidantes fue eficaz para mejorar el metabolismo de la hormona tiroidea, que es una hormona reguladora metabólica de la energía (77).

Carotenoides (β-caroteno)

Los carotenoides se encuentran en mayor concentración en las frutas y vegetales de color verde oscuro, naranja y amarillo, y contribuyen directamente a su color. Son compuestos solubles en lípidos, que se encuentran típicamente en las membranas de las células, con propiedades antioxidantes que los hacen capaces de eliminar las ERO. Debido a que se encuentran en los lípidos, limitan la formación de peróxidos. Los carotenoides dietéticos más frecuentes son (47):

- *α-caroteno* (provitamina A, con 1/24 de la actividad de la vitamina A). Sus fuentes dietéticas incluyen calabaza, zanahoria, calabaza de invierno, tomate, acelga, berza, ejote (judías verdes) y pimiento dulce.
- *β-caroteno* (provitamina A, con 1/12 de la actividad de la vitamina A). Las fuentes dietéticas incluyen camote, zanahoria, vegetales de hoja verde oscuro, lechuga romana, calabaza, melón, pimiento rojo dulce, albaricoque seco, chícharo (guisante/arveja) y brócoli.
- *β-criptoxantina* (provitamina A, con 1/24 de la actividad de la vitamina A). Las fuentes dietéticas incluyen pimiento rojo dulce, calabaza, pimentón, caqui, mandarina, papaya, cilantro y zanahoria.
- *Luteína* (absorbente eficaz de la luz azul que ayuda a proteger los ojos del daño oxidativo inducido por la luz) (52). Las fuentes dietéticas incluyen vegetales de hojas verdes oscuras, vegetales de ensalada, calabacín, brócoli, albahaca, col de Bruselas, espárrago, ejote, puerro y chícharo.
- *Zeaxantina* (absorbente eficaz de luz azul que ayuda a proteger los ojos del daño oxidativo inducido por la luz) (52). Las fuentes alimentarias son las mismas que las de la luteína.
- *Licopeno* (un poderoso antiinflamatorio/antioxidante que se encuentra en las frutas y los vegetales de color rojo, especialmente los tomates, que puede reducir el riesgo de cáncer de próstata y de otros tipos) (29). Sus fuentes dietéticas incluyen

sandía, tomate, pomelo rosado, guayaba rosada, papaya, baya de goji, rosa mosqueta, espárrago y col roja.

El α y β-caroteno y la β-criptoxantina son todas ellas sustancias de provitamina A, lo que significa que los tejidos pueden convertirlas en vitamina A activa (retinol). La luteína, la zeaxantina y el licopeno no se pueden convertir en vitamina A activa.

Flavonoides

Los flavonoides se encuentran en frutas, vegetales, chocolate, té y vino, y tienen importantes propiedades antioxidantes y eliminadoras de ERO que promueven la salud. Aunque estas propiedades antioxidantes son importantes, sus concentraciones son 100-1000 veces más bajas que otros antioxidantes, como la vitamina C, el ácido úrico y el glutatión (57). Es importante destacar que los flavonoides tienen un efecto de reducción del riesgo de accidente cerebrovascular y enfermedad cardiovascular (109, 111). En gran medida, los beneficios derivados del consumo de una dieta rica en frutas y vegetales provienen de la alta concentración de flavonoides en estos alimentos. Las seis subclases de flavonoides incluyen:

- *Antocianidinas* (en bayas rojas, azules y moradas; uvas rojas y moradas, y vino tinto)
- *Flavanoles* (en té negro, verde y oolong, cacao, uvas, bayas, vino tinto y manzanas)
- *Flavonoles* (en cebollas, cebolletas, col rizada, brócoli, manzanas, bayas y tés)
- *Flavonones* (en cítricos)
- *Flavonas* (en perejil, tomillo, apio y pimientos picantes)
- *Isoflavonas* (en la soya y otras legumbres)

Medidas de las especies reactivas de oxígeno y daño oxidativo

Hoy en día, está bien establecido que la actividad física conduce a la producción de ERO que causan daño oxidativo y una función muscular deteriorada. También hay evidencia de que las ERO pueden provocar fatiga prematura (88). Además, las actividades de mayor intensidad se relacionan con niveles aún mayores de daño oxidativo (80). En conjunto, la función muscular reducida y la fatiga prematura asociada con la producción elevada de ERO pueden tener un impacto negativo en el rendimiento deportivo. El estrés oxidativo se produce en compartimentos específicos, como el plasma sanguíneo, el músculo esquelético, los órganos y otros tejidos. Medir el estrés oxidativo resulta complicado porque deben evaluarse los compartimentos correctos en los momentos adecuados para detectar los marcadores de estrés. Para que se produzca el estrés, los antioxidantes que residen en los tejidos medidos deben agotarse para que aparezcan los marcadores de estrés oxidativo (15). El estrés oxidativo relacionado con el ejercicio generalmente se mide a través de un análisis de los metabolitos de las reacciones de ERO que son estables en relación con las ERO que los crearon (las ERO son altamente inestables).

- Los productos de oxidación del ADN se miden mediante modificaciones de radicales libres a la guanina, que pueden cuantificarse en muestras de tejido, plasma sanguíneo y orina. Debido a la inestabilidad de las muestras de sangre y orina, generalmente se prefiere la medición directa en los tejidos musculares (39). Una molécula frecuentemente medida es la 8-hidroxideoxiguanosina.
- La oxidación de proteínas se mide a través de la formación de carbonilo, típicamente a través de espectrofotometría o evaluación de anticuerpos. Estas valoraciones pueden realizarse a partir de muestras de tejido muscular y también a partir de muestras de plasma sanguíneo (85).
- Los biomarcadores de *oxidación de lípidos* se evalúan mediante varias técnicas. Los ácidos grasos poliinsaturados, cuando resultan afectados por las ERO, forman malondialdehídos, que son un objetivo habitual para la evaluación de lípidos oxidados (34). Otros biomarcadores de oxidación de lípidos que se miden frecuentemente incluyen los hidroperóxidos de lípidos (LOOH) y F_2-isoprostanos. Ambos biomarcadores se derivan de los lípidos en las membranas celulares, pero los isoprostanos F_2 se consideran la medida superior de la peroxidación de lípidos (81).

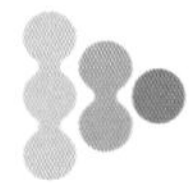

Encontrar un equilibrio entre el rendimiento muscular y la ingesta de antioxidantes

Está bien establecido que las ERO y sus contramedidas antioxidantes influyen en la función del músculo esquelético (89). El hecho de no tener suficientes antioxidantes presentes en los tejidos y el plasma (insuficiencias de antioxidantes) para contrarrestar los efectos potencialmente dañinos de las ERO aumentará el daño tisular y el dolor muscular asociado. En gran medida, se considera que el consumo de suplementos antioxidantes es una estrategia *fácil* para garantizar que los mecanismos de defensa de los tejidos sean satisfactorios. Sin embargo, existe poca evidencia que sugiera que los atletas que experimentan actividad frecuente de alta intensidad realmente se beneficien del consumo de suplementos antioxidantes, incluidas las vitaminas C y E. Las concentraciones moderadamente bajas de vitamina C y E en los tejidos no parecen afectar de forma negativa la capacidad de ejercicio o aumentar la debilidad muscular (84). Aunque hay estudios de laboratorio que sugieren que proporcionar antioxidantes antes y durante el ejercicio puede mitigar la fatiga relacionada con la ERO, también hay investigaciones que indican que la suplementación con antioxidantes puede ser perjudicial (14, 90). Es importante destacar que, aunque el consumo de antioxidantes puede atenuar las ERO inducidas por el ejercicio, también pueden atenuar las defensas de los antioxidantes celulares, las proteínas de choque térmico y la biogénesis mitocondrial (37, 92, 100).

Resumen

- La capacidad de un atleta para obtener y utilizar oxígeno es un factor importante en el rendimiento deportivo, independientemente de la edad, el sexo o el deporte del atleta.
- El hierro es el elemento esencial requerido para transferir oxígeno del ambiente y transportar dióxido de carbono para que pueda ser expulsado a través de los pulmones. A pesar de estas funciones de importancia fundamental, la de hierro es la insuficiencia de nutrientes más frecuente en la población general y en los atletas.
- Independientemente de la causa de la insuficiencia de hierro, el estado de hierro comprometido puede tener un impacto negativo en la salud, el rendimiento mental y el rendimiento deportivo (103). Es importante, por lo tanto, vigilar de manera regular el estado del hierro en los atletas, tal vez cada año, para asegurarse de que los valores de hierro evaluados estén dentro del rango normal y para permitir una intervención antes de que ocurra una anemia ferropénica.
- Este análisis debe incluir mediciones de hierro funcional y de almacenamiento, incluyendo hemoglobina, hematócrito y ferritina. La información de estas pruebas ayudará a los atletas y a aquellos que trabajan con ellos a comprender si los alimentos consumidos brindan suficientes fuentes de hierro bien absorbido, así como a impulsar cambios en la dieta para ayudar a garantizar que el consumo de oxígeno no sea un factor limitante en el rendimiento deportivo.
- Las encuestas han encontrado que las mujeres atletas en edad fértil sin problemas menstruales y los veganos tienen mayor riesgo de desarrollar insuficiencia de hierro. Sin embargo, las actividades atléticas normales también pueden incrementar el riesgo de insuficiencia de hierro a través de una destrucción y pérdida de eritrocitos más rápidas a través de la orina y el sudor.
- Se ha recomendado que los atletas con anemia por insuficiencia de hierro busquen ayuda clínica para mejorar la ingesta de hierro, incluyendo suplementos orales de hierro, y reducir las actividades que aumentan la pérdida de este elemento, como la reducción de las actividades de soporte de peso para reducir la hemólisis y no donar sangre (103).
- En la formación de eritrocitos también son importantes otros nutrientes, incluyendo las vitaminas B_{12} y el folato, cuyas insuficiencias pueden provocar anemia macrocítica y un menor suministro de oxígeno a los tejidos.
- Independientemente de la causa, los atletas con análisis de sangre que indiquen insuficiencia de hierro, folato o vitamina B_{12} deben buscar el consejo de un médico y un dietista registrado para determinar la mejor estrategia para la acción correctiva.
- Está bien establecido que la actividad física, especialmente si resulta intensa o de alta duración, colocará a los atletas en un estrés oxidativo más alto que el de los no atletas, lo que sugiere que es importante consumir alimentos que contengan cantidades adecuadas de vitaminas y minerales antioxidantes.
- Sin embargo, los atletas deben tener cuidado de no consumir en exceso estos antioxidantes, ya que su ingesta excesiva puede inhibir los procesos antioxidantes normales.
- Algunos atletas pueden sufrir de AIE, un padecimiento que limita el consumo de oxígeno y, por lo tanto, el rendimiento. Existen fármacos que son útiles para tratar el AIE, pero los atletas deben ser diagnosticados clínicamente con el padecimiento antes de consumir estos medicamentos de prescripción para evitar ser sancionados.

Actividad de aplicación práctica

Realice una encuesta a amigos y familiares y pregúnteles qué suplementos están tomando y con qué frecuencia los toman. También pregunte qué tipo de alimentos tienden a comer todos los días. A partir de esta encuesta haga lo siguiente:

1. Calcular la ingesta de antioxidantes de los suplementos.
2. Calcular la ingesta de antioxidantes (vitaminas C y E, β-caroteno) de los alimentos consumidos. Utilizar una estrategia para valorar el contenido de nutrientes de los alimentos presentada en capítulos anteriores accediendo al sitio en línea Food Composition Database (https://ndb.nal.usda.gov/ndb/search/list).
3. Calcular el porcentaje de ingesta dietética de referencia (ingesta diaria recomendada) que consumen quienes toman suplementos y quienes no los toman, recordando que las ingestas excesivamente altas pueden generar problemas.

Cuestionario

1. De los siguientes nutrientes, ¿cuál está involucrado en la entrega de oxígeno a los tejidos?
   a. Tiamina
   b. Piridoxina
   c. Hierro
   d. Cobalamina
2. ¿Cuál de los siguientes nutrientes tiene propiedades antioxidantes que protegen a las células de las reacciones de oxidación?
   a. Hierro, vitamina B_{12}, ácido fólico y cobre
   b. β-caroteno, vitamina E, vitamina C y selenio
   c. Vitamina B_1, vitamina B_2, vitamina B_3 y vitamina B_6
   d. Proteínas y ácido pantoténico

3. Una proteína portadora de hierro (hemoglobina) en los eritrocitos capta el oxígeno y libera el dióxido de carbono en los pulmones.
   a. Cierto
   b. Falso
4. El aire que respiramos es ~____________% oxígeno.
   a. 80
   b. 50
   c. 20
   d. 5
5. El ejercicio de alta intensidad puede aumentar el requerimiento muscular de oxígeno ____ veces en el estado de reposo.
   a. 5
   b. 10
   c. 25
   d. 50
6. Los atletas con EIA no tienen problemas para llevar suficiente oxígeno a las células cuando se ejercitan.
   a. Cierto
   b. Falso
7. La transferrina es:
   a. Almacenamiento de hierro
   b. La molécula que transfiere el hierro consumido para formar nuevos eritrocitos
   c. La proteína de la sangre que transporta el hierro para formar hemoglobina
   d. La enzima hepática que oxida los ácidos grasos
8. La ceruloplasmina es un proteína que contiene _______:
   a. Cobre
   b. Manganeso
   c. Magnesio
   d. Molibdeno
9. La seudoanemia dilucional se debe a:
   a. Mayores pérdidas de hierro en los atletas
   b. El volumen sanguíneo aumenta más rápido que los eritrocitos en los atletas que inician un programa de ejercicio intensivo
   c. La vitamina B_{12} y el ácido fólico son insuficientes
   d. La insuficiencia de vitamina E causa una degradación más rápida de los eritrocitos
10. La hemólisis de la marcha describe una degradación más rápida de los eritrocitos porque son "aplastados" en los capilares de la parte inferior de los pies de los atletas que corren con intensidad.
   a. Cierto
   b. Falso

Repuestas al cuestionario

1. c
2. b
3. a
4. c
5. c
6. b
7. c
8. a
9. b
10. a

REFERENCIAS

1. Alaunyte L, Stojceska V, Plunkett A. Iron and the female athlete: a review of dietary treatment methods for improving iron status and exercise performance. *J Int Soc Sports Nutr.* 2015;12:38. doi:10.1186/s12970-015-0099-2
2. Alhazmi HH. Microscopic hematuria in athletes: a review of the literature. *Saudi Sports Med.* 2015;15(2):131–6.
3. Anatomical Chart Company. *Anatomy of the Heart Anatomical Chart.* 2nd ed. Philadelphia (PA): LWW (PE); 2005.
4. Anderson EJ, Yamazaki H, Neufer PD. Induction of endogenous uncoupling protein 3 suppresses mitochondrial oxidant emission during fatty acid-supported respiration. *J Biol Chem.* 2007;282:31257–66.
5. Baik HW, Russell RM. Vitamin B12 deficiency in the elderly. *Annu Rev Nutr.* 1999;19:357–77.
6. Barber MF, Elde NC. Escape from bacterial iron piracy through rapid evolution of transferrin. *Science.* 2014;346(6215):1362–6.
7. Barr SI, Rideout CA. Nutritional considerations for vegetarian athletes. *Nutrition.* 2004;20(7–8):696–703.
8. Bassett DR, Howley ET. Limiting factors for maximum oxygen uptake and determinants of endurance performance. *Med Sci Sports Exerc.* 2000;32(1):70–84.
9. Beals KA. Eating behaviors, nutritional status, and menstrual function in elite female adolescent volleyball players. *J Am Diet Assoc.* 2002;102(9):1293–6.
10. Beard J, Tobin B. Iron status and exercise. *Am J Clin Nutr.* 2000;72(2):S594–7.
11. Best K, McCoy K, Gemma S, Disilvestro RA. Copper enzyme activities in cystic fibrosis before and after copper supplementation plus or minus zinc. *Metabolism.* 2004;53(1):37–41.
12. Blackmer AB, Bailey E. Management of copper deficiency in cholestatic infants: review of the literature and a case series. *Nutr Clin Pract.* 2013;28(1):75–86.
13. Boulet L-P, O'Byrne PM. Asthma and exercise-induced bronchoconstriction in athletes. *N Engl J Med.* 2015;372:641–8.
14. Braakhuis AJ, Hopkinis WG. Impact of dietary antioxidants on sport performance: a review. *Sports Med.* 2015;45(7):939–55.
15. Buettner GR. The pecking order of free radicals and antioxidants: lipid peroxidation, alpha-tocopherol, and ascorbate. *Arch Biochem Biophys.*1993;300(2):535–43.
16. Buonocore D, Negro M, Arcelli E, Marzatico F. Anti-inflammatory dietary interventions and supplements to improve performance during athletic training. *J Am Coll Nutr.* 2015;34(Suppl 1):62–7. doi:10.1080/07315724.2015.1080548
17. Burnett DM, Burns S, Merritt S, Wick J, Sharpe M. Prevalence of exercise-induced bronchoconstriction measured by standardized testing in healthy college athletes. *Respir Care.* 2016;61(5):571–6.
18. Calbet JAL, González-Alonzo J, Helge JW, Søndergaard H, Munch-Andersen T, Saltin B, Boushel R. Central and peripheral

hemodynamics in exercising humans: leg vs arm exercise. *Scand J Med Sci Sports*. 2015;25(Suppl S4):144–57.

19. Carlsen KH, Anderson SD, Bjermer L, et al. Exercise-induced asthma, respiratory and allergic disorders in elite athletes: epidemiology, mechanisms and diagnosis: part I of the report from the Joint Task Force of the European Respiratory Society (ERS) and the European Academy of Allergy and Clinical Immunology (EAACI) in cooperation with GA2LEN. *Allergy*. 2008;63(5):387–403.
20. Carlsen KH, Anderson SD, Bjermer L, et al. Treatment of exercise-induced asthma, respiratory and allergic disorders in sports and the relationship to doping: part II of the report from the Joint Task Force of European Respiratory Society (ERS) and European Academy of Allergy and Clinical Immunology (EAACI) in cooperation with GA2LEN. *Allergy*. 2008;63(5):492–505.
21. Carmel R. How I treat cobalamin (vitamin B12) deficiency. *Blood*. 2008;112(6):2214–21.
22. Cheng Y, Zak O, Aisen P, Harrison SC, Walz T. Structure of the human transferrin receptor-transferrin complex. *Cell*. 2004;116(4):565–76.
23. Constantini NW, Eliakim A, Zigel L, Yaaron M, Falk B. Iron status of highly active adolescents: Evidence of depleted iron stores in gymnasts. *Int J Sport Nutr Exerc Metab*. 2000;10:62–70.
24. Cotes JE, Chinn DJ, Miller MR. *Lung Function: Physiology, Measurement and Application in Medicine*. 6th ed. London: Blackwell Publishing; 2006.
25. Crane FL. Biochemical functions of coenzyme Q10. *J Am Coll Nutr*. 2001;20(6):591–8.
26. Crider KS, Bailey LB, Berry RJ. Folic acid food fortification-its history, effect, concerns, and future directions. *Nutrients*. 2011;3(3):370–84.
27. DellaValle DM. Iron supplementation for female athletes: effects on iron status and performance outcomes. *Curr Sports Med Rep*. 2013;12(4):234–9.
28. Dewoolkar A, Patel ND, Dodich C. Iron deficiency and iron deficiency anemia in adolescent athletes: a systematic review. *Int J Child Health Hum Dev*. 2014;7(1):11–9.
29. Di Mascio P, Kaiser S, Sies H. Lycopene as the most efficient biological carotenoid singlet oxygen quencher. *Arch Biochem Biophys*. 1989;274(2):532–8.
30. Eichner ER. The anemias of athletes. *Phys Sportsmed*. 1986;14(9):122–30.
31. Eichner ER. Fatigue of anemia. *Nutr Rev*. 2001;59: S17–19.
32. Fallon KE, Bishop G. Changes in erythropoiesis assessed by reticulocyte parameters during ultralong distance running. *Clin J Sport Med*. 2002;12(3):172–8.
33. Faude O, Kindermann W, Meyer T. Lactate threshold concepts; how valid are they? *Sports Med*. 2009;39(6):469–90.
34. Fisher G, Schwartz DD, Quindry J, Barberio MD, Foster EB, Jones KW, Pascoe DD. Lymphocyte enzymatic antioxidant responses to oxidative stress following high-intensity interval exercise. *J Appl Physiol*. 2011;110 (3):730–7.
35. Franco RS. The measurement and importance of red cell survival. *Am J Hematol*. 2009;84(2):109–14.
36. Fujii T, Okumura Y, Maeshima E, Okamura K. Dietary iron intake and hemoglobin concentration in college athletes in different sports. *Int J Sports Exerc Med*. 2015;1:029:1–5.
37. Gomez-Cabrera MC, Domenech E, Viña J. Moderate exercise is an antioxidant: upregulation of antioxidant genes by training. *Free Radic Biol*. 2008;44(2):126–31.
38. Guy JH, Deakin GB, Edwards AM, Miller CM, Pyne DB. Adaptation to hot environmental conditions: an exploration of the performance basis, procedures and future directions to optimize opportunities for elite athletes. *Sports Med*. 2015;45(3):303–11.
39. Halliwell B, Gutteridge JMC. *Free Radicals in Biology and Medicine*. 5th ed. London: Oxford University Press; 2015.
40. Hansen-Flaschen J, Schotland H. New treatments for exercise-induced asthma. *N Engl J Med*. 1998;339:192–3.
41. Haymes E. Iron. En: Driskell J, Wolinsky I, editors. *Sports Nutrition: Vitamins and Trace Elements*. New York (NY): CRC/Taylor & Francis; 2006. p. 203–16.
42. Helenius IJ, Tikkanen HO, Haahtela T. Occurrence of exercise induced bronchospasm in elite runners: dependence on atopy and exposure to cold air and pollen *Br J Sports Med*. 1998;32:125–9.
43. Hider RC, Kong X. Iron: effect of overload and deficiency. En: Sigel A, Sigel H, Sigel RKO, editors. *Interrelations between Essential Metal Ions and Human Diseases*. Vol. 13. *Metal Ions in Life Sciences*. Dordrecht: Springer Science and Business Media BV; 2013. p. 229–94.
44. Hernandez CMR, Oo TH. Advances in mechanisms, diagnosis, and treatment of pernicious anemia. *Discov Med*. 2015;19(104):159–68.
45. Hinton PS. Iron and the endurance athlete. *Appl Physiol Nutr Metab*. 2014;39(9):1012–8.
46. Hwang GH, Ryu JM, Jeon YJ, et al. The role of thioredoxin reductase and glutathione reductase in plumbagin-induced, reactive oxygen species-mediated apoptosis in cancer cell lines. *Eur J Pharmacol*. 2015;765:384–93.
47. Institute of Medicine, Food and Nutrition Board. *Beta-Carotene and Other Carotenoids. Dietary Reference Intakes for Vitamin C, Vitamin E, Selenium, and Carotenoids*. Washington (DC): National Academy Press; 2000. p. 325–400.
48. Jones DP, Coates RJ, Flagg EW, et al. Glutathione in foods listed in the national cancer institute's health habits and history food frequency questionnaire. *Nutr Cancer*. 1992;17(1):57–75.
49. Jones GR, Newhouse I. Sport-related hematuria: a review. *Clin J Sport Med*. 1997;7(2):119–25.
50. Kaikkonen J, Kosonen L, Nyyssönen K, Porkkala-Sarataho E, Salonen R, Korpela H, Salonen JT. Effect of combined coenzyme Q10 and d-alpha-tocopheryl acetate supplementation on exercise-induced lipid peroxidation and muscular damage: a placebo-controlled double-blind study in marathon runners. *Free Radic Res*. 1998;29(1):85–92.
51. Kenney WL, Murray R. Exercise physiology. En: Maughan RJ, editor. *Sports Nutrition: The Encyclopaedia of Sports Medicine – An IOC Publication*. London: Wiley Blackwell; 2014. p. 20–35.
52. Krinsky NI, Landrum JT, Bone RA. Biologic mechanisms of the protective role of lutein and zeaxanthin in the eye. *Annu Rev Nutr*. 2003;23:171–201.
53. Lacroix VJ. Exercise-induced asthma. *Phys Sportsmed*. 1999;27(12):75–92.
54. Larsson K, Ohlsen P, Larsson L, Malmberg P, Rydstrom PO, Ulriksen H. High prevalence of asthma in cross country skiers. *Br Med J*. 1993;307:1326–9.
55. Lee EC, Fragala MS, Kavouras SA, Queen RM, Pryor JL, Casa DJ. Biomarkers in sports and exercise: Tracking health, performance, and recovery in athletes. *J Strength Cond Res*. 2017;31(10):2920–37.
56. Li X, Fang P, Yang WY, et al. Mitochondrial ROS, uncoupled from ATP synthesis, determine endothelial activation for both physiological recruitment of patrolling cells and pathological

recruitment of inflammatory cells. *Can J Physiol Pharmacol.* 2017;95(3):247–52.
57. Lotito SB, Zhang WJ, Yang CS, Crozier A, Frei B. Metabolic conversion of dietary flavonoids alters their anti-inflammatory and antioxidant properties. *Free Radic Biol Med.* 2011;51(2):454–63.
58. Lukaski HC. Vitamin and mineral status: effects on physical performance. *Nutrition.* 2004; 20(7/8):632–44.
59. Maggini S, Maldonado P, Cardim P, Newball CF, Latino ERS. Vitamins C, D and Zinc: synergistic roles in immune function and infections. *Vitamins Minerals.* 2017;6(3):doi:10.4172/2376-1318.1000167
60. Maiuolo J, Oppedisano F, Gratteri S, Muscoli C, Mollace V. Regulation of uric acid metabolism and excretion. *Int J Cardiol.* 2016;213:8–14.
61. Mannix ET, Farber MO, Palange P, Galassetti P, Manfredi F. Exercise-induced asthma in figure skaters. *Chest.* 1996;109: 312–5.
62. Matsuo M, Kaneko T. The chemistry of reactive oxygen species and related free radicals. En: Radaz Z, editor. *Free Radicals in Exercise and Aging.* Champaign, IL: Human Kinetics; 2000. p. 1–33.
63. McAnulty SR, Hosick PA, McAnulty LS, et al. Effects of pharmacological lowering of plasma urate on exercise-induced oxidative stress. *Appl physiol Nutr Metab.* 2007;32(6):1148–55.
64. McArdle WD, Katch FI, Katch VL. *Essentials of Exercise Physiology.* 4th ed. Philadelphia (PA): LWW (PE); 2011.
65. McArdle WD, Katch FI, Katch VL. *Exercise Physiology.* 8th ed. Philadelphia (PA): LWW (PE); 2014.
66. McClung JP, Gaffney-Stomberg E, Lee JJ. Female athletes: a population at risk of vitamin and mineral deficiencies affecting health and performance. *J Trace Elem Med Biol.* 2014;28(4):388–92.
67. Mikami T, Sorimachi M. Uric acid contributes greatly to hepatic antioxidant capacity besides protein. *Physiol Res.* 2017;66:1001–1007.
68. Nations SP, Boyer PJ, Love LA, et al. Denture cream: an unusual source of excess zinc, leading to hypocupremia and neurologic disease. *Neurology.* 2008;71(9):639–43.
69. Nieman DC, Henson DA, McAnulty SR, McAnulty LS, Morrow JD, Ahmed A, Heward CB. Vitamin E and immunity after the Kona triathlon world championship. *Med Sci Sports Exerc.* 2004;36(8):1328–35.
70. Opara EC. Oxidative stress, micronutrients, diabetes mellitus and its complications. *J R Soc Promot Health.* 2002;122(1):28–34.
71. Paulsen G, Cumming K, Holden G, et al. Vitamin C and E supplementation hampers cellular adaptation to endurance training in humans: a double-blind, randomized, controlled trial. *J Physiol.* 2014;592(8):1887–901.
72. Pawlak R, Parrott SJ, Raj S, Cullum-Dugan D, Lucus D. How prevalent is vitamin B(12) deficiency among vegetarians? *Nutr Rev.* 2013;71(2):110–7.
73. Peacock AJ. Oxygen at high altitude. *BMJ.* 1998;317(7165):1063–6.
74. Peeling P, Dawson B, Goodman C, Landers G, Trinder D. Athletic induced iron deficiency: new insights into the role of inflammation, cytokines and hormones. *Eur J Appl Physiol.* 2008;103(4):381–91.
75. Petersson J, Glenny RW. Gas exchange and ventilation-perfusion relationships in the lung. *Eur Respir J.* 2014;44:1023–41.
76. Pingitore A, Lima GPP, Mastorci F, Quinones A, Iervasi G, Vassalle C. Exercise and oxidative stress: potential effects of antioxidant dietary strategies in sports. *Nutrition.* 2015;31(7–8):916–22.
77. Polat M, Polat Y, Akbulut T, Cinar V, Marangoz I. The effects of trainings applied with CoQ10 and zinc supplementation on the thyroid hormone metabolism in soccer players. *Biomed Res.* 2017;28(16):7070–975.
78. Portal S, Epstein M, Dubnov G. Iron deficiency and anemia in female athletes: causes and risks. *Harefuah.* 2003;142(10): 698–703, 717.
79. Porth C. *Essentials of Pathophysiology.* 3rd ed. Philadelphia (PA): LWW (PE); 2011.
80. Powers SK, Jackson MJ. Exercise-induced oxidative stress: cellular mechanisms and impact on muscle force production. *Physiol Rev.* 2008;88(4):1243–76.
81. Powers SK, Smuder AJ, Kavazis AN, Hudson MB. Experimental guidelines for studies designed to investigate the impact of antioxidant supplementation on exercise performance. *Int J Sport Nutr Exerc Metab.* 2010;20(1):2–14.
82. Provost-Craig MA, Arbour KS, Sestili DC, Chabalko JJ, Ekinci E. The incidence of exercise-induced bronchospasm in competitive figure skaters. *Asthma.* 1996;33:67–71.
83. Quindry JC, Stone WL, King J, Broeder CE. The effects of acute exercise on neutrophils and plasma oxidative stress. *Med Sci Sports Exerc.* 2003;35(7):1139–45.
84. Quindry JC, Kavazis AN, Powers SK. Exercise-induced oxidative stress: are supplemental antioxidants warranted? En: Maughan R, editor *Sports Nutrition.* Vol. XIX *Encyclopedia of Sports Medicine.* London: International Olympic Committee, John Wiley & Sons Ltd.; 2014. p. 263–76.
85. Quindry J, Miller L, McGinnis G, et al. Muscle fiber type and blood oxidative stress following eccentric exercise. *Int J Sport Nutr Exerc Metab.* 2011;21(6):462–70.
86. Raven P, Johnson, G, Mason K, Losos J, Singer S. *The Capture of Oxygen: Respiration. Biology.* 8th ed. New York (NY): McGraw-Hill Science/Engineering/Math; 2007.
87. Ray PD, Huang BOW, Tsuji Y. Reactive oxygen species (ROS) homeostasis and redox regulation in cellular signaling. *Cell Signal.* 2012;24(5):981–90.
88. Reid MB. Reactive oxygen species as agents of fatigue. *Med Sci Sports Exerc.* 2016;48(11):2239–46.
89. Reid MB. Free radicals and muscle fatigue: of ROS, canaries, and the IOC. *Free Radic Biol Med.* 2008;44(2):169–79.
90. Reid MB. Invited review: Redox modulation of skeletal muscle contraction: what we know and what we don't. *J Appl Physiol.* 2001;90(2);724–31.
91. Reyes RC, Cittolin-Santos GF, Kim J-E, et al. Neuronal glutathione content and antioxidant capacity can be normalized *in situ* by N-acetyl cysteine concentrations attained in human cerebrospinal fluid. *Neurotherapeutics.* 2016;13(1):217–25.
92. Ristow M, Zarse K, Oberback A, et al. Antioxidants prevent health promoting effects of physical exercise in humans. *Proc Natl Acad Sci U S A.* 2009;106(21):8665–70.
93. Robinson Y, Cristancho E, Böning D. Intravascular hemolysis and mean RBC age in athletes. *Med Sci Sports Exerc.* 2006;38:480–3.
94. Ross RG. The prevalence of reversible airway obstruction in professional football players. *Med Sci Sports Exerc.* 2000;32:1985–9.
95. Rowin J, Lewis SL. Copper deficiency myeloneuropathy and pancytopenia secondary to overuse of zinc supplementation. *J Neurol Neurosurg Psychiatry.* 2005;76(5):750–51.
96. Schumacher YO, Schmid A, Grathwohl D, Bultermann D, Berg A. Hematological indices and iron status in athletes of various sports and performances. *Med Sci Sports Exerc.* 2002;34(5):869–75.
97. Shaskey DJ, Green GA. Sports haematology. *Sports Med.* 2000;29(1):27–38.

98. Singh U, Devaraj S, Jialal I. Vitamin E, oxidative stress, and inflammation. *Annu Rev Nutr.* 2005;25:151–74.
99. Stabler SP, Allen RH. Vitamin B12 deficiency as a worldwide problem. *Annu Rev Nutr.* 2004;24:299–326.
100. Strobel NA, Peake JM, Matsumoto A, Marsh SA, Coombes JS, Wadley GD. Antioxidant supplementation reduces skeletal muscle mitochondrial biogenesis. *Med Sci Sports Exerc.* 2011;43(6):1017–24.
101. Telford RD, Sly GJ, Hahn AG, Cunningham RB, Bryant C, Smith JA. Footstrike is the major cause of hemolysis during running. *J Appl Physiol.* 2003;94:38–42.
102. Thiele JJ, Weber SU, Packer L. Sebaceous gland secretion is a major physiologic route of vitamin E delivery to skin. *J Invest Dermatol.* 1999;113(6):1006–10.
103. Thomas DT, Erdman KA, Burke LM. American College of Sports Medicine Joint Position Statement. Nutrition and Athletic Performance. *Med Sci Sports Exerc.* 2016:543–68. doi:10.1249/MSS.0000000000000852
104. Traber MG. Determinants of plasma vitamin E concentrations. *Free Radic Biol Med.* 1994;16(2):229–39.
105. Traber MG. Vitamin E. In: Erdman JWJ, Macdonald IA, Zeisel SH, editors. *Present Knowledge in Nutrition.* 10th ed. Washington (DC): Wiley-Blackwell; 2012. p. 214–29.
106. Vashchenko G, MacGillivray RT. Multi-copper oxidases and human iron metabolism. *Nutrients.* 2013;5(7):2289–313.
107. Venkatraman JT, Pendergast DR. Effect of dietary intake on immune function in athletes. *Sports Med.* 2002;32(5): 323–37.
108. Vogelmeier CF, Criner GJ, Martinez FJ, et al. Global strategy for diagnosis, management and prevention of chronic obstructive lung disease 2017 report. *Respirology.* 2017;22:575–601.
109. Wang X, Ouyang YY, Liu J, Zhao G. Flavonoid intake and risk of CVD: a systematic review and meta-analysis of prospective cohort studies. *Br J Nutr.* 2014;111(1):1–11.
110. Wang W, Knovich MA, Coffman LG, Torti FM, Torti SV. Serum ferritin: past, present and future. *Biochim Biophys Acta.* 2010;1800(8):760–9.
111. Wang ZM, Zhao D, Nie ZL, Zhao H, Zhou B, Gao W, Wang LS, Yang ZJ. Flavonol intake and stroke risk: a meta-analysis of cohort studies. *Nutrition.* 2014;30(5):518–23.
112. Weiler JM, Metzger WJ, Donnelly AL, Crowley ET, Sharath MD. Prevalence of bronchial hyperresponsiveness in highly trained athletes. *Chest.* 1986;90(1):23–8.
113. Wilber RL, Rundell KW, Szmedra L, Jenkinson DM, Im J, Drake SD. Incidence of exercise-induced brochospasm in Olympic winter sport athletes. *Med Sci Sports Exerc.* 2000;32:732–7.
114. Williams J, Mai CT, Mulinare J, et al. Updated estimates of neural tube defects prevented by mandatory folic acid fortification – United States, 1995-2011. *MMWR Morb Mortal Wkly Rep.* 2015;64(1):1–5.
115. Wilson JX. Mechanism of action of vitamin C in sepsis: ascorbate modulates redox signaling in endothelium. *Biofactors.* 2009;35(1):5–13.
116. World Health Organization. Haemoglobin concentrations for the diagnosis of anaemia and assessment of severity. Vitamin and Mineral Nutrition Information System. Geneva, World Health Organization, 2011. (WHO/NMH/NHD/MNM/11.1) Disponible en: http://www.who.int/vmnis/indicators/haemoglobin.pdf. Consultado el 6 de agosto de 2017.
117. Yuka Y, Masaru K, Ayako N, Noriko M. Anemia in female collegiate athletes: Association with hematological variables, physical activity and nutrition. *Br J Med Med Res.* 2015;7(10):801–8.
118. Zhang Y-J, Gan R-Y, Zhou Y, Li A-N, Xu D-P, Li H-B. Antioxidant phytochemicals for the prevention and treatment of chronic diseases. *Molecules.* 2015;20:21138–56.
119. Zuo L, Zhou T, Pannell BK, Ziegler AC, Best TM. Biological and physiological role of reactive oxygen species – the good, the bad and the ugly. *Acta Physiol.* 2015;214(3):329–48.

CAPÍTULO 10

Optimización de las estrategias de nutrición por edad y por sexo

OBJETIVOS

- Comprender los principales problemas de nutrición asociados con los atletas de diferentes edades y sexo.
- Abordar las demandas nutricionales específicas para jóvenes y cómo estas se incrementan con el ejercicio regular.
- Enumerar los múltiples factores que deben concurrir para lograr la densidad mineral ósea (DMO) deseada.
- Procurar que los atletas entiendan que la estrategia nutricional de *recuperación* es un componente importante del propio ejercicio.
- Discutir las razones por las cuales es importante, para los atletas jóvenes, mantener una velocidad de crecimiento normal y los principales factores nutricionales que ayudan a asegurarla.
- Describir los métodos y fórmulas disponibles para calcular el gasto energético, así como las fórmulas específicas por población.
- Comprender los riesgos y beneficios de practicar deportes donde importa la apariencia.
- Determinar los requerimientos de macronutrientes (hidratos de carbono, proteínas y grasas) para atletas de diferente edad y sexo implicados en diversos deportes.
- Entender los riesgos de deshidratación en niños y adolescentes, en comparación con los adultos.
- Diferenciar entre los diversos tipos de trastornos de la alimentación, especialmente en mujeres atletas.
- Conocer los cambios fisiológicos más frecuentes del envejecimiento y cómo disminuirlos al mínimo satisfaciendo las necesidades nutricionales.

Estudio de caso

Toda su vida fue atleta: competidor en los clubes de natación de primaria y secundaria, seleccionado en el bachillerato, becario e integrante del equipo de waterpolo en la universidad. Se graduó de la universidad para iniciar una vida laboral y debido a ello dejó la natación. John estaba demasiado ocupado con otros asuntos (el trabajo, la familia, su hija) como para invertir 2-3 h, 3-5 días a la semana en la piscina.

Después de algunos años comenzó a tener un poco más de tiempo porque su hija estaba en la escuela, su esposa en el trabajo, y su carga laboral era menos estresante. Por supuesto, la idea de volver a competir en natación volvió a su mente. Decidió, con el apoyo de su familia, unirse a un club de nadadores adultos con torneos regionales, estatales y nacionales. Así, después de cerca de 10 años se encontró nuevamente en la piscina. Desde la primera zambullida se percató de lo mucho que había extrañado nadar y de que su cuerpo había cambiado; ahora tenía más grasa corporal y menos músculos. Sabía que no recuperaría su antigua condición física si no se exigía a sí mismo.

Para su consternación, luego de 3 días de retomar la práctica de la natación apenas podía moverse. Le dolían todos los músculos hasta el punto de dificultarle cualquier movimiento normal. El dolor era intenso y no sabía qué hacer. ¿Debería admitir que sus días en la piscina eran cosa del pasado o perseverar y hacerlo lo mejor que pudiera? Se fue a la cama pensando en su dolor y en la decisión que debía tomar. Entonces tuvo un sueño. Soñó que estaba de vuelta en la piscina de la universidad y pudo ver las personas, el lugar, las bebidas para deportistas y la comida. Sí, la *comida*. Eso lo golpeó como un rayo: cuando competía, el equipo tenía una estrategia de recuperación que incluía el consumo, casi inmediato, de hidratos de carbono y proteínas (a veces un sándwich de pollo y yogur griego con fruta) y el entrenador no les permitía abandonar la zona de la piscina sin tomar esos alimentos de recuperación. A la mañana siguiente hizo un plan para preparar algo de comida de recuperación para su tarde/noche de natación, aunque, de todas maneras, cenaría con su familia alrededor de 1 h más tarde. Al cabo de unos días no podía creer lo bien que se sentía, y un par de meses más tarde logró la mejor marca de su grupo etario para las competiciones regionales. Finalmente había regresado a la natación, ¡y con una sonrisa!

ANÁLISIS DEL ESTUDIO DE CASO

El ejercicio regular, junto con una buena nutrición, ayuda a reducir al mínimo los efectos de la sarcopenia.

1. ¿Cuáles son los cambios corporales típicos producto del envejecimiento?
2. ¿Son similares en hombres y mujeres? Si no, ¿cuáles son las diferencias?
3. Considere cada cambio corporal y proponga una estrategia con todas las cosas que haría, en un caso ideal, para reducir al mínimo cada uno de esos cambios.
4. Enumere todas sus propuestas y formule un plan de nutrición semanal que incorpore todas sus estrategias.
5. Modifique su plan para hacerlo más realista (ahora tiene una guía para saber cómo limitar al mínimo los cambios corporales relacionados con la edad).

Introducción

Ningún atleta, independientemente de su edad o sexo, puede alcanzar un rendimiento óptimo sin un buen plan de nutrición. Los fundamentos de todos los planes de nutrición tienen estrategias de entrenamiento y de competición similares que incluyen:

- Comer de manera que se fomente la salud a largo plazo, siguiendo las directrices generales para cada edad y sexo.
- Satisfacer las necesidades energéticas de forma que apoyen dinámicamente las necesidades de entrenamiento y competición.
- Asegurar reservas óptimas de energía y buena hidratación antes de iniciar un entrenamiento o una competición.
- Seguir una estrategia que reduzca la deshidratación mientras se mantienen las concentraciones de glucosa en sangre y el volumen sanguíneo.
- Utilizar una estrategia de recuperación que devuelva al atleta a un buen estado de hidratación al tiempo que apoya una síntesis muscular eficiente e inhibe el dolor muscular.
- Considerar la composición corporal más que el peso como indicador de si la estrategia de nutrición, durante el entrenamiento, está proveyendo las cantidades adecuadas de nutrientes y energía.
- Permitir tiempo suficiente para adaptarse bien a cualquier nueva estrategia de nutrición durante la competición, practicando dicha estrategia durante el entrenamiento.

Existen consideraciones nutricionales adicionales para las mujeres atletas y para los atletas jóvenes y mayores, a fin de garantizar una nutrición que sustente una salud y un rendimiento óptimos. Las necesidades fisiológicas de las mujeres atletas están relacionadas con la menstruación y pueden verse afectadas por el aprovisionamiento insuficiente de nutrientes o energía. La *tríada de la mujer atleta*, que incluye trastornos de la alimentación, disfunción menstrual y baja densidad ósea, afecta a un gran número de mujeres, particularmente a quienes participan en deportes donde la apariencia desempeña un papel importante en la calificación, incluyendo la gimnasia, el patinaje artístico y los clavados. Comprender estos riesgos puede ayudar a reducir al mínimo la posibilidad de que una atleta no logre seguir un plan nutricional satisfactorio.

Los atletas jóvenes también tienen riesgos específicos relacionados con la necesidad de satisfacer, simultáneamente, las necesidades de energía y nutrientes del crecimiento con las de la actividad física (45). Los niños tienen menos glándulas sudoríparas y producen menos sudor (por glándula) que los adultos; además, son susceptibles a la deshidratación voluntaria (consumo insuficiente de líquidos, incluso cuando estos están disponibles) (144). La combinación de una menor capacidad de enfriamiento y un consumo inadecuado pone a los atletas jóvenes en alto riesgo de padecer alteraciones relacionadas con la deshidratación; esto debe considerarse en cualquier estrategia de nutrición. También preocupa que los atletas jóvenes sean propensos a obtener información nutricional de otros atletas, personal de las tiendas de alimentos, entrenadores, propietarios de gimnasios y revistas relacionadas con el deporte. A menudo, estas fuentes de información no son confiables y pueden estar orientadas a la venta de productos nutricionales que ni han sido evaluados adecuadamente, ni son necesarios (41).

Los atletas de mayor edad tienen un conjunto diferente de problemas, particularmente los relacionados con el aumento del riesgo de estrés térmico, los cambios normales en la composición corporal y la tasa de recuperación de esfuerzos físicos extenuantes. Las personas que trabajan con atletas de mayor edad deben estar conscientes de los cambios asociados con la edad, el gasto energético y el riesgo aumentado de deshidratación. También existe evidencia de que los adultos mayores atletas pueden estar en riesgo de consumir nutrientes de forma inadecuada, en especial, riboflavina, vitamina B_6, vitamina B_{12}, vitamina D y ácido fólico (32, 65). Los atletas de diferentes edades y sexos tienen distintos riesgos nutricionales relacionados con disponibilidad de energía, enfermedades térmicas, problemas del crecimiento y del desarrollo, disfunción menstrual, trastornos de la alimentación, baja densidad ósea, alteraciones en la composición corporal, insuficiencia de nutrientes y riesgo de lesiones (113). A pesar de que existen principios generales de nutrición, que deben ser seguidos por todos los atletas, diferentes grupos (hombres, mujeres, jóvenes y viejos) tienen distintas necesidades fisiológicas que implican modificaciones para reducir los riesgos a la salud y para optimizar el rendimiento. En este capítulo se revisan las necesidades nutricionales específicas de los atletas de acuerdo con su edad y su sexo.

EL ATLETA JOVEN

La juventud es un período de crecimiento acelerado y es por ello una etapa con grandes necesidades de energía y de nutrientes. La actividad física aumenta todavía más estas necesidades, por lo que la planificación nutricional es un componente esencial en la vida del joven atleta, para fomentar el crecimiento y el desarrollo normales, pero también como un beneficio deseado del entrenamiento deportivo. La nutrición óptima junto con la actividad física durante este período de la vida tienen beneficios potenciales para toda la vida. No obstante, una mala correlación entre nutrición y actividad física puede dar lugar al desarrollo deficiente de tejidos y huesos, lo que podría incrementar el riesgo de enfermedades crónicas. El suministro insuficiente de energía podría impedir que se alcance el crecimiento potencial genéticamente prescrito; la ingesta inadecuada de nutrientes puede producir un desarrollo deficiente de los sistemas de órganos. Por ejemplo, el consumo insuficiente de calcio durante el "estirón" de la adolescencia puede provocar **DMO** baja con riesgo de osteoporosis de aparición temprana (una situación que pone al individuo en peligro de fracturas). Se ha estimado que el 25% de la masa ósea total se adquiere durante la adolescencia (143). Aunque la estimulación mediada por la actividad física es importante para el desarrollo óseo, durante este período de crecimiento es indispensable el suministro adecuado de calcio, vitamina D, proteínas y energía. Alentar a los jóvenes a ser físicamente activos es lo que se necesita para reducir el riesgo de enfermedades crónicas, pero la disminución del riesgo solo es posible con una nutrición adecuada.

Los atletas jóvenes deben ser evaluados periódicamente para garantizar el mantenimiento de su salud y una velocidad normal de crecimiento. El "estirón" en las niñas comienza alrededor de los 10-11 años y alcanza su punto máximo a los 12 años; el crecimiento se detiene a los 15-16 años de edad. En los varones el "estirón" de la adolescencia comienza entre los 12 y 13 años de edad; alcanza su pico a los 14 años y se detiene a los 19 años. Cabe señalar que la actividad física *excesiva* (grado de actividad a la que el individuo no está acostumbrado), que impide la ingesta de nutrientes y el descanso suficientes, puede provocar lesiones por abuso que incluyen la tendinitis, la enfermedad de Osgood-Schlatter y las fracturas por esfuerzo (8). En las atletas adolescentes puede sobrevenir una amenorrea secundaria (cese de la menstruación normal en alguien que ya la ha tenido) durante los períodos de entrenamiento intenso como resultado del suministro insuficiente de energía. La amenorrea se relaciona con una baja producción de estrógenos que se ha asociado con el riesgo aumentado de fracturas por esfuerzo (5). La fractura por esfuerzo puede ocurrir a cualquier edad por una carga mecánica repetida en un hueso con una DMO demasiado baja para soportar dicha repetición. Las fracturas por esfuerzo se observan más frecuentemente en las siguientes situaciones (fig. 10-1) (8, 23):

- Cuando un atleta aumenta la intensidad de la actividad demasiado rápido como para permitir que se adapte la densidad ósea.
- Cuando cambia la superficie a la que el atleta se ha acostumbrado y esto le provoca mayor estrés óseo.
- Cuando un atleta calza zapatos que no logran amortiguar y proteger correctamente al esqueleto del estrés de una actividad específica.

Se ha recomendado que los niños participen solo en *tipos* de deporte cuya especialización ocurra después de la pubertad (5, 27), como una estrategia para evitar el sobreentrenamiento de músculos específicos o del esqueleto. Esto ayuda a los atletas jóvenes a desempeñarse mejor, con menor riesgo de lesiones, y a participar en el deporte durante más tiempo que quienes practican, demasiado temprano una sola disciplina (5).

Densidad mineral ósea

Área transversal del hueso (g/cm^2) y la medida frecuentemente utilizada para determinar la adecuación de la resistencia ósea. Los principales factores que pueden afectar la DMO son la raza, el sexo, la dieta, el tamaño, la cantidad de actividad, el tipo de actividad, la disponibilidad de energía, el cortisol y los estrógenos.

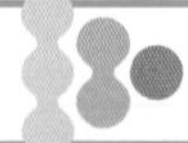

Necesidades energéticas

Es necesario el consumo suficiente de energía para adaptarse a las necesidades combinadas del crecimiento y el desarrollo con las del entrenamiento y la competición (45). Es difícil satisfacer las necesidades nutricionales durante los períodos de crecimiento debido a que existe gran variabilidad nutricional en los niños de una misma edad debida a sexo, tamaño (peso, estatura), maduración puberal, antecedentes genéticos y velocidad de crecimiento (113, 141). El riesgo de ingesta inadecuada

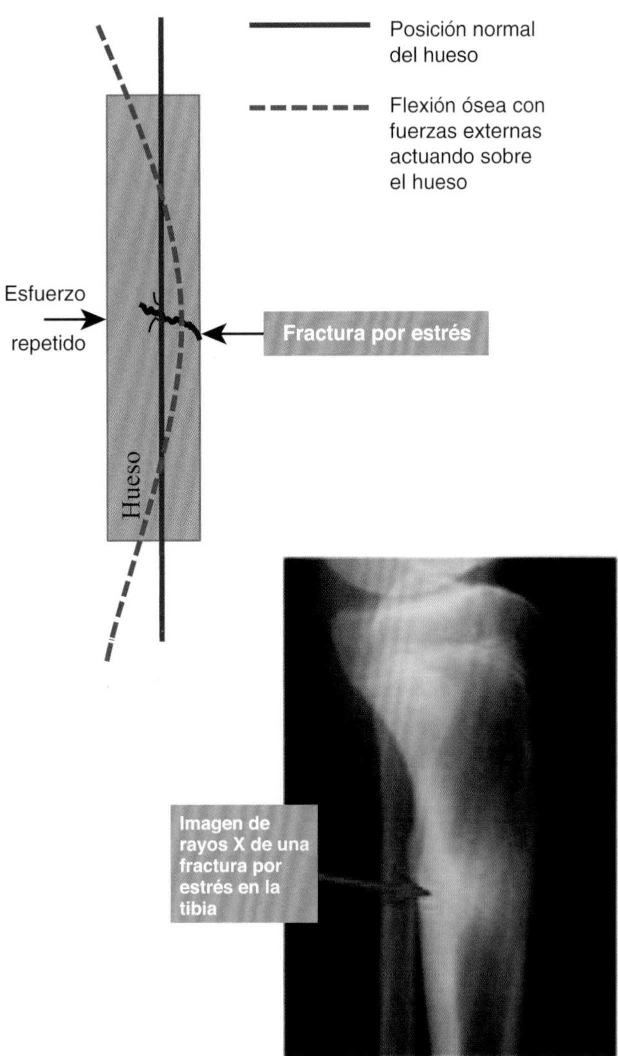

FIGURA 10-1. ¿Qué es una fractura por esfuerzo? Fuente: Drawing based on Anderson MW, Greenspan A. Stress fractures. *Radiology.*1996;199:1–12; Bennell KL, Malcolm SA, Wark JD, Brukner PD. Models for the pathogenesis of stress fractures in athletes. *Br J Sports Med.* 1996;30:200–4; X-ray from Staheli LT. *Fundamentals of Pediatric Orthopedics.* 5th ed. Philadelphia (PA): Lippincott Williams & Wilkins; 1996.

de energía parece ser particularmente alto en los atletas jóvenes que participan en deportes con gran consumo de energía, como el pentatlón moderno, pero también es frecuente en deportes de equipo como el fútbol (42, 59). Para complicar aún más la comprensión de los requerimientos, los métodos para la estimación de las necesidades de energía en atletas jóvenes también tienen limitaciones debido a su gran variabilidad, esto agravado por el hecho de que los atletas jóvenes a menudo informan patrones de consumo de energía muy por debajo de los recomendados por los métodos de cálculo (2, 62). Es importante destacar que las necesidades de energía asociadas con la actividad física inducen requerimientos de energía más altos que aquellos asociados con el crecimiento (141). Por ejemplo, solo se necesitan alrededor de 2 kcal/g (o 8.6 kJ/g) de energía para la ganancia diaria de peso. Para un atleta varón de 15 años de edad, que aumenta alrededor de 6 kg/año (13 lb/año), esto equivale a un requerimiento adicional de energía relacionado con el crecimiento de aproximadamente 33 kcal/día (o 140 kJ/día) (45). A pesar de ser un requerimiento aparentemente bajo para el crecimiento, la demanda añadida de actividad física puede colocar al joven atleta en un estado de insuficiencia de aprovisionamiento de energía que podría comprometer su crecimiento y su desarrollo.

Un método para identificar si un atleta joven tiene suficiente consumo de energía es utilizar el concepto de **disponibilidad de energía**, que implica averiguar si hay suficiente energía disponible para la actividad (87).

Disponibilidad energética

Concepto relacionado con tener suficiente energía disponible para la actividad física, más la energía necesaria para cumplir las funciones fisiológicas normales relacionadas con el crecimiento, el sistema inmunitario, el desarrollo óseo, el desarrollo muscular y la reparación muscular.

Al referirse a la cantidad de energía disponible para las tareas que se realizan, considere la siguiente ecuación:

Disponibilidad de energía = aporte energético − gasto energético por el ejercicio

[Calculada como: kcal/kg de masa muscular/día.]

No suministrar suficiente energía incrementa los riesgos, para el crecimiento y para la salud, de padecer **pubertad retardada**, alteraciones de la menstruación, baja DMO y lesiones, así como de no alcanzar la estatura prevista y de desarrollar trastornos de la alimentación (19, 103). La medición del gasto energético diario total es compleja: implica la evaluación de múltiples componentes con diversas estrategias posibles para la obtención de las magnitudes (fig. 10-2).

Gasto energético diario total

El **gasto energético** (diario) **total** (GET) incluye los siguientes componentes:

- *Gasto energético en reposo (GER).* Representa la mayor proporción de energía gastada y es el *índice metabólico basal* (IMB), que es la energía gastada por un individuo en reposo y en ayuno; o la definición menos estricta de *índice metabólico en reposo*, que arroja un valor ligeramente superior como medida que se toma cuando la persona no puede estar en ayuno o en un completo estado de reposo. Hay varias ecuaciones para la estimación del GER cuando no se puede medir por medio de agua doblemente marcada (ADM) o por calorimetría indirecta (cuadro 10-1).

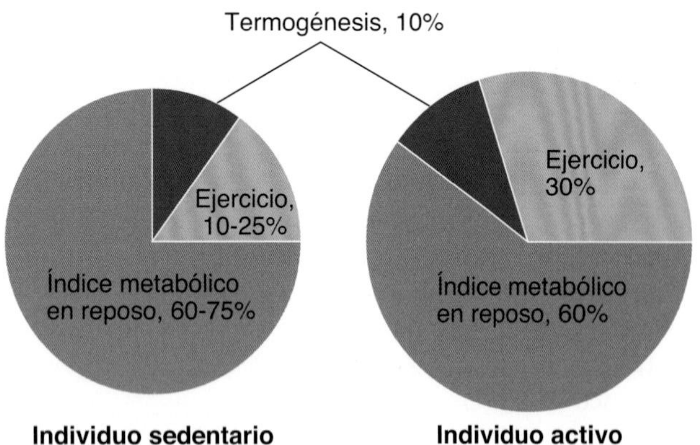

Contribuyen al gasto total de energía:

- Índice metabólico en reposo
- Gasto energético del ejercicio
- Termogénesis

FIGURA 10-2. Cálculo del gasto energético diario total. Tomado de: Plowman SA, Smith DL. Exercise *Physiology for Health, Fitness, and Performance.* 3rd ed. Philadelphia (PA): LWW (PE); 2010.

Cuadro 10-1 Ecuaciones para calcular el IMB

Ecuaciones de Harris Benedict[a]

Cálculo del IMB para hombres (métrico)

IMB = 66.47 + (13.75 × peso en kg) + (5.003 × estatura en cm) − (6.755 × edad en años)

Cálculo del IMB para mujeres (métrico)

IMB = 655.1 + (9.563 × peso en kg) + (1.850 × estatura en cm) − (4.676 × edad en años)

Ecuaciones de Schofield[b]

Edad (años) 10-17

Hombres: IMB = 17.686 × (peso en kg) + 658.2

EEE = 105

Mujeres: IMB = 13.384 × (peso en kg) + 692.6

EEE = 111

Edad (años): 18-29

Hombres: IMB = 15.057 × (peso en kg) + 692.2

EEE = 153

Mujeres: IMB = 14.818 × (peso en kg) + 486.6

EEE = 119

Edad (años) 30-59

Hombres: IMB = 11.472 × (peso en kg) + 873.1

EEE = 167

Mujeres: IMB = 8.126 × (peso en kg) + 845.6

EEE = 111

Edad (años): ≥ 60

Hombres: IMB =11.711 × (peso en kg) + 587.7

EEE = 164

Mujeres: IMB = 9.082 × (peso en kg) + 658.5

EEE 108

[a]Fuente: Harris JA, Benedict FG. A biometric study of human basal metabolism. *Proc Natl Acad Sci USA.* 1918;4(12):370–3.

[b]Fuente: Schofield WN. Predicting basal metabolic rate, new standards and review of previous work. *Hum Nutr Clin Nutr.* 1985:39 (Suppl 1):5–41.

EEE: error estándar de la estimación.

- ***Efecto termogénico de los alimentos** (ETA).* Es la energía necesaria para obtener y metabolizar la energía contenida en los alimentos consumidos. El ETA representa del 5-10% de la energía total consumida. Algunos alimentos tienen un ETA más alto que otros:
    - Hidratos de carbono: 5-15% de la energía total consumida.
    - Proteínas: 20-35% de la energía total consumida.
    - Grasas: 5-15% de la energía total consumida.

Nota: el ETA también puede referirse a una acción dinámica específica, la termogénesis o ambas cosas.

- ***Gasto energético por actividad*** *(GEA).* Representa una combinación de gasto energético tanto por ejercicio como por no ejercicio. Hay varios métodos disponibles para calcular el GEA (63):
  - *Calorimetría indirecta.* Mediciones del aire aspirado y espirado (oxígeno entrante y dióxido de carbono saliente), proporcionando un excelente cálculo del gasto energético. La razón de oxígeno entrante a dióxido de carbono saliente, también denominada *cociente respiratorio*, proporciona una buena estimación de todos los sustratos de energía (es decir, qué proporción de las calorías quemadas corresponde a hidratos de carbono, proteínas o grasas). Los equipos de calorimetría indirecta también se conocen como *carros metabólicos* (fig. 10-3).
  - *ADM.* El ADM es el estándar de referencia y es capaz de evaluar todos los componentes del gasto de energía. La técnica utiliza trazadores isotópicos para marcar tanto al hidrógeno como al oxígeno del agua (de ahí la denominación *doble*). Al medir el marcador de oxígeno (^{18}O) gastado en dióxido de carbono, es posible calcular con exactitud la energía utilizada.
  - *Medición de la frecuencia cardíaca.* La frecuencia cardíaca se asocia de forma lineal con el gasto energético; así, su medición proporciona una determinación de las calorías quemadas. Existen muchos monitores portátiles que pueden calcular el gasto energético utilizando la frecuencia cardíaca.
  - *Acelerometría.* Los acelerómetros miden el movimiento y con ello proporcionan una estimación del gasto energético. La acelerometría tiene puntos débiles, por lo que los investigadores recomiendan precaución al utilizar acelerómetros para evaluar el gasto de energía (70, 136).
  - *Sistema de posicionamiento global* (GPS, *global positioning system).* El GPS tiene la capacidad de seguir el movimiento y su velocidad para calcular el gasto energético. Los nuevos GPS se emplean junto con acelerómetros y verificadores de la frecuencia cardíaca para mejorar los cálculos del gasto energético (131).
  - *Podometría.* Aunque proporcionan una medida razonablemente precisa del movimiento, los podómetros no pueden brindar un medio exacto para estimar la energía gastada en todas las formas de actividad. Por lo tanto, deben emplearse con precaución para calcular el gasto energético (106).
  - *Cuestionarios.* Hay muchos tipos de cuestionario para calcular el gasto energético, mediante la descripción de la intensidad de la actividad, con base en una escala de equivalentes metabólicos (MET, *metabolic equivalent of tasks*) (múltiplos del GER). El compendio de actividades físicas de Ainsworth relaciona tipos de actividad con sus gastos energéticos respectivos (cuadro 10-2) (3).

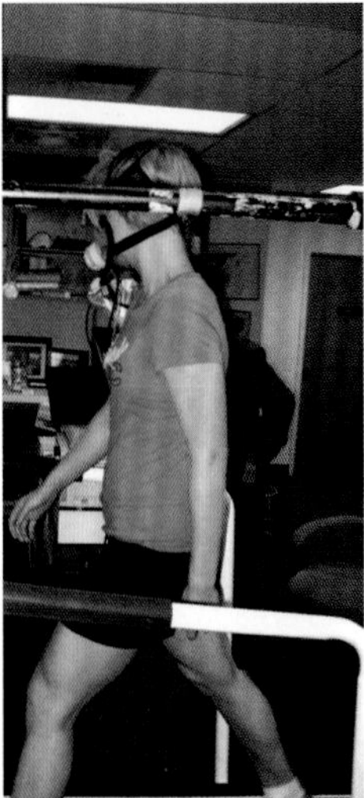

FIGURA 10-3. Medición del gasto energético en reposo de una persona mediante su calorimetría indirecta. Medida frecuentemente utilizada y relativamente precisa del gasto de energía en reposo y durante la actividad. El aparato mide el oxígeno consumido y el dióxido de carbono expelido.

Pubertad retardada

La *pubertad* es el período en el que el cuerpo crece y se desarrolla de niño a adulto; incluye la maduración de los órganos sexuales, el vello facial en los hombres y la conversión de algo de testosterona en estradiol para el desarrollo del útero en las mujeres. Un retraso en este reloj biológico, a menudo debido a una ingesta insuficiente de energía, puede tener implicaciones de por vida para el desarrollo de los órganos, el esqueleto y el crecimiento lineal.

Gasto energético total

Representa los requisitos energéticos combinados para el descanso, la actividad, el ETA y el desarrollo (si se está creciendo, por embarazo o lactancia).

Gasto energético en actividad

Representa la energía necesaria para satisfacer las necesidades energéticas de la actividad física. Por lo general, se calcula como un múltiplo de la energía requerida en reposo. Ejemplo: si alguien necesita 50 cal/h en reposo, y realiza ejercicios con una intensidad del doble que en el reposo (p. ej., caminando), el requerimiento (por hora) sería de 100 cal para esa hora. Si esa persona trabajara con una intensidad cinco veces mayor que en el reposo (p. ej., corriendo rápidamente), el requerimiento (por hora) sería de 200 cal para esa hora.

Efecto termogénico de los alimentos

Representa la energía necesaria para obtener energía de los alimentos consumidos. Algunos alimentos requieren mayor inversión de energía (p. ej., las proteínas) que otros (p. ej. los hidratos de carbono) para extraer su contenido energético. El promedio para todos los alimentos es de aproximadamente el 10% de la energía total extraída de ellos.

Cuadro 10-2 Gastos de energía aproximados para diversas actividades en relación con las necesidades de descanso, para hombres y mujeres de estatura promedio

Valor representativo de la categoría de actividad para el factor de actividad por unidad de tiempo de actividad

Descansando, durmiendo, reclinándose: GER × 1.0

Muy ligero: GER × 1.5

Actividades sentado y de pie, oficios de pintura, conducción, trabajo de laboratorio, mecanografía, costura, planchado, cocina, jugar a las cartas y tocar un instrumento musical.

Ligero: GER × 2.5

Caminar sobre una superficie nivelada a 4-5 km/h, trabajos de garaje, oficios de electricidad, carpintería, restaurantes, limpieza doméstica, cuidado de niños, golf, velerismo y tenis de mesa.

Moderado: GER × 5.0

Caminar a 5.5-6.5 km/h, escardar y desbrozar, llevar una carga, ciclismo, esquí, tenis y baile.

Intenso: GER × 7.0

Caminar con carga cuesta arriba, talar árboles, excavación manual pesada, baloncesto, escalada, fútbol americano y fútbol.

Cuando se informan como múltiplos de requerimientos basales, los gastos de hombres y mujeres son similares.
Fuente: Institute of Medicine, Food and Nutrition Board. *Recommended Dietary Allowances.* 10th ed. Subcommittee on the Tenth Edition of the RDAs, Food and Nutrition Board, Commission on Life Sciences, National Research Council. Washington (DC): National Academy Press; 1989. Con base en valores informados por Durnin and Passmore (1967) y OMS (1985).

El ETA y el GER pueden calcularse con calorimetría indirecta, mientras que el GET se obtiene a partir de ADM (cuadro 10-3).

El empleo de estos métodos para estimar la ingesta y el gasto de energía es complejo, y dada la variabilidad individual en los métodos y en las tasas de crecimiento individual, no se recomienda depender en exceso de estos como único determinante de si un atleta joven está recibiendo suficiente energía o nutrientes. No existen dispositivos, métodos ni ecuaciones generales disponibles para calcular el gasto de energía que proporcionen resultados convenientemente precisos para determinar con seguridad si los nutrientes o la energía consumidos son suficientes para lograr el crecimiento y desarrollo deseados. Estos métodos y dispositivos deben considerarse como guías y estimaciones y, debido a las inexactitudes potenciales, deberán utilizarse indicadores normales de crecimiento y desarrollo. En niños, el método tradicional para evaluar la adecuación del consumo de energía es a través de una evaluación longitudinal, mediante tablas estandarizadas en percentiles de peso por edad, estatura por edad y peso por estatura

Cuadro 10-3 Estrategia paso a paso para estimar el equilibrio energético de 24 h en el atleta joven

Cálculo del requerimiento energético

Paso 1. Calcular el *GER* usando la ecuación de Schofield apropiada para edad y sexo.

Paso 2. Calcular el valor por hora obtenido en el paso 1, dividiendo el GER entre 24.

Paso 3. Mediante el GER obtenido, calcular la cantidad de horas invertidas en los diversos gastos de energía utilizando la información de la tabla 10-1. *Ejemplo*: Dormir durante 7 h = 1 × GER × 1; ejercicio ligero durante 2 h = 2.5 × GER × 2; etcétera.

Paso 4. Sumar los valores del paso 2 para el gasto energético de 24 h.

Paso 5. Multiplicar el valor del paso 3 por 1.10 para calcular el gasto energético + 10% para el *ETA* (es decir, las calorías requeridas para obtener la energía de la energía consumida). Este es el valor de la energía total requerida.

Cálculo de la ingesta de energía

Paso 1. Anotar todos los alimentos y bebidas consumidos (cantidades, preparación, etc.) durante un período de 24 h.

Paso 2. Usando una tabla de composición de alimentos, encontrar el contenido energético (calórico) de cada alimento o bebida consumida.

Paso 3. Sumar los valores obtenidos en el paso 2.

Cálculo del equilibrio energético

Paso 1. Dividir la energía consumida calculada entre la energía requerida calculada para obtener el equilibrio energético. *Ejemplo:*

Energía consumida calculada = 2000 kcal
Energía requerida calculada =2500 kcal
2000/2500 = 0.80 (la cantidad consumida es el 80% de los requerimientos calculados, lo que indica que la persona tiene un equilibrio energético negativo).

Tabla 10-1 Factores internos y externos que pueden influir en la DMO

Factores internos	Factores externos
Sexo/raza. Las mujeres suelen tener una DMO más baja que los hombres. Sin embargo, múltiples factores pueden influir en la DMO entre los sexos: ■ Las mujeres con irregularidad menstrual tienen menor DMO que aquellas con menstruación regular (hay menos estrógenos con la menstruación irregular y estos inhiben la actividad de los osteoclastos, las células que degradan el hueso). ■ Algunos estudios poblacionales sugieren que las mujeres afroamericanas e hispanas tienen una DMO más alta que las caucásicas y las asiáticas.	**Dieta.** Las reservas adecuadas de vitamina D, calcio y energía se asocian con una mayor DMO, mientras que la insuficiencia de cualquiera de estos tres se asocia con una menor DMO. Otros factores dietéticos también que pueden influir en la DMO son: ■ La fibra dietética alta (> 30 g/día) puede disminuir la absorción de calcio; el consumo elevado de cafeína se asocia con una alta pérdida urinaria de calcio. ■ El consumo elevado de alcohol altera la absorción de los nutrientes y el metabolismo; se asocia con una DMO más baja.
Edad. Después de alcanzar la DMO máxima, alrededor de los 20 años de edad, esta generalmente permanece estable con reducciones moderadas hasta los 50 años de edad: ■ Después de los 50 años de edad, la DMO disminuye más rápidamente en ambos sexos. ■ Las mujeres experimentan un descenso más rápido de la DMO después de la menopausia.	**Peso.** Un mayor peso se realciona con una mayor DMO debido a la adaptación ósea asociada con una carga mayor: ■ La obesidad está vinculada con un mayor peso, pero con menos actividad física/movimiento, lo que puede provocar disminución de la DMO.
Tamaño. Un tamaño menor implica menos esfuerzo para el hueso, con menos necesidad de adaptación para aumentar la DMO: ■ Con la disponibilidad correcta de nutrientes o energía, los huesos responden al aumento del esfuerzo de carga (debido al peso o a la actividad) con una mayor DMO.	**Actividad.** La carga mecánica en los huesos es importante para fomentar el incremento adaptativo de la DMO (Ley osteológica de Wolff: "Úsalo o pierdelo"): ■ Cuando se produce la carga, hay un desarrollo esquelético significativo (juventud) y los huesos pueden lograr una DMO sensiblemente mayor que hace al individuo más resistente a desarrollar una menor DMO más tarde en su vida. ■ Sin embargo, la actividad física durante la juventud, asociada con deficiencia de energía, calcio o vitamina D, no logra aumentar de forma adecuada la DMO y coloca a la persona en riesgo mayor de padecer osteoporosis posteriormente.

DMO, densidad mineral ósea.

(fig. 10-4). Después de los 2 años de edad existe la expectativa de que los percentiles de crecimiento se sostendrán y que cualquier fracaso podría ser indicativo de un inapropiado suministro de energía, de desnutrición o de enfermedad. Por ejemplo, un niño atleta en el percentil 50 en la tabla de estatura por edad a los 12 años, pero en un percentil inferior a los 14 años, podría sugerir que hubo ingesta insuficiente de energía, desnutrición o enfermedad, lo que justifica una determinación posterior de la causa del cese de crecimiento que ocasionó la caída de percentil.

Algunos atletas jóvenes pueden, por supuesto, tener sobrepeso que se trata reduciendo su ingesta de energía. Restringir de forma excesiva la ingesta de energía en un niño en crecimiento conlleva el potencial de afectar de manera negativa su salud a largo plazo (103). Llevar a cabo mediciones de la composición corporal en esta población, en lugar del peso, puede ser una estrategia útil. Hacerlo puede ayudar a garantizar que aumente la masa muscular, una indicación de un crecimiento normal, mientras ocurre una reducción concomitante de la grasa para disminuir el riesgo de obesidad. Utilizar índices de peso o masa corporal no proporcionará, por sí mismo, la información necesaria para garantizar que el atleta mantiene un patrón de crecimiento normal. Se trata, claramente, de un objetivo complicado. Así como el consumo insuficiente de energía puede asociarse con la disminución del peso, esta también puede resultar de la reducción de la masa muscular con mayor porcentaje de grasa corporal (48).

Hay un fuerte vínculo entre la participación en actividades deportivas y una autoestima positiva en los atletas jóvenes (53). Sin embargo, también hay pruebas de que realizar deportes donde cuenta la *apariencia* y que se califican subjetivamente (patinaje artístico, gimnasia), puede aumentar el riesgo de padecer trastornos de la alimentación provocando que la ingesta energética no logre satisfacer las necesidades combinadas del crecimiento y la actividad física (100). Existe evidencia limitada de que los atletas con patrones de crecimiento más bajos a los esperados durante su adolescencia pueden experimentar crecimiento de recuperación después de dejar las competiciones atléticas (57). Esto se ha visto en antiguas gimnastas de élite, lo que sugiere que

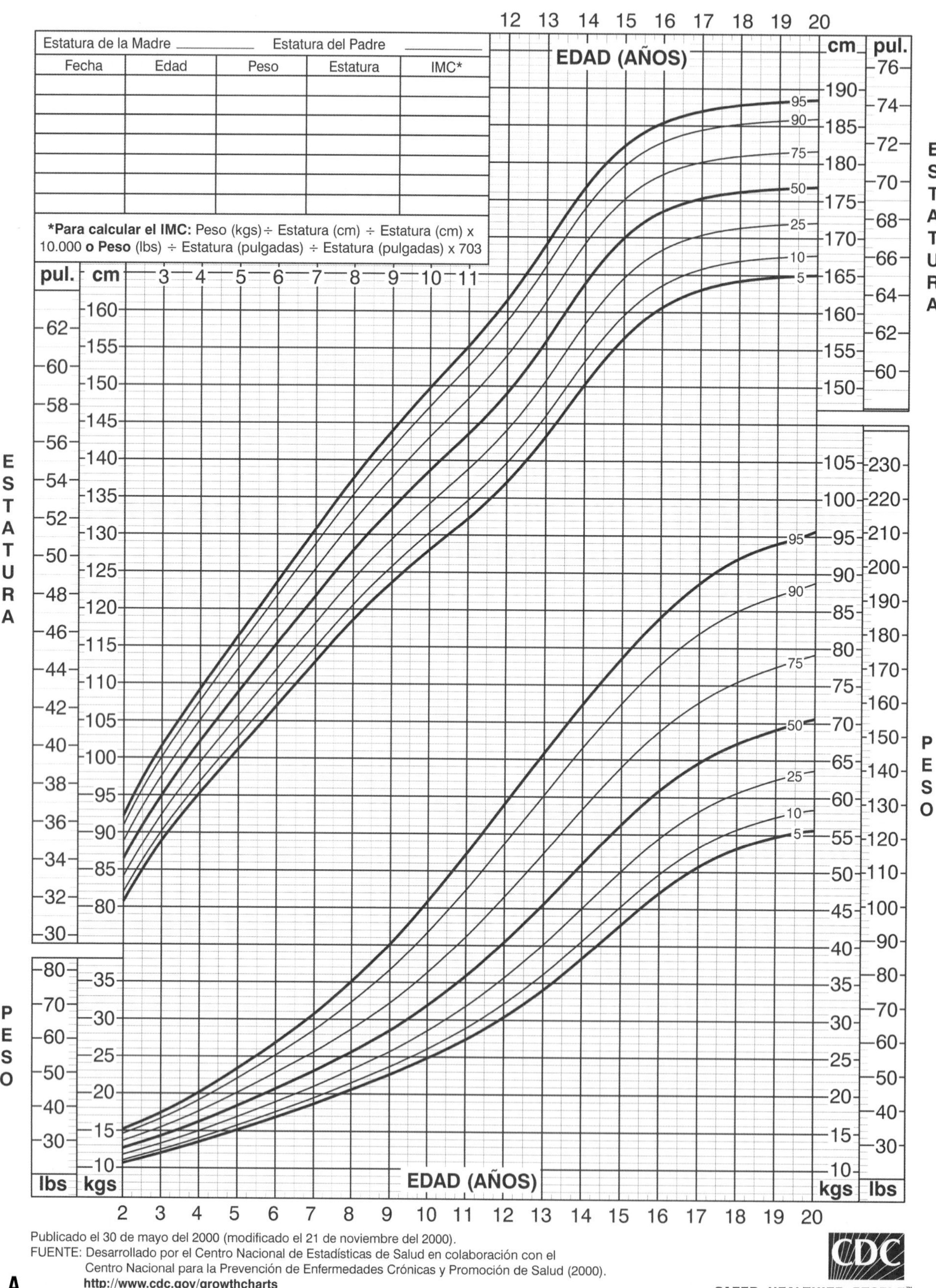

A

FIGURA 10-4. Tablas de crecimiento para niños (*A*) niñas (*B*) niños. Desarrolladas por el National Center for Health Statistics en colaboración con el National Center for Chronic Disease Prevention and Health Promotion. Clinical growth charts. 2000. Disponibles en: https://www.cdc.gov/growthcharts/clinical_charts.htm).

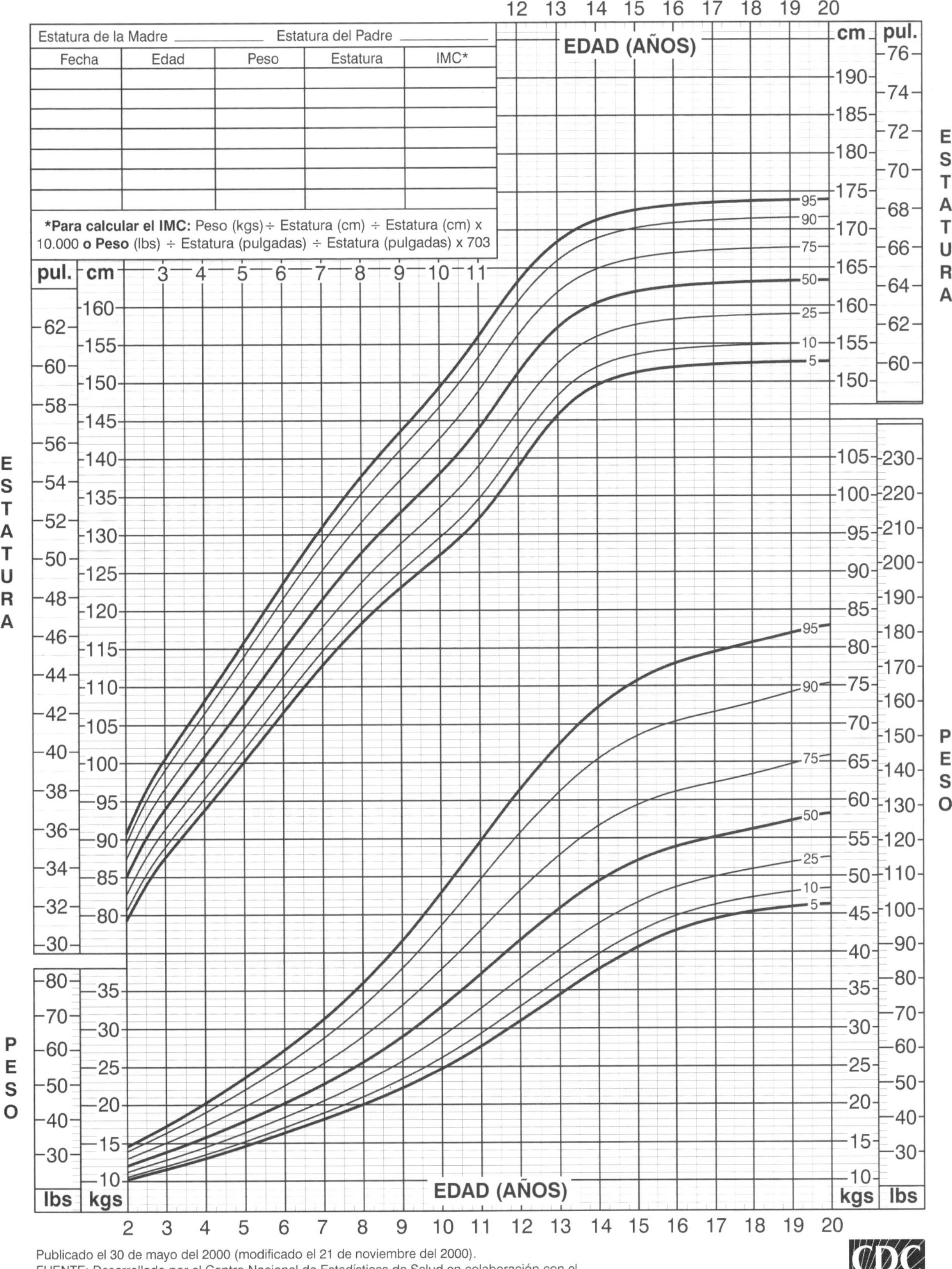

B

FIGURA 10-4. (*continuación*)

existe la posibilidad de volver a los percentiles de peso o estatura genéticamente esperados cuando cesa la insuficiencia energética asociada con la actividad deportiva (31). Sin embargo, también hay pruebas de que los atletas con insuficiente ingesta de energía durante los períodos de crecimiento no logran alcanzar las expectativas normales de desarrollo (19).

Aunque no es frecuente entre personas jóvenes físicamente activas, hay una tasa de obesidad infantil cada vez mayor en todo el espectro social. En aquellos deportes donde tener una gran masa corporal implica cierta ventaja, como en algunos jugadores de fútbol americano, la obesidad puede ser incluso considerada como deseable (36). Este es un ejemplo donde la evaluación de la composición corporal, en lugar de la medición del peso, puede ser útil en la determinación de si el sobrepeso del atleta se debe a más músculo o a exceso de grasa. Esto último (el aumento de la grasa) se asocia con riesgos de presentar enfermedades crónicas durante más tiempo a lo largo de la vida y debe ser atendido por un profesional de la salud. Ayudar a un joven atleta con obesidad a alcanzar una composición corporal deseable requerirá de una cuidadosa atención a su consumo de alimento o energía, mientras equilibra de forma dinámica sus necesidades con su gasto de energía (11).

Distribución de los sustratos energéticos

Hidratos de carbono

Los hidratos de carbono son un combustible sumamente importante para el funcionamiento de los sistemas muscular y nervioso central. El combustible primario del cerebro son los hidratos de carbono (glucosa sanguínea), que pueden agotarse con rapidez durante la actividad física provocando fatiga mental. La disminución de los hidratos de carbono se asocia con la fatiga muscular y con el bajo rendimiento (44). Se encontró que existe una tendencia, en atletas jóvenes, a consumir suficientes hidratos de carbono antes y después del ejercicio; sin embargo, ni hombres ni mujeres consumen las cantidades recomendadas (30-60 g de hidratos de carbono/h) durante el ejercicio o durante las competiciones (13). No consumir suficientes hidratos de carbono durante el ejercicio es un factor que contribuye a no satisfacer las necesidades totales de energía de los jóvenes atletas en el 82% de los hombres y en el 71% de las mujeres. Por lo tanto, se debe tener cuidado al garantizar que los atletas tienen la disponibilidad suficiente de hidratos de carbono antes, durante y después de la actividad física. Esto es particularmente importante porque, a diferencia de la grasa, el cuerpo tiene un almacenamiento limitado de hidratos de carbono. La estrategia de ingesta de hidratos de carbono recomendada para atletas adultos, con escasas razones de modificación para los atletas jóvenes, se muestra en el cuadro 10-4.

Proteínas

La recomendación general de ingesta de proteínas para *atletas* adultos es de 1.2-2.0 g/kg, aproximadamente el doble de la recomendada para adultos *no atletas* (0.8 g/kg) (29). Para los adolescentes no deportistas, pero con velocidad máxima de crecimiento, las necesidades proteínicas son mayores que para quienes experimentan crecimiento constante a un ritmo más lento (de ~0.8-1.0 g/kg). Los estudios han encontrado que las necesidades de proteínas de los atletas adolescentes son casi del doble: de 1.35-1.6 g/kg (2, 25, 45). Otros análisis muestran que los atletas adolescentes sin alimentación desordenada o trastornos de la alimentación informan una ingesta de proteínas que tiende a satisfacer sus necesidades; ello sugiere que el consumo de proteínas adicionales, mediante alimentos o suplementos, es innecesario (2). Sin embargo, existe evidencia creciente de que el la *forma* y el *momento* en el que se consume la proteína, implican diferencias en cuanto a si esta es utilizada de manera óptima por los tejidos. Estudios en adultos han revelado que el consumo de cantidades relativamente pequeñas de proteína, alrededor de 20 g distribuidos a lo largo del día, y también las proporcionadas

Cuadro 10-4 Estrategia actual de ingesta de hidratos de carbono recomendada para atletas adultos y jóvenes

Para la recuperación inmediata después del ejercicio:
- (0-4 h): 1-1.2 g/kg/h, y retomar las necesidades diarias de combustible

Para la recuperación diaria:
- Actividad de baja intensidad o basada en la habilidad: *3-5 g/kg/día*
- Programa de ejercicio moderado (p. ej., entrenamiento 1 h/día): *5-7 g/kg/día*
- Programa de resistencia (p. ej., entrenamiento 1-3 h/d): *6-10 g/kg/día*
- Programa de ejercicios extremos (p. ej., entrenamiento 4-5 h/d): *8-12 g/kg/día*

Durante el deporte:
- Ejercicio de corta duración (0-75 min): *pequeña cantidad*[a]
- Ejercicio de duración media-larga (75 min a 2.5 h): *30-60 g/h*

[a]La Joint Position Statement on Nutrition and Athletic Performance actual recomienda pequeñas cantidades de hidratos de carbono, incluido el enjuague bucal, para ejercicios cortos que duren entre 45 y 75 min. Sin embargo, tenga en cuenta que el enjuague bucal no aumenta la disponibilidad de energía.

Fuentes: Desbrow B, McCormack J, Burke LM, et al. Sports Dietitians Australia Position Statement: Sports Nutrition for the Adolescent Athlete. *Int J Sport Nutr Exerc Metab.* 2014;24:570–84; Thomas DT, Erdman KA, Burke LM. American College of Sports Medicine Joint Position Statement. Nutrition and athletic performance. *Med Sci Sports Exerc.* 2016;48(3):543–68. doi:10.1249/MSS.0000000000000852

inmediatamente después de la actividad, favorecen la síntesis de proteínas musculares (61, 114). Estos hallazgos sugieren que la creación de entornos apropiados para los atletas jóvenes, que ayuden a fomentar el consumo de proteínas a intervalos óptimos, sería una estrategia útil.

Grasas

Como fuente de energía concentrada, es necesario consumir grasa suficiente para garantizar el consumo de una cantidad satisfactoria de energía. La ingesta de grasa es necesaria para el consumo de vitaminas liposolubles y para la ingesta de ácidos grasos esenciales (113). La grasa almacenada en los tejidos muscular y graso, incluso en los atletas más delgados, es la fuente primaria de energía para la actividad física, con adaptaciones para mejorar el metabolismo de las grasas que ocurren como resultado de la mayor necesidad energética asociada con el ejercicio (128). Sin embargo, la alta densidad energética de la grasa aumenta también el riesgo de obesidad con los excesos en su consumo. Actualmente, la ingesta recomendada de grasa como porcentaje del consumo total de energía es del 20-35%. Aunque hay estudios que encontraron que los niños utilizan más grasa y menos hidratos de carbono que los adultos durante las actividades intensas y de resistencia, la gran disponibilidad de alimentos precocidos altos en grasa favorece que los atletas jóvenes excedan las cantidades de ingesta deseables (71, 132).

Nutrientes

Todos los nutrientes son necesarios para el desarrollo óptimo del tejido y para disminuir los riesgos de enfermedad. Sin embargo, se ha encontrado que tres nutrientes en particular (el hierro, el calcio y la vitamina D) pueden no obtenerse en las cantidades suficientes para los atletas jóvenes y requieren de atención especial. Estudios recientes han demostrado que muchos atletas jóvenes, de entre 11 y 17 años de edad, toman suplementos vitamínicos y minerales con la creencia de que les proporcionarán ventajas competitivas, y que una dieta normal simplemente no es suficiente para obtener beneficios en el rendimiento (71, 97, 154). Esos estudios muestran que los padres (no los preparadores ni los entrenadores) desempeñan el papel más importante en el consumo de suplementos por parte del joven atleta (154). Frecuentemente, los entrenadores proporcionan información nutricional a los atletas jóvenes, pero los estudios sugieren que la mayoría de ellos tienen conocimientos inadecuados sobre nutrición (39, 43, 139). Aunque muchos suplementos pueden no ayudar ni menoscabar la salud o el rendimiento, se conocen riesgos asociados con el consumo excesivo de algunos nutrientes que deberían alentar a quienes trabajan con atletas jóvenes a ser cuidadosos con el empleo de los suplementos alimenticios.

Idealmente, la utilización de suplementos debe darse cuando exista una insuficiencia conocida de nutrientes (p. ej., anemia) y cuando el consumo de alimentos para corregirla no sea posible. Es de destacar que, de los jóvenes atletas que toman suplementos, menos del 39% conoce un dietista para comentar prácticas seguras y eficaces de complementación (110).

Hierro

La ingesta baja de hierro es la insuficiencia más frecuente en el mundo, y la anemia por dicha insuficiencia tiene casi la misma prevalencia (3%) entre la población general que entre los atletas (127). Cuando se evalúa a atletas jóvenes son frecuentes las bajas concentraciones de ferritina (bajas reservas de hierro) (120, 123). Entre atletas, la prevalencia de la insuficiencia no anémica de hierro varía del 7-57% en mujeres, y del 4-31% en hombres, dependiendo de los criterios utilizados para determinar la disminución de las reservas de hierro (ferritina) (77). Una reserva escasa de hierro, incluso sin anemia, se asocia con adaptación subóptima al entrenamiento y con bajo rendimiento atlético, ambos relacionados, al parecer, con un bajo aporte de oxígeno y síntesis disminuida de trifosfato de adenosina (ATP, *adenosine triphosphate*) (45). El riesgo de insuficiencia de hierro entre atletas jóvenes es mayor que entre jóvenes no atletas debido a una combinación de factores que incluyen una tasa aumentada de hemólisis eritrocítica, pérdidas de sangre en el tubo digestivo (TD) o a través de la menstruación en las mujeres atletas (77), así como a través del sudor.

Los estudios que evalúan a atletas jóvenes sugieren que los hombres tienden a exceder la ingesta recomendada de hierro, mientras que las mujeres muestran mayor variabilidad en su consumo (62). Si no es posible obtener suficiente hierro de los alimentos, se incrementa claramente el riesgo de insuficiencia, de reducción del rendimiento y de deterioro de la respuesta inmunitaria. El consumo de alimentos altos en hierro es la mejor estrategia, dado que la comida es portadora de energía y nutrientes, ambos de vital importancia para garantizar un crecimiento y desarrollo normales, así como para sustentar la actividad física (20). La ingesta de hierro complementario parece una estrategia sencilla, pero se asocia con malestares gastrointestinales y con otros problemas potenciales. Por lo tanto, la suposición de que un suplemento diario de hierro es una estrategia eficaz para reducir el riesgo de insuficiencia requiere de mayor investigación. Por ejemplo, hay evidencia de que para reducir la insuficiencia de hierro una complementación semanal única es tan eficaz como una diaria, pero sin los efectos secundarios negativos de aquella (129). Para un atleta, una buena estrategia sería buscar el consejo de un profesional médico calificado antes de tomar suplementos de hierro por decisión propia.

Calcio

Los requerimientos de calcio para niños y adolescentes son más altos que los de los adultos debido al notable desarrollo de los huesos durante ese período de vida. Forzar al sistema óseo, como ocurre con la actividad física, aumenta la absorción de calcio en los huesos como una adaptación lógica para aumentar la resistencia del esqueleto al esfuerzo asociado con el ejercicio (135, 152). Dicho incremento en la absorción del calcio por los huesos requiere de un mayor consumo. Para niños y adolescentes la ingesta recomendada de calcio es de 1300 mg/día; esto es, 300 mg/día más que la recomendada para adultos. Suponiendo que se satisfagan los requerimientos de calcio, la combinación de mayor ingesta de calcio con actividad física propiciará una DMO significativamente mayor, al final de la adolescencia, en comparación con la de jóvenes sin actividad física (12).

Vitamina D

La vitamina D puede obtenerse de una dieta con alimentos fortificados, incluyendo leche y jugo (zumo) de naranja, y de muchos otros alimentos como huevo, carne de hígado, sardinas, margarina, atún en lata, salmón, pez espada y aceite de hígado de bacalao. Con la excepción de los huevos, la leche y el jugo de naranja, que no siempre están fortificados con vitamina D, los niños y los adolescentes no suelen consumir una gran cantidad de los otros alimentos. Como resultado, las cantidades de vitamina D serán más probablemente producto de la exposición al sol (la luz ultravioleta "B" solar convierte el colesterol debajo de la piel a una forma inactiva de vitamina D que después se convierte a la forma activa en los riñones y el hígado).

La vitamina D es esencial para, entre otras cosas, la absorción del calcio. Así, el atleta joven que consume abundantes cantidades de calcio, pero pasa la mayor parte del tiempo en la escuela y entrenando en interiores (p. ej., baloncesto, gimnasia o patinaje artístico), puede no tener suficiente vitamina D y adolecer de un deficiente desarrollo óseo. Un estudio de gimnastas adolescentes encontró que alrededor del 33% tenía vitamina D sérica por debajo del estado óptimo (88). La insuficiencia de vitamina D también se relaciona con un menor rendimiento deportivo y mayores riesgos de lesiones musculoesqueléticas. Existen datos de insuficiencia generalizada de vitamina D entre atletas y bailarines (edad promedio de 14.7 años), particularmente entre aquellos que entrenan en interiores (40). Aumentar las reservas de vitamina D, con exposición regular al sol o mediante suplementación en atletas con concentraciones séricas subóptimas, ayuda a corregir el rendimiento y disminuye el riesgo de lesiones (84, 150).

Líquidos

Por diversas razones, los niños y los adolescentes presentan una estrategia fisiológica diferente respecto a la de los adultos para disipar el calor que es producido por el ejercicio (10, 15, 50, 130):

- Tienen un **área de superficie corporal (ASC)** (superficie medible del cuerpo) que toma más calor del entorno en un día caluroso y que pierde más calor en los días fríos.
- Estos grupos etarios producen más calor por unidad de peso durante la actividad física.
- Tienen menos glándulas sudoríparas por unidad de superficie y cada una de ellas produce menos sudor, lo que reduce su capacidad para disipar el calor.

Área de superficie corporal

El área de superficie corporal (ASC) es el área de superficie calculada o medida de un cuerpo humano. La fórmula más utilizada para calcular el ASC es la fórmula de DuBois, donde: $ASC = 0.007184 \times peso^{0.425} \times estatura^{0.725}$. La ASC típica para alguien de 12-13 años de edad es 1.33 m^2, para una mujer adulta 1.4 m^2 y para un hombre 1.9 m^2. Las ASC más grandes se relacionan con mayores índices de sudoración (más glándulas sudoríparas) que brindan mejor capacidad de enfriamiento. Las menores ASC en los niños pueden aumentar el riesgo de enfermedad por calor.

Por lo tanto, niños y adolescentes son más dependientes de la refrigeración por conducción o radiación a través del flujo sanguíneo periférico que de la sudoración. Además, los adolescentes que hacen ejercicio de forma regular parecen adaptarse a las necesidades de disipación de calor con mayor flujo sanguíneo y vasodilatación periférica (119).

De manera independiente a si el enfriamiento se logra primordialmente con sudor o con un mayor flujo de sangre periférica, el consumo de líquidos adecuado y de la composición correcta es necesario para evitar enfermedades por exceso de calor en los atletas jóvenes (35). Aunque tienen una tasa menor de sudoración, hay mucha evidencia de que los adolescentes físicamente activos pueden perder líquidos de forma significativa cuando entrenan en entornos cálidos (9). A los atletas jóvenes que realizan actividad de intensidad moderada en entornos térmicamente neutros, se les aconseja beber agua, pero si la actividad es más intensa o prolongada, podrían requerir hidratos de carbono adicionales, los electrólitos de las bebidas para deportistas o, quizá, leche (149).

Los entrenadores y los padres deben conocer los signos físicos y mentales de la deshidratación, así como las lesiones relacionadas con el calor, en especial el índice de calor (*véase* el capítulo 7). La deshidratación voluntaria (no consumir líquidos suficientes para mantener el estado de hidratación incluso cuando estos están disponibles), observada en atletas jóvenes, debe alentar a los que trabajan con ellos para vigilar sus patrones de consumo. Con los atletas jóvenes se recomienda tener bebidas fácilmente disponibles, pues es más probable que las consuman (14). Debe animarse a padres y entrenadores a asistir a sesiones de educación nutricional, impartidas por un dietista deportivo calificado, pues incluso sesiones relativamente breves (dos de 90 min cada una) mejoran de manera significativa la cantidad y la exactitud de la información nutricional de los atletas jóvenes (69). También hay buenas razones para creer que los programas de educación nutricional dirigidos a atletas jóvenes tienen éxito en ayudarlos a entender las estrategias de nutrición necesarias para optimizar el crecimiento, el desarrollo y el rendimiento atlético (92).

LA MUJER ATLETA

Una somera revisión de las ingestas dietéticas de referencia (IDR) proporciona un panorama nutricional claro: hombres y mujeres tienen necesidades nutricionales diferentes que deben ser abordadas mediante una ingesta nutricional adecuada que considere dichas diferencias. Los atletas varones, en cualquier deporte, tienen más musculatura que las mujeres. Sin embargo, las mujeres atletas desarrollan su esqueleto antes que los hombres y, por eso, tienen necesidades nutricionales concordantes con dicho patrón de crecimiento. Las mujeres tienen una capacidad ligeramente mayor de "quemar" grasa, como sustrato energético, que los hombres, y la mayor masa muscular de estos implica mayor capacidad de almacenamiento de hidratos de carbono; ello sugiere que los hombres tienen más potencial para actividades que requieran fuerza mientras que las mujeres pueden estar más orientadas a la resistencia.

Por lo general, entre los 11 y 13 años de edad las mujeres tienen su primera menstruación, lo que conlleva su propio conjunto único de requerimientos nutricionales (37). Estas y otras diferencias sexuales implican realidades nutricionales que deben considerarse para satisfacer de manera óptima las necesidades de salud y rendimiento de las mujeres atletas. Es importante que la interpretación de las guías generales de nutrición para el deporte, que con frecuencia se presentan como directrices sin especificación por sexo, se haga con cuidado para satisfacer las necesidades tanto de mujeres como de hombres (137). Debe haber una cierta idea de si los alimentos o bebidas consumidos por la mujer atleta son suficientes para apoyar plenamente la producción hormonal indispensable para mantener un ciclo menstrual normal; su complexión y musculatura menores, comparadas con las de los hombres, también deben considerarse en la interpretación de las recomendaciones generales de nutrición. Las practicantes de deportes en los que cuenta la apariencia pueden estar en riesgo de tener patrones de alimentación con escasa disponibilidad energética, incrementando los riesgos a la salud y con escasos beneficios para su entrenamiento. Debe dárseles educación nutricional, pues se ha observado que, en atletas mujeres jóvenes, los mayores conocimientos sobre nutrición se asocian con mejor calidad de dieta e ingesta (133).

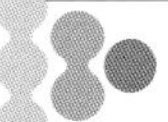

Necesidades energéticas

La ingesta de energía, independientemente de la edad o sexo, se calcula en función del peso total, el peso de la masa metabólica, la fase de crecimiento y la duración e intensidad del ejercicio. Las encuestas a mujeres atletas con frecuencia muestran un consumo insuficiente de energía, lo que lleva a muchos a concluir que ellas tienen más riesgo de desarrollar trastornos de la alimentación, independientemente del tipo de deporte que practiquen (18). Además, los estudios sugieren que el ejercicio intenso influye en el aparato reproductor femenino, con oligomenorrea o amenorrea como consecuencias habituales. Aumentar el consumo energético puede compensar la gran demanda de energía, ser suficiente para revertir las alteraciones de la menstruación y detener la reducción de masa ósea asociada (151). La disponibilidad energética (cuadro 10-5) es un factor importante para determinar si estas atletas están satisfaciendo sus necesidades energéticas. Por definición, la disponibilidad energética indica la energía remanente para apoyar las funciones del cuerpo, después de satisfacerse las demandas por la práctica de ejercicio. Se estima que las mujeres atletas que están por debajo de 30 kcal/kg de masa libre de grasa (FFM, *fat-free mass*) tienen mayor riesgo de insuficiencia energética para mantener las funciones vitales del cuerpo. El equilibrio energético negativo provoca disminución de las concentraciones hormonales, particularmente cuando el consumo se realiza sin asesoramiento, y puede asociarse con reducciones de rendimiento al realizar ejercicios tanto aeróbicos como anaeróbicos (29, 54).

Las mujeres atletas que realizan ejercicio vigoroso están en riesgo de padecer baja disponibilidad de energía, lo que provoca menstruación irregular o ausente asociada con desarrollo óseo deficiente (baja DMO, tabla 10-1) (58, 117).

La evidencia reciente sugiere que prácticamente todas las alteraciones menstruales en las mujeres atletas son resultado del consumo inadecuado de energía, ya sea por ingesta restrictiva

Cuadro 10-5 Cálculo de la disponibilidad de energía

Paso 1: estimar la energía obtenida de la dieta.
Paso 2: estimar la energía utilizada durante el entrenamiento físico.
Paso 3: restar la energía utilizada durante el entrenamiento con ejercicios de la energía total obtenida de la dieta para determinar la energía restante (kcal).
Paso 4: estimar la proporción del cuerpo que es FFM (es decir, masa total − masa grasa) para obtener los kilogramos de FFM.
Paso 5: calcular la disponibilidad de energía = energía restante (kcal)/kg FFM/día.

Nota: *véase* www.femaleathletetriad.org, con calculadoras de disponibilidad de energía.

o por no satisfacer adecuadamente las mayores necesidades energéticas asociadas con el ejercicio (67, 86). Un gran número (39%) de mujeres atletas sufre de baja disponibilidad de energía y el 54% de estas padece de alteraciones menstruales (64). Las mujeres con componentes de la *tríada de la mujer atleta* tienen mayor riesgo de desarrollar afecciones endocrinas, gastrointestinales, renales, neuropsiquiátricas, musculoesqueléticas y cardiovasculares (46).

Esto es paradójico en los atletas, pues incluso disponiendo de suficiente energía, vitamina D y calcio, y realizando actividad física demandante (correr, saltar, levantar pesas), deberían *aumentar* su DMO. No obstante, las mujeres atletas con baja disponibilidad energética crónica pueden desarrollar osteopenia (baja densidad ósea), osteoporosis (densidad ósea tan baja que ha alcanzado el umbral de riesgo de fractura), o ambas (fig. 10-5) (103). El American College of Sports Medicine (ACSM) recomienda que la disponibilidad energética se restaure aumentando el consumo de energía, reduciendo su gasto, o con una combinación de ambas cosas para mejorar la función reproductiva y la salud ósea en las mujeres deportistas (103).

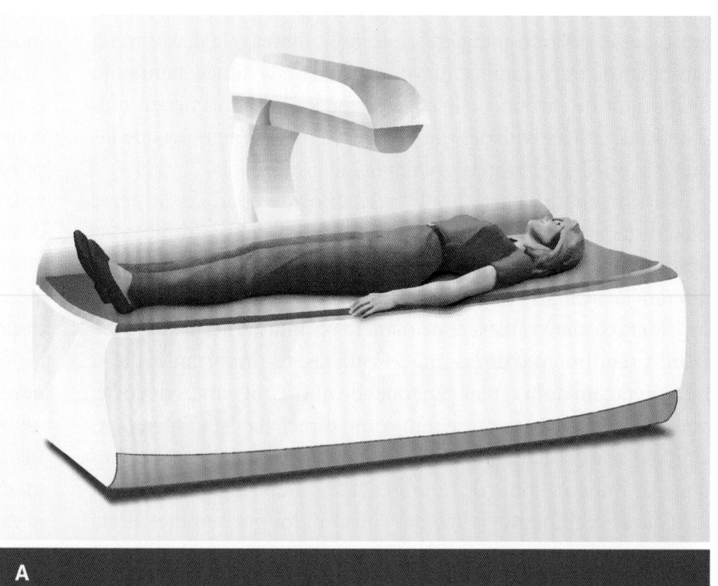

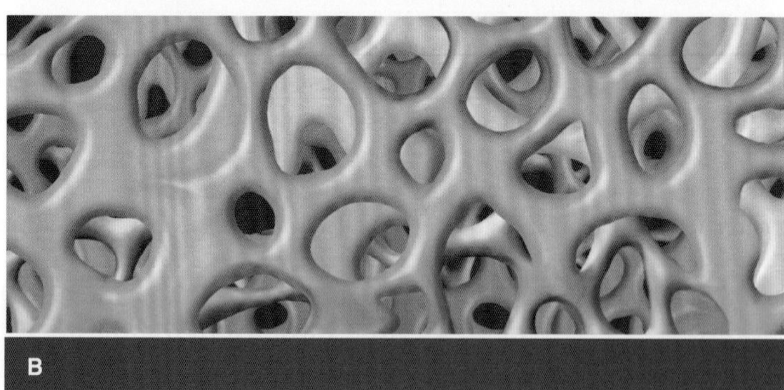

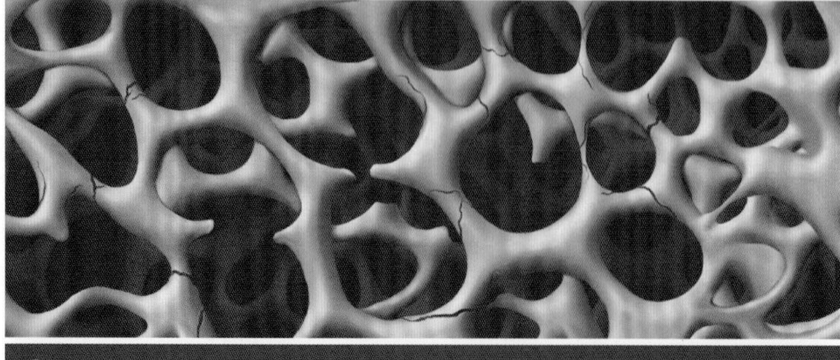

FIGURA 10-5. Densidad mineral ósea normal y baja (DMO). **A.** El estándar de referencia actual para evaluar la DMO es la absorciometría dual de rayos X. **B.** DMO normal. **C.** DMO baja característica de la osteopenia, la osteoporosis y la osteomalacia. Tomado de: Anatomical Chart Company. *Understanding Osteoporosis Anatomical Chart*. Philadelphia (PA): LWW (PE); 2003.

También hay evidencia de que las grandes fluctuaciones en el equilibrio energético, a lo largo del día, pueden alterar la función menstrual y la salud ósea de las atletas jóvenes. Un estudio de caso de una triatleta júnior de élite sugiere que casi la mitad de la energía consumida fue después de las 6:00 p. m., lo cual se relacionó con un bajo equilibrio energético más temprano durante el día, cuando la atleta estuvo físicamente activa. Esto, junto con una disponibilidad menor de energía, se vinculó con triyodotironina (T_3, hormona tiroidea) baja, donde la reducción de la T_3 es señal de que el cuerpo está tratando de conservar energía al reducir el índice energético para el metabolismo, con alteraciones de la menstruación y salud ósea deficiente (146).

La imagen corporal y los trastornos de la alimentación

Las mujeres atletas son más propensas que los hombres a intentar métodos de pérdida de peso no saludables, incluyendo el empleo inadecuado de laxantes, fármacos para adelgazar, incitación del vómito y ayuno (66). Muchas de estas estrategias pretenden lograr la apariencia deseada y mejorar el rendimiento deportivo, a pesar de que dichos métodos pueden resultar contraproducentes y aumentar los riesgos para la salud (79). Ahora parece claro que los comportamientos alimenticios desordenados, de prevalecer, son precursores de trastornos de la alimentación subclínicos que pueden ser potencialmente mortales debido a la restricción grave de energía y a los métodos patológicos de reducción del peso. Los trastornos de la alimentación se asocian con una percepción distorsionada de la propia figura (tabla 10-2) (6, 140).

Los profesionales de la salud deben tener precaución al evaluar el peso de las mujeres atletas, para no sugerir que este determina sus aptitudes deportivas. Puede ser más productivo tener un objetivo positivo (como aumentar la masa muscular) que uno negativo (reducir el peso o la grasa corporales) que pueda predisponer a la atleta a posteriores comportamientos alimenticios desordenados (33).

Tríada de la mujer atleta

La *tríada de la mujer atleta* (la tríada) es un estado que se caracteriza por baja disponibilidad energética, alteraciones del ciclo menstrual y baja DMO. La afección fue reconocida oficialmente por el ACSM en 1992, después de un aumento en el número de fracturas por esfuerzo, producto de bajas DMO y mayores alteraciones de la menstruación, en proporciones significativas, entre las mujeres atletas (46). A menudo, la tríada empieza con una ingesta inadecuada de energía; esto provoca amenorrea asociada con la reducción de las concentraciones de estrógenos y desemboca en la disminución del desarrollo óseo (cuadro 10-6) (95).

Una encuesta a 191 atletas australianas, con edades entre 18 y 40 años, evaluó su conocimiento, actitud y comportamiento relacionados con la tríada. A pesar de la elevada prevalencia de la tríada entre las mujeres atletas, solo el 10% de las encuestadas pudo nombrar sus tres componentes; el 45% no entendía que la amenorrea afecta negativamente la salud de sus huesos y el 25% aseguró que no tomaría medidas correctivas en caso de experimentar amenorrea (99). Un grupo de ellas practicaba deportes para incrementar la masa muscular, con historial de fracturas por esfuerzo y alteraciones de la menstruación, a pesar de saber que ambas cosas podrían tener relación con las insuficiencias energéticas. Además, más del 33% de las deportistas creen que los períodos menstruales irregulares son "normales" entre las atletas. Curiosamente, varias de las encuestadas habían sufrido fracturas por esfuerzo y amenorrea, pero no se percataron de que ambas cosas se relacionaban con la ingesta inadecuada de energía. Este estudio demuestra la necesidad de educar a las mujeres atletas o

Tabla 10-2 Características generales de los trastornos de la alimentación subclínicos observados en atletas femeninas: anorexia nerviosa, bulimia nerviosa y trastorno por atracón

Anorexia nerviosa	Bulimia nerviosa	Trastorno por atracón
▪ Restricción grave de la ingesta de energía en relación con los requisitos, lo que produce bajo peso corporal por edad, sexo, período de desarrollo y salud física. ▪ Miedo a subir de peso o engordar, a pesar de estar baja de peso. ▪ Percepción equivocada del peso y la forma corporales, negación de la gravedad del bajo peso corporal real.	▪ Episodios recurrentes de atracones que se caracterizan por una cantidad muy grande de alimentos consumidos en un período de 2 h. ▪ Pérdida de control durante los episodios de atracones. ▪ Purgas recurrentes con comportamientos inapropiados, como vómitos y abuso de laxantes, para impedir el aumento de peso. ▪ El atracón promedio ocurre al menos una vez por semana durante 3 meses. ▪ Atención excesiva a la forma y el peso corporales.	▪ Similar a la bulimia nerviosa. ▪ Comer muy rápido hasta estar incómodamente satisfecha. ▪ Comer en grandes cantidades, incluso sin hambre, y comer a solas por vergüenza de cuánto se consume. ▪ Sentir asco y vergüenza por las cantidades consumidas.

Fuente: American Psychiatric Association. *Diagnostic and Statistical Manual of Mental Disorders: DSM-V.* Arlington (VA): American Psychiatric Association; 2013.

Cuadro 10-6 Tríada de la mujer atleta

La tríada de la mujer atleta es una afección que se observa con frecuencia en niñas y mujeres físicamente activas; implica tres factores interrelacionados:

- Baja disponibilidad de energía que puede estar asociada con una alimentación desordenada o con un trastorno de la alimentación
- Alteraciones de la menstruación (típicamente amenorrea u oligomenorrea)
- Baja DMO

Si no se interviene pronto, esta tríada puede progresar hacia un trastorno de la alimentación más grave y puede predisponer a la atleta a la osteoporosis de aparición temprana.

muy activas sobre los riesgos de salud relacionados con el consumo energético insuficiente para mantener tanto la actividad física como la función fisiológica normales (99).

La prevalencia de la tríada puede ser difícil de estimar debido a sus componentes multifactoriales y a la falta de estándares para determinar cada uno de sus factores. Se estima que aproximadamente el 4% de todas las mujeres atletas cumplen con los criterios para los tres componentes de la tríada, y que hay ciertos deportes con mayor prevalencia (104). Los deportes con mayor prevalencia suelen incluir un componente estético en la competición, incluyendo deportes calificados de manera subjetiva (danza, gimnasia, patinaje artístico) y los que requieren de prendas mínimas o ajustadas (natación, clavados). También se observa mayor prevalencia de la tríada en los deportes de resistencia (carreras y ciclismo) y en aquellos con categorías por peso (artes marciales y lucha) (103). Como ejemplo de esta mayor prevalencia, la población femenina, en general, tiene una tasa de trastornos de la alimentación del 5-9%, pero algunos estudios han encontrado que dicha prevalencia alcanza el 28-62% en ciertos grupos de mujeres atletas, con alteraciones de la menstruación tan altas como del 78% para algunos deportes (103). Un estudio de mujeres atletas de bachillerato encontró disponibilidad energética disminuida en el 54% de las participantes, con mayor prevalencia de DMO baja entre ellas (64). Hay evidencia creciente de que una estrategia eficaz para reducir la prevalencia de la tríada consiste en educar a padres, entrenadores y atletas sobre cómo y por qué el problema es tan importante, y en cuanto de las estrategias nutricionales para reducir el riesgo de insuficiencia relativa de energía (126).

Las recomendaciones médicas generales para disminuir el riesgo de la tríada son (111):

- Examinar a *todas* las mujeres atletas adolescentes, buscando los componentes de la tríada, antes de su participación deportiva.
- Mediante absorciometría dual de rayos X (DEXA, *dual-energy X-ray absorptiometry*), analizar la DMO de *todas* las atletas con fractura por esfuerzo, independientemente de si no tienen o no han informado alteraciones de la menstruación o alimentación desordenada.

Consumo inadecuado de energía

La disponibilidad de energía representa la cantidad de energía alimentaria requerida para satisfacer todas las funciones fisiológicas más la energía relacionada con la actividad física. En promedio, se estima que 45 kcal/kg FFM/día son suficientes para satisfacer las necesidades de los individuos sanos, mientras que la ingesta de menos de 30 kcal/kg FFM/día puede conducir a una función reproductiva alterada, un desarrollo óseo deficiente o la reducción de la DMO como compensación por la inadecuada disponibilidad de energía. La baja disponibilidad de energía se observa frecuentemente en los deportes de resistencia, donde la energía utilizada es mayor que la ingerida. Las mujeres atletas en deportes que resaltan la estética y la delgadez, como clavados, gimnasia, nado sincronizado y patinaje artístico, tienen un riesgo elevado de baja disponibilidad de energía (95). Un estudio de las actitudes frente a la alimentación, del riesgo de trastornos de la alimentación y de la ingesta de alimentos entre patinadores de élite, encontró que a pesar de encontrarse dentro de un rango de peso normal para su estatura, el 38% se consideraba con sobrepeso y al 22% terceras personas les dijeron que tenían exceso de peso. Esto dio lugar a un consumo promedio de energía diaria muy por debajo de la cantidad requerida, al aumento de los riesgos de alteraciones de la menstruación y a una mala salud ósea (52).

Alteraciones de la menstruación

Las **alteraciones de la menstruación** en las mujeres atletas incluyen una amplia gama de afecciones como la amenorrea, la oligomenorrea y la anovulación (cuadro 10-7).

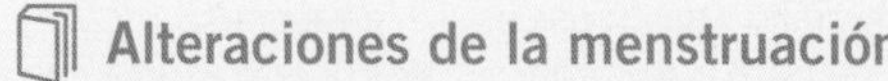

En lo concerniente a las mujeres atletas, generalmente refieren amenorrea (cese del período menstrual) u oligomenorrea (período menstrual irregular). Ambas están estrechamente relacionadas con la ingesta inadecuada de energía. Las concentraciones bajas de estrógenos con amenorrea u oligomenorrea se asocian con una menor densidad ósea.

Cuadro 10-7 Términos sobre la función menstrual

Ciclo menstrual: ciclo recurrente en las mujeres en edad fértil que comienza en la *menarquia* y termina en la *menopausia.* Durante este ciclo, el revestimiento del útero se prepara para el embarazo, pero si este no se produce, el revestimiento se desprende (menstruación). El ciclo menstrual promedio es de 28 días, con un rango típico de entre 21 y 35 días.

Eumenorrea: ciclo menstrual normal y regular (p. ej., una mujer eumenorreica tiene un ciclo menstrual normal y regular).

Amenorrea: ausencia de al menos tres períodos menstruales seguidos.

- Una mujer de 15 años de edad que nunca ha tenido un período menstrual tiene amenorrea *primaria.*
- Una mujer que ha experimentado un período menstrual previo, pero ha perdido al menos tres períodos menstruales seguidos, tiene amenorrea *secundaria.*

Oligomenorrea: períodos menstruales infrecuentes en mujeres en edad fértil. Una mujer que pasa más de 35 días sin menstruar, o que tiene solo 4-9 períodos menstruales por año, puede ser diagnosticada con oligomenorrea.

Anovulación: incapacidad de los ovarios para liberar un óvulo durante un período de 3 meses. Por lo general, los ovarios liberan un óvulo cada 25-28 días.

Los problemas del ciclo menstrual se originan a partir de la supresión de la hormona liberadora de gonadotropinas (GnRH, *gonadotropin-releasing hormone*) desde el hipotálamo. Esto provoca disminución de la secreción de *hormona luteinizante* o lutropina (LH, *luteinizing hormone*) y *hormona foliculoestimulante* o folitropina (FSH, *follicle-stimulating hormone*), ambas necesarias para el funcionamiento ovárico normal. El desenlace es una menor producción de *estrógenos* y *progesterona* por los ovarios, lo que causa múltiples riesgos de salud que incluyen una capacidad reducida para aumentar la DMO (103). Los huesos son constantemente remodelados por la acción de dos células primarias: los osteoblastos que producen hueso y los osteoclastos que lo destruyen. Los estrógenos inhiben la actividad de los osteoclastos, lo que permite mayor actividad osteoblástica y, en última instancia, mayor DMO.

En un principio, se pensó que las alteraciones de la menstruación eran resultado de la grasa corporal excesivamente baja en las mujeres atletas, pero se encontró que esa teoría es inexacta. Se ha observado que la disponibilidad de energía es el principal regulador de la función ovárica normal y que las mujeres con menos de 30 kcal/kg de FFM/día corren el riesgo de tener una función ovárica anómala (86). Parece que el *cortisol*, una hormona del estrés que se produce debido a la baja disponibilidad energética, es un inhibidor de la producción de estrógenos y también es altamente catabólico para los tejidos óseo y blando (músculo/grasa) (95). Las atletas, y los profesionales de la salud que trabajan con ellas, deben saber que regresar a una atleta a un estado de buena disponibilidad energética no implica, inmediatamente, un retorno a la función ovárica normal, algo que puede tomar varios meses (83).

Salud ósea

Físicamente, las mujeres activas requieren de buena salud ósea para poder absorber las tensiones gravitatorias y el trabajo muscular adicional relacionados con el deporte. Sin embargo, en la tríada, la salud ósea se ve comprometida, lo que predispone a la atleta afectada a fracturas por esfuerzo o por el incremento de la fragilidad ósea y a osteoporosis de aparición temprana (16). Por otro lado, las mujeres atletas con adecuada disponibilidad de energía experimentan cambios positivos en su desarrollo óseo, mayor DMO que las no atletas y menos riesgo de desarrollar osteoporosis (95).

La reducción de la masa ósea asociada con las alteraciones de la menstruación es clínicamente relevante para las mujeres atletas, porque las coloca en mayor riesgo de padecer fracturas por esfuerzo y, después, en riesgo incrementado de osteoporosis. En un estudio de 46 mujeres atletas (31 con múltiples fracturas por esfuerzo y 15 sin ellas), casi la mitad de las primeras padecían irregularidades de la menstruación, con una prevalencia particularmente elevada entre las corredoras de resistencia con elevado kilometraje de entrenamiento semanal (80). Si bien el consumo de suficientes calorías y calcio no corregirá factores biomecánicos asociados con las fracturas por esfuerzo, como un arco longitudinal del pie alto o la desigualdad en la longitud de las piernas, reducirá de manera sustancial el riesgo si la estrategia ayuda a las mujeres a regresar a un funcionamiento menstrual normal (102).

La prevalencia de los problemas óseos vinculados con alteraciones de la menstruación es alta. En corredoras se encontró que el 34.2% eran osteopénicas (con baja DMO) en la columna lumbar y el 33% osteoporóticas en el antebrazo. De esa población, el 38% era oligomenorreica y el 25% amenorreica; una proporción significativa tenía baja disponibilidad energética como resultado de una alimentación desordenada (116). La baja densidad ósea puede ser utilizada como factor diagnóstico principal asociado con la baja disponibilidad energética, la tríada, o ambas (82). También se ha encontrado que el consumo elevado de fibra dietética y de proteínas vegetales, que se asocia con dietas vegetarianas que a menudo suministran energía total insuficiente, se asocia con una DMO baja en mujeres atletas jóvenes con oligomenorrea (17). Las dietas altas en fibra se relacionan con un elevado consumo de ácidos fítico y oxálico, que tienen alta afinidad de unión con los minerales bivalentes (p. ej., calcio, zinc, hierro y magnesio), lo que ocasiona baja absorción del calcio de los alimentos (90, 108).

Gasto energético diario total

Sustratos de energía, vitaminas y minerales

Hidratos de carbono

Los hidratos de carbono son una parte fundamental de la dieta de las mujeres atletas por múltiples razones: 1) es la fuente principal de energía para el sistema nervioso central/cerebro; 2) es el principal sustrato para el almacenamiento de glucógeno en hígado y músculos; 3) se puede metabolizar tanto anaeróbica como aeróbicamente, motivo por el cual es importante tanto para la resistencia como para las actividades de gran intensidad, y 4) el almacenamiento de hidratos de carbono puede modificarse fácilmente mediante la actividad física (29). Las mujeres atletas pueden reducir la ingesta de hidratos de carbono como una estrategia infundada para reducir su grasa y peso corporales, a pesar de las recomendaciones actuales de que los hidratos de carbono deben constituir el 50-60% de las calorías totales consumidas (tabla 10-3).

Una serie de estudios que evaluaron el patrón de consumo de hidratos de carbono en atletas que participaban en diferentes deportes ha mostrado que hay una amplia gama de ingestas. Entre los grupos de atletas evaluadas, pocos cumplían con la ingesta recomendada de hidratos de carbono de 5-7 g/kg/día para entrenamiento general y de 7-10 g/kg/día para atletas de resistencia (30). En un estudio, solo el 29% de las atletas consumieron los hidratos de carbono recomendados durante las prácticas o la competición (13).

Proteínas

La recomendación general (para no atletas) de consumo de proteínas para adultos es de 0.8 g/kg/día. La recomendación para las atletas es duplicar, aproximadamente, el consumo, en un rango de 1.2-2.0 g/kg/día, dependiendo de su grado de participación en actividades de resistencia (29, 85). Debe aclararse que no existen valores específicos de requerimiento de proteínas para las mujeres atletas; por lo tanto, se extrapolan de estudios mixtos (mujeres atletas y no atletas). Mientras se determinan los requerimientos proteínicos específicos para las atletas, estas deberán consumir proteínas en función de los rangos establecidos. La forma de consumir las proteínas también es importante, con recomendaciones actuales de utilización tisular en un rango de 20-25 g proteína/porción (26, 29, 109). Como ejemplo: una atleta joven que pese 50 kg (110 lb) requeriría 50 × 1.5 o 75 g de proteína al día. Ingeridas en dosis de 20 g, esta atleta requeriría cuatro porciones (con 20 g de proteína cada una) para satisfacer sus requerimientos.

Grasas

Las grasas son una fuente de energía concentrada y contribuyen, idealmente, con el 20-35% del total de energía utilizada; también son necesarias para proveer los ácidos grasos esenciales y las vitaminas liposolubles A, D, E y K (29, 121). Aunque la restricción de grasas es frecuentemente parte de las dietas bajas en calorías destinadas a mejorar la apariencia, se debe evitar que las atletas consuman menos del 20% de la energía total a partir de la grasa de su dieta (29). Ha habido un interés reciente en el consumo de dietas altas en grasa/bajas en hidratos de carbono con el propósito de mejorar el metabolismo de las grasas, pero los resultados de los estudios no muestran que mejore el metabolismo de las grasas, mientras que existe evidencia sistemática de que las dietas bajas en hidratos de carbono pueden disminuir el rendimiento (29, 60, 148).

Nutrientes

Como los alimentos son portadores de energía y micronutrientes, el consumo inadecuado de energía aumenta la probabilidad de que también los micronutrientes se consuman de manera inadecuada. La siguiente información sobre vitaminas y minerales hace hincapié en los micronutrientes que son de mayor preocupación

Tabla 10-3 Ingesta recomendada de hidratos de carbono para diferentes intensidades de actividad

Actividad ligera	Actividad de baja intensidad o basada en habilidades	3-5 g/kg de masa corporal/día
Actividad moderada	Programa de ejercicio moderado de ~1 h/día	5-7 g/kg de masa corporal/día
Actividad intensa	Programa de resistencia de 1-3 h/día de ejercicio de intensidad moderada a alta	6-10 g/kg de masa corporal/día
Actividad muy intensa	Programa de ejercicio extremo de 4-5 h/día de ejercicio de intensidad moderada a alta	8-12 g/kg de masa corporal/día

Fuente: Burke LM. Capítulo 4: Nutritional guidelines for female athletes. En: Mountjoy ML, editor. *Handbook of Sports Medicine and Science*,The Female Athlete.1st ed. New York (NY): Wiley-Blackwell; 2015.

en las mujeres atletas, como el calcio, la vitamina D, el hierro y ciertos antioxidantes.

Hierro

Es difícil imaginar que una atleta se desempeñe hasta su máxima capacidad teniendo insuficiencia de hierro. No obstante, las atletas jóvenes tienen un riesgo particularmente alto de padecer insuficiencia de hierro y anemia por esta causa (*véase* el cap. 6). La insuficiencia de hierro puede comprometer el sistema inmunitario y causar fatiga extrema, baja resistencia, poca capacidad de concentración, debilidad, falta de aliento y mareos. Un estudio que evaluó la prevalencia de la insuficiencia de hierro en mujeres jóvenes que practicaban gimnasia rítmica encontró que casi la mitad (48.3%) tenía concentraciones sanguíneas indicativas de insuficiencia (78). También se han observado resultados similares en otros grupos de mujeres, incluidas las bailarinas jóvenes, entre quienes se constató un alto riesgo de insuficiencia de hierro (21). Se encontró que las mujeres atletas con insuficiencia de hierro tenían ingestas de energía, proteínas y grasas significativamente menores que aquellas con reservas normales del mineral. En particular, se determinó que la ingesta de proteínas era significativamente diferente entre los grupos con insuficiencia de hierro (la ingesta de proteínas fue más baja) y con hierro normal (la ingesta de proteínas fue más alta). Las encuestas han mostrado reservas bajas de hierro (ferritina) en las mujeres corredoras, y otros estudios han concluido que las atletas con anemia pueden mejorar su rendimiento aeróbico con suplementos de hierro (4, 96). Sin embargo, tomar estos suplementos en ausencia de insuficiencia puede ocasionar problemas en el tubo digestivo y otras dificultades, incluyendo índices de absorción más bajos de calcio, zinc y magnesio. Dados los genuinos riesgos a la salud y al rendimiento asociados con la insuficiencia de hierro, las atletas deben ser evaluadas anualmente, incluyendo a la ferritina en el protocolo de evaluación.

Calcio

Para desarrollar y mantener huesos de alta densidad, resistentes a las fracturas, es necesaria una ingesta adecuada de calcio. Para las atletas preocupadas por el consumo de lácteos debido a alergias o intolerancia a la lactosa, el jugo de naranja fortificado con calcio es una excelente alternativa que, en volúmenes iguales, tiene la misma concentración de calcio que la leche. A pesar de esto, debe entenderse que la ingesta de calcio, por sí sola, no garantiza huesos sanos, ya que la vitamina D, los estrógenos, la energía adecuada y el esfuerzo físico son también necesarios para el desarrollo de los huesos.

A pesar de las dificultades para estimar e interpretar la adecuación dietética, a partir de los datos de ingesta de alimentos en atletas (62), es especialmente preocupante que el consumo de calcio de las atletas adolescentes sea el 50% de lo recomendado (59, 72) y que la ingesta inadecuada sea mucho más frecuente en las atletas mujeres que en los atletas hombres (93). Como las atletas adolescentes con amenorrea tienen una microarquitectura ósea significativamente dañada en comparación con las atletas eumenorreicas (con ciclos menstruales normales) y con controles no atletas, es particularmente importante que todas las atletas adolescentes, independientemente de su funcionamiento menstrual, alcancen una adecuada ingesta de calcio (cuadro 10-8) (1).

Vitamina D

Existe la preocupación de que las atletas jóvenes, sobre todo en deportes con entrenamiento y competición en interiores, estén en riesgo de insuficiencia de vitamina D. Se ha estimado que en algunas partes del mundo el 32.8% de las adolescentes tenían insuficiencia de vitamina D cuando se utilizaban concentraciones plasmáticas de 25.0 nmol/L; el 68.4% cuando se usaban 37.5 nmol/L, y el 89.2% cuando se usaban 50 nmol/L (56). La insuficiencia de vitamina D puede afectar de forma negativa el desarrollo del esqueleto, pero también el funcionamiento muscular y el rendimiento atlético (*véase* cap. 5 sobre la vitamina D). Esta preocupación es mayor en las mujeres jóvenes que realizan actividades en interiores porque la DMO máxima se alcanza a los 20 años de edad. El hecho de no alcanzar una densidad ósea suficientemente alta crea una predisposición a la osteoporosis de inicio temprano. La variación estacional también provoca cambios en la disponibilidad de la vitamina D, y en el invierno sus concentraciones séricas son más bajas. En el hemisferio norte, las concentraciones séricas de vitamina D son más altas en septiembre (después de un período de mayor exposición directa al sol) y más bajas en marzo (después de un período de menor exposición directa al sol); las atletas en interiores tienen concentraciones significativamente más bajas que las atletas al aire libre sin importar la estación (94).

Dada la prevalencia relativamente alta de insuficiencia de vitamina D en todas las poblaciones, incluidas las atletas jóvenes, existen buenas razones para evaluar de forma periódica la concentración de este micronutriente en las atletas. Si está baja, un profesional médico capacitado deberá recomendar la exposición

Cuadro 10-8 Fuentes adecuadas de calcio en los alimentos

- Leche, 1 taza, 300 mg
- Col rizada (kale, cocida), 1 taza, 245 mg
- Sardinas (con huesos), 57 g, 217 mg
- Salmón enlatado (con huesos), 57 g, 232 mg
- Queso, 1 oz, 224 mg
- Almendras, 1 oz, 76 mg
- Brócoli (cocido), 1 taza, 62 mg

adecuada al sol de acuerdo con las diferentes pigmentaciones de piel (p. ej., dos veces por semana entre las 10:00 a. m. y las 3:00 p. m. con exposición de piernas y brazos de 5-30 min), alimentos y, cuando sea necesario, suplementos (155).

EL ADULTO MAYOR ATLETA

Hay demasiados ejemplos de adultos mayores atletas que se desempeñan bien como para sugerir que exista una edad máxima para guardar los zapatos deportivos. La World Masters Athletics Association enumera muchos atletas compitiendo después de los 60 años de edad en prácticamente todas las disciplinas de pista y campo, incluyendo carrera de obstáculos, salto con garrocha, maratón y carrera de 10 000 m. El récord mundial de los 100 m libres en el *grupo de 100 años de edad* lo tiene el ruso Philip Rabinowitz, con un tiempo de 30.86 s, y el británico Ron Taylor tiene el récord para 60 años de edad, ¡un impresionante 11.70 s! Las atletas adultas mayores también sobresalen. En 1994, la rusa Yekaterina Podkopayeva ganó la carrera mundial de los 1 500 m, a la edad de 42 años, con un tiempo de 3:59:78. A la edad de 80 años, Johanna Luther de Alemania corrió los 10 000 m en un tiempo impresionante de 58:40:03. Definitivamente, ser mayor no implica el cese obligatorio de la participación deportiva. Sin embargo, el proceso de envejecimiento trae consigo ciertos cambios innegables que deben abordarse para estar seguros de que el ejercicio sigue siendo una actividad saludable. Los siguientes temas relacionados con la salud son objeto de particular preocupación (32, 98, 153):

- Cambios en la composición corporal relacionados con la edad y su influencia en el GER.
- Menor capacidad para recuperarse rápidamente de ejercicios intensivos o prolongados.
- Disminución gradual de la masa ósea.
- Cambios sutiles en el funcionamiento del tubo digestivo que podrían influir en la absorción de nutrientes.
- Tolerancia al calor progresivamente más baja.
- Disminución progresiva de la tasa de filtración glomerular y del flujo sanguíneo renal.
- Capacidad reducida para concentrar la orina, aumentando la frecuencia urinaria y, potencialmente, reduciendo el consumo de líquidos.

Estos cambios concernientes a la edad pueden provocar reducciones asociadas con el rendimiento específicas en:

- Capacidades aeróbica y anaeróbica (105, 147) (fig. 10-6)

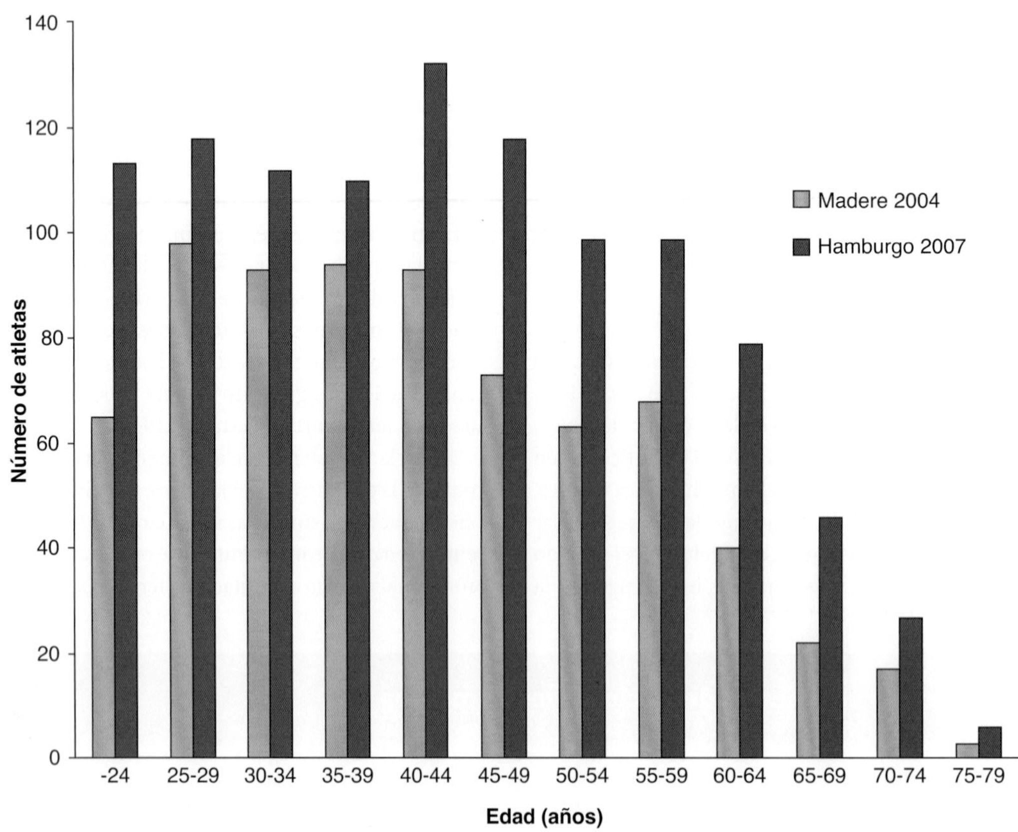

FIGURA 10-6. Descenso relacionado con la edad en las tasas de finalización de triatlón en campeonatos mundiales. Tomado de: Bernard T, Sultana F, Lepers R, Hausswirth C, Brisswalter J. Age-related decline in Olympic triathlon performance: effect of locomotion mode. *Exp Aging Res.* 2010:36(1);64–78.

- Eficacia del ejercicio (156)
- Fuerza (112)
- Potencia (81)

En la figura 10-6, se muestran las reducciones relacionadas con la edad en las tasas de finalización de un triatlón.

A pesar de estos cambios, un entrenamiento adecuado, combinado con la óptima satisfacción de las necesidades nutricionales, puede inhibir de manera significativa en la reducción de las capacidades de rendimiento (28). Parece ser que una estrategia nutricional adecuada para recuperarse del ejercicio es un factor importante para disminuir las lesiones y para beneficiarse de las sesiones de ejercicio (22). La estrategia de recuperación posterior al ejercicio incluye el consumo de hidratos de carbono y proteínas para recobrar el glucógeno y para estimular la síntesis de proteínas musculares que ayudan a la recuperación muscular. La ingesta de hidratos de carbono después del ejercicio se ha establecido como la acción más importante para la nueva síntesis de glucógeno muscular. Además, el consumo de alrededor de 20 g de proteína, de cinco a seis veces al día, parece incrementar los índices de síntesis proteínica muscular durante el día (38, 49). Un estudio de revisión que investigó la suplementación con grandes cantidades de proteína en combinación con entrenamiento de fuerza, encontró, sin embargo, que esas grandes cantidades no aumentaron ni la masa muscular ni la fuerza (55).

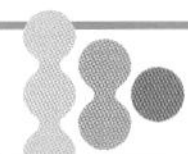

Necesidades energéticas

La edad adulta se caracteriza por una disminución en la masa corporal magra, relacionada con un menor índice metabólico, lo que se conoce como ***sarcopenia***. Si no se le considera, esta reducción del índice metabólico puede asociarse con aumentos graduales de grasa corporal que predisponen a los adultos a la diabetes de tipo II, presión arterial alta, enfermedades cardíacas y cáncer. El cambio en la composición corporal se vincula con una reducción en el gasto de energía, que disminuye alrededor de 10 cal cada año para los hombres y 7 cal cada año para las mujeres, después de los 20 años de edad (32). Los individuos activos que mantienen su masa muscular (magra) pueden evitar las alteraciones relacionadas con la sarcopenia. La típica reducción del metabolismo energético, por lo tanto, varía mucho dependiendo de la condición física del adulto mayor atleta. Curiosamente, un grupo de adultos mayores atletas (hombres) que trabajaban a tasas casi máximas de gasto de energía durante una expedición de ciclismo de 14 días no pudieron consumir la energía suficiente para satisfacer por completo las necesidades de sus tejidos (122). Dicha incapacidad o falta de voluntad para consumir suficiente energía puede ser, al menos en parte, responsable de la reducción de la masa muscular observada con frecuencia en el envejecimiento. También se recomienda que los adultos mayores atletas eviten dietas altas (> 35% de las calorías totales) o bajas (< 20% de las calorías totales) en grasas, ya que ambos extremos se asocian con la incapacidad para lograr una ingesta adecuada de energía (29).

Sarcopenia

Pérdida degenerativa, relacionada con la edad, de masa musculoesquelética de entre el 0.5 y 1% cada año después de cumplir los 50 años. Esto también se asocia con un aumento en el porcentaje de grasa corporal. La pérdida de músculo y el aumento de grasa están vinculados con un aumento progresivo de la debilidad, ya que se le pide a un músculo que mueva relativamente más masa. Esta debilidad se asocia con menos movimiento, lo que también provoca menor DMO y riesgo de osteopenia y osteoporosis. El ejercicio regular junto con buenas prácticas de nutrición son una buena estrategia para limitar el riesgo de sarcopenia.

Líquidos y estrés por calor

Los adultos mayores atletas son más susceptibles a la deshidratación y a los problemas que esta crea debido a una serie de cambios asociados con la edad. Estos incluyen una abrumadora sensación de sed, una función renal alterada y una sudoración más lenta y baja en respuesta al calor, que parece reducir la capacidad del adulto mayor atleta para beber suficiente líquido para mantener la euhidratación, provocando dificultad para enfrentar las tensiones por el calor generado con el ejercicio (118). El mayor riesgo de estrés por calor en los atletas adultos mayores debe considerarse seriamente porque el resultado del agotamiento por calor y del golpe de calor a menudo es la muerte. Durante los períodos de mucho calor y humedad, las personas con mayor probabilidad de enfermarse gravemente o morir son los adultos mayores. Aunque esta población etaria no debe confundirse con la de atletas veteranos (máster), incluso si están en el mismo grupo de edad, puede haber disminución en su capacidad para disipar el calor asociada con la edad, independientemente de la condición física. Un factor importante en la producción de sudor y en la capacidad de enfriamiento es la posibilidad de aumentar el flujo sanguíneo a la piel. El flujo da la piel en los adultos mayores atletas en buena condición física es más bajo que en atletas más jóvenes (75, 76). Además, dicha disminución del flujo sanguíneo asociada con la mayor edad parece ser independiente del estado de hidratación. También parece que, aunque el número de glándulas sudoríparas funcionales es similar al de los atletas más jóvenes, los atletas mayores producen menos sudor por glándula (74). Existe amplia variabilidad, con base en la genética, en la producción de sudor, pero los estudios sugieren que los adultos mayores atletas deben estar atentos a su capacidad para producir sudor. Estos atletas y sus compañeros de ejercicio deben ser conscientes de los síntomas del agotamiento por calor y del golpe de calor. También deben saber que el agotamiento por calor se produce, en su mayoría, debido a la mala aclimatación a un entorno cálido y húmedo. Por ello, las intensidades y duraciones normales del ejercicio deben reducirse los primeros días en un nuevo entorno, hasta que el atleta se haya adaptado.

Densidad mineral ósea

La densidad ósea disminuye de manera progresiva con la edad, y las mujeres experimentan una caída más rápida después de la menopausia debido a la reducción de la acción protectora de los estrógenos en los huesos. Otros factores asociados con la baja densidad ósea incluyen ingestas inadecuadas de calcio y menor absorción del elemento, insuficiencia de vitamina D y pérdida de calcio a través del sudor. Esto explica por qué es tan importante lograr una alta densidad ósea en la edad adulta joven, para que incluso con la pérdida progresiva de densidad más adelante, haya suficiente para evitar alcanzar el umbral de fractura en la edad avanzada (101). El índice de cambio de la densidad ósea se puede alterar a través de una ingesta adecuada de calcio, la exposición periódica y regular al sol (por la vitamina D) y el esfuerzo regular del esqueleto mediante ejercicio con pesas. Además, las mujeres pueden optar por tomar, *con la asesoría de su médico*, estrógenos/terapia de reemplazo hormonal (TRH). La TRH puede ser particularmente útil cuando existen antecedentes familiares de osteoporosis o cuando la mujer ha sido diagnosticada con una baja densidad ósea (142). Ciertos medicamentos a base de cortisona, tomados para el control del dolor o la artrosis, parecen ser catabólicos para los huesos; por lo tanto, su empleo regular puede colocar a la atleta mayor de edad en riesgo de presentar baja densidad ósea. Que los atletas mayores fuercen continuamente su esqueleto con actividad física regular es un factor protector importante para mantener elevada la densidad ósea.

Función orgánica

Cabe esperar que los adultos mayores atletas experimenten algún grado progresivo de alteraciones gastrointestinales y cambios en los requerimientos de nutrientes, aunque ningún estudio específico en atletas lo ha confirmado. Los efectos típicos de la edad en el tubo digestivo incluyen motilidad reducida, disminución de la absorción de calcio, vitamina B_6 y vitamina B_{12} de la dieta, así como mayores requerimientos de líquidos y fibra para contrarrestar la motilidad gastrointestinal reducida (32, 91). La absorción de hierro y zinc también puede ser cuestión de preocupación, pero los adultos mayores parecen tener reservas aumentadas de hierro, disminuyendo así su requerimiento diario (34). El envejecimiento a menudo se asocia con una función renal reducida, lo que ocasiona pérdida de nutrientes y líquidos que, de lo contrario, podrían retenerse (118).

Función inmunitaria

También deben considerarse los cambios en la función inmunitaria, pero el ejercicio regular, a largo plazo, parece atenuar los cambios en el sistema inmunitario que generalmente se asocian con el envejecimiento (107). La vitamina D es importante para este sistema, pero la capacidad de la persona mayor para sintetizarla por exposición solar se reduce, lo que sugiere que la disponibilidad de esta vitamina puede ser una preocupación (89, 125). La suplementación con vitaminas y minerales es habitual entre los adultos mayores atletas, con frecuencia como un intento de reforzar el sistema inmunitario. Hay poca evidencia de que la estrategia sea útil, pero si la suplementación es para nutrientes que no se absorben bien, es posible que esté justificada. Se recomienda que los adultos mayores atletas consulten con su médico acerca de la mejor estrategia para suministrar los nutrientes necesarios. En algunos casos, como el de la vitamina B_{12}, una inyección periódica puede ser la única estrategia para reducir el riesgo de anemia perniciosa (32). Una buena reserva de proteínas es componente importante de una función inmunitaria estable, pero no hay evidencia de que debería aumentarse su ingesta, de ningún modo, más allá de los valores normales establecidos para los atletas (~1.5 g/kg/día). Idealmente, las proteínas deben consumirse como parte de una ingesta equilibrada de hidratos de carbono, proteínas y grasas para satisfacer las necesidades totales de energía. El envejecimiento frecuentemente conlleva reducción de la función renal, por lo que aumentar la ingesta de proteínas a más de 2.0 g/kg/día podría incrementar la necesidad de excretar residuos nitrogenados, por lo que no está justificado. La recomendación actual de ingesta de proteínas en adultos mayores es de al menos 1.0-1.2 g de proteína/kg/día, con la recomendación de que todas las personas mayores deben realizar actividad física diaria o ejercicio tanto como les sea posible (47). También hay evidencia de que calcular el requerimiento total diario de proteínas, y distribuirlo de manera uniforme durante las comidas del día (p. ej., 30 g/comida), es una buena estrategia para reducir el riesgo de sarcopenia (109).

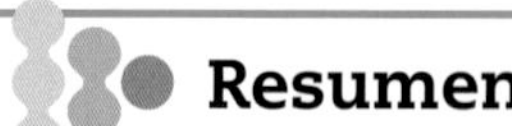

Resumen

El atleta joven

- Los atletas jóvenes generalmente consumen suficientes proteínas, pero no suficientes hidratos de carbono. Como resultado, el consumo total de energía es insuficiente para soportar el crecimiento y desarrollo normales más el requisito de energía adicional debido a la actividad física. Como guía general, los atletas jóvenes deberían ser evaluados regularmente mediante las tablas de crecimiento que especifican estatura por edad, peso por edad y peso por estatura (son utilizadas regularmente por los pediatras). Ubicarse debajo del percentil de crecimiento establecido puede ser un signo de ingesta inadecuada de energía, enfermedad, o ambas.
- Es difícil estimar con precisión el requerimiento de energía de los atletas jóvenes físicamente activos. Al calcular los requerimientos de energía, se debe considerar que todos los niños, pero particularmente aquellos en períodos de crecimiento acelerado, utilizan más energía por unidad de peso corporal que los adultos que realizan idénticas actividades. Por lo general, la necesidad agregada de energía es un 20-25% por kg más alta que el requerimiento de energía para adultos. Al estimar las necesidades energéticas se recomienda emplear ecuaciones de predicción validadas

para niños (ecuación de Schofield). Incluso cuando se utilizan estas ecuaciones, es importante tener en cuenta que el crecimiento y el desarrollo apropiados suelen ser la mejor guía de que el joven atleta está satisfaciendo de manera óptima sus necesidades energéticas.

- La distribución de los sustratos de energía es importante, pero los padres y los entrenadores deben entender que la adecuación total de la energía probablemente sea más importante que la distribución de proteínas, hidratos de carbono o grasas en la dieta. La ingesta de grasas es una preocupación recurrente porque es fácil acceder a alimentos con alto contenido de grasa y, al ser fuente altamente concentrada de energía, facilita el consumo excesivo de energía. Sin embargo, los atletas jóvenes deben tener cuidado de reducir de manera excesiva el consumo de grasa, ya que esto puede hacerles mucho más difícil la obtención de la energía que necesitan. Un buen objetivo es asegurarse de que se cumplan las necesidades de hidratos de carbono y de proteínas, y satisfacer el requerimiento restante de energía, con hasta un 35% de las calorías totales, a partir de la grasa. El método *backloading* (consumir la mayoría de las proteínas y de la energía al final del día) es un problema frecuente entre los atletas jóvenes que merma el crecimiento, el desarrollo y el rendimiento óptimos.
- Los atletas jóvenes tienden a tomar pocos líquidos, lo que los predispone a la deshidratación y aumenta el riesgo de enfermedades por calor. Se debe alentar a los atletas a tomar líquidos de manera regular mediante la supervisión de los adultos. Un problema habitual entre atletas jóvenes es la deshidratación voluntaria, quc consiste en no consumir suficientes líquidos incluso cuando estos están disponibles. Resolver la omisión voluntaria del consumo suficiente de líquidos puede requerir del consumo programado, en horarios fijos, por parte del "equipo", organizado por supervisores adultos. Los atletas jóvenes que entrenan o compiten deberían tener oportunidades regulares de consumir líquidos, cada 10-20 min (dependiendo del índice de calor), incluso si ello requiere de pausas periódicas de la competición/partido. Dependiendo de la duración y de la intensidad del ejercicio, los líquidos consumidos pueden requerir electrólitos e hidratos de carbono complementarios.
- Los atletas jóvenes no deben seguir dietas restrictivas de energía, porque el equilibro energético negativo resultante podría ser contraproducente para lograr el peso y la composición corporal deseables, mientras que afecta de manera negativa el crecimiento y el desarrollo. Contrario a lo que se piensa, las dietas que restringen la energía provocan mayor pérdida de masa magra (músculo) que de grasa, inhiben el desarrollo y crecimiento óseos y aumentan el riesgo de enfermedad crónica a largo plazo. Las estrategias para corregir la obesidad (reducción de la masa grasa relativa) deben estar bajo la supervisión directa de profesionales médicos capacitados.
- Es difícil para los atletas jóvenes, y en particular para las *mujeres* atletas jóvenes, obtener suficiente hierro; las encuestas sugieren que la ingesta de calcio también es marginal. Por ello, los padres de los atletas jóvenes deben consultar con el médico y con un dietista registrado para determinar si se justifica una estrategia dietética modificada o el consumo de suplementos de hierro o calcio. De manera ideal, llevar a cabo análisis anuales de hemoglobina, hematócrito y ferritina ayudará a garantizar que la dieta satisfaga los requerimientos de hierro.

La mujer atleta

- Las mujeres atletas deben conocer las consecuencias negativas asociadas con las alteraciones menstruales y el papel que la insuficiencia energética desempeña en su desarrollo (51). Es importante asegurarse de que las atletas consuman suficiente energía para descartar el riesgo de alteraciones menstruales como consecuencia del consumo inadecuado de energía.
- La norma debería ser una exploración física previa a la participación, para todas las atletas y en todos los deportes. Para las mujeres atletas, el escrutinio debe incluir una evaluación de la posible tríada y de cualquiera de sus secuelas, incluidas la DMO baja y la amenorrea (145).
- Las reservas de calcio deben evaluarse periódicamente y, cuando sean inadecuadas, corregirlas mediante un programa modificado de ingesta de alimentos (preferentemente) o con un programa de suplementos supervisado por un médico. Una forma razonable de evaluar el calcio consiste en valorar de forma periódica la densidad ósea mediante un análisis DEXA. Además, un análisis de la ingesta dietética determinará si los alimentos consumidos proporcionan suficiente calcio.
- Las reservas de hierro deben evaluarse cada año, incluyendo los análisis de hemoglobina, hematócrito y ferritina. En caso de insuficiencia de hierro, se debe implementar de inmediato una modificación en la dieta para aumentar la ingesta o un programa de suplementos supervisado por un médico, con un análisis de sangre de seguimiento.
- Las mujeres atletas tienen mayor riesgo que los atletas varones de padecer trastornos de la alimentación, inadecuada consecución de la densidad ósea y consumo incorrecto de hierro. También corren el riesgo de presentar dismenorrea. La mayoría de estas dificultades se pueden tratar mediante el consumo de una dieta nutricionalmente equilibrada que proporcione la cantidad adecuada de calorías. Para lograrlo, las mujeres atletas deben entender que el consumo insuficiente de calorías, aunque reduzca el peso, es probable que tenga un mayor impacto catabólico en la masa muscular que en la grasa. Esta composición corporal alterada, provocada por la exigencia de la mujer atleta por consumir aún menos alimentos para lograr el perfil corporal deseado, la colocará en un riesgo mayor en el futuro de desnutrición y de otras enfermedades relacionadas.

- Las mujeres atletas pueden considerar la dieta como una estrategia para mejorar el rendimiento deportivo. Sin embargo, y aunque piensen que tienen gran control sobre su entorno alimentario, la familia, las compañeras de equipo, los entrenadores y las amigas tienen una influencia significativa sobre cómo come realmente la atleta (73). Por eso, los esfuerzos de educación nutricional deben dirigirse a todas las personas que, potencialmente, puedan afectar el comportamiento alimentario de la mujer atleta.

El adulto mayor atleta

- Los adultos mayores atletas deben tomar medidas para reducir el riesgo de deshidratación y desarrollar estrategias que puedan tolerar para el consumo de líquidos. Es importante estar conscientes de los signos del estrés por calor, porque es probable que los adultos mayores atletas tengan tasas de sudoración más bajas que los atletas más jóvenes realizando la misma actividad.
- Un buen funcionamiento gastrointestinal puede requerir la ingesta adicional de vitaminas y minerales, quizá a través de suplementos. Los adultos mayores atletas deben consultar regularmente al médico para determinar la necesidad biológica de consumir suplementos específicos y tomarlos razonablemente en las dosis prescritas. Los minerales de interés particular son calcio, hierro y zinc, así como las vitaminas B_6 y B_{12}.
- La motilidad intestinal reducida requiere un ligero aumento en el consumo de fibra, pero esto siempre debe realizarse junto con la ingesta adicional de líquidos. Consumir frutas y vegetales frescos, así como productos de cereal integral, es un excelente medio para obtener fibra adicional; además, estos alimentos proporcionan la energía de hidratos de carbono necesaria.
- Las enfermedades frecuentes pueden ser un signo de que la función inmunitaria está disminuida. No existe un medio idóneo para combatir la reducción de la función inmunitaria, pero hacer ejercicio de manera razonable, comer y descansar bien son buenas estrategias. Los adultos mayores atletas con patrones de alimentación frecuente deben consultar a su médico.
- A los adultos mayores atletas les lleva más tiempo adaptarse a entornos nuevos, así que reducir la intensidad y la frecuencia del ejercicio durante varios días después de un viaje es un paso lógico y útil para evitar el sobrecalentamiento y la enfermedad.
- Los adultos mayores atletas pueden esperar una ligera disminución de su tasa metabólica, lo que les dificulta más mantener una composición corporal y un peso deseables sin la reducción apropiada de consumo de energía. Al mismo tiempo, el requerimiento de nutrientes exige el consumo de una dieta con alta densidad alimenticia (un mayor cociente nutrientes/calorías). Es importante evitar el sobreentrenamiento para reducir las lesiones y para mantener la función inmunitaria. Esto es particularmente importante porque el tiempo de curación, tanto de una lesión como de una enfermedad, aumenta con la edad. Finalmente, la ingesta adecuada de líquidos es muy importante para evitar la deshidratación y para mantener la motilidad intestinal, ya que la frecuencia de micción relacionada con la edad avanzada puede inhibir el consumo de líquidos.

Actividad de aplicación práctica

Como medio para evaluar los variados requerimientos de nutrientes entre los atletas jóvenes, mujeres y adultos mayores, hágase algunas preguntas sobre los diversos problemas que enfrentan los diferentes grupos:

1. ¿Los atletas adultos, mujeres y hombres, enfrentan los mismos riesgos nutricionales? Si no, ¿en qué se enfocaría de manera diferente si estuviera trabajando con hombres y mujeres atletas adultos?
2. ¿En qué se diferencian las IDR y las dietas recomendadas para diferentes grupos?
   a. ¿Los adolescentes tienen los mismos requerimientos de calcio que los adultos? ¿Cómo ayudaría a garantizar que se cubra el mayor requerimiento de calcio en los adolescentes sin afectar la ingesta de otros nutrientes?
   b. ¿Las mujeres adultas tienen los mismos requerimientos de proteínas que los hombres adultos? ¿Qué estrategia seguiría para aconsejar a adultos, mujeres y hombres sobre cómo satisfacer de manera óptima su ingesta de proteínas sin excederse en la cantidad de grasa o tomar insuficientes hidratos de carbono?
   c. Una mujer en edad fértil tiene un requerimiento de hierro significativamente mayor que un hombre de edad equivalente. ¿Cómo se aseguraría de que satisfaga sus requerimientos de hierro sin proporcionar, además, un consumo excesivo de energía? ¿Puede pensar en una estrategia dietética adecuada (sin suplementos) para la ingesta adecuada de hierro en atletas veganos mujeres y hombres?
3. La atención en el peso, en especial en los deportes que tienen un esquema de puntuación subjetivo, como el patinaje artístico y la gimnasia, puede predisponer al atleta a desarrollar trastornos de la alimentación. ¿Qué estrategias nutricionales se podrían seguir para disminuir el riesgo de desarrollar un trastorno de la alimentación?

Cuestionario

1. En mujeres atletas, es probable que la amenorrea sea un signo de:
   a. Ingesta baja de líquidos
   b. Consumo inadecuado de energía
   c. Ingesta baja de calcio
   d. Proteínas utilizadas para satisfacer las necesidades energéticas

2. Es más probable que el estrés por calor sea una gran preocupación en:
   a. Adultos mayores atletas y atletas jóvenes
   b. Hombres atletas
   c. Mujeres atletas
   d. Atletas de potencia
3. Debido a que niños y adolescentes tienen gran apetito, es fácil satisfacer las necesidades energéticas de los atletas jóvenes.
   a. Verdadero
   b. Falso
4. Satisfacer las necesidades de calcio que se presentan en los atletas jóvenes resulta importante porque el _____% de la masa ósea se adquiere durante el período de la adolescencia.
   a. 10
   b. 25
   c. 50
   d. 75
5. Las niñas con frecuencia terminan su "estirón" de la adolescencia a los ______ de edad, mientras que los niños a los _______ de edad.
   a. 16, 19
   b. 13, 20
   c. 18, 18
   d. 15, 21
6. La amenorrea secundaria en mujeres atletas se refiere a una afección en la que:
   a. Nunca ha habido menstruación
   b. La primera menstruación ocurrió tardíamente, pero no después de los 16 años de edad
   c. La menstruación en estas mujeres se presenta de manera irregular
   d. La atleta ha tenido un período menstrual, pero no ha tenido período en 3 meses o más
7. La eumenorrea se refiere a aquellas mujeres en edad fértil que:
   a. Nunca han tenido un período
   b. Tienen períodos irregulares
   c. Tienen períodos regulares
   d. Se han saltado entre tres y cuatro períodos en el último año
8. Los atletas jóvenes que practican y compiten en espacios cerrados están en riesgo de insuficiencia ¿de cuál de los siguientes nutrientes?
   a. Calcio
   b. Vitamina A
   c. Vitamina D
   d. β-caroteno
9. El consumo de proteínas que exceda los 30 g en una sola comida puede provocar aumento del nitrógeno ureico en sangre, lo que se relaciona con deshidratación y con DMO más baja.
   a. Verdadero
   b. Falso
10. ¿Cuáles de los siguientes atletas jóvenes tiene mayor riesgo de tener DMO baja?
    a. Corredores de larga distancia
    b. Jugadores de fútbol americano
    c. Nadadores
    d. Jugadores de tenis

Repuestas al cuestionario

1. b
2. a
3. b
4. b
5. a
6. d
7. c
8. c
9. a
10. c

REFERENCIAS

1. Ackerman KE, Misra M. Bone health and the female athlete triad in adolescent athletes. *Phys Sportsmed.* 2011;29(1):131–41.
2. Aerenhouts D, Deriemaeker P, Hebbelinck M, Clarys P. Energy and macronutrient intake in adolescent sprint athletes: a follow-up study. *J Sports Sc.* 2011;29(1):73–82.
3. Ainsworth BE, Haskell WL, Whitt MC, et al. Compendium of physical activities: an update of activity codes and MET intensities. *Med Sci Sports Exerc.* 2000;32(9):S498–516.
4. Alaunyte I, Stojceska V, Plunkett A. Iron and the female athlete: a review of dietary treatment methods for improving iron status and exercise performance. *J Int Soc Sports Nutr.* 2015;12:38. doi:10.1186/s12970-015-0099-2
5. American Academy of Pediatrics, Committee on Sports Medicine and Fitness. Intensive training and sports specialization in young athletes. *Pediatrics.* 2000;106(1):154–7.
6. American Psychiatric Association. *Diagnostic and Statistical Manual of Mental Disorders: DSM-V.* Arlington (VA): American Psychiatric Association; 2013.
7. Anatomical Chart Company. *Understanding Osteoporosis Anatomical Chart.* Philadelphia (PA): LWW (PE); 2003.
8. Anderson MW, Greenspan A. Stress fractures. *Radiology.* 1996;199:1–12.
9. Aragon-Vargas LF, Wilk B, Timmons BW, Bar-Or, O. Body weight changes in child and adolescent athletes during a triathlon competition. *Eur J Appl Physiol.* 2013;113(1):233–9.
10. Astrand, P. *Experimental Studies of Working Capacity in Relation to Sex and Age.* Copenhagen: Munksgaard; 1952.
11. Aull JL, Rowe DA, Hickner RC, Malinauskas BM, Mahar MT. Energy expenditure of obese, overweight, and normal weight females during lifestyle physical activities. *Int J Pediatr Obes.* 2008;3(3):177–85.
12. Bailey DA, McKay HA, Mirwald RL, Crocker PRE, Faulkner RA. A six-year longitudinal study of the relationship of physical activity to bone mineral accrual in growing children: The

University of Saskatchewan bone mineral accrual study. *J Bone Miner Res.* 1999;14(10):1672–9.
13. Baker LB, Heaton LE, Nuccio RP, Stein KW. Dietitian-observed macronutrient intakes of young skill and team-sport athletes: adequacy of pre, during, and postexercise nutrition. *Int J Sport Nutr Exerc Metab.* 2014;24:166–6.
14. Bar-Or O. Nutrition for child and adolescent athletes. *Sports Sci Exchange.* 2000;13(2):#77.
15. Bar-Or O, Dotan R, Inbar O, Rothstein A, Zonder H. Voluntary hypohydration in 10- to 12-year-old boys. *J Appl Physiol.* 1980;48:104–8.
16. Barrack MT, Gibbs JC, Souza MJD, Williams NI, Nichols JF, Rauh MJ, Nattiv A. Higher incidence of bone stress injuries with increasing female athlete triad–related risk factors a prospective multisite study of exercising girls and women. *Am J Sports Med.* 2014;42(4):949–58.
17. Barron E, Sokoloff NC, Maffazioli GDN, et al. Diets high in fiber and vegetable protein are associated with low lumbar bone mineral density in young athletes with oligoamenorrhea. *J Acad Nutr Diet.* 2016;116:481–9.
18. Bass M, Turner L, Hunt S. Counseling female athletes: application of the stages of change model to avoid disordered eating, amenorrhea, and osteoporosis. *Psychol Rep.* 2001;88(3 Pt 2):1153–60.
19. Bass S, Inge K. Nutrition for special populations: children and young athletes. In: Burke LM, Deakin V., editors. *Clinical Sports Nutrition.* 4th ed. Sydney: McGraw Hill; 2010. p. 508–46.
20. Beard J, Tobin B. Iron status and exercise. *Am J Clin Nutr.* 2000;72(2):S594–7.
21. Beck KL, Mitchell S, Foskett A, Conlon CA, von Hurst PR. Dietary intake, anthropometric characteristics, and iron and vitamin D status of female adolescent ballet dancers living in New Zealand. *Int J Sport Nutr Exerc Metab.* 2015;25:335–43.
22. Beelen M, Burke LM, Gibala MJ, Van Loon LJC. Nutritional strategies to promote postexercise recovery. *Int J Sport Nutr Exerc Metab.* 2010;20(6):515–32.
23. Bennell KL, Malcolm SA, Wark JD, Brukner PD. Models for the pathogenesis of stress fractures in athletes. *Br J Sports Med.* 1996;30:200–4.
24. Bernard T, Sultana F, Lepers R, Hausswirth C, Brisswalter J. Age-related decline in Olympic triathlon performance: effect of locomotion mode. *Exp Aging Res.* 2010:36(1);64–78.
25. Boisseau N, Vermorel M, Rance M, Duché P, Patureau-Mirand P. Protein requirements in male adolescent soccer players. *Eur J Appl Physiol.* 2007;100(1):27–33.
26. Bollwein J, Diekmann R, Kaiser MJ, Bauer JM, Uter W, Seiber CC, Volkert D. Distribution but not amount of protein intake is associated with frailty: A cross-sectional investigation in the region of Nürnberg. *Nutr J.* 2013;12:109. doi:10.1186/1475-2891-12-109
27. Bompa T. *From Childhood to Champion Athlete.* Toronto: Veritas;1995.
28. Borges N, Reaburn P, Driller M, Argus C. Age-related changes in performance and recovery kinetics in masters athletes: a narrative review. *J Aging Phys Act.* 2016; 24: 149-157.
29. Burke LM. Nutritional guidelines for female athletes. In: Mountjoy ML, editor. *The Female Athlete.* 1st ed. London: John Wiley & Sons, Inc.; 2015.
30. Burke LM, Cox GR, Culmmings NK, Desbrow B. Guidelines for daily carbohydrate intake: do athletes achieve them? *Sports Med.* 2001;31(4):267–99.
31. Caine D, Lewis R, O'Connor P, Howe W, Bass S. Does gymnastics training inhibit growth of females? *Clin J Sport Med.* 2001;11(4):260–70.
32. Campbell WW, Geik RA. Nutritional considerations for the older athlete. *Nutrition.* 2004;20(7/8):603–8.
33. Carrigan KW, Petrie TA, Anderson CM. To weigh or not to weight? Relation to disordered eating attitudes and behaviors among female collegiate athletes. *J Sport Exerc Psychol.* 2015;37:659–65.
34. Casale G, Bonora C, Migliavacca A, Zurita IE, de Nicola P. Serum ferritin and ageing. *Age and Ageing.* 1981;10:119–22.
35. Centers for Disease Control and Prevention. Nonfatal sports and recreation heat illness treated in hospital emergency departments–United States, 2001–2009. *MMWR Morb Mortal Wkly Rep.* 2011;60(29):977–80.
36. Chu L, Timmons BW. Nutritional considerations for the overweight young athlete. *Pediatr Exerc Sci.* 2015;27:463–76.
37. Chumlea WC, Schubert CM, Roche AF, Kulin HE, Lee PA, Himes JH, Sun SS. Age at menarche and racial comparisons in US girls. *Pediatrics.* 2003;111(1):110–3.
38. Churchward-Venne TA, Holwerda AM, Phillips SM, van Loon LJC. What is the optimal amount of protein to support post-exercise skeletal muscle reconditioning in the older adult? *Sports Med.* 2016;46:1205–12.
39. Cigrovski V, Malec L, Radman I, Prenda N, Krističević T. Nutritional knowledge and dietary habits of young athletes' advisors. *Hrvat Športskomed Vjesn.* 2012;27:28–33.
40. Constantini N, Arieli R, Chodick G, Dubnov-Raz G. High prevalence of vitamin D insufficiency in athletes and dancers. *Clin J Sport Med.* 2010;20(5):368–71.
41. Cotugna N, Vickery CE, McBee S. Sports nutrition for young athletes. *J Sch Nurs.* 2005;21(6):323–8.
42. Coutinho LAA, Porto CPM, Pierucci APTR. Critical evaluation of food intake and energy balance in young modern pentathlon athletes: a cross-sectional study. *J Int Soc Sports Nutr.* 2016;13:15. doi:10.1186/s12970-016-0127-x
43. Couture S, Lamarche B, Morissette E, Provencher V, Valois P, Goulet C, Drapeau V. Evaluation of sports nutrition knowledge and recommendations among high school coaches. *Int J Sport Nutr Exerc Metab.* 2015;25:326–34.
44. David JM, Alderson NL, Welsh RS. Serotonin and central nervous system fatigue: nutritional considerations. *Am J Clin Nutr.* 2000;72(2):573s–8s.
45. De Souza MJ, Nattiv A, Joy E, et al. Female athlete triad coalition consensus statement on treatment and return to play of the female athlete triad: 1st International Conference held in San Francisco, California, May 2012 and 2nd International Conference held in Indianapolis, Indiana, May 2013. *Br J Sports Med.* 2014;48(4):289.
46. Desbrow B, McCormack J, Burke LM, et al. Sports Dietitians Australia Position Statement: Sports Nutrition for the Adolescent Athlete. *Int J Sport Nutr Exerc Metab.* 2014;24:570–84.
47. Deutz NEP, Bauer JM, Barazzoni R, et al. Protein intake and exercise for optimal muscle function with aging: Recommendations from the ESPEN Expert Group. *Clin Nutr.* 2014;33(6):929–36.
48. Deutz RC, Benardot D, Martin DE, Cody MM. Relationship between energy deficits and body composition in elite female gymnasts and runners. *Med Sci Sports Exerc.* 2000;32(3):659–68.
49. Doering TM, Reaburn PR, Phillips SM, Jenkins DG. Postexercise dietary protein strategies to maximize skeletal muscle repair

and remodeling in masters endurance athletes: a review. *Int J Sport Nutr Exerc Metab.* 2016;26:168–78.

50. Drinkwater B, Kupprat I, Denton J, Crist J, Horvath S. Response of prepubertal girls and college women to work in the heat. *J Appl Physiol Respir Environ Exerc Physiol.* 1977;43(6):1046–53.
51. Dueck CA, Manore MM, Matt KS. Role of energy balance in athletic menstrual dysfunction. *Int J Sport Nutr.* 1996;6(2):165–90.
52. Dwyer J, Eisenberg A, Prelack K, Song WO, Sonneville K, Ziegler P. Eating attitudes and food intakes of elite adolescent female figure skaters: a cross sectional study. *J Int Soc Sports Nutr.* 2012;9(1):53. doi:10.1186/1550-2783-9-53
53. Ekeland E, Heian F, Hagen KB. Can exercise improve self-esteem in children and young people? A systematic review of randomized controlled trials. *Br J Sports Med.* 2005;39(11):792–8.
54. Fahrenholtz IL, Sjödin A, Benardot D, et al. Within-day energy deficiency and reproductive function in female endurance athletes. *Scand J Med Sci Sports.* 2018;28:1139–46. doi:10.1111/sms.13030
55. Finger D, Golz FR, Umpierre D, Meyer E, Rosa LHT, Schneider CD. Effects of protein supplementation in older adults undergoing resistance training: a systematic review and meta-analysis. *Sports Med.* 2015;45:245–55.
56. Foo LH, Zhang Q, Zhu K, Ma G, Trube A, Greenfield H, Fraser DR. Relationship between vitamin D status, body composition and physical exercise of adolescent girls in Beijing. *Osteoporos Int.* 2009;20:417–25.
57. Georgopoulos NA, Markou KB, Theodoropoulou A, et al. Height velocity and skeletal maturation in elite female rhythmic gymnasts. *J Clin Endocrinol Metab.* 2001;86 (11):5159–64.
58. Gibson JH, Mitchell A, Harries MG, Reeve J. Nutritional and exercise-related determinants of bone density in elite female runners. *Osteoporos Int.* 2004;15(8):611–8.
59. Gibson JC, Stuart-Hill L, Martin S, Gaul C. Nutrition status of junior elite Canadian female soccer athletes. *Int J Sport Nutr Exerc Metab.* 2011;21(6):507–14.
60. Havemann L, West SJ, Goedecke JH, MacDonald IA, Gibson SC, Noakes TD, Lambert EV. Fat adaptation followed by carbohydrate loading compromises high-intensity sprint performance. *J Appl Physiol.* 2006;100(1):194–202.
61. Hawley JA, Burke LM, Phillips SM, Spriet LL. Nutritional modulation of training-induced skeletal muscle adaptations. *J Appl Physiol.* 2011;110(3):834–45.
62. Heaney S, O'Connor H, Gifford J, Naughton G. Comparison of strategies for assessing nutritional adequacy in elite female athletes' dietary intake. *Int J Sport Nutr Exerc Metab.* 2010;20(3):245–56.
63. Hills AP, Mikhtar N, Byrne NM. Assessment of physical activity and energy expenditure: an overview of objective measures. *Front Nutr.* 2014;1:5.
64. Hoch AZ, Pajewski NM, Moraski L, et al. Prevalence of the female athlete triad in high school athletes and sedentary students. *Clin J Sport Med.* 2009;19(5):421–8.
65. Huang YC, Chen W, Evans MA, Mitchell ME, Shultz TD. Vitamin B-6 requirement and status assessment of young women fed a high-protein diet with various levels of vitamin. *J Appl Physiol.* 1996;72:563–9.
66. Hudson JI, Hiripi E, Pope HG Jr, Kessler RC. The prevalence and correlates of eating disorders in the national comorbidity survey replication. *Biol Psychiatry.* 2007;61(3):348–58.
67. Ihle R, Loucks AB. Dose-response relationships between energy availability and bone turnover in young exercising women. *J Bone Miner Res.* 2004;19:1231–40.
68. Institute of Medicine, Food and Nutrition Board. *Recommended Dietary Allowances.* 10th ed. Subcommittee on the Tenth Edition of the RDAs, Food and Nutrition Board, Commission on Life Sciences, National Research Council. Washington (DC): National Academy Press; 1989. Con base en valores reportados por Durnin and Passmore (1967) y OMS (1985).
69. Jacob R, Lamarche B, Provencher V, Laramée C, Valois P, Goulet C, Drapeau V. Evaluation of a theory-based intervention aimed at improving coaches' recommendations on sports nutrition to their athletes. *J Acad Nutr Diet.* 2016;16;1308–15.
70. Jeran S, Steinbrecher A, Pischon T. Prediction of activity-related energy expenditure using accelerometer-derived physical activity under free-living conditions: a systematic review. *Int J Obes (Lond).* 2016;40(8):1187–97. doi:10.1038/ijo.2016.14
71. Jeukendrup A, Cronin L. Nutrition and elite young athletes. *Med Sport Sci.* 2011;56:47–58.
72. Juzwiak CR, Amancio OMS, Vitalle MSS, Pinheiro MM, Szejnfeld VL. Body composition and nutritional profile of male adolescent tennis players. *J Sports Sci.* 2008;26(11):1209–17.
73. Karpinski CA, Milliner K. Assessing intentions to eat a healthful diet among national collegiate athletic association division II collegiate athletes. *J Athl Train.* 2016;51(1):89–96.
74. Kenney WL, Fowler SR. Methylcholine-activated eccrine sweat gland density and output as a function of age. *J Appl Physiol.* 1988;65:1082–6.
75. Kenney WL, Hodgson JL. Heat tolerance, thermoregulation and aging. *Sports Med.* 1987;4:446–56.
76. Kenney WL, Tankersley CG, Newswanger DL, Hyde DE, Turner NL. Age and hypohydration independently influence the peripheral vascular response to heat stress. *J Appl Physiol.* 1990;68:1902–8.
77. Koehler K, Braun H, Achtzehn S, Hildebrand U, Predel HG, Mester J, Schanzer W. Iron status in elite young athletes: gender-dependent influences of diet and exercise. *Eur J Appl Physiol.* 2012;112(2):513–23.
78. Kokubo Y, Yokoyama Y, Kisara K, et al. Relationship between dietary factors and bodily iron status among Japanese collegiate elite female rhythmic gymnasts. *Int J Sport Nutr Exerc Metab.* 2016; 26: 105-113.
79. Kong P, Harris LM. The sporting body: body image and eating disorder symptomatology among female athletes from leanness focused and nonleanness focused sports. *J Psychol.* 2015; 49(2):141–60.
80. Korpelainen R, Orava S, Karpakka J, Siira P, Hulkko A. Risk factors for recurrent stress fractures in athletes. *Am J Sports Med.* 2001;29(3):304–10.
81. Kostka T. Quadriceps maximal power and optimal shortening velocity in 335 men aged 23–88 years. *Eur J Appl Physiol.* 2005;95(2–3):140–5.
82. Kransdorf LN, Vegunta S, Files JA. Everything in moderation: what the female athlete triad teaches us about energy balance. *J Womens Health.* 2013;22(9):790–2.
83. Łagowska K, Kapczuk K, Friebe Z, Bajerska J. Effects of dietary intervention in young Female athletes with menstrual disorders. *J Int Soc Sports Nutr.* 2014;11(1):21. doi:10.1186/1550-2783-11-21.
84. Lappe J, Cullen D, Haynatzki G, Recker R, Ahlf R, Thompson K. Calcium and vitamin D supplementation decreases incidence of stress fractures in female navy recruits. *J Bone Miner Res.* 2008;23(5):741–9.
85. Lemon PWR. Do athletes need more dietary protein and amino acids? *Int J Sport Nutr.* 1995;5:S39–61.
86. Loucks AB. Energy availability, not body fatness, regulates reproductive function in women. *Exerc Sport Sci Rev.* 2003;31(3):144–8.

87. Loucks A, Kiens B, Wright H. Energy availability in athletes. *J Sports Sci.* 2011;29(Suppl 1):S7–15.
88. Lovell G. Vitamin D status of females in an elite gymnastics program. *Clin J Sport Med.* 2008;18(2):159–61.
89. MacLaughlin J, Holick MF. Aging decreases the capacity of human skin to produce vitamin D3. *J Clin Invest.* 1985;76:1536–8.
90. Mangels AR. Bone nutrients for vegetarians. *Am J Clin Nutr.* 2014;100(Suppl 1):469S–75S.
91. Manore MM. Vitamin B6 and exercise. *Int J Sport Nutr.* 1994;4:89–103.
92. Márquez S, Molinero O. Energy availability, menstrual dysfunction and bone health in sports; an overview of the female athlete triad. *Nutr Hosp.* 2013;28(4):1010–7.
93. Martin SA, Tarcea M. Consequences of lack of education regarding nutrition among young athletes. *Palestrica of the Third Millennium—Civilization and Sport.* 2015;16(3):241–6.
94. Martínez S, Pasquarelli BN, Romaguera D, Arasi C, Tauler P, Aguiló A. Anthropometric characteristics and nutritional profile of young amateur swimmers. *J Strength Cond Res.* 2011; 25(4): 1126-1133.
95. Maruyama-Nagao A, Sakuraba K, Suzuki Y. Seasonal variations in vitamin D status in indoor and outdoor female athletes. *Biomed Rep.* 2016;5:113–7.
96. Matsumoto M, Hagio M, Katsumata M, Noguchi T. Combined heme iron supplementation and nutritional counseling improves sports anemia in female athletes. *Ann Sports Med Res.* 2015;2(6):1036–42.
97. Maughan RJ, Depiesse F, Geyer H; International Association of Athletics Federations. The use of dietary supplements by athletes. *J Sports Sci.* 2007;25(Suppl 1):S103–13.
98. Miller KK. Mechanisms by which nutritional disorders cause reduced bone mass in adults. *J Womens Health.* 2003;12(2):145–50.
99. Miller SM, Kukuljan S, Turner AI, van der Pligt P, Ducher G. Energy deficiency, menstrual disturbances, and low bone mass: what do exercising Australian women know about the female athlete triad? *Int J Sport Nutr Exerc Metab.* 2012;22(2):131–8.
100. Monthuy-Blanc J, Maiano C, Morin AJ, Stephan Y. Physical self-concept and disturbed eating attitudes and behaviors in French athlete and non-athlete adolescent girls: direct and indirect relations. *Body Image.* 2012;9(3):373–80.
101. Myburgh KH, Hutchins J, Fataar AB, Hough SF, Noakes TD. Low bone density is an etiologic factor for stress fractures in athletes. *Ann Intern Med.* 1990;113:754.
102. Nattiv A. Stress fractures and bone health in track and field athletes. *J Sci Med Sport.* 2000;3(3):268–79.
103. Nattiv A, Loucks AB, Manore MM, Sanborn CF, Sundgot-Borgen J, Warren MP. American College of Sports Medicine position stand. The female athlete triad. *Med Sci Sports Exerc.* 2007;39(10):1867–82.
104. Nazem TG, Ackerman KE. The female athlete triad. *Sports Health.* 2012;4(4):302–11.
105. Neder JA, Jones PW, Nery LE, Whipp BJ. The effect of age on the power/duration relationship and the intensity-domain limits in sedentary men. *Eur J Appl Physiol.* 2000;82(4):326–32.
106. Nelson BM, Kaminsky LA, Dickin DC, Montoye AHK. Validity of consumer-based physical activity monitors for specific activity types. *Med Sci Sports Exerc.* 2016;48(8);1619–28.
107. Nieman DC. Exercise immunology: future directions for research related to athletes, nutrition, and the elderly. *Int J Sports Med.* 2000;21(Suppl 1):S61–8.
108. Oatway L, Vasanthan T, Helm JH. Phytic acid. *Food Rev Int.* 2001;17(4):419–31.
109. Paddon-Jones D, Rasmussen BB. Dietary protein recommendations and the prevention of sarcopenia. *Curr Opin Clin Nutr Metab Care.* 2009;12:86–90.
110. Parnell JA, Wiens K, Erdman KA. Evaluation of congruence among dietary supplement use and motivation for supplementation in young, Canadian athletes. *J Int Soc Sports Nutr.* 2015;12:49. doi:10.1186/s12970-015-0110-y
111. Payne JM, Kirchner JT. Should you suspect the female athlete triad? *J Fam Pract.* 2014;63(4):187–92.
112. Peiffer JJ, Galvao DA, Gibbs Z, Smith K, Turner D, Foster J, Martins R, Newton RU. Strength and functional characteristics of men and women 65 years and older. *Rejuvenation Res.* 2010;13(1):75–82.
113. Petrie HJ, Stover EA, Horswill CA. Nutritional concerns for the child and adolescent competitor. *Nutrition.* 2004;20(7/8):620–31.
114. Phillips SM, Van Loon LJ. Dietary protein for athletes: from requirements to optimum adaptation. *J Sports Sci.* 2011;29(Suppl 1):S29–38.
115. Plowman SA, Smith DL. Exercise *Physiology for Health, Fitness, and Performance.* 3rd ed. Philadelphia (PA): LWW (PE); 2010.
116. Pollock N, Grogan C, Perry M, Pedlar C, Cooke K, Morrissey D, Dimitriou L. Bone-mineral density and other features of the female athlete triad in elite endurance runners: a longitudinal and cross-sectional observational study. *Int J Sport Nutr Exerc Metab.* 2010;20:418–26.
117. Rauh MJ, Nichols JF, Barrack MT. Relationships among injury and disordered eating, menstrual dysfunction, and low bone mineral density in high school athletes: a prospective study. *J Athl Train.* 2010;45(3):243–52.
118. Reaburn P. Nutrition and the ageing athlete. In: Burke L, Deakin V, editors. *Clinical Sports Nutrition.* Melbourne: McGraw-Hill; 2000. p. 602.
119. Roche D, Rowland T, Garrard M, Marwood S, Unnithan V. Skin microvascular reactivity in trained adolescents. *Eur J Appl Physiol.* 2010;108:1201–8.
120. Rodenberg RE, Gustafson S. Iron as an ergogenic aid: ironclad evidence? *Curr Sports Med Rep.* 2007;6(4):258–64.
121. Rodriguez NR, DiMarco NM, Langley S. Position of the American Dietetic Association, Dietitians of Canada, and the American College of Sports Medicine: Nutrition and athletic performance. *J Am Diet Assoc.* 2009;109:509–27.
122. Rosenkilde M, Morville T, Andersen PR, et al. Inability to match energy intake with energy expenditure at sustained near-maximal rates of energy expenditure in older men during a 14-d cycling expedition. *Am J Clin Nutr.* 2015;102: 1398–405.
123. Sandström G, Börjesson M, Rödjer S. Iron deficiency in adolescent female athletes - is iron status affected by regular sporting activity? *Clin J Sport Med.* 2012;22(6):495–500.
124. Schofield WN. Predicting basal metabolic rate, new standards and review of previous work. *Hum Nutr Clin Nutr.* 1985:39(Suppl 1):5–41.
125. Scott D, Ebeling PR, Sanders KM, Aitken D, Winzenberg T, Jones G. Vitamin D and physical activity status: associations with five-year changes in body composition and muscle function in community-dwelling older adults. *J Clin Endocrinol Metab.* 2015;100(2):670–8.

126. Selby CLB, Reel JJ. A coach's guide to identifying and helping athletes with eating disorders. *J Sport Psychol Action.* 2011;2(2):100–12.
127. Shaskey DJ, Green GA. Sports haematology. *Sports Med (New Zealand).* 2000;29(1): 27–38.
128. Shaw CS, Clark J, Wagenmakers AJ. The effect of exercise and nutrition on intramuscular fat metabolism and insulin sensitivity. *Annu Rev Nutr.* 2010;30:13–34
129. Shaw BK, Gupta P. Weekly vs daily iron and folic acid supplementation in adolescent Nepalese girls. *Arch Pediatr Adolesc Med.* 2002;156(2):131–5.
130. Shibasaki M, Inoue Y, Kondo N, Iwata A. Thermoregulatory responses of prepubertal boys and young men during moderate exercise. *Eur J Appl Physiol Occup Physiol.* 1997;75:212–8.
131. Silvia C, Ogilvie D, Dalton A, Westgate K, Grage S, Panter J. Quantifying the physical activity energy expenditure of commuters using a combination of global positioning system and combined heart rate and movement sensors. *Prev Med.* 2015;81:339–44.
132. Smith JW, Holmes ME, McAllister MJ. Nutritional considerations for performance in young athletes. *J Sports Med.* 2015;2015:1–13. dx.doi.org/10.1155/2015/734649
133. Spronk I, Heaney SE, Prvan T, O'Connor HT. Relationship between general nutrition knowledge and dietary quality in elite athletes. *Int J Sport Nutr Exerc Metab.* 2015;25:243–51.
134. Staheli LT. *Fundamentals of Pediatric Orthopedics.* 5th ed. Philadelphia (PA): LWW (PE); 2015.
135. Stear SJ, Prentice A, Jones SC, Cole TJ. Effect of a calcium and exercise intervention on the bone mineral status of 16-18-y-old adolescent girls. *Am J Clin Nutr.* 2003;77(4):985–92.
136. Stephens S. Takken T, Esliger DW, et al. Validation of accelerometer prediction equations in children with chronic disease. *Pediatr Exerc Sci.* 2016;28:117–32.
137. Tarnopolsky LJ, MacDougall JD, Atkinson SA, Tarnopolsky MA, Sutton JR. Gender differences in substrate for endurance exercise. *J Appl Physiol.* 1990;68:302–8.
138. Thomas DT, Erdman KA, Burke LM. American College of Sports Medicine Joint Position Statement. Nutrition and athletic performance. *Med Sci Sports Exerc.* 2016;48(3):543–68. doi:10.1249/MSS.0000000000000852
139. Torres-McGehee TM, Pritchett KL, Zippel D, Minton DM, Cellamare A, Sibilia M. Sports nutrition knowledge among collegiate athletes, coaches, athletic trainers, and strength and conditioning specialists. *J Athl Train.* 2012;47(2):205–11.
140. Torstveit MK, Rosenvinge JH, Sundgot-Borgen J. Prevalence of eating disorders and the predictive power of risk models in female elite athletes: a controlled study. *Scand J Med Sci Sports.* 2008;18(1):108–18.
141. Torun B. Energy requirements of children and adolescents. *Public Health Nutr.* 2005;8(7A):968–93.
142. United States Department of Health and Human Welfare, National Institutes of Health. Women's health initiative reaffirms use of short-term hormone replacement therapy for younger women. National Institutes of Health News Release, 2013. Disponible en: https://www.nih.gov/news-events/news-releases/womens-health-initiative-reaffirms-use-short-term-hormone-replacement-therapy-younger-women. Consultado el 8 de mayo de 2018.
143. Unnithan VB, Baxter-Jones ADG. The young athlete. In: Maughan RJ, editor. *Nutrition in Sport.* London: Blackwell Science; 2000. p. 430.
144. Unnithan VB, Goulopoulou S. Nutrition for the pediatric athlete. *Curr Sports Med Rep.* 2004;3(4):206–11.
145. Van de Loo DA, Johnson MD. The young female athlete. *Clin Sports Med.* 1995;14(3):687–707.
146. Vescovi JD, VanHeest JL. Case study: impact of inter- and intra-day energy parameters on bone health, menstrual function, and hormones in an elite junior female triathlete. *Int J Sport Nutr Exerc Metab.* 2016;26:363–9.
147. Vigorito C, Giallauria F. Effects of exercise on cardiovascular performance in the elderly. *Front Physiol.* 2014;5:51. doi:10.3389/fphys.2014.00051
148. Volek JS, Noakes T, Phinney SD. Rethinking fat as a fuel for endurance exercise. *Eur J Sport Sci.* 2014:1–8.
149. Volterman K, Obeid J, Wilk B, Timmons BW. Ability of milk to replace fluid losses in children after exercise in the heat. In: Williams CA, Armstrong N, editors. *Children and Exercise: The Proceedings of the XXVII International Symposium of the European Group of Pediatric Work Physiology.* London and New York: Routledge; 2011. p. 101–5.
150. Ward KA, Das G, Berry JL, Roberts SA, Rawer R, Adams JE, Mughal Z. Vitamin D status and muscle function in post-menarchal adolescent girls. *J Clin Endocrinol Metab.* 2009;94(2):559–63.
151. Warren MP, Perlroth NE. The effects of intense exercise on the female reproductive system. *J Endocrinol.* 2001;170(1):3–11.
152. Weeks BK, Young CM, Beck BR. Eight months of regular in-school jumping improves indices of bone strength in adolescent boys and girls: the POWER PE study. *J Bone Miner Res.* 2008;23(7):1002–11.
153. Weinstein JR, Anderson S. The aging kidney: physiological changes. *Adv Chronic Kidney Dis.* 2010;17(4):302–7.
154. Wiens K, Erdman KA, Stadnyk M, Parnell JA. Dietary supplement usage, motivation, and education in young Canadian athletes. *Int J Sport Nutr Exerc Metab.* 2014;24:613–22.
155. Willis KS, Peterson NJ, Larson-Meyer DE. Should we be concerned about the vitamin D status of athletes? *Int J Sport Nutr Exerc Metab.* 2008;18(2):204–24.
156. Woo JS, Derleth C, Stratton JR, Levy WC. The influence of age, gender, and training on exercise efficiency. *J Am Coll Cardiol.* 2006;47(5):1049–57.

CAPÍTULO 11

Estrategias nutricionales para deportes de potencia, de resistencia y combinados (potencia/ resistencia)

OBJETIVOS

- Identificar las diferencias entre los procesos metabólicos energéticos de los atletas de equipo, de potencia y de resistencia.
- Explicar las mejores estrategias dietéticas para proporcionar energía a los atletas de potencia antes, durante y después del entrenamiento/competición.
- Describir las mejores estrategias dietéticas para proporcionar energía a los atletas de resistencia antes, durante y después del entrenamiento/competición.
- Mencionar las mejores estrategias dietéticas para proporcionar energía a los atletas de equipo antes, durante y después del entrenamiento/competición.
- Comentar los problemas dietéticos más frecuentemente observados en los atletas de equipo, de potencia y de resistencia.
- Identificar las bebidas y los alimentos apropiados para consumirse durante competiciones de deportes específicos, de equipo, de resistencia y de potencia.
- Conocer los diferentes tipos de músculo y sus características de utilización de la energía.
- Analizar las diferencias potenciales en los resultados que se pueden obtener del consumo de suplementos de monohidrato de creatina entre atletas bien o mal nutridos.
- Identificar la disponibilidad energética relativa de las reservas de glucógeno, grasas y proteínas.
- Conocer la causa primaria de la gluconeogénesis y las sustancias aminoacídicas y no aminoacídicas que pueden servir como sustrato para la glucosa a partir de compuestos diferentes a los hidratos de carbono.

Estudio de caso: abundancia de proteínas todo el tiempo

Jonathan, recién graduado de la universidad, estaba muy triste por la muerte de su padre, de 72 años de edad, debido a una cardiopatía con complicaciones por insuficiencia renal. Pensó seriamente acerca de qué hacer en honor a su padre, un empresario exitoso, competidor de halterofilia y con una estancia repleta de trofeos. Decidió que a su padre le habría gustado saber que su hijo se había iniciado en la halterofilia con la idea de participar en competiciones. El padre de Jonathan siempre quiso que su hijo practicara halterofilia para aumentar su masa muscular y su autoestima, pero Jonathan era un ratón de biblioteca con mínimo interés en el deporte. Jonathan se inscribió en un club de halterofilia, compró todo lo necesario (equipo, vestimenta) y se reunió con un entrenador que le enseñó las rutinas y un esquema nutricional para seguir. Se sentía seriamente comprometido con la memoria de su padre; después de su primera sesión fue a comprar concentrado de proteína de suero de leche y aislado de proteína de suero de leche, así como barras energéticas con alto contenido proteínico, sus nuevas prioridades dietéticas para ayudar a sus músculos y para desarrollarse en la halterofilia. También se dirigió a un supermercado a comprar carne de res, pollo y pescado. Le recomendaron consumir abundantes proteínas todo el tiempo, pues esa era la clave para desarrollarse como halterófilo, y eso fue justamente lo que hizo. Le comentaron que los hidratos de carbono no eran buenos para él, así que decidió limitar su ingesta a una papa (patata) horneada de vez en cuando.

Después de seguir la rutina de halterofilia y continuar la dieta con alto contenido de proteínas durante varias semanas, comenzó a percibir algunos cambios. Su masa muscular se incrementó al grado de que algunos músculos comenzaron a notarse a través de su grasa corporal. A pesar de esos cambios, no se sentía tan bien como hubiera deseado. Las primeras semanas fueron terribles, pero comprendía que eran contratiempos asociados con el incremento de la actividad física. Sin embargo tenía la esperanza de sentirse mejor y con más energía. Por el contrario, tenía un olor desagradable, orinaba con mayor frecuencia que nunca y su orina era de color amarillo oscuro. Para empeorar la cosas, se sentía cansado todo el tiempo, como si su cerebro necesitara llamadas de atención continuamente. Sus días de ratón de biblioteca habían terminado, al grado que leer una sola página lo hacía perder la concentración.

Después de varias semanas decidió que algo no estaba bien, así que se obligó a buscar algunas guías nutricionales recomendadas para estar en forma. Lo que encontró, lo sorprendió. Las proteínas no eran lo mejor para sus músculos; además, la cantidad de proteína ingerida forzó la excreción de grandes cantidades de desechos nitrogenados que aumentaron su riesgo de deshidratación (evidenciada por la orina amarillo oscuro). Para colmo de males, la baja ingesta de hidratos de carbono le impidió mantener el funcionamiento normal de su sistema nervioso central (cerebro), dependiente de la glucosa (hidrato de carbono) sanguínea como combustible principal. Entonces comprendió que gran parte de las proteínas ingeridas tenían mucha grasa saturada animal que, a largo plazo, ocasionan los mismos problemas responsables de la muerte de su padre.

Decidió corregir su dieta consumiendo alimentos saludables, con proteínas de buena calidad y distribuyéndolos a lo largo del día. Eso cambió todo inmediatamente y su estancia en el gimnasio, para practicar la halterofilia, se convirtió en un momento de gozo más que de sufrimiento.

ANÁLISIS DEL ESTUDIO DE CASO

El consumo elevado de proteínas es habitual entre atletas de potencia. Con frecuencia, se considera que solamente la proteína ayuda a incrementar la masa muscular, la cual es una parte indispensable en los deportes de potencia, como la halterofilia.

1. ¿Cuál es la cantidad máxima de proteína (en g/kg) que puede ingerir diariamente un atleta, incluido uno de potencia?
2. ¿Qué componentes de las proteínas ingeridas, y otros nutrientes, ayudan a garantizar que la proteína consumida pueda utilizarse de forma anabólica para desarrollar y mantener el tejido muscular?
3. ¿Cuáles son los problemas de salud más frecuentes debido al consumo elevado de proteínas y bajo en hidratos de carbono?
4. Si estuviera frente a un grupo de atletas de potencia, ¿cuáles serían los tres mensajes clave de nutrición que les daría para ayudarlos a alcanzar sus metas?

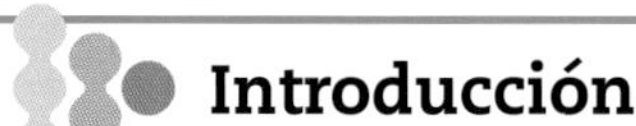

Introducción

Seguir una estrategia nutricional adecuada, bien integrada al estilo de vida del atleta y a sus exigencias deportivas, es un componente crítico del éxito en los atletas de competiciones. Curiosamente, muchas de las recomendaciones generales de nutrición para los atletas varían poco de aquellas dirigidas a la población general para reducir el riesgo de enfermedades crónicas. Independientemente del deporte practicado, una mala nutrición producto del consumo de alimentos con baja densidad de nutrientes, una hidratación deficiente y un bajo equilibrio energético durante el día afectan de forma negativa la salud del atleta, aumentan el riesgo de lesiones y disminuyen el rendimiento. El tipo de actividad física, con sus demandas de entrenamiento y competición específicas, hace indispensable que las recomendaciones nutricionales se ajusten para garantizar que el atleta se desempeñe de acuerdo con sus capacidades.

Para que se cumplan estos requisitos nutricionales específicos, se requiere comprender las rutas metabólicas de la energía, la composición corporal deseada por el atleta y los tiempos de la competición (cuartos o medios tiempos) que brindan ocasiones para el suministro de los nutrientes y los líquidos necesarios. Cabe destacar que algunos estudios en atletas de competición sugieren que muchos tienen ingestas dietéticas subóptimas, que no les proporcionan los nutrientes y los líquidos que permitirían un mejor rendimiento (18). Los atletas consumen regularmente la misma cantidad baja de alimentos que no cubre de manera óptima la gama necesaria de nutrientes de los tejidos, a menudo intentan "ganar peso" con estrategias que provocan disponibilidad deficiente de energía y sus hábitos de hidratación sugieren un consumo insuficiente de bebidas poco óptimas. El bajo suministro de energía que provoca bajas concentraciones de glucosa sanguínea derivará en **gluconeogénesis**, que disminuye el beneficio muscular que un atleta puede lograr con el ejercicio. Cualquiera de estos factores puede disminuir el rendimiento, pero los atletas muchas veces fallan en satisfacerlos *todos*: energía, nutrientes y líquidos. Esto puede deberse no solo a una planificación inadecuada, sino también a mitos relacionados con la nutrición y la confusión relacionada con la disponibilidad de una amplia gama de productos comerciales para atletas, cada uno con un contenido diferente. Por ejemplo, los productos energéticos (con hidratos de carbono) para atletas disponibles en el mercado *parecen* dirigidos a idénticas necesidades nutricionales, pero ofrecen una enorme variabilidad energética en la composición y contenido de sus hidratos de carbono, en el contenido de azúcar libre y en la osmolalidad (tabla 11-1) (133).

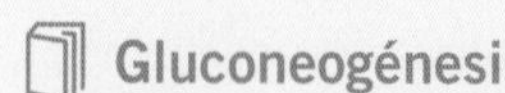

Gluconeogénesis

La *gluconeogénesis* es el proceso metabólico que se lleva a cabo para producir glucosa a partir de sustratos diferentes a los hidratos de carbono, incluyendo el lactato, el glicerol y los aminoácidos glucogénicos. El principal estímulo para la gluconeogénesis es mantener la glucosa sanguínea, el principal combustible para el cerebro. Como no hay un depósito de almacenamiento para las proteínas, los aminoácidos glucogénicos se obtienen del catabolismo no deseado de la masa magra (masa muscular y de órganos).

Tabla 11-1 Descripciones de los geles de CHO para los parámetros: tamaño de porción, densidad de energía, contenido de energía, contenido de CHO, contenido de azúcar libre, contenido de fructosa y osmolalidad

	Media ± DE	Mediana	Rango	Comentarios
Tamaño de porción (g)	50 ± 22	45	29-120	20 de los 31 productos se ofrecen en paquetes de menos de 45 g. Solo dos rangos de productos se envasan con más de 100 g.
Densidad energética (kcal/g)	2.34 ± 0.70	2.60	0.83-3.40	Solo un producto tiene una densidad energética < 1 kcal/g. El rango más habitual de densidades energéticas es de 2-3 kcal/g, aunque un número significativo de productos (7 de 31) ofrecen densidades > 3 kcal/g.
Energía/gel (kcal)	105 ± 24	100	78-204	El rango de energía más frecuente está entre 100 y 120 kcal/gel. Se encuentran dentro de este rango 25 de 31 productos, la mayoría entre 100 y 110 kcal/gel.
CHO total (g)	25.9 ± 6.2	24.6	18-51	El rango de hidratos de carbono más frecuente es de 20-30 g/gel. Se encuentran en este rango 25 de 31 productos y la mayoría de ellos (14 productos) contienen menos de 25 g. Solo tres productos ofrecen menos de 20 g y solo tres ofrecen más de 30 g.
Azúcares libres/gel (g)	9.3 ± 7.0	7.9	0.6-26.8	Solo un producto tiene < 1 g/gel de azúcares libres. Del resto, la mayoría (15 productos) proporciona 5-15 g de azúcar libre/gel. Cuatro productos proporcionan > 20 g de azúcares libres/gel.
Azúcares libres/gel (% de CHO total)	35 ± 25	33	3-95	Solo dos productos con azúcares libres tienen < 10% de CHO total. Tienen > 20% de CHO total 20 de 31 productos con azúcares libres, y de estos casi la mitad (nueve productos) tienen > 50% de CHO total.
Contenido de fructosa	Desconocida	Descono-cida	CHO 0->20%	De los 31 productos, solo tres no contienen ninguna forma de fructosa. Las cantidades presentes exactas no se pueden cuantificar a partir de las etiquetas de los ingredientes.
Osmolalidad (mmol/kg)	4424 ± 2883	4722	303-10135	Solo el rango de un producto es isotónico. Tienen una osmolalidad > 1000 mmol/kg 27 de 31 productos.

CHO, hidratos de carbono; DE, desviación estándar.
Reimpreso con autorización de: Zhang X, O'Kennedy N, Morton JP. Extreme variation of nutritional composition and osmolality of commercially available carbohydrate energy gels. *Int J Sport Nutr Exer Metab.* 2015;25:504–9. doi:10.1123/ijsnem.2014-0215.

Algunos deportes implican momentos rápidos de actividad, otros un movimiento continuo y constante con períodos ocasionales de actividad rápida, y otros requieren que los músculos trabajen lenta y continuamente durante horas. Cada tipo de actividad impone demandas únicas a los músculos y al tipo de fuentes de energía que estos requieren. Existen claras diferencias metabólicas entre las actividades que requieren resistencia y las que requieren potencia. En este capítulo se analizan los requisitos nutricionales específicos para deportistas que participan en deportes de potencia, de resistencia y de equipo.

El tipo de actividad física que se realiza influye en las demandas energéticas y en cómo las células obtendrán la energía que requieren. Deportes diferentes implican requerimientos diferentes al sistema energético, pero es importante tener en cuenta que todos los sistemas metabólicos de energía están funcionando durante las actividades de potencia, incluido el metabolismo anaeróbico que implica la energía derivada de la descomposición del fosfágeno y de la glucólisis anaeróbica (hidratos de carbono), así como del metabolismo aeróbico de la energía derivada de los hidratos de carbono y de las grasas. Las actividades de potencia implican que el atleta tenga la capacidad para superar un inicio intenso, saltar grandes distancias, lanzar grandes pesos o empujar hacia atrás a alguien de su mismo tamaño. Cuanto mayor sea la potencia del atleta para hacer algunas de estas cosas, más éxito tendrá. Lograr que los atletas de potencia entrenen sus músculos para estas actividades es esencial para el éxito competitivo. Este régimen de entrenamiento debe ser apoyado por una nutrición adecuada o todo ese trabajo duro será infructuoso.

Los atletas emplean muchos aminoácidos individuales y las mezclas de aminoácidos representan una amplia categoría de suplementos dirigidos a los fisicoculturistas (43, 47). No hay estudios convincentes que demuestren que el autoconsumo de suplementos sea una estrategia eficaz para mejorar el rendimiento. Además, existen riesgos potenciales para la salud asociados con el consumo de grandes dosis de suplementos (23). Sin embargo, una serie de estudios en atletas demuestran que el consumo de proteínas derivadas de la leche, después de una actividad de fuerza, aumenta de manera eficaz la fuerza muscular y permite cambios favorables en la composición corporal (57, 119). Las buenas fuentes alimentarias de proteína, como carne, pescado, aves de corral, lácteos y legumbres, en combinación con los cereales, proporcionan proteínas de buena calidad con una distribución deseable de aminoácidos esenciales. Debido a la escasa evidencia de que el consumo de suplementos proteínicos sea mejor que consumir estos alimentos, que además brindan a los atletas otros nutrientes necesarios como el hierro y el zinc, los atletas deberían tener un abordaje nutricional de alimentos primero para aumentar su rendimiento (66, 81, 116).

Actividades de potencia

Se refiere a los deportes que demandan del atleta generar una gran cantidad de fuerza muscular para producir velocidades de movimiento rápidas y potentes; muy dependientes de los procesos metabólicos anaeróbicos. Ejemplos de estos **deportes anaeróbicos** incluyen carreras de velocidad, boxeo, béisbol y hockey.

Deportes anaeróbicos

Los deportes anaeróbicos dependen, en gran medida, pero no exclusivamente, de los procesos metabólicos anaeróbicos y se caracterizan por acciones de corta duración o distancias cortas con una intensidad relativamente alta. Los ejemplos incluyen carreras de velocidad, boxeo, lucha, halterofilia y fisicoculturismo.

Fuerza

A menudo utilizada como sinónimo de *potencia*, la *fuerza* es una medida de la masa que puede mover (levantar, empujar) un atleta y es altamente dependiente de su masa muscular o de su relación músculo-peso. Por ejemplo, un atleta con una alta relación músculo-peso debería poder mover más masa, para su peso, que un atleta con una relación músculo-peso menor.

Demanda energética

Factores importantes a considerar

- Deportes diferentes implican demandas diferentes a los sistemas metabólicos de energía, pero todos esos sistemas metabólicos se utilizan casi todo el tiempo. La diferencia consiste en la proporción en la que se les requiere. Por ejemplo, los corredores de larga distancia pueden depender un 10% de los sistemas metabólicos anaeróbicos y un 90% de los aeróbicos, mientras que un velocista de los 100 m puede tener esas proporciones invertidas (después de todo, el velocista también respira y lleva oxígeno al sistema).
- Los diferentes sistemas energéticos utilizan distintas fuentes de energía, lo que ayuda a explicar por qué las actividades primordialmente anaeróbicas solo pueden desarrollarse durante un período de tiempo relativamente corto. El cuerpo tiene grandes reservas de grasa a las que puede acceder aeróbicamente para obtener energía y permitir que el atleta aeróbico se desempeñe durante largos períodos. Sin embargo, los combustibles anaeróbicos, la fosfocreatina (PCr) y el glucógeno, son de almacenamiento limitado y se agotan con rapidez con la actividad continua de alta intensidad.

Los atletas de potencia utilizan múltiples vías de producción de energía a partir de fosfágeno, hidratos de carbono y grasas. Es indispensable comprender los diferentes sistemas de energía y los combustibles necesarios para la producción de trifosfato de adenosina (ATP, *adenosine triphosphate*) al hacer recomendaciones nutricionales (111). Las actividades de potencia dependen del acondicionamiento apropiado de las fibras musculares de contracción rápida. Las fibras de contracción rápida (tipo IIb) pueden producir gran cantidad de energía y también tienen mucha capacidad para almacenar hidratos de carbono en forma de glucógeno. Sin embargo, su capacidad para almacenar grasas en forma de triglicéridos es limitada. El potencial diferenciado

Tabla 11-2 Tipos de fibra muscular y sus características de utilización de la energía

Fibra muscular	Tipo I (roja): contracción lenta (gran resistencia a la fatiga)	Tipo IIa (roja): contracción rápida intermedia (resistencia moderada a la fatiga)	Tipo IIb (blanca): contracción rápida (baja resistencia a la fatiga)
Capacidad para almacenar y utilizar glucógeno	Baja	Moderada	Alta
Capacidad para almacenar y utilizar grasa	Alta	Moderada	Baja
Capacidad para almacenar y utilizar fosfato de creatina	Moderada	Alta	Alta
Capacidad para emplear oxígeno en reacciones energéticas (capacidad oxidativa)	Alta	Moderada	Baja
Capacidad para producir potencia (velocidad de contracción)	Baja	Alta	Muy alta
Suministro de sangre (capilarmente) a las fibras musculares	Alta	Moderada	Baja

Fuentes: Gleeson M. Chapter 3: Biochemistry of exercise. En: Maughan RJ, editor. *Sports Nutrition: Volume XIX of the Encyclopaedia of Sports Medicine—An IOC Medical Commission Publication.* London (England): Wiley/Blackwell; 2014. p. 36–8; Kenney LW, Wilmore J, Costill D. *Physiology of Sport and Exercise.* 6th ed. Champaign (IL): Human Kinetics; 2015. p. 40-1.

de almacenamiento de combustible energético ayuda a esclarecer la dependencia de combustible de cada tipo específico de fibra muscular (tabla 11-2). En su base genética, las fibras musculares intermedias de contracción rápida (tipo IIa) también producen un alto grado de potencia, pero pueden entrenarse para que se comporten más como las fibras de contracción lenta de tipo I propias de los atletas que pasan largas horas en actividades de resistencia (134). El tipo de entrenamiento que se realiza es un factor importante para modificar el comportamiento de la fibra muscular. Los atletas de potencia requieren que sus fibras musculares sean capaces de producir altos grados de potencia. Si una proporción significativa del entrenamiento incluye acondicionamiento aeróbico (resistencia), las fibras de tipo IIa pueden perder algo de su potencia porque han sido condicionadas para tener un mayor potencial de resistencia. Curiosamente, hay evidencia de que las fibras intermedias de contracción rápida volverán a su base genética (más potencia y menos potencial aeróbico) con bastante rapidez si cesa el entrenamiento aeróbico (120).

Una actividad de alta velocidad y corta duración (como el "sprint" de los 100 m) requiere de un combustible que ya se encuentre en los músculos y casi listo para usar. La cantidad del combustible listo para utilizarse (fosfágeno) que pueden contener los músculos es limitada, estableciendo límites máximos de duración a actividades de velocidad o potencia. Para un atleta bien nutrido, el sistema de fosfágeno puede proporcionar suficiente combustible para los primeros 5-8 s. Esto no es suficiente para la mayoría de los casos, pues se requeriría que los músculos convirtieran rápidamente el glucógeno almacenado en un combustible metabolizable anaeróbicamente.

Trifosfato de adenosina

Se abrevia ATP (*adenosine triphosphate*) y es una molécula hecha de enlaces de alta energía que pueden liberar energía con rapidez para todos los procesos corporales que incluyan la contracción muscular.

Fosfato de creatina

Se abrevia PCr. Es un fosfato de alta energía que se encuentra en las células del cuerpo que forman parte del sistema energético PCr anaeróbico. El PCr se puede usar para reponer con rapidez el ATP.

Se produce más ATP por unidad de tiempo a partir del sistema de fosfágeno (PCr) que a partir de la glucólisis anaeróbica. Como resultado, la reducción en la disponibilidad de energía para los músculos provoca una contracción más lenta y una menor velocidad. En consecuencia, la rapidez de un velocista disminuye cuando el PCr ya no puede proporcionar el ATP necesario (fig. 11-1). Se produce una gran fatiga cuando el PCr se agota y el lactato muscular y en sangre están en su máxima concentración. La mayoría de los investigadores consideran que el máximo anaeróbico (cantidad de tiempo que un atleta puede hacer ejercicio con máximo esfuerzo) es cercano a 1.5 min, pero con amplia variabilidad dependiendo de su condición física (51, 52). La combinación de ambos sistemas anaeróbicos (fosfágeno y glucólisis anaeróbica), utilizados cuando el atleta está yendo tan fuerte y rápido como puede, se agotará en alrededor de 1.5 min con el aumento concomitante de lactato, lo que producirá fatiga y el cese del trabajo de alta intensidad. Esta interrupción del trabajo de alta intensidad varía ampliamente entre atletas y con frecuencia se alcanza cerca de los 1.5 min, un máximo de acondicionamiento anaeróbico que en general se denomina ***umbral anaeróbico***.

A medida que aumenta el tiempo de ejercicio, la producción de energía disminuye y una mayor proporción de esta se deriva de los procesos metabólicos aeróbicos. El metabolismo aeróbico permite la utilización de la grasa como sustrato energético, lo que reduce la dependencia de glucógeno y PCr, ambos de capacidad limitada para su almacenamiento. Una actividad física más rápida o intensa requiere una mayor utilización de combustible por unidad de tiempo, pues se necesitan mayores cantidades de oxígeno para "quemar" el combustible de forma oxidativa.

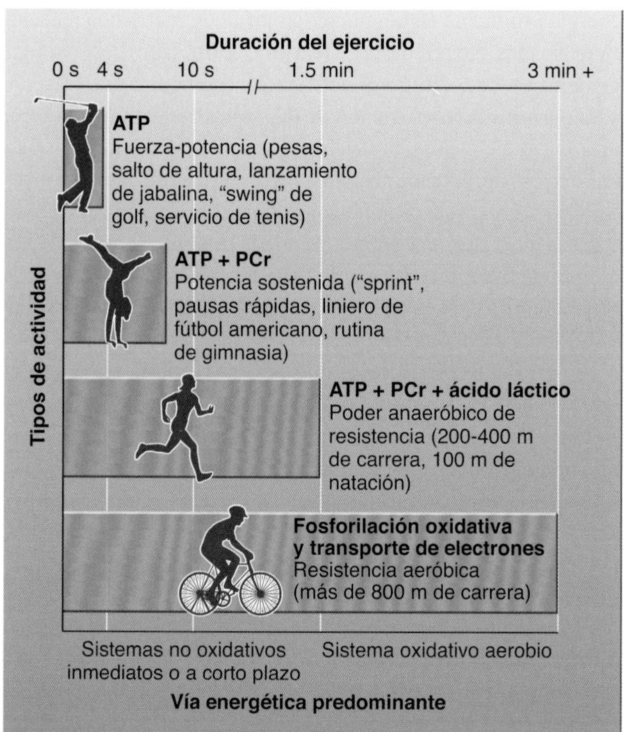

FIGURA 11-1. Sistemas energéticos predominantes para diferentes actividades, desde alta intensidad repentina hasta resistencia. La actividad de alta intensidad máxima a corto plazo depende en gran medida del PCr para obtener suficiente ATP. Cuando se agotan las reservas limitadas de PCr, se debe derivar más energía de la glucólisis anaeróbica, que no puede producir ATP con la velocidad que caracteriza al PCr. En términos prácticos, unas reservas de PCr mermadas necesariamente tendrán que "disminuir la velocidad" debido a la menor producción de ATP. La fatiga completa se produce cuando el PCr se agota y el lactato sanguíneo y muscular se encuentran en su concentración máxima. ATP, trifosfato de adenosina; PCr, fosfato de creatina. Ilustración de: Premkumar K. *The Massage Connection, Anatomy and Physiology*. 2nd ed. Baltimore (MD): Lippincott Williams & Wilkins; 2004. Datos de: Hirvonen J, Nummela A, Rusko H, Rehunen S, Härkönen M. Fatigue and changes of ATP, creatine phosphate, and lactate during the 400 m sprint. *Can J Sport Sci*. 1992;17(2):141–4 y Hirvonen J, Rehunen S, Rusko H, Härkönen. Breakdown of high-energy phosphate compounds and lactate accumulation during short supramaximal exercise. *Eur J Appl Physiol Occup Physiol*. 1987;56(3):253–9.

Un trabajo muscular suficientemente intenso y rápido como para exceder la capacidad de suministrar el oxígeno necesario lleva a un metabolismo anaeróbico de PCr y glucógeno, que proporcionan el combustible necesario. Sin embargo, aunque el almacenamiento de grasa es prácticamente ilimitado, incluso en los atletas delgados, tanto el PCr como el glucógeno tienen un almacenamiento limitado. Los atletas en buenas condiciones tienen un mejor suministro de oxígeno a las células, lo que permite una confianza relativamente mayor en los procesos metabólicos aeróbicos u oxidativos y una menor dependencia de los procesos metabólicos anaeróbicos (99). Esto les permite ir más rápido durante más tiempo sin la fatiga asociada con la acumulación de lactato y el agotamiento de PCr y glucógeno. Sin embargo, para que las grasas se quemen limpiamente también son necesarios los hidratos de carbono. Quedarse sin hidratos de carbono disponibles disminuye la capacidad para quemar grasa de manera eficaz y, entonces, comienza la fatiga muscular.

Umbral anaeróbico

El umbral anaeróbico indica la intensidad del ejercicio con la que la acumulación de ácido láctico excede la capacidad del tejido para extraerlo de los músculos activos. En este punto es donde la función muscular se degrada rápidamente y la actividad debe detenerse; sucede alrededor de 1.5 min después del inicio de una actividad de intensidad alta. También se le conoce como *umbral de lactato, punto de retorno del lactato* o *punto de inflexión del lactato*. En términos prácticos, el umbral anaeróbico con frecuencia se expresa como el 75% del consumo máximo de oxígeno (75% VO_{2max}) o el 85% de la frecuencia cardíaca máxima predicha.

Metabolismo aeróbico

Son los procesos energéticos que se producen mediante la incorporación de oxígeno. Estos procesos incluyen la glucólisis aeróbica, que se utiliza para actividades de alta intensidad que requieren un gran volumen de ATP, pero que están dentro de la capacidad del atleta para llevar suficiente oxígeno al sistema; y el metabolismo de las grasas que se emplea para actividades de baja intensidad y larga duración, y puede producir un volumen sustancial de ATP, pero sin la producción de subproductos que limitan el sistema, como el ácido láctico (lactato).

En resumen: se puede obtener energía de forma anaeróbica (sin oxígeno), pero también de forma aeróbica (con oxígeno). De forma proporcional, se utilizan más vías de energía anaeróbica en actividades de alta intensidad y corta duración, mientras que, también proporcionalmente, se emplean más vías de energía aeróbica en actividades de baja intensidad y mayor duración (tabla 11-3).

Sistema de fosfágeno (fosfato de creatina)

La energía se puede obtener anaeróbicamente de los fosfatos en el ATP y del fosfato de creatina (PCr) para realizar ejercicios de alta intensidad, hasta por cerca de 8 s. Este sistema, conocido como *sistema de fosfágeno* debido a la disponibilidad inmediata de fosfato de alta energía, depende del PCr para proporcionar rápidamente una molécula de fosfato de alta energía para crear ATP, la fuente primordial de energía para todas las funciones del cuerpo. Hay una serie de deportes que dependen en gran medida (si no es que exclusivamente) del sistema de fosfágeno. Estos deportes incluyen lanzamiento de bala, salto de longitud, salto triple, lanzamiento de disco, salto de potro y carreras cortas. Además, otros deportes con momentos rápidos en combinación con otros grados de actividad (como el fútbol americano, el voleibol y el hockey) también dependen de esta vía energética. En algunos de estos deportes, la habilidad para repetir movimientos de alta intensidad con frecuencia determina al ganador. Por ejemplo, quienes saltan altura, distancia o con garrocha, necesitan dos o tres esfuerzos principales y la esperanza de que uno de ellos sea lo suficientemente bueno como para ganar. Estos episodios repetidos de trabajo de alta intensidad depositan mucha confianza en el sistema de fosfágenos. Un atleta con capacidad para almacenar más creatina puede tener una ventaja en estas actividades. Con un mejor almacenamiento de creatina, es posible que el atleta conserve (debido a la capacidad para reformar de manera adecuada el PCr) la mayor parte de la potencia producida en su primer, segundo y tercer intentos.

Suponiendo que la ingesta total de energía y proteínas sean las adecuadas, los atletas pueden producir la creatina necesaria para lograr múltiples explosiones rápidas de actividad de alta intensidad. Para mejorar el almacenamiento de ATP-PCr en los músculos, los atletas deben practicar actividades centradas en este sistema (actividades que no duren más de 8 s, de alta intensidad y que se repitan varias veces durante una sesión de ejercicios). Este tipo de entrenamiento, por sí solo, no es suficiente para mejorar el rendimiento de corta duración y gran intensidad. Al mismo tiempo, consumir suficiente energía y proteínas, por sí mismo, tampoco es suficiente para mejorar el rendimiento de corta duración y gran intensidad. Sin embargo, cuando se combinan el entrenamiento y la nutrición adecuados, el atleta puede experimentar ganancias muy reales en el rendimiento de corta duración y gran intensidad. Incluso con mayor almacenamiento de creatina, el PCr máximo preformado es suficiente solo para 8 s de trabajo físico duro (si los humanos pudiésemos almacenar valores para más de 8 s, probablemente nos quemaríamos con el calor creado con tanta energía producida en tan poco tiempo). Los atletas que realizan ejercicio máximo por hasta 8 s (carrera, potro, salto) deben tomar un descanso de 2-4 min, con suficiente disponibilidad de oxígeno, para permitir la regeneración de PCr antes de realizar otra serie máxima de ejercicios (39, 49). Imagine a un corredor de los 100 m que acelera durante los primeros 8 s de la carrera, pero entonces el PCr se agota y entra en juego la glucólisis anaeróbica. Debido a que la glucólisis anaeróbica no puede producir tanto ATP por unidad de tiempo en forma de PCr, el ganador de los 100 m es generalmente el atleta que disminuye menos la velocidad durante los últimos 2 s de la carrera.

En teoría, tener un nivel más alto de creatina almacenada en los tejidos permite mejorar la disponibilidad de PCr para formar ATP y, por lo tanto, tener mayor capacidad para realizar mucho más trabajo de gran intensidad. Es por esta razón que la suplementación con monohidrato de creatina es popular entre los atletas que quieren encontrar una manera de aumentar la potencia y reducir la aparición de la fatiga. Aunque la suplementación puede incrementar las reservas de creatina, el límite superior de PCr preformado permanece en un valor energético de aproximadamente 8 s. Para los atletas que no consumen suficiente energía y proteínas, la suplementación con creatina puede ser útil para llevar al máximo el potencial de PCr (30). Sin embargo, existe evidencia de que una ingesta adecuada de energía puede ser la clave para garantizar que se almacene y se vuelva a producir suficiente PCr cuando sea necesario (61). En la tabla 11-4 se muestra que diferentes combustibles tienen distintas capacidades para suministrar energía. Tenemos una gran capacidad de suministrar grasa para obtener energía, mientras

Tabla 11-3 Sistemas metabólicos de energía

Sistema	Características	Duración
Sistema PCr	Producción anaeróbica de ATP a partir del PCr almacenado.	Se utiliza para actividades de intensidad máxima que no duran más de 8 s.
Glucólisis anaeróbica (sistema del ácido láctico)	Producción anaeróbica de ATP a partir de la degradación del glucógeno. Un subproducto de este sistema es el ácido láctico.	Se utiliza para las actividades de intensidad extremadamente alta que exceden la capacidad del atleta para llevar oxígeno suficiente al sistema. Con este sistema puede continuar produciéndose ATP por no más de 2 min.
Glucólisis aeróbica	Producción aeróbica de grandes cantidades de ATP a partir de la descomposición del glucógeno.	Se usa para actividades de alta intensidad que requieren una gran cantidad de ATP, pero que están dentro de la capacidad del atleta para llevar oxígeno suficiente al sistema.
Sistema del oxígeno (metabolismo aeróbico)	Producción aeróbica de ATP a partir de la descomposición de hidratos de carbono y grasas.	Se utiliza para actividades de menos intensidad en larga duración que pueden producir una cantidad importante de ATP, pero sin la elaboración de subproductos que limiten el sistema.

ATP, trifosfato de adenosina; PCr, fosfato de creatina.

Cuadro 11-1 Aminoácidos glucogénicos

Los aminoácidos derivados de tejidos proteínicos, incluidos los músculos y los órganos, que pueden convertirse en glucosa son:

- Alanina
- Treonina
- Serina
- Glicina
- α-aminobutirato
- Metionina
- Tirosina
- Lisina

que nuestro almacenamiento de hidratos de carbono es limitado. Aunque la masa proteínica tiene el potencial de utilizarse como fuente de energía, esto ocurre únicamente cuando se agotan los hidratos de carbono.

Los aminoácidos glucogénicos se pueden convertir en hidratos de carbono (glucosa) (cuadro 11-1), pero la grasa no se puede transformar en hidratos de carbono (86). Por lo tanto, es importante que los atletas mantengan disponibles los hidratos de carbono durante la actividad física, para garantizar que la masa de proteína (músculos) no se utilice como combustible. La masa de proteína indicada en la tabla 11-4 se proporciona como fuente de energía potencial, pero de ninguna manera debe considerarse como fuente deseada de energía para el atleta.

Tabla 11-4 Depósitos de energía en un hombre promedio que pesa 70 kg (154 lb) con el 15% de grasa corporal

Fuente de energía	Masa (kg)	Energía (kcal)	Ejercicio (min)[a]
Glucógeno hepático	0.08	307	16
Glucógeno muscular	0.40	1530	80
Glucosa sanguínea[b]	0.01	38	2
Grasas	10.5	92800	4856
Proteínas	12.0	48725	2550

Los valores asumen una disponibilidad de sustrato de energía única durante la actividad a paso de maratón o alrededor de 20 kcal/min.

[a] Los minutos se refieren al tiempo hipotético del ejercicio si la persona depediera únicamente de la fuente de energía indicada. El valor se proporciona con fines de comparación, para mostrar la disponibilidad relativa de diferentes combustibles.

[b] El valor para la glucosa sanguínea incluye el contenido de glucosa del líquido extracelular. No todo esto y no más que una parte muy pequeña de la proteína total está disponible para usar durante el ejercicio.

Adaptado de: Gleeson M. Biochemistry of exercise. En: Maughan R, editor. *Nutrition in Sport: Volume VII of The Encyclopedia of Sports Medicine, an IOC Medical Commission Publication*. London (England): Wiley Blackwell; 2000. p. 29.

Metabolismo anaeróbico (glucólisis)

El **metabolismo anaeróbico** (glucólisis) se utiliza para proporcionar energía durante el ejercicio de gran intensidad que excede la capacidad del atleta para proporcionar oxígeno suficiente a los tejidos. La actividad física intensa depende, en gran medida, de la disponibilidad de glucógeno muscular (forma de almacenamiento de la glucosa). El agotamiento del glucógeno durante la actividad de gran intensidad provoca rápidamente fatiga y cese del ejercicio. En la labor diaria no intensa, la glucólisis proporciona solo una pequeña proporción de la energía total requerida por los músculos en actividad. Un aumento repentino del movimiento muscular o una actividad continua de gran intensidad dependen de la glucólisis, porque esta es capaz de proporcionar energía tisular con rapidez y llena la brecha energética entre el inicio del movimiento repentino o intenso y el tiempo requerido para que el metabolismo energético aeróbico satisfaga las necesidades de energía. Si alguien intenta mantener una actividad de gran intensidad (*anaeróbica*), el combustible para ello se agotará después de alrededor de 1.5 min y el atleta se fatigará rápidamente.

Incluso en deportes predominantemente aeróbicos se puede confiar en la vía de la energía anaeróbica para marcar la diferencia entre ganar y perder. El corredor de larga distancia que se ha desplazado de forma aeróbica la mayor parte de la carrera y ha conservado algo de glucógeno muscular, probablemente necesitará ATP adicional de la glucólisis para terminar la competición con un cierre (anaeróbico) fuerte (19, 75). Para el atleta que tenga esa energía conservada al final de la carrera, puede significar la única diferencia entre el primer lugar y los otros. Para los corredores y los nadadores de distancias cortas, así como para los jugadores de hockey que patinan con todo al final del juego para obtener una puntuación ganadora, esta ruta anaeróbica es una clave importante del éxito. El almacenamiento de hidratos de carbono es la clave para que esto suceda, y este se favorece a través del consumo de hidratos de carbono en alimentos y bebidas (91).

Metabolismo anaeróbico

El *metabolismo anaeróbico* se refiere a los procesos energéticos que ocurren sin la necesidad de oxígeno. Incluye la glucólisis anaeróbica, que implica procesos metabólicos celulares que producen energía a partir del glucógeno (hidratos de carbono almacenados) sin la necesidad de oxígeno; también incluye el sistema fosfágeno que produce energía a partir del metabolismo de PCr.

Deportes aeróbicos

Los deportes aeróbicos dependen en gran medida, pero no exclusivamente, de los procesos metabólicos aeróbicos y, por lo general, implican duraciones o distancias largas de intensidad relativamente baja. Los ejemplos incluyen carreras, natación o ciclismo de grandes distancias y caminatas de velocidad.

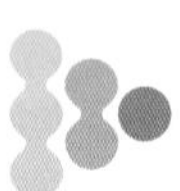

Estrategias nutricionales para mejorar la potencia y la velocidad

Dependiendo de la velocidad y del porcentaje de VO_{2max} de la actividad, la proporción de energía derivada de estos diferentes sistemas energéticos metabólicos varía (111). Como se indica en la tabla 11-5, las actividades rápidas son proporcionalmente más dependientes del metabolismo energético anaeróbico, mientras que las de mayor duración dependen en mayor medida del metabolismo energético aeróbico. Sin embargo, todos los sistemas metabólicos contribuyen para satisfacer las necesidades energéticas del atleta.

Los atletas que realizan actividades de potencia y velocidad utilizan principalmente el PCr y los sistemas metabólicos anaeróbicos glucolíticos. Las reservas de glucógeno y lípidos están en todos los tipos de fibra muscular, pero las fibras musculares de contracción rápida tienen concentraciones del 16-31% mayores que las de contracción lenta (100). Durante el ejercicio, la concentración de glucógeno disminuye, primero en las fibras de contracción lenta, pero luego se reduce con rapidez en las de contracción rápida (45). El menor almacenamiento de grasa en las fibras musculares de tipos IIa y IIb es el resultado de tener una capacidad oxidativa limitada debido al relativamente escaso suministro de sangre. Esto hace que sea difícil suministrar a estas fibras sustratos de energía y eliminar de ellas subproductos metabólicos (lactato) durante la actividad física. Esto también ayuda a explicar por qué las actividades de alta intensidad o potencia rara vez duran más de 1.5-2.0 min y por qué los atletas requieren un descanso de recuperación de 2-5 min que permita la recuperación muscular de PCr (58).

Factores importantes a considerar

El término *sprint* se utiliza para definir un esfuerzo máximo breve en carreras, ciclismo, natación, canotaje, remo, hockey sobre césped, fútbol y rugby. En general, se considera "sprint" a un esfuerzo máximo breve, de menos de 60 s de duración, con una intensidad de esfuerzo del ejercicio muy por encima del VO_{2max}.

- Los hombres velocistas de élite puede mantener la velocidad máxima durante 20-30 m.
- Las mujeres velocistas de élite pueden mantener la velocidad máxima durante 15-20 m.
- Las diferencias entre los sexos se deben a:
  - Factores mecánicos (pisada, coordinación neuromuscular, resistencia al aire)
  - Factores metabólicos (disponibilidad de PCr)

La gran dependencia de las fibras musculares de contracción rápida, necesarias para el trabajo anaeróbico muy intenso, hace que sea relativamente más difícil para los atletas de potencia metabolizar la grasa como sustrato energético en comparación con los que realizan actividades aeróbicas y son más dependientes del metabolismo oxidativo (105). Los atletas de potencia continúan quemando cantidades limitadas de grasa, pero la actividad anaeróbica muy intensa favorece de forma dramática a los hidratos de carbono (glucógeno) sobre las grasas como combustible debido

Tabla 11-5 Uso proporcional de los sistemas metabólicos de energía para satisfacer las necesidades en los deportes de potencia

		Contribución energética (%)		
Rangos de tiempo del evento	% VO_{2max}	PCr anaeróbico	Glucólisis anaeróbica	Aeróbica
0.5-1 min: 400 m de carrera; 100 m de natación	~150	~10	~47-60	~30-43
1.5-2.0 min: 800 m de carrera; 200 m de natación; 500 m en kayak	113-130	~5	~29-45	~50-66
3.0-5.0 min: 1500 m de carrera; 400 m de natación; 1000 m en kayak	103-115	~2	~14-18	~70-84
5.0-8.0 min: 3000 m de carrera; 2000 m de remo	98-102	< 1	~10-12	~88-90

Adaptado de: Stellingwerff T, Maughan RJ, Burke LM. Nutrition for power sports: middle-distance running, track cycling, rowing, canoeing/kayaking, and swimming. *J Sports Sci.* 2011;29(S1):S79–89.

al tipo de fibras musculares que se utilizan. Cuando los atletas de potencia detienen su entrenamiento intensivo de temporada, pero mantienen sus dietas altas en calorías y relativamente altas en grasa, se produce una diferencia en el equilibrio energético que ocasiona aumento inevitable de la grasa corporal. Esto puede deberse, al menos en parte, a una ingesta de grasas que con frecuencia excede las cantidades recomendadas, quizás por un énfasis en dietas altas en proteínas derivadas de la carne que son naturalmente altas en grasa (132). Además de la exigua composición corporal competitiva que ocasiona esta ingesta excesivamente alta de grasa, hay evidencia de que muchos atletas a menudo experimentan ciclos de peso que con frecuencia pueden predisponerlos a la obesidad al retirarse del deporte, lo que aumenta el riesgo de enfermedad y de mortalidad a una edad más temprana (55, 112).

Factores importantes a considerar

La resistencia al aire puede influir en la velocidad y en la utilización de la energía para el rendimiento en un "sprint":

- Los velocistas de élite de los 100 m, que corren a 10 m/s, correrían 0.25-0.5 s más rápido si no tuvieran que superar la resistencia al aire (28).
- La resistencia al aire representa el 16% de la energía total gastada para correr 100 m en 10 s (88).
- La altitud de la Ciudad de México (menos resistencia al aire) proporciona una ventaja de 0.07 s en la carrera de los 100 m (63).

Recomendaciones de hidratos de carbono para atletas de potencia, fuerza o velocidad

El glucógeno es una fuente clave de energía en el metabolismo anaeróbico. Las dietas altas en hidratos de carbono aumentan las reservas de glucógeno y prolongan el tiempo antes de la fatiga comparadas con las dietas altas en proteínas y bajas en hidratos de carbono (17). Los estudios han encontrado que las dietas bajas en hidratos de carbono, que proporcionan el 3-15% de las calorías totales, debilitan el rendimiento en actividades de gran intensidad (21, 68). El metabolismo de los hidratos de carbono proporciona la mayoría del ATP durante el ejercicio que excede el 75% del VO_{2max}. Estas intensidades altas obligan al consumo de dietas con muchos hidratos de carbono para evitar el agotamiento del glucógeno. Incluso una sola sesión de entrenamiento de gran intensidad puede reducir las reservas de glucógeno entre un 24 y 40%, dependiendo de la duración e intensidad del ejercicio (62, 117).

Las pautas actuales de ingesta de hidratos de carbono recomiendan un consumo de cerca de 8-12 g/kg/día para atletas de fuerza o potencia que pasan gran parte del día (> 4-5 h/día) haciendo ejercicios de intensidad moderada a alta. Para atletas que hacen 1-3 h/día de actividad de intensidad moderada a alta, la ingesta recomendada de hidratos de carbono es de 6-10 g/kg/día (118). Las encuestas a atletas de fuerza varían ampliamente en cuanto al consumo típico de hidratos de carbono; con frecuencia, sugieren que están muy por debajo de lo recomendado. Los halterófilos y los lanzadores, por lo regular, informan ingestas de hidratos de carbono de 3-5 g/kg/día y los fisicoculturistas de 4-7 g/kg/día, independientemente del sexo (105).

Recomendaciones de proteínas

Para los atletas de potencia o velocidad, se recomienda una ingesta de proteínas de 1.5-1.7 g/kg/día, o cerca del doble del requerimiento de un no atleta saludable promedio (0.8 g/kg/día) (84). La recomendación del American College of Sports Medicine (ACSM) para todos los atletas es una ingesta de proteínas que por lo regular varía de 1.2 a 2.0 g/kg/día (118). El ACSM ahora recomienda que la proteína también se consuma en cantidades modestas (cerca de 0.3 g/kg por comida) de proteínas de alta calidad, con espaciado regular durante el día para optimizar la síntesis de proteínas musculares y la recuperación de masa magra (*véase* el ejemplo 11-1). La utilización óptima de las proteínas solo ocurre con suficiente disponibilidad de energía; garantizar una ingesta calórica adecuada y espaciada dinámicamente durante el día, para satisfacer los requerimientos energéticos, es una estrategia dietética importante (113). Tomar estos factores juntos implica que los atletas deben consumir proteínas de buena calidad en las comidas y refrigerios distribuidos a lo largo del día, con atención especial en el consumo de proteínas justo después del ejercicio para estimular la síntesis de proteínas musculares (85).

Ejemplo 11-1. Cálculo de la distribución de proteínas durante el día para atletas que pesan 110 kg.

Cálculo del requerimiento total de proteínas:
110 kg × 1.7 g proteína/día = 187 g proteína/día
Cálculo de la cantidad por comida:
0.3 g/comida × 110 kg = 33 g proteína/día
Cálculo del número de comidas con la cantidad de proteína recomendada:
187 g/33 g = 5.7 (redondeadas a 6)

Interpretación. Este atleta requiere 33 g de proteína cerca de seis veces al día para satisfacer un requerimiento de proteína de 187 g/día

Las encuestas de atletas que ingieren más de 3000 kcal/día sugieren que consumen una cantidad de proteína actualmente recomendada o superior, pero con frecuencia no distribuyen de manera adecuada la ingesta en cantidades que conduzcan a una síntesis óptima de proteínas musculares (105). También existen razones para pensar que un consumo de proteínas mayor al recomendado, por lo regular a expensas de los hidratos de carbono, no mejora la síntesis de proteínas musculares ni la recuperación muscular, pero supone catabolizar más proteínas como fuente de energía sin beneficios anabólicos (69).

Recomendaciones de grasas

Los hidratos de carbono deben servir como el combustible principal para los atletas de potencia, pero la grasa también es un combustible importante disponible para actividades de intensidad moderada a alta de hasta el 85% del VO_{2max} (110). La ingesta recomendada de grasa se calcula en 2 g/kg/día, pues un consumo mayor puede interferir con la recuperación de glucógeno muscular y con la reparación del tejido muscular mediante el desplazamiento de los hidratos de carbono y proteínas necesarios (31). Dicha ingesta debería ser suficiente para el suministro de vitaminas liposolubles y ácidos grasos esenciales, así como para la síntesis de hormonas (111). Las encuestas a atletas de potencia o fuerza sugieren que el consumo de grasa excede las directrices actuales y la grasa con frecuencia contiene muchos ácidos grasos saturados (132). Se ha sugerido que la ingesta excesiva de grasa puede provenir de comer mucha carne, ya que estos atletas intentan consumir grandes cantidades de proteína (105). Es importante tener en cuenta que el consumo excesivo de un sustrato de energía necesariamente provoca el consumo inadecuado de otro sustrato energético en atletas que satisfacen sus requerimientos totales de energía.

Construcción de masa magra (músculo)

Construir masa muscular ha sido la tradición durante siglos entre los atletas de potencia, incluso para el campeón de lucha olímpica griega del siglo VI, Milo de Crotona, famoso por cargar todos los días un becerro en crecimiento a lo largo del estadio (ejercicio progresivo de resistencia) y después de cargarlo durante 4 años se lo comió (consumo excesivo de proteínas) (60, 94). Los modernos atletas de potencia buscan estrategias para mejorar su masa muscular y aumentar tanto su fuerza como su potencia. Existen muchas técnicas para incrementar la masa muscular, incluido el entrenamiento de fuerza y el consumo de más energía (calorías) y de productos (con frecuencia ilegales) que se supone estimulan la formación de músculo. Algunas estrategias funcionan, otras no, por lo que los atletas de potencia o fuerza deben ser cuidadosos con las estrategias que siguen. Puede parecer que tomar una sustancia funciona para mejorar la musculatura, pero a menudo se debe a que satisface una debilidad de la dieta que puede resolverse, de manera más fácil y menos costosa, con estrategias dietéticas relativamente simples. Con frecuencia, se cree que el consumo excesivo de proteínas mejora el desarrollo muscular, pero esta estrategia puede ser contraproducente debido al exceso de excreción de nitrógeno y a la deshidratación concomitante. Se ha informado un consumo excesivo de proteínas en una serie de encuestas, de 1.9-4.3 g/kg en hombres y de 0.8-2.8 g/kg en mujeres (50, 107). Suponiendo que la ingesta se distribuya bien a lo largo del día, existe alguna evidencia de que consumir hasta 2.2 g/kg/día de proteínas puede ser útil en el fisicoculturismo (79). Está bien establecido que el entrenamiento de fuerza estimula el desarrollo muscular, y que este grado de desarrollo puede verse afectado por las concentraciones de hormona del crecimiento circulantes, insulina, testosterona y otras hormonas anabólicas (10, 33, 46, 131). Dado que la nutrición puede afectar la disponibilidad de estas sustancias, parece razonable pensar que los nutrientes específicos pueden desempeñar un papel en el desarrollo muscular. Sin embargo, también es razonable suponer que la ingesta de nutrientes no afectará la producción de dichas sustancias cuando sus concentraciones se encuentren en parámetros normales. En otras palabras, sin insuficiencia específica de nutrientes, es difícil pensar que ingerir mayores cantidades de un nutriente alterará la producción de hormonas relacionadas con la construcción muscular. Una vez más, más que suficiente no es mejor que suficiente.

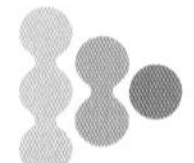

Estrategias nutricionales para mejorar la resistencia

Los atletas de resistencia participan en eventos con movimiento continuo durante más de 20 min. Por lo general, los deportes de resistencia requieren un movimiento continuo durante largas distancias o períodos (maratón, esquí de fondo, triatlón, etc.). Muy probablemente, la fatiga prematura se deba a la deshidratación o el agotamiento de las reservas de hidratos de carbono (98). Otros problemas experimentados por los atletas de resistencia, como las molestias digestivas y la hiponatremia, también pueden ocasionar disminución en su rendimiento (56). Las molestias digestivas es más probable que ocurran en carreras de larga distancia, con frecuencia por una adaptación deficiente al consumo de bebidas que contienen electrólitos muy concentrados, sustratos de energía u otras sustancias. Por lo general, la hiponatremia se observa en eventos que duran más de 4 h en atletas que toman líquidos en exceso con concentraciones de electrólitos insuficientes, y si el edema asociado ocurre en el cerebro, podría poner en peligro su vida (77). El objetivo del atleta de resistencia es establecer una estrategia, practicada en el entrenamiento, para suministrar suficientes líquidos y energía de los tipos y concentraciones correctas para sostener el trabajo muscular durante mucho tiempo.

Como se definió antes en este capítulo, el *metabolismo aeróbico* es el sistema energético más importante para los atletas de resistencia, ya que la grasa y el glucógeno son combustibles de gran importancia. En esta ruta energética, el oxígeno se utiliza para ayudar a transferir el fósforo a nuevas moléculas de ATP. A diferencia del metabolismo anaeróbico, esta ruta energética puede utilizar proteínas, grasas e hidratos de carbono como combustible al convertir estos sustratos energéticos en un compuesto llamado *acetil coenzima A* (acetil-CoA). La glucosa se convierte en ácido pirúvico (un proceso anaeróbico que libera energía), y este se puede convertir en acetil-CoA con la ayuda del oxígeno o en un producto de almacenamiento de energía denominado *ácido láctico*. Por supuesto, si se acumula demasiado ácido láctico, el músculo se fatiga y la actividad se detiene (el problema de hacer trabajo exclusivamente anaeróbico). Sin embargo, el ácido láctico se puede reconvertir con facilidad en ácido pirúvico para ser empleado como combustible de forma aeróbica. El metabolismo aeróbico sucede en las mitocondrias de las células, donde la gran mayoría del ATP se produce a partir del ingreso de acetil-CoA. Las grasas se pueden convertir en acetil-CoA a través de un proceso denominado *ruta metabólica β-oxidativa*. Esta ruta es muy dependiente del oxígeno, lo que significa que las grasas solo pueden quemarse de forma aeróbica.

La mayor parte de la actividad de resistencia ocurre a una intensidad que permite que las grasas contribuyan, en gran proporción, como combustible para el trabajo muscular (fig. 11-2). Dado que el suministro de grasa es casi inagotable, incluso en el atleta más delgado, el suministro de grasas antes y durante la actividad física no es una preocupación y tampoco un objetivo. Sin embargo, los hidratos de carbono participan en la combustión completa de las grasas; debido a que nuestra capacidad para almacenarlos es relativamente baja y se agotan con facilidad, el objetivo de los atletas de resistencia es encontrar la forma de suministrar cantidades suficientes para que duren toda la actividad. En el ejercicio prolongado, aproximadamente la mitad de la energía se deriva en un inicio de los hidratos de carbono y la otra mitad de la grasa. Sin embargo, a medida que la concentración de glucógeno muscular se reduce, la glucosa sanguínea deviene en fuente de energía muscular más importante. Después de 2 h de ejercicio, o antes, dependiendo del acondicionamiento y la intensidad de la actividad física, se requiere la ingesta de hidratos de carbono para mantener el metabolismo y, también, la glucosa sanguínea (27). Si no se mantienen las concentraciones de glucosa sanguínea, se produce fatiga mental, lo que se traduce en fatiga muscular, incluso cuando queda energía disponible en los músculos.

La capacidad de un atleta para lograr un equilibrio en la captación de oxígeno en las células depende de qué tan buena condición aeróbica tenga. Es probable que un atleta que suele entrenar aeróbicamente alcance el equilibrio más rápido que uno que no lo hace (108). Los atletas con una buena condición pueden requerir 5 min antes de que haya suficiente oxígeno disponible para las células y para que el metabolismo aeróbico continúe en equilibrio. Como se indica en la fig. 11-3, los primeros 5 min de actividad están respaldados por una combinación de metabolismo anaeróbico y aeróbico. La capacidad para lograr con rapidez el equilibrio es importante porque disminuye el lapso requerido para adquirir energía de forma anaeróbica, lo que supone una gran carga para los hidratos de carbono (glucógeno muscular y hepático), para los que tenemos un almacenamiento limitado.

Los atletas que practican deportes aeróbicos pueden, metabólicamente, utilizar mejor el oxígeno que los atletas de potencia (tabla 11-6). Sin embargo, y debido a que los hidratos de carbono son necesarios para la combustión completa de las grasas, siguen siendo la fuente de energía limitante para el trabajo de resistencia porque, en relación con el almacenamiento de grasas, el de los hidratos de carbono es bajo. Esto se demuestra claramente por los hallazgos de que los atletas que consumen una dieta alta en grasas tienen un tiempo máximo de resistencia de 57 min; con una dieta mixta normal aumenta a 114 min, y con una dieta alta en hidratos de carbono llega hasta los 167 min (82).

Atletas con diferentes grados de condición consiguen el equilibrio a diferentes grados de intensidad del ejercicio. Un atleta con una buena condición es capaz de mantener el equilibrio a un grado suficientemente alto de intensidad del ejercicio como para ganar una carrera. Este tipo de atleta puede rendir a un ritmo muy alto y, aún así, proporcionar suficiente oxígeno a las

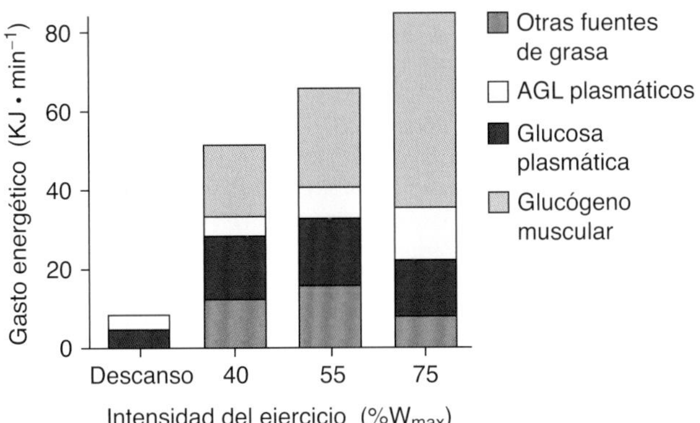

FIGURA 11-2. La utilización de la energía cambia con la duración del ejercicio. Durante 20 min de ejercicio con intensidad creciente, hay utilización de hidratos de carbono y cambios en la grasa, con una proporción creciente de glucógeno muscular que satisface los requerimientos energéticos totales de las intensidades mayores. AGL, ácidos grasos libres; W_{max}, capacidad de trabajo máxima (*maximal work capacity*). Reimpreso con autorización de: Van Loon LJC, Greenhaff PL, Constantin-Teodosiu D, Saris WH, Wagenmakers AJ. The effects of increasing exercise intensity on muscle fuel utilization in humans. *J Physiol.* 2001;536:301.

Factores importantes a considerar

Cese de las actividades anaeróbicas y aeróbicas debido al agotamiento de los hidratos de carbono

- El combustible principal para el metabolismo anaeróbico son los hidratos de carbono. Los atletas de potencia participan en actividades de alta intensidad y corta duración que se caracterizan por una alta proporción de actividad anaeróbica dependiente de hidratos de carbono. Por ello, la disminución de los hidratos de carbono constituye una inhibición de la continuación de la actividad anaeróbica.
- Los combustibles primarios para el metabolismo aeróbico son las grasas y, en menor medida, los hidratos de carbono. Los atletas de resistencia participan en actividades aeróbicas de larga duración que dependen tanto de la grasa como de los hidratos de carbono. Aunque una proporción más pequeña de hidratos de carbono se utiliza en las actividades de resistencia, la actividad es más larga que en la actividad anaeróbica. Por lo tanto, la disminución de los hidratos de carbono constituye una inhibición de la continuación de la actividad aeróbica.

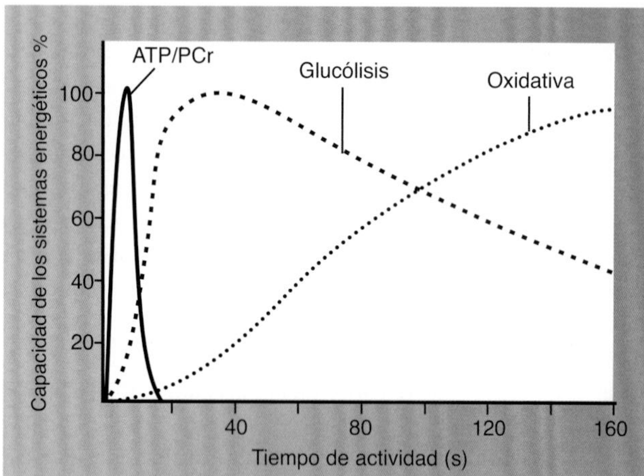

FIGURA 11-3. Cambio relativo en el metabolismo energético durante el inicio del ejercicio. Al comienzo del ejercicio se emplean tres sistemas energéticos de forma continua, pero el aporte de cada uno para satisfacer las necesidades totales de energía cambia a medida que el ejercicio continúa. Al iniciar el ejercicio, el sistema de PCr anaeróbico proporciona la mayor cantidad de ATP, seguido por la glucólisis anaeróbica y, luego, por el metabolismo aeróbico. ATP, trifosfato de adenosina; PCr, fosfato de creatina. Fuente: Bandy WD. *Therapeutic Exercise for Physical Therapy Assistants.* 3rd ed. Philadelphia (PA): LWW (PE); 2013.

células para satisfacer los requerimientos aeróbicos. En los Juegos Olímpicos de Londres, en el verano del 2012, el ganador de la maratón corrió 42 km a un ritmo de aproximadamente 4 min 50 s por cada 1.6 km. Es un ritmo extremadamente rápido, pero el atleta mantuvo de forma predominante el metabolismo aeróbico durante la carrera. No hubiera podido completarla si una mayor proporción de la energía se hubiese derivado anaeróbicamente de los hidratos de carbono. Cualquiera que sea la capacidad oxidativa del atleta, superar ese nivel hace que una mayor proporción del trabajo muscular dependa del metabolismo anaeróbico, con un aumento asociado en la dependencia a los hidratos de carbono. Debido a que hay un almacenamiento limitado de combustible en forma de hidratos de carbono, su "tanque" se vacía más velozmente y la persona se agota más rápido.

Practicar estrategias nutricionales de suministro de combustible y líquidos facilita que el atleta las tolere durante la competición. Los sistemas humanos requieren tiempo y repetición para adaptarse; esa adecuación también afecta las estrategias nutricionales.

Demanda energética

Se ha estimado que los esquiadores de fondo utilizan cerca de 4 000 cal durante una carrera de 50 km y pueden emplear incluso más energía (hasta 8 000 cal por día) cuando participan en entrenamiento intensivo (36). Se informa que el consumo de energía en los corredores de ultramaratón promedia las 5 530 kcal/día, con un gasto promedio de energía por hora que excede las 333 kcal/día (108).

Tabla 11-6 Captación máxima típica de oxígeno (mL/kg/min) en atletas entrenados en deportes seleccionados[1]

Deporte o actividad	Hombres VO_{2Max}	Mujeres VO_{2Max}
Esquí de fondo	73.4 ± 6.7	68 ± 4.2
Carrera de resistencia	69.8 ± 6.3	Sin datos
Carrera de 5 km	64.0 ± 4.0	53.2 ± 5.5
Ciclismo	64.0 ± 5.5	53.5 ± 3.6
Triatlón	61.9 ± 9.6	Sin datos
Fútbol	58.3 ± 4.2	Sin datos
Sedentarismo	51.5 ± 4.40	34.8 ± 5.6

[1]Se proporcionan los datos específicos para mujeres atletas cuando estos estaban disponibles.

Fuentes: Crisp AH, Verlengia R, Gonsalves Sindorf MA, Germano MD, de Castro Cesar M, and Lopes CR. Time to exhaustion at VO2max velocity in basketball and soccer athletes. *Journal of Exercise Physiology* 2013; 16(2): 82-85.

Marsland F, Mackintosh C, Holmberg H-C, Anson J, Waddington G, Lyons K, and Chapman D. Full course macro-kinematic analysis of a 10km classical cross-country skiing competition. *PLoS ONE* 2017; 12(8): e0182262. https://doi.org/10.1371/journal.pone.0182262

Sandbakk Ø, and Holmberg H-C. A reappraisal of success factors for Olympic Cross-Country Skiing. *International Journal of Sports Physiology and Performance* 2014; 9: 117-121.

Nummela AT, Paavolainen LM, Sharwood KA, Lambert MI, Noakes TD, and Rusko HK. Neuromuscular factors determining 5 km running performance and running economy in well-trained athletes. *European Journal of Applied Physiology* 2006; 97: 1-8.

Galbraith A, Hopker J, Cardinale M, Cunniffe B, and Passfield L. A 1-year study of endurance runners: training, laboratory tests, and field tests. *International Journal of Sports Physiology and Performance* 2014; 9: 1019-1025.

Ramsbottom R, Nute MGL, and Williams C. Determinants of five kilometer running performance in active men and women. *British Journal of Sports Medicine* 1987; 21(2): 9-13.

Costa VP, de Matos DG, Pertence LC, Martins JAN, and de Lima JRP. Reproducibility of cycling time to exhaustion at VO2max in competitive cyclists. *Journal of Exercise Physiology.* 2011; 14(1): 28-34.

Vikmoen O, Ellefsen S, Trøen Ø, Hollan I, Hanestadhaugen M, Raastad T, and Rønnestad BR. *Scandinavian Journal of Medicine & Science in Sports* 2016; 26: 384-396.

Karlsen A, Racinais S, Jensen MV, Nørgaard SJ, Bonne T, and Nybo L. Heat acclimatization does not improve VO2max or cycling performance in a cool climate in trained cyclists. *Scandinavian Journal of Medicine & Science in Sports* 2015; 25(suppl 1): 269-276.

Brisswalter J, Wu SSX, Sultana F, Bernard T, and Abbiss CR. Age difference in efficiency of locomotion and maximal power output in well-trained triathletes. *European Journal of Applied Physiology* 2014; 114: 2579-2586.

Unal M, Unal DO, Baltaci AK, Mogulkoc R, and Kayserilioglu A. Investigation of serum leptin levels in professional male football players and healthy sedentary males. *Neuroendocrinology Letters* 2005; 26(2): 148-151.

Woorons X, Mollard P, Lamberto C, Letournel M, and Richalet J-P. Effect of acute hypoxia on maximal exercise in trained and sedentary women. *Medicine & Science in Sports & Exercise* 2005; 37(1): 147-154.

Se ha estimado que una maratonista de 25 años de edad, que pese 56.7 kg, corra 16 km a un ritmo de 3.75 min/km por la mañana y 13 km de entrenamiento por intervalos en la tarde, requeriría 3 000 cal para la actividad y 1 331 cal más para cubrir las necesidades del "gasto energético en reposo", con un requerimiento total de energía diaria de más de 4 300 kcal (73). El *gasto energético en reposo* representa la energía necesaria para mantener la masa magra, así como para llevar a cabo las funciones normales del cuerpo cuando este se encuentra en reposo. Una insuficiencia constante en el suministro de la energía necesaria para satisfacer las necesidades del ejercicio y del gasto energético en reposo provoca la pérdida de peso y músculo (80).

Recomendaciones de líquidos

A medida que los atletas hacen ejercicio se produce una inevitable pérdida del agua corporal a través del sudor. Con este sistema de enfriamiento, más la pérdida urinaria normal de agua, la merma diaria de líquidos cuando se practica ejercicio en un entorno caluroso puede ascender a más de 10 L (alrededor de 11 cuartos de galón). En un entorno cálido y húmedo, las pérdidas de agua pueden exceder los 3 L/h, pero pueden ser menores de 0.5 L/h en lugares fríos y secos (97). A pesar de los altos índices de pérdida de sudor que experimentan los atletas, la mayoría reemplaza solo el 50% del agua que pierde, un comportamiento que inevitablemente conduce a una deshidratación progresiva y la disminución del rendimiento (48, 89). La investigación ha demostrado claramente que incluso una ligera deshidratación (2% del peso corporal) ocasiona una disminución medible en el rendimiento deportivo (3, 127). Así, cuando los atletas procuran satisfacer los requerimientos de líquidos, están ayudando a garantizar un rendimiento atlético óptimo (*véase* el cap. 7, "Problemas de hidratación en el rendimiento atlético").

Recomendaciones sobre los hidratos de carbono

Como el almacenamiento de los hidratos de carbono es relativamente bajo en comparación con el de las grasas, los atletas deben estar conscientes de reponerlos en cada oportunidad. Mantener muchos hidratos de carbono almacenados (glucógeno) y consumirlos durante actividades de 1 h o más de duración son técnicas bien establecidas para optimizar la resistencia atlética. Está bien documentado que el consumo de hidratos de carbono durante la actividad ayuda a mantener la glucosa sanguínea y la insulina, lo que fomenta la captación del azúcar por parte de los músculos que trabajan (67). Se puede tomar el ejemplo del campeón mundial de ultramaratón de 100 km, que corrió durante cerca de 6.5 h. Fue necesario que consumiera casi 58 g de hidratos de carbono/h durante la carrera para evitar el agotamiento del glucógeno (108). Se observó que los ciclistas de resistencia que consumían una bebida con hidratos de carbono durante su actividad podían hacer ejercicio una hora más en comparación con los que solo consumían agua (27). Se recomienda a los atletas que consuman 9-10 g (35-40 cal) de hidratos de carbono por kilogramo de peso corporal cada día. Para un atleta de 68 kg esa ingesta equivale a 600 g (2 400 cal) de consumo diario de hidratos de carbono. Expresada como porcentaje del total de calorías, esta recomendación sugiere que cerca del 60% de las calorías totales deben derivarse de los hidratos de carbono (24).

Durante la competición, la concentración de hidratos de carbono es importante para evitar molestias digestivas. Se ha observado que una solución de hidratos de carbono al 5.5% (13 g de hidratos de carbono por 236 mL de líquido) casi no produce molestias digestivas, lo que fue similar a la falta de malestar gástrico con el consumo de agua corriente. Sin embargo, una concentración ligeramente mayor (6.9% de hidratos de carbono o 16 g por 236 mL de líquido) pareció duplicar la incidencia de molestias digestivas cuando se pidió a los atletas que realizaran el mismo ejercicio (129). Este hallazgo sugiere que los atletas de resistencia deben consumir cantidades adecuadas de hidratos de carbono al comienzo del evento, con un consumo regular continuo para obtener la cantidad necesaria sin inducir molestias digestivas. Hubo resultados similares en un estudio de rendimiento en maratón. En tres pruebas distintas, se encontró que el consumo de una solución de hidratos de carbono al 5.5% produjo rendimientos superiores a los de una solución al 6.9% (122). Por lo tanto, el paradigma nutricional clásico más que suficiente no es mejor que suficiente, parece ser cierto. Aunque los atletas tienen grandes requerimientos de hidratos de carbono, proporcionarles cantidades excesivas con mucha rapidez ocasiona dificultades que pueden disminuir el rendimiento.

La composición del hidrato de carbono también puede influir en su resistencia y en las molestias digestivas. Un estudio que comparó soluciones de hidratos de carbono al 6% con una combinación de glucosa, fructosa y sacarosa o fructosa sola, durante 105 min de ciclismo, determinó que la bebida de fructosa sola produjo mayor frecuencia de molestias digestivas; caída más significativa en el volumen sanguíneo; incremento en la secreción de cortisol, angiotensina I y hormona adrenocorticotrópica (todas ellas consideradas hormonas de estrés); y rendimiento reducido en el ejercicio (29). Por lo general, se recomienda que, para eventos que duran más de 2.5 h, se consuman cantidades relativamente grandes (hasta 90 g/h) de hidratos de carbono de fuente mixta (combinaciones de glucosa, sacarosa, maltodextrina) durante la actividad física, para evitar el agotamiento del glucógeno (56, 118). Para actividades de resistencia de entre 1 y 2.5 h, la ingesta de hidratos de carbono recomendada es de 30-60 g/h (118).

La resíntesis del glucógeno después de la actividad también es importante porque sus reservas se agotan de manera importante después de ejercitarse durante 1 h o más. La eficacia de la resíntesis del glucógeno depende de varios factores (25):

- Momento de la ingesta de los hidratos de carbono
- Cantidad de hidratos de carbono ingerida
- Tipo de hidratos de carbono consumidos

- Grado de daño que ha sufrido el músculo durante el ejercicio (el músculo dañado es más lento que el músculo sano para resintetizar el glucógeno)

Los alimentos que contienen hidratos de carbono que ingresan en la sangre con rapidez (alimentos con alto índice glucémico) son mejores sustratos para resintetizar glucógeno hepático y muscular que aquellos con bajo índice glucémico, en especial cuando se consumen justo después del ejercicio. La recomendación general es consumir cerca de 200 cal de hidratos de carbono cada 2 h después del ejercicio, pero las primeras 200 cal tan pronto como sea posible después de la actividad física (26).

Recomendaciones de proteínas

Aunque los atletas de potencia y velocidad, en promedio, consumen más proteínas, parece que los atletas de resistencia requieren un poco más de estas que los atletas de potencia (20, 93). El requerimiento estimado para los atletas de resistencia es de alrededor del doble del recomendado para los no atletas (1.5 g/kg frente a 0.8 g/kg) (26). A excepción de los vegetarianos, la mayoría de los atletas de resistencia parecen consumir esta cantidad de proteína exclusivamente de los alimentos (94, 114). Un resumen de la ingesta de proteínas sugiere un consumo promedio de 1.8 g/kg para los corredores de resistencia, hombres y mujeres (109). El consumo abundante de proteínas es habitual para los atletas, pero existe la preocupación de que el consumo crónico excesivo pueda inducir daño nefrógeno progresivo (1). También hay preocupación de que el consumo excesivo de proteínas pueda afectar la densidad mineral ósea, lo que pone al atleta en mayor riesgo de fracturas (37). Además, el exceso de proteínas también puede aumentar el riesgo de deshidratación (35). Aparte del esfuerzo físico, los atletas deben tener cuidado de obtener suficientes proteínas para satisfacer sus necesidades y de consumirlas con una pauta que optimice su uso, aunque también deben procurar no consumir cantidades de proteína que excedan los requerimientos.

Recomendaciones de grasas

Las dietas ricas en grasas se reciclan de forma periódica en la bibliografía como idóneas para mejorar el rendimiento, pero para los atletas de resistencia hay datos claros que sugieren que para mejorar el metabolismo de las grasas son mejores las dietas ricas en hidratos de carbono. Los atletas de resistencia deben consumir grasas en cantidades que les permitan satisfacer sus requerimientos energéticos totales mientras consumen dietas relativamente altas en hidratos de carbono y con cantidades moderadas de proteínas (118, 126).

Recomendaciones de vitaminas

El complejo vitamínico B (tiamina, riboflavina y niacina) es muy importante para las actividades de resistencia, pero los atletas de resistencia con ingesta de hidratos de carbono que satisfacen sus necesidades (cerca del 60% de las calorías totales) tienen prácticamente asegurada su necesidad de este complejo vitamínico de los alimentos que consumen (92). Aun así, muchos atletas de resistencia toman suplementos vitamínicos que no aportan ningún beneficio al rendimiento. Además, el consumo excesivo de niacina inhibe el metabolismo de las grasas, con mayor dependencia al glucógeno, lo que favorece la fatiga prematura (74). Los atletas de resistencia deben hacer un análisis de costo-beneficio para determinar si el dinero gastado en suplementos podría gastarse mejor en alimentos de buena calidad (118).

Minerales

Asegurar una óptima dotación de hierro es crucial para el rendimiento de resistencia, que depende en gran medida del metabolismo aeróbico (32). Dada la importancia de la sideremia en las actividades de resistencia, y dado que la de hierro es la insuficiencia de nutrientes más frecuente entre deportistas y no deportistas, los atletas de resistencia deben vigilar puntualmente sus reservas de hierro (hemoglobina, ferritina sérica, hematócrito) mediante evaluaciones anuales. Los atletas vegetarianos tienen mayor riesgo de insuficiencias de hierro, zinc y calcio, todos importantes para el metabolismo aeróbico y para la salud del atleta (118). Puede que sea aún más importante que los atletas vegetarianos hagan mediciones regulares y objetivas de estos nutrientes. Si un análisis de la sangre o de densidad ósea sugieren debilidad nutricional, un profesional médico puede prescribir al atleta una estrategia adecuada que puede incluir suplementos.

Los atletas de resistencia deben tener cuidado con el consumo excesivo de nutrientes. Se encontró que los hombres que tomaron suplemento oral de 1 g (1000 mg) de vitamina C al día experimentaron reducción significativa en su capacidad de resistencia, tal vez al impedir las adaptaciones celulares clave al ejercicio que permitirían mejoras en el entrenamiento (42). Por otro lado, obtener lo suficiente de cada nutriente y la energía necesaria es fundamental para el rendimiento y para la salud. Está claro que los patrones de alimentación restrictivos entre corredoras de resistencia de élite son el factor más importante en la baja masa ósea, y que cuanto más larga sea la restricción calórica, mayores serán los problemas relacionados con la recuperación de la masa muscular y con la tolerancia a la glucosa (6, 7, 38). Entonces, aunque más que suficiente no sea mejor que suficiente, sigue siendo importante *obtener suficiente*. Muchos atletas de resistencia no consumen suficientes nutrientes o energía para aprovechar al máximo su entrenamiento y para reducir el riesgo de lesiones. Los estudios en atletas del triatlón Ironman®, de carreras de aventuras simuladas y de otros eventos de ciclismo de ultrarresistencia han encontrado debilidades nutricionales importantes entre los atletas participantes (6, 135). Idealmente, estos atletas deberían obtener todos los nutrientes necesarios mediante el consumo apropiado de alimentos. Si eso no es así, una opción razonable consiste en tomar una dosis baja de suplementos con los nutrientes específicos que se encontraron inadecuados por medio de valoraciones médicas. El mensaje es claro: *los alimentos primero*.

Construcción de reservas energéticas e hídricas para mantener actividades de resistencia

En prácticamente todos los estudios que han examinado a atletas con altas reservas de glucógeno en comparación con los de reservas más bajas, los primeros obtienen mejores resultados. Los atletas de resistencia que comienzan la competición con más reservas de hidratos de carbono (glucógeno) tienen más glucógeno disponible al final de la competición. Esta diferencia por sí sola puede ser suficiente para determinar el ganador (108). Además, los atletas de resistencia que inician el ejercicio mejor hidratados tienen un desempeño superior a los que comienzan menos hidratados (98, 118). Sin una planificación cuidadosa de lo que se debe consumir antes, durante y después de la práctica o competición, no se logra una ingesta óptima de hidratos de carbono y líquidos.

Antes del entrenamiento o la competición

El consumo de entre 800 y 1200 kcal de hidratos de carbono durante las 24 h anteriores al ejercicio permite un mejor rendimiento (22, 101). Las recomendaciones actuales promueven la ingesta adicional de hidratos de carbono (1-4 g/kg) en el período inmediato anterior al ejercicio para garantizar la disponibilidad sostenida de glucógeno (118). Idealmente, los alimentos consumidos antes del entrenamiento o la competición deben ser alimentos conocidos y bien tolerados. Los nuevos alimentos, geles o bebidas deportivas, que se ingieren antes de una competición, tienen el potencial de propiciar molestias digestivas que inhiben mucho el rendimiento. De forma ideal, el atleta debe practicar (en el entrenamiento) la estrategia a seguir durante la competición para asegurarse de que su cuerpo esté bien adaptado tanto al tipo de alimento y bebida como a las cantidades que probablemente consuma. La competición no es el mejor momento para que los atletas experimenten estrategias de nutrición.

Hidratación

Garantizar que el atleta de resistencia esté bien hidratado antes del ejercicio es importante; cualquier grado de deshidratación puede tener un impacto negativo en el rendimiento (103). La recomendación actual es ingerir de 5-10 mL/kg 2-4 h antes del inicio del ejercicio (98). De forma ideal, el atleta debería esforzarse por lograr una orina ligera y de color amarillo pálido claro; un color más oscuro es signo de hidratación insuficiente (44). En el pasado, los atletas de resistencia intentaron consumir alimentos y bebidas con alto contenido de sodio para mejorar la retención de líquidos; algunos consumían glicerol (glicerina) para aumentar su volumen sanguíneo. Aunque se ha encontrado que el consumo de glicerina es exitoso, el empleo de esta y otras sustancias para sobrehidratarse está específicamente prohibido por la World Anti-Doping Agency. Dicha estrategia no debe seguirse (70).

La pérdida de líquidos durante la actividad física supera la velocidad con la que los líquidos se pueden consumir y absorber. Por lo tanto, es imposible lograr una buena hidratación durante el ejercicio si este se inicia estando escasamente hidratado. El consumo de bebidas deportivas antes del ejercicio es útil porque proporcionan varias cosas que la mayoría de los atletas requieren: hidratos de carbono, líquidos y electrólitos:

- El líquido debe estar aromatizado y endulzado para estimular la ingesta.
- El líquido debe contener hidratos de carbono para ayudar a mantener la intensidad del entrenamiento.
- El líquido debe contener cloruro de sodio (sal) para estimular una rehidratación rápida y completa.

Reservas de glucógeno

El restablecimiento de las reservas de glucógeno sucede dentro de las 24 h siguientes al entrenamiento mediante el consumo de grandes cantidades de hidratos de carbono y el cese de cualquier actividad que pueda agotar el glucógeno (15). Para eventos de ultrarresistencia, los atletas pueden maximizar el almacenamiento de glucógeno mediante el consumo de gran cantidad de hidratos de carbono durante 4-5 días, en los cuales disminuyen el ejercicio de agotamiento de glucógeno (14). Durante el período inmediato anterior al entrenamiento o competición, los atletas pueden asegurarse de que el glucógeno hepático y muscular se mantenga alto consumiendo hidratos de carbono y bebidas bien toleradas en un rango de 1-4 g/kg. De forma ideal, estos alimentos deben ser relativamente bajos en fibra y grasas, así como moderados en proteínas para permitir el vaciamiento gástrico (15, 90) (a los atletas les va mejor si inician el ejercicio sin sólidos en el estómago). Los líquidos con hidratos de carbono, ingeridos antes del ejercicio, también pueden ser útiles para los atletas predispuestos a sufrir molestias digestivas antes de la competición (118). El consumo de una pequeña cantidad de proteínas, junto con hidratos de carbono y líquidos antes del ejercicio, puede ser útil para sintetizar glucógeno y para estimular la síntesis de proteínas musculares (119). Los estudios actuales se contradicen en cuanto a si la proteína consumida antes del ejercicio mejora la resistencia (123). La ingesta de grasa es importante para garantizar la utilización adecuada de la energía, por lo general con un rango recomendado del 20-35% del total de la energía consumida. Sin embargo, el consumo de grasa antes de la actividad física puede retrasar el vaciamiento gástrico, limitando el consumo de cantidades adecuadas de hidratos de carbono y líquidos, e incrementando el riesgo de molestias digestivas. Hay datos relativamente nuevos de que restringir los hidratos de carbono y reemplazarlos con grasa mejora el rendimiento. Sin embargo, no hay evidencia de que esta estrategia dietética rica en grasas tenga el respaldo de estudios científicos (118).

Durante el entrenamiento o la competición

En algunos eventos, como las carreras de 10 km y los maratones, donde los líquidos están disponibles a intervalos regulares, el atleta debe aprovechar al máximo cada estación para ingerir líquidos.

Debido a que el agua se pierde de manera constante, el consumo frecuente y regular de líquidos ayuda a mantener la concentración corporal de agua. Como la mayoría de los atletas consumen menos agua de la que necesitan, se han estudiado técnicas para garantizar la hidratación durante la actividad. Se han sugerido las siguientes recomendaciones (12):

- Asegurarse de que siempre haya líquidos cerca, ya que la accesibilidad ayuda a garantizar una mejor ingesta.
- Todos los atletas deben tener su propia botella para beber, que debe estar con ellos siempre que hagan ejercicio o estén en una competición.
- Los entrenadores deben diseñar estrategias que permitan a los atletas beber con frecuencia.
- El personal de entrenamiento debe estar al tanto de aquellos atletas con altos índices de sudoración, para garantizar que consuman más líquidos que aquellos con índices más bajos.
- Ayudar a los atletas a aprender a beber con frecuencia considerándolo como parte del régimen de entrenamiento.

Para dilucidar cuánto líquido necesita consumir un atleta durante una práctica o competición, se debe mantener un registro de la cantidad de líquido consumido, así como del peso inicial y final de los atletas. Si un atleta ingiere 950 mL durante la práctica y pesa 907 g menos al final del ejercicio, debe aprender a beber 950 mL adicionales de líquido durante la práctica (453 g = 473 mL de líquido). El consumo de líquidos con hidratos de carbono es importante durante el ejercicio. Las bebidas deportivas bien diseñadas pueden proporcionar líquidos e hidratos de carbono con prontitud. La bebida deportiva ideal debe tener las siguientes características:

- Las bebidas frías se toleran mejor.
- Una solución de hidratos de carbono al 6-7% provee tanto hidratos de carbono como líquido con rapidez. Una concentración más alta de hidratos de carbono retrasa el suministro a los músculos al retardar el vaciamiento gástrico y puede aumentar el riesgo de malestar intestinal.
- Una pequeña cantidad de sodio ayuda a impulsar el deseo de beber y eso ayuda a asegurar que el atleta se mantenga mejor hidratado. El sodio también puede ayudar a que el agua y los hidratos de carbono se absorban con mayor rapidez y ayuden a mantener el volumen sanguíneo. El mantenimiento del volumen sanguíneo es un importante factor predictivo del rendimiento atlético. Existe evidencia de que la hiponatremia (baja concentración sanguínea de sodio) ocurre por grandes pérdidas de sodio (que no se reemplaza) a través del sudor; esto sucede en eventos de resistencia y de ultrarresistencia (34). Esta es una alteración rara pero grave que puede provocar crisis convulsivas, coma o muerte.
- La bebida debe gustarle al deportista. La percepción del sabor puede alterarse durante el ejercicio, por lo que no hay garantía de que un líquido que se disfruta en la cena vaya a saber bien mientras se practica deporte. Asegúrese de que el atleta pruebe diferentes sabores durante el ejercicio, para determinar cuál le gusta más.
- Los hidratos de carbono deben provenir de una combinación de glucosa y sacarosa. Las bebidas que contienen predominantemente fructosa aumentan el riesgo de causar malestar intestinal.
- Las bebidas deportivas no carbonatadas son preferibles a las carbonatadas durante el ejercicio de resistencia.

El consumo de hidratos de carbono en forma sólida o líquida produce los mismos resultados en el rendimiento, por lo que en algunos deportes se puede optar por alimentos con hidratos de carbono en lugar de bebidas (65). Los ciclistas que recorren largas distancias consumen frecuentemente plátanos (bananas) y geles con hidratos de carbono para satisfacer sus requerimientos. Parece que el consumo de 45-75 g/h de hidratos de carbono (180-300 cal/h) ayuda a mejorar el rendimiento deportivo (102). Esta cantidad de hidratos de carbono se puede encontrar en aproximadamente un litro de bebida deportiva con una concentración al 6%.

Después del entrenamiento o la competición

Aunque puede pensarse que se ha hecho todo lo que se debe una vez concluido el ejercicio (excepto darse una ducha), está claro que es importante beber más líquidos y consumir más hidratos de carbono. Hacerlo ayudará a reponer las reservas de glucógeno y a prepararse para el siguiente día de entrenamiento. La mejor reposición de glucógeno ocurre cuando ingiere hidratos de carbono con alto índice glucémico inmediatamente después del ejercicio, y los continúa consumiendo (como bocadillos) hasta la siguiente comida (26). La proteína dietética tiene su papel. Cada vez existe más evidencia que sugiere que la degradación del músculo esquelético aumenta con el entrenamiento de resistencia, con un solo ejercicio de resistencia o con ambas cosas. Los atletas que consumen alimentos justo después de la actividad de resistencia tienen una síntesis favorable de la proteína del músculo esquelético (92). El período posterior a la actividad de resistencia es muy importante para los atletas, convirtiéndolo en un momento para planificarse con seriedad. Durante ese período posterior al ejercicio, deben consumirse hidratos de carbono en una cantidad de 1.2 g/kg de peso corporal por hora durante varias horas. Parece ser útil, desde el punto de vista de la recuperación, mezclarlos con alguna proteína de alta calidad (115). También hay una gran cantidad de evidencia incipiente que sugiere que la cantidad y el momento de ingesta de la proteína son importantes desde el punto de vista de su utilización por el tejido.

Consideraciones diarias generales

Las estrategias antes, durante y después del ejercicio tienen como objetivo proporcionar hidratos de carbono y líquidos para apoyar la actividad, pero lo que se haga el resto del tiempo ayuda a garantizar que esas estrategias realmente funcionen.

Obviamente, el consumo de hidratos de carbono y líquidos durante esos períodos no proporciona todos los nutrientes y minerales que un atleta necesita para respaldar su salud y su actividad. Por esto es imperativo que lo que coma en el resto de su tiempo le proporcione un equilibrio de nutrientes que lo mantenga saludable. Es muy cierto que los deportistas sanos son mejores deportistas. Una buena estrategia básica a seguir es alentar el consumo de una amplia variedad de alimentos ricos en hidratos de carbono complejos, moderados en proteínas y bajos en grasas y azúcares. Este tipo de distribución de alimentos es perfecto para los atletas y ayudará a garantizar que se consuman todos los nutrientes necesarios.

No hay nada que un atleta pueda hacer justo antes de la competición para corregir una insuficiencia de nutrientes y mejorar su rendimiento. Si su consumo de hierro es sistemáticamente bajo y desarrolla anemia por insuficiencia de hierro, podría tomarle 6 meses, con buena dieta y suplementos de hierro, llevar sus reservas de hierro hasta un punto en el que su rendimiento no se vea negativamente afectado. Teniendo una insuficiencia de nutrientes, incluso hacer todo bien antes, durante y después del ejercicio no lo hará rendir con la capacidad estipulada. Por lo tanto, hay que comer bien y sabiamente cuando se tenga la oportunidad y, por supuesto, beber muchos líquidos.

Otras recomendaciones nutricionales

Hay varias reglas de nutrición que se aplican aquí. Entre ellas está la idea de la necesidad de consumir una amplia variedad de alimentos para garantizar que el cuerpo tenga a su disposición todos los nutrientes esenciales. Al interior de esta regla, hay otro beneficio: al consumir una amplia gama de alimentos, los atletas pueden evitar la exposición a sustancias potencialmente tóxicas que sean más abundantes en algunos alimentos. Por lo tanto, tener una comida variada es una buena regla nutricional para vivir. Otra regla es la idea de que es posible comer demasiado de un alimento incluso si se cree que ese alimento es "bueno". Aprender a equilibrar la dieta por medio de la variedad ayudará a asegurar que el cuerpo tenga un mantenimiento adecuado y una ingesta apropiada de nutrientes.

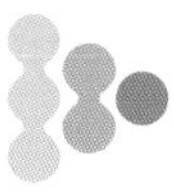

Estrategias nutricionales para deportes combinados de potencia y resistencia

La mayoría de los deportes de equipo (baloncesto, voleibol, fútbol americano, etc.) combinan actividades de mayor y menor intensidad (deportes aeróbicos/anaeróbicos combinados), lo que los diferencia de las actividades puramente de potencia, como la gimnasia, y de actividades puramente de resistencia, como el maratón. Por lo tanto, los atletas de equipo deben poseer las características de potencia y resistencia que se describieron antes en este capítulo. Los diferentes deportes de equipo tienen distintos requerimientos metabólicos. Por ejemplo, el fútbol americano pone más énfasis en la fuerza que el fútbol soccer (54). A pesar de estas diferencias, la característica principal de los deportes de equipo es que tienen períodos de actividad de intensidad relativamente baja que se interrumpen con momentos de actividad de alta intensidad, y esta actividad intermitente influye en los requisitos nutricionales (40, 53). Los estallidos de actividad de alta intensidad, que dependen del fosfágeno y de los sistemas de glucólisis anaeróbica, otorgan gran importancia a la disponibilidad de hidratos de carbono; y la actividad aeróbica de menor intensidad concede mayor significado a la disponibilidad de hidratos de carbono y grasas (16). Por lo tanto, tiene mucho sentido que los estudios hayan encontrado beneficios claros en el rendimiento con el consumo de hidratos de carbono en actividades con carreras intermitentes, cortas y rápidas, como el fútbol americano o el baloncesto (11, 64).

A pesar de la importancia del consumo de hidratos de carbono en las actividades con intensidad intermitente, las encuestas a atletas de deportes de equipo sugieren que su consumo está, en promedio, por debajo del nivel recomendado de 6-10 g/día. El consumo promedio de los atletas en deportes de equipo, hombres y mujeres, es de menos de 6 g/día (54). Aunque el gasto de energía e hidratos de carbono en los días de competición es mayor que en los de entrenamiento, es preocupante que los atletas de deportes de equipo consuman menos en los días de competición que en los días de entrenamiento (16).

Combinación de deportes aeróbicos y anaeróbicos

La combinación incluye deportes que dependen en gran medida tanto de los procesos metabólicos aeróbicos como anaeróbicos. Deportes que implican actividad intermitente que varía desde movimientos lentos hasta carrera de velocidad. Los ejemplos incluyen baloncesto, hockey, hockey sobre césped y fútbol.

Antes del entrenamiento o la competición

En general, se recomienda que la comida previa al ejercicio o a la competición esté compuesta por almidón, fácil de digerir, con alimentos altos en hidratos de carbono, e ingerirla cerca de 3 h antes de la actividad. También es importante la ingesta abundante de líquidos en las comidas y durante el período entre la comida y la sesión de ejercicio o la competición (13). Se ha informado que los equipos prefieren agregar fuentes de proteínas bajas en grasa para lograr más saciedad, pero los alimentos ricos en fibra no deben consumirse antes de un evento para evitar molestias digestivas. También se recomienda limitar los alimentos altos en grasa para evitar retrasos en el vaciamiento gástrico (128). Los patrones de consumo de alimento entre jugadores de deportes de equipo suelen ser 2-4 h antes del entrenamiento o la competición (128).

Durante el entrenamiento o la competición

El consumo de hidratos de carbono también es importante en los deportes de equipo. En comparación con los resultados de una prueba en la que se consumió un placebo (agua), unos atletas realizaron siete carreras de ciclismo adicionales, de 1 min al 120-130% del VO_{2max}, cuando consumieron una bebida con un 6% de hidratos de carbono y electrólitos. Esto equivale a una mejoría drástica en la capacidad para ser veloz durante los últimos 5-10 min en un juego de baloncesto (104). Un estudio similar encontró que las bebidas deportivas (con hidratos de carbono y electrólitos) pueden ayudar a mantener los períodos de gran intensidad en carreras de velocidad intermitente (correr y trotar) (76). La recomendación general es consumir bebidas deportivas con hidratos de carbono y electrólitos en cada oportunidad durante el juego y aprovechar el medio tiempo para consumir hidratos de carbono y líquidos (54).

Después del entrenamiento o la competición

El período después del ejercicio o la competición es importante para apoyar la recuperación muscular mediante estrategias nutricionales apropiadas. Idealmente, los atletas deben ingerir, inmediatamente después del ejercicio, alimentos y bebidas con alto contenido de hidratos de carbono y proteínas. Esta estrategia permite una mejor síntesis de glucógeno y proteínas (8, 95). El consumo de líquidos para la rehidratación y la reposición de las reservas de glucógeno debe proporcionar 1.5 L/kg de peso corporal que se perdieron durante la actividad (118). Como la enzima utilizada para la síntesis de glucógeno (glucógeno-sintetasa) alcanza su concentración máxima inmediatamente después de la actividad física, las reservas de glucógeno muscular se reemplazan de manera eficiente cuando el atleta consume hidratos de carbono justo después de la actividad. Se deben consumir alimentos con un alto índice glucémico (con alto contenido de azúcares naturales o que se transforman rápida y fácilmente en glucosa) durante las 2 h inmediatas posteriores a la actividad (92). El objetivo es consumir al menos 50 g (200 cal) de hidratos de carbono cada hora hasta la siguiente comida. Es necesario esforzarse para ingerir 4 g de hidratos de carbono por cada 0.4 kg de peso corporal durante las 24 h posteriores al ejercicio o competición.

Los puntos clave de estas pautas son los líquidos y los hidratos de carbono en el contexto de una dieta lo más variada posible. Los atletas deben encontrar maneras de consumir tanto líquidos como hidratos de carbono en, literalmente, cada oportunidad. Los hallazgos más recientes tienden a contradecir la creencia tradicional (por lo general seguida) de que las bebidas con hidratos de carbono solamente son útiles para actividades de resistencia (aeróbicas) que duran más de 60 min. Los mejores factores predictivos del rendimiento deportivo son el mantenimiento del volumen sanguíneo y la relación glucógeno/glucosa.

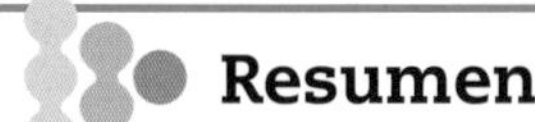

Resumen

Las estrategias que pueden ser útiles para lograr mejor hidratación y un buen mantenimiento del sistema de hidratos de carbono en diferentes deportes son las siguientes:

Deportes de potencia y velocidad

- Los deportes de potencia y velocidad requieren de una alta relación músculo-peso. Una estrategia de importancia crítica para lograr una mayor masa muscular es dejar de hacer cosas que la *disminuyan*.
- Un factor dietético asociado con la reducción de la síntesis muscular o con la pérdida de músculo es la deficiencia energética frecuente; es por ello que evitarla es un componente clave del éxito en los deportes de potencia y velocidad. Además, la relativa deficiencia de energía también se asocia con reservas más bajas de glucógeno (71).
- Una disponibilidad energética de cerca de 45 kcal/kg de masa magra (MM)/día se asocia con el equilibrio energético, mientras que por debajo de 30 kcal/kg de MM/día se relaciona con funciones corporales alteradas.
- También es importante que el atleta ingiera una cantidad apropiada de proteínas para mantener su masa corporal magra (~1.7 /kg/día) y que las consuma de manera uniforme durante el día (118). De forma ideal, estas proteínas deben ingerirse cuando el atleta no tenga una deficiencia grave de energía, para garantizar que la proteína se utilice de forma anabólica para construir o reparar tejido y no para satisfacer requerimientos energéticos. Los humanos tenemos sistemas de primero energía.
- Después de la actividad, los atletas de potencia y de velocidad deben consumir cerca de 10 g de proteínas de buena calidad con hidratos de carbono y líquidos en la fase de recuperación temprana (0-2 h después del ejercicio) para estimular la síntesis de proteínas musculares y ayudar a recuperar el glucógeno empleado (83). Debido a que la glucólisis anaeróbica es una ruta metabólica importante para los atletas de potencia y velocidad, deben planear consumir muchos hidratos de carbono (cerca de 10 g/kg/día) distribuidos de manera uniforme a lo largo del día (118).

Deportes de resistencia

- En general, los atletas de resistencia deben concentrarse en consumir dietas relativamente altas en hidratos de carbono antes, durante y después del ejercicio, ya que el sustrato de energía limitante en los eventos de resistencia es el glucógeno (56).
- También deben desarrollar estrategias que mantengan el volumen sanguíneo para garantizar el mantenimiento de los índices de sudoración, la entrega de nutrientes a los músculos activos y la eliminación de desechos metabólicos de los músculos que trabajan.

- Las grasas, la sangre y los tejidos son la fuente de la mayor parte de la energía para las actividades de resistencia (aeróbicas), y la capacidad de almacenamiento de la grasa es relativamente alta incluso para los atletas delgados. La capacidad de almacenamiento de hidratos de carbono, por el contrario, es limitada. Debido a que las grasas requieren de algunos hidratos de carbono para quemarse completamente, la capacidad limitada de almacenamiento de los hidratos de carbono puede limitar la facultad del cuerpo para quemar grasa durante el ejercicio. Para superar esta limitación, los atletas deben procurar mantener sus reservas corporales de hidratos de carbono en concentraciones máximas antes de iniciar la actividad y deben reemplazarlos, durante el evento, a través de cualquier medio disponible (125).
- Lo ideal es que los atletas intenten reemplazar los hidratos de carbono a una velocidad vinculada dinámicamente con la proporción de tiempo empleado en los ejercicios más intensos, ya que una mayor intensidad agotará más rápidamente las reservas de glucógeno.
- Los mejores hidratos de carbono están compuestos de más de un solo tipo molecular para optimizar los receptores de hidratos de carbono. Por ejemplo, una bebida de hidratos de carbono que contiene sacarosa y glucosa libre es superior a una que contiene solo glucosa (121).
- La falta de suministro de hidratos de carbono suficientes, antes y durante la actividad de resistencia, reducirá de manera significativa el rendimiento deportivo. La recuperación del glucógeno disminuido requiere un consumo relativamente alto de hidratos de carbono. Idealmente, los atletas de resistencia deben ingerir una mezcla de proteínas, hidratos de carbono y líquidos justo después del ejercicio, seguidos de un consumo relativamente alto de hidratos de carbono y de proteínas moderadas en otros momentos (9).

Actividad de aplicación práctica

Usando el procedimiento descrito en el capítulo 8 para calcular el gasto de energía de una actividad, haga lo siguiente:

1. Preguntar a un atleta de resistencia cómo es un *día sin entrenamiento* en términos de alimentos consumidos y actividad; analizar el costo energético de ese día.
2. Después, preguntar a un atleta de resistencia cuál es su *programa de entrenamiento típico*, incluyendo la cantidad de horas y la intensidad típica durante cada hora de entrenamiento. Analizar el costo de energía de ese día.
3. Determinar si el alimento ingerido satisface las necesidades energéticas tanto para el día con entrenamiento como para el día sin entrenamiento. Si no es así, intentar agregar o restar alimentos y bebidas en cada caso para ver qué se necesita para satisfacer las necesidades energéticas.
4. Repetir los pasos 1-3, pero ahora con un atleta de potencia. Debe quedar rápidamente claro que, aunque un atleta de potencia puede pasar menos tiempo en el entrenamiento, la mayor intensidad del ejercicio aumenta con rapidez las necesidades energéticas.

Deportes de equipo

- Los estudios que evalúan deportes que requieren una combinación de potencia y resistencia han encontrado que el consumo de hidratos de carbono es útil para mejorar el rendimiento incluso si la actividad dura menos de 1 h (5, 130). Este hallazgo es importante porque la idea tradicional es que el agua es una bebida de hidratación apropiada para actividades que duran menos de 1 h, pero que es importante consumir bebidas deportivas con hidratos de carbono para actividades más largas. Parece que incluso en estas actividades más cortas, de intensidad intermitente, el consumo de hidratos de carbono como parte de una bebida deportiva mejora el rendimiento.
- Debido a que muchos de estos deportes (baloncesto, fútbol, tenis) gastan una enorme cantidad de calorías, los atletas deben desarrollar estrategias de alimentación (comer lo suficiente) que fomenten el mantenimiento de la masa muscular durante temporadas largas y arduas (78). Los deportes de equipo muchas veces tienen pausas durante el evento, incluido el medio tiempo. Estas son oportunidades para que los atletas repongan hidratos de carbono y líquidos, que deben ser aprovechadas (72).

Cuestionario

1. Los geles de rendimiento para deportistas disponibles en el mercado son diferentes en varios aspectos:
   a. Tamaño de la porción, densidad de energía (kcal/g), energía total (kcal), hidratos de carbono totales, azúcares libres y osmolalidad (mmol/kg)
   b. Tamaño de la porción, densidad de energía (kcal/g) y osmolalidad (mmol/kg)
   c. Tamaño de la porción y osmolalidad (mmol/kg)
   d. Sabor
2. Aunque todos los sistemas energéticos funcionan durante las actividades de potencia, los sistemas energéticos predominantes son anaeróbicos.
   a. Verdadero
   b. Falso
3. Existe evidencia convincente de que el alto consumo de suplementos de aminoácidos, además de una dieta bien equilibrada, mejoran las actividades de potencia y el fisicoculturismo al:
   a. Mejorar la rápida proliferación de la masa muscular esquelética
   b. Mejorar el tiempo de reacción
   c. Mejorar la síntesis de creatina
   d. Todo lo anterior
   e. Nada de lo anterior

4. Las necesidades nutricionales de los atletas de potencia son tan altas que es casi imposible obtener todos los nutrientes necesarios solo con los alimentos.
   a. Verdadero
   b. Falso
5. Los velocistas más rápidos en los 100 m utilizan la mayor cantidad de ______ durante los primeros 80 m.
   a. Glucógeno
   b. Glucosa sanguínea
   c. PCr
   d. Triglicéridos
6. La resistencia del aire representa cerca del _____% de la energía total gastada para correr 100 m en casi 10 s:
   a. 5
   b. 12
   c. 16
   d. 21
7. Los patrones *típicos* de alimentación del atleta de resistencia varón sugieren:
   a. Consumo excesivo de hidratos de carbono y consumo insuficiente de proteínas
   b. Consumo insuficiente de hidratos de carbono y consumo excesivo de grasas
   c. Consumo excesivo de hidratos de carbono y de proteínas
   d. Consumo insuficiente tanto de proteínas como de hidratos de carbono
8. El rango óptimo de temperatura del tejido para que las enzimas musculares metabolicen la energía es de _______ °C.
   a. ~37
   b. ~39
   c. ~38
   d. ~40
9. La ingesta recomendada de hidratos de carbono por hora durante una actividad prolongada de resistencia es:
   a. 10-20 g/h
   b. 30-60 g/h
   c. 60-90 g/h
   d. 90-111 g/h
10. La ingesta recomendada de hidratos de carbono por hora durante actividades de "detenerse y correr" (fútbol, baloncesto) es:
   a. 10-20 g/h
   b. 30-60 g/h
   c. 60-90 g/h
   d. 90-111 g/h

Repuestas al cuestionario

1. a
2. a
3. e
4. b
5. c
6. c
7. b
8. b
9. b
10. b

REFERENCIAS

1. Abbate M, Zoja C, Remuzzi G. How does proteinuria cause progressive renal damage? *J Am Soc Nephrol.* 2006;17(11):2974–84.
2. Armstrong L. Considerations for replacement beverages: fluid-electrolyte balance and heat illness. In: Marriott B, Rosemont C, editors. *Fluid Replacement and Heat Stress.* Washington (DC): National Academy Press; 1991.
3. Armstrong LE, Costill DL, Fink WJ. Influence of diuretic-induced dehydration on competitive running performance. *Med Sci Sports Exerc.* 1985;17:456.
4. Bandy WD. *Therapeutic Exercise for Physical Therapy Assistants.* 3rd ed. Philadelphia (PA): LWW (PE); 2013.
5. Bangsbo J, Norregaard L, Thorsoe F. The effect of carbohydrate diet on intermittent exercise performance. *Int J Sports Med.* 1992;13:152–7.
6. Bar-Or O, Clarkson P, Coyle E, et al. Dietary restraint and low bone mass in female adolescent endurance runners. *Am J Clin Nutr.* 2008;87:36–43.
7. Barrack MT, Rauh MJ, Barkai H-S, Nichols JF. Dietary restraint and low bone mass in female adolescent endurance runners. *Am J Clin Nutr.* 2008;87(1):36–43.
8. Beelen M, Burke LM, Gibala MJ, van Loon LJ. Nutritional strategies to promote postexercise recovery. *Int J Sport Nutr Exerc Metab.* 2010;20:515–32.
9. Berardi JM, Price TB, Noreen EE, Lemon PWR. Postexercise muscle glycogen recovery enhanced with a carbohydrate-protein supplement. *Med Sci Sports Exerc.* 2006;38(6):1106–13.
10. Binnerts A, Swart G, Wilson J, Hoogerbrugge N, Pols H, Birkenhager J, Lamberts S. The effect of growth hormone administration in growth hormone deficient adults on bone, protein, carbohydrate, and lipid homeostasis, as well as on body composition. *Clin Endocrinol.* 1992;37:79–87.
11. Bishop DJ. Proceedings of the Australian physiological society symposium: Fatigue mechanism limiting exercise performance. *Clin Exp Pharmacol Physiol.* 2012;39:836–41.
12. Broad EM, Burke LM, Cox GR, Heeley P, Riley M. Body weight changes and voluntary fluid intakes during training and competition sessions in team sports. *Int J Sport Nutr.* 1996;6:307–20.
13. Burke L. *Practical Sports Nutrition.* Chicago (IL): Human Kinetics; 2007.
14. Burke LM, Hawley JA, Wong SH, Jeukendrup AE. Carbohydrates for training and competition. *J Sports Sci.* 2011;29(Suppl 1):S17–27.
15. Burke LM, Kiens B, Ivy JL. Carbohydrates and fat for training and recovery. *J Sports Sci.* 2004;22(1):15–30.
16. Burke LM, Loucks AB, Broad N. Energy and carbohydrate for training and recovery. *J Sports Sci.* 2006;24:675–85.
17. Burke LM, van Loon LJC, Hawley JA. Postexercise muscle glycogen resynthesis in humans. *J Appl Physiol.* 2017;122(5):1055–67
18. Burkhart SJ, Pelly FE. Dietary intake of athletes seeking nutrition advice at a major international competition. *Nutrients.* 2016;8:638. doi:10.3390/nu8100638

19. Callow M, Morton A, Guppy M. Marathon fatigue: the role of plasma fatty acids, muscle glycogen and blood glucose. *Eur J Appl Physiol Occup Physiol.* 1986;55(6):654–61.
20. Chen JD, Wang JF, Li KJ, Zhao YW, Wang SW, Jiao Y, Hou XY. Nutritional problems and measures in elite and amateur athletes. *Am J Clin Nutr.* 1989;49(5 Suppl):1084–9.
21. Coggan AR, Coyle EF. Carbohydrate ingestion during prolonged exercise: effects on metabolism and performance. *Exerc Sport Sci Rev.* 1991;19:1–40.
22. Coggan AR, Swanson SC. Nutritional manipulations before and during endurance exercise: effects on performance. *Med Sci Sports Exerc.* 1992;24:S331–5.
23. Consumer Lab. Liver injuries linked with dietary supplement use on the rise [Internet]. 2016. Disponible: https://www.consumerlab.com/m/recall_detail.asp?recallid=14010. Consultado: 14 de mayo de 2018.
24. Costill DL. Carbohydrates nutrition before, during, and after exercise. *Fed Proc.* 1985;44:364–8.
25. Costill DL, Hargreaves M. Carbohydrate nutrition and fatigue. *Sports Med.* 1992;13:86–92.
26. Coyle EF, Coyle E. Carbohydrates that speed recovery from training. *Phys Sportsmed.* 1993;21(2):111–23.
27. Coyle EF, Coggan AR, Hemmert MK, Ivy JL. Muscle glycogen utilization during prolonged strenuous exercise when fed carbohydrate. *J Appl Physiol.* 1986:61:165–72.
28. Davies CTM. Effect of air resistance on the metabolic cost and performance of cycling. *Eur J Appl Physiol Occup Physiol.* 1980;45(2):245–54.
29. Davis JM, Cokkinides VE, Burgess WA, Bartoli WP. Effects of a carbohydrate/electrolyte drink or water on the stress hormone response to prolonged intense cycling: Renin, Angiotestin-I, Aldosterone, ACTH, and Cortisol. In: Laron Z, Rogo AD, editors. *Hormones and Sport.* Vol. 55. New York (NY): Raven Press; 1989. p. 193–204.
30. De Meo C, Laurenti P, de Waure C, Terracciano E, Di Nardo F, Ricciardi W. Does the use of dietary supplements enhance athlete's sport performances? A systematic review and a meta-analysis. *Epidemiol Biostat Public Health.* 2015;12(4):e115931-15.
31. Decombaz J. Nutrition and recovery of muscle energy stores after exercise. *Sportmedizin und Sporttraumatologie.* 2003;51:31–8.
32. Dellavalle DM, Haas JD. Iron status is associated with endurance performance and training in female rowers. *Med Sci Sports Exerc.* 2012;44(8):1552–9.
33. Deyssig R, Frisch H, Blum W, Waldhör T. Effect of growth hormone treatment on hormonal parameters, body composition, and strength in athletes. *Acta Endocrinol.* 1993;128:313–8.
34. Eichner ER, Laird R, Nadel E, Noakes T. Hyponatremia in sport: symptoms and prevention. *Sports Sci Exch.* 1994;12:5(1).
35. Eisenstein J, Roberts SB, Dallal G, Saltzman E. High-protein weight-loss diets: are they safe and do they work? A review of the experimental and epidemiologic data. *Nutr Rev.* 2002;60(7):189–200.
36. Ekblom B, Bergh U. Physiology and nutrition for cross-country skiing. In: Lamb D, Knuttgen H, Murray R, editors. *Perspectives in Exercise Science and Sports Medicine: Physiology and Nutrition for Competitive Sport.* Indianapolis (IN): Benchmark Press; 1994.
37. Feskanich D, Willet WC, Stampfer MJ, Colditz GA. Protein consumption and bone fractures in women. *Am J Epidemiol.* 1996;143(5):472–9.
38. Fontana L, Klein S, Holloszy JO. Effects of long-term caloric restriction and endurance exercise on glucose tolerance, insulin action, and adipokine production. *Age.* 2010;32(1):97–108.
39. Forbes SC, Paganini AT, Slade JM, Towse TF, Meyer RA. Phosphocreatine recovery kinetics following low- and high-intensity exercise in human triceps surae and rat posterior hindlimb muscles. *Am J Physiol Regul Integr Comp Physiol.* 2009;296(1):R161–70.
40. Gabbett T, King T, Jenkins D. Applied physiology of rugby league. *Sports Med.* 2008;38:119–38.
41. Gleeson M. Biochemistry of exercise. In: Maughan R. editor. *IOC Encyclopedia of Sports Medicine: Sports Nutrition.* London: Wiley Blackwell; 2000. p. 48.
42. Gomez-Cabrera M-C, Domenech E, Romagnoli M, et al. Oral administration of vitamin C decreases muscle mitochondrial biogenesis and hampers training-induced adaptations in endurance performance. *Am J Clin Nutr.* 2008;87:142–9.
43. Goston JL, Correia MI. Intake of nutritional supplements among people exercising in gyms and influencing factors. *Nutrition.* 2010;26:604–11.
44. Goulet ED. Dehydration and endurance performance in competitive athletes. *Nutr Rev.* 2012;70(2):S132–6.
45. Greenhaff PL, Soderlund K, Ren JM, Hultman E. Energy metabolism in single human muscle fibres during intermittent contraction with occluded circulation. *J Physiol.* 1993;460:443–53.
46. Gregory J, Greene S, Thompson J, Scrimgeour C, Rennie M. Effects of oral testosterone undecanoate on growth, body composition, strength and energy expenditure of adolescent boys. *Clin Endocrinol.* 1992;37:207–13.
47. Grunewald KK, Bailey RS. Commercially marketed supplements for bodybuilding athletes. *Sports Med.* 1993;15:90–103.
48. Hargreaves M, Dillo P, Angus D, Febbraio M. Effect of fluid ingestion on muscle metabolism during prolonged exercise. *J Appl Physiol.* 1996;80(1):363–6.
49. Haseler LJ, Hogan MC, Richardson RS. Skeletal muscle phosphocreatine recovery in exercise-trained humans is dependent on O_2 availability *J Appl Physiol.* 1999;86(6):2013–8.
50. Helms ER, Aragon AA, Fitschen PJ. Evidence-based recommendations for natural bodybuilding contest preparation: nutrition and supplementation. *J Int Soc Sports Nutr.* 2014;11:20. doi:10.1186/1550-2783-11-20
51. Hirvonen J, Nummela A, Rusko H, Rehunen S, Härkönen M. Fatigue and changes of ATP, creatine phosphate, and lactate during the 400 m sprint. *Can J Sport Sci.* 1992;17(2):141–4.
52. Hirvonen J, Rehunen S, Rusko H, Härkönen. Breakdown of high-energy phosphate compounds and lactate accumulation during short supramaximal exercise. *Eur J Appl Physiol Occup Physiol.* 1987;56(3):253–9.
53. Hoffman JR. The applied physiology of American football. *Int J Sports Physiol Perform.* 2008;3:387–92.
54. Holway FE, Spriet LL. Sport-specific nutrition: practical strategies for team sports. *J Sports Sci.* 2011;29(S1):S115–25.
55. Horswill CA. Weight loss and weight cycling in amateur wrestlers: implications for performance and resting metabolic rate. *Int J Sport Nutr.* 1993;3:245–60.
56. Jeukendrup AE. Nutrition for endurance sports: marathon, triathlon, and road cycling. *J Sports Sci.* 2011;29(S1):S91–9.
57. Josse AR, Tang JE, Tarnopolsky MA, Phillips SM. Body composition and strength changes in women with milk and resistance exercise. *Med Sci Sports Exerc.* 2010;42(6):1122–30.
58. Kappenstein J, Ferrauti A, Runkel B, Fernandez-Fernandez J, Müller K, Zange J. Changes in phosphocreatine concentration of skeletal muscle during high-intensity intermittent exercise in children and adults. *Eur J Appl Physiol.* 2013;113(11):2769–79.

59. Katch FI, Katch VL, McArdle W. *Introduction to Nutrition, Exercise, and Health*. 4th ed. Philadelphia (PA): Lea & Febiger; 1993. p. 179.
60. Kleiner SM. The role of meat in the athlete's diet: it's effect on key macro- and micronutrients. *Sports Sci Exch*. 1995;8(5).
61. Koenig CA, Benardot D, Cody M, Thompson WR. Comparison of creatine monohydrate and carbohydrate supplementation on repeated jump height performance. *J Strength Cond Res*. 2008;22(4):1081–6.
62. Koopman R, Manders RJ, Jonkers RA, Hul GB, Kuipers H, van Loon LJ. Intramyocellular lipid and glycogen content are reduced following resistance exercise in untrained healthy males. *Eur J Appl Physiol*. 2006;96:525–34.
63. Linthorne NP. The effect of wind on 100-m sprint times. *J Appl Biomech*. 1994;10(2):110–31.
64. Little JP, Chilibeck PD, Ciona D, Forbes S, Rees H, Vandenberg A, Zello GA. Effect of low-and high-glycemic index meals on metabolism and performance during high-intensity, intermittent exercise. *Int J Sport Nutr Exerc Metab*. 2010;20:447–56.
65. Lugo M, Sherman WM, Wimer GS, Garleb K. Metabolic responses when different forms of carbohydrate energy are consumed during cycling. *Int J Sport Nutr*. 1993;3:398–407.
66. Mares-Perlman JA, Subar AF, Block G, Greger JL, Luby MH. Zinc intake and sources in the U.S. adult population: 1976-1980. *J Am Coll Nutr*. 1995;14:349–57.
67. Maughan R. Carbohydrate-electrolyte solutions during prolonged exercise. In: Lamb D, Williams M, editors. *Perspectives in Exercise Science and Sports Medicine: Ergogenics-Enhancement of Performance in Exercise and Sport*. Indianapolis (IN): Brown and Benchmark; 1991. p. 35–50.
68. Maughan RJ, Poole DC. The effects of a glycogen-loading regimen on the capacity to perform anaerobic exercise. *Eur J Appl Physiol Occup Physiol*. 1981;46:211–9.
69. Moore DR, Robinson MJ, Fry JL, et al. Ingested protein dose response of muscle and albumin protein synthesis after resistance exercise in young men. *Am J Clin Nutr*. 2009;89(1):161–8.
70. Montner P, Stark DM, Riedesel ML, Murata G, Robergs R, Timms M, Chick TW. Pre-exercise glycerol hydration improves cycling endurance time. *Int J Sports Med*. 1996;17(1):27–33.
71. Mountjoy M, Sundgot-Borgen J, Burke L, et al. The IOC consensus statement: beyond the Female Athlete Triad–Relative Energy Deficiency in Sport (RED-S). *Br J Sports Med*. 2014;48(7):491–7.
72. Mujika I, Burke LM. Nutrition in team sports. *Ann Nutr Metab*. 2010;57(Suppl 2):26–35.
73. Murray B, Rosenbloom C. Fundamentals of glycogen metabolism for coaches and athletes. *Nutr Rev*. 2018;76(4):243–59. doi:10.1093/nutrit/nuy001
74. Murray R, Horswill CA. Nutrient requirements for competitive sports. In: Wolinsky I, editor. *Nutrition in Exercise and Sport*. 3rd ed. Boca Raton (FL): CRC Press; 1998. p. 521–58.
75. Murray R, Bartoli WP, Eddy DE, Horn MK. Physiological and performance responses to nicotinic-acid digestion during exercise. *Med Sci Sports Exerc*. 1995;27(7):1057–62.
76. Nicholas CW, Williams C, Lakomy HK, Phillips G, Nowitz A. Influence of ingesting a carbohydrate-electrolyte solution on endurance capacity during intermittent, high intensity shuttle running. *J Sports Sci*. 1995;13:282–90.
77. Noakes TD, Norman RJ, Buck RH, Godlonton J, Stevenson K, Pittaway D. The incidence of hyponatremia during prolonged ultraendurance exercise. *Med Sci Sports Exerc*. 1990;22(2):165–70.
78. Nowak RK, Knudsen KS, Schulz LO. Body composition and nutrient intakes of college men and women basketball players. *J Am Diet Assoc*. 1998;88(5):575–8.
79. Paddon-Jones D. Protein recommendations for bodybuilders: in this case, more may indeed be better. *J Nutr*. 2017;147(5):723–4.
80. Pate RR, Branch JD. Training for endurance sport. *Med Sci Sports Exerc*. 1992;24:S340–2.
81. Pate RR, Miller BJ, Davis JM, Slentz CA, Klingshirn LA. Iron status of female runners. *Int J Sport Nutr*. 1993;3:222–31.
82. Penry JT, Manore MM. Choline: an important micronutrient for maximal endurance-exercise performance? *Int J Sport Nutr Exerc Metab*. 2008;18(2):191–203.
83. Phillips SM. Dietary protein requirements and adaptive advantages in athletes. *Br J Nutr*. 2012;108(Suppl 2):S158–67.
84. Phillips SM. Protein requirements and supplementation in strength sports. *Nutrition*. 2004;20:689–95.
85. Phillips SM, Van Loon LJ. Dietary protein for athletes: from requirements to optimal adaptation. *J Sports Sci*. 2011;29(Suppl 1):S29–38.
86. Pozefsky T, Tancredi RG, Moxley RT, Dupre J, Tobin JD. Effects of brief starvation on muscle amino acid metabolism in nonobese man. *J Clin Invest*. 1976;57(2):444–9.
87. Premkumar K. *The Massage Connection, Anatomy and Physiology*. 2nd ed. Baltimore (MD): Lippincott Williams & Wilkins; 2004.
88. Pugh LGCE. Oxygen intake in track and treadmill running with observations on the effect of air resistance. *J Physiol*. 1970;3:823–35.
89. Racinais S, Alonso JM, Cutts AJ, et al. Consensus recommendations on training and competing in the heat. *Scand J Med Sci Sports*. 2015;25(S1):6–19.
90. Rehrer NJ, van Kemenade M, Meester W, Brouns F, Saris WH. Gastrointestinal complaints in relation to dietary intake in triathletes. *Int J Sport Nutr*. 1992;2(1): 48–59.
91. Roberts KM, Noble EG, Hayden DB, Taylor AW. Simple and complex carbohydrate-rich diets and muscle glycogen content of marathon runners. *Eur J Appl Physiol Occup Physiol*. 1988;57(1):70–4.
92. Rodriguez NR, Di Marco NM, Langley S. American College of Sports Medicine position stand: Nutrition and athletic performance. *Med Sci Sports Exerc*. 2009;41:709–31.
93. Rodriguez, NR, Vislocky LM, Courtney GP. Dietary protein, endurance exercise, and human skeletal-muscle protein turnover. *Curr Opin Clin Nutr Metab Care*. 2007;10(1):40–5.
94. Ryan AJ. Anabolic steroids are fool's gold. *Fed Proc*. 1981;40:2682–8.
95. Ryan, M. Eating for training and recovery. En: *Performance Nutrition for Team Sports*. Boulder (CO): VeloPress; 2005. p. 87–103.
96. Saltin B, Henriksson J, Nygaard E. Muscle fiber types and their characteristics. *Ann N Y Acad Sci*. 1979;301:3–29.
97. Sawka MN, Burke LM, Eichner ER, Maughan RJ, Montain SJ, Stachenfeld NS. American College of Sports Medicine. Position stand: exercise and fluid replacement. *Med Sci Sports Exerc*. 2007;39(2):377–90.
98. Sawka MN, Wenger CB. Physiological responses to acute exercise-heat stress. In: Pandolf KB, Sawka MN, Gonzalez RR, editors. *Human Performance Physiology and Environmental Medicine at Terrestrial Extremes*. Indianapolis (IN): Benchmark Press; 1988.
99. Sawyer BJ, Stokes DG, Womack CJ, Morton RH, Weltman A, Gaesser GA. Strength training increases endurance time to exhaustion during high-intensity exercise despite no change in critical power. *J Strength Cond Res*. 2014;28(3):601–9.

100. Schiaffino S, Reggiani C. Fiber types in mammalian skeletal muscles. *Physiol Rev.* 2011;91:1447–531.
101. Sherman WM. Metabolism of sugars and physical performance. *Am J Clin Nutr.* 1995;62:228S–41S.
102. Sherman WM, Lamb DR. Nutrition and prolonged exercise. In: Lamb DR, Murray R, editors. *Perspectives in Exercise Science and Sports Medicine: Prolonged Exercise.* Indianapolis (IN): Benchmark Press; 1988.
103. Shirreffs SM, Sawka MN. Fluid and electrolyte needs for training, competition, and recovery. *J Sports Sci.* 2011;29(Suppl 1): S39–46.
104. Skein M, Duffield R, Kelly BT, Marino FE. The effects of carbohydrate intake and muscle glycogen content on self-paced intermittent-sprint exercise despite no knowledge of carbohydrate manipulation. *Eur J Appl Physiol.* 2012;112:2859–70.
105. Slater G, Phillips SM. Nutrition guidelines for strength sports: sprinting, weightlifting, throwing events, and bodybuilding. *J Sports Sci.* 2011;29(S1):S67–77.
106. Spencer MR, Gastin PB. Energy system contribution during 200- to 1500-m running in highly trained athletes. *Med Sci Sports Exerc.* 2001;33:157–62.
107. Spendlove J, Mitchell L, Gifford J, Hackett D, Slater G, Cobley S, O'Connor H. Dietary intake of competitive bodybuilders. *Sports Med.* 2015;45(7):1041–63.
108. Stellingwerff T. Competition nutrition practices of elite ultramarathon runners. *Int J Sport Nutr Exerc Metab.* 2016;26:93–9.
109. Stellingwerff T. Distance running. En: Maughan RJ, editor. *Encyclopaedia of Sports Medicine: Sports Nutrition.* Oxford: Wiley Blackwell Publisher; 2014. p. 576.
110. Stellingwerff T, Boon H, Jonkers RA, Senden JM, Spriet LL, Koopman R, van Loon LJC. Significant intramyocellular lipid use during prolonged cycling in endurance trained males as assessed by three different methodologies. *Am J Physiol Endocrinol Metab.* 2007;292(6):E1715–23.
111. Stellingwerff T, Maughan RJ, Burke LM. Nutrition for power sports: middle-distance running, track cycling, rowing, canoeing/kayaking, and swimming. *J Sports Sci.* 2011;29(S1):S79–89.
112. Strauss RH, Lanese RR, Leizman DJ. 1988. Illness and absence among wrestlers, swimmers, and gymnasts at a large university. *Am J Sports Med.* 1988;16:653–5.
113. Tang JE, Phillips SM. Maximizing muscle protein anabolism: the role of protein quality. *Curr Opin Clin Nutr Metab Care.* 2009;12:66–71.
114. Tarnopolsky MA. Building muscle: nutrition to maximize bulk and strength adaptations to resistance exercise training. *Eur J Sport Sci.* 2008;8(2):67–76.
115. Tarnopolsky MA, MacDugall J, Atkinson S. Influence of protein intake and training status on nitrogen balance and lean body mass. *J Appl Physiol.* 1988;66:187–93.
116. Telford RD, Bunney CJ, Catchpole EA, et al. Plasma ferritin concentration and physical work capacity in athletes. *Int J Sport Nutr.* 1992;2:335–42.
117. Tesch PA, Colliander EB, Kaiser P. Muscle metabolism during intense, heavy-resistance exercise. *Eur J Appl Physiol Occup Physiol.* 1986;55:362–6.
118. Thomas DT, Erdman KA, Burke LM, MacKillop M. American College of Sports Medicine Joint Position Statement. Nutrition and athletic performance. *Med Sci Sports Exerc.* 2016;48(3):543–68.
119. Tipton KD, Elliott TA, Cree MG, Aarsland AA, Sanford AP, Wolfe RR. Stimulation of net muscle protein synthesis by whey protein ingestion before and after exercise. *Am J Physiol Endocrinol Metab.* 2007;292(1):E71–6.
120. Trappe S, Harber M, Creer A, Gallagher P, Slivka D, Minchev K, Whitsett D. Single muscle fiber adaptations with marathon training. *J Appl Physiol.* 2006;101(3):721–7.
121. Triplett D, Doyle JA, Rupp JC, Benardot D. An isocaloric glucose-fructose beverage's effect on simulated 100-km cycling performance compared with a glucose-only beverage. *Int J Sport Nutr Exerc Metab.* 2010;20(2):122–31.
122. Tsintzas OK, Williams C, Singh R, Wilson W, Burrin J. Influence of carbohydrate-electrolyte drinks on marathon running performance. *Eur J Appl Physiol.* 1995;70:154–60.
123. van Essen M, Gibala MJ. Failure of protein to improve time trial performance when added to a sports drink. *Med Sci Sports Exerc.* 2006;38(8):1476–83.
124. Van Loon LJC, Greenhaff PL, Constantin-Teodosiu D, Saris WH, Wagenmakers AJ. The effects of increasing exercise intensity on muscle fuel utilization in humans. *J Physiol.* 2001;536:301.
125. Vergauwen L, Brouns F, Hespel P. Carbohydrate supplementation improves stroke performance in tennis. *Med Sci Sports Exerc.* 1998;30(8):1289–95.
126. Volek JS, Noakes T, Phinney SD. Rethinking fat as a fuel for endurance exercise. *Eur J Sport Sci.* 2015;15(1):13–20.
127. Walsh RM, Noakes TD, Hawley JA, Dennis SC. Impaired high-intensity cycling performance time at low levels of dehydration. *Int J Sport Nutr.* 1994;15:392–8.
128. Williams C, Serratosa L. Nutrition on match day. *J Sports Sci.* 2006;24:687–97.
129. Williams C, Wilson W, Burrin J. Influence of carbohydrate supplementation early in exercise on endurance running capacity. *Med Sci Sports Exerc.* 1996;28:1373–9.
130. Winnick JJ, Davis JM, Welsh RS, Carmichael MD, Murphy EA, Blackmon JA. Carbohydrate feedings during team sport exercise preserve physical and CNS function. *Med Sci Sports Exerc.* 2005;37:306–15.
131. Yarasheki K, Campbell J, Smith K, Rennie M, Holloszy J, Bier D. Effect of growth hormone and resistance exercise on muscle growth in young men. *Am J Physiol.* 1992;E261–7.
132. Zello GA. Dietary reference intakes for the macronutrients and energy: considerations for physical activity. *Appl Physiol Nutr Metab.* 2006;31:74–9.
133. Zhang X, O'Kennedy N, Morton JP. Extreme variation of nutritional composition and osmolality of commercially available carbohydrate energy gels *Int J Sport Nutr Exerc Metab.* 2015;25:504–9.
134. Zierath JR, Hawley JA. Skeletal muscle fiber type: influence on contractile and metabolic properties. *PLoS Biol.* 2004;2(10):E348. doi:10.1371/journal.pbio.0020348
135. Zimberg IZ, Crispim CA, Juzwiak CR, et al. Nutritional intake during a simulated adventure race. *Int J Sport Nutr Exerc Metab.* 2008;18:152–68.

CAPÍTULO

12 Efecto de los viajes, la humedad, el clima y la altitud en la nutrición

OBJETIVOS

- Reconocer los problemas nutricionales que pueden ocurrir al viajar cruzando varias zonas horarias.
- Identificar cómo los cambios en el ritmo circadiano influyen en los requerimientos dietéticos y, a menos que se ajusten, en el rendimiento atlético.
- Recordar las estrategias de planificación lógica que deben seguir los atletas cuando viajan a lugares desconocidos.
- Conocer las estrategias nutricionales para disminuir al mínimo los efectos del *jet lag*.
- Enumerar las provisiones que deben llevar los atletas cuando viajan a países con culturas diferentes a la suya.
- Identificar los problemas de seguridad alimentaria que podrían afectar la salud, a menos que se sigan las medidas preventivas apropiadas.
- Analizar los problemas nutricionales asociados con el rendimiento atlético en altitudes elevadas y entornos fríos.
- Señalar los problemas de salud o asociados con la nutrición que pueden ocurrir al hacer ejercicio en lugares de gran altitud (mal de altura) y clima frío.
- Concebir estrategias para que los atletas puedan satisfacer sus necesidades de líquidos, energía y nutrientes al hacer ejercicio a gran altitud y en climas fríos.
- Reconocer los problemas nutricionales relacionados con el ejercicio en ambientes calurosos y húmedos, así como la mejor manera de mitigarlos.

Estudio de caso: viaje a su primer maratón internacional

John, después de varios años de intentarlo, finalmente logró el tiempo de clasificación para correr el Maratón de Atenas (Grecia), lo que le permitirá competir, al frente del grupo, con los mejores corredores del mundo. No podía esperar a tomar el avión para viajar desde su natal San Diego, California, a una ciudad que nunca antes había visitado: Atenas, el hogar de los Juegos Olímpicos de la era moderna. Estaba todavía más emocionado de comenzar la carrera desde Marathonas, la ciudad que dio su nombre al maratón, para terminar en el famoso Estadio Panatenaico de Atenas, que en su origen fue un hipódromo en el siglo VI a. C. y se reconstruyó en 1896 como estadio principal de los primeros Juegos Olímpicos modernos. Cuando llegó a Atenas a las 5 p.m., 2 días antes del maratón, estaba más que emocionado y feliz de estar allí por dos razones: por lo que había logrado y también por la grandiosa historia de la ciudad.

Fue a cenar al comedor del hotel solo para encontrarse con un menú lleno de platos desconocidos. ¡Excelente! Pensó, y estaba emocionado de probar la nueva cocina. Pidió *barbounia* (salmón pequeño) salteado en aceite de oliva, con gajos de papas (patatas) asadas, cubiertas de deliciosas especias y más vegetales de los que había comido nunca en una sola comida. ¡Delicioso! Después de la cena hizo un pequeño paseo por la ciudad y, aproximadamente a las 10 p.m., decidió que era hora de dormir. No estaba seguro de si los ruidos en su estómago lo mantenían despierto o si se debía a la diferencia de zonas horarias (después de todo era mediodía en San Diego). Después de una noche de insomnio salió de la cama exhausto y decidió hacer su carrera habitual de 10 km antes del desayuno; eran las 7 a.m. Pensó que se le dificultaba correr porque estaba cansado; el desayuno (huevos fritos con pan tostado, fruta y queso feta) fue muy agradable, pero estaba completamente exhausto. Volvió a la cama y, para su sorpresa, durmió profundamente desde las 10 a.m. hasta las 4 p.m.

Cuando despertó, preparó todo su equipo para correr el maratón, programado para comenzar a las 8 a.m. de la mañana siguiente. Después de esa larga siesta se sentía muy bien y estaba emocionado de ir a cenar con un amigo de la casa que estaba guiando un recorrido histórico de la ciudad para su universidad. Su amigo conocía algunos restaurantes excelentes en el distrito histórico de Plaka y John estaba emocionado de ir a ver la ciudad con alguien familiarizado con ella. Acordaron entre ellos que sería una tarde corta para que John pudiera descansar un poco antes del maratón. Salieron del hotel a las 7 p.m. y se dirigieron a Plaka, a solo 10 min en taxi. Era un hermoso lugar con una vista completa del Partenón, restaurantes y música por todas partes. Pura diversión. Comieron en un restaurante griego tradicional especializado en platos de cordero y el dueño del restaurante hizo su propia "retsina" (vino con resina de pino). El propietario insistió en que John probara un vaso pequeño y él estuvo de acuerdo en que un vaso pequeño no podía hacerle daño. A las 9 p.m. regresaron al hotel, donde John se acostó emocionado por el maratón del día siguiente. Puso la alarma a las 5 a.m. para tener suficiente tiempo para prepararse y tomar el autobús a la ciudad de Marathonas para el inicio de la carrera.

John no durmió mucho (por la emoción, pensó) y tuvo que arrastrarse hasta el autobús. La carrera comenzó (cuesta arriba los primeros 20 km) y John corrió su maratón más lento en 2 años con terribles problemas gastrointestinales durante la última mitad de la carrera. Eso no era lo que esperaba o quería. John entendió entonces lo que muchos de sus compañeros corredores le habían advertido: viajar es agotador y puede reducir el rendimiento sin importar la experiencia del atleta; es particularmente agotador para quienes viajan al extranjero, a través de múltiples zonas horarias, donde los alimentos y las bebidas les son desconocidas.

ANÁLISIS DEL ESTUDIO DE CASO

Imagine que vuela desde donde está a un país desconocido que se encuentra a, por lo menos, seis zonas horarias de distancia. Considere lo siguiente:

1. ¿Qué llevaría para apoyar su estado nutricional de tal manera que mantuviera su rendimiento y se redujeran las posibilidades de enfermar?
2. ¿Qué haría en el vuelo para reducir la posibilidad de que este influyese negativamente en usted y en su buena disposición mientras reduce también las posibles sensaciones de enfermedad?
3. Una vez en su nueva ubicación, ¿cómo administraría sus hábitos alimenticios y de sueño para adaptarse a la nueva situación?
4. ¿Qué alimentos y bebidas evitaría para reducir cualquier posible falta de rendimiento y riesgos a la salud?
5. ¿En qué alimentos se centraría para ayudar a mantener su preparación para el rendimiento y para favorecer una buena salud?
6. ¿Qué planificación nutricional haría antes de su viaje para garantizar el desempeño de toda su condición física?

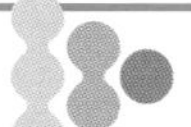

Introducción

Con frecuencia, los atletas tienen que viajar a competiciones o entrenar en una nueva ubicación con un entrenador desconocido. Sin una buena planificación y una estrategia lógica, los viajes en sí pueden ser la causa de varios problemas con implicaciones nutricionales. Si la nueva ubicación se encuentra en un ambiente más caluroso, más frío o a una altitud mayor de la que se está acostumbrado, deben hacerse planes para llegar con suficiente antelación para aclimatarse al nuevo entorno. Si el viaje se realiza a un lugar de gastronomía desconocida, hay que averiguar con antelación qué alimentos de ahí probablemente serían mejor tolerados. Los atletas con alergias, intolerancias o sensibilidades a ciertos alimentos no deben correr riesgos cuando viajan; pueden imprimir tarjetas en el idioma de destino donde expliquen lo que no pueden comer, y entregar esas tarjetas a los chefs y meseros para limitar la posibilidad de ingerir un alimento o ingrediente no tolerado. En algunos casos es posible que la única solución posible sea llevar los propios alimentos para garantizar un consumo suficiente de energía. Este capítulo revisa los pasos de planificación que deben seguir los atletas que viajan, así como las consideraciones especiales a tener en cuenta al viajar largas distancias a climas más cálidos, más fríos o a altitudes diferentes a aquellas a las que el atleta está acostumbrado.

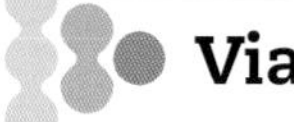

Viajes

En muchas ocasiones, los atletas viajan a competiciones lejos de casa, donde los alimentos no les son familiares. Para sobreponerse al agotamiento del viaje y a los alimentos desconocidos, es importante considerar con anticipación cualquier contingencia, para que el atleta pueda competir con su mejor condición física. Es erróneo suponer que un atleta sano puede adaptarse con rapidez a una nueva zona horaria y a alimentos desconocidos. El mayor equívoco consiste en asumir que pueden dormir y comer según sus hábitos hogareños. Si bien toma tiempo adaptarse a una nueva ubicación, también toma tiempo adaptarse a diferentes temperaturas y altitudes. Por ejemplo, en entornos de altas temperaturas puede tomar 1-2 semanas desarrollar los ajustes fisiológicos necesarios para alcanzar un nivel óptimo (57). Cuando se trata de alimentos o tiempo de adaptación, planificar de manera cuidadosa el viaje aumentará mucho las probabilidades de éxito atlético (fig. 12-1).

Viajar se asocia con estrés a lo desconocido y afecta el funcionamiento del cuerpo, con posibles efectos perjudiciales en el rendimiento. Tener una estrategia nutricional adecuada puede ayudar a moderar el efecto del viaje en los **ritmos circadianos**, cuyos cambios pueden perjudicar el sueño y el tubo digestivo, incluidas alteraciones en la absorción de nutrientes que pueden provocar interrupción del sueño y flatulencias (1, 43, 73, 75, 82, 107). Existe evidencia de que la forma en la que se programan las comidas, el contenido de los alimentos consumidos y el tamaño de las porciones antes, durante y después de los vuelos pueden afectar la sensación de bienestar del atleta. En general, las comidas bajas en grasa y en porciones más pequeñas se toleran mejor antes, durante y después del viaje (3, 4, 74). También hay una serie de hormonas de variación diurna que se ven alteradas por los ritmos circadianos y pueden afectar el sistema cardiovascular y otros. Esta serie incluye arginina, vasopresina, corticotropina, opioides endógenos, insulina, melatonina, somatotropina, serotonina, hormona liberadora de tirotropina y péptido intestinal vasoactivo (16, 19, 37, 44, 45, 49, 71) (tabla 12-1).

Ritmos circadianos

Los ritmos circadianos (*circa* = aproximadamente; *dian* = día) son cambios físicos, mentales y de comportamiento que siguen un ciclo de aproximadamente 24 h y responden principalmente a la luz y la oscuridad en el entorno de una persona. Afectan los procesos biológicos, incluidos el sueño, el apetito, los movimientos intestinales y el estado de alerta óptimo que se relacionan con momentos específicos del día. Las alteraciones en el ritmo circadiano pueden deberse a modificaciones en la exposición al sol, el clima y otros estímulos habituales. Los viajes, que pueden ocasionar cambios en todos estos factores, pueden provocar alteraciones en el ritmo circadiano, modificar estos procesos biológicos cronometrados y afectar de forma negativa el rendimiento atlético.

El *jet lag* tiene implicaciones para el rendimiento. Los organismos y las autoridades olímpicas han creado campos de entrenamiento (cerca de los sitios de competición) para ajustar los ritmos circadianos de los atletas antes de las pruebas, así como para recuperase de los efectos del *jet lag* (74). Se han sugerido

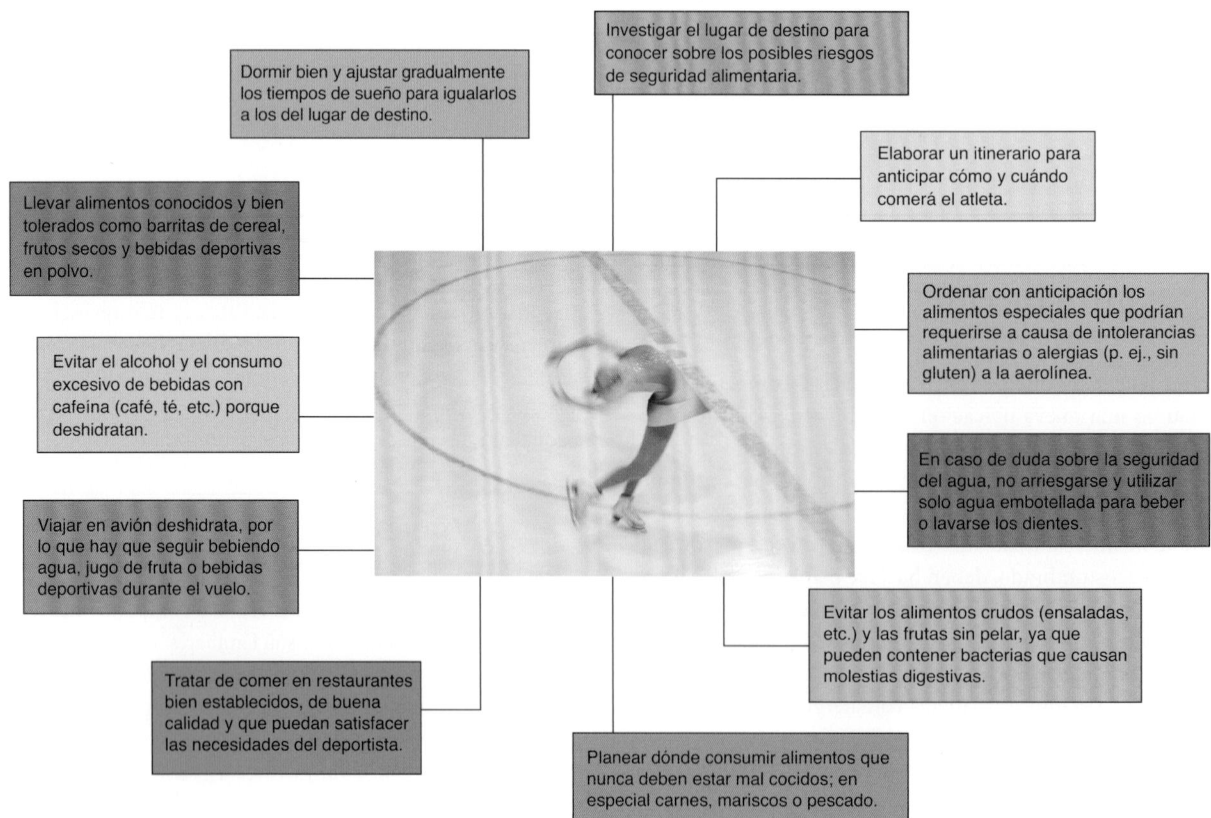

FIGURA 12-1. La planificación del viaje es importante para el éxito de un atleta. Sapozhnikov-Shoes Georgy/Shutterstock.com con etiquetas añadidas.

Tabla 12-1 Principales hormonas afectadas por los ritmos circadianos que influyen en el sistema cardiovascular y otros

Hormona	Acción
Arginina vasopresina (AVP)	También conocida como *hormona antidiurética*, la AVP actúa principalmente sobre el riñón para aumentar la reabsorción de agua y ayudar a mantener el volumen corporal de agua y sangre. El resultado es la producción de una orina concentrada con un color amarillo intenso que sugiere deshidratación.
Corticotropina	Producida por la adenohipófisis, su principal efecto es el aumento de la producción y la liberación de cortisol (hormona del estrés) por las glándulas suprarrenales.
Opioides endógenos	Grupo de péptidos conocidos como *endorfinas*, producidas por la hipófisis y el sistema nervioso central, que participan en el alivio endógeno del dolor. Además del efecto analgésico (alivio del dolor), las endorfinas también pueden promover un estado de bienestar.
Insulina	Hormona peptídica producida por las células β del páncreas e involucrada en la regulación y el metabolismo de los sustratos de energía (especialmente la glucosa sanguínea), habilitando células grasas, del hígado y los músculos para captar glucosa.
Melatonina	Hormona producida por la glándula pineal que participa en la regulación del sueño y la vigilia; también funciona como defensa frente al estrés oxidativo. Participa en la regulación de los ritmos circadianos, incluido el tiempo de sueño-vigilia y la regulación de la presión arterial.
Serotonina (5-hidroxitriptamina [HT])	También conocida como *5-HT*, este neurotransmisor, derivado del aminoácido L-triptófano, se encuentra en el tubo digestivo, los eritrocitos y el sistema nervioso central. Se le relaciona con la sensación de bienestar, el estado de relajación y la memoria.
Somatotropina	También conocida como *hormona del crecimiento* u *hormona humana del crecimiento,* la produce la hipófisis; participa en la estimulación del crecimiento, la reproducción y la regeneración celular. También participa en la producción del factor de crecimiento insulínico de tipo 1 (IGF-1) (somatomedina C), necesario para el desarrollo y la reparación muscular.
Hormona liberadora de tirotropina (tiroliberina)	Producida por el hipotálamo, estimula la liberación de la tirotropina involucrada en el control del metabolismo energético.
Péptido intestinal vasoactivo	Hormona peptídica que se encuentra en el intestino y estimula la contractilidad del corazón, produce vasodilatación, aumenta la degradación del glucógeno (glucogenólisis), disminuye la presión arterial y ayuda a regular el ritmo circadiano.

Fuentes: (1), (4), (16), (19), (37), (43), (44), (45), (49), (71), (73), (75), (97) y (107).

dietas específicas para ayudar a restablecer el ritmo circadiano de los atletas. Por ejemplo, las dietas bajas en proteínas y altas en hidratos de carbono pueden aumentar las concentraciones celulares de triptófano mejorando así la serotonina, que favorece la relajación y el bienestar y estimula el sueño (46). También se ha sugerido que los atletas consuman dietas altas en proteínas y bajas en hidratos de carbono para restablecer la producción de adrenalina y el estado de alerta a través de una mayor captación celular de tirosina (54). El consumo excesivo de energía, sobre todo a través de dietas con mayor contenido de grasa, puede hacer que un atleta tarde más en adaptarse a un nuevo entorno, mientras que controlar de forma cuidadosa la ingesta de energía para mantener su disponibilidad puede favorecer la adaptación (2). Existe evidencia de que cambiar de una dieta alta en hidratos de carbono y baja en grasas a otra alta en grasas y baja en hidratos de carbono, mientras se mantiene la ingesta total de energía, altera el reloj circadiano medido por el cortisol en la saliva y por los monocitos sanguíneos (69). Estos hallazgos sugieren que la adaptación a un nuevo entorno puede complicarse si la composición de la dieta típica también se modifica.

Reglas generales para los viajes

Satisfacer las necesidades energéticas y de hidratación es de vital importancia para el éxito deportivo, y estas son las principales preocupaciones para el atleta que viaja. Se debe pensar en garantizar que el atleta que viaja tendrá bebidas y alimentos conocidos para consumir antes de la competición y que se adaptará bien a las bebidas disponibles para consumir durante la competencia (las competiciones no son el momento para probar nuevos alimentos o bebidas). Hacer una lista de verificación con suficiente antelación al viaje es una buena estrategia para confirmar que los productos requeridos por el atleta estén disponibles. Los atletas deben hacer planes para estar seguros de no padecer sed o hambre mientras viajan, debido a la poca disponibilidad de alimentos o bebidas.

De forma ideal, el atleta debería comenzar a planificar su viaje mucho antes de que este comience. Esta planificación implica investigar sobre la cocina, la cultura y las conductas alimentarias en su lugar de destino (67). También involucra conocer el horario de actividades que tendrá mientras se encuentre en su destino para planificar comidas, refrigerios y bebidas. El atleta debe saber los horarios típicos en los que se toman ahí los alimentos y con cuántas comidas puede confiar. En algunos países, es costumbre hacer tres comidas por día (desayuno, comida y cena), mientras que en otros acostumbran seis comidas por día (desayuno, refrigerio de media mañana, almuerzo, merienda, cena y bocadillo nocturno). Antes del viaje, ayuda visitar los restaurantes tradicionales locales que sirven la cocina del país de destino para que el atleta sepa lo que le gusta y lo que tolera. Si visita un país donde la población generalmente se adhiere al Ramadán, la costumbre es ayunar entre el amanecer y el atardecer. Si no están acostumbrados a este patrón de alimentación, los atletas deben planificar aún más y localizar lugares de alimentación culturalmente aceptables, además de desarrollar estrategias que les permitan comer como acostumbran los alimentos que toleran bien, pero manteniendo comprensión de quienes les rodean y se adhieren al Ramadán.

Los atletas deben considerar los siguientes consejos al viajar (67, 88, 93):

- Llevar bocadillos que sean de su agrado y tolerancia. Frutas frescas, jugos (zumos), galletas saladas, arroz bajo en grasa y barritas energéticas son opciones nutritivas, fáciles de transportar y conllevan pocos riesgos.
- Tener cuidado con las grasas ocultas. Las sopas cremosas, los bollos crujientes y el pan, los aderezos para ensalada a base de mayonesa y las salsas en sándwiches añaden grasa innecesaria a los alimentos. Como alternativas, se pueden ordenar las sopas claras con caldo en lugar de las sopas cremosas, o aderezo para ensalada con jugo de limón en lugar de aderezo tipo mayonesa.
- Los alimentos a la parrilla, al horno, hervidos y asados son mejores que los alimentos fritos o salteados. Los atletas deben aprender a ser muy específicos acerca de cómo prefieren que se prepare su comida y no deben presuponer nada según las descripciones en el menú. No hay nada malo en solicitar productos lácteos o aderezos de ensalada bajos en grasa.
- Los atletas deben ordenar a la carta para tener los alimentos exactamente como los quieren. La cena completa podría contener algunos alimentos deseados, pero también otros que no lo son. Por ejemplo, el pescado a la parrilla puede ser precisamente lo que se desea, pero la cena completa viene con puré de papas bañado en salsa, brócoli cubierto con salsa de queso y pastel de manzana con helado. Podría ser mejor pedir a la carta: pescado asado, una papa al horno, brócoli con jugo de limón y fruta fresca como postre.
- Si viajan en avión, los atletas deben avisar a las aerolíneas sus requerimientos dietéticos especiales al menos 24 h antes del vuelo. Las opciones vegetarianas con frecuencia son más bajas en grasa y más altas en hidratos de carbono.
- Viajar en avión es una de las experiencias más deshidratantes que una persona puede experimentar. Debido a ello los pasajeros muchas veces sufren dolor de garganta y otras enfermedades de las vías respiratorias superiores. Como medida preventiva, hay que seguir bebiendo líquidos durante el vuelo para mantener la boca y la garganta húmedas; podría pasar bastante tiempo desde el despegue del avión y el momento en el que se reciba la primera bebida. Beba agua embotellada o bebidas para deportistas.
- Para evitar cualquier retraso en la hidratación, cuando se viaja en avión, es mejor traer su propia bebida. Tenga en cuenta que los líquidos y geles traídos de su casa o comprados antes de pasar por el punto de control de seguridad en cantidades mayores a 100 mL (nota: 1 taza = 240 mL) solo se permiten en el equipaje registrado. Las bebidas que se compren después de la inspección de seguridad se pueden introducir al avión.
- Los atletas que cambian de zona horaria deben hacer todo lo posible para adaptarse al nuevo horario tan pronto como sea posible. Por ejemplo, deberían cenar cuando la población local está comiendo en lugar de a la hora de la cena (hora de comer en casa). Es agotador y desorientador cambiar de zona horaria, pero hacer este cambio lo más rápido posible facilita al atleta el mejor desempeño posible. De forma ideal, el atleta debería llegar con anticipación al lugar de competición. La regla general es 1 día antes por cada zona horaria de cambio.
- Debido a que las normas de seguridad e higiene no son las mismas en todo el mundo, los atletas que viajan aumentan su riesgo de diarrea, lo que puede provocar deshidratación. Para reducir los riesgos de diarrea y deshidratación, los atletas que viajan deben tener mucho cuidado en evitar el consumo de alimentos crudos o mínimamente cocidos. Por ejemplo, es mejor consumir huevos revueltos bien cocidos que huevos tibios (con yema o clara líquidas). Cuando haya dudas sobre la potabilidad del agua, se recomienda el empleo de agua embotellada incluso para la higiene personal (p. ej., para cepillarse los dientes). Al ducharse o bañarse con agua de potabilidad dudosa, se debe evitar ingerirla (46).
- Los atletas con sensibilidad a ciertos alimentos, alergias o intolerancias deben elaborar tarjetas (7.62 × 12.7 cm) antes

de su viaje *en el idioma nativo del país de destino.* Estas tarjetas deben enumerar, en términos claros, los alimentos o ingredientes que ocasionan problemas digestivos o respuestas alérgicas. Al ordenar en un restaurante, deben entregar la tarjeta al mesero. En el cuadro 12-1 se muestra un ejemplo de una persona con intolerancia al gluten. Hay toda una serie de excelentes programas en línea para traducir a prácticamente cualquier idioma.

Reducir al mínimo el *jet lag*

Incluso los viajeros experimentados sufren ***jet lag***, lo que puede hacer al atleta sentirse enfermo, disminuir su apetito y evitar que duerma bien por la noche (59). El *jet lag* tiene dos formas principales: 1) viajes pequeños pero consecutivos que causan diversos cambios en los patrones habituales de alimentación y 2) viajes grandes donde se cruzan varias zonas horarias, provocando un cambio importante en los patrones de sueño y alimentación. Viajar a través de numerosas zonas horarias afecta los ritmos circadianos normales y se asocia con insomnio, falta de concentración, irritabilidad, depresión, desorientación, mareo, pérdida de apetito y molestias digestivas (102). Las tripulaciones de las líneas aéreas informaron insomnio en el 60-70% de los casos después de cruzar una zona horaria, pero solo cerca del 30% reportaron insomnio al tercer día después del viaje (54). La dirección del viaje también implica una diferencia en el tiempo de recuperación del *jet lag*. Se ha estimado que se requiere más del doble de tiempo para adaptarse en los vuelos que van hacia el oeste en comparación con los vuelos que van hacia el este (104). El *jet lag* interfiere significativamente con el rendimiento cuando se atraviesan varias zonas horarias. Con frecuencia, esa reducción del rendimiento se debe a sueño insuficiente que, por sí solo, puede suscitar una reducción del 10% en el rendimiento esperado (54). El cambio de ubicación producto de un viaje puede influir negativamente en el ritmo circadiano del atleta, el reloj biológico diario que controla las células a través de la producción de enzimas y hormonas (46).

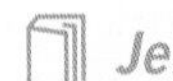

Jet lag

También denominado *desfase horario* y *disritmia circadiana*, se asocia con cambios fisiológicos que se producen debido a cambios en el ritmo circadiano. También incluye pérdida de sueño, cambios en el apetito y mucha fatiga, todo lo cual puede afectar el rendimiento atlético. La gravedad del *jet lag* se relaciona tanto con la dirección del vuelo (la adaptación es más fácil hacia el oeste que hacia el este) como con la cantidad de zonas horarias cruzadas.

Cuadro 12-1 Tarjeta de muestra para alguien con intolerancia al gluten que viaja a Noruega

Tengo problemas con el gluten; me enfermaré si consumo alimentos que lo contienen. Asegúrese por favor de que ninguno de los alimentos que me ofrezca contenga:

- Cebada
- Bulgur
- Avena (la avena misma no contiene gluten, pero con frecuencia se procesa en plantas que trabajan con cereales que sí lo contienen y puede estar contaminada; si me ofrece avena, debe ser específicamente avena sin gluten)
- Centeno
- Seitán
- Triticale (un cruce entre trigo y centeno)

El gluten también puede ser un ingrediente en la malta de cebada, el caldo de pollo, el vinagre de malta, los aderezos para ensaladas, las hamburguesas vegetarianas (si no se especifica que son libres de gluten) y en la salsa de soya (soja). El gluten incluso puede estar escondido en muchos condimentos y mezclas de especias habituales.

Traducción al noruego

Jeg har et problem å spise gluten, og det gjør meg syk hvis jeg bruker noen glutenholdige matvarer.

Listen av glutenholdig korn slutter ikke på hvete. Andre lovbrytere er:

- Bygg
- Bulgur
- Havre (havre seg selv ikke inneholder gluten, men blir ofte bearbeidet i planter som produserer glutenholdige korn og kan vµre forurenset)
- Rug
- Seitan
- Rughvete og Mir (en krysning mellom hvete og rug)

Gluten kan også dukke opp som ingredienser i byggmalt, kyllingbuljong, malt eddik, noen salatdressinger, veggisburgere (hvis ikke angitt glutenfri), og sojasaus. Gluten kan skjule i mange vanlige krydder og kryddermikser.

Una revisión de los efectos del sueño y el ritmo circadiano en el rendimiento deportivo sugiere lo siguiente (13, 92):

- La evidencia sobre el impacto de la falta de sueño en el rendimiento deportivo es mixta. Los hallazgos sugieren que el ejercicio que requiere de una combinación de resultados a corto plazo y de alta potencia parece no verse afectado de manera sustancial. Por el contrario, el rendimiento de la resistencia parece verse afectado de forma negativa después de la privación del sueño.
- El desfase horario de los ritmos circadianos, relacionado con atravesar varias zonas horarias, puede afectar si el momento del esfuerzo atlético es diferente al tiempo "biológico" al que el atleta está acostumbrado.
- Independientemente del tipo de deporte, es probable que el rendimiento sea más cercano a la norma del atleta si se realiza en la tarde o en la noche, en lugar de en la mañana.
- Los deportes que requieren más habilidades técnicas pueden llevarse a cabo de mejor manera temprano en el día que aquellos que demandan más potencia. El desempeño en ambientes más calurosos puede mediar este efecto.
- La falta de sueño es un factor de riesgo para las lesiones relacionadas con el ejercicio.

Aunque estos factores pueden parecer menores, el margen de destreza atlética entre atletas con frecuencia es muy pequeño; por ello es importante que tengan tiempo suficiente para normalizar su reloj circadiano, un factor importante en el éxito atlético. Aunque la falta de sueño afecta a las personas de manera diferente, la mayoría de los atletas consultados aseguraron sentir que requerían mayor esfuerzo para realizar una tarea idéntica cuando no habían dormido bien respecto a cuando estaban bien descansados (25).

Como se mencionó, muchos esfuerzos atléticos pueden verse afectados de forma negativa por alteraciones en el ritmo circadiano, con estudios específicos por deporte que sugieren efectos en el rendimiento en fútbol, ciclismo y natación (56, 75, 87). La alteración del ritmo circadiano puede afectar:

- La fuerza de las piernas (62)
- La fuerza de la espalda y del flexor de la pierna (17)
- La altura del salto y la potencia máxima (91)
- Las tareas anaeróbicas (potencia o velocidad) (48)
- Las tareas aeróbicas (86)

Los cambios sugeridos para recuperarse del *jet lag* relacionado con el cruce de zonas horarias incluyen los siguientes (46, 81, 52, 85):

- Antes del viaje, el atleta debe intentar acostumbrarse a la zona horaria de destino mediante cambios graduales (1 h/día) en sus patrones de sueño.
- Debe intentarse imitar la exposición a la luz en los mismos momentos en los que ocurre en el lugar de destino.
- Llegar a su destino al menos 1 día antes por cada zona horaria cruzada. Los atletas deberían planear llegar una semana antes del evento para los vuelos que cruzan más de seis zonas horarias. Cuando las limitaciones financieras o los problemas de programación no permitan a los atletas llegar suficientemente antes, entonces deben tratar de acostumbrarse con rapidez, pero con el mayor descanso posible antes del evento.
- Pueden ser útiles las siestas cortas de 20-30 min para recuperarse de la falta de sueño típica durante los viajes.
- Tomar los alimentos a horas regulares después de llegar a su destino. Esto ayudará a ajustarse a la nueva zona horaria.
- Nunca dejar de comer cuando se sienta hambre, por lo que se deben tener a la mano algunos bocadillos.
- Beber muchos líquidos. Las cabinas de vuelo son notoriamente secas y la deshidratación causa varios problemas, incluyendo dolores de cabeza y estreñimiento leve.
- Consumir abundantes líquidos para ayudar a mantener un buen estado de hidratación (agua, bebidas deportivas, jugos de fruta, etc.). Si se viaja a un lugar donde el agua es de una calidad dudosa, consumir solo agua embotellada.
- La seguridad alimentaria es un tema importante: debe evitarse la ingesta de alimentos crudos o mínimamente cocidos (huevos crudos o tibios con la yema líquida). Pelar las frutas y los vegetales que hayan sido lavados con el suministro de agua local.
- Evitar el alcohol durante y después del vuelo. Además de las alteraciones metabólicas negativas que causa, también es un diurético que puede aumentar la pérdida de agua. No hay ninguna razón lógica para que un atleta consuma bebidas alcohólicas en ningún momento, especialmente cuando viaja o cuando está cerca de una competición.
- Participar en actividades sociales o hacer ejercicio después del vuelo. Esto ayudará a disminuir el estrés relacionado con los viajes.
- Cuanto más rápido se pueda comer y dormir en el nuevo horario de destino, más pronto estará listo para actuar en la competencia atlética.
- Mantener un esquema de comidas y bebidas frecuentes (comer algo cada 3 h) es una estrategia importante para ayudar al atleta a adaptarse al nuevo entorno. Llevar bocadillos es útil para asegurar la disponibilidad de alimentos mientras se encuentra un buen proveedor en la nueva ubicación.

Destinos

Muchos destinos en los Estados Unidos y en Europa Occidental tienen alimentos familiares para los atletas estadounidenses. En las tiendas de comestibles, se encuentran con facilidad cereales para el desayuno y panes, rollos o galletas estilo americano. La preparación de los alimentos también es probable que sea muy familiar, aunque con algunas variaciones. El café, por ejemplo, tiene muchas variantes en prácticamente todos los establecimientos:

expreso, turco o griego, café *latte*, prensa francesa y americano. Si acostumbra tomar café en la mañana, el atleta debe familiarizarse con los nombres para asegurarse de recibir el estilo de café acostumbrado.

Al viajar al extranjero, los atletas deben tener los siguientes artículos disponibles, incluso si el suministro de alimentos y agua es seguro y familiar (67):

- Adaptadores y convertidores de corriente eléctrica para ajustarse al servicio del país al que viaja
- Una resistencia eléctrica para hervir agua
- Una bomba con filtro de agua
- Suministro de alimentos envasados (tabla 12-2)
- Bebidas deportivas en polvo para preparar 20 L de líquido
- 2 L de agua embotellada

Consideraciones de seguridad alimentaria

Las consideraciones de seguridad difieren con cada país y estas diferencias, junto con el estrés y la fatiga relacionados con el viaje, pueden predisponer al atleta a la enfermedad. Las enfermedades enumeradas en la tabla 12-3 pueden deberse a la contaminación por bacterias, virus, parásitos y sustancias químicas de los alimentos o del agua. Incluso concentraciones diferentes de bromuro o fluoruro, agregados al agua para hacerla segura o para favorecer la salud, pueden ocasionar molestias digestivas. Los problemas de salud de origen alimentario más frecuentes causan diarrea, pero la hepatitis infecciosa, la fiebre tifoidea y el cólera también pueden ser producto del consumo de alimentos y bebidas inseguros. Las estrategias mejor establecidas para reducir el riesgo de enfermedad alimentaria o transmitida por el agua incluyen (18, 67):

- *Frutas y vegetales.* Las frutas y vegetales crudos pueden ser portadores de estiércol o aguas residuales utilizadas como fertilizante para cultivo. El agua empleada para lavarlas también puede estar contaminada. Cortar o pelar frutas y vegetales contaminados puede provocar contaminación cruzada (bacterias, etc.) entre los alimentos. Lo ideal es que los vegetales se cocinen completamente para evitar cualquier contaminación, que las frutas frescas se limpien con agua embotellada y, si es posible, lavar con jabón los vegetales antes de pelarlos, cortarlos o comerlos.
- *Carnes, aves de corral, mariscos y lácteos.* Los alimentos de origen animal son portadores frecuentes de bacterias y, potencialmente, otras sustancias contaminantes. Para reducir la posibilidad de ingerir esos contaminantes, todos los alimentos de origen animal deben cocinarse por completo para eliminar cualquier posibilidad de enfermar. Muchas gastronomías sirven alimentos crudos o poco cocidos (*sushi* y otros mariscos crudos, carne tártara) y deben evitarse. Los huevos son ideales para el crecimiento bacteriano; por ello, deben estar bien cocidos (firmes al tacto, sin clara ni yema líquidas). En la tabla 12-4 se muestran las temperaturas internas mínimas seguras de los alimentos.
- *Temperatura ambiente y limpieza.* El atleta debe usar sus sentidos y una buena lógica para determinar si el lugar donde se pueden comprar los alimentos está limpio y si los

Tabla 12-2 Ejemplos de alimentos envasados disponibles para viajar

Hidratos de carbono	Proteínas	Grasas	Condimentos
Arroz instantáneo	Pollo	Aceite de oliva	Mermelada
Puré de papa instantáneo	Atún		Miel
Pasta	Salmón		Mantequilla de maní
Cuscús	Tofu		Mostaza
Quinua	Polvo de proteína de soya o suero		Pasta de levadura
Cereales (granola)	Sustitutos de comida en polvo y líquidos		Especias y hierbas
Avena instantánea	Leche en polvo		Sal y pimienta
Galletas de trigo o arroz	(Nueces)	(Nueces)	
Tortillas de harina integral			
Vegetales deshidratados			
Frutos secos (pasas, etc.)			

Adaptado de: Parker-Simmons S, Andrew K. Chapter 34: The traveling athlete. En: Maughan RJ, editor. *The Encyclopaedia of Sports Medicine: An IOC Medical Commission Publication*, Sports Nutrition. John Wiley & Sons, Ltd; 2014. p. 415–24.

Tabla 12-3 Enfermedades frecuentes originadas por la comida

Microorganismo/ enfermedad	Fuente	Comida causante	Prevención
Salmonelosis (*Salmonella*)	Tubo digestivo de humanos y animales	Huevos crudos o poco cocidos, aves de corral, carnes, pescados, aderezos, pasteles, postres cremosos y productos lácteos	■ Cocinar completamente los alimentos de origen animal. ■ Prevenir la contaminación cruzada.
Campilobacteriosis (*Campylobacter jejuni*)	Tubo digestivo de animales, suelo y agua	Cocción insuficiente de carnes, aves de corral, pescado o productos lácteos crudos	■ Cocinar completamente los alimentos de origen animal. ■ Prevenir la contaminación cruzada.
Listeriosis (*Listeria monocytogenes*)	Tubo digestivo de animales y suelo	Leche cruda o queso elaborado con ella, col (repollo), carnes y aves de corral poco cocidas, "hot dogs" y pescado ahumado	■ Realizar limpieza correcta. ■ Usar solo productos lácteos pasteurizados. ■ Cocinar completamente las carnes y aves de corral. ■ Prevenir la contaminación cruzada. ■ Limitar el almacenamiento en el refrigerador; ver las fechas de caducidad.
Vibriosis (*Vibrio* spp.)	Agua de mar (especialmente durante los meses más cálidos)	Mariscos insuficientemente cocidos incluyendo ostras, camarones (gambas), cangrejos y almejas	■ Cocinar totalmente los mariscos. ■ Prevenir la contaminación cruzada. ■ Mantener refrigerados los alimentos (debajo de 4 °C).
Colitis hemorrágica (*Escherichia coli* O157-H7)	Tubo digestivo de animales y humanos	Carnes y aves de corral mal cocinadas, carne molida, leche cruda y quesos elaborados con ella, jugo de manzana no pasteurizado y sidra	■ Cocinar completamente las carnes. ■ Prevenir la contaminación cruzada. ■ Mantener refrigerados los alimentos (debajo de 4 °C).
Shigelosis (disentería bacilar; *Shigella* spp.)	Tubo digestivo de humanos y primates	Ensaladas, mariscos, leche, productos lácteos, aves de corral, ensalada de papas, perejil	■ Realizar limpieza correcta. ■ Evitar el contacto de la comida con las manos. ■ Mantener refrigerados los alimentos (debajo de 4 °C).

alimentos se almacenan de forma adecuada en contenedores con temperatura controlada. Los alimentos de vendedores ambulantes, al aire libre o de mercados que parecen estar y oler mal tienen un riesgo alto de inducir enfermedades; por lo tanto, deben evitarse.

- *Pasteurización.* La pasteurización es un proceso utilizado con leche, jugo y alimentos enlatados para matar las bacterias y desnaturalizar las enzimas que permiten el crecimiento bacteriano. El consumo de leche, jugo y otros productos no pasteurizados puede aumentar de forma drástica el riesgo de desarrollar una enfermedad, por lo que deben evitarse por completo. Pocos países, incluidos los Estados Unidos y Australia, exigen la pasteurización de los productos lácteos, así que los atletas deben buscar específicamente el símbolo *radura* (fig. 12-2) como señal de que el alimento está pasteurizado.
- *Agua.* A menos que el suministro de agua sea considerado limpio y seguro para su consumo humano, los atletas deben acostumbrarse a emplear agua embotellada para beber,

Tabla 12-4 Temperaturas internas mínimas seguras (medidas con un termómetro para alimentos)

Tipo de comida	Temperatura interna
Carne de res, cerdo, ternera y cordero (chuletas, asados, filetes)	63 °C con un tiempo de reposo de 3 min
Carne molida	71 °C
Jamón, sin cocer (fresco o ahumado)	63 °C con un tiempo de reposo de 3 min
Jamón, totalmente cocido (para recalentar)	60 °C
Aves de corral (molidas, en partes, enteras y rellenas)	74 °C
Huevos	Cocinar hasta que la yema y la clara estén duras
Platillos con huevos	71 °C
Aletas de pescado	63 °C o que la carne sea opaca y se separe fácilmente con un tenedor
Camarones, langosta y cangrejos	Carne perlada y opaca
Almejas, ostras y mejillones	Conchas abiertas durante la cocción
Vieiras	Carne lechosa, opaca y firme
Sobras y cazuelas	74 °C

Fuente: U.S. Department of Health and Human Services, U.S. Food and Drug Administration. Safe food handling: what you need to know. Disponible en: https://www.fda.gov/Food/FoodborneIllnessContaminants/BuyStoreServeSafeFood/ucm255180.htm.

cepillarse los dientes y limpiar frutas frescas. Como el hielo generalmente proviene del suministro de agua local, podría no estar limpio; también es mejor evitar el consumo de bebidas que contengan hielo. Los atletas también deben ser conscientes de la importancia de evitar el consumo pasivo de agua, como cuando nadan en una piscina o mientras se duchan. Las tiendas de campismo venden pequeños filtros de agua portátiles que eliminan parásitos y bacterias. Donde no se consigue agua embotellada, el agua potable obtenida del filtro es una excelente alternativa.

- *Higiene personal.* Los atletas deberían desarrollar el hábito de lavarse las manos de manera cuidadosa con agua y jabón antes de manipular o consumir alimentos. Cuando no sea posible, deben llevar una pequeña botella de desinfectante para manos, una alternativa adecuada sin importar dónde se consumirán los alimentos.
- *Compartir alimentos.* Se debe evitar compartir alimentos cuando la comida que el atleta está comiendo pueda ser tocada y contaminada por alguien que no se haya lavado correctamente las manos. Por ejemplo, colocar los alimentos compartidos en tazones separados en lugar de consumirlos de una bolsa compartida es una estrategia más segura.
- *Almacenamiento de los alimentos.* Al almacenar alimentos, aquellos que pueden volverse peligrosos a temperaturas entre 4.4 y 60 °C (carnes, productos lácteos) deben mantenerse fuera de esa zona de temperatura. El área de almacenamiento de los alimentos debe estar limpia y utilizarse solo para almacenar comestibles; los envoltorios o paquetes deben permanecer limpios y sin daños.

Factores importantes a considerar: los alimentos

Se ha informado que la carne de vaca contaminada con un esteroide prohibido (clembuterol) y consumida por atletas provocó una gran cantidad de pruebas positivas de orina. Incluso el ganador del *Tour de France*, Alberto Contador, fue suspendido, aunque aseguró que consumió alimentos contaminados sin saberlo (89). En algunos lugares, el clembuterol se agrega a la alimentación de ganado vacuno, aves de corral y cerdos para mejorar el crecimiento de los músculos y las grasas (84). Aunque es ilegal (con este propósito), en muchos países no tienen leyes que lo prohíban ni suficientes protocolos de prueba para comprobar si se ha utililizado. A los jugadores profesionales de fútbol americano se les advirtió recientemente que un alto consumo de carne en el extranjero puede provocar que el análisis de sangre u orina sean positivos al clembuterol, una sustancia prohibida. El memorando de la National Football League a los jugadores decía: “Se advierte a los jugadores que deben estar conscientes de este problema cuando viajen a México y China. Tenga cuidado si decide consumir carne y sepa que lo hace bajo su propio riesgo” (26).

Lugares para comer

Un viaje inevitablemente impide que los atletas coman cuándo y dónde les gustaría; por ello, deben planificar con suficiente antelación para garantizar que su rendimiento no se vea afectado

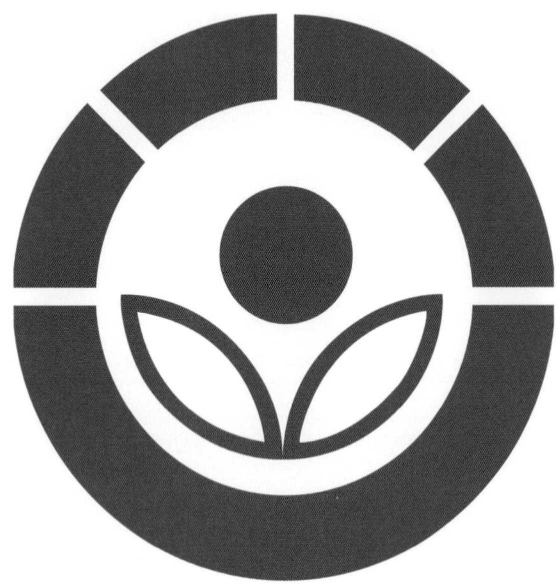

FIGURA 12-2. Símbolo internacional de radura (pasteurización).

debido a una mala selección de alimentos o a comidas mal sincronizadas. Sin embargo, incluso la mejor planificación no puede prever todas las contingencias y el atleta que viaja posiblemente tendrá la necesidad de hacer peticiones específicas al ordenar sus alimentos.

Los restaurantes del aeropuerto tienen muchas opciones, pero los alimentos suelen tener alto contenido de grasa o azúcar. Cuando sea posible, los atletas deben seleccionar alimentos que no estén fritos y sean ricos en hidratos de carbono complejos o almidón. Por ejemplo, una papa horneada sería preferible a unas papas fritas. Otro ejemplo: un atleta hambriento puede querer una hamburguesa doble, pero sería mejor pedir dos hamburguesas sencillas porque eso le proporcionaría el doble de hidratos de carbono (bollos de hamburguesa). Las pastas, el pan, los vegetales y las ensaladas son buenas fuentes de hidratos de carbono y suelen ser bajos en grasa. Los atletas deben estar dispuestos a solicitar platos que incluyan carne, pescado, vegetales y almidón. Pedir pescado salteado en lugar de pescado frito puede no ser posible, pero el atleta nunca lo sabrá si no pregunta.

Es menos probable que los restaurantes en los centros de transportación (aeropuertos, estaciones de tren, puertos marítimos, etc.) hagan cambios porque saben que probablemente nunca más verán al cliente de nuevo. Sin embargo, a pesar de la posibilidad de que su solicitud no sea atendida, el atleta debe solicitar exactamente lo que le gustaría. Incluso cuando se pide una papa al horno es importante aclarar que los aderezos estén al lado en lugar de sobre la papa (en la tabla 12-5 se muestran las recomendaciones de los Centers for Disease Control and Prevention para una lista de los alimentos y bebidas seguros o riesgosos durante un viaje).

Tabla 12-5 Recomendaciones sobre alimentos y bebidas seguros durante un viaje a otros países

Comer	No comer
Comida que se cocine y se sirva caliente	Comida servida a temperatura ambiente
Alimentos de envases sellados	Comida de vendedores ambulantes
Huevos duros	Huevos crudos o tibios (escurridos)
Frutas y vegetales lavados con agua segura o que haya pelado usted mismo	Carne o pescado crudos o poco cocinados
Productos lácteos pasteurizados	Frutas y vegetales crudos sin lavar o sin pelar
	Condimentos (como la salsa) elaborados con ingredientes frescos
	Ensaladas
	Helados o paletas
	Productos lácteos no pasteurizados
	Piezas de caza (monos, murciélagos u otras especies salvajes)
Beber	**No beber**
Agua, gaseosas o bebidas deportivas embotelladas y selladas (carbonatadas son más seguras)	Agua del grifo o de un pozo
Agua desinfectada (hervida, filtrada, tratada)	Bebidas preparadas
Hielo hecho con agua embotellada o desinfectada	Hielo hecho con agua del grifo o de un pozo
Café o té caliente	Bebidas hechas con agua del grifo o de pozo (como el jugo reconstituido)
Leche pasteurizada	Leche no pasteurizada

Estas recomendaciones son particularmente importantes durante los viajes a países en desarrollo.
Fuente: Centers for Disease Control and Prevention. Travelers' health. Disponible en: https://wwwnc.cdc.gov/travel/page/food-water-safety.

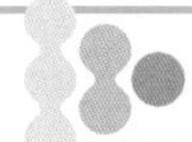

Lugares fríos y a gran altitud

Realizar trabajo físico a **gran altitud** presenta enormes desafíos por la menor disponibilidad de oxígeno, presión de aire y temperatura. La temperatura del aire disminuye cerca de 1 °C por cada 150 m sobre el nivel del mar (m.s.n.m.) y esta temperatura más baja también suele asociarse con menos humedad (98). La menor disponibilidad de oxígeno propicia respuestas fisiológicas automáticas que incluyen mayores frecuencia cardíaca, vasodilatación e hiperventilación destinadas a mantener la disponibilidad de oxígeno en los tejidos (39). Si bien el cuerpo humano puede adaptarse para realizar trabajos en alturas más altas, dicha adaptación requiere tiempo. Las mujeres tienen mejor rendimiento atlético en condiciones hipóxicas (gran altitud) en comparación con los hombres (30, 66). Los atletas a veces cambian con rapidez a una altitud mayor para mejorar su capacidad de transporte de oxígeno. Sin embargo, hacer esto sin la adaptación adecuada puede provocar **mal de altura** como cefalea, náuseas y fatiga prematura. Todo eso puede afectar negativamente el consumo de alimentos y líquidos, lo que a su vez puede causar pérdida del tejido que reduce la tolerancia al frío (100). *Véase* la tabla 12-6 para los principales problemas nutricionales asociados con el ascenso a grandes altitudes.

Grandes altitudes

Se refiere a cualquier altitud significativamente mayor a la que el atleta está acostumbrado. Por lo general, se considera una gran altura hasta 2 500 m, altura mayor hasta 5 500 m y altura extrema por arriba de 5 500 m. La menor concentración de oxígeno en el aire a gran altura promueve eventos fisiológicos adaptativos, incluida la eritropoyesis para mejorar la capacidad de transporte de oxígeno.

Mal de altura

El mal de altura se refiere a un grupo de síndromes que incluyen a la enfermedad aguda de montaña y los edemas cerebral o pulmonar a grandes alturas. Puede ocurrir cuando se entrena a una altitud a la que uno no se ha adaptado bien.

Tabla 12-6 Principales problemas nutricionales asociados con el ascenso a alturas moderadamente elevadas (1500-3 000 m)

Aspecto	Problema	Recomendación
Apetito	El rápido ascenso a altitudes superiores a los 2 000 m se asocia con síntomas de mal agudo de montaña y pérdida de apetito inducida por náuseas.	El mal agudo de montaña se resuelve por sí solo en 2-4 días. Los atletas deben hacer todos los esfuerzos para mantenerse activos, comer y beber hasta su límite máximo de tolerancia.
Líquidos	A gran altitud se produce diuresis (aumento de la producción de orina), lo que a su vez aumenta el riesgo de deshidratación.	Registre el peso antes y después del ejercicio para determinar la pérdida de agua (500 mL = 450 g) y tome suficientes líquidos para reducir al mínimo la pérdida. No beba líquidos en exceso.
Hidratos de carbono	Los hidratos de carbono se utilizan más rápido a gran altura, lo que potencialmente aumenta el riesgo de agotamiento del glucógeno y de fatiga más temprana.	Trate de consumir alimentos o bebidas con alto contenido de hidratos de carbono tan a menudo como sea posible, incluso antes, durante y después de los entrenamientos.
Hierro	La altitud incrementa la producción de eritrocitos (eritropoyesis) a medida que el cuerpo intenta mejorar la captura del oxígeno ambiental. Este proceso aumenta los requerimientos de hierro y hay disminución inicial del hierro almacenado (ferritina) a medida que se acrecienta el número de eritrocitos. Nota: producir suficientes eritrocitos adicionales (para mejorar la capacidad de transporte de oxígeno) es un proceso lento que puede llevar de semanas a meses.	El consumo regular de alimentos ricos en hierro ayuda a satisfacer los requerimientos. Para los atletas que no pueden o no quieren consumir alimentos ricos en hierro (carnes rojas, etc.), ingerir un suplemento de hierro con vitamina C puede ser útil antes y durante la exposición a grandes alturas. Cocinar en una sartén de hierro también agrega ese elemento a los alimentos ingeridos. Sin embargo, también es necesario asegurarse de que, si se toma suplementación con hierro, el atleta vigile de cerca el proceso para evitar la toxicidad.

Fuente: Cheuvront SN, Ely BR, Wilber RL. Chapter 35: Environment and exercise. En: Maughan RJ, editor. *The Encyclopaedia of Sports Medicine: An IOC Medical Commission Publication, Sports Nutrition.* London (England): Wiley Blackwell; 2014. p. 425–38.

Mantener el equilibrio de los líquidos corporales en el frío extremo es tan difícil como hacerlo en ambientes calurosos y húmedos, con aumento del flujo urinario y potencial de deshidratación voluntaria que contribuyen a la deshidratación. El aspecto práctico de evitar que las bebidas se congelen es un desafío a grandes altitudes (más frías) y dificulta aún más una correcta hidratación. En consecuencia, la exposición al clima frío crea un riesgo significativo de deshidratación. Es frecuente que los soldados en entornos fríos pierdan hasta el 8% de su peso debido a la deshidratación, esto por varias razones (28):

- Dificultad para obtener cantidades adecuadas de agua potable
- Grandes pérdidas de agua (en especial si se emplea demasiada ropa o si se lleva equipo pesado)
- Aumento de pérdida de agua en la respiración
- Diuresis inducida por el frío

Entrenamiento en grandes altitudes

En altitudes mayores, hay menos oxígeno; esto exige que los atletas se adapten antes de llevar a cabo sus entrenamientos. Cuanto mayor sea la altura, menor será el oxígeno disponible. Por definición, los diferentes grados de altitud se definen de la siguiente manera:

- *Gran altura*: 1500-2 500 m.s.n.m. (p. ej., el Monte Washington de New Hampshire, Estados Unidos, tiene 917 m de altura).
- *Altura mayor*: 2 500-5 500 m.s.n.m. (p. ej., el Mont Blanc de Francia mide 4 810 m.s.n.m.).
- *Altura extrema*: cualquiera por arriba de los 5 500 m (p. ej., el K6 de Pakistán mide 7 282 m.s.n.m.).

El rendimiento de los eventos anaeróbicos, con menor dependencia del metabolismo oxidativo, puede mejorar a gran altura debido a las menores resistencia del aire y presión atmosférica. Además, la fuerza y la potencia musculares máximas no se ven afectadas de forma negativa por una gran altura siempre que se mantenga la masa muscular (30). Se ha calculado que a la altitud de la Ciudad de México (2 250 m.s.n.m.) la menor resistencia del aire otorga una ventaja de 0.07 s en la carrera de los 100 m (50, 51). Sin embargo, la disponibilidad reducida de oxígeno a gran altura también puede afectar negativamente, a pesar de la menor resistencia del aire (29, 70).

Factores importantes a considerar

- Es menos probable que una gran altitud tenga impacto negativo en la actividad de alta intensidad (anaeróbica) que en la de baja intensidad (aeróbica).
- Cuanto mayor sea la altitud, menor será la disponibilidad de oxígeno y mayor el impacto negativo en la actividad aeróbica.

Las bajas concentraciones de oxígeno en altitudes progresivamente mayores exigen a los atletas un abordaje gradual de entrenamiento para adaptarse con eficiencia y sin enfermar. Las personas que entrenan a gran altura pueden esperar una respiración y una frecuencia cardíaca más rápidas debido a la menor cantidad de oxígeno que entra en los pulmones con cada inspiración. Solo una mayor concentración de eritrocitos, y el consecuente aumento de transporte de oxígeno, aliviará la respiración y la frecuencia cardíaca incrementadas; sin embargo, toma semanas para que la mayor concentración eritrocítica lleve a una respiración y frecuencia cardíaca normales. Son muchos los factores asociados con la producción de nuevos eritrocitos, incluido el mantenimiento del equilibrio energético y la ingesta suficiente de hierro, ácido fólico y vitamina B_{12}. La mayoría de los atletas encuentran que el consumo de una dieta saludable rica en hierro satisface los requerimientos, pero los atletas que consumen poca o nada de carne corren el riesgo de comprometer su capacidad para producir suficientes eritrocitos. Estos atletas podrían requerir suplementos o un cambio importante en su ingesta dietética para ayudar a asegurar una respuesta adaptativa adecuada a la altura. El mantenimiento del equilibrio energético y la ingesta adecuada de nutrientes también resultan afectados por la frecuente pérdida de apetito a grandes alturas (fig. 12-3).

La pérdida de calor en entornos fríos se produce por convección y por conducción, pero la temperatura corporal se puede mantener por diversos medios (55). El grado de pérdida de calor corporal se reduce mediante la vasoconstricción de las venas periféricas. Aunque ello implica una menor pérdida de calor, también puede predisponer a la congelación de los dedos de las manos y de los pies. Para disminuir este riesgo, la *vasodilatación inducida por frío* se inicia aproximadamente 10 min después de la exposición inicial al frío. El resultado es vasoconstricción y vasodilatación alternas que no solo ayudan a mantener la temperatura central, sino que también fluctúan las temperaturas de pies y manos para disminuir el riesgo de congelación (61).

Otro sistema para mantener la temperatura corporal central es el temblor, un mecanismo involuntario inducido por el sistema nervioso central que se produce cuando la temperatura corporal central disminuye entre 3 y 4 °C (38, 99). Los escalofríos implican contracciones musculares rápidas que provocan un gran aumento en el gasto total de energía (2.5 veces más alto que lo normal), principalmente por una mayor utilización de glucógeno muscular (hidratos de carbono almacenados) (96). El estrés por frío también incrementa la utilización de glucógeno muscular como resultado del aumento de las catecolaminas plasmáticas, la adrenalina y la noradrenalina (105). Estos sistemas para mantener la temperatura corporal central dependen en gran medida de los hidratos de carbono (glucógeno), por lo que su reabastecimiento se considera una estrategia nutricional muy importante cuando se hace ejercicio a grandes altitudes y en el frío (27).

Cabe señalar que la reducción de la masa muscular asociada con el envejecimiento hace que sea más difícil para las personas

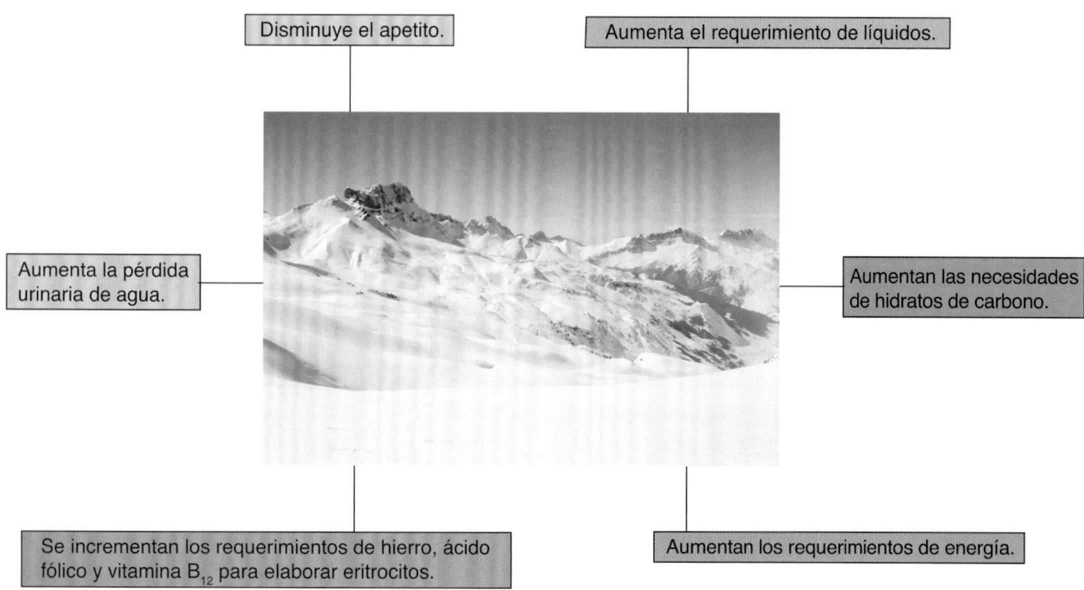

FIGURA 12-3. Requerimientos nutricionales para grandes altitudes y entornos fríos. Monica Mayayo V/Shutterstock.com con etiquetas añadidas.

mayores adaptarse con rapidez a grandes altitudes y a entornos fríos que para las personas jóvenes. Ello se debe a la menor producción de calor, por tener menos musculatura, tanto durante el ejercicio como con los escalofríos (106).

La adaptación a la gran altitud parece ser más lenta en las mujeres que en los hombres, lo que se relaciona con el aumento de la producción de eritrocitos, y parece que la suplementación con hierro en mujeres aumenta su producción más que en los hombres (36). Otros estudios que evalúan las diferencias entre sexos a grandes alturas (4 300 m) sugieren que, después de 12 días de aclimatación, la actividad nerviosa simpática es similar en ambos sexos (58). También se ha encontrado que la hipofagia (reducción en la ingesta de alimentos) a gran altura, que es una respuesta inicial frecuente en estos lugares (Pikes Peak a 4 300 m en este estudio), es similar en hombres y en mujeres (36).

Muchos atletas experimentados, incluidos esquiadores y escaladores de montañas que pasan mucho tiempo a gran altura, son conscientes de la posibilidad de náuseas, confusión y fatiga fácil cuando trabajan en grandes altitudes. Se necesita tiempo para adaptarse a ese entorno relativamente hipóxico, sobre todo para mejorar la capacidad de llevar oxígeno a los tejidos activos produciendo más eritrocitos. Las grandes altitudes aumentan el estrés oxidativo y se estima que la mayoría (80%) de los humanos se adaptan a la altitud después de 10 días y cerca del 95% a los 45 días (40, 63).

Lo más frecuente a alturas mayores incluye respiración más rápida, falta de aliento, mayor frecuencia de micción y más problemas de los acostumbrados para dormir. A grandes alturas, la menor presión barométrica reduce la concentración de oxígeno de cada inspiración, obligando a respirar con mayor frecuencia para tratar de conseguir la misma cantidad de oxígeno. Sin embargo, es imposible obtener una cantidad de oxígeno idéntica a gran altura que a nivel del mar, sin importar qué tan rápido sea el patrón de respiración. En consecuencia, el trabajo físico será más arduo y la fatiga se producirá más rápidamente a gran altura. La mala adaptación a la altura por una velocidad de ascenso excesivamente rápida, consumo inadecuado de hidratos de carbono o esfuerzo excesivo provoca *mal de altura,* con cefalea, vómitos, anorexia, malestar y náuseas (6).

Los síndromes del mal de las alturas incluyen los siguientes (20, 41) (nota: también hay terapias con medicamentos, incluida la dexametasona, que no se mencionan en las recomendaciones de tratamiento a continuación):

- *Mal agudo de montaña.* El mal agudo de montaña suele ocurrir a altitudes superiores a 2 000 m.s.n.m.; produce náuseas, disnea de esfuerzo y en reposo, sueño insuficiente, ataxia, cefalea, estado mental alterado, cansancio, retención de líquidos por una mayor producción de hormona antidiurética y tos (47, 79). Se piensa que es el menos grave y el más frecuente de los síndromes.
    - *Tratamiento.* Implica interrumpir el ascenso, descansar y adaptarse primero a la altitud y al frío imperantes.
    - *Prevención.* Subir lentamente, máximo 600 m/día; evitar el exceso de esfuerzo y también el acceso directo (p. ej., en helicóptero, con remontadores eléctricos) a elevaciones superiores a los 2 750 m.
- *Edema cerebral por gran altitud.* Los síntomas pueden progresar con rapidez y causar la muerte en cuestión de horas; incluyen ataxia de la marcha (caminar como alguien

intoxicado), confusión, cambios psiquiátricos y cambios de la consciencia que pueden progresar a coma profundo (35).

- *Tratamiento.* Descenso inmediato a cerca de 1000 m.s.n.m. y proporcionar oxígeno si está disponible. Cuando esté disponible y si el descenso se retrasa, utilizar una cámara hiperbárica portátil.
- *Prevención.* Subir lentamente, máximo 600 m/día; evitar el exceso de esfuerzo y también el acceso directo (p. ej., en helicóptero, con remontadores eléctricos) a elevaciones superiores a los 2750 m.

- *Edema pulmonar por gran altitud.* Las causas del edema pulmonar (líquido en los pulmones) a grandes altitudes no se conocen bien, pero se sabe que rara vez ocurre en altitudes por debajo de los 2400 m. Si no se trata de manera expedita, generalmente con descenso inmediato, puede ocasionar la muerte. Los síntomas son producto de un bajo intercambio de oxígeno y dióxido de carbono e incluyen fatiga extrema, respiración entrecortada, falta de aliento en reposo, tos con esputo sanguinolento y labios y uñas amoratados (21).
  - *Tratamiento.* Proveer oxígeno inmediatamente y descender 500-1000 m o más. Si el descenso se retrasa, utilizar una cámara hiperbárica portátil.
  - *Prevención.* Ascenso lento con un máximo de 600 m/día; dormir a menor altura y evitar el esfuerzo excesivo.

Los estudios de atletas en carreras a grades alturas han encontrado que el 4.5% sufre mal de altura al inicio de la competición; el 14.1% durante la carrera (con necesidad de atención médica), y el 14.3% abandona la carrera debido a una enfermedad relacionada con la altura (90). Parece que los cambios más significativos, relacionados con la nutrición, suceden a altitudes superiores a los 6000 m. Incluyen cambios en los patrones de alimentación (típicamente hipofagia) con pérdida de peso corporal y equilibrio negativo de nitrógeno relacionado con pérdida de masa muscular (34). Como se indicó anteriormente, las enfermedades que se producen a gran altura deben tratarse descendiendo y administrando oxígeno, si está disponible. El empeoramiento de los síntomas debe tomarse en serio, sin demora en el descenso, ya que pueden progresar con rapidez a edema cerebral o pulmonar a grandes alturas, ambos potencialmente mortales (31).

La composición corporal implica diferencias en el riesgo de enfermedad relacionada con la altura; es más probable que las personas con obesidad padezcan enfermedad aguda de montaña (78). Sin embargo, los individuos con exposiciones periódicas a gran altitud parecen adaptarse y reducir los síntomas del mal agudo de montaña, de forma independiente a la composición corporal (9). Otras estrategias, como la suplementación con magnesio y con *Ginkgo biloba*, se han probado sin éxito para reducir el mal agudo de montaña (7, 22). El resultado combinado de los síntomas agudos de la enfermedad de montaña es una depresión grave del apetito con la disminución concomitante de alimentos y líquidos. Los altos requerimientos calóricos y la dificultad para ingerir líquidos en clima frío, combinados con la anorexia a gran altura, crean los dos problemas más graves de la actividad en esas condiciones: el mantenimiento del peso y el equilibrio hídrico. Incluso quienes forman parte de expediciones bien organizadas y están regularmente expuestos a grandes alturas no consumen suficientes calorías y experimentan reducción del peso corporal. Una evaluación de los participantes en una caminata por el Himalaya encontró que el peso corporal se redujo de manera significativa al finalizar y que la ingesta energética fue significativamente menor a una altitud elevada que a una baja (53). A pesar de la mayor necesidad de energía, se ha observado que las ingestas de alimento suelen ser entre el 10 y 50% más bajas a gran altura, dependiendo de la velocidad del ascenso (*véase* el cap. 8 para conocer las estrategias para predecir los requerimientos de energía). Esto también parece ser cierto cuando las personas están en una cámara hipobárica (presión de aire inferior) y no están expuestas a un frío intenso (80). Las personas a gran altura deben hacer un esfuerzo consciente por consumir más alimentos, a menudo con alimentación forzada, para obtener suficiente energía para satisfacer sus necesidades fisiológicas (cuadro 12-2) (11).

Hay una reducción de la masa libre de grasa a altitudes por encima de los 5000 m, probablemente debido a los resultados combinados de la hipofagia (entre 30 y 50% de disminución en el

Cuadro 12-2 Ejemplos de alimentos y consideraciones para una alimentación a gran altitud

Alimentos de muestra para caminatas a gran altitud

- *Desayunos:* granola o barritas energéticas, tostadas de trigo, avena, bagel, arroz dulce caliente, cuscús, pepitas de cebada (*grapenuts*), chocolate caliente, té y sidra.
- *Almuerzos:* galletas, tostadas de trigo, bagels o rollos, cecina, salchichas, palitos de queso, nueces, barritas de caramelo, frutas secas, mezclas de jugos, barras de higo, caramelos duros y variedades de frutos secos.
- *Cenas:* cacao, sidra, sopas, gelatina caliente y té como primer plato; comidas liofilizadas con arroz, fideos, vegetales; arroz instantáneo, relleno o puré de papas; budín o *mousse* para el postre.

Cómo afecta a la cocción la gran altitud

A altitudes superiores a 914.4 m, la preparación de alimentos puede requerir cambios en el tiempo, la temperatura o la receta. La razón es que hay menos presión atmosférica debido a que la capa de aire es más delgada allá arriba. A nivel del mar, el

Cuadro 12-2 Ejemplos de alimentos y consideraciones para una alimentación a gran altitud (*continuación*)

aire presiona con 1 kg de presión cada centímetro cuadrado de superficie; a 1500 m con 0.8 kg/cm^2, y a 3000 m con solo 0.7 kg/cm^2; una disminución de aproximadamente 100 g por cada 1500 m. Este decremento de presión afecta la preparación de los alimentos de dos maneras:

- El agua y otros líquidos hierven a temperaturas más bajas y se evaporan más rápido.
- Los gases de la fermentación de panes y pasteles se expanden con mayor rapidez.

A medida que disminuye la presión atmosférica, el agua hierve a temperaturas más bajas. A nivel del mar, el agua hierve a 100 °C. Con cada 150 m de elevación, el punto de ebullición del agua se reduce en poco menos de 0.5 °C. Por ejemplo, a 2200 m.s.n.m., hierve a aproximadamente 92 °C. Debido a que el agua hierve a una temperatura más baja a altitudes mayores, los alimentos que se preparan al hervir o cocer a fuego lento se cocinarán a temperatura más baja y tomará más tiempo cocinarlos.

Las zonas a gran altitud también son propensas a una menor humedad, lo que puede provocar que el líquido de los alimentos se evapore más rápido durante la cocción. Tapar la comida durante su cocción ayudará a retener la humedad.

Por qué debe aumentarse el tiempo de cocción

A medida que aumenta la altitud y la presión atmosférica, el punto de ebullición del agua disminuye. Para compensarlo, se necesita aumentar el tiempo de cocción. Incrementar el calor no ayudará a cocinar los alimentos más rápido. No importa cuán alta sea la temperatura de cocción, el agua no puede exceder su propio punto de ebullición, a menos que se utilice una olla a presión. Incluso si se aumenta el calor, el agua simplemente se evaporará más rápido y lo que se esté cocinando se secará también más rápido.

Las grandes altitudes afectan la forma en la que se cocinan las carnes y las aves de corral

Los productos de carne y las aves de corral están compuestos por músculo, tejido conjuntivo, grasa y hueso. El músculo es casi un 75% agua (aunque diferentes cortes de carne pueden tener más o menos) y un 20% proteínas; el 5% restante representa una combinación de grasa, hidratos de carbono y minerales. Cuanto más magra sea la carne, mayor será su contenido hídrico (menos grasa significa más proteínas y, por lo tanto, más agua).

Con un contenido tan alto de agua, las carnes y las aves de corral son susceptibles de secarse mientras se cocinan si no se toman precauciones especiales. Cocinar carnes y aves a grandes alturas puede requerir ajustes tanto del tiempo como de la humedad. Esto es especialmente cierto para la carne cocinada a fuego lento o estofado. Dependiendo de la densidad y el tamaño de las piezas, las carnes y aves de corral cocinadas con calor húmedo pueden demorar hasta *un cuarto más de tiempo* cuando se cocinan a 1500 m.s.n.m. Cuando se preparen carnes y aves al horno, se pueden emplear las pautas de temperatura y tiempo del nivel del mar, pues las temperaturas del horno no se ven afectadas por los cambios de altitud.

Utilice un termómetro para alimentos

Un termómetro para alimentos es la única forma de medir si la comida ha alcanzado una temperatura interna segura. A gran altitud es fácil cocer en exceso las carnes y las aves de corral o quemar los guisos. Para evitar la cocción excesiva de carne y aves de corral (alimentos secos y poco apetitosos) o que no se cocinen bien (lo que puede provocar una intoxicación alimentaria), verifique los alimentos con un termómetro para alimentos.

Dónde colocar el termómetro para alimentos

Carne: al tomar la temperatura de la carne de res, cerdo, cordero y ternera, bisteces o chuletas, el termómetro para alimentos se debe colocar en la parte más gruesa de la carne, evitando huesos y grasa. Cuando la comida tenga forma irregular, como un asado de carne, verifique la temperatura en varios lugares.

Cocine todos los bisteces, las chuletas y los asados crudos de ternera, cerdo y cordero a una temperatura interna mínima de 63 °C de acuerdo con el termómetro para alimentos antes de retirar la carne de la fuente de calor. Para mayor seguridad y calidad, deje reposar la carne durante al menos 3 min antes de cortarla o consumirla. Por razones de preferencia personal, los consumidores pueden optar por cocinar carne a temperaturas más altas.

Cocine toda la carne de res molida (picada) cruda, cerdo, cordero y ternera a una temperatura interna de 71 °C medidos con un termómetro para alimentos.

Aves de corral: un pavo, un pollo y otras aves de corral enteras se cocinan a una temperatura interna mínima de 74 °C medidos con un termómetro para alimentos. Verifique la temperatura interna en la parte más profunda del muslo y el ala, así como en la zona más gruesa de la pechuga. Por preferencias personales, los consumidores pueden optar por cocinar aves de corral a temperaturas más altas.

Para una seguridad óptima, no rellene las aves de corral enteras. Si rellena aves enteras, el centro del relleno debe alcanzar una temperatura interna mínima segura de 74 °C.

Si cocina partes del ave de corral, inserte el termómetro para alimentos en el área más gruesa, evitando el hueso. El termómetro para alimentos puede insertarse lateralmente si es necesario. Cuando la comida tiene forma irregular, la temperatura debe revisarse en varios lugares.

Fuente: United States Department of Agriculture, Food Safety and Inspection Service. High altitude cooking and food safety. Disponible en: https://www.fsis.usda.gov/shared/PDF/High_Altitude_Cooking_and_Food_Safety.pdf.

consumo de energía) y un aumento en el gasto de energía (hasta 1.85-3.0 veces mayor que a nivel del mar entre escaladores del Monte Everest) (103). El músculo esquelético representa una gran proporción de la rotación total normal de proteínas del cuerpo y, por lo general, hay homeostasis con casi la misma cantidad de proteína muscular ganada y perdida. A gran altura, parece que la hipoxia es en gran parte responsable de una mayor pérdida de músculo esquelético más que de su recuperación, tanto por los efectos que tiene en la reducción del apetito como por el aumento del metabolismo energético (10). Cabe señalar que la reducción en la ingesta energética total también implica la disminución en la ingesta de proteínas, cuya combinación, a su vez, puede afectar a las proteínas musculares. Está bien establecido que una ingesta de proteínas relativamente más alta (1.8 frente a 0.9 g/kg) es útil para mantener el estado del músculo esquelético cuando se combina con una restricción total de la ingesta de energía (68). Dada la dificultad de mantener un consumo suficiente de calorías y proteínas estando a gran altitud, y debido al hecho de que las ingestas más altas de proteínas totales son termogénicas, se requiere del 20-30% adicional de calorías totales para la absorción y el metabolismo. Debido a esto, un suplemento de proteínas relativamente alto en aminoácidos de cadena ramificada (en especial leucina) puede ser una estrategia útil para mantener la masa musculoesquelética (103).

La pérdida de sudor en ambientes demasiado fríos puede ser igual a la de entornos calurosos y húmedos, sobre todo debido a la ropa térmica que se emplea. El ejercicio moderado a intenso en este tipo de ropa en el invierno produce una pérdida de sudor que se estima en casi 2 L por hora (28). La estrategia principal para garantizar una hidratación apropiada es tener suficientes líquidos disponibles para permitir un consumo frecuente en cantidades adecuadas. Esto no es fácil de lograr, ya que en entornos fríos a gran altura las bebidas se pueden congelar, a menos que haya una estrategia bien planificada para mantenerlas líquidas. Además, los líquidos tienen una alta densidad y son pesados para transportarlos en cantidad suficiente para satisfacer las necesidades. Una opción consiste en obtener líquidos de forma local, derritiendo y purificando el hielo o la nieve, pero este proceso consume mucho tiempo y tiene un gasto considerable de combustible. Se calcula que con esta estrategia se requieren más de 6 h y 2 L de gas para derretir hielo o nieve suficiente para satisfacer los requisitos de líquido de una persona (28).

Satisfacer necesidades energéticas y nutricionales en clima frío a gran altitud

El objetivo primordial de hacer ejercicio en un entorno frío es mantener la temperatura central normal del cuerpo, lo que implica un mayor requerimiento de energía. Los gastos de energía a gran altura y en entornos fríos son significativamente más grandes (2.5-3.0 veces mayores) que a nivel del mar. El requerimiento de energía es lo suficientemente alto como para que sea difícil satisfacer las necesidades en dicho ambiente. El resultado son pérdidas de músculo y de peso (76, 101). Es preferible ingerir hidratos de carbono con frecuencia y a intervalos regulares de tiempo, porque estos requieren menos oxígeno para metabolizar la energía que las grasas o las proteínas (tabla 12-7). La falta de hidratos de carbono también puede provocar una baja concentración de glucosa sanguínea y afectar de forma negativa al sistema

Tabla 12-7 Consideraciones nutricionales para el ejercicio en entornos fríos

Factor	Aspecto	Acción sugerida
Líquidos	Las grandes cantidades de pérdida de agua corporal se producen incluso en climas fríos debido a las propiedades de conservación del calor de la ropa térmica. Si se usa ropa insuficiente, la disminución de la temperatura central provoca diuresis.	Los atletas deben pesarse antes y después del ejercicio para determinar el volumen de agua perdida que no se reemplazó adecuadamente. Por cada 0.5 kg perdidos, se deben consumir 500 mL de líquido en la actividad para mantener el peso como antes del ejercicio (1 kg de peso = 1000 mL de líquido).
Hidratos de carbono	La hipotermia (temperatura corporal por debajo de 35 °C) ocurre cuando la disipación de calor excede su producción, con escalofríos y otros síntomas. El metabolismo de la energía depende en gran medida de los hidratos de carbono (como combustible) y los temblores se producen principalmente a expensas del glucógeno (hidratos de carbono almacenados).	Los atletas deben concentrarse en consumir alimentos ricos en hidratos de carbono antes del ejercicio para optimizar las reservas de glucógeno. Los hidratos de carbono deben consumirse durante el ejercicio para mantener la glucosa sanguínea, la función mental y proporcionar combustible a los músculos que trabajan para disminuir la utilización del glucógeno muscular.

Fuente: Cheuvront SN, Ely BR, Wilber RL. Chapter 35: Environment and exercise. En: Maughan RJ, editor. *The Encyclopaedia of Sports Medicine: An IOC Medical Commission Publication, Sports Nutrition.* London (England): Wiley Blackwell; 2014. p. 425–38.

nervioso central, suscitando confusión y desorientación. Se ha encontrado que algunos montañistas prefieren los hidratos de carbono y que pueden desarrollar aversión a las grasas (64). Sin embargo, también se ha observado que muchas de estas personas mantienen sus preferencias alimentarias y no dejan los alimentos altos en grasa, esto a pesar de la reducción en la ingesta total de alimentos debido a la disminución del sentido del gusto (77). El equilibrio energético negativo, frecuente a grandes alturas, ocasiona pérdidas de músculo y peso que reducen la fuerza, la resistencia y también la capacidad de producir suficiente calor para mantener la temperatura corporal central. Los atletas en gran altitud deben tener como objetivo principal el consumo suficiente de energía, de manera independiente a la distribución de los sustratos energéticos. Un objetivo secundario sería el consumo de hidratos de carbono tanto como se tolere. Nada de esto es fácil de lograr, ya que incluso el tiempo que uno tarda en preparar la comida se duplica por cada 1500 m, pues el agua hierve a una temperatura más baja. Los alimentos envasados, ricos en hidratos de carbono y moderados en proteínas, son buenas opciones para la mayoría de las comidas. Solo se cocina cuando haya suficiente agua y tiempo para la preparación.

Vitaminas y minerales

El consumo de vitaminas y minerales debe iniciarse mucho antes de desplazarse a un entorno frío y a gran altura. Las reservas de hierro (ferritina) deben evaluarse y determinarse como excelentes antes de trasladarse a una zona elevada. No sirve de mucho ingerir hierro suplementario durante la escalada, ya que la eritropoyesis (el proceso de fabricar nuevos eritrocitos) consume semanas o meses para mejorar la dotación de hierro (8). El estrés oxidativo puede ser mayor en entornos fríos y calurosos, por lo que debe considerarse el consumo de alimentos que sean buenas fuentes de antioxidantes (5). Un estudio del estrés oxidativo en humanos a grandes alturas encontró que los que recibían una mezcla antioxidante tenían marcadores más bajos que aquellos que recibían suplementos antioxidantes individuales. Si se toman suplementos, parece que el consumo periódico de una diversidad de antioxidantes, que incluya ácido ascórbico, β-caroteno, selenio y vitamina E, es mejor que consumir una dosis diaria de un solo antioxidante (12) (*véanse* los caps. 5 y 6 para la información específica sobre vitaminas y minerales y el cap. 13 para la información de suplementos y ayudas ergogénicas).

Líquidos

Tener suficientes líquidos disponibles para consumir en entornos fríos a gran altura es difícil; sin embargo, es una necesidad absoluta para que la persona pueda sobrevivir. Para garantizar la disponibilidad adecuada de líquidos, cada persona debe tener acceso fácil a *mínimo* 2 L al día, pero de preferencia al doble de esa cantidad (4 L) (33). Se debe considerar que el trabajo físico en ese entorno puede causar la pérdida de 2 L de sudor por hora. Los escaladores han desarrollado la estrategia de mover grandes cantidades de alimento, agua, combustible y otros materiales a una base a la mayor altitud posible utilizando helicópteros o animales. Luego, los montañistas van desde la base a mayores alturas solo con los alimentos y líquidos necesarios para satisfacer las necesidades de la escalada a partir de ese punto. Idealmente, el agua potable debe estar disponible en la base, ya que el uso de nieve o hielo como fuente de agua aumenta los recursos necesarios en combustible, ollas, estufas, etcétera. También hay informes de que un parásito intestinal causante de diarrea, *Giardia lamblia*, está presente a grandes alturas (64). Por ello, las fuentes locales de líquido deben usarse solo en caso de emergencia y, preferiblemente, solo si hay dispositivos de purificación de alta calidad disponibles.

Para evitar que los líquidos para beber se congelen, los atletas deben llevarlos dentro de su ropa térmica y mantener otros dentro de sus sacos a la hora de dormir. Se ha sugerido que agregar una pequeña cantidad de glicerol tiene el doble beneficio de mejorar la retención de líquidos al tiempo que reduce el riesgo de que el agua se congele. Como el glicerol es una molécula de tres carbonos que se metaboliza igual que los hidratos de carbono, agrega una fuente de energía al líquido consumido (28). (Nota: el glicerol añadido al agua ha sido utilizado durante muchos años por los atletas de resistencia que compiten en ambientes calurosos y húmedos. El efecto del glicerol consiste en mejorar la retención de agua promoviendo un estado superhidratado antes de la actividad, lo que permite que tasas más prolongadas de sudoración disipen el calor ambiental y metabólico. Sin embargo, el glicerol ha sido incluido en la lista de sustancias prohibidas por la World Anti-Doping Agency, por lo que *no debe ser utilizado* por ningún atleta en eventos oficiales).

Con frecuencia, los atletas consumen menos líquido del necesario para mantener un estado de hidratación normal mientras están físicamente activos. Es probable que esta deshidratación voluntaria sea un problema más grave a grandes alturas, ya que el apetito y la sensación de sed se mitigan (28). Para evitar este problema, los atletas en grandes alturas deben consumir líquidos en horario fijo, tengan o no sed (60). El consumo de volúmenes más pequeños con una frecuencia más alta también puede reducir la necesidad de orinar, que es más probable después de consumir un gran volumen de una sola vez (en el cap. 7 se puede obtener información adicional sobre la hidratación).

Entornos de gran calor y humedad

Es difícil disipar el calor generado por el metabolismo de la energía (los humanos solo convertimos cerca del 30% del combustible en movimiento muscular, el 70% se convierte en calor) que se suma al calor transferido al cuerpo por el entorno en un día caluroso (15). Y es aún más difícil en un día húmedo, ya que la tasa de sudoración debe aumentar dada la dificultad de evaporar el sudor (el principal sistema de eliminación de calor) al aire con un alto contenido hídrico (fig. 12-4). Los seres humanos no podemos asimilar indefinidamente el calor del ejercicio y del entorno, pues eso significaría llegar a una temperatura corporal peligrosamente alta. En última instancia, debe haber un equilibrio entre la producción de calor (más el calor ambiental) y la eliminación del exceso para mantener una temperatura corporal central idónea (tabla 12-8).

Cuanto mayor sea la cantidad de energía utilizada por unidad de tiempo, mayor será la producción de calor y mayor será también el exceso de calor que debe eliminarse (83). Así, atletas que no puedan eliminar adecuadamente el exceso de calor a través del sudor tienen solo una opción: reducir la producción de calor disminuyendo la energía quemada por unidad de tiempo (es decir, reducir la velocidad). Ya está bien establecido que el estrés por calor provoca fatiga más rápido (menos tiempo hasta el agotamiento) y una reducción en la intensidad del ejercicio (para quemar menos energía y generar menos calor por unidad de tiempo), y que la aclimatación al calor mejora el rendimiento (14).

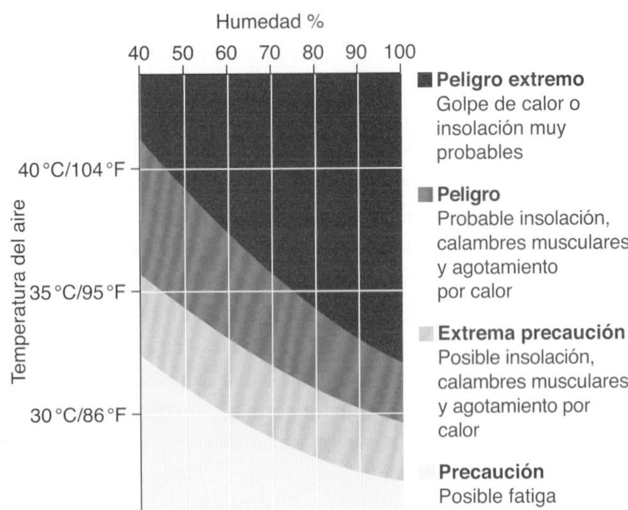

FIGURA 12-4. Riesgos del ejercicio a altas temperaturas y en entornos con mucha humedad. El peligro del calor aumenta con la humedad. Fuente: United States Department of Commerce, U.S. National Weather Service [Internet]. Disponible en: https://www.weather.gov/. Consultado el 16 de mayo de 2018.

Tabla 12-8 Consideraciones nutricionales para el ejercicio en entornos calurosos y húmedos

Factor	Aspecto	Acción sugerida
Líquidos	Las altas temperaturas ambientales, cuando se combinan con mucha humedad, aumentan la tasa de sudoración. No igualar el consumo de líquidos con la pérdida por sudor disminuye el volumen total de agua y sangre del cuerpo con el consiguiente descenso de la tasa de sudoración. Debido a que el calor ambiental y metabólico no se puede retener (debe disiparse), la disminución de la tasa de sudoración implica inevitablemente una desaceleración o cese de la actividad física.	Cualquier atleta con actividad en un entorno caluroso y húmedo debe pesarse antes y después del ejercicio para determinar la cantidad de líquido que no se reemplazó adecuadamente durante el ejercicio. El objetivo es ayudar al atleta a comprender la cantidad adicional de líquido que debe consumir durante la actividad física para minimizar la pérdida de peso, es decir, de líquidos. Cualquier pérdida superior al 2% del peso corporal se asocia con una reducción en el rendimiento y puede poner al atleta en riesgo de sufrir una enfermedad por calor.
Hidratos de carbono	El mantenimiento de la glucosa sanguínea durante la actividad física es importante para mantener la función del sistema nervioso central y como fuente de combustible para los músculos que trabajan. Durante la actividad física intensa, la glucosa sanguínea puede disminuir a concentraciones por debajo de lo normal en menos de 1 h. En un entorno estresante por calor y humedad intensos, la glucosa sanguínea puede disminuir más rápidamente.	Los atletas deben entrenar ingiriendo una bebida deportiva con cerca de 6-7% de solución de hidratos de carbono. El consumo frecuente de este líquido ayudará a mantener las concentraciones de glucosa sanguínea y se ha demostrado que es bien tolerado por el tubo digestivo.
Electrólitos	Las altas tasas de sudoración se asocian con pérdidas más veloces de los cloruros de sodio y de potasio. La insuficiencia de sodio sanguíneo se asocia con bajo volumen de sangre, menor volumen sistólico y menores tasas de sudoración.	Ingerir una bebida deportiva con concentraciones apropiadas de electrólitos (generalmente entre 100 y 200 mg de sodio/240 mL) puede ayudar a contrarrestar la pérdida de electrólitos en el sudor. También es importante que los atletas consuman sal con las comidas para ayudar a asegurar concentraciones normales de sodio sanguíneo.

Fuente: Cheuvront SN, Ely BR, Wilber RL. Chapter 35: Environment and exercise. En: Maughan RJ, editor. *The Encyclopaedia of Sports Medicine: An IOC Medical Commission Publication, Sports Nutrition.* London (England): Wiley Blackwell; 2014. p. 425–38.

Sin embargo, inclusive con la aclimatación subsisten riesgos al hacer ejercicio en entornos calurosos y húmedos, incluyendo las *enfermedades por calor* como la insolación, el agotamiento y el golpe de calor (tabla 12-9).

Enfermedad por calor

La enfermedad por calor agrupa síndromes que incluyen el agotamiento y los calambres por calor, así como el golpe de calor, esto debido a la exposición prolongada a entornos calurosos y húmedos a los que los atletas no se han adaptado bien. Los factores nutricionales, incluido el de no reemplazar adecuadamente los líquidos, los electrólitos y los hidratos de carbono, exacerbarán la probabilidad de que se produzcan enfermedades por calor en cualquiera de sus formas.

Independientemente del tipo de deporte, el estrés por calor ambiental tiene un impacto negativo en el rendimiento; hay estudios que lo demuestran en ciclistas, maratonistas y jugadores de fútbol (23, 32, 65). Sin embargo, los atletas que se han aclimatado al calor, por lo general en el transcurso de 2 semanas, tienen mejor rendimiento (72, 83). También debe tenerse en cuenta que los atletas aclimatados al calor probablemente no experimentarán mejor desempeño en un clima fresco (42). Hasta cierto punto, el atleta con una buena condición física al ejercicio con calor puede adaptar tempranamente la intensidad del ejercicio para producir menos calor metabólico, a sabiendas de que la temperatura ambiental afectará su rendimiento. Esto se observó en corredores experimentados durante eventos de resistencia en climas calurosos; ellos seleccionaron un ritmo más lento al inicio, mientras que los menos experimentados (y menos aclimatados) comenzaron la carrera a un ritmo más rápido, solo para descubrir

Tabla 12-9 Señales de advertencia y síntomas de enfermedades relacionadas con el calor

Enfermedad relacionada con el calor	Qué buscar	Qué hacer
Golpe de calor	▪ Temperatura corporal alta (39.4 °C o superior) ▪ Piel caliente, roja, seca o húmeda ▪ Pulso rápido, fuerte ▪ Dolor de cabeza ▪ Mareos ▪ Náuseas ▪ Sensación de confusión ▪ Pérdida de la consciencia (desmayos)	▪ Llamar inmediatamente al servicio de urgencias: el golpe de calor es una urgencia médica. ▪ Mover a la persona a un lugar más fresco. ▪ Ayudar a bajar la temperatura de la persona con paños fríos o con un baño frío. ▪ *No* dé a la persona afectada nada de beber.
Agotamiento por calor	▪ Sudoración intensa ▪ Piel fría, pálida y húmeda ▪ Pulso rápido y débil ▪ Náuseas o vómitos ▪ Calambres musculares ▪ Sentirse cansado o débil ▪ Mareos ▪ Dolor de cabeza ▪ Desmayos	▪ Desplazarse a un lugar fresco. ▪ Aflojar la ropa. ▪ Poner paños fríos y húmedos en el cuerpo o tomar un baño frío. ▪ Beber agua. *Solicitar ayuda médica de inmediato si:* ▪ Está vomitando. ▪ Sus síntomas empeoran. ▪ Sus síntomas duran más de 1 h.
Calambres por calor	▪ Sudoración intensa durante el ejercicio enérgico ▪ Dolor o espasmos musculares	▪ Detener la actividad física y moverse a un lugar fresco. ▪ Beber agua o una bebida deportiva. ▪ Esperar a que desaparezcan los calambres para continuar con la actividad física. *Solicitar ayuda médica de inmediato si:* ▪ Los calambres duran más de 1 h. ▪ Se está con una dieta baja en sodio. ▪ Se tienen problemas cardíacos.

Fuente: United States Department of Health and Human Services, Centers for Disease Control and Prevention. Warning Signs and Symptoms of Heat-Related Illness [Internet]. Disponible en: https://www.cdc.gov/disasters/extremeheat/warning.html. Consultado en julio de 2017.

que debían disminuir la velocidad con rapidez debido a la dificultad para disipar de forma adecuada el calor adquirido (24). Esto sugiere que al menos una parte del beneficio derivado de la aclimatación al ejercicio en entornos calurosos es tener una mejor comprensión de su efecto, lo que permite al atleta modificar de manera adecuada la estrategia del ejercicio o carrera.

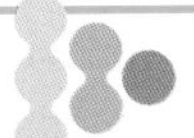

Resumen

- La planificación es importante para los atletas que viajan. No deben hacer suposiciones respecto a la disponibilidad de los alimentos o bebidas necesarios para satisfacer sus necesidades. Por seguridad, deben llevar los artículos esenciales (alimentos clave, bebidas deportivas en polvo, etc.) para garantizar su disponibilidad.
- Se debe disuadir a los atletas de probar alimentos nuevos en el lugar del viaje hasta después del evento para reducir la posibilidad de una reacción no deseada. Se debe considerar suficiente tiempo en el viaje para garantizar la aclimatación al nuevo entorno. Como regla general, el atleta debe llegar 1 día antes por cada zona horaria cruzada, hasta un máximo de 7 días. Se debe disponer del tiempo necesario para descansar de manera suficiente y se debe hacer todo lo posible para integrarse al horario de la nueva localización lo más rápido posible.
- Los atletas deben permitirse de 1-2 semanas para aclimatarse a un entorno de gran altitud. El entrenamiento durante el período de aclimatación debe ser menor en volumen e intensidad para reducir el riesgo de mal de altura.
- Especialmente para los eventos aeróbicos de larga duración, los atletas deben aprender a hacer los ajustes necesarios en la velocidad debido a la menor disponibilidad de oxígeno. Los atletas a veces viven a gran altura y entrenan a una altitud menor para favorecer la formación de eritrocitos. Esto proporciona una ventaja competitiva cuando se compite en lugares más bajos debido a la mayor capacidad de transporte de oxígeno.
- Al entrenar en un ambiente frío, el atleta debe vestir ropa que lo mantenga abrigado. Si no lo hace, aumenta el riesgo de experimentar una temperatura corporal baja con temblores asociados (dependiente de glucógeno) e incrementar su riesgo de congelación u otros problemas de salud.
- Los atletas en ambientes muy calurosos deben considerar un tiempo amplio, de entre 1 y 2 semanas, para adaptarse al calor. La duración e intensidad del entrenamiento deben ajustarse hasta que el atleta se haya aclimatado. Si entrenan para competir, los atletas deben realizar la actividad más dura (de mayor duración o intensidad) durante la parte más fresca del día (generalmente temprano en la mañana) e intentar aclimatarse al calor con una actividad más moderada durante el mediodía, cuando este es mayor.
- Las metas, expectativas y estrategias para competir a altas temperaturas deben ajustarse para evitar trastornos por estrés debido al calor.

Actividad de aplicación práctica

Utilizando mapas en línea, Internet y el sistema en línea de análisis de alimentos empleado en capítulos anteriores, haga lo siguiente para ver si puede elaborar un plan de alimentos y bebidas si usted fuera un atleta en competición:

Para competición a gran altitud y en clima frío

1. Seleccionar un sitio de competición de gran altitud (elevación mínima de 1500 m.s.n.m.; p. ej., Val d'Isére, Francia; Aspen, Colorado, etc.) para un deporte de invierno en clima frío como el esquí de fondo o de descenso.
2. Buscar un hotel cerca del sitio de la competición donde pueda quedarse, teniendo en cuenta que debe llegar al menos un día antes por cada zona horaria que cruce (es decir, si cruzó tres zonas horarias, debería estar allí tres días antes del comienzo de la competencia, o incluso más si no se ha aclimatado previamente a la gran altitud).
3. Localizar restaurantes y, si es posible, supermercados cerca del hotel donde pueda comer o comprar alimentos y bebidas.
4. Analizar los alimentos disponibles en los restaurantes cercanos (*véase* el menú en línea) y en las tiendas de comestibles considerando su costo (¿cree que podría pagarlo?), contenido de nutrientes (¿es demasiado alto en grasa?, ¿es apropiado el contenido de hidratos de carbono?, etc.) y familiaridad (es mejor comer alimentos con los que esté familiarizado).
   a. Hacer una lista de los alimentos en los restaurantes y resaltar aquellos que satisfacen los criterios nutricionales y de costos.
   b. Indique qué alimentos están disponibles para el desayuno, el almuerzo y la cena.
   c. ¿Dónde pueden conseguirse bocadillos y bebidas para consumir? ¿Hay tiendas de comestibles cercanas que tengan lo que se necesita o le resulta agradable? La comida de los restaurantes, ¿se puede llevar? Si es así, hacer una lista de lo que requiere comprar.

5. Considerando el estrés nutricional asociado con los entornos fríos y de gran altitud, y con base en las listas creadas anteriormente, realizar una lista de los alimentos y bebidas (o polvo para prepararlas) que se deben llevar. Las cantidades deben basarse en el número de días que se estará en ese lugar para aclimatarse a la zona horaria local.

Para competiciones a nivel del mar, con calor y humedad

1. Seleccionar un lugar de competición caluroso, húmedo y cerca del nivel del mar (p. ej., Atenas, Grecia; Río de Janeiro, Brasil, etc.) para deportes como el fútbol o el maratón.
2. Realizar el mismo procedimiento descrito anteriormente, pero considerando el estrés nutricional relacionado con los entornos calurosos y húmedos para crear las listas de alimentos y bebidas. ¿Dónde obtendrá lo que necesita?

Cuestionario

1. ¿Cuál de las siguientes dietas de viaje se asocia con mejores concentraciones de triptófano celular, fomenta la síntesis de serotonina, aumenta la sensación de relajación y mejora el sueño?
   a. Alta en proteínas, baja en hidratos de carbono
   b. Alta en grasas y en proteínas
   c. Baja en proteínas y alta en hidratos de carbono
   d. Baja en grasas, alta en proteínas e hidratos de carbono
2. Para intensificar la producción de adrenalina y el estado de alerta mediante una mayor captación de tirosina, el atleta podría consumir una dieta:
   a. Alta en proteínas, baja en hidratos de carbono
   b. Alta en grasas y en proteínas
   c. Baja en proteínas y alta en hidratos de carbono
   d. Baja en grasas, alta en proteínas e hidratos de carbono
3. Las dietas que aumentan la cantidad de tiempo que tardan los atletas en adaptarse a un nuevo entorno son:
   a. Altas en proteínas, bajas en hidratos de carbono
   b. Altas en grasas y con exceso de energía
   c. Bajas en proteínas y altas en hidratos de carbono
   d. Bajas en grasas, altas en proteínas e hidratos de carbono
4. Como el traslado aéreo resulta deshidratante, los atletas deben seguir bebiendo líquidos durante el vuelo, especialmente vino y cerveza, con el fin de mantener la boca y la garganta húmedas.
   a. Verdadero
   b. Falso
5. Es importante para los atletas que han traspasado varias zonas horarias:
   a. Intentar mantener la programación de su zona horaria original hasta que hayan pasado al menos 48 h para ayudar a que el cuerpo se ajuste
   b. Sincronizarse lo más pronto posible con el horario local, ya que esto ayudará al cuerpo a adaptarse a la nueva zona horaria
   c. Dormir, a su llegada, durante mínimo 10 h, para ayudar a que el cuerpo se adapte al viaje
   d. Comer y beber alimentos y bebidas que le resulten familiares tan pronto como sea posible después de llegar a la nueva zona horaria para ayudar a que se ajuste el sistema digestivo
6. Se requiere(n) ______ día(s) por cada zona horaria traspasada para ajustarse completamente a la nueva zona horaria.
   a. 4
   b. 3
   c. 2
   d. 1
7. Los cambios en el ritmo circadiano producto del viaje pueden afectar negativamente lo siguiente:
   a. La fuerza de las piernas
   b. El salto
   c. La actividad anaeróbica
   d. La actividad aeróbica
   e. Todo lo anterior
8. La pasteurización es necesaria para los productos lácteos producidos en los Estados Unidos; sin embargo, como las infecciones bacterianas en las vacas son mucho menos frecuentes en Europa Occidental, ahí no es necesario consumir productos lácteos pasteurizados.
   a. Verdadero
   b. Falso
9. A veces se usan esteroides prohibidos en la alimentación del ganado, lo que puede provocar un análisis de sangre u orina positivo cuando el atleta consume carne de esos ejemplares.
   a. Verdadero
   b. Falso
10. Los entornos de gran altitud pueden afectar a todo lo siguiente, excepto:
    a. Aumento del apetito
    b. Diuresis
    c. Agotamiento más rápido del glucógeno
    d. Eritropoyesis

Repuestas al cuestionario

1. c
2. a
3. b
4. b
5. b
6. d
7. e
8. b
9. a
10. a

REFERENCIAS

1. Abbott SM, Reid K, Zee PC. Circadian rhythm sleep-wake disorders. *Psychiatr Clin North Am.* 2015;39:805–23.
2. Angeles-Castellanos M, Amaya JM, Salgado-Delgado R, Buijs RM, Escobar C. Scheduled food hastens re-entrainment more than melatonin does after a 6-h phase advance of the light-dark cycle in rats. *J Biol Rhythms.* 2011;26(4):324–34.
3. Armstrong LE. Nutritional strategies for football: counteracting heat, cold, high altitude, and jet lag. *J Sports Sci.* 2006;24(7):723–40.
4. Asher G, Sassone-Corsi P. Time for food: the intimate interplay between nutrition, metabolism, and the circadian clock. *Cell.* 2015;161(1):84–92.
5. Askew EW. Environmental and physical stress and nutrient requirements. *Am J Clin Nutr.* 1995;61(3):S632–7.
6. Askew EW. Work at high altitude and oxidative stress: antioxidant nutrients. Toxicology. 2002;180(2):107–119. Disponible en: https://doi.org/10.1016/S0300-483X(02)00385-2. Consultado el 29 de junio de 2018.
7. Bartsch P, Bailey DM, Berger MM, Knauth M, Baumgartner RW. Acute mountain sickness: controversies and advances. *High Alt Med Biol.* 2004;5(2):110–24.
8. Bateman AP, McArdle F, Walsh TS. Time course of anemia during six months follow up following intensive care discharge and factors associated with impaired recovery of erythropoiesis. *Crit Care Med.* 2009;37(6):1906–12.
9. Beidleman BA, Muza SR, Fulco CS, et al. Intermittent altitude exposures reduce acute mountain sickness at 4300 m. *Clin Sci.* 2004;106(3):321–8.
10. Brugarolas J, Lei K, Hurley RL, et al. Regulation of mTOR function in response to hypoxia by REDD1 and the TSC1/TSC2 tumor suppressor complex. *Genes Dev.* 2004;18:2893–904.
11. Butterfield GE. Maintenance of body weight at altitude: In search of 500 kcal/day. En: Marriott BM, Carlson SJ, editors. *Nutritional Needs in Cold and High Altitude Environments.* Washington (DC): National Academy Press; 1996. p. 357.
12. Chao WH, Askew EW, Roberts DE, Wood SM, Perkins JB. Oxidative stress in humans during work at moderate altitude. *J Nutr.* 1999;129(11):2009–12.
13. Chennaoui M, Arnal PJ, Sauvet F, Léger D. Sleep and exercise: a reciprocal issue? *Sleep Med Rev.* 2015;20:59–72.
14. Cheuvront SN, Ely BR, Wilber RL. Environment and exercise. En: Maughan RJ, editor. *Sports Nutrition.* London: Wiley Blackwell; 2014. p. 425–38.
15. Cheuvront SN, Kenefick RW, Montain SJ, Sawka MN. Mechanism of aerobic performance impairment with heat stress and dehydration. *J Appl Physiol.* 2010;109(6):1989–95.
16. Clayton GW, Librik L, Gardner RL, Guillemin R. Studies on the circadian rhythm of pituitary adrenocorticotropic release in man. *J Clin Endocrinol Metab.* 1963;23:975–80.
17. Coldwells A, Atkinson G, Reilly T. Sources of variation in back and leg dynamometry. *Ergonomics.* 1994;37:79–86.
18. Daly P, Gustafson R. Public health recommendations for athletes attending sporting events. *Clin J Sport Med.* 2011;21(1):67–70.
19. David-Nelson MA, Brodish A. Evidence for a diurnal rhythm of corticotropin-releasing factor (CRF) in the hypothalamus. *Endocrinology.* 1969;85:861–6.
20. Derby R, deWeber K. The athlete and high altitude. *Curr Sports Med Rep.* 2010;9(2):79–85.
21. Dietz TE. High altitude medicine guide [Internet]. Disponible en: http://high-altitude-medicine.com/. Consultado el 29 de junio de 2018.
22. Dumont L, Lysakowski C, Tramer MR, Junod JD, Mardirosoff C, Tassonyi E, Kayser B. Magnesium for the prevention and treatment of acute mountain sickness. *Clin Sci.* 2004;106(3):269–77.
23. Ely MR, Cheuvront SN, Roberts WO, Montain SJ. Impact of weather on marathon-running performance. *Med Sci Sports Exerc.* 2007;39(3):489–93.
24. Ely MR, Martin DE, Cheuvront SN, Montain SJ. Effect of ambient temperature on marathon pacing is dependent on runner ability. *Med Sci Sports Exerc.* 2008;40(9):1679–80.
25. Engle-Friedman M. The effects of sleep loss on capacity and effort. *Sleep Sci.* 2014;7(4):213–24.
26. ESPN, Inc. Players warned too much meat abroad may lead to positive test [Internet]. 2016. Disponible en: http://www.espn.com/nfl/story/_/id/15454487/nfl-warns-eating-too-much-meat-mexico-china-result-positive-test. Consultado el December 13, 2016.
27. Febbraio MA. Exercise in climatic extremes. En: Maughan RJ, editor. *Nutrition in Sport.* London: Blackwell Science; 2000. p. 498.
28. Freund BJ, Sawka MN. Influence of cold stress on human fluid balance. En: Marriott BM, Carlson SJ, editors. *Nutritional Needs in Cold and High Altitude Environments.* Washington DC: National Academy Press; 1996. p. 161–71.
29. Fulco CS, Rock PB, Cymerman A. Maximal and submaximal exercise performance at altitude. *Aviat Space Environ Med.* 1998;69:793–801.
30. Fulco CS, Rock PB, Muza SR, et al. Gender alters impact of hypobaric hypoxia on adductor pollicis muscle performance. *J Appl Physiol.* 2001;91(1):100–8.
31. Gallagher SA, Hackett PH. High-altitude illness. *Emerg Med Clin North Am.* 2004;22(2):329–55.
32. Galloway SD, Maughan RJ. Effects of ambient temperature on the capacity to perform prolonged cycle exercise in man. *Med Sci Sports Exerc.* 1997;29(9):1240–9.
33. Gonzalez RR, Kenefick RW, Muza SR, Hamilton SW, Sawka MN. Sweat rate and prediction validation during high-altitude treks on Mount Kilimanjaro. *J Appl Physiol.* 2013;114(4):436–43.
34. Guilland JC, Klepping J. Nutritional alterations at high altitude in man. *Eur J Appl Physiol Occup Physiol.* 1985;54(5):517–23.
35. Hackett PH, Roach RC. High altitude cerebral edema. *High Alt Med Biol.* 2004;5(2):136–46.

36. Hannon JP, Klain GJ, Sudman DM, Sullivan FJ. Nutritional aspects of high-altitude exposure in women. *Am J Clin Nutr.* 1976;(29(6):604–13.
37. Hardeland R, Pandi-Perumal SR, Cardinali DP. Melatonin. *Int J Biochem Cell Biol.* 2006;38(3):313–6.
38. Horvath SM. Exercise in a cold environment. *Exerc Sport Sci Rev.* 1981;9:221–63.
39. Hoyt RW, Arnold H. Environmental influences on body fluid balance during exercise: altitude. En: Buskirk ER, Susan MP, editors. *Body Fluid Balance.* Boca Raton (FL): CRC Press Inc.; 1996. p. 183–96.
40. Jefferson JA, Simoni J, Escudero E, et al. Increased oxidative stress following acute and chronic high altitude exposure. *High Alt Med Biol.* 2004;5(1):61–9.
41. Kale RM. Byrd RR (Editor). Altitude-related disorders. Medscape (Internet). Updated 2015. Disponible en: https://emedicine.medscape.com/article/303571-overview. Consultado el 29 de junio de 2018.
42. Karlsen A, Racinais S, Jensen MV, Nørgaard SJ, Bonne T, and Nybo L. Heat acclimatization does not improve VO_{2max} or cycling performance in a cool climate in trained cyclists. *Scand J Med Sci Sports.* 2015;25(S1):269–76.
43. Konturek PC, Brzozowski T, Konturek SJ. Gut clock: implication of circadian rhythms in the gastrointestinal tract. *J Physiol Pharmacol.* 2011;62(2):139–50.
44. Lambert AE, Hoet JJ. Diurnal pattern of plasma insulin concentration in the human. *Diabetologia.* 1966;2:69–72.
45. Landgraf R, Hacker R, Buhl H. Plasma vasopressin and oxytocin in response to exercise and during a day-night cycle in man. *Endokrinologie.* 1982;79:281–91.
46. Leatherwood WE, Dragoo JL. Effect of airline travel on performance: a review of the literature. *Br J Sports Med.* 2013;47:561–7.
47. Leppk JA, Icenogle MV, Maes D, Riboni K, Hinghofer-Szalkay H, Roach C. Early fluid retention and severe acute mountain sickness. *J Appl Physiol.* 2005;98(2):591–7.
48. Lericollais R, Gauthier A, Bessot N, Sesboüé B, Davenne D. Time-of-day effects on fatigue during a sustained anaerobic test in well-trained cyclists. *Chronobiol Int.* 2009;26(8):1622–35.
49. Liddle GW. An analysis of circadian rhythms in human adrenocortical secretory activity. *Trans Am Clin Climatol Assoc.* 1965;77:151–60.
50. Linthorne NP. The effect of wind on 100-m sprint times. *J Appl Biomech.* 1994;10(2):110–31.
51. Linthorne NP. Improvement in 100-m sprint performance at an altitude of 2250 m. *Sports.* 2016;4(2):29. doi:10.3390/sports4020029
52. Loat ER, Rhodes EC. Jet lag and human performance. *Sports Med.* 1989;8:226–38.
53. Major C, Doucet E. Energy intake during a typical Himalayan trek. *High Alt Med Biol.* 2004;5(3):355–63.
54. Manfredini R, Manfredini F, Fersini C, Conconi F. Circadian rhythms, athletic performance, and jet lag. *Br J Sports Med.* 1998;32:101–6.
55. Marriott BM, Carlson SJ, editors. *Nutritional Needs in Cold and High-Altitude Environments: Applications for Military Personnel in Field Operations.* Washington (DC): National Academy Press; 1996, p. 9.
56. Martin L, Thompson K. Reproducibility of diurnal variation in sub-maximal swimming. *Int J Sports Med.* 2000;21:387–92.
57. Maughan RJ, Shirreffs SM. Preparing athletes for competition in the heat: developing an effective acclimatization strategy. *Sports Sci Exch.* 1997;2:65(10).
58. Mazzeo RS, Reeves JT. Adrenergic contribution during acclimatization to high altitude: perspectives from Pikes Peak. *Exerc Sport Sci Rev.* 2003;31(1):13–8.
59. Mielcarek J, Kleiner S. Time zone changes. En: Benardot D, editor. Sports Nutrition: *A Guide for the Professional Working with Active People.* Chicago (IL): American Dietetic Association; 1993.
60. Murray R. Fluid needs in hot and cold environments. *Int J Sport Nutr.* 1995;5:S62–73.
61. National Academy of Sciences. *Nutritional Needs in Cold and High-altitude Environments: Applications for Military Personnel in Field Operations.* Washington (DC): National Academy Press; 1996. p. 9.
62. Nicolas A, Gauthier A, Bessot N, Moussay S, Davenne D. Time-of-day effects on myoelectric and mechanical properties of muscle during maximal and prolonged isokinetic exercise. *Chronobiol Int.* 2005;22:997–1011.
63. NOLS Wilderness First Aid. Altitude Illness [Internet]. Disponible en: www.elbrus.org/engl/high_altitude1.htm. Consultado el 21 de marzo de 2005.
64. Ericsson CD, Steffen R, Basnyat B, Cumbo TA, and Edelman R. Infections at high altitude. *Clin Infect Dis.* 2001;33(11):1887–1891. https://doi.org/10.1086/324163. Consultado el 29 de junio de 2018.
65. Özgünen KT, Kurdak SS, Maughan RJ, et al. Effect of hot environmental conditions on physical activity patterns and temperature response of football players. *Scand J Med Sci Sports.* 2010;20(Suppl 3):140–7.
66. Palmer BF, Clegg DJ. Oxygen sensing and metabolic homeostasis. *Mol Cell Endocrinol.* 2014;397:51–8.
67. Parker-Simmons S, Andrew K. The traveling athlete. En: Maughan RJ, editor. *Sports Nutrition.* London: John Wiley & Sons, Ltd.; 2014. p. 415–24.
68. Pikosky MA, Smith TJ, Grediagin A, Castaneda-Sceppa C, Byerley L, Glickman EL, Young AJ. Increased protein maintains nitrogen balance during exercise-induced energy deficit. *Med Sci Sports Exerc.* 2008;40(3):505–12.
69. Pivavarova O, Jürchott K, Rudovich N, et al. Changes of dietary fat and carbohydrate content alter central and peripheral clock in humans. *J Clin Endocrinol Metab.* 2015;100(6):2291–302.
70. Pugh LGCE. Oxygen intake in track and treadmill running with observations on the effect of air resistance. *J Physiol.* 1970;207(3):823–35.
71. Quay WB. Circadian and estrous rhythms in pineal melatonin and 5-Hydroxy Indole-3-Acetic Acid. *Proc Soc Exp Biol Med.* 1964;115:710–3.
72. Racinais S, Périard JD, Karlsen A, Nybo L. Effect of heat and heat acclimatization on cycling time trial performance and pacing. *Med Sci Sports Exerc.* 2015;47(3):601–6.
73. Reilly T, Atkinson G, Edwards B, Waterhouse J, Farrelly K, Fairhurst E. Diurnal variation in temperature, mental and physical performance, and tasks specifically related to football (soccer). *Chronobiol Int.* 2007;24:507–19.
74. Reilly T, Waterhouse J, Edwards B. Jet lag and air travel: implications for performance. *Clin Sports Med.* 2005;24(2): 367–80.
75. Reilly T, Waterhouse J, Burke LM, Alonso JM. Nutrition for travel. *J Sports Sci.* 2007;25(Suppl 1):S125–34.

76. Reynolds RD, Lickteig JA, Deuster PA, et al. Energy metabolism increases and regional body fat decreases while regional muscle mass is spared in humans climbing Mt. Everest. *J Nutr.* 1999;129(7):1307–14.
77. Reynolds RD, Lickteig JA, Howard MP, Deuster PA. Intakes of high fat and high carbohydrate foods by humans increased with exposure to increasing altitude during an expedition to Mt. Everest. *J Nutr.* 1998;128(1):50–5.
78. Ri-Li G, Chase PJ, Witkowski S, Wyrick BL, Stone JA, Levine BD, Babb TG. Obesity: associations with acute mountain sickness. *Ann Intern Med.* 2003;139(4):253–57.
79. Rodway GW, Hoffman LA, Sanders MH. High-altitude related disorders, part I: pathophysiology, differential diagnosis, and treatment. *Heart Lung.* 2003;32(6):353-9.
80. Rose MS, Houston CS, Fulco CS, Coates G, Sutton JR, Cymerman A. Operation Everest II: Nutrition and body composition. *J Appl Physiol.* 1988;65:2545.
81. Sack RL. Jet lag. *N Engl J Med.* 2010;362(5):440–7.
82. Sanders SW, Moore JG. Gastrointestinal chronopharmacology: physiology, pharmacology and therapeutic implications. *Pharmacol Ther.* 1992;54:1–15.
83. Sawka MN, Wenger CB, Pandolf KB. Thermoregulatory responses to acute exercise-heat stress and heat acclimation. En: Blatties CM, Fregly MJ, editors. *Handbook of Physiology: Section 4: Environmental Physiology-Volume 2.* New York: American Physiological Society; 1996. p. 157–85.
84. Schiavone A, Tarantola M, Perona G, et al. Effects of dietary clenbuterol and cimaterol on muscle composition, β-adrenergic and androgen receptor concentrations in broiler chickens. *J Anim Physiol Anim Nutr.* 2004;88:94–100
85. Simmons E, McGrane O, Wedmore I. Jet lag modification. *Curr Sports Med Rep.* 2015;14(2):123–8.
86. Souissi N, Bessot N, Chamari K, Gauthier A, Sesboüé B, Davenne D. Effect of time of day on aerobic contribution to the 30-s Wingate test performance. *Chronobiol Int.* 2007;24:739–48.
87. Souissi N, Gauthier A, Sesboue B, Larue J, Davenne D. Circadian rhythms in two types of anaerobic cycle leg exercise: force-velocity and 30-s Wingate tests. *Int J Sports Med.* 2004;25:14–9.
88. Sports Nutrition Advisory Board-Gatorade. *Eating on the Road.* Chicago (IL): Gatorade Sports Science Institute; 1996.
89. Stokes S. Italian rider Colo given a reduced ban for Clanbuterol Positive [Internet]. 2010. Disponible en: http://www.velonation.com/News/ID/5957/Italian-rider-Colo-given-a-reduced- ban-for-Clenbuterol-positive.aspx. Consultado el 16 de mayo de 2018.
90. Talbot TS, Townes DA, Wedmore IS. To air is human: altitude illness during an expedition length adventure race. *Wilderness Environ Med.* 2004;15(2):90–4.
91. Taylor KL, Cronin J, Gill N, Chapman D, Sheppard J. Sources of variability in iso-inertial jump assessments. *Int J Sports Physiol Perform.* 2010;5:546–58.
92. Thun E, Bjorvatn B, Flo E, Harris A, Pallesen S. Sleep, circadian rhythms, and athletic performance. *Sleep Med Rev.* 2015;23:1–9.
93. United States Department of Agriculture, Food Safety and Inspection Service. High Altitude Cooking and Food Safety [Internet]. Disponible en: https://www.fsis.usda.gov/shared/PDF/High_Altitude_Cooking_and_Food_Safety.pdf. Consultado en julio de 2017.
94. United States Department of Commerce, U.S. National Weather Service [Internet]. Disponible en: https://www.weather.gov/. Consultado el 16 de mayo de 2018.
95. United States Department of Health and Human Services, Centers for Disease Control and Prevention. Warning Signs and Symptoms of Heat-Related Illness [Internet]. Disponible en: https://www.cdc.gov/disasters/extremeheat/warning.html. Consultado en julio de 2017.
96. Vallerand AL, Jacobs I. Rates of energy substrates utilization during human cold exposure. *Eur J Appl Physiol.* 1989;58:873–8.
97. Vosko AM, Schroeder A, Loh DH, Colwell CS. Vasoactive intestinal peptide and the mammalian circadian system. *Gen Comp Endocrinol.* 2007;152 (2–3):165–75.
98. Ward MP, Milledge JS, West JB. *High Altitude Medicine.* 3rd ed. London: Arnold; 2000.
99. Webb P. Temperature of skin, subcutaneous tissue, muscle and core in resting men in cold, comfortable and hot conditions. *Eur J Appl Physiol.* 1992;64:471–6.
100. West JB. High-altitude medicine. *Am J Respir Crit Care Med.* 2012;186:1229–37.
101. Westerterp-Plantenga MS. Effects of extreme environments on food intake in human subjects. *Proc Nutr Soc.* 1999;58(4): 791–8.
102. Winget CM, DeRoshia CW, Markley CL, Holley DC. A review of human physiology and performance changes associated with desynchronosis of biological rhythms. *Aviat Space Environ Med.* 1984;55:1085–96.
103. Wing-Gaia SL. Nutritional strategies for the preservation of fat free mass at high altitude. *Nutrients.* 2014;6(2):665–81.
104. Yamanaka Y, Waterhouse J. Phase-adjustment of human circadian rhythms by light and physical exercise. *J Phys Fitness Sports Med.* 2016;5(4):287–99.
105. Young AJ, Muza SR, Sawka MN, Gonzalez RR, Pandolf KB. Human thermoregulatory responses to cold air are altered by repeated cold water immersion. *J Appl Physiol.* 1986;60:1542–8.
106. Young AJ. Effects of aging on human cold tolerance. *Exp Aging Res.* 1991;17(3):205–13.
107. Zisapel N. Circadian rhythm sleep disorders: pathophysiology and potential approaches to management. *CNS Drugs.* 2001;15(4):311–28.

CAPÍTULO 13

Suplementos dietéticos, alimentos y ayudas ergogénicas destinados a mejorar el rendimiento: mitos y realidades

OBJETIVOS

- Explicar los problemas generales asociados con el consumo excesivo de nutrientes relacionado con la absorción competitiva, la utilización celular y la excreción.
- Conocer los posibles beneficios ergogénicos de la cafeína y las estrategias de consumo óptimas para lograr estos beneficios.
- Enumerar los peligros potenciales vinculados con el consumo de ayudas ergogénicas dirigidas a los atletas.
- Comprender cómo encontrar las listas de sustancias prohibidas para atletas que compiten en eventos autorizados.
- Conocer la diferencia entre ayudas ergogénicas nutricionales y no nutricionales.
- Describir los efectos de interacción entre un suplemento de nutrientes ingerido y la actividad (carga mecánica) requerida para lograr un beneficio que incorpore al nutriente consumido.
- Mencionar las razones por las que es importante lograr una dotación normal de vitamina D para optimizar el rendimiento.
- Comprender cómo la salud intestinal es un componente integral e importante para mantener la salud y el rendimiento deportivos, y cómo los prebióticos, los probióticos y los simbióticos pueden ayudar a lograr un microbioma saludable.
- Enumerar las formas en las que tomar suplementos proteínicos habituales, como la proteína de suero de leche, los aminoácidos de cadena ramificada (AACR), la β-alanina y la creatina, puede provocar una percepción equivocada de sus beneficios.

Estudio de caso

John siempre estuvo a la vanguardia de todo lo que tenía que ver con el esfuerzo atlético. Tenía los zapatos deportivos más modernos y usaba camisetas que permitían la evaporación y secado rápido del sudor para favorecer el enfriamiento. Buscaba en las revistas deportivas cualquier novedad que pudiera mejorar su rendimiento como ciclista. Un día leyó que medio litro de jugo (zumo) de betabel (remolacha), consumido una hora o dos antes del ejercicio, podría alargar de manera significativa el tiempo de ejercicio hasta la fatiga. Perfecto: le preocupaba tomar suplementos por los problemas descritos con frecuencia en la prensa, pero en este caso se trataba de un alimento. ¡Jugo de betabel! ¿Qué podría ser mejor que eso? Inmediatamente fue al supermercado y compró su primera caja de jugo orgánico de betabel en botellas de un litro.

Al día siguiente, alrededor de 2 h antes de su sesión de ejercicios, tomó medio litro de jugo de betabel y no aguantaba las ganas de comprobar la mejoría. Sin embargo, no hubo ningún cambio. Se fatigó 30 s antes del tiempo habitual, pero no le importó, tenía toda una caja de jugo de betabel y no estaba dispuesto a rendirse. Durante los siguientes 4 días siguió el mismo procedimiento sin notar ninguna mejoría. Pensó que tal vez se debía a que él ya era un ciclista de élite y se necesitaría más jugo para lograr una diferencia perceptible en el rendimiento; así que aumentó el volumen un 100% y bebió un litro completo antes de la práctica. Estaba convencido de que este era su "alimento mágico" para ayudarlo a diferenciarse de sus compañeros ciclistas. Así continuó durante un mes, con varias cajas de jugo consumidas en cantidad y frecuencia cada vez mayores, pero todo fue en vano. Simplemente no tuvo mejorías en su rendimiento. No solo no lo estaba haciendo mejor, sino que sus músculos estaban cada vez más tensos y se sentía más débil que antes.

Finalmente decidió hacer lo que debió haber hecho desde el principio: se sentó a conversar con el dietista deportivo de su club de ciclismo. Al dietista le tomó cerca de 30 s identificar sus

(continúa)

problemas con solo hacer algunas preguntas. Le preguntó: "¿Usas enjuague bucal con antibiótico?". "Sí, todos los días, ¿por qué?", contestó John. Y el dietista respondió: "Es por eso que el jugo de betabel no te está funcionando. Las bacterias en tu boca, que convierten el nitrato de los alimentos en nitrito, no están allí porque las eliminas con el enjuague; la conversión no se produce y, por lo tanto, *no hay beneficio*". El dietista señaló que, para empeorar las cosas, el alto volumen de jugo que estaba consumiendo estaba sustituyendo todos los otros alimentos que John debería haber ingerido, por lo que la combinación correcta de nutrientes para mejorar la recuperación muscular y reducir el dolor muscular ya no estaba presente. John estaba sorprendido de su combinación de errores y decidió no continuar haciéndolos. Renunció al enjuague bucal antibacteriano durante 1 mes, comenzó a beber medio litro de jugo de betabel antes de la práctica y su rendimiento comenzó a mejorar. Reflexionó que hacer las cosas bien puede ser más complicado que simplemente beber un poco de jugo de betabel.

ANÁLISIS DEL ESTUDIO DE CASO

1. ¿Cuál sería la mejor estrategia, al ingerir jugo de betabel, para mejorar el rendimiento del ejercicio?
2. Si se consume medio litro de jugo de betabel antes del ejercicio, ¿podría haber algún problema nutricional si se sustituye el jugo por otra cosa que también proporcione beneficios al consumirse antes del ejercicio?
3. Las bacterias bucales son una parte importante de la conversión del nitrato dietético en nitrito. ¿Qué haría para garantizar que las bacterias bucales estén disponibles para ayudar en esta conversión?
4. En este caso, el consumo excesivo de jugo de betabel puede haber creado un desequilibrio nutricional al sustituir a otros alimentos también importantes. Los humanos requerimos un equilibrio de nutrientes y alimentos que nos ayuden a mantener el sistema inmunitario, asegurar un metabolismo normal y mantener una producción óptima de hormonas y enzimas. ¿Qué tipo de alimentos y bebidas debe consumir este atleta a lo largo del día para ayudar a garantizar una buena salud?
5. Cada vez es más evidente que el microbioma intestinal (las bacterias que habitan en el tubo digestivo) está íntimamente ligado a cada una de estas funciones; sin embargo, la dieta moderna podría no respaldar de forma adecuada al microbioma. Pregúntese:
   a. ¿Qué alimentos consume que ayuden a que las bacterias en su sistema digestivo prosperen?
   b. ¿Qué alimentos consume que provean bacterias vivas que contribuyan a la salud de su sistema digestivo?
   c. ¿Qué alimentos consume para nutrir a las bacterias de su sistema digestivo que también proporcionen algunas bacterias saludables?
   d. ¿Qué cambios en la dieta necesitaría hacer para mejorar el microbioma de su sistema digestivo?

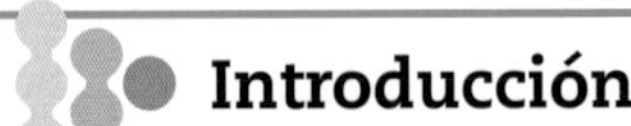

Introducción

A menudo, los atletas competitivos se interesan en encontrar maneras de ser más rápidos y fuertes con una mejor resistencia. Desde los antiguos Juegos Olímpicos, los atletas han probado nuevos regímenes de entrenamiento y han consumido diferentes alimentos y bebidas con diferentes patrones de ingesta para mejorar su rendimiento (tabla 13-1). Las pautas de alimentación han evolucionado desde centrarse en el queso y los vegetales hasta poner énfasis en la carne y la grasa, todo con miras a mejorar más rápidamente el rendimiento. En tiempos más recientes, con una mayor comprensión del sistema metabólico humano y de las sustancias a las que nos referimos como *vitaminas* y *minerales*, los atletas están recurriendo cada vez más al empleo de estos nutrientes en forma purificada en lugar de confiar en obtenerlos de los alimentos. Además, la mejor comprensión de las vías metabólicas ha permitido la creación de sustancias que pueden estimular vías específicas deseadas para obtener el resultado ansiado.

Resulta interesante que, cuanto más se sabe acerca de lo que realmente funciona para mejorar el desempeño, más científicos y profesionales aprenden que para promover la salud no puede sustituirse el consumo regular de una buena selección de alimentos y bebidas, en el momento y las cantidades adecuadas, para optimizar el rendimiento. También se ha encontrado que muchos de los productos para mejorar el rendimiento (ayudas ergogénicas) causan problemas, ya sea porque contienen sustancias prohibidas no declaradas en sus etiquetas o porque exponen a los tejidos a un exceso de nutrientes en una sola dosis. Cada vez se aprende que, para lograr una nutrición óptima, más que suficiente no es mejor que suficiente. Un estudio reciente informó que el empleo de multivitamínicos a largo plazo no previene las enfermedades cardiovasculares mayores en los hombres, independientemente de su estado nutricional inicial (117). Además, un estudio que evaluó el uso de suplementos dietéticos en mujeres mayores tuvo una tasa de mortalidad mayor en aquellas que tomaban multivitamínicos, vitamina B_6, ácido fólico, hierro, zinc o suplementos de cobre (103). Son consideraciones importantes antes de recomendar

Tabla 13-1 Evolución histórica de la nutrición en el deporte

Diógenes Laercio (fallecido 222 d.C.)	Escribió que los atletas griegos entrenaban originalmente consumiendo higos secos, queso fresco y trigo. Luego, el patrón cambió para centrarse en la carne.
Epicteto (siglo II d. C.)	Escribió que los campeones olímpicos evitaban los postres y el agua fría y consumían vino con moderación.
Filóstrato (nacido 170 d. C.)	Criticó la dieta atlética de su época basada en pan blanco espolvoreado con semillas de amapola, pescado y cerdo.
Gladiadores griegos y romanos (105 a. C. a 404 d. C.)	Utilizaron ciertos vinos, infusiones y hongos para mejorar el rendimiento.
Estadounidenses en los Juegos Olímpicos de Berlín (1936)	Consumo de filete de res con una ingesta diaria promedio de 125 g de mantequilla (¡1125 kcal!), tres huevos, crema dulce de postre y 1.5 L de leche; panes, vegetales frescos y ensaladas *ad libitum*.
Juegos Olímpicos de Atlanta (1996)	Menú muy variado servido en la cafetería para deportistas que incluyó vegetales frescos y aderezos, frutas, quesos, panes, ensaladas, pastas, arroz, sopas, carnes y mariscos, vegetales cocidos, postres y bebidas.

Fuentes: Grivetti LE, Applegate EA. From Olympia to Atlanta: a cultural–historical perspective on diet and athletic training. *J Nutr.* 1997;127(5S):860S–8S; Momaya A, Fawal M, Estes R. Performance-enhancing substances in sports: a review of the literature. *Sports Med.* 2015;45(4):517–31.

dosis altas de suplementos vitamínicos o ayudas ergogénicas a los atletas. También es importante recordar que las organizaciones profesionales dedicadas a la salud de los atletas, como la Academy of Nutrition and Dietetics, los Dietitians of Canada, la National Athletic Trainers Association y American College of Sports Medicine, recomiendan un abordaje de “alimentos primero” (12, 137).

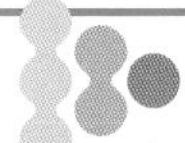

Suplementos nutricionales

La Ley de salud y educación para los suplementos dietéticos (DSHEA, *Dietary Supplement Health and Education Act*) de 1994 (Estados Unidos) define un ***suplemento dietético*** como un producto alimenticio adicional a la dieta total (140). La DSHEA aclara que un suplemento dietético no puede considerarse un alimento convencional ni el único elemento de una comida o dieta; no debe considerarse como reemplazo, ni parcial ni completo, de una comida. De acuerdo con la DSHEA, un suplemento dietético debe contener al menos uno de los siguientes ingredientes:

- Vitaminas
- Minerales
- Hierba u otra sustancia botánica
- Aminoácidos
- Sustancia que complementa la dieta aumentando la ingesta dietética total
- Metabolito
- Concentrado
- Componente
- Extracto
- Combinaciones de cualquiera de los ingredientes anteriores

La definición de la DSHEA no se consideró satisfactoria para los atletas, ya que no aclara si es adicional a una dieta “saludable” y ha dado como resultado la siguiente definición (97):

> Un alimento, componente alimenticio, nutriente o compuesto no alimentario que se ingiere, además de la dieta habitual, con el objetivo de lograr un beneficio específico para la salud o el rendimiento.

Los suplementos dietéticos pueden tener varias presentaciones, incluidos los alimentos enriquecidos con nutrientes (en los Estados Unidos, los cereales están enriquecidos con ácido fólico); las fórmulas para facilitar el consumo de los atletas antes, durante o después del ejercicio (geles, barritas energéticas, bebidas con electrólitos e hidratos de carbono); los nutrientes individuales consumidos como píldoras o cápsulas adicionales a los alimentos, y las combinaciones de todos estos (97).

Suplemento dietético

El suplemento dietético, también conocido como *suplemento nutricional*, es una concentración alta de nutrientes en forma de píldoras, cápsulas o polvo que se consumen por vía oral (no se ponen en la piel, etc.) y proporcionan altas dosis de vitaminas, minerales o ingredientes relacionados (fitonutrientes, metabolitos, extractos). La Food and Drug Administration (FDA) define los *suplementos dietéticos* como “productos que no son medicamentos farmacéuticos, aditivos (como las especias o los conservadores), ni alimentos convencionales”.

Ley de salud y educación para los suplementos dietéticos

La Dietary Supplement Health and Education Act es la legislación federal estadounidense, de 1994, que define y regula los suplementos dietéticos. Bajo esta legislación, los suplementos son regulados por la FDA para atenerse a "buenas prácticas de fabricación".

Según la DSHEA, cada fabricante de suplementos dietéticos es responsable de su seguridad (no hay supervisión gubernamental), pero no es responsable de realizar pruebas de seguridad y tampoco de confirmar o probar que el suplemento dietético realmente funcione de manera congruente con su propaganda. Por lo tanto, aunque los suplementos dietéticos dirigidos a los atletas se comercialicen como productos para mejorar la salud y el rendimiento, con frecuencia hay pocas pruebas de que ese sea el caso. Aunque pueden contener vitaminas esenciales, minerales y aminoácidos, también pueden contener otras sustancias que no son nutrientes esenciales, como *yohimbina, efedra, ginkgo* y otras sustancias a base de hierbas.

El propósito de los medicamentos es curar, tratar o prevenir enfermedades. Deben someterse a pruebas intensivas para determinar: dosis óptima, eficacia, seguridad e interacciones medicamentosas o nutricionales. Requieren de la aprobación de la Food and Drug Administration (FDA) antes de ponerse a disposición del público. Los suplementos dietéticos, en cambio, no están obligados a someterse a ninguno de estos protocolos de prueba antes de ingresar al mercado. El procedimiento general para agregar un nuevo ingrediente a un suplemento dietético es que el fabricante recopile información relevante sobre el nuevo componente (para hacer una determinación de seguridad y eficacia) y que envíe esa determinación a la FDA 75 días antes de que el suplemento dietético esté disponible para el público. Después de este período de 75 días, el nuevo ingrediente en el suplemento dietético puede estar disponible para el consumo público si no ocurre una intervención de la FDA.

Las ayudas ergogénicas son sustancias o actividades que mejoran el rendimiento (*efecto ergogénico*) y pueden adquirir muchas formas, incluyendo ayudas fisiológicas, psicológicas, biomecánicas, farmacológicas o nutricionales. En contraposición, aquellas sustancias que disminuyen o empeoran el rendimiento (p. ej., alcohol) son, por consiguiente, *ergolíticas*:

- *Ayuda ergogénica fisiológica.* Una actividad, generalmente indicada por un entrenador atlético o uno de fuerza y acondicionamiento, que mejora la fisiología del cuerpo (más músculo para un fisicoculturista) y tiene el efecto de mejorar el rendimiento atlético.
- *Ayuda ergogénica psicológica.* Estrategia, generalmente proporcionada por un psicólogo deportivo, que mejora el estado mental del atleta (técnica de relajación) y tiene el efecto de mejorar su rendimiento deportivo.
- *Ayuda ergogénica biomecánica.* Cualquier equipo o dispositivo (compresiones elásticas, trajes de baño fluidodinámicos) que tenga el efecto de mejorar el rendimiento atlético.
- *Ayuda ergogénica farmacológica.* Sustancia que tiene un efecto hormonal o farmacológico (cafeína, esteroides anabólicos) que incrementa el rendimiento deportivo mejorando la musculatura, el flujo sanguíneo, el suministro de oxígeno u otros.
- *Ayuda ergogénica nutricional.* Suplemento (alimento o bebida) que, consumido en momentos y cantidades específicos (vitamina D, jugo de betabel, bebidas deportivas, creatina), tiene el efecto de mejorar el rendimiento deportivo mediante una mayor resistencia, poder o recuperación muscular.

Ayuda ergogénica

Una *ayuda ergogénica* es cualquier sustancia, estrategia o técnica que se utiliza para favorecer el rendimiento atlético. Las ayudas ergogénicas nutricionales son sustancias y nutrientes derivados de los alimentos (p. ej., jugo de betabel), que pueden influir positivamente en el metabolismo y la función muscular para mejorar el rendimiento. Otras ayudas ergogénicas son farmacológicas (medicamentos), fisiológicas (equipo para ejercicio) o psicológicas (estrategias para mejorar el enfoque, la capacidad de atención).

Efecto ergogénico

El *efecto ergogénico* es la mejoría del rendimiento observada después del consumo de una ayuda ergogénica o como resultado de un ejercicio o protocolo nutricional (es posible lograr un efecto ergogénico sin el consumo de una sustancia ergogénica específica).

Efecto ergolítico

Es ergolítica cualquier sustancia o actividad que pueda perjudicar o reducir el rendimiento deportivo. Por ejemplo, se consideraría ergolítico el consumo de una sustancia que interfiera con el metabolismo de la energía, al igual que el sobreentrenamiento que también puede tener un impacto negativo en el rendimiento.

El núcleo de este capítulo son las ayudas ergogénicas nutricionales en forma de suplementos dietéticos que se toman además de la ingesta normal y habitual de alimentos y líquidos. Como ya explicamos, una ayuda ergogénica es un nutriente o sustancia relacionada que mejora el rendimiento; sin embargo, el concepto debe interpretarse de manera laxa, pues las pretendidas mejorías de rendimiento con frecuencia se plantean sin evidencia. El concepto de *ayuda ergogénica nutricional* describe una sustancia que ingresa a una vía metabólica nutricional conocida y está conformada por uno o más nutrientes. Por ejemplo, se sabe que el consumo de hidratos de carbono en el momento adecuado mejora el rendimiento; lógicamente, eso los convierte en una ayuda ergogénica nutricional. La creatina es un componente conocido de los alimentos: ingresa a una vía metabólica conocida y puede mejorar el rendimiento en las carreras de velocidad; entonces también podría considerarse una ayuda ergogénica nutricional. Las ayudas ergogénicas no nutricionales, como los esteroides anabólicos, son productos que no tienen origen en los alimentos, no son nutrientes y no tienen propiedades nutricionales conocidas. Aunque en los Estados Unidos es posible afirmar que los suplementos tienen propiedades ergogénicas sin evidencia o verificación por parte de la FDA (62), la relativamente nueva Office of Dietary Supplements de los National Institutes of Health (NIH) tiene excelentes folletos sobre la eficacia y las recomendaciones de empleo de los suplementos (fig. 13-1). Se pueden consultar estos archivos en https://ods.od.nih.gov/. La tabla 13-2 contiene la información provista por la Office of Dietary Supplements acerca de suplementos anunciados para la pérdida de peso.

¿Por qué toman suplementos los atletas?

Existen diversos factores que diferencian el uso de suplementos por los atletas, tanto por frecuencia como por cantidad ingerida. Existen diferencias en la ingesta por deporte, nivel de entrenamiento, edad (mayor a más edad), sexo (más entre hombres) y en las percepciones de lo que es "normal" para el deporte (97, 98). También hay varias razones por las que los atletas toman suplementos basados en nutrientes u otros, a saber (97):

- Resolver insuficiencias nutricionales actuales o potenciales que podrían afectar su rendimiento deportivo o su salud.
- Obtener de forma práctica nutrientes y energía (cuando el consumo regular de alimentos y bebidas no es posible o es menos idóneo) antes, durante y después de una sesión de ejercicio.
- Aumentar su rendimiento a través de un entrenamiento corregido, mejoría en la composición corporal, menos dolor muscular y recuperación mejorada; para disminuir riesgo de lesiones o enfermedades.
- Obtener un beneficio económico al promocionar un producto o porque los productos consumidos son gratuitos.
- Imitar el comportamiento de atletas a quienes admira y que utilizan suplementos.
- Adoptar medidas que ellos creen que resultarán en un menor riesgo de insuficiencia de nutrientes.

Los atletas son competidores que quieren ganar. Es lógico que hagan todo aquello que, legalmente, pueda darles una ventaja. Se entrenan para mejorar su adaptación fisiológica al deporte y quieren hacer lo correcto, nutricionalmente, para aumentar al máximo el beneficio del entrenamiento y disminuir los posibles efectos secundarios negativos, como el dolor muscular. Los esfuerzos publicitarios dirigidos al empleo de suplementos por parte de atletas enfatizan que estos pueden proporcionar precisamente

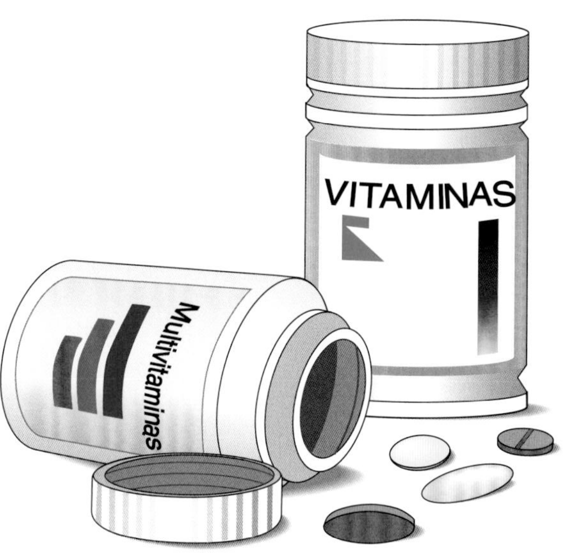

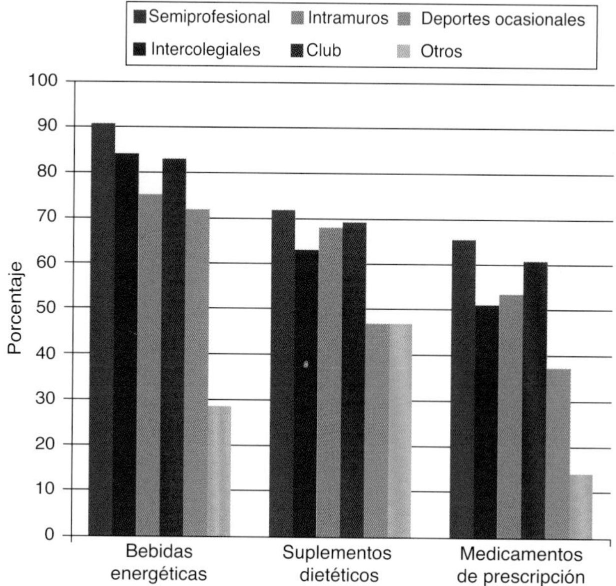

FIGURA 13-1. Prevalencia del empleo de suplementos en los Estados Unidos. Parte A de: LifeART image copyright 2018. Lippincott Williams & Wilkins. Todos los derechos reservados. Parte B reproducida con autorización de: Hoyte CO, Albert D, Heard KJ. The use of energy drinks, dietary supplements, and prescription medications by United States college students to enhance athletic performance. *J Community Health.* 2013;38:575–80.

AQ13

Tabla 13-2 Ingredientes habituales en los suplementos dietéticos para bajar de peso

Ingrediente	Mecanismo de acción propuesto	Evidencias de la eficacia	Evidencias de la seguridad
Naranjo amargo (sinefrina)	Aumenta el gasto energético y la lipólisis; actúa como supresor leve del apetito.	Pequeños estudios clínicos de mala calidad metodológica. *Resultados de investigación:* posible efecto sobre el índice metabólico en reposo y en el gasto energético; efectos no concluyentes sobre la pérdida de peso.	Algunos problemas de seguridad informados. *Efectos adversos notificados:* dolor en el tórax, ansiedad y aumento de la presión arterial y la frecuencia cardíaca.
Cafeína (como cafeína agregada o de guaraná, nuez de cola, yerba mate u otras hierbas)	Estimula el sistema nervioso central; aumenta la termogénesis y la oxidación de las grasas.	Estudios clínicos a corto plazo de productos combinados. *Resultados de investigación:* posible efecto modesto en el peso corporal o disminución del aumento de peso con el tiempo.	Problemas de seguridad generalmente no informados con dosis menores de 400 mg/día en adultos; problemas importantes de seguridad con las dosis más altas. *Efectos adversos notificados:* nerviosismo, inquietud, vómitos y taquicardia.
Calcio	Aumenta la lipólisis y la acumulación de grasa; disminuye la absorción de grasa.	Diversos estudios clínicos grandes. *Resultados de investigación:* ningún efecto sobre el peso corporal, la pérdida de peso o la prevención del aumento de peso según los estudios clínicos.	No se han informado problemas de seguridad con las ingestas recomendadas (1000-1200 mg/día en adultos). *Efectos adversos notificados:* estreñimiento, cálculos renales e interferencia con la absorción de hierro y zinc en dosis superiores a 2000-2500 mg en adultos.
Quitosano	Se enlaza con la grasa dietética en el tubo digestivo.	Pequeños estudios clínicos, la mayoría de calidad metodológica deficiente. *Resultados de investigación:* efecto mínimo sobre el peso corporal.	Pocas preocupaciones de seguridad informadas; podría causar reacciones alérgicas. *Efectos adversos notificados:* flatulencias, distensión abdominal, estreñimiento, indigestión, náuseas y pirosis.
Cromo	Aumenta la masa muscular y promueve la pérdida de grasa; reduce la ingesta de alimentos, la sensación de hambre y el antojo de grasa.	Varios estudios clínicos de calidad metodológica variable. *Resultados de investigación:* efecto mínimo sobre el peso y la grasa corporales.	No se han informado problemas de seguridad con las ingestas recomendadas (25-45 µg/día en adultos). *Efectos adversos notificados:* dolor de cabeza, heces acuosas, estreñimiento, debilidad, vértigo, náuseas, vómitos y urticaria.
Coleus forskohlii (forskolin)	Mejora la lipólisis y reduce el apetito.	Pocos estudios clínicos a corto plazo. *Resultados de investigación:* sin efecto sobre el peso corporal.	Sin problemas de seguridad informados. *Efectos adversos notificados:* ninguno conocido.
Ácido linoleico conjugado	Promueve la apoptosis en el tejido adiposo.	Varios estudios clínicos. *Resultados de investigación:* efecto mínimo sobre el peso y la grasa corporales.	Pocos problemas de seguridad informados. *Efectos adversos notificados:* malestar y dolor abdominales, estreñimiento, diarrea, heces blandas, dispepsia y (posiblemente) efectos adversos en los perfiles lipídicos sanguíneos.

Tabla 13-2 Ingredientes habituales en los suplementos dietéticos para bajar de peso

Ingrediente	Mecanismo de acción propuesto	Evidencias de la eficacia	Evidencias de la seguridad
Efedra (*ma huang*, efedrina)	Estimula el sistema nervioso central, aumenta la termogénesis y reduce el apetito.	Varios estudios clínicos a corto plazo, de buena calidad metodológica, muchos de efedra combinada con cafeína. *Resultados de investigación:* efecto modesto en la pérdida de peso a corto plazo.	Importantes preocupaciones de seguridad informadas; prohibida como ingrediente de suplementos dietéticos. *Efectos adversos notificados:* ansiedad, cambios de humor, náuseas, vómitos, hipertensión, palpitaciones, accidente cerebrovascular, crisis convulsivas, infarto de miocardio y muerte.
Fucoxantina	Aumenta el gasto energético y la oxidación de ácidos grasos; suprime la diferenciación de los adipocitos y la acumulación de lípidos.	Estudiado solo en combinación con aceite de semilla de granada en un ensayo en humanos. *Resultados de investigación:* investigación insuficiente para sacar conclusiones firmes.	No se han informado problemas de seguridad, pero tampoco se ha estudiado rigurosamente. *Efectos adversos notificados:* ninguno conocido.
Garcinia cambogia (ácido hidroxicítrico)	Inhibe la lipogénesis; suprime la ingesta de alimentos.	Varios estudios clínicos a corto plazo de calidad metodológica variable. *Resultados de investigación:* entre poco y ningún efecto sobre el peso corporal.	Pocos problemas de seguridad informados. *Efectos adversos notificados:* cefalea, náuseas, síntomas del vías respiratorias superiores y síntomas gastrointestinales.
Glucomanano	Aumenta las sensaciones de saciedad y plenitud; prolonga el tiempo de vaciado gástrico.	Varios estudios clínicos de calidad metodológica variable, centrados principalmente en los efectos sobre las concentraciones de lípidos y glucemia. *Resultados de investigación:* entre poco y ningún efecto sobre el peso corporal.	Importantes problemas de seguridad informados para la formulación en tabletas, las cuales pueden causar obstrucciones esofágicas; pocos problemas de seguridad con otras presentaciones. *Efectos adversos notificados:* heces líquidas, flatulencias, diarrea, estreñimiento y malestar abdominal.
Extracto de granos de café verde (*Coffea arabica, C. canephora, C. robusta*)	Inhibe la acumulación de grasa; modula el metabolismo de la glucosa.	Pocos estudios clínicos, todos de mala calidad metodológica. *Resultados de investigación:* posible efecto modesto sobre el peso corporal.	Pocas preocupaciones de seguridad informadas, pero no estudiadas rigurosamente; contiene cafeína. *Efectos adversos notificados:* cefalea e infecciones de vías urinarias.
Té verde (*Camellia sinensis*) y su extracto	Aumenta el gasto energético y la oxidación de las grasas; reduce la lipogénesis y la absorción de las grasas.	Varios estudios clínicos de buena calidad metodológica para las catequinas del té verde con y sin cafeína. *Resultados de investigación:* posible efecto modesto sobre el peso corporal.	No se han informado problemas de seguridad cuando se utiliza como bebida; contiene cafeína. Algunas preocupaciones de seguridad informadas para el extracto de té verde. *Efectos adversos notificados (para el extracto de té verde):* estreñimiento, malestar abdominal, náuseas, aumento de la presión arterial, daño hepático.
Goma guar	Actúa como laxante en el intestino, retrasa el vaciamiento gástrico y aumenta la sensación de saciedad.	Varias investigaciones clínicas con buena calidad metodológica. *Resultados de investigación:* sin efecto sobre el peso corporal.	Pocas preocupaciones de seguridad informadas con las formulaciones actualmente disponibles. *Efectos adversos notificados:* dolor abdominal, flatulencias, diarrea, náuseas y calambres.

(*continúa*)

Tabla 13-2 Ingredientes habituales en los suplementos dietéticos para bajar de peso (continuación)

Ingrediente	Mecanismo de acción propuesto	Evidencias de la eficacia	Evidencias de la seguridad
Hoodia (*Hoodia gordonii*)	Suprime el apetito, reduce la ingesta de alimentos.	Muy pocos estudios clínicos en humanos publicados. *Resultados de investigación:* ningún efecto sobre la ingesta de energía o el peso corporal según los resultados de un estudio.	Algunas preocupaciones de seguridad informadas; aumenta la frecuencia cardíaca y la presión arterial. *Efectos adversos notificados:* dolor de cabeza, mareos, náuseas y vómitos.
Piruvato	Aumenta la lipólisis y el gasto energético.	Pocos estudios clínicos de calidad metodológica débil. *Resultados de investigación:* posible efecto mínimo sobre el peso y la grasa corporales.	Pocos problemas de seguridad informados. *Efectos adversos notificados:* diarrea, flatulencias, hinchazón y, posiblemente, disminución de la concentración de las lipoproteínas de alta densidad.
Cetona de frambuesa	Altera el metabolismo lipídico.	Estudiada solo en combinación con otros ingredientes. *Resultados de investigación:* investigación insuficiente para sacar conclusiones firmes.	No se han informado problemas de seguridad, pero tampoco se ha estudiado de forma rigurosa. *Efectos adversos notificados:* ninguno conocido.
Alubia blanca (*Phaseolus vulgaris*)	Interfiere con la descomposición y absorción de los hidratos de carbono al actuar como un "bloqueador de almidón".	Varios estudios clínicos de calidad metodológica variable. *Resultados de investigación:* posible efecto modesto sobre el peso y la grasa corporales.	Pocos problemas de seguridad informados. *Efectos adversos notificados:* cefalea, heces blandas, flatulencias y estreñimiento.
Yohimbina (*Pausinystalia yohimbe*)	Efectos hiperadrenérgicos.	Muy poca investigación en cuanto a reducción de peso. *Resultados de investigación:* ningún efecto sobre el peso corporal; investigación insuficiente para sacar conclusiones firmes.	Importantes problemas de seguridad informados. *Efectos adversos notificados:* cefalea, ansiedad, agitación, hipertensión y taquicardia.

Fuente: United States Department of Health and Human Services, National Institutes of Health, Office of Dietary Supplements. 2017. Disponible en: https://ods.od.nih.gov/factsheets/WeightLoss-HealthProfessional. Consultado el 17 de mayo del 2018.

lo que el atleta desea: mejor salud, más velocidad, más potencia, mayor resistencia, músculos más grandes y mejores posibilidades de ganar (38, 66).

Una revisión de diversos estudios que evaluaron la ingesta de suplementos dietéticos en atletas encontró que los atletas de élite eran mucho más propensos a tomar suplementos dietéticos que el resto de sus colegas (*véase* la fig. 13-1) (66). Se observó que la prevalencia del consumo entre hombres y mujeres era similar, pero que una mayor proporción de mujeres consumía hierro mientras que una mayor proporción de hombres consumía proteínas, creatina y vitamina E (66). Las razones más frecuentes por las que los atletas toman suplementos dietéticos incluyen (66, 126):

- El suplemento tiene un efecto beneficioso directo en el rendimiento de un ejercicio.
- El suplemento ayudará al atleta a recuperarse del ejercicio.
- Para ayudar a mantener la salud, como compensación por una dieta que se considera inadecuada para satisfacer las necesidades de un atleta.
- Para satisfacer lo que se cree que es una gran demanda de nutrientes producto del entrenamiento regular.
- Porque un atleta admirado y exitoso los toma y, al menos una parte de su éxito, se considera que es debido al consumo de los suplementos dietéticos.

Relevancia de los suplementos dietéticos

Varias revisiones han sugerido que el rendimiento no mejora con la ingesta de suplementos vitamínicos o ayudas ergogénicas en atletas que consumen una dieta equilibrada que proporciona suficiente energía, pero puede haber algunas circunstancias que justifiquen la ingesta de suplementos dietéticos si no es posible consumir una dieta equilibrada (37, 83, 88, 90, 91):

- Las mujeres embarazadas y en período de lactancia tienen requerimientos más altos de muchos nutrientes, incluidos el hierro y el ácido fólico, por lo que tienen más riesgo de insuficiencia (*véase* la tabla de ingesta diaria recomendada [RDA, *recommended dietary allowance*]). La necesidad de ácido fólico en mujeres en edad fértil está ahora bien establecida para reducir el riesgo de tener un bebé con un defecto del tubo neural (p. ej., espina bífida o anencefalia). Para disminuir este riesgo, en los Estados Unidos se ha instituido un programa para fortificar los cereales con ácido fólico (147).
- Los atletas parecen tener un mayor riesgo de insuficiencia de hierro que los no atletas debido a la hemólisis por impacto del pie, la pérdida en el sudor o por el incremento de pérdidas vía orina y heces (*véase* el cap. 6). Por eso, los atletas podrían requerir ingestas de hierro mayores a las recomendadas. Para los atletas con insuficiencia de hierro o anemia por insuficiencia de hierro, según la medición de ferritina sérica, hemoglobina y hematócrito, puede requerirse una ingesta suplementaria de hierro. Sin embargo, los suplementos orales de hierro no deben tomarse sin haber insuficiencia y solamente bajo la supervisión directa de un profesional de la salud (97).
- Entre el 10 y 30% de los adultos mayores experimentan una menor producción gástrica de factor intrínseco necesario para la absorción de la vitamina B_{12}. El Institute of Medicine recomienda el consumo de suplementos sublinguales de vitamina B_{12} para cualquier persona mayor de 50 años de edad, para reducir el riesgo de insuficiencia de B_{12} y la anemia megaloblástica asociada (58).
- Los veganos (que no consumen carne, pescado o productos lácteos) tienen mayor riesgo de desarrollar insuficiencia de vitamina B_{12} que los omnívoros y los ovolactovegetarianos, porque los alimentos de origen animal son la fuente natural de la vitamina B_{12}. La suplementación con vitamina B_{12} o el consumo de cereales fortificados con esta para el desayuno puede reducir el riesgo de desarrollar insuficiencia (58).
- El consumo de antibióticos puede disminuir las bacterias intestinales junto con la producción bacteriana de la vitamina K, necesaria para la coagulación sanguínea normal y para la salud ósea. La ingesta complementaria de vitamina K y el consumo de probióticos para ayudar a recuperar el microbioma intestinal a un estado normal puede disminuir el riesgo de insuficiencia (79, 105).
- Las personas intolerantes a la lactosa que evitan los productos lácteos pueden estar en riesgo de tener insuficiencias de vitamina B_2 (riboflavina), vitamina D y calcio. Por ello, pueden beneficiarse del consumo de suplementos que contengan estos nutrientes (89, 141).
- Dada la gran variabilidad en la absorción de calcio y su pérdida a través de la orina y las heces, la evaluación de la densidad mineral ósea puede ser el único medio eficaz para determinar la idoneidad del consumo de calcio a largo plazo. Los atletas deberían ingerir cerca 1 500 mg/día a partir de una combinación de alimentos y suplementos (si fueran necesarios), con una buena dotación de vitamina D para garantizar una absorción normal del calcio (*véase* el cap. 6). La baja densidad ósea que predispone al atleta a las fracturas es un tema complejo que involucra la adecuación de la ingesta de energía, el mantenimiento de un buen equilibrio energético, el consumo correcto de calcio y una reserva adecuada de vitamina D (97).

Ingesta de suplementos dietéticos por los deportistas

Es claro que diversos nutrientes están relacionados con el rendimiento en el ejercicio, tanto de manera directa como indirecta (tabla 13-3). De forma ideal, estos nutrientes se obtendrían mejor a través del consumo de una dieta equilibrada, pero es evidente que muchos atletas consumen suplementos con la esperanza de afectar de forma positiva en el rendimiento atlético. Se ha encontrado que una elevada proporción de atletas adolescentes de élite consumen suplementos dietéticos diariamente, algunos de ellos solicitados por parte de su organización deportiva. Los suplementos ingeridos con mayor frecuencia por esta población de deportistas de élite incluyen creatina, proteínas y magnesio, con la creencia de que estos suplementos son necesarios para mejorar el rendimiento, que no tomarlos puede ser perjudicial para la salud o que incluso propiciará una enfermedad (33). Un estudio de atletas canadienses encontró que el 87% de los atletas evaluados ($N = 440$, incluyendo el 63% de mujeres y el 37% de hombres) tomaron al menos tres suplementos dietéticos durante los últimos 6 meses, incluyendo bebidas deportivas, multivitamínicos, suplementos minerales, barras deportivas con alto contenido de hidratos de carbono, proteína en polvo y reemplazos de comidas (84).

Las recomendaciones generales de suplementación de vitaminas en el atleta incluyen las siguientes (83, 89, 137):

- Hay poca evidencia que sugiera que es habitual que las personas físicamente activas tengan ingestas dietéticas inadecuadas de vitaminas y minerales. Los atletas en mayor riesgo son aquellos con ingestas restrictivas (vegetarianos, quienes siguen dietas restringidas en calorías).
- Algunos atletas físicamente activos, entre los que se incluyen bailarinas de ballet, gimnastas, corredores de larga distancia y luchadores, pueden tener una exposición inadecuada a las vitaminas y minerales porque limitan su consumo de energía en el intento por cumplir con los requisitos de peso específicos de su deporte o para satisfacer los requisitos estéticos de este.

Tabla 13-3 Vitaminas y minerales: relación con el ejercicio

Nutriente	Función principal	Insuficiencia
Tiamina (vitamina B_1)	Metabolismo de los hidratos de carbono y de los aminoácidos	Debilidad, menor resistencia, pérdida muscular y pérdida de peso
Riboflavina (vitamina B_2)	Metabolismo energético oxidativo, transporte de electrones en la producción de ATP	Debilidad, fotofobia, alteración de la función del sistema nervioso, afecciones de la piel y las membranas mucosas (queilosis, queilitis comisural, pliegues nasolabiales inflamados, glositis)
Niacina (vitamina B_3)	Metabolismo energético oxidativo, transporte de electrones en la producción de ATP	Irritabilidad, diarrea y dermatitis
Piridoxina/piridoxal/piridoxamina (vitamina B_6)	Gluconeogénesis, metabolismo de las proteínas (reacciones de desaminación y transaminación)	Dermatitis, glositis y crisis convulsivas
Cianocobalamina (vitamina B_{12})	Formación de eritrocitos/hemoglobina	Anemia macrocítica y síntomas neurológicos
Ácido fólico	Formación de eritrocitos/hemoglobina, formación de ácidos nucleicos	Anemia macrocítica y fatiga temprana
Ácido ascórbico (vitamina C)	Antioxidante, síntesis de proteínas (colágeno del tejido conjuntivo), mejor absorción de hierro	Poco apetito (que puede dar lugar a otras insuficiencias de micronutrientes), fatiga temprana y mala cicatrización de las heridas
Retinol (vitamina A)	Antioxidante, mantiene la resistencia a las enfermedades, vista	Pérdida del apetito, mala inmunidad y problemas oculares
Tocoferol α (vitamina E)	Antioxidante	Daño nervioso y muscular
Cromo	Metabolismo de la glucosa (sensibilidad a la insulina)	Intolerancia a la glucosa, control deficiente de la glucosa sanguínea y fatiga temprana
Hierro	Síntesis de hemoglobina; entrega de oxígeno a los tejidos	Anemia, problemas para concentrarse, sistema inmunitario deficiente y fatiga temprana
Magnesio	Metabolismo energético, conducción nerviosa, contracción muscular	Debilidad muscular y calambres, náuseas e irritabilidad
Zinc	Salud del sistema inmunitario, glucólisis, síntesis de ácidos nucleicos, metabolismo de los hidratos de carbono, sentidos del olfato y el gusto	Inmunidad deficiente, falta de apetito (que puede dar lugar a otras insuficiencias de micronutrientes), exantemas y diarrea

Puede encontrarse más información sobre estas vitaminas y minerales en los capítulos 5 y 6.
Fuente: Lukaski H. Vitamin and mineral status: effects on physical performance. *Nutrition.* 2004;20:632–44.

- Las personas físicamente activas deben consumir una amplia variedad de alimentos para optimizar la exposición a vitaminas, minerales y fitonutrientes, y así eliminar la necesidad de suplementos.
- Solo las personas con insuficiencia de nutrientes biológicamente confirmada se beneficiarán mediante el consumo de suplementos dietéticos.
- Los atletas que tengan preguntas sobre la idoneidad de su dieta deben reunirse con un dietista debidamente acreditado para determinar qué tan bien se satisfacen sus necesidades de nutrientes, en lugar de autoprescribirse suplementos dietéticos.

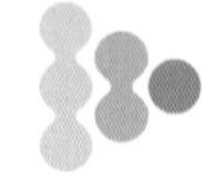

Riesgos potenciales de los suplementos dietéticos y de las ayudas ergogénicas

Algunos productos vendidos como ayudas ergogénicas con frecuencia son de origen desconocido (su contenido no está claramente especificado) y no contienen nutrientes conocidos ni una sustancia que se sepa que ingrese en una vía nutricional. Para hacer las cosas aún más confusas, varios estudios de la composición de las ayudas ergogénicas, con programas de publicidad dirigida a los atletas, encontraron que una gran proporción de estas tenía una cantidad significativamente menor que la anunciada del ingrediente activo (20). Todavía más peligroso y perjudicial para la carrera del deportista fue el descubrimiento en varios estudios de que una serie de ayudas ergogénicas para atletas contenían sustancias prohibidas no declaradas en la etiqueta (41). Esto también puede ser la causa, en parte, de una atribución errónea relacionada con el producto. El atleta cree que simplemente está tomando cierta combinación patentada de vitaminas y descubre que, increíblemente, su masa muscular comienza a aumentar. El atleta atribuye este cambio a la mezcla de vitaminas, cuando en realidad puede deberse al esteroide anabólico que el atleta, sin saberlo, ha estado tomando con la mezcla. Las reglas de dopaje son claras: el atleta es responsable de lo que consume. Si compite en un evento oficial (sancionado) y tiene una prueba de orina positiva para una sustancia prohibida, no podrá argumentar que ignoraba que lo que estaba consumiendo contenía esa sustancia (96). Dado que entre el 40 y 70% de los atletas utilizan suplementos, y que el 10-15% de ellos contienen sustancias prohibidas, esto debería ser una preocupación real para los atletas (106). Esta preocupación se agrava por la relativa ausencia de regulación e imposición de consecuencias que ayudaría a garantizar a los atletas y al público que los suplementos dietéticos son seguros para su consumo (111).

Los atletas deben preocuparse por el empleo excesivo de suplementos y las reacciones potencialmente adversas de las altas dosis de diferentes suplementos. Aunque no se han documentado reacciones adversas por tomar suplementos dietéticos (57), su utilización generalizada por atletas de élite, sin beneficios aparentes para la salud o el rendimiento, sugiere la necesidad de programas educativos centrados en el empleo de suplementos dietéticos por parte de atletas (78). El volumen, la cantidad y las combinaciones de suplementos dietéticos empleados por los atletas plantean preocupaciones acerca del riesgo potencial de efectos secundarios (78).

Es difícil discernir si ciertas sustancias consumidas tienen el efecto de mejorar el rendimiento. Donde se han observado mejorías, posiblemente se deban a un efecto **placebo**: los atletas que toman el suplemento creen que les ayudará, y eso es lo que realmente ayuda, aún sin una base bioquímica para sustentar la mejoría. En otros casos, puede haber mejorías porque el producto satisface una necesidad o un componente que falta en los alimentos que el atleta consume de forma habitual. Por ejemplo, los fisicoculturistas con frecuencia consumen energía insuficiente, lo que los obliga a utilizar una proporción mayor a la deseada de la proteína consumida para satisfacer las necesidades energéticas en lugar de las de construcción de tejidos. Los suplementos de proteínas que consumen los fisicoculturistas ayudan a satisfacer los requerimientos de energía y permiten que una mayor proporción de proteínas esté disponible para la síntesis de tejido muscular. El beneficio de la proteína puede deberse a una mayor ingesta de energía (kcal) en lugar de la proteína *per se*, lo que sugiere que simplemente consumir más energía ayudaría a satisfacer el requerimiento de proteínas y sería un medio menos costoso e igualmente eficaz para mantener o aumentar la masa muscular (16). Por supuesto, también debe haber estrés físico, junto con suficiente energía y nutrientes, para propiciar la adaptación muscular que buscan los fisicoculturistas (fig. 13-2). Simplemente, no es factible que se produzca una mejoría del rendimiento sin la combinación de carga mecánica (ejercicio) y nutrientes suficientes.

Placebo

En el ámbito de la investigación, un placebo no contiene ningún ingrediente activo y, generalmente, es indistinguible de una píldora, cápsula o bebida que sí lo contienen. El placebo posibilita al investigador hacer una clara diferenciación estadística entre los efectos observados por el ingrediente activo consumido y el placebo. El *efecto placebo* se refiere al fenómeno en el que un placebo puede causar un efecto, a pesar de no contener un ingrediente activo, ello debido a que la persona que lo toma cree o tiene la expectativa de que le será útil.

Aunque los atletas sientan que el consumo de suplementos dietéticos/ergogénicos les permite descuidar su alimentación, la bibliografía especializada es cada vez más clara acerca de que estos productos no pueden reemplazar una buena dieta. Cuando mucho, si un suplemento o ayuda ergogénica puede proveer un beneficio, el atleta debe tener una necesidad especial que una dieta bien balanceada, ingerida de forma que sustente un buen equilibrio energético, no pudo satisfacer. Existen pocas de estas sustancias, así que el atleta debe ser cauteloso porque el costo de estos productos es alto, los beneficios limitados y los potenciales efectos adversos reales. De forma ideal, en lugar de centrarse en un "alimento mágico" para fomentar su rendimiento, los atletas deberían adoptar un abordaje realista. No hay nada mejor que la ingesta equilibrada de alimentos y bebidas que provean la energía y

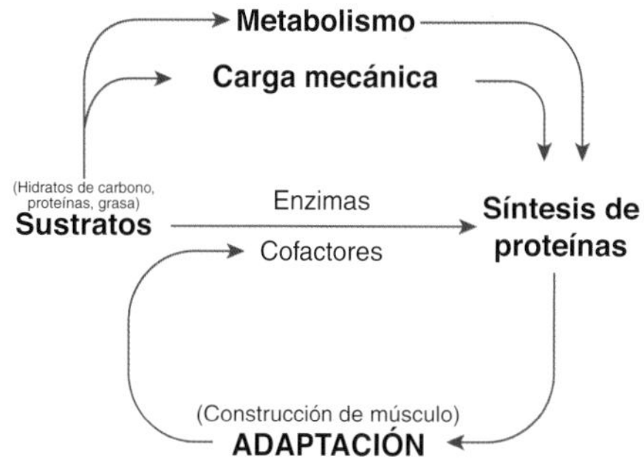

FIGURA 13-2. Para lograr la adaptación deseada del cuerpo o del rendimiento, se necesitan la actividad física (carga) y el consumo adecuado de nutrientes. No se obtiene nada de simplemente tomar un suplemento. Adaptado de: Coyle EF. *Workshop on the Role of Dietary Supplements for Physically Active People.* Bethesda (MD): National Institute of Health, Office of Education; 1996. p. 22.

los nutrientes suficientes para promover el crecimiento, la actividad y el mantenimiento de los tejidos.

A continuación se proporciona una revisión de los suplementos nutricionales y las ayudas ergogénicas consumidas de forma habitual por los atletas. No se incluyen algunos suplementos disponibles, ya que no gozan de la aceptación generalizada de los que sí se revisan. Se describen las epicatequinas del chocolate oscuro; la niacina (vitamina B_3) presente en las carnes; el antioxidante y protector muscular resveratrol, presente en el vino tinto; el ácido fosfatídico, regulador del metabolismo celular, y el ácido ursólico, *un simulador de proteínas musculares.* Al momento de escribir este libro no hay suficientes estudios para discernir claramente si estas sustancias tienen entre sus efectos el de mejorar el rendimiento.

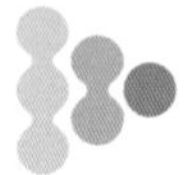

Suplementos nutricionales y ayudas ergogénicas que suelen consumir los atletas

Cafeína

La cafeína es una trimetilxantina y una de varias metilxantinas que se encuentran en el café, el té, la cola, el chocolate y diversos alimentos y bebidas adicionales (tabla 13-4). Como suplemento, la cafeína es un estimulante con beneficios reconocidos en la resistencia, los esfuerzos supramáximos y las carreras de velocidad (97). Es uno de los ingredientes más consumidos. Una gran proporción de la población adulta consume productos que contienen cafeína (14). Para los atletas, esos productos incluyen bebidas, geles y gomas de mascar con cafeína, muchos de los cuales han sido probados para determinar su eficacia como sustancias ergogénicas (127). Aunque la mayoría de los estudios se han realizado en atletas de resistencia, los deportistas también utilizan productos con cafeína en disciplinas de alta intensidad y de equipo (15). La cafeína tiene dos efectos primarios: 1) como antagonista de la adenosina, es un estimulante del sistema nervioso central y 2) es un relajante muscular, lo que hace que el esfuerzo percibido sea menor y disminuyan las sensaciones de dolor y fatiga asociadas con el ejercicio (127, 134). Aunque la cafeína generalmente se considera segura cuando se consume dentro del rango de 3-13 mg/kg, los atletas deben tener cuidado de evitar tomar otros estimulantes o alcohol cuando ingieran grandes cantidades de cafeína (15). Para los atletas de resistencia que consumen cantidades relativamente moderadas (3-6 mg/kg de cafeína anhidra en forma de píldora o polvo), por lo general se consumen unos 60 min antes del ejercicio y se ha encontrado que es una ayuda ergogénica eficaz para retrasar la fatiga (39). También se ha observado que las dosis de cafeína mayores de 3 mg/kg, antes y durante el ejercicio como parte de una bebida con hidratos de carbono, son eficaces para diferir la fatiga (127). Las dosis bajas de cafeína (100-300 mg), cuando se consumen después de los primeros 15-80 min de actividad física, mejoran el rendimiento de la prueba de tiempo de ciclismo entre un 3 y 7% (133). Las dosis de cafeína superiores a 9 mg/kg no parecen mejorar el rendimiento y pueden provocar efectos secundarios negativos, como ansiedad, inquietud y náuseas (15).

Tabla 13-4 Contenido de cafeína en alimentos y bebidas consumidos habitualmente

Alimento/bebida	Presentación	Contenido de cafeína (mg)
Café	355 mL	50-100
Té negro	235 mL	30-80
Té verde	235 mL	35-60
Té de hierbas	235 mL	0
Cola	590 mL	50-65
Cerveza de raíz, la mayoría de las marcas	355 mL	0
Ginger ale	355 mL	0
Bebidas energéticas	Diversas	30-134 o más
Refrigerios cafeinados	Diversos	20-150
Cafeína de venta libre	1 cápsula	200
Cafeína en polvo	1/16 cucharadita	200
Solución de citrato de cafeína	½ cucharadita	415

Fuente: Center for Science in the Public Interest. Disponible en: https://cspinet.org/. Consultado el 17 de mayo del 2018.

Al igual que todos los fármacos, la cafeína tiene un efecto de tolerancia (menor eficacia cuando se consumen las mismas cantidades de manera crónica, pues el atleta se adapta a la porción ingerida). Si se abstiene de su consumo durante al menos 7 días antes de una competencia, aumentará su beneficio ergogénico potencial (93). No todos los atletas responden a la cafeína: se ha observado que algunos tienen una incapacidad genética para reaccionar a sus propiedades ergogénicas sin importar su estrategia de ingesta (148).

Se ha manifestado preocupación de que el consumo excesivo de cafeína pueda provocar efectos secundarios no deseados, como temblor, ansiedad y aumento de la frecuencia cardíaca (134). Debe hacerse notar que la National Collegiate Athletic Association (NCAA) prohíbe el consumo de grandes cantidades de cafeína que produzcan concentraciones de esta sustancia en orina superiores a 15 μg/mL. Para ello, se requeriría un consumo de 700-900 mg de cafeína (cerca de 5-7 tazas de café) en un lapso relativamente corto (127). Los atletas que compiten en eventos autorizados por la NCAA deben saber que los productos que contienen cafeína u otro estimulante pueden no declararlo en su etiqueta (137).

Hay pocas razones para consumir cantidades de cafeína arbitrariamente altas, pues el beneficio máximo parece alcanzarse con 6 mg/kg de masa corporal (fig. 13-3) (45). Incluso dosis más bajas (< 3 mg/kg) parecen proporcionar beneficio ergogénico en rendimientos específicos (71). Se piensa que la ingesta de cafeína en dosis bajas puede tener otros beneficios, que incluyen un mejor estado de ánimo y potencialmente menos efectos secundarios (127).

Aunque el empleo de la cafeína se asocia con mayor resistencia al agotamiento, hay cierta información limitada sobre su impacto en el trabajo de potencia o anaeróbico. Atletas que ingirieron 5 mg/kg de cafeína levantaron, de manera significativa, más peso y realizaron un número mayor de repeticiones de fuerza acostados (*bench press*) en comparación con quienes consumieron un placebo (35). El mismo estudio encontró que el consumo de cafeína provocó mayor vigor y menos fatiga, en un cuestionario de puntuación del estado de ánimo, comparado con quienes tomaron placebo.

Hidratos de carbono (geles, bebidas, alimentos)

Los hidratos de carbono tienen una función fundamental en la actividad física: son el macronutriente que proporciona la mayor cantidad de energía dietética en la mayoría de las personas. En los ejercicios de gran intensidad, principalmente anaeróbicos, los hidratos de carbono son el principal combustible para los músculos, ya que pueden metabolizarse para generar energía de forma anaeróbica. En ejercicio de baja intensidad, pero de larga duración, la grasa puede ser el combustible principal, aunque se requiere que los hidratos de carbono se quemen por completo (104). Sin embargo, debido a que el almacenamiento de hidratos de carbono es limitado (cerca de 100 g de glucógeno en el hígado y 400-500 g en los músculos), son un sustrato limitado de energía en la actividad física. En otras palabras, es probable que los hidratos de carbono se "agoten" más rápidamente que la grasa o la proteína, y que, cuando estos se agoten, sea difícil seguir haciendo ejercicio (143). En una revisión reciente de 50 de 61 (82%) estudios que evaluaron los efectos de la suplementación con hidratos de carbono en el rendimiento con diferentes duraciones, se encontró que otorgaban beneficios estadísticamente significativos (131).

Una estrategia para garantizar que las reservas de hidratos de carbono no se agoten durante el ejercicio es comenzar a hacerlo con las reservas de glucógeno en su nivel máximo. Esta estrategia, frecuentemente conocida como *carga de glucógeno*, tiene como objetivo almacenar la mayor cantidad de hidratos de carbono que los tejidos puedan contener. El régimen tradicional o clásico (conocido como el *régimen de Astrand* por la primera persona que lo describió) logra la acumulación máxima de glucógeno muscular agotando primero, completamente, el glucógeno de los músculos (50). A esto le sigue una fase en la que el glucógeno muscular se restaura al máximo mediante el consumo de una dieta alta en hidratos de carbono y evitando cualquier actividad que pueda disminuir el glucógeno (actividad de alta intensidad). Aunque tiene éxito en la optimización de las reservas de glucógeno en el tejido, este régimen ya no se recomienda debido a los peligros potenciales asociados con el agotamiento de glucógeno, que incluyen arritmias y caída repentina de la presión arterial (PA) (7).

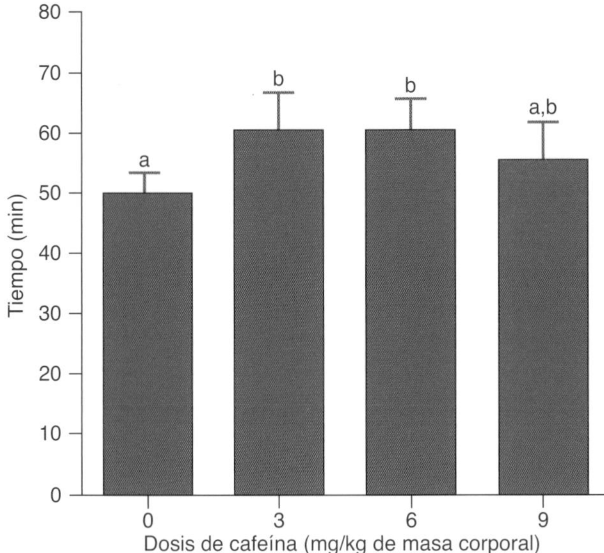

FIGURA 13-3. Efectos de ingerir 0, 3, 6 o 9 mg/kg de masa corporal de cafeína (dosis) durante una carrera y hasta el agotamiento al 85% de consumo máximo de oxígeno. Los datos representan promedios ± error estándar ($n = 8$). Las barras con letra diferente son significativamente diferentes y las barras con las mismas letras no lo son. Fuente: Graham TE, Spriet LL. Metabolic, catecholamine and exercise performance responses to varying doses of caffeine. *J Appl Physiol. 1995;78:867–74.*

Carga de hidratos de carbono

La *carga de hidratos de carbono* es una estrategia para aumentar al máximo las reservas de glucógeno muscular antes de un evento deportivo. Implica un consumo relativamente alto de hidratos de carbono, durante varios días, mientras se reduce la actividad de mayor intensidad que podría utilizar el glucógeno muscular.

El método Sherman/Costill es el más frecuentemente recomendado para la carga de hidratos de carbono. Este método se desarrolló después del régimen de Astrand y se encontró que es más seguro, pero igualmente eficaz, para optimizar el almacenamiento de glucógeno. Este abordaje se basa en mantener las reservas de hidratos de carbono en todo momento y evitar su agotamiento.

Mediante el método recomendado de Sherman/Costill, el atleta debe hacer lo siguiente (28):

- Consumir regularmente una dieta del 55-65% de hidratos de carbono por día e incrementar ligeramente al 60-70% en preparación para la competencia. Esto representa una ingesta de hidratos de carbono de 7-12 g/kg de masa corporal/día.
- Durante 4-7 días antes de la competición, debe reducirse de forma gradual el ejercicio (especialmente el intenso) para evitar consumir una gran cantidad de glucógeno muscular. Durante esta fase de reducción gradual de la actividad, se mantiene una ingesta alta en hidratos de carbono.

Se ha encontrado que este método es tan eficaz como el régimen de Astrand para aumentar al máximo las reservas de glucógeno, pero evita las dificultades relacionadas con su disminución. Debe mencionarse que la acumulación de glucógeno incrementa el almacenamiento de agua en una proporción de 1:3 (por cada gramo de glucógeno, el cuerpo almacenará casi 3 g de agua). Los atletas deben considerar con cuidado si su deporte se beneficiaría con la carga de glucógeno, ya que la estrategia puede mejorar la resistencia, pero también puede agregar cierto grado de rigidez muscular inicial. Cuando la proporción entre flexibilidad y alta resistencia y peso sean importantes (p. ej., gimnasia, patinaje artístico, clavados), incrementar al máximo las reservas de glucógeno puede ser indeseable (50).

El tipo de hidrato de carbono consumido parece hacer una diferencia. Hay productos de polímeros de glucosa, incluyendo Polycose® (polímero de hidratos de carbono de fácil digestión con rápida absorción) y *maltodextrinas* (polisacárido fabricado a partir de almidón mediante hidrólisis parcial que es fácil de digerir y absorber) en varias bebidas y geles deportivos. Se digieren fácilmente en glucosa y parecen ser eficaces en la producción de glucógeno, al igual que los almidones de pasta, pan, arroz y otros cereales (29, 104).

Para resumir, se deben seguir las siguientes estrategias para optimizar la disponibilidad de hidratos de carbono (19, 102, 137):

- Para optimizar el almacenamiento de glucógeno muscular en preparación para un evento o para recuperar glucógeno muscular después del ejercicio:
  - De 7-12 g de hidratos de carbono/kg de masa corporal/día.
- Recuperación rápida de glucógeno muscular después del ejercicio cuando haya menos de 8 h disponibles para recuperarse antes de la siguiente sesión:
  - De 1-1.2 g/kg de hidratos de carbono inmediatamente después del ejercicio; repetir cada hora hasta reanudar un horario regular de comidas.
  - Existe evidencia de que el consumo de hidratos de carbono como bocadillos pequeños cada 15-60 min puede ser ventajoso al principio del período de recuperación después del ejercicio.
- Comida previa a una sesión prolongada de ejercicios:
  - De 1-4 g/kg de hidratos de carbono consumidos entre 1 y 4 h antes del ejercicio.
- Consumo de hidratos de carbono durante el ejercicio de intensidad moderada o intermitente de 1 h o más de duración.
- El consumo insuficiente de energía total, incluso con un consumo relativamente alto de hidratos de carbono, provocará la disminución de las reservas de glucógeno:
  - Duración del ejercicio de cerca de 1 h: pequeñas cantidades de hidratos de carbono en una bebida deportiva proporcionan una solución al 6-7%. También hay evidencia de que enjuagar la boca con una bebida de hidratos de carbono puede proporcionar algún beneficio.
  - Duración del ejercicio superior a 90 min: 0.5-1.0 g/kg/h (30-60 g/h).
  - Duración del ejercicio mayor de 4 h: cerca de 1.5-1.8 g/min de hidratos de carbono transportables múltiples (p. ej., los hidratos de carbono consumidos provienen de más de una fuente: es mejor una combinación de sacarosa y glucosa que su equivalente calórico solo de glucosa para optimizar los receptores intestinales de hidratos de carbono).
- Ingesta diaria típica (suponiendo que los hidratos de carbono se distribuyen a lo largo del día con un consumo que optimiza su disponibilidad antes, durante e inmediatamente después del ejercicio):
  - Atletas que realizan un programa de entrenamiento ligero:
    - De 3-5 g/kg/día
  - Atletas con un programa de ejercicio moderado:
    - De 5-7 g/kg/día
  - Atletas de resistencia con 1-3 h de entrenamiento de intensidad moderada a alta:
    - De 7-12 g/kg/día
  - Atletas con ejercicio extremo de larga duración (más de 4-5 h), como el *Tour de France*:
    - Cantidad mínima de 10-12 g/kg/día

β-alanina

El ejercicio provoca reducción de los sustratos de energía muscular, incluidos el trifosfato de adenosina (ATP, *adenosine triphosphate*), el fosfato de creatina (PCr, *phosphocreatine*) y el glucógeno, así como acumulación de metabolitos: difosfato de adenosina, H^+ y magnesio ($Mg2^+$), con un mayor potencial de radicales libres que dañan a las células (4). Parece que el dipéptido carnosina ayuda a limitar la fatiga muscular al amortiguar la acumulación de H^+. La carnosina consta de dos aminoácidos: β-alanina e histidina, y aumenta con el consumo de β-alanina (10, 132). El efecto del aumento de la capacidad de amortiguación es permitir una mejoría del rendimiento en el ejercicio de gran intensidad (97). Existen fuentes dietéticas de β-alanina, principalmente de la carne de animales predominantemente anaeróbicos, como las aves de corral, o de animales de entornos con poco oxígeno, como las ballenas. Proporcionar una dosis suplementaria estándar mayor de 800 mg de β-alanina puede provocar efectos secundarios desagradables que incluyen erupciones en la piel, parestesias transitorias o ambas. Sin embargo, esto se puede remediar con el empleo de comprimidos de liberación lenta de β-alanina; también pueden ser eficaces para elevar la carnosina (130, 132). Parece que la ingesta de 3-6 g/día (0.8-1.6 g cada 3-4 h) durante 10-12 semanas aumenta la capacidad de amortiguamiento celular en un 50-85% (121, 132). Curiosamente, el efecto de carga de la carnosina muscular vía suplementación de β-alanina parece ser más pronunciado en los músculos entrenados que en los no entrenados, pero la eficacia de la β-alanina para producir mejorías en el rendimiento parece ser más difícil en atletas que ya están bien entrenados (5, 8). Aunque existe una gran variabilidad en los beneficios al rendimiento entre atletas, aquellos que consumen β-alanina según el protocolo habitual generalmente obtienen beneficios que van del 0.2 al 3.0% durante el ejercicio continuo o intermitente de 30 s a 10 min (97).

Nitrato y otros estimulantes del óxido nítrico

La suplementación de nitrato dietético y otros productos, incluidos los flavonoides cítricos, aumentan la concentración plasmática de nitrito o directamente la producción de óxido nítrico. El óxido nítrico (NO) tiene múltiples funciones, todas importantes para los atletas de competición. Estas funciones incluyen (59, 107, 128):

- Regulación del flujo sanguíneo y la PA (vasodilatación)
- Contractilidad muscular
- Homeostasis de la glucosa
- Homeostasis del calcio
- Respiración mitocondrial y biogénesis

Óxido nítrico

Con frecuencia abreviado como NO, el óxido nítrico es un potente vasodilatador que mejora el suministro de oxígeno a las células. Un mejor suministro de oxígeno tiene el efecto de disminuir la frecuencia cardíaca y la PA, ya que el corazón no tiene que trabajar tan duro para suministrar el oxígeno requerido. Los niños y los adolescentes tienen una vía robusta de L-arginina para producir NO. Con la edad, esta vía deviene menos activa y la PA aumenta. El consumo de alimentos con alto contenido de nitratos (como el jugo de betabel) da lugar a mayores reservas de ácido nítrico, a un mejor suministro de oxígeno y a una menor PA.

Originalmente se pensó que el NO solo se generaba a través de la oxidación del aminoácido L-arginina en una reacción catalizada por la sintasa de óxido nítrico (NOS, *nitric oxide synthase*) (100). Sin embargo, se ha observado que el NO también se puede producir a partir de los alimentos consumidos mediante la reducción de nitrato a nitrito y luego de nitrito a NO (34). Esta vía es particularmente importante en condiciones de baja disponibilidad de oxígeno, incluida la alta demanda de oxígeno en el músculo esquelético durante el ejercicio. También se ha visto que la suplementación con flavonoide cítrico, un antioxidante y estimulador de la producción de NO, tiene beneficios en el rendimiento. En un estudio aleatorizado, doble ciego, de hombres sanos entrenados, 4 semanas de suplementación con 500 mg de flavonoide cítrico mejoraron de manera significativa la producción de energía (prueba de tiempo en cicloergómetro) en comparación con placebo (107).

El nitrato de los alimentos, en especial del betabel y los vegetales de hoja verde, puede reducirse a nitrito gracias a las bacterias bucales, lo que incrementa su concentración plasmática. Una mayor concentración de nitrito plasmático sirve como reservorio para la producción de NO (85). Se prefieren los jugos de betabel y vegetales porque ofrecen más área (superficie de contacto) entre el nitrato de los alimentos y las bacterias bucales que los alimentos sólidos (63).

Varios estudios han investigado si la suplementación con nitrato en la dieta puede tener un impacto en la respuesta fisiológica al ejercicio. Uno de esos estudios encontró que 3 días de suplementación con nitrato de sodio (0.1 mmol/kg/día) redujeron la PA en reposo y el gasto de oxígeno del ejercicio del ciclo submáximo (75). Otros estudios detectaron que aumentar la biodisponibilidad del NO mediante la ingesta dietética de jugo de betabel redujo la PA en reposo, el gasto de oxígeno del ejercicio submáximo en un 5% y retrasó el agotamiento durante la actividad física de gran intensidad en un 16% (2). Curiosamente, la suplementación de nitrato en alimentos también reduce el gasto de oxígeno del ejercicio submáximo y puede mejorar la tolerancia al ejercicio y el rendimiento (59, 74). Algunos estudios recientes han visto que la ingesta dietética aguda de 0.5 L de jugo de betabel, antes de los ciclos de 4 y 16.1 km en la prueba de rendimiento en ciclistas de competencia, produjo mayor energía para idéntico consumo de oxígeno y redujo en un 2.7% el tiempo para completar ambas distancias de prueba (72, 73, 144). Se determinó que ese efecto se puede mantener durante al menos 15 días si se continúa la suplementación en la misma dosis (~0.5 L de jugo de betabel). Es importante destacar que se descubrió que el betabel reducido en nitrato (placebo) no tiene ningún efecto, lo que sugiere que el nitrato es el componente bioactivo clave. Cabe señalar que, debido a que las bacterias bucales convierten el nitrato en nitrito, el empleo de un enjuague bucal antiséptico puede inhibir la producción de NO. Un estudio reciente evaluó la PA en 19 voluntarios sanos durante un período inicial de control de 7 días, seguido de un período igual de tratamiento con un enjuague bucal antiséptico con clorhexidina (63). El tratamiento antiséptico redujo de manera significativa la producción de nitrito oral (90%) y las concentraciones de nitrito plasmático (25%) en comparación con el período de control. Esto ocasionó un aumento significativo de las presiones arteriales sistólica y diastólica. Los resultados de este estudio sugieren que las bacterias bucales desempeñan un papel importante en las concentraciones plasmáticas de nitrito y en el control fisiológico de la PA.

Creatina

Se ha visto que la suplementación con creatina (monohidrato de creatina) mejora el rendimiento en episodios repetidos de ejercicio de gran intensidad con períodos cortos de recuperación (137, 145). Además, los estudios han encontrado que la suplementación con creatina puede mejorar la respuesta adaptativa al ejercicio, incluyendo aumentos de la masa muscular y la fuerza (97, 118). El PCr sirve como depósito de almacenamiento para mantener las concentraciones de ATP durante actividades de gran intensidad, como la carrera de velocidad, que puede agotar rápidamente el ATP. La creatina está formada por tres aminoácidos y se une al fósforo para formar PCr (112). Se piensa que saturar los músculos con creatina aumenta la capacidad para mantener, mediante una resíntesis eficaz, el compuesto de alta energía ATP, lo que retrasa la fatiga en actividades de gran intensidad (104). También existe evidencia de que la suplementación con creatina puede disminuir el estrés oxidativo y los marcadores de inflamación de los tejidos (32). Los seres humanos sintetizamos creatina sobre todo en el hígado y otros tejidos metabólicamente activos a partir de los aminoácidos arginina, glicina y metionina; también podemos obtener creatina preformada de las carnes (6). Sin embargo, la cocción normal reduce la disponibilidad de creatina preformada en la dieta y, dada la importancia cada vez mayor de cocinar productos cárnicos para reducir la posibilidad de infección bacteriana, es probable que la cantidad de creatina suministrada por la dieta sea pequeña. Debido a una ingesta neta más baja de creatina preformada de la carne y, en general, ingestas de proteínas más bajas que proporcionen los aminoácidos necesarios para su síntesis, los veganos puros pueden correr el riesgo de ingesta baja (13, 137).

Hoy en día, la creatina es uno de los suplementos más populares entre los atletas para mejorar el rendimiento (27). Un régimen típico de carga de creatina implica una fase inicial de 20 g/día (dividida en cuatro dosis de 5 g) durante 5-7 días, seguida de una fase de mantenimiento de 3-5 g/día durante diferentes períodos (1 semana a 6 meses) (6). Algunos estudios recientes sugieren que la suplementación con monohidrato de creatina en dosis de 0.1 g/kg de peso corporal, combinada con entrenamiento de fuerza, mejora el potencial de beneficio al rendimiento (27). Estudios anteriores sugirieron que tomar suplementos diarios de creatina satura el tejido muscular después de 5 días (49). Este hallazgo sugiere que la creatina no debe tomarse durante más de 5 días. Otros estudios señalan que tomar suplementos de creatina 5 días al mes es adecuado para saturar el tejido muscular (95). También hay evidencia de que consumir monohidrato de creatina adicionado con cerca de 100 cal de proteína más alrededor de 100 cal de hidratos de carbono puede mejorar la absorción de creatina por parte de las células debido a una mayor respuesta a la insulina de los sustratos de energía adicionales (129).

Aunque no se han documentado efectos negativos a la salud por la suplementación con creatina hasta por 4 años (usando el protocolo de ingesta recomendado), los atletas deben estar conscientes de que la seguridad a largo plazo de la suplementación con monohidrato de creatina nunca se ha probado en niños, adolescentes o adultos (122). La suplementación con creatina se relaciona con un aumento agudo de peso por retención de agua (0.6-2 kg después de la carga de creatina) que puede causar dificultades a atletas en deportes sensibles al peso; también hay informes de que la creatina puede causar malestares digestivos (67, 113, 137). En un estudio que comparó la suplementación con monohidrato de creatina con un suplemento de hidratos de carbono de 250 kcal durante 5 días, utilizando una prueba repetida de salto de altura, se encontró que el grupo con los hidratos de carbono se desempeñó tan eficazmente como el grupo con monohidrato de creatina, pero sin el aumento de peso adicional asociado con el consumo de creatina (67). La suplementación con creatina también se ha relacionado con disfunción renal transitoria (115). Se observó que el atleta con disfunción renal había tomado suplementos orales de creatina para prepararse para la temporada de fútbol. No había excedido las dosis recomendadas, y una vez que dejó de tomar los suplementos, recuperó la función renal. Se ha informado que las personas con enfermedad renal preexistente o aquellas con riesgo potencial de disfunción renal (diabéticos, hipertensos) no deben utilizar suplementos de creatina en dosis altas (> 3-5 g/día) (65). Una prueba de la función renal sería lógica, por lo tanto, antes de una suplementación con creatina.

Bicarbonato de sodio/citrato de sodio

La suplementación con bicarbonato o citrato de sodio mejora la capacidad de amortiguación extracelular y el rendimiento en eventos atléticos que, de otra manera, se verían afectados por alteraciones acidobásicas asociadas con glucólisis anaeróbica, incluyendo *sprints* repetidos y eventos de gran intensidad que duran 1-7 min (18, 70). Los investigadores han concluido que tanto el bicarbonato como el citrato de sodio tienen un efecto amortiguador sobre la acidez (ácido láctico) que ocurre no solo en deportes anaeróbicos, sino también en deportes de equipo que involucran carreras de velocidad repetidas, lo que permite un mantenimiento prolongado de la fuerza o la potencia (24, 101). Debido a que muchas actividades involucran principalmente procesos metabólicos anaeróbicos, parece que algunos atletas podrían obtener beneficios al consumir estos amortiguadores.

El protocolo típico de consumo de bicarbonato o citrato de sodio indica 200-400 mg/kg cerca de 1-2 h antes del ejercicio (125). Se han informado molestias digestivas relacionadas con el consumo de bicarbonato de sodio que pueden incluir vómitos y diarrea, pero estos pueden ser ocasionados por la ingesta simultánea de bocadillos con alto contenido de hidratos de carbono (17, 24, 137). Estos efectos secundarios negativos del bicarbonato de sodio deberían dar a los atletas razones para ser cautelosos antes de optar por esta ayuda ergogénica potencial. Como alternativa, el citrato de sodio parece reducir las molestias gastrointestinales, pero la tolerancia a este suplemento también debe probarse antes de su empleo en una competición (97, 119).

Aminoácidos ramificados

Los aminoácidos ramificados (AR) incluyen valina, leucina e isoleucina, que pueden ser oxidadas directamente por el tejido muscular para obtener energía (3). Las proteínas lácteas parecen tener beneficios en comparación con otras fuentes de proteína, tal vez en gran parte debido al contenido relativamente alto de leucina y a las cualidades de alta digestibilidad y absorción de los AR en los productos lácteos (110). El metabolismo de los AR parece elevado en las actividades de resistencia, lo que sugiere que hay un componente de equilibrio energético en la disponibilidad de estos aminoácidos, ya que sus concentraciones plasmáticas se ven afectadas por los cambios en la disponibilidad de energía total, así como por la ingesta de proteínas, grasas e hidratos de carbono (1). Existe la hipótesis de que la actividad física intensa puede descomponer el tejido muscular a un ritmo rápido, pero que la suplementación con AR disminuye esta degradación muscular y produce una mejor masa muscular (68). También se ha propuesto que la ingesta suplementaria de AR puede producir fatiga central al liberar más triptófano para cruzar la barrera hematoencefálica, lo cual estimula la producción de serotonina (40). La serotonina induce el sueño, suprime el apetito y promueve la fatiga fisiológica. Sin embargo, un estudio reciente que evaluó los efectos de la suplementación con AR sobre la fatiga no encontró efectos significativos sobre la fatiga central (116); previamente se halló que la ingesta simultánea de hidratos de carbono y AR parece disminuir la fatiga central (31).

Varios estudios que evaluaron la ingesta suplementaria de AR en el rendimiento deportivo obtuvieron resultados contradictorios. Los estudios donde se combinaron AR con hidratos de carbono al parecer tuvieron una mejoría que respecto a los AR solos. Otros encontraron que los hidratos de carbono solos proporcionaron el beneficio ergogénico mientras que, en combinación con AR, promovieron mejorías en el rendimiento (3). La suplementación con AR se ubica en el rango de 20-25 g (equivalente a 80-100 kcal). Los hallazgos sugieren que los atletas que consumen proteínas de buena calidad con suficientes hidratos de carbono tienen probabilidades de lograr el mismo beneficio o más de lo que podría derivarse del consumo de suplementos solo con AR.

Prebióticos/probióticos[1]

La influencia positiva del ejercicio sobre la salud se produce a través de varios mecanismos, incluido su impacto positivo sobre el sistema inmunitario, su efecto antiinflamatorio y sus beneficios en el metabolismo (64). Algunos estudios recientes del microbioma intestinal sugieren un papel importante en la inmunidad y en el metabolismo. La alteración del microbioma intestinal puede provocar enfermedad inflamatoria crónica que afecta negativamente el rendimiento deportivo (69). En consecuencia, las terapias de modulación microbiana intestinal, incluyendo prebióticos y probióticos, están ganando popularidad entre los atletas (tabla 13-5).

Microbioma

También conocido como *microbiota*, el *microbioma* se refiere a los microbios que habitan el tubo digestivo y tienen muchas funciones relacionadas con la salud, incluyendo el sistema inmunitario, la producción de hormonas y el metabolismo. El microbioma puede degradarse por el uso de antibióticos o el consumo de alimentos que no favorecen a las bacterias (que no son prebióticos), y al no proporcionar al cuerpo bacterias como *Lactobacillus* o *Bifidobacterium* que se encuentran en yogures de cultivos vivos y otros alimentos fermentados (probióticos).

Los prebióticos y probióticos funcionan mediante la modificación de la comunidad de bacterias del intestino grueso, denominada *microbiota intestinal*, que se ha demostrado que desempeña un papel fundamental en la salud y la enfermedad. Existe un creciente cuerpo de evidencia que sugiere que este objetivo terapéutico puede beneficiar a los atletas al afectar la función inmunitaria, reduciendo la permeabilidad de la mucosa intestinal y disminuyendo la respuesta inflamatoria sistémica relacionada con el ejercicio intenso (86). Más allá de los objetivos específicos en el ejercicio, los prebióticos y probióticos pueden ofrecer otros beneficios a los atletas, como la reducción de los síntomas relacionados con el estrés (insomnio, poca concentración, ansiedad, depresión y fatiga) (22). También hay evidencia de un estudio con protocolo aleatorizado, doble ciego y controlado con placebo, de que *Lactobacillus casei* cepa Shirota (una bacteria habitual en las cápsulas de probióticos) puede ayudar a reducir la incidencia de infección de las vías respiratorias altas en los atletas (42). Los alimentos probióticos más conocidos incluyen yogur, kéfir, chucrut, pepinillos, tempeh, kimchi y té de kombucha. En los casos en los que el consumo regular de estos alimentos no sea posible, los atletas pueden encontrar una amplia gama de cápsulas de probióticos disponibles para su venta.

Vitamina D

La vitamina D afecta múltiples sistemas corporales y puede influir en el dolor y la recuperación muscular, la homeostasis del calcio, la densidad mineral ósea y otros procesos celulares esqueléticos y extraesqueléticos que incluyen la función cardiopulmonar (139). La comprensión cada vez mayor de la vitamina D ha generado un mayor interés en ella y en las diferentes funciones que tiene en el rendimiento deportivo (tabla 13-6).

[1] Agradecimientos especiales a la doctora dietista Megan Rossi por proveer información sobre prebióticos y probióticos. La Dra. Rossi es investigadora asociada en Diabetes and Nutritional Sciences en King's College de Londres y es especialista en el área de microbioma intestinal.

Tabla 13-5 Prebióticos, probióticos y simbióticos

Prebióticos	Componentes no digeribles de los alimentos que ayudan al crecimiento y la actividad de bacterias beneficiosas (son el alimento de las bacterias "buenas").	Son un tipo de fibra dietética que pasa sin digerirse a través del tubo digestivo superior y proporcionan un sustrato a las bacterias colónicas. Los prebióticos se encuentran naturalmente en muchos alimentos como alcachofas, cebolla, ajo, espárragos y puerros.
Probióticos	Bacterias vivas que proporcionan beneficios a la salud cuando se consumen en cantidades adecuadas, es decir, son bacterias "buenas".	Los probióticos más conocidos son *Lactobacillus* y *Bifidobacterium,* que se encuentran naturalmente en una gran variedad de alimentos: yogures (con cultivos vivos activos), kéfir, kombucha, kimchi y natto.
Simbióticos	Los simbióticos son producto de la combinación de prebióticos y probióticos.	Los simbióticos proporcionan las bacterias beneficiosas para el tubo digestivo y también el sustrato (los alimentos) para ayudar a esas bacterias a prosperar en el colon. Los ejemplos de alimentos simbióticos incluyen yogur de cultivo vivo con trozos de nectarina; frijoles (judías/porotos) y encurtidos con eneldo; kéfir y anacardos; vegetales salteadas con ajo y crema agria.

Tabla 13-6 Suplementos de vitamina D

Vitamina D_2	Ergocalciferol (de plantas)	La vitamina D_2 es producida por las plantas con exposición a la radiación ultravioleta. El contenido de vitamina D_2 de los alimentos puede aumentarse mediante su irradiación con luz ultravioleta después de la cosecha. Esto también ocurre con la leche de soya (soja), las almendras y el coco expuestos a la luz ultravioleta.
Vitamina D_3	Colecalciferol (de animales)	Esta es la forma de vitamina D más activa biológicamente para los humanos y parece ser la forma suplementaria superior, ya que se absorbe y utiliza mejor que la vitamina D_2. En los seres humanos, la exposición a la luz solar de la capa grasa debajo de la piel convierte el colesterol en vitamina D_3.

Datos de: Lehmann U, Hirche F, Stangl GI, Hinz K, Westphal S, Dierkes J. Bioavailability of vitamin D(2) and D(3) in healthy volunteers, a randomized placebo-controlled trial. *J Clin Endocrinol Metab.* 2013;98(11):4339–45; Logan VF, Gray AR, Peddie MC, Harper MJ, Houghton LA. Long-term vitamin D3 supplementation is more effective than vitamin D2 in maintaining serum 25-hydroxyvitamin D status over the winter months. *Br J Nutr.* 2013;109(6):1082–8.

Algunos estudios recientes han encontrado que los atletas con insuficiencia de vitamina D presentan un mayor riesgo de todos los tipos de fractura, pero también aumentan la inflamación corporal total, las enfermedades infecciosas y la función muscular (76). Un estudio que evaluó la suplementación con vitamina D descubrió que las vitaminas D_2 y D_3 son seguras y protegen contra la infección aguda de las vías respiratorias (92). Un estudio de 98 atletas y bailarines jóvenes observó que el 73% de los atletas evaluados tenían insuficiencia de vitamina D y que aquellos involucrados en deportes en interiores tenían casi el doble de la prevalencia de esa insuficiencia en comparación con atletas de deportes al aire libre (26). Curiosamente, en la década de 1950 se descubrió que los atletas expuestos a la luz ultravioleta, que produce vitamina D, mejoraron su rendimiento atlético, principalmente a través de menor dolor muscular y mejor recuperación muscular (17). Tanto la recuperación más rápida del dolor muscular, como la recuperación muscular mejorada, son probablemente una función del aumento de la síntesis de proteínas musculares que se mejora con una buena dotación de vitamina D (9, 146). Cabe señalar que es probable que los atletas con piel oscura requieran más exposición a la luz solar (ultravioleta B [UVB]) que aquellos con piel clara para obtener el mismo beneficio de formación de vitamina D. Se ha estimado que los individuos de piel clara requieren hasta un 40% menos de exposición a rayos UVB para alcanzar la misma dotación de vitamina D que los de piel oscura, lo que coloca a los atletas de piel oscura en mayor riesgo de insuficiencia, asumiendo una equivalencia en la ingesta de alimentos (48).

El problema es evidente: durante el invierno la producción de vitamina D está casi ausente (en atletas que viven en áreas con cambios de estación) y los obliga a confiar en las reservas adquiridas en el verano. La vitamina D en la dieta es relativamente baja. En los atletas que entrenan y compiten en espacios cerrados todo el año, la adquisición de vitamina D, incluso durante el verano, es inadecuada, lo que los pone en alto riesgo de fracturas (55, 76). El Institute of Medicine clasifica como adecuado un valor sérico mayor de 50 nmol/L de vitamina D, como inadecuado uno de 30-50 nmol/L y de insuficiente al menor de 30 nmol/L (139). No obstante, no hay un consenso claro sobre la concentración sérica de vitamina D (25-hidroxivitamina D) que pueda considerarse óptima, deficiente o insuficiente en los atletas (77). Por lo general, la exposición a los rayos UV aporta el 80-90% de la vitamina D sérica, mientras que las fuentes dietéticas proveen entre el 10 y 20% (108). Hoy en día hay evidencia de que la suplementación con vitamina D, en atletas con vitamina D sérica menor de 40 nmol/L, es una estrategia que mejora el rendimiento. Parece que se necesitan más de 40 ng/mL de vitamina D sérica para prevenir las fracturas en los atletas; no se observan beneficios adicionales con más de 50 nmol/L (124). Las dosis suplementarias de vitamina D varían ampliamente (1000-50000 UI) con las dosis típicas en el rango de 1000-2000 UI. La European Food Safety Authority recién declaró que 4000 UI es la dosis máxima razonable para la suplementación con vitamina D (36). Una suplementación mayor implica un control cuidadoso de las concentraciones séricas para evitar la toxicidad (51). Incluso entre adultos mayores, que muestran disminución muscular y de fuerza, se vio que el suministro de 1000 UI de ergocalciferol al día, durante 2 años, aumentó significativamente la fuerza y tamaño musculares (120). Los estudios en atletas suplementados y no suplementados demuestran una mejoría en el rendimiento en el grupo suplementado con vitamina D, en especial entre atletas del hemisferio norte (25). Sin embargo, dada su toxicidad potencial, los suplementos de vitamina D deben tomarse bajo la guía de un profesional de la salud.

Té verde

Algunos estudios anteriores sugieren que el consumo de antioxidantes, ya sea a través de los alimentos o mediante suplementos, puede proteger contra el estrés oxidativo y el daño muscular relacionados con el ejercicio (11, 114). También se han realizado estudios que sugieren que los atletas suplementados con antioxidantes pueden no adaptarse bien al entrenamiento, lo que los predispone a un mayor grado de daño oxidativo (23, 44, 135). Un estudio ilustra lo difícil que es encontrar un beneficio en el rendimiento como resultado del consumo de antioxidantes. Esta investigación doble ciego, aleatorizada y controlada con placebo evaluó dos períodos de 4 semanas con extracto de té verde (980 mg de polifenoles al día) o placebo en velocistas; descubrió que el extracto de té verde previno el estrés oxidativo en pruebas de *sprint* de ciclo repetido (60). Se trata de un hallazgo congruente con estudios previos que evaluaron el extracto de té verde (61, 109). Sin embargo, este estudio también concluyó que no hubo una reducción en el daño muscular inducido por el ejercicio y tampoco mejorías en el rendimiento del *sprint* con el extracto de té verde.

Suplementos para mejorar el sistema inmunitario

Los atletas consumen una serie de suplementos nutricionales con el propósito de mejorar la función inmunitaria. Entre estos se incluyen las vitaminas C y E, el zinc y otras sustancias no analizadas antes en este capítulo, como el calostro bovino, la glutamina, la equinácea y los ácidos grasos omega-3. En las siguientes secciones se proporciona un resumen de su acción y eficacia potenciales (97).

Vitamina C

La vitamina C (ácido ascórbico) participa en la eliminación de especies reactivas de oxígeno (ERO) y en la función inmunitaria. Existe evidencia limitada de que la vitamina C suplementaria pueda ayudar a prevenir los síntomas respiratorios superiores; tampoco hay evidencia que respalde que más de 200 mg de vitamina C al día sean útiles para tratar o resolver los síntomas de las vías respiratorias superiores.

Vitamina E

La vitamina E está involucrada en la eliminación de ERO y en la función inmunitaria. No hay evidencia de que la suplementación con vitamina E apoye la función inmunitaria, pero sí algunos datos de que las dosis altas pueden incrementar el daño oxidativo y los síntomas respiratorios superiores.

Zinc

El zinc es un cofactor enzimático para las células inmunitarias; su insuficiencia se asocia con una inmunidad deteriorada. Hay evidencia de que su insuficiencia ocurre entre los atletas. Existen aseveraciones de que la suplementación con zinc puede reducir la incidencia de los síntomas respiratorios superiores, pero existe poca investigación que apoye tales afirmaciones. Para que un suplemento de zinc sea útil, debe consumirse dentro de las 24 h posteriores a la aparición de los síntomas respiratorios superiores y durante la duración de la enfermedad. Los efectos secundarios potenciales incluyen hipogeusia (menor sensibilidad gustativa), disgeusia (alteración del gusto) y náuseas.

Calostro bovino

El *calostro* es la primera leche producida por una vaca después de parir un ternero y contiene anticuerpos, factores de crecimiento y otras sustancias involucradas en la inmunidad. Hay un apoyo limitado para el empleo de calostro bovino, con alguna información que sugiere que es capaz de ayudar a mantener las proteínas antimicrobianas salivales después del ejercicio intenso (estas proteínas suelen disminuir posterior a una sesión de ejercicio intenso). Se necesita más investigación para comprender mejor la utilidad de la suplementación con calostro bovino.

Glutamina

La *glutamina* es un aminoácido no esencial que se utiliza como fuente de energía para las células inmunitarias. Su disponibilidad se reduce después del ejercicio prolongado y del entrenamiento pesado. No existe evidencia de que el consumo de suplementos con glutamina, antes y después del ejercicio, beneficie la función inmunitaria, y hay poca evidencia de que en los atletas que toman glutamina suplementaria pueda haber una reducción en los síntomas respiratorios superiores después de tener competiciones de resistencia.

Equinácea

La *equinácea* es un extracto herbolario que pretende mejorar la función inmunitaria, pero hay poco apoyo para esta afirmación. Algunos estudios recientes sugieren que la equinácea no tiene ningún efecto sobre la incidencia o la gravedad de las infecciones.

Ácidos grasos omega-3

Los ácidos grasos omega-3 se encuentran en los aceites de peces de agua fría y en las semillas de lino; pueden afectar la función inmunitaria. También se afirma que tienen efectos antiinflamatorios después del ejercicio. No hay evidencia de que los ácidos grasos omega-3 reduzcan los síntomas respiratorios superiores en los atletas y hay poca información para sustentar que disminuyan la inflamación después de presentarse contracciones excéntricas que dañen los músculos. Existe cierta evidencia de que la suplementación mejora la función cognitiva en adultos mayores sanos, pero no está claro si este efecto beneficia también a atletas jóvenes y saludables con mayor salud o rendimiento atlético.

Bebidas energéticas

La popularidad de las bebidas energéticas ha crecido de forma drástica desde su introducción hace más de 30 años. Se ha informado que una gran proporción de los estudiantes universitarios consumen bebidas energéticas por una gran variedad de razones: falta de sueño y energía, aumento del estado de alerta para estudiar o conducir durante mucho tiempo, como mezcla con alcohol durante las fiestas y remedio para la resaca (87). Los atletas universitarios también suelen consumir bebidas energéticas con mucha cafeína, azúcares y otras sustancias, como vitaminas, extractos de hierbas y aminoácidos, debido a la creencia de que mejoran el rendimiento (52). Los niños y los adolescentes, objetivos de la publicidad de las bebidas energéticas, también son grandes consumidores (123, 136). Aunque son populares, se han planteado serias preocupaciones respecto a los posibles efectos negativos de su consumo, ya que tienen una concentración demasiado alta de cafeína, por lo general en el rango de 30-134 mg/100 mL (el límite máximo recomendado por la FDA para la cafeína es de 20 mg/100 mL). Algunas presentaciones de poco volumen (vendidas en envases pequeños) tienen una concentración de cafeína que supera hasta 12 veces el límite recomendado por la FDA (54). Existen muchas preocupaciones asociadas con las bebidas energéticas, entre las que se incluyen (43, 47, 52-54):

- Muchas bebidas energéticas contienen ingredientes cuyas consecuencias para la salud, cuando se consumen solos o en combinación, no están bien dilucidadas (vitaminas B, glucuronolactona, extracto de ginseng, guaraná, efedra, yohimbina, ginkgo, nuez de cola, teofilina, hierbas y L-carnitina).
- Existe evidencia del beneficio ergogénico de la cafeína, pero la dosis funcional óptima que demuestra mejorías en el rendimiento suele estar en el rango de 3-6 mg/kg. La mayoría de las bebidas energéticas tienen concentraciones de cafeína que exceden por mucho ese rango.
- Se han documentado efectos adversos por el consumo de bebidas energéticas durante la actividad física que incluyen palpitaciones, agitación, temblor y malestar digestivo. Los efectos agudos del consumo de bebidas energéticas incluyen:
  - Función endotelial anómala, que sugiere un efecto inflamatorio que podría afectar de forma negativa la función cardiovascular.
  - Concentración elevada de norepinefrina que provoca PA alta y aumento rápido del azúcar sanguíneo debido a la acelerada descomposición del glucógeno hepático. Esta disminución drástica del glucógeno hepático puede dificultar al atleta mantener una glucemia normal durante un evento, con disminuciones relacionadas de la agudeza mental y la función muscular.
  - Se ha documentado muerte súbita en individuos que han consumido bebidas energéticas durante el ejercicio.
  - Los síntomas neurológicos anómalos incluyen convulsiones epilépticas, vasoconstricción cerebral reversible y hemorragia intracerebral.
  - Los efectos gastrointestinales incluyen diarrea, náuseas y vómitos.
  - Insuficiencia renal aguda y acidosis metabólica.
  - Aumento en el riesgo de obesidad, lo que probablemente sea una consecuencia de la captación excesiva y aguda de glucosa por los tejidos, a los que los estimula para fabricar más grasa.

	Verde	Amarillo	Rojo
Resistencia	Cafeína Hidratos de carbono β-alanina Jugo de betabel Bicarbonato o citrato de sodio Antioxidantes	Taurina Concentrado de betabel L-carnitina	Efedrina Metilhexanamina Suplementos a base de hierbas Citrulina malato L-arginina Sinefrina
Fuerza/ tamaño	Creatina Proteínas	Leucina Aminoácidos de cadena ramificada	ZMA* Cualquier "anabólico" Testosterona Refuerzos Suplementos a base de hierbas Calostro
Salud	Probióticos Electrólitos Vitamina D	Vitamina C Multivitamínicos Glucosamina Quercetina Glutamina Aceite de pescado Colágeno	Magnesio Suplementos a base de hierbas

FIGURA 13-4. Suplementos habituales con fuerte evidencia de efecto en el rendimiento (*verde*), con evidencia moderada (*ámbar*), falta de ella (*rojo*) o sustancia prohibida. Fuente: Close GL, Hamilton DL, Philp A, Burke LM, Morton JP. New strategies in sport nutrition to increase exercise performance. *Free Radic Biol Med.* 2016;98:144-58. * ZMA se refiere a un suplemento con zinc, magnesio y vitamina B_6.

- Psicosis aguda, que incluye pensamientos acelerados, agitación, inquietud, dificultad para dormir y mayor probabilidad de realizar comportamientos arriesgados.
- Se han informado muertes de individuos que combinan bebidas energéticas con alcohol.

Como los niños son más pequeños que los adultos, cuando consumen un envase estándar de bebida energética reciben una dosis más alta de sus contenidos, lo que provoca una frecuencia aún mayor de los efectos adversos descritos. La posición del American College of Sports Medicine sobre las bebidas energéticas es que no deben ser consumidas por niños o adolescentes por ningún motivo o propósito (52). Además, es importante tener en cuenta que el American College of Sports Medicine también recomienda que los proveedores de atención médica, entrenadores atléticos, médicos de medicina deportiva y entrenadores personales capaciten a sus pacientes o clientes sobre el empleo de bebidas energéticas y sus posibles eventos adversos (52). El objetivo es proporcionar suficiente información científica sobre los posibles efectos adversos de las bebidas energéticas para que los atletas y otras personas pueden tomar una decisión informada acerca de su consumo.

Resumen

Existe una amplia gama (en expansión) de productos cuyos fabricantes garantizan que mejorarán el rendimiento deportivo:

- En general, parece que la mejoría de rendimiento más eficaz que pueden lograr los atletas sería mediante la exposición a una amplia gama de nutrientes de una dieta variada y bien balanceada, el mantenimiento de un buen equilibrio energético durante todo el día (particularmente durante el entrenamiento atlético) e intentando mantener un buen estado de hidratación.
- Algunos suplementos, como la vitamina D y los hidratos de carbono, ayudan a cumplir objetivos difíciles de alcanzar debido a la naturaleza de ciertos deportes (p. ej., en interiores) o a una tradición que fomenta el bajo peso corporal a través de la alimentación restrictiva.
- Algunos suplementos pueden proporcionar beneficios para ciertos atletas, como el monohidrato de creatina para los atletas de potencia. Sin embargo, deben considerar con cuidado si el dinero gastado en creatina no estaría mejor invertido en alimentos de buena calidad que puedan ayudar a mantener un equilibrio energético satisfactorio (fig. 13-4).
- Cualquier persona que compre un artículo de consumo espera que la etiqueta contenga una lista precisa de los ingredientes y cantidades contenidas en cada porción.
- Sin embargo, hay evidencia de que no es el caso de todos los suplementos: una proporción significativa contiene sustancias prohibidas por la World Anti-Doping Agency que no figuran en la etiqueta; también se encontró que las proteínas en polvo estaban contaminadas con plomo en una concentración considerada insalubre (94, 96).
- Otros informes encontraron cantidades excesivas de metales pesados (arsénico, plomo y mercurio) en algunas proteínas en polvo y bebidas (96).

- Se descubrió que varones fisicoculturistas de Irán que estaban tomando combinaciones de suplementos dietéticos desarrollaron hepatitis a consecuencia de la contaminación del producto (138).
- Los atletas que decidan consumir una ayuda o suplemento ergogénico deben proceder con precaución. Aunque los riesgos sean pequeños, existen.
- Los atletas no deben confiar en la persona o compañía que vende los suplementos para obtener una visión imparcial de lo que pueden hacer. Deben sostener una conversación con un profesional de la salud debidamente acreditado para determinar si existe algún aspecto negativo a considerar en el suplemento.
- Los atletas deben determinar objetivamente si el suplemento consumido realmente los está beneficiando de la manera esperada, y reconocer si hay algún efecto secundario negativo (p. ej., malestares digestivos) atribuible al producto.
- De las ayudas ergogénicas revisadas en este capítulo, aquellas con mejores expectativas son las basadas en alimentos o luz solar: vitamina D, hidratos de carbono, probióticos provenientes de alimentos y nitratos naturales (como el jugo de betabel). Los atletas deben considerar primero este tipo de ayuda antes de experimentar con otros productos.
- Los beneficios del consumo de una dieta bien equilibrada, junto con dosis regulares de luz solar, pueden eliminar el deseo de buscar en otros sitios para mejorar el rendimiento.

Actividad de aplicación práctica

Utilizando el procedimiento descrito en capítulos anteriores, elabore una hoja de cálculo con sus consumos diarios de calcio, hierro y ácido fólico (folato), obtenidos a partir de los alimentos y las bebidas, empleando la "Base de datos de composición de alimentos" del USDA disponible en: (https://ndb.nal.usda.gov/ndb/search/list).

1. Si la ingesta es baja en cualquiera de estos nutrientes, modificar la dieta para ver qué alimentos necesita para ayudar a garantizar una ingesta adecuada.
2. Ahora, escoger un suplemento multivitamínico típico que encuentre en Internet dirigido a los atletas. Agregar en la hoja de cálculo las cantidades de cada uno de los tres nutrientes seleccionados tal como figuran en la etiqueta.
3. Sumar la ingesta recomendada a la ingesta diaria y analizar estos nutrientes nuevamente.
4. Encontrar cuáles son los posibles problemas o beneficios por el consumo diario de esta cantidad de nutrientes contrastándolos con sus valores correspondientes en el sitio web de la Office of Dietary Supplements del NIH (https://ods.od.nih.gov/).

Cuestionario

1. Los atletas suelen tomar suplementos dietéticos porque creen que:
   a. Mejorarán su rendimiento atlético
   b. Ayudarán a satisfacer las necesidades nutricionales asociadas con el entrenamiento pesado
   c. Les ayudarán a tener el mismo éxito que al atleta famoso que toma el mismo suplemento
   d. Todo lo anterior
   e. Solo A y B
2. El término *ayuda ergogénica* se refiere a una sustancia que:
   a. Mejora la flexibilidad
   b. Mejora el rendimiento
   c. Ayuda a satisfacer las necesidades energéticas durante la actividad física
   d. Ayuda al atleta a lograr una buena noche de sueño
3. Una ayuda ergogénica nutricional:
   a. Debe ser una vitamina conocida
   b. Debe ser una sustancia consumida natural y generalmente en los alimentos
   c. Debe ser una proteína que mejora el metabolismo energético
   d. Debe ser un mineral que aumenta el volumen sanguíneo y el tasa de sudoración
4. Una proporción significativa de ayudas ergogénicas y suplementos vitamínicos dirigidos a atletas en anuncios publicitarios contiene sustancias prohibidas no declaradas en la etiqueta.
   a. Verdadero
   b. Falso
5. El efecto placebo se refiere a:
   a. El beneficio derivado de una sustancia consumida que inesperadamente provocó mejoría celular en el metabolismo energético
   b. El beneficio en el rendimiento promovido por una sustancia consumida que no tenía ningún beneficio biológico, pero que ayudó porque el atleta creyó que ayudaría
   c. La mejoría en el rendimiento durante el ejercicio a consecuencia del consumo regular de una ayuda ergogénica en lugar de su consumo irregular
   d. El beneficio sinérgico de rendimiento derivado de la ingesta de dos sustancias diferentes cuando la ingesta de cualquiera de ellas por sí sola no produce ningún beneficio
6. El beneficio de rendimiento debido al aumento en el consumo de proteínas puede ser el resultado de un mejor equilibrio energético promovido por la proteína en lugar de cualquier otra función anabólica específica de la proteína.
   a. Verdadero
   b. Falso

7. De los siguientes, ¿cuál no es un efecto primario conocido de la cafeína en los atletas?
   a. Estimula el sistema nervioso central
   b. Incrementa la masa muscular
   c. Disminuye el esfuerzo percibido durante el ejercicio
   d. Disminuye las sensaciones de dolor y fatiga asociadas con el ejercicio
8. El beneficio máximo de rendimiento con la cafeína se alcanza con una ingesta de:
   a. 3 mg/kg
   b. 3 g/kg
   c. 6 mg/kg
   d. 15 mg/kg
9. El consumo regular de hidratos de carbono a razón de _________ resulta útil para optimizar el almacenamiento de glucógeno muscular como preparación para un evento deportivo.
   a. 7-12 g/kg/día
   b. 3-4 g/kg/día
   c. 15-20 mg/kg/día
   d. 15-20 g/kg/día
10. Se ha demostrado que el jugo de betabel mejora la disponibilidad de _________.
    a. NOS
    b. Óxido nítrico
    c. L-arginina
    d. Eritrocitos

Repuestas al cuestionario

1. d
2. b
3. b
4. a
5. b
6. a
7. b
8. c
9. a
10. b

REFERENCIAS

1. Adibi SA. Metabolism of branched-chain amino acids in altered nutrition. *Metabolism.* 1976;25:1287–302.
2. Bailey SJ, Winyard P, Vanhatolo A, et al. Dietary nitrate supplementation reduces the O_2 cost of low-intensity exercise and enhances tolerance to high-intensity exercise in humans. *J Appl Physiol.* 2009;107(4):1144–55.
3. Beduchi G. Current popular ergogenic aids used in sports: a critical review. *Nutr Diet.* 2003;60(2):104–18.
4. Begum G, Cunliffe A, Leveritt M. Physiological role of carnosine in contracting muscle. *Int J Sport Nutr Exerc Metab.* 2005;15:493–514.
5. Bellinger PM. β-Alanine supplementation for athletic performance: an update. *J Strength Cond Res.* 2014;28(6):1751–70.
6. Bemben MG, Lamont HS. Creatine supplementation and exercise performance: recent findings. *Sports Med.* 2005;35(2):10725.
7. Bergstrom J, Hermansen L, Hultman E, Saltin B. Diet, muscle glycogen, and physical performance. *Acta Physiol Scand.* 1967;71(2–3):140–50.
8. Bex T, Chung W, Baguet A, Stegen S, Stautemas J, Achten E, Derave W. Muscle carnosine loading by beta-alanine supplementation is more pronounced in trained vs. untrained muscles. *J Appl Physiol.* 2014;116(2):204–9.
9. Birge SJ, Haddad JG. 25-Hydroxycholecalciferol stimulation of muscle metabolism. *J Clin Invest.* 1975;56(5):1100–7.
10. Blancquaert L, Everaert I, Derave W. Beta-alanine supplementation, muscle carnosine and exercise performance. *Curr Opin Clin Nutr Metab Care.* 2015;18(1):63–70.
11. Bloomer RJ, Goldfarb AH. Anaerobic exercise and oxidative stress: a review. *Can J Appl Physiol.* 2004;29(3): 245–63.
12. Buell JL, Franks R, Ransone J, Powers ME, Laquale KM, Carlson-Phillips. National Athletic Trainers' Association position statement: evaluation of dietary supplements for performance nutrition. *J Athl Train.* 2013;48(1):124–36.
13. Burke DG, Chilibeck PD, Parise G, Candow DG, Mahoney D, Tarnopolsky M. Effect of creatine and weight training on muscle creatine and performance in vegetarians. *Med Sci Sports Exerc.* 2003;35(11):1946–55.
14. Burke L, Desbrow B, Spriet L. *Caffeine for Sports Performance.* Champaign (IL): Human Kinetics; 2013.
15. Burke LM. Caffeine and sports performance. *Appl Physiol Nutr Metab.* 2008;33(6):1319–34.
16. Butterfield G, Cady C, Moynihan S. Effect of increasing protein intake on nitrogen balance in recreational weight lifters. *Med Sci Sports Exerc.* 1992;24:S71.
17. Cannell JJ, Hollis BW, Sorenson MB, Taft TN, Anderson JJB. Athletic performance and vitamin D. *Med Sci Sports Exerc.* 2009;41(5):1102–10.
18. Carr AJ, Slater GJ, Gore CJ, Dawson B, Burke LM. Effect of sodium bicarbonate on [HCO_3-], pH, and gastrointestinal symptoms. *Int J Sport Nutr Exerc Metab.* 2011;21(3):189–94.
19. Castell LM, Burke LM, Stear SJ, Maughan RJ. BJSM reviews: A-Z of nutritional supplements: dietary supplements, sports nutrition foods and ergogenic aids for health and performance Part 8. *Br J Sports Med.* 2010;44:468–70.
20. Catlin DH, Leder BZ, Ahrens B, Starcevic B, Hatton CK, Green GA, Finkelstein JS. Trace contamination of over-the-counter androstenedione and positive urine test results for a nandrolone metabolite. *JAMA.* 2000;284(20):2618–21.
21. Center for Science in the Public Interest. Disponible en: https://cspinet.org/. Consultado el 17 de mayo de 2018.
22. Clark A, Mach N. Exercise-induced stress behavior, gut-microbiota-brain axis and diet: a systematic review for athletes. *J Int Soc Sports Nutr.* 2016;13:43. doi:10.1186/s12970-016-0155-6
23. Close GL, Ashton T, Cable T, Doran D, Holloway C, McArdle F, MacLaren DP. Ascorbic acid supplementation does not attenuate post-exercise muscle soreness following muscle-damaging exercise but may delay the recovery process. *Br J Nutr.* 2006;95(5): 976–81.

24. Close GL, Hamilton DL, Philp A, Burke LM, Morton JP. New strategies in sport nutrition to increase exercise performance. *Free Radic Biol Med.* 2016;98:144–58.
25. Close GL, Russell J, Cobley JN, et al. Assessment of vitamin D concentration in non-supplemented professional athletes and healthy adults during the winter months in the UK: implications for skeletal muscle function. *J Sports Sci.* 2013;31(4):344–53.
26. Constantini NW, Arieli R, Chodick G, Dubnov-Ras G. High prevalence of vitamin D insufficiency in athletes and dancers. *Clin J Sport Med.* 2010;20(5):368–71.
27. Cooper R, Naclerio F, Allgrove J, Jimenez A. Creating supplementation with specific view to exercise/sports performance: an update. *J Int Soc Sports Nutr.* 2012;9(1):33.
28. Costill DL, Hargreaves M. Carbohydrate nutrition and fatigue. *Sports Med.* 1992;13(2):86–92.
29. Coyle EF. Effects of glucose polymer feedings on fatigability and the metabolic response to prolonged strenuous exercise. En: Fox EL, editor. *Ross Symposium on Nutrient Utilization During Exercise.* Columbus (OH): Ross Laboratories; 1983:4–11.
30. Coyle EF. Workshop on the Role of Dietary Supplements for Physically Active People. Bethesda (MD): National Institute of Health, Office of Education; 1996. p. 22.
31. Davis JM, Bailey SP, Woods JA, Galiano FJ, Hamilton M, Bartizi WP. Effects of carbohydrate feeding on plasma free tryptophan and branched-chain amino acids during prolonged cycling. *Eur J Appl Physiol.* 1992;65:513–19.
32. Deminice *R, Rosa FT, Franco GS, Jordao AA. Effects of creatine supplementation* on oxidative stress and inflammatory markers after repeated-sprint exercise in humans. *Nutrition.* 2013;29:1127–32.
33. Diehl K, Thiel A, Zipfel S, Mayer J, Schnell A, Schneider S. Elite adolescent athletes' use of dietary supplements: characteristics, opinions, and sources of supply and information. *Int J Sport Nutr Exerc Metab.* 2012;22:165–74.
34. Duncan C, Dougall H, Johnston P, et al. Chemical generation of nitric oxide in the mouth from the enterosalivary circulation of dietary nitrate. *Nat Med.* 1995;1(6):546–51.
35. Duncan MJ, Oxford SW. The effect of caffeine ingestion on mood state and bench press performance to failure. *J Strength Cond Res.* 2011;25(1):178–85.
36. European Food Safety Authority. Vitamin D: EFSA sets dietary reference values. 2016. Disponible en: https://www.efsa.europa.eu/en/press/news/161028. Consultado el 1 de diciembre de 2016.
37. Fairfield K, Fletcher R. Vitamins for chronic disease prevention in adults: scientific review. *JAMA.* 2002;287(23): 3116–26.
38. Froiland K, Koszewski W, Hingst J, Kopecky L. Nutritional supplement use among college athletes and their sources of information. *Int J Sport Nut Exerc Metab.* 2004;14(1):104–20.
39. Ganio MS, Klau JF, Casa DJ, Armstrong LE, Maresh CM. Effect of caffeine on sport-specific endurance performance: a systematic review. *J Strength Cond Res.* 2009;23(1):315–24.
40. Gastmann UA, Lehman MJ. Overtraining and the AACR hypothesis. *Med Sci Sports Exerc.* 1998;30:1173–8.
41. Geyer M, Parr MK, Mareck U, Reinhart U, Schrader Y, Schänzer W. Analysis of non-hormonal nutritional supplements for anabolic-androgenic steroids—results of an international study. *Int J Sports Med.* 2004;25(2):124–9.
42. Gleeson M, Bishop NC, Oliveira M, Tauler P. Daily probiotic's (*Lactobacillus casei* Shirota) reduction of infection incidence in athletes. *Int J Sport Nut Exerc Metab.* 2011;21(1):55–64.
43. Goldfarb M, Tellier C, Thanassoulis G. Review of published cases of adverse cardiovascular events after ingestion of energy drinks. *Am J Cardiol.* 2014;113(1):168–72.
44. Gomez-Cabrera MC, Domenech E, Romagnoli M, Arduini A, Borras C, Pallardo FV, Sastre J, Viña J. Oral administration of vitamin C decreases muscle mitochondrial biogenesis and hampers training-induced adaptations in endurance performance. *Am J Clin Nutr.* 2008;87(1): 142–9.
45. Graham TE, Spriet LL. Metabolic, catecholamine and exercise performance responses to varying doses of caffeine. *J Appl Physiol.* 1995;78:867–74.
46. Grivetti LE, Applegate EA. From Olympia to Atlanta: a cultural–historical perspective on diet and athletic training. *J Nutr.* 1997;127(5S):860S–8S.
47. Gunja N, Brown JA. Energy drinks: health risks and toxicity. *Med J Aust.* 2012;196(1):46–9.
48. Hall LM, Kimlin MG, Aronov PA, Hammock BD, Slusser JR, Woodhouse LR, Stephensen CB. Vitamin D intake needed to maintain target serum 25-hydroxyvitamin D concentrations in participants with low sun exposure and dark skin pigmentation is substantially higher than current recommendations. *J Nutr.* 2010;140(3):542–50.
49. Harris RC, Soderlund K, Hultman E. Elevation of creatine in resting and exercised muscle of normal subjects by creatine supplementation. *Clin Sci (Lond).* 1992;83:367–74.
50. Hawley JA, Schabort EJ, Noakes TD, Dennis SC. Carbohydrate-loading and exercise performance. *Sports Med.* 1997;24(2):73–81.
51. Heaney RP. Vitamin D: criteria for safety and efficacy. *Nutr Rev.* 2008;66:S178–81.
52. Higgins JP, Babu K, Deuster PA, Shearer J. Energy drinks: a contemporary issues paper. *Curr Sports Med Rep.* 2018;17(2):65–72.
53. Higgins JP, Tuttle TD, Higgins CL. Energy beverages: content and safety. *Mayo Clin Proc.* 2010;85(11):1033–41.
54. Higgins JP, Yarlagadda S, Yang B. Cardiovascular complications of energy drinks. *Beverages.* 2015;1(2):104–26.
55. Holick MF. Vitamin D deficiency. *N Engl J Med.* 2007;357:266–81.
56. Hoyte CO, Albert D, Heard KJ. The use of energy drinks, dietary supplements, and prescription medications by United States college students to enhance athletic performance. *J Community Health.* 2013;38:575–80.
57. Huang HY, Caballero B, Chang S, et al. The efficacy and safety of multivitamin and mineral supplement use to prevent cancer and chronic disease in adults: a systematic review for a National Institute of Health State-of-the-Science Conference. *Ann Intern Med.* 2006;145(5):372–85.
58. Institute of Medicine, Food and Nutrition Board. *Dietary Reference Intakes: Thiamin, Riboflavin, Niacin, Vitamin B6, Folate, Vitamin B12, Pantothenic Acid, Biotin, and Choline.* Washington (DC): National Academy Press; 1998.
59. Jones AM. Dietary nitrate supplementation and exercise performance. *Sports Med.* 2014;44(Suppl 1):S35–45.
60. Jówko E, Długołęcka B, Makaruk, Cieśliński I. The effect of green tea extract supplementation on exercise induced oxidative stress parameters in male sprinters. *Eur J Nutr.* 2015;54:783–91.
61. Jówko E, Sacharuk J, Balasińska B, Ostaszewski P, Charmas M, Charmas R. Green tea extract supplementation gives protection against exercise-induced oxidative damage in healthy men. *Nutr Res.* 2011;31(11):813–21.
62. Juhn, MS. Popular sports supplements and ergogenic aids. *Sports Med.* 2003;33(12):921–39.

63. Kapil V, Haydara SMA, Pearla V, Lundbergh JO, Weitzbergh E, Ahluwaliaa A. Physiological role for nitrate-reducing oral bacteria in blood pressure control. *Free Radic Biol Med.* 2013;55:93–100.
64. Karstoft K, Pedersen BK. Exercise and type 2 diabetes: focus on metabolism and inflammation. *Immunol Cell Biol.* 2016;94(2):146–50. doi:10.1038/icb.2015.101
65. Kim HJ, Kim CK, Carpentier A, Poortmans JR. Studies on the safety of creatine supplementation. *Amino Acids.* 2011;40(5): 1409–18.
66. Knapik JJ, Steelman RA, Hoedebecke SS, Austin KG, Farina EK, Lieberman HR. Prevalence of dietary supplement use by athletes: systematic review and meta-analysis. *Sports Medicine.* 2016;46:103–23.
67. Koenig CA, Benardot D, Cody M, Thompson WR. Comparison of creatine monohydrate and carbohydrate supplementation on repeated jump height performance. *J Strength Cond Res.* 2008;22(4):1081–86.
68. Kreider RB, Miriel V, Bertun E. Amino acid supplementation and exercise performance: proposed ergogenic value. *Sports Med.* 1993;16:190–209.
69. Lancaster GI, Febbraio MA. Exercise and the immune system: implications for elite athletes and the general population. *Immunol Cell Biol.* 2016;94:115–6.
70. Lancha Jr AH, Painelli VS, Saunders B, Artioli GG. Nutritional strategies to modulate intracellular and extracellular buffering capacity during high-intensity exercise. *Sports Med.* 2015;45(Suppl 1):71–81.
71. Lane SC, Areta JL, Bird SR, et al. Caffeine ingestion and cycling power output in a low or normal muscle glycogen state. *Med Sci Sports Exerc.* 2013;45(8):1577–84.
72. Lansley KE, Winyard PG, Bailey SJ, et al. Acute dietary nitrate supplementation improves cycling time trial performance. *Med Sci Sports Exerc.* 2011;43(6):1125–31.
73. Lansley KE, Winyard PG, Fulford J, et al. Dietary nitrate supplementation reduces the O_2 cost of walking and running: a placebo-controlled study. *J Appl Physiol.* 2011;110(3):591–600.
74. Larsen FJ, Weitzberg E, Lundberg JO, Ekblom B. Dietary nitrate reduces maximal oxygen consumption while maintaining work performance in maximal exercise. *Free Radic Biol Med.* 2010;48:342–7.
75. Larsen FJ, Weitzberg E, Lundberg JO, Ekblom B. Effects of dietary nitrate on oxygen cost during exercise. *Acta Physiol.* 2007;191:59–66.
76. Larson-Meyer DE, Willis KS. Vitamin D and athletes. *Curr Sports Med Rep.* 2010;9:220–6.
77. Larson-Meyer DE, Woolf K, Burke LM. Assessment of nutrient status in athletes and the need for supplementation. *Int J Sport Nutr Exerc Metab.* 2018;28(2):139–58. doi:10.1123/ijsnem.2017-0338
78. Lazic JS, Dikic N, Radivojevic N, et al. Dietary supplements and medications in elite sport—polypharmacy or real need? *Scand J Med Sci Sports.* 2011;21(2):260–7.
79. LeBlanc JG, Milani C, de Giori GS, Sesma F, van Sinderen D, Ventura M. Bacteria as vitamin suppliers to their host: a gut microbiota perspective. *Curr Opin Biotechnol.* 2013;24(2):160–8.
80. Lehmann U, Hirche F, Stangl GI, Hinz K, Westphal S, Dierkes J. Bioavailability of vitamin D(2) and D(3) in healthy volunteers, a randomized placebo-controlled trial. *J Clin Endocrinol Metab.* 2013;98(11):4339–45.
81. LifeART. Lippincott Williams & Wilkins. Copyright 2018. All rights reserved.
82. Logan VF, Gray AR, Peddie MC, Harper MJ, Houghton LA. Long-term vitamin D3 supplementation is more effective than vitamin D2 in maintaining serum 25-hydroxyvitamin D status over the winter months. *Br J Nutr.* 2013;109(6):1082–8.
83. Lukaski H. Vitamin and mineral status: effects on physical performance. *Nutrition.* 2004;20:632–44.
84. Lun V, Erdman KA, Fung TS, Reimer RA. Dietary supplementation practices in Canadian high-performance athletes. *Int J Sport Nutr Exerc Metab.* 2012;22:31–7.
85. Lundberg JO, Govoni M. Inorganic nitrate is a possible source for systemic generation of nitric oxide. *Free Radic Biol Med.* 2004;37:395–400.
86. Mach N, Fuster-Botella D. Endurance exercise and gut microbiota: a review. *J Sport Health Sci.* 2017;6(2):179–97.
87. Malinauskas BM, Aeby VG, Overton RF, Carpenter-Aeby T, Barber-Heidal K. A survey of energy drink consumption patterns among college students. *Nutr J.* 2007;6:35. doi:10.1186/1475-2891-6-35
88. Manore MM. Dietary supplements for improving body composition and reducing body weight: where is the evidence? *Int J Sport Nutr Exerc Metab.* 2012;22(2):139–54.
89. Manore MM. Effect of physical activity on thiamine, riboflavin, and vitamin B-6 requirements. *Am J Clin Nut.* 2000;72:598S–606S.
90. Manore MM. Vitamins and minerals: Part I. How much do I need? *ACSM's Health Fit J.* 2001;5(3):33–5.
91. Manore MM. Vitamins and minerals: Part II. Who needs to supplement? *ACSM's Health Fitness J.* 2001;5(4):30–4.
92. Martineau AR, Jolliffe DA, Hooper RL, et al. Vitamin D supplementation to prevent acute respiratory tract infections: systematic review and meta-analysis of individual participant data. *BMJ.* 2017;356:i6583. doi:10.1136/bmj.i6583
93. Matthew G, Klau J, Casa DJ, Armstrong LE, Maresh CM. Effect of caffeine on sport-specific endurance performance: a systematic review. *J Strength Cond Res.* 2009;23(1):315–24.
94. Maughan RJ. Contamination of dietary supplements and positive drug tests in sport. *J Sports Sci.* 2005;23(9):883–9.
95. Maughan RJ. Creatine supplementation and exercise performance. *Int J Sport Nutr.* 1995;5(2):94–101.
96. Maughan RJ. Risks and rewards of dietary supplement use by athletes. En: Maughan RJ, editor. *Sports Nutrition.* 1st ed. International Olympic Committee. London: John Wiley & Sons, Ltd.; 2014.
97. Maughan RJ, Burke LM, Dvorak J, et al. IOC consensus statement: dietary supplements and the high-performance athlete. *Br J Sports Med.* 2018;52(7):439–55. doi:10.1136/bjsports-2018-099027
98. Maughan RJ, Depiesse F, Geyer H; International Association of Athletics Federations: The use of dietary supplements by athletes. *J Sports Sci.* 2007;25(Suppl 1):S103–13.
99. Momaya A, Fawal M, Estes R. Performance-enhancing substances in sports: a review of the literature. *Sports Med.* 2015;45(4):517–31.
100. Moncada S, Higgs A. The L-arginine-nitric oxide pathway. *N Engl J Med.* 1993;329:2002–12.
101. Montgomery DL, Beaudin PA. Blood lactate and heart rate response of young females during gymnastic routines. *J Sports Med.* 1982; 22(3):358–65.
102. Mountjoy M, Sundgot-Borgen J, Burke L, et al. The IOC consensus statement: Beyond the Female Athlete Triad–Relative Energy Deficiency in Sport (RED-S). *Br J Sports Med.* 2014;48(7):491–7.
103. Mursu J, Robien K, Harnack LJ, Park K, Jacobs DR. Dietary supplements and mortality rate in older women: the Iowa Women's Health Study. *Arch Intern Med.* 2011;171(18):1625–33.

104. Nagle FJ, Bassett DR. Energy metabolism. En: Hickson JF, Wolinsky I, editors. *Nutrition in Exercise and Sport*. Boca Raton (FL): CRC Press; 1989. p. 87–106.
105. Nowak JK, Grzybowska-Chlebowczyk U, Landowski P, et al. Prevalence and correlates of vitamin K deficiency in children with inflammatory bowel disease. *Sci Rep*. 4:4768. doi:10.1038/srep04768
106. Outram S, Stewart B. Doping through supplement use: a review of available empirical data. *Int J Sport Nutr Exerc Metab*. 2015;25(1):54–9.
107. Overdevest E, Wouters JA, Wolfs KHM, van Leeuwen JJM, Possemiers S. Citrus flavonoid supplementation improves exercise performance in trained athletes. *J Sports Sci Med*. 2018;17(1):24–30.
108. Owens DJ. Allison R, Close GL. Vitamin D and the athlete: current perspectives and new challenges. *Sports Med*. 2018;48(Suppl):S3–16.
109. Panza VS, Wazlawik E, Ricardo Schütz G, Comin L, Hecht KC, da Silva EL. Consumption of green tea favorably affects oxidative stress markers in weight-trained men. *Nutrition*. 2008;24(5):433–42.
110. Pennings B, Boirie Y, Senden JM, Gijsen AP, Kuipers H, van Loon LJ. Whey protein stimulates postprandial muscle protein accretion more effectively than do casein and casein hydrolysate in older men. *Am J Clin Nutr*. 2011;93(5):997–1005.
111. Petroczi A, Taylor G, Naughton DP. Mission impossible? Regulatory and enforcement issues to ensure safety of dietary supplements. *Food Chem Toxicol*. 2011;49(2):393–402.
112. Poortmans JR, Rawson ES, Burke LM, Stear SJ, Castell LM. A-Z of nutritional supplements: dietary supplements, sports nutrition foods and ergogenic aids for health and performance Part 11. *Br J Sports Med*. 2010;44:765–6.
113. Powers ME, Arnold BL, Weltman AL, et al. Creatine supplementation increases total body water without altering fluid distribution. *J Athl Train*. 2003;38(1):44–50.
114. Powers SK, Ji LL, Leeuwenburgh C. Exercise training-induced alterations in skeletal muscle antioxidant capacity: a brief review. *Med Sci Sports Exerc*. 1999;31(7):987–97.
115. Pritchard NR, Kalra PA. Creatine supplements linked to renal damage. *Lancet*. 1998;351:1252–3.
116. Quiroga N, Dinunzio C, Van Scoy J, Woolley B, McKenzie J. Effects of branched chain amino acid supplementation in delaying central fatigue. *Int J Exerc Sci*. 2017;8(5). Disponible en: https://digitalcommons.wku.edu/ijesab/vol8/iss5/77. Consultado el 17 de mayo de 2018.
117. Rautiainen S, Gaziano JM, Christen WG. Effect of baseline nutritional status on long-term multivitamin use and cardiovascular disease risk: a secondary analysis of the Physicians' Health Study II Randomized Clinical Trial. *JAMA Cardiol*. 2017:2(6):617–25.
118. Rawson ES, Volek JS. Effects of creatine supplementation and resistance training on muscle strength and weightlifting performance. *J Strength Cond Res*. 2003;17(4):822–31.
119. Requena B, Zabala M, Padial P, Belén F. Sodium bicarbonate and sodium citrate: ergogenic aids? *J Strength Cond Res*. 2005;19(1):213–24.
120. Sato Y, Iwamoto J, Kanoko T, Satoh K. Low-dose vitamin D prevents muscular atrophy and reduces falls and hip fractures in women after stroke: a randomized controlled trial. *Cerebrovasc Dis*. 2005;20(3):187–92.
121. Saunders B, Elliott-Sale K, Artioli GG, et al. β-alanine supplementation to improve exercise capacity and performance: a systematic review and meta-analysis. *Br J Sports Med*. 2017;51(8):658–69.
122. Schilling BK, Stone MH, Utter A, et al. Creatine supplementation and health variables: a retrospective study. *Med Sci Sports Exerc*. 2001;33(2):183–8.
123. Schneider MB, Benjamin HJ; Committee on Nutrition and the Council on Sports Medicine and Fitness. Sports drinks and energy drinks for children and adolescents: are they appropriate? *Pediatrics*. 2011;127(6):1182–9.
124. Shuler FD, Wingate MK, Moore GH, Giangarra C. Sports health benefits of vitamin D. *Sports Health*. 2012;4(6):496–501. doi:10.1177/1941738112461621
125. Siegler JC, Marshall PW, Bray J, Towlson C. Sodium bicarbonate supplementation and ingestion timing: does it matter? *J Strength Cond Res*. 2012;26(7):1953–8.
126. Slesinski MJ, Subar AF, Kahle LL. Trends in the use of vitamin and mineral supplements in the United States: the 1987 and 1992 National Health Interview Surveys. *J Am Diet Assoc*. 1995;95(8):921–3.
127. Spriet LL. Exercise and sport performance with low doses of caffeine. *Sports Med*. 2014;44(Suppl 2):S175–84.
128. Stamler JS, Meissner G. Physiology of nitric oxide in skeletal muscle. *Physiol Rev*. 2001;81(1):209–37.
129. Steenge GR, Simpson EJ, Greenhaff PL. Protein- and carbohydrate-induced augmentation of whole body creatine retention in humans. *J Appl Physiol*. 2000;89(3):1165–71.
130. Stegen S, Bex T, Vervaet C, Vanhee L, Achten E, Derave W. Beta-alanine dose for maintaining moderately elevated muscle carnosine levels. *Med Sci Sports Exerc*. 2014;46(7):1426–32.
131. Stellingwerff T, Cox GR. Systematic review: Carbohydrate supplementation on exercise performance or capacity of varying durations. *Appl Physiol Nutr Metab*. 2014;39(9):998–1011.
132. Stellingwerff T, Decombaz J, Harris RC, Boesch C. Optimizing human in vivo dosing and delivery of beta-alanine supplements for muscle carnosine synthesis. *Amino Acids*. 2012;43(1):57–65.
133. Talanian JL, Spriet LL. Low and moderate doses of caffeine late in exercise improve performance in trained cyclists. *Appl Physiol Nutr Metab*. 2016;41(8):850–5.
134. Tarnopolsky MA. Caffeine and creatine use in sport. *Ann Nutr Metab*. 2010;57(2):1–8.
135. Teixeira VH, Valente HF, Casal SI, Marques AF, Moreira PA. Antioxidants do not prevent postexercise peroxidation and may delay muscle recovery. *Med Sci Sports Exerc*. 2009;41(9):1752–60.
136. Terry-McElrath YM, O'Malley PM, Johnston LD. Energy drinks, soft drinks, and substance use among United States secondary school students. *J Addict Med*. 2014;8(1):6–13.
137. Thomas DT, Erdman KA, Burke LM. American College of Sports Medicine Joint Position Statement. Nutrition and athletic performance. *Med Sci Sports Exerc*. 2016;48(3):543–68.
138. Timcheh-Hariri A, Balali-Mood M, Aryan E, Sadeghi M, Riahi-Zanjani B. Toxic hepatitis in a group of 20 male body-builders taking dietary supplements. *Food Chem Toxicol*. 2012:50(10):3826–32.
139. Todd JJ, Pourshahidi KL, McSorley EM, Madigan SM, Magee PJ. Vitamin D: recent advances and implications for athletes. *Sports Med*. 2015;45(2):213–29.
140. United States Department of Health and Human Services, National Institutes of Health. Public Law 103-417. 103rd Congress. Dietary supplement Health and Education Act of 1994.
141. United States Department of Health and Human Services, National Institutes of Health, NIDDK. Lactose Intolerance. Disponible en: https://www.niddk.nih.gov/health-information/digestive-diseases/lactose-intolerance. Consultado en noviembre de 2017.

142. United States Department of Health and Human Services, National Institutes of Health, Office of Dietary Supplements. 2017. Disponible en: https://ods.od.nih.gov/factsheets/Weight-Loss-HealthProfessional. Consultado el 17 de mayo de 2018.
143. Valeriani A. The need for carbohydrate intake during endurance exercise. *Sports Med.* 1991;12(6):349–58.
144. Vanhatalo A, Bailey S, Blackwell JR, et al. Acute and chronic effects of dietary nitrate supplementation on blood pressure and the physiological responses to moderate-intensity and incremental exercise. *Am J Physiol Regul Integr Comp Physiol.* 2010;299(4):R1121–31.
145. Volek JS, Rawson ES. Scientific basis and practical aspects of creatine supplementation for athletes. *Nutrition.* 2004;20(7–8):609–14.
146. Wassner SJ, Li JB, Sperduto A, Norman ME. Vitamin D deficiency, hypocalcemia, and increased skeletal muscle degradation in rats. *J Clin Invest.* 1983;72(1):102–12.
147. Williams J, Mai CT, Mulinare J, Isenburg J, Flood TJ, Ethen M, Frohnert B, Kirby RS. Updated estimates of neural tube defects prevented by mandatory folic acid fortification — United States, 1995–2011. *MMWR Morb Mortal Wkly Rep.* 2015;64(01): 1–5.
148. Womack CJ, Saunders MJ, Bechtel MK, Bolton DJ, Martin M, Luden ND, Dunham W, Hancock M. The influence of a CYP1A2 polymorphism on the ergogenic effects of caffeine. *J Int Soc Sports Nutr.* 2012;9(1):7. doi:10.1186/1550-2783-9-7

CAPÍTULO 14

Problemas nutricionales relacionados con la salud, la enfermedad y las lesiones en el atleta

OBJETIVOS

- Reconocer las relaciones entre nutrición, actividad física y riesgos de enfermedad.
- Enumerar las formas generales en las que la actividad física afecta los requerimientos nutricionales.
- Demostrar un entendimiento de las razones por las cuales la actividad física y el consumo de nutrientes o energía deben estar vinculados dinámicamente.
- Identificar las recomendaciones de ejercicio para niños y adultos de los Centers for Disease Control and Prevention (CDC), la Organización Mundial de la Salud (OMS) y el American College of Sports Medicine (ACSM).
- Determinar el impacto específico en la reducción de la enfermedad de una buena nutrición y la actividad física regular.
- Evaluar el impacto de la inactividad y una nutrición deficiente en el riesgo de alteraciones crónicas de salud frecuentes, incluyendo enfermedades cardíacas, diabetes, cáncer y mala salud ósea.
- Identificar los puntos principales de las directrices dietéticas vigentes para los estadounidenses.
- Discutir las consecuencias de las dietas bajas en calorías para perder peso en cuanto a la prevalencia de obesidad y los problemas de salud asociados.
- Explicar las bases para los diferentes tipos de grasas en la dieta y el riesgo respectivo de enfermedad cardíaca.
- Diferenciar entre los patrones de los trastornos alimentarios frecuentemente observados en los atletas.

Estudio de caso

John era un increíble jugador de fútbol americano en la escuela secundaria y la universidad. La gente lo veía jugar y comentaba su habilidad para cambiar de dirección de forma repentina e ir velozmente hacia el lado, hacia atrás o avanzar. Esta rapidez lo convirtió en un respaldo defensivo ideal; podía moverse de forma súbita hacia el portador de la pelota para lograr una tacleada limpia. Todos los que sabían algo sobre fútbol americano se dieron cuenta, e incluso aquellos que solo eran espectadores ocasionales preguntaban: "¿Quién es ese tipo?". Su equipo universitario llegó a las finales, en gran parte debido a su increíble capacidad para taclear. Era tan observador e intuitivo, que incluso logró algunas capturas de mariscal de campo durante su última temporada. Los equipos profesionales lo miraban como un gran prospecto novato. No solo era un atleta; también era un campeón escolar con excelentes calificaciones. Algunos pensaron que era fácil, pero desconocían las horas que pasaba estudiando y el tiempo que se quedaba en la sala de pesas para asegurarse de siempre estar en las mejores condiciones académicas y físicas.

Después de terminar con éxito su última temporada de fútbol colegial, fue reclutado para unirse a su equipo profesional favorito con una oferta increíble, que aceptó. Ahora era jugador profesional y trabajaba para formar parte de la escuadra titular de un equipo históricamente exitoso. Una de sus primeras interacciones con el coordinador defensivo fue interesante. Al entrenador le preocupaba que John fuera 5 kg más liviano que cualquier otro en la misma posición. Le dijo que para tener éxito necesitaba ganar peso y que 5 kg harían una gran diferencia en su capacidad de supervivencia como defensivo. John pensó que era llamativo, porque su peso no había cambiado en los últimos 4 años, estabilizado en 81 kg. Lo reclutaron y le ofrecieron un contrato por su peso actual, pero ahora querían que pesara 86 kg. De acuerdo, pensó, el coordinador defensivo debe saber qué es lo mejor, así que buscó algunas estrategias sobre cómo ganar peso.

Fácil: comía más de lo normal (principalmente proteínas) en el desayuno y la cena para ganar peso muscular y pasaba un poco más de tiempo en el gimnasio haciendo ejercicio. En efecto, estaba creciendo, pero sobre todo su vientre y no sus músculos. Y por primera vez en su vida comenzó a escuchar a los entrenadores gritándole: "¿No puedes moverte más rápido?".

Uno de sus compañeros jugadores sugirió que tomara algo de vitamina E, ya que le ayudaría a reducir el dolor muscular que estaba sintiendo y probablemente se sentiría mejor en una semana. Este remendio no funcionó. Continuó adolorido y fatigado prematuramente. Esta no era la forma en la que quería comenzar su carrera profesional. Solo había una cosa que hacer: hablar con el coordinador defensivo. John comenzó su intervención diciendo que preferiría mantenerse en su peso acostumbrado y, si eso no funcionaba durante la temporada, entonces trabajaría para ganar peso. El entrenador defensivo quedó mudo, pero le dio su aprobación. Estaba seguro de que un jugador de 81 kg se desempeñaría mal en el transcurso de la temporada, pero sintió que tal vez esa sería una lección importante para su nuevo jugador. John fue parte de la alineación titular y luego comenzó a acumular suficientes estadísticas positivas como para hablar de que podría ser el novato del año. El cambio de peso ya no fue discutido.

ANÁLISIS DEL ESTUDIO DE CASO

1. ¿Cuáles son las posibles dificultades asociadas con el aumento de peso muscular en un atleta que ya está en forma?
2. ¿Existe alguna evidencia de que la ingesta de vitamina E complementaria sea útil para dimsinuir el dolor muscular?
3. ¿El mayor consumo de proteínas es la única posibilidad nutricional cuando se intenta aumentar la masa muscular?

En muchos deportes, las tradiciones a veces interfieren con los atletas que logran tener una buena salud y desempeño, y obviamente algunas tradiciones pueden ser más malas que otras. Por ejemplo, decirle a una pequeña gimnasta que debe perder aún más peso antes de una competición importante es evidentemente malo, pero ser ligero en gimnasia ha sido una larga tradición en ese deporte. La tradición habitual de muchos atletas de hacer ejercicio antes del desayuno también puede disminuir el beneficio del ejercicio por la baja disponibilidad de energía o la baja concentración de glucosa sanguínea. Piense en algunas tradiciones de los deportes que se enumeran a continuación y observe si puede identificar algunas que podrían interferir con las buenas prácticas de nutrición y tener un impacto negativo en el rendimiento. Cuando ambos sexos participen en el deporte, indique si piensa que existe una tradición nutricional diferente entre hombres y mujeres, y si estas diferencias nutricionales afectan el rendimiento.

- Voleibol (hombres y mujeres)
- Fútbol americano (solo hombres)
- Baloncesto (hombres y mujeres)
- Fútbol (hombres y mujeres)
- Carrera de larga distancia (hombres y mujeres)
- Carrera de velocidad (hombres y mujeres)
- Levantamiento de pesas (hombres y mujeres)
- Fisicoculturismo (hombres y mujeres)
- Gimnasia rítmica (solo mujeres)
- Gimnasia artística (hombres y mujeres)

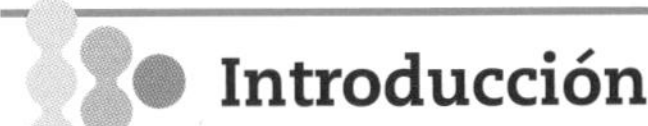

Introducción

La actividad física, cuando se realiza de forma correcta y con el apoyo nutricional adecuado, tiene muchos beneficios potenciales para la salud, a saber (150):

- Mayor longevidad
- Fuerza muscular mejorada
- Menor riesgo de enfermedades cardiovasculares
- Menor riesgo de diabetes de tipo 2
- Huesos más fuertes
- Menor riesgo de ciertos tipos de cáncer
- Sistema inmunitario mejorado
- Salud mental mejorada
- Peso corporal más saludable

Cualquier persona involucrada en actividades físicas requiere que se satisfagan las necesidades de energía y nutrientes relacionadas con el ejercicio. Aunque parezca simple, garantizar que se satisfagan las necesidades celulares puede ser muy complejo. Los requerimientos de energía deben satisfacerse en "tiempo real" y no al azar; también debe considerarse la ingesta de **sustratos energéticos**: hidratos de carbono, proteínas y grasas. Un atleta que requiera entre 1.2 y 2.0 g/kg de proteína debe considerar cómo satisfacer mejor esta necesidad planificando tanto el requerimiento de consumo total como la distribución óptima de las proteínas durante el día. El consumo de hidratos de carbono, proteínas y líquidos inmediatamente después del ejercicio es una estrategia bien establecida para optimizar la **síntesis de proteínas musculares** (**SPM**) y mejorar la recuperación muscular. Todo esto requiere planificación y que se garantice la disponibilidad de alimentos y bebidas apropiados cuando el atleta más los necesita.

Sustrato de energía

Nutriente que puede ser metabolizado para proporcionar energía celular. En la nutrición humana, los sustratos energéticos son los hidratos de carbono (4 cal/g), las proteínas (4 cal/g) y las grasas (9 cal/g). El alcohol también puede proporcionar energía (7 cal/g), pero interfiere con el metabolismo de la vitamina B y, debido a esto, entorpece el metabolismo energético normal, por lo que no se le considera un sustrato energético.

Síntesis de proteínas musculares

La síntesis de proteínas musculares es la respuesta adaptativa esperada después del ejercicio, cuyo fin es sintetizar músculo de manera que permita la adaptación al ejercicio que se realiza, con el objetivo final de mejorar el rendimiento. Proporcionar nutrientes en la cantidad, el tipo y el momento correctos permite mejorar la SPM.

Hay una interacción clara entre la actividad física y la nutrición. Las personas físicamente activas que entiendan estos principios básicos realizarán una labor que contribuya, en lugar de restar valor, a su estado de salud. La actividad física afecta los siguientes requerimientos:

- *Requerimientos energéticos.* La actividad física aumenta el gasto de energía y debe satisfacerse consumiendo más alimentos; de lo contrario, el déficit en el equilibrio energético puede llevar a pérdidas de músculo y densidad ósea, así como a un aumento relativo de la masa grasa. La regulación mediante la disminución de la masa muscular (una adaptación de supervivencia lógica para ajustarse a la provisión insuficiente de energía) y el aumento de la masa grasa pueden causar que atletas en deportes donde importen el peso o la apariencia (lucha, gimnasia, patinaje artístico) quieran reducir aún más la ingesta de energía, ello ocasionaría trastornos de la alimentación y múltiples riesgos a la salud (36, 93, 104).
- *Requerimientos de sustratos energéticos.* La actividad física aumenta la utilización de los hidratos de carbonos y la demanda de proteínas para mantener, reparar y aumentar la musculatura. El consumo de alimentos ricos en hidratos de carbono y proteínas, en las cantidades y los momentos adecuados, ayuda a satisfacer estas necesidades.
- *Requerimientos vitamínicos.* La actividad física altera el requerimiento de ciertas vitaminas, particularmente las del complejo B involucradas en el metabolismo energético. Los alimentos que contienen los sustratos energéticos también suelen contener vitaminas de este complejo, siempre y cuando sean de una calidad razonablemente buena; por ejemplo, la sacarosa (azúcar de mesa), un hidrato de carbono simple que proporciona energía, pero carece de cualquier vitamina del complejo B necesaria para su metabolismo. Por otro lado, los hidratos de carbono con almidón derivados del arroz, las papas (patatas), los panes, etcétera, contienen las vitaminas necesarias para la energía que proporcionan.
- *Requerimientos de minerales.* La actividad física se relaciona con mayor pérdida de algunos minerales a través del sudor y la orina; cuando la actividad es intensa, puede interferir con la retención de algunos minerales. Las estrategias establecidas para los atletas funcionan bien para ayudarles a garantizar la suficiencia de los minerales. Por ejemplo, el consumo de bebidas deportivas que contienen electrólitos ayuda a compensar la pérdida de minerales en el sudor durante la actividad física. Se sabe que tanto hombres como mujeres atletas tienen un mayor riesgo de insuficiencia de hierro y anemia por esta causa, lo que sugiere una mayor necesidad. De forma ideal, cualquier persona involucrada en una actividad física regular debería evaluar sus depósitos de hierro a intervalos regulares anuales para determinar si los alimentos consumidos satisfacen sus necesidades.
- *Requerimientos de líquidos.* Como resultado de la actividad física, se metaboliza más energía y se genera más calor que debe ser disipado. El mecanismo principal para tal disipación de calor es la producción de sudor, lo que puede exceder volumétricamente la capacidad de un humano para reemplazar los líquidos perdidos con facilidad. Por esta razón, los atletas deben hacer de su estado de hidratación una prioridad al iniciar el ejercicio, aprender a beber con frecuencia y de forma temprana (antes de que se produzca la sensación de sed), así como beber suficientes líquidos después del ejercicio para compensar la pérdida de peso (pérdida de agua corporal) provocada por el ejercicio. ***Deshidratación***, ***subhidratación*** y ***euhidratación*** son términos que describen diferentes estados de hidratación.

Deshidratación

La deshidratación ocurre cuando la hidratación corporal es inadecuada, por lo general debido al consumo insuficiente de líquidos (que no logra igualar la pérdida hidroelectrolítica a través del sudor y la orina) o por alteraciones que provocan gran pérdida de agua y electrólitos, como la diarrea y los vómitos.

Subhidratación

Muchas veces, el término *subhidratación* se utiliza como sinónimo de deshidratación, refiriéndose a una hidratación corporal inadecuada.

Euhidratación

Euhidratación se refiere a la hidratación corporal normal en los espacios intracelulares y extracelulares.

La suplementación con vitaminas y minerales no es necesaria para los atletas que consumen suficiente energía de una variedad de alimentos (143). Es habitual que los atletas consideren a las ingestas recomendadas de nutrientes como requerimientos mínimos, a pesar de que existe cada vez más evidencia de que el consumo excesivo de nutrientes mediante suplementos de altas dosis puede crear más problemas de los que resuelve (97). La evidencia de la **toxicidad de las vitaminas**, incluso de las solubles en agua que antes se consideraban inocuas en cualquier cantidad (después de todo, usted simplemente "orina el exceso"), está hoy bien documentada. Demasiada vitamina B_6 puede producir la misma neuropatía periférica asociada con su insuficiencia (con pérdida de sensibilidad en los dedos de manos y pies). Demasiada vitamina C (> 2 000 mg/día) puede causar diarrea o, peor aún, puede aumentar el riesgo de cálculos renales (66, 140, 144, 159) (nota: la ingesta diaria recomendada [RDA, *recommended dietary allowance*] de vitamina B_6 para adultos es de 1.3 mg/día con un máximo superior tolerable establecido en 100 mg/día, mientras los suplementos por lo general proporcionan 100 mg o más; combinada con la B_6 ingerida con los alimentos, es probable que quienes consuman suplementos excedan el máximo superior tolerable de esta vitamina. La IDR de la vitamina C para adultos varía entre 75 y 90 mg/día, mientras los suplementos en general proporcionan 1000 mg o más; combinada con la vitamina C de los alimentos, es posible que se exceda la ingesta máxima tolerable de 2 000 mg entre quienes consumen suplementos). El consumo excesivo de hierro puede aumentar el riesgo de cáncer: gran parte del hierro consumido no se absorbe e irrita los intestinos, lo que incrementa el riesgo de cáncer de colon (101, 160). Además, la absorción competitiva entre hierro y zinc puede reducir la absorción de zinc y aumentar el riesgo de su insuficiencia en personas que consuman crónicamente suplementos de hierro (126). En pocas palabras, es importante recordar el paradigma de la nutrición: "más que suficiente no es mejor que suficiente"; sin embargo, también es importante tener en cuenta que el requisito diario de un nutriente no debería consumirse de una vez en una sola dosis, sino a través de múltiples comidas a lo largo del día. Por ejemplo, los estudios sobre la vitamina hidrosoluble *ácido fólico* han encontrado que consumir una gran cantidad en dosis única, por medio de un suplemento, en lugar de distribuir el requerimiento diario a lo largo del día, puede acelerar la progresión de lesiones preneoplásicas y aumentar el riesgo de cáncer colorrectal, de próstata y otros (fig. 14-1) (44, 72, 78, 86, 149). Quizás más por ello que por cualquier otra razón, las comidas y los refrigerios con alimentos y bebidas de buena calidad deben considerarse una mejor estrategia que los suplementos para exponer los tejidos a los nutrientes necesarios (87).

A pesar de que aumentar la actividad física puede complicar el desafío de satisfacer los requisitos nutricionales, todas las organizaciones de salud importantes han llegado a la misma conclusión: mantenerse activo mediante la participación regular en actividades físicas o deportes es un componente fundamental para una salud de por vida. Asimismo, es importante comenzar lo antes posible. La OMS, los CDC y el *Exercise is Medicine*, una iniciativa general de salud del American College of Sports Medicine (ACSM), recomiendan estrategias de ejercicio para niños, adolescentes y adultos, para mejorar los biomarcadores cardiorrespiratorios y de la musculatura y la salud ósea, cardiovascular y metabólica. Estas recomendaciones incluyen las siguientes (5, 152, 165, 166):

Toxicidad de las vitaminas

La toxicidad de las vitaminas se refiere a un nivel de ingesta que excede la capacidad celular y puede conducir a síntomas de toxicidad que varían según la vitamina. Las ingestas dietéticas de referencia indican el límite superior de ingesta tolerable, que es el consumo máximo para evitar el riesgo de toxicidad de las vitaminas.

- Los niños y los adolescentes deben acumular diariamente al menos 60 min de actividad física de intensidad moderada a vigorosa.
- Las cantidades de actividad física superiores a 60 min proporcionan beneficios adicionales para la salud.
- La mayor parte de la actividad física diaria debe ser aeróbica. Se deben incorporar actividades de intensidad vigorosa, incluidas aquellas que fortalecen los músculos y los huesos, al menos tres veces por semana.

Con respecto a las actividades de intensidad vigorosa que impliquen carga para los huesos, estas se pueden llevar a cabo como parte de juegos, correr, girar o saltar. Se recomienda acumular 60 min de ejercicio al día y no es necesario que sean continuos

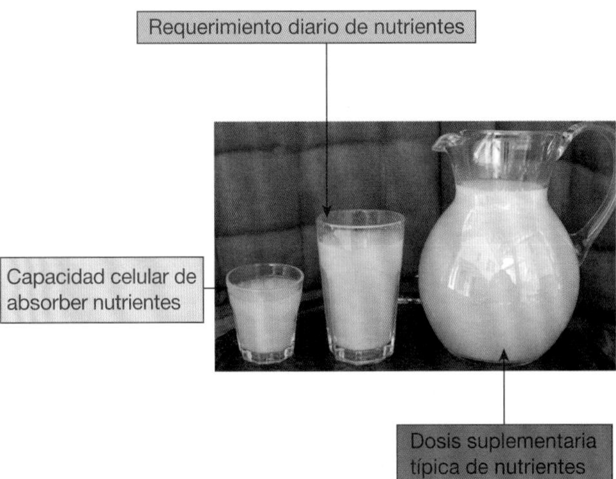

FIGURA 14-1. No es lógico tratar de proporcionar simultáneamente todos los nutrientes que los tejidos requieren.

(p. ej., dos series de ejercicios de 30 min cada una). También se recomienda que las personas con discapacidad trabajen con sus proveedores de atención médica para encontrar estrategias que fomenten la actividad física diaria. Para aquellos que no están actualmente activos, la recomendación es aumentar de forma gradual la actividad para alcanzar la meta de 60 min al día. Los beneficios de hacerlo son evidentes:

- Desarrollo de tejidos **musculoesqueléticos** sanos (huesos, músculos y articulaciones)
- Desarrollo de un sistema cardiovascular saludable (corazón y pulmones)
- Desarrollo de una consciencia neuromuscular (coordinación y control del movimiento) con el fin de evitar **alteraciones neuromusculares**
- Mantenimiento de un peso corporal saludable
- Disminución de los síntomas psicológicos de ansiedad y depresión
- Reducción de conductas poco saludables (fumar, abusar de drogas y alcohol) y mejoría del rendimiento académico

Sistema musculoesquelético

Se refiere a los músculos esqueléticos, el esqueleto y los tendones, ligamentos, articulaciones y tejidos conjuntivos relacionados que permiten el movimiento del cuerpo.

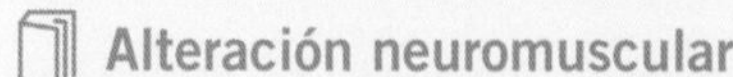

Alteración neuromuscular

Se refiere a las alteraciones que afectan el control nervioso de los músculos bajo dominio directo de la persona (brazos y piernas). Con frecuencia de origen genético, las alteraciones neuromusculares también pueden ser consecuencia de un mal estado nutricional que afecta el sistema inmunitario.

Factores importantes a considerar

- La importancia de la actividad física en la reducción de enfermedades crónicas es clara. A escala mundial, se calcula que la contribución atribuible a las enfermedades crónicas, como resultado de la inactividad física, es un incremento de:
  - Carga mundial de morbilidad por cardiopatía coronaria
  - Diabetes de tipo 2
  - Casos de cáncer de mama y de colon
- La inactividad es la cuarta causa de mortalidad prematura en el mundo, con cerca de 3.3 millones de decesos al año. Por otro lado, la actividad física regular:
  - Reduce la mortalidad y el riesgo de cáncer de mama recurrente en cerca del 50%.
  - Disminuye el riesgo de desarrollar enfermedad de Alzheimer.
  - Reduce el riesgo de mortalidad por todas las causas, cardiovascular y específica por cáncer en adultos con grados más altos de fuerza muscular.
  - Conduce a un mayor rendimiento académico en niños y adultos.
- A pesar de los problemas de salud por estar físicamente inactivo:
  - Más de la mitad de los adultos en los Estados Unidos (56%) no cumplen con las recomendaciones de actividad física suficiente establecidas en las *2008 Physical Activity Guidelines for Americans.*
  - Los adolescentes y los adultos estadounidenses pasan casi 8 h al día de forma sedentaria y hasta el 36% de los adultos no realizan ninguna actividad física en su tiempo libre.

Fuente: American College of Sports Medicine. Exercise is medicine: Fact sheet. Disponible en: https://www.exerciseismedicine.org/assets/page_documents/EIM%20Fact%20Sheet%202014_update%20March%202018.pdf.

Directrices dietéticas para estadounidenses 2015-2020

El ejercicio por sí solo no puede resolver la prevalencia de enfermedades crónicas, ya que también existe una fuerte relación nutricional y genética con el riesgo de enfermedad. De forma ideal, la actividad física y la nutrición deben considerarse como factores integrados y relacionados de forma dinámica a considerarse conjuntamente. Aunque la prevalencia de las enfermedades infecciosas ha disminuido, la de las enfermedades no transmisibles (relacionadas con el estilo de vida, el ejercicio y la nutrición) ha aumentado de manera considerable (cuadro 14-1).

Las directrices dietéticas para los estadounidenses (153) incluyen las siguientes cinco recomendaciones básicas:

- *Seguir un patrón de alimentación saludable durante toda la vida.* Todas las opciones de alimentos y bebidas son importantes. Se debe elegir un patrón de alimentación saludable con la cantidad adecuada de calorías para alcanzar y mantener un peso corporal saludable, respaldar la suficiencia de nutrientes y reducir el riesgo de enfermedades crónicas.
- *Concentrarse en la variedad, la densidad de nutrientes y su cantidad.* Para satisfacer las necesidades nutricionales dentro de los límites calóricos, se deben elegir diversos alimentos (de todos los grupos) densos en nutrientes y en las cantidades recomendadas.
- *Limitar las calorías de los azúcares agregados y las grasas saturadas; reducir el consumo de sodio.* Se debe consumir un patrón de alimentación bajo en azúcares agregados, grasas saturadas

Cuadro 14-1 Datos sobre alteraciones de la salud relacionadas con la nutrición y la actividad física en los Estados Unidos

Sobrepeso y obesidad

- Durante más de 25 años, más de la mitad de la población adulta ha tenido sobrepeso u obesidad.
- La obesidad es predominante en personas mayores de 40 años y adultos afroamericanos, y menos frecuente en los adultos con mayores ingresos.
- Desde principios de la década del 2000, cerca de la mitad de los adultos de todas las edades en los Estados Unidos han tenido obesidad abdominal. La prevalencia crece con la edad y varía según el sexo y la raza o etnia.
- En los adultos, de 2009 a 2012, el 65% de las mujeres y el 73% de los hombres tenían sobrepeso o eran obesos.
- De 2009 a 2012, casi una de cada tres personas de 2-19 años tenía sobrepeso u obesidad.

Enfermedades cardiovasculares y factores de riesgo

- Cardiopatía coronaria.
- Accidente cerebrovascular.
- Hipertensión.
- Alta concentración de colesterol sanguíneo.
- En 2010, la enfermedad cardiovascular afectó a 84 millones de hombres y mujeres de 20 años o más (35% de la población).
- De 2007 a 2010, cerca del 50% de los adultos que tenían peso normal y casi tres cuartas partes de los que presentaban sobrepeso u obesidad tenían al menos un factor de riesgo cardiometabólico (presión arterial [PA] alta, lípidos sanguíneos anómalos, tabaquismo o diabetes).
- Los índices de hipertensión, los perfiles anómalos de lípidos sanguíneos y la diabetes son más altos en adultos con obesidad abdominal.
- Entre 2009 y 2012, casi el 56% de los adultos mayores de 18 años tenían prehipertensión (27%) o hipertensión (29%).
- De 2009 a 2012, los índices de hipertensión en adultos fueron más altos en los afroamericanos (41%) y en los adultos de 65 años o más (69%).
- Entre 2009 y 2012, el 10% de los niños de 8-17 años tenían hipertensión arterial lábil (8%) o hipertensión (2%).
- De 2009 a 2012, 100 millones de adultos de 20 años o más (53%) tuvieron un colesterol total > 200 mg/dL; casi 31 millones tenían concentraciones > 240 mg/dL.
- En 2011-2012, el 8% de los niños de 8-17 años tenían concentraciones de colesterol total > 200 mg/dL.

Diabetes

- En 2012, la prevalencia de diabetes (tipo 1 y 2) fue del 14% para hombres y del 11% para mujeres de 20 años o más (más del 90% de los diabéticos adultos son del tipo 2).
- Entre los niños con diabetes de tipo 2, alrededor del 80% tenían obesidad.

Cáncer

- Cáncer de mama
  - El cáncer de mama es la tercera causa de muerte por cáncer en los Estados Unidos.
  - En 2012, aproximadamente 3 millones de mujeres tenían antecedentes de cáncer de mama.
- Cáncer colorrectal
  - El cáncer colorrectal es la segunda causa de muerte por cáncer en los Estados Unidos.
  - En 2012, aproximadamente 1.2 millones de hombres y mujeres adultos tenían antecedentes de cáncer colorrectal.

Salud ósea

- Un mayor porcentaje de mujeres resultan afectadas por osteoporosis (15%) y osteopenia (51%) que de hombres (alrededor del 4% y 35%, respectivamente).
- De 2005 a 2010, cerca de 10 millones (10%) de adultos de 50 años o más tuvieron osteoporosis y 43 millones (44%) tuvieron osteopenia.

Fuente: United States Department of Health and Human Services and United States Department of Agriculture. *2015–2020 Dietary Guidelines for Americans.* 8th ed. December 2015. Disponible en: http://health.gov/dietaryguidelines/2015/guidelines/. Consultado el 21 de mayo del 2018.

y sodio. Se recomienda reducir los alimentos y bebidas con mayor contenido de estos componentes a cantidades dentro de los patrones de una alimentación saludable.

- *Cambiar a alimentos y bebidas más saludables.* Se deben elegir alimentos y bebidas densos en nutrientes (todos los grupos) en lugar de opciones menos saludables. Considere sus preferencias culturales y personales para hacer que estos cambios sean más fáciles de realizar y mantener.
- *Apoyar patrones de alimentación saludables para todos.* Todas las personas tienen un papel al ayudar a crear y apoyar patrones de alimentación saludables en los diversos entornos del país: el hogar, la escuela, el trabajo y las comunidades.

A continuación, se presentan alteraciones frecuentes que tienen un fuerte componente tanto de actividad física como nutricional, además de estrategias nutricionales y de actividad física para reducir el riesgo de desarrollar estas afecciones.

Obesidad y alteraciones relacionadas

La obesidad afecta a 78 millones de adultos y a 12.5 millones de niños. La predicción, si los índices de obesidad mantienen su ritmo, es que el 44% de los estadounidenses tendrán obesidad para el 2030. En 2013, hubo 112 000 muertes relacionadas con la obesidad en los Estados Unidos y los niños con obesidad tenían el doble de probabilidades que el resto de morir antes de cumplir 55 años. Los riesgos de enfermedad crónica asociados con la obesidad incluyen un mayor riesgo de enfermedades cardíacas, respiratorias y hepáticas; hipertensión; artrosis; cáncer y diabetes de tipo 2 (48). Disminuir la obesidad conlleva un efecto de reducción del riesgo para todas estas afecciones (fig. 14-2, tabla 14-1).

Síndrome metabólico

Se conoce como *síndrome metabólico* a un grupo de alteraciones metabólicas que aumentan el riesgo de enfermedad cardiovascular. Se considera que un individuo con una combinación de dos o tres de las siguientes características tiene síndrome metabólico: obesidad abdominal prominente, hipertrigliceridemia, lipoproteínas de alta densidad bajas, PA alta y glucemia alta en ayuno. Reducir la masa grasa por medio de estrategias dietéticas adecuadas y ejercicio es la estrategia habitual para dimisnuir el riesgo de síndrome metabólico.

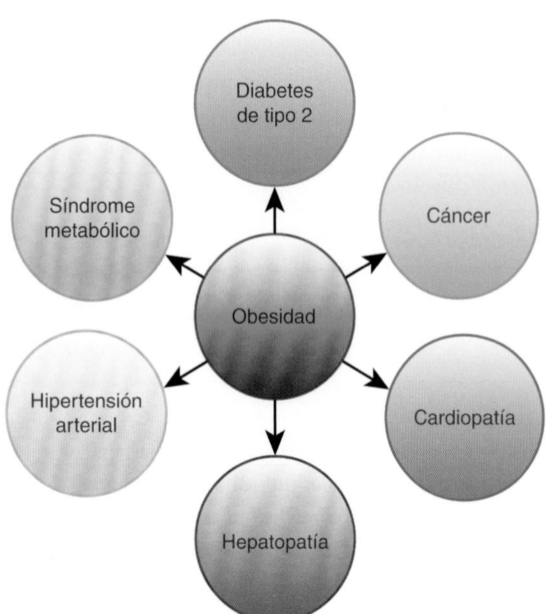

FIGURA 14-2. Obesidad y alteraciones crónicas relacionadas.

Factores contribuyentes a la obesidad

La obesidad es resultado de diversos factores como (151, 154):

- *Consumo excesivo de energía en relación con el gasto energético.* El exceso de energía se almacena como grasa y ocasiona obesidad.
- *Inactividad.* El organismo humano tiene una regla relacionada con la supervivencia: "úsalo o piérdelo", en particular para aquellos tejidos que consumen mucha energía. La inactividad disminuye la necesidad de músculo, por lo que el cuerpo restringe este tejido costoso en energía. En consecuencia, hay menos tejido con el que metabolizar la energía consumida y eso provoca mayor almacenamiento de grasa.
- *Entorno.* Muchos entornos dificultan mantener la actividad como una parte normal de la vida diaria, lo que reduce la actividad y la oportunidad de metabolizar energía. El ambiente en el que vivimos con frecuencia favorece alimentos poco saludables y con bajas densidades de nutrientes, como las bebidas y los postres azucarados, y desfavorece los alimentos saludables con altas densidades de nutrientes, como las frutas y los vegetales frescos.
- *Acervo genético.* La obesidad puede ser familiar, con una mayor probabilidad de padecer esta alteración si uno o ambos padres tienen obesidad. Hasta cierto punto, tener un progenitor con obesidad puede aumentar el riesgo de esta, porque el entorno alimentario creado por él es adoptado por los niños en el hogar.
- *Enfermedad preexistente.* Ciertas enfermedades se relacionan con la obesidad, como el hipotiroidismo, el síndrome de Cushing y el síndrome de ovario poliquístico. Curar o tratar la enfermedad puede ayudar a resolver la obesidad asociada.
- *Medicación.* Algunos medicamentos para controlar o resolver una enfermedad pueden predisponer a la obesidad. Por ejemplo, los corticoesteroides que se administran para tratar las alergias pueden disminuir la masa muscular y, por lo tanto, reducir los tejidos que metabolizan la energía. La diferencia en la capacidad de una persona para metabolizar la energía es pequeña, pero con el tiempo puede predisponerla a la obesidad.
- *Fumar.* La sustancia adictiva en el humo del cigarrillo (nicotina) eleva la tasa de gasto de energía. Dejar de fumar sin encontrar un medio para aumentar el gasto de energía (actividad física) puede predisponer a la persona a la obesidad. Sin embargo, el riesgo de morir por obesidad es mucho más bajo que el de muerte por fumar, lo que sugiere que los fumadores definitivamente deben dejar el hábito tabáquico y encontrar, también, la manera de volverse físicamente activos con regularidad.
- *Edad.* El envejecimiento se asocia con la pérdida de masa magra y el aumento de masa grasa, lo que incrementa bastante el riesgo de obesidad. En las mujeres, la menopausia también se relaciona con un aumento de la masa grasa. Estos cambios en la composición corporal asociados con la edad, denominados *sarcopenia*, se abordan mejor con actividad física regular combinada con una dieta que mantenga el

Tabla 14-1 Alteraciones fuerte y frecuentemente relacionadas con la obesidad

Afección	Vínculo con la obesidad
Cardiopatía	También se denomina *enfermedad cardiovascular* y se asocia con concentraciones elevadas de lípidos sanguíneos (incluido el colesterol), PA alta, obesidad, hábito tabáquico, diabetes y actividad física insuficiente (90). También hay evidencia de que el consumo regular de nueces reduce el riesgo de ataque cardíaco (90). Se ha estimado que la mayoría de las enfermedades cardíacas se pueden prevenir mediante la reducción de la obesidad, abandono del hábito tabáquico y moderación en el consumo de alcohol (165, 166).
Diabetes de tipo 2	La diabetes de tipo 2 es la forma más frecuente de esta enfermedad. La ocasionan una alta concentración de glucosa sanguínea (hiperglucemia), resistencia a la insulina y, finalmente, insulina funcional insuficiente. Sus complicaciones incluyen cardiopatías, accidentes cerebrovasculares y flujo sanguíneo deficiente en extremidades y ojos. La diabetes de tipo 2, por lo regular, se asocia con la obesidad y con una actividad física insuficiente. Su prevalencia ha aumentado en paralelo con la prevalencia de la obesidad. El consumo de hidratos de carbono refinados provoca hiperglucemia que agrava la diabetes; las dietas con más proteínas o con hidratos de carbono menos refinados parecen aliviar los síntomas (12, 84, 106).
Síndrome metabólico	El **síndrome metabólico** tiene cuatro componentes principales: obesidad visceral (grandes cantidades de grasa almacenada en el tronco); dislipidemia (lípidos sanguíneos altos con pocas lipoproteínas de alta densidad y muchas de baja densidad y triglicéridos); hiperglucemia (alta concentración de glucosa sanguínea) e hipertensión (PA alta) y estado proinflamatorio. Existe mayor riesgo de diabetes de tipo 2 con el síndrome metabólico y todos estos componentes están relacionados con la obesidad y una actividad física insuficiente (1, 57).
Hepatopatía	La obesidad se vincula con un riesgo elevado de desarrollar esteatosis hepática no alcohólica (EHNA) (hígado graso); hasta el 85% de los individuos obesos tienen EHNA (38, 52). La sobrealimentación en animales de laboratorio se ha relacionado con el desarrollo de EHNA, mientras que las ingestas de energía que mantienen el equilibrio energético (que redunda en menor obesidad) parecen ser una estrategia eficaz para reducir el riesgo de EHNA (35).
Hipertensión	La obesidad y la hipertensión están estrechamente relacionadas y se asocian con cardiomegalia (ventricular izquierda) y daño renal, los cuales se relacionan con alto gasto cardíaco, alto volumen plasmático y resistencia vascular periférica. La retención de sodio (sal) es una característica frecuente en personas hipertensas con obesidad (74). La evidencia reciente sugiere que la producción elevada de leptina observada en la obesidad también puede contribuir a la hipertensión (129).
Cáncer	Se ha estimado que el riesgo de cáncer relacionado con la obesidad es alto, y el 20% de los cánceres son directamente atribuibles a esta. El riesgo de cáncer asociado con la obesidad es particularmente alto en los cánceres endometriales, esofágicos, colorrectales, de mama, de próstata y de riñón. Estos cánceres se asocian con el exceso de producción de insulina, somatomedina C, hormonas sexuales (principalmente testosterona, estrógenos y progesterona) y adipocinas (proteínas de señalización celular formadas por las células grasas) (32).
Artrosis	La artrosis es una enfermedad de las articulaciones; se le relaciona con el deterioro de estas y con síntomas como el dolor y la rigidez. Se ha encontrado que la obesidad y la artrosis están claramente vinculadas y afectan tanto a las articulaciones que soportan peso como a las que no (155). Se ha observado que reducir el peso (la obesidad) en un 10%, en especial cuando se combina con un programa de ejercicio regular, puede promover mejorías significativas en el alivio del dolor y en la función física (19).

equilibrio energético. También hay datos de que la distribución uniforme de cantidades pequeñas de proteína en las comidas, a lo largo del día, puede mejorar la capacidad de la persona mayor para mantener su masa muscular.

- *Embarazo*. Aumentar de peso es necesario durante el embarazo normal, ya que el tejido adicional ayuda a satisfacer las necesidades energéticas del feto en crecimiento y, después del parto, las asociadas con la lactancia. Sin embargo, a muchas mujeres les resulta difícil volver a su peso (de antes del embarazo) después del parto. Es probable que esto se deba a múltiples razones, entre ellas la mayor dificultad para encontrar tiempo para estar físicamente activas debido al aumento de las responsabilidades relacionadas con la crianza de los hijos.

- *Sueño deficiente*. El sueño insuficiente se asocia con mayor riesgo de obesidad en todos los grupos de edad. Esto puede deberse a un mejor mantenimiento de las hormonas leptina (reduce el hambre) y grelina (aumenta el hambre), pero también puede relacionarse con preferencias alimentarias alteradas. La falta de sueño se vincula con el consumo de alimentos muy dulces, altos en calorías, asociados con la obesidad.

De los factores relacionados con la actividad, sobre los que la mayoría tiene control directo, el equilibrio energético y la actividad pueden parecer relativamente simples. Sin embargo, hay complejidades que deben considerarse al abordar estos problemas para prevenir o resolver un estado obeso.

Peso e índice de masa corporal

El peso y el índice de masa corporal (IMC) se utilizan con frecuencia para medir si una persona tiene obesidad o si esta mejora o empeora. La *obesidad* se define como el exceso de *grasa* corporal, no como exceso de peso (61). El IMC es un indicador poblacional apropiado de la prevalencia de obesidad, pero, como no distingue entre las masas grasa y magra, no es un buen indicador individual de la obesidad. Por lo tanto, el peso es una medida deficiente porque no considera qué componente del peso (¿masa muscular? ¿masa grasa?) está cambiando. Las dietas bajas en calorías pueden promover una reducción de peso, pero los estudios muestran que dichas dietas podrían hacer perder más masa magra que grasa. La mayor proporción de masa grasa (mayor porcentaje de grasa corporal) sugiere una mayor obesidad a pesar de la reducción del peso.

Mayor masa magra y menor masa grasa

Por lo general, los atletas tienen mayor proporción de masa magra que de masa grasa en comparación con los no atletas. Esta mayor cantidad de masa muscular los hace parecer obesos según el IMC (IMC > 30) cuando en realidad no lo son (95). El IMC tiene una sensibilidad baja para detectar el exceso de grasa corporal y es incapaz de identificar a más de una cuarta parte de los niños y adolescentes que tienen obesidad, quienes tienen un IMC normal y un exceso de grasa corporal (68).

Equilibrio energético

A menudo, el concepto de *energía que entra, energía que sale* (equilibrio energético) se evalúa en unidades de 24 h, pero los datos sugieren que esta valoración no aborda la respuesta endocrina esperada a las desviaciones en tiempo real del equilibrio energético que podrían afectar la obesidad (14, 15, 93). Un atleta que no ingiera energía antes del entrenamiento de la mañana provocará un equilibrio energético negativo serio y una baja concentración de glucosa sanguínea (el cuerpo emplea mucha más energía que la que se le proporciona). Lo anterior ocasiona una producción elevada de cortisol que descompone tejido muscular y óseo (la masa magra disminuye) y una respuesta hiperinsulinémica durante la siguiente ingesta que suscita mayor adquisición de grasa, incluso si las calorías totales consumidas al final del día sugieren que el equilibrio energético diario satisface las necesidades (15, 34, 39). Es probable que por eso las dietas de moda tengan mal historial para reducir la obesidad y de aumentar los riesgos de la salud (36).

Comidas infrecuentes

Varios estudios han determinado que disminuir la frecuencia de las comidas puede crear problemas para controlar la obesidad, probablemente porque esa estrategia podría generar mayores desviaciones en el equilibrio energético que los patrones con una alimentación más frecuente. Se ha observado que las personas con patrones de alimentación infrecuente probablemente tengan mayor ingesta de energía total que otras con patrones más frecuentes de consumo, debido a una regulación positiva de la *grelina*, hormona estimulante del apetito (130). En general, la liberación de insulina después de una comida suprime la grelina, pero si un período largo las entre comidas induce una baja concentración de glucosa sanguínea, en la siguiente ingesta habrá una respuesta hiperinsulinémica y no se suprimirá la grelina, lo que ocasionará mucho apetito de manera sostenida (7, 131).

Actividad física y consumo controlado de energía

Los programas que aumentan la actividad física pero no abordan de manera simultánea los requerimientos adicionales de energía o nutrientes, de tal manera que garanticen una buena disponibilidad relativa de energía, pueden no ser tan beneficiosos como podrían en la reducción del riesgo de obesidad. Hay evidencia de que la combinación de un programa de ejercicios con el consumo controlado de energía para mantener el equilibrio energético, en lugar de colocar al sujeto en una restricción calórica grave, es una estrategia más exitosa para perder grasa corporal y reducir la obesidad que la dieta o el ejercicio por su cuenta (92, 121).

Estrategias básicas para reducir la obesidad

Limitar los alimentos ricos en grasas saturadas y en grasas trans

Una estrategia para reducir la obesidad es limitar el consumo crónico de alimentos con alto contenido de grasas saturadas y trans que inducen un mayor consumo de energía por comida, incluyendo las carnes procesadas, los cortes grasos de carnes rojas y los alimentos fritos. Aunque la reducción del consumo total de grasa ha sido considerada como una estrategia deseable para reducir el riesgo de obesidad, la evidencia sugiere que el tipo y la cantidad de grasa consumida por comida pueden ser factores pronósticos más importantes de la obesidad (123, 163). Esto se debe a que un menor consumo de grasa con frecuencia se relaciona con una mayor ingesta de hidratos de carbono refinados, como el pan y el arroz blancos que tienden a producir hiperinsulinemia y mayor almacenamiento de grasa. La evaluación de una gran cohorte de mujeres encontró que un mayor consumo de grasas no saludables (saturadas y trans) se vinculó con mayor riesgo de obesidad; no así el consumo de grasas más saludables (monoinsaturadas y poliinsaturadas) (43). El tipo de carne consumida también tiene un impacto directo en el riesgo de cáncer aparte de la obesidad. El consumo regular de carnes rojas y procesadas (como tocino y salchichas) se asocia con mayor riesgo de diabetes, enfermedades cardíacas y cáncer de colon (10, 18, 106).

Restringir las bebidas con alto contenido de azúcar

Se debe limitar el consumo de bebidas con alto contenido de azúcar, incluyendo las gaseosas y los jugos de frutas. Las bebidas azucaradas se relacionan claramente con un mayor riesgo de obesidad, ya que tienden a producir hiperinsulinemia, mayor producción de grasas y, también, mayor consumo total de energía (63, 122, 142, 156). Además, se ha observado que existe una asociación significativa entre el consumo de refrescos endulzados de forma artificial y la obesidad (122). Cuando sea posible, el consumo de fruta entera fresca es una mejor opción que los jugos hechos de fruta (94). Sin embargo, las bebidas deportivas consumidas de manera adecuada (pequeñas cantidades a intervalos regulares durante la actividad física), que contienen azúcar como fuente principal de energía, son apropiadas y es poco probable que contribuyan al riesgo de obesidad si se consumen de esta manera. El empleo apropiado de bebidas deportivas con azúcar puede ayudar al atleta a lograr un mejor equilibrio energético diario, lo que podría *disminuir* el riesgo de obesidad (34, 39, 93, 147).

Incrementar la actividad física diaria

Según los CDC, las personas deben acumular un mínimo de 150 min de actividad física semanal (150). Los CDC indican que mientras más tiempo se dedique a la actividad física (incluso más de 300 min por semana), mayores serán los beneficios para la salud. Los CDC recomiendan alguna de las siguientes tres pautas para la actividad física:

- Dos horas y media (es decir, 150 min) de actividad aeróbica de intensidad moderada (caminar a paso ligero) por semana; y actividades de fortalecimiento muscular dos o más días por semana, donde trabajen los principales grupos musculares (piernas, caderas, espalda, abdomen, pecho, hombros y brazos).
- Un total de 1 h, 15 min (75 min) de actividad aeróbica vigorosa (trotar o correr) por semana y actividades de fortalecimiento muscular en dos o más días a la semana donde trabajen todos los grupos musculares principales (piernas, caderas, espalda, abdomen, pecho, hombros y brazos).
- Una mezcla equivalente de actividades aeróbicas de intensidades moderada y vigorosa más actividades de fortalecimiento muscular en dos o más días a la semana donde trabajen todos los grupos musculares principales (piernas, caderas, espalda, abdomen, pecho, hombros y brazos).

Mejorar la duración y la calidad del sueño

El sueño insuficiente se asocia con mayor inflamación y riesgo de obesidad y enfermedades cardiovasculares (91). Se ha observado que aumentar la duración del sueño y su calidad mejora de manera significativa la composición corporal (reduce la grasa corporal) y también influye positivamente en otros factores relacionados con el equilibrio energético (22). Un análisis de la encuesta *National Health and Nutrition Examination Survey* (Estados Unidos) reveló que las personas que dormían en promedio menos de 7 h por noche tenían más probabilidades de tener obesidad que aquellas con promedio de al menos 7 h de sueño. La insuficiencia de sueño se asoció con antojos dulces e ingestas adicionales de energía, pero sin un aumento compensatorio en el gasto de energía (50). La corta duración del sueño parece afectar sobre todo a los jóvenes, que parecen tener incluso más probabilidades de experimentar aumento de peso por la insuficiencia de sueño que las personas mayores (fig. 14-3) (107).

Participar en actividades que reducen el estrés

El estrés influye en el comportamiento alimentario (insuficiente o excesivo) y también aumenta la preferencia por los alimentos densos en energía que son altos en azúcar y grasa (146). Los estudios han encontrado que las estrategias de *reducción de estrés basadas en la consciencia*, incluida la meditación no religiosa, reducen de manera significativa el estrés y proporcionan una estrategia para reducir el riesgo de obesidad (56).

Evaluar de forma regular el nivel de grasa corporal y el peso

Es necesario encontrar la manera de evaluar de forma regular su grasa corporal y peso para determinar si la pérdida de peso es debida a masa grasa o magra (*véase* el cap. 8 para obtener información sobre la evaluación de la composición corporal). Es importante que las personas entiendan que reducir la masa grasa, pero retener la magra, no es algo que ocurra con rapidez e implica crear un patrón de alimentación que se adapte de forma dinámica al gasto energético para mantener un equilibrio energético razonable durante todo el día (32, 93, 143).

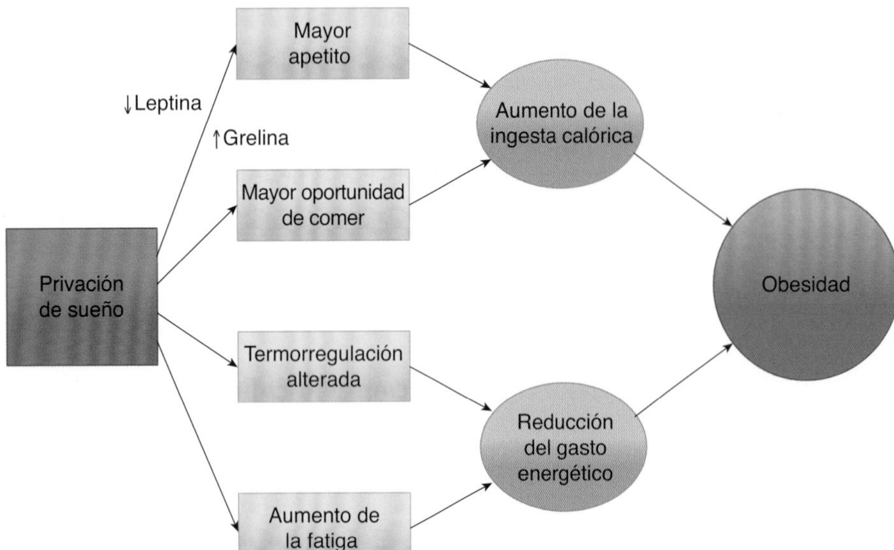

FIGURA 14-3. Mecanismos propuestos como causas de predisposición a la obesidad con privación del sueño. Fuente: Patel SR, Hu FB. Short sleep duration and weight gain: a systematic review. *Obesity*. 2008;16:643–53.

Mejorar la frecuencia de las comidas y los patrones de alimentación

Se debe evitar saltarse comidas. Se recomienda un patrón de alimentación que coincida de forma dinámica con el gasto de energía para mantener el equilibrio energético durante el día. Saltarse el desayuno, por ejemplo, se asocia con un mayor riesgo de obesidad. En un estudio, quienes no desayunaban siendo adultos tenían un perímetro de la cintura y un IMC significativamente más altos, y quienes no lo hacían siendo niños ni adultos tenían un perímetro de la cintura y un IMC aún mayores, junto con más factores de riesgo cardiometabólico (67, 130). Los hallazgos de estudios que evalúan la frecuencia de la alimentación son contradictorios, probablemente porque el aumento aleatorio de la frecuencia no necesariamente ayuda a mantener un equilibrio energético deseable. La frecuencia de alimentación debe tener un patrón que reduzca grandes déficits o excedentes del equilibrio energético, para limitar la producción de cortisol y evitar pérdidas de masa magra y aumentos de masa grasa (14, 34, 39, 147).

Seguir la dieta mediterránea

La dieta mediterránea tradicional es rica en aceite de oliva, frutas, vegetales, nueces y pescado. Los estudios en individuos que consumen este tipo de dieta generalmente han encontrado menores riesgos de obesidad, enfermedad cardíaca y diabetes de tipo 2 (21).

Mejorar el microbioma

El **microbioma** intestinal (el conjunto de colonias bacterianas que residen en el colon) está involucrado en múltiples funciones metabólicas, incluido el equilibrio energético. Además, parece que la composición dietética y la ingesta calórica regulan con rapidez las funciones y la composición de los microbios en los intestinos (145). El riesgo de obesidad puede aumentar a través de la mejor extracción de energía de los alimentos a cargo del microbioma, que contribuye a la regulación del almacenamiento de grasa (11, 79). El aumento en el riesgo de obesidad se debe a los incrementos de la grasa corporal, los triglicéridos en el hígado, la glucosa plasmática en ayuno y una mayor resistencia a la insulina en los tejidos. En ratones, se ha observado que el cambio de una dieta basada en plantas, baja en grasas y rica en polisacáridos, a una dieta occidental típica, alta en grasas y azúcar, alteró la **microbiota** y las vías metabólicas en un solo día, ocasionando un mayor almacenamiento de grasa (148). Cada vez resulta más claro que ciertas cepas de bacterias, parte del microbioma intestinal, pueden tener un efecto positivo en la salud metabólica y reducir el riesgo de obesidad (108). Estos y otros estudios sugieren que el consumo de una dieta de tipo mediterráneo, rica en frutas y vegetales frescos y baja en grasas cárnicas, disminuye el riesgo de obesidad, al menos en parte mediante alteraciones que benefician al microbioma intestinal (31).

Microbioma

Microorganismos en cualquier área definida del cuerpo. El *microbioma intestinal* se refiere a los microorganismos intestinales. Estos microorganismos intestinales participan en el metabolismo y en la inmunidad; resultan afectados en gran medida por los alimentos que consumimos. Un microbioma intestinal deficiente (denominado *estado disbiótico*) se relaciona con síndrome del intestino irritable (SII), enfermedad intestinal inflamatoria (EII), obesidad y diabetes de tipo 2.

Microbiota

Sinónimo de microbioma.

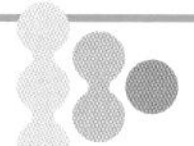

Estrés oxidativo

El estrés oxidativo ocurre por la acumulación de especies reactivas de oxígeno (ERO) y es un componente frecuente de la actividad física intensa, en especial cuando se combina con la fatiga (113). El daño en los tejidos puede ocurrir cuando las ERO han deteriorado las estructuras, el ADN, las proteínas y los lípidos celulares (*véase* el cap. 9) (59). Aunque pareciera lógico consumir más vitaminas antioxidantes, incluidas las C y E mediante suplementos, los estudios no han encontrado que sea útil para reducir los marcadores de estrés oxidativo (53, 103). Algunos estudios han observado que tomar dosis suplementarias de estas vitaminas tiene exactamente el efecto contrario, al aumentar el estrés oxidativo y disminuir el rendimiento (54). Parece que el estrés oxidativo inducido por el ejercicio provoca una respuesta adaptativa al promover la producción de más defensas antioxidantes. Sin embargo, la suplementación con vitaminas antioxidantes parece atenuar esa respuesta adaptativa natural, lo que reduce los posibles beneficios que debería obtener el deportista, incluida la promoción de su capacidad endógena de defensa antioxidante (116). Un estudio que evaluó 1-2 meses de suplementación con vitamina E (800 UI) en triatletas, en comparación con un placebo, encontró que la administración de suplementos provocó más estrés oxidativo e inflamación después del triatlón (103). Esto sugiere que los atletas que deseen lograr una respuesta adaptativa normal a los efectos potencialmente dañinos del estrés oxidativo asociado con el ejercicio deben confiar en una dieta saludable de buena calidad que satisfaga sus necesidades energéticas (87). El consumo de suplementos vitamínicos antioxidantes parece ser contraproducente, a menos que exista una insuficiencia biológica de una vitamina debido a alergia, intolerancia o sensibilidad a ciertos alimentos (87).

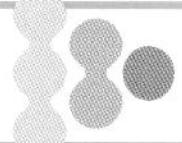

Fitonutrientes y salud

Los **fitonutrientes** son sustancias que se encuentran naturalmente en las plantas; en general, no son nutrientes (vitaminas o minerales). Los fitonutrientes no son indispensables para la supervivencia humana, por lo que no tienen un IDR. Las plantas producen fitonutrientes como forma de autoprotección, y existe evidencia de que esos fitonutrientes pueden favorecer la salud y la protección de las células reduciendo la inflamación celular y el estrés oxidativo en los seres humanos (114). Los flavonoides están recibiendo mucha atención debido a su potencial en la salud y el rendimiento (tabla 14-2).

Fitonutrientes

Componentes químicos no vitamínicos de plantas, los cuales pueden tener efectos protectores celulares a través de antioxidantes y otras funciones. Si bien no hay ingestas recomendadas de los fitonutrientes, su importancia para reducir los riesgos de enfermedades es cada vez más reconocida y proporciona una base para explicar por qué es importante el consumo de frutas y vegetales frescos.

Varias compañías están incluyendo fitoquímicos en sus bebidas deportivas y barritas energéticas, pero aún no se ha investigado si proporcionan beneficios al atleta como un mayor rendimiento,

Tabla 14-2 Fuentes alimentarias de flavonoides dietéticos

Flavonoide	Fuentes alimentarias
Antocianidinas y antocianinas	Bayas rojas, azules y púrpuras; uvas rojas y moradas; vino tinto.
Flavanol	*Monómeros:* tés, incluyendo blanco, verde y azul (oolong); productos a base de cacao, uvas, bayas y manzanas. *Dímeros y polímeros:* manzanas, bayas, productos a base de cacao, uvas rojas, vino tinto. *Teflavinas:* té negro.
Flavonoles (incluida la quercetina)	Cebollas, cebolletas, col rizada (kale), brócoli, manzanas, bayas, tés.
Flavonas	Perejil, tomillo, apio, pimientos picantes.
Flavanonas	Cítricos y jugos.
Isoflavonas	Soya (soja), alimentos de soya, legumbres.

Fuente: Linus Pauling Institute. Resveratrol. Disponible en: http://lpi.oregonstate.edu/mic/dietary-factors/phytochemicals/resveratrol. Consultado el 2 de enero del 2017.

mejor agudeza mental, menor riesgo de lesiones o mejor recuperación. Varios fitoquímicos se han sometido a pruebas para determinar su utilidad potencial en atletas, incluyendo el posible rendimiento y los beneficios para la salud. Entre otros tenemos: antocianina, curcumina, flavonol, polifenol, extracto de té verde y una sustancia de ese extracto, el galato de epigalocatequina.

Antocianina

Los flavonoides de la antocianina son los responsables del color azul de los arándanos (moras) y otros frutos azules o rojos intensos. Un estudio de arándanos silvestres con alto contenido de antocianinas reveló que su consumo durante 6 semanas produjo una reducción significativa en el daño al ADN inducido por la oxidación (115). Un hallazgo similar se produjo con el consumo de antocianina de fresa (frutilla), que redujo el riesgo cardiovascular al mejorar el perfil lipídico y disminuir el estrés oxidativo en los seres humanos (3). Un estudio en atletas detectó que la suplementación con antocianina mejoró de manera significativa el VO_{2max} en comparación con un placebo, a pesar de que no hubo diferencias en la composición corporal después de una intervención de 6 semanas (167). Otros estudios informaron una mejoría en la fuerza, o menos reducción de esta después del ejercicio, en atletas que consumieron jugos (zumos) con alto contenido de antocianinas (de granada o cereza ácida) (25, 55). Un estudio en atletas de resistencia que consumían antocianina (polvo de grosella negra) encontró que aumentaron de manera significativa el volumen sistólico y el gasto cardíaco; también mejoró la depuración del lactato, todo ello con implicaciones en el rendimiento deportivo (162).

Curcumina

La *curcumina* es un polifenol derivado de la especia cúrcuma y se ha utilizado históricamente en diferentes partes del mundo. Algunos estudios han sugerido que la curcumina reduce el riesgo de cáncer bucal, gastrointestinal, hepático y de colon, y que puede disminuir el estrés oxidativo y la inflamación asociada con la aparición de la diabetes de tipo 2 (23, 37, 64, 117, 124, 141). En atletas se encontró que la curcumina disminuyó el dolor muscular de inicio tardío posterior al ejercicio y también hay evidencia que sugiere una mejor recuperación muscular después del ejercicio (102).

Extracto de té verde y galato de epigalocatequina

El té verde se obtiene de la planta *Camellia sinensis* (L.), rica en catequinas de polifenol y cafeína, que pueden tener efectos anticancerígenos, antiinflamatorios, oxidantes y protectores cardíacos. Un estudio del efecto del extracto de té verde en humanos sanos, durante el reposo o el ejercicio, encontró que puede aumentar el metabolismo de las grasas mediante la disminución de los biomarcadores del estrés oxidativo (134). Se observó un resultado similar en un estudio con hombres entrenados y no entrenados que consumieron placebo de celulosa o té verde antes de dos sesiones de ejercicio. Se documentó que el té verde mejoró de manera significativa la oxidación de las grasas, tanto durante el reposo como después del ejercicio (49). Un estudio que evaluó los efectos del té verde sobre el estrés oxidativo y el daño muscular en jugadores de fútbol encontró que fue útil para reducir el estrés oxidativo, pero no el daño muscular (58).

Quercetina

La quercetina, un polifenol (flavonoide) antioxidante, parece tener propiedades antiinflamatorias y antioxidantes (9). Sin embargo, un análisis de varios estudios que evaluaron su efecto en la resistencia descubrió que el resultado de la suplementación probablemente sea pequeño, sin beneficios ergogénicos, en personas entrenadas o no entrenadas (109). Un estudio que evaluó el daño oxidativo y la inflamación después del ejercicio intenso en ratones de laboratorio encontró que la quercetina fue eficaz para disminuir los marcadores inflamatorios de músculos e hígado (139). Estos y otros datos sugieren que la quercetina tiene el potencial de disminuir la inflamación del tejido y de mejorar la circulación del tejido periférico con un pequeño beneficio en la resistencia. Esto sugiere que los atletas deben consumir quercetina y otros polifenoles antioxidantes como parte regular de su dieta (*véase* la tabla 14-2 para conocer los alimentos que contienen quercetina). Hay pocos estudios que sugieran que la ingesta suplementaria regular de quercetina proporcionaría efectos beneficiosos adicionales en los atletas (109).

Resveratrol

El flavonoide resveratrol se encuentra en el vino tinto, piel y semillas de las uvas, cacahuetes (maní), arándanos, frambuesas, moras y senna. Debido a que se halla en el vino tinto, a este se le ha atribuido, en algunos casos, una reducción del riesgo de enfermedad cardiovascular con su consumo. No obstante, algunos estudios que evaluaron el efecto de 8 mg/día de resveratrol de uvas rojas (sin alcohol) encontraron que disminuía la inflamación, la ateroesclerosis y el riesgo de enfermedad cardiovascular (30, 132). No hay evidencia adicional que sugiera que el resveratrol en el vino tinto ofrezca beneficios similares (81). Un estudio en animales que evaluó los beneficios potenciales del resveratrol en el ejercicio de resistencia informó que mejoraba la capacidad aeróbica y el metabolismo de las grasas al tiempo que aumentaba la sensibilidad a la insulina (75). Otro estudio del efecto sobre la inflamación y el dolor muscular de aparición tardía en maratonistas hombres no halló beneficios en el consumo de resveratrol (76).

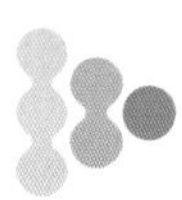

Seguridad y alergias alimentarias, intolerancias y sensibilidades

La seguridad alimentaria, las alergias, las intolerancias y las sensibilidades son importantes para la salud y el rendimiento de un atleta. El Gobierno Federal de los Estados Unidos ha avanzado en el etiquetado de alimentos para ingredientes alergénicos (Food Allergen Labeling and Consumer Protection Act de 2004; vigente a partir del 1 de enero de 2006). Sin embargo, esto aún no ha afectado la descripción de los alimentos en los menús de los restaurantes. Además, la ley no aborda las intolerancias y sensibilidades alimentarias frecuentes. La legislación sobre etiquetado de menús nutricionales actualmente es un área de interés, ya que la epidemia de obesidad ha impulsado esfuerzos que obligan a los restaurantes a declarar los contenidos calóricos e información nutricional por plato en los menús. Los requisitos actuales de etiquetado se restringen casi exclusivamente a los contenidos calóricos e ignoran otros factores igualmente importantes que podrían ayudar a las personas con intolerancias, sensibilidades o alergias alimentarias. Para empeorar el problema, muchos estados exigen a los empleados de servicios alimentarios algún tipo de certificación sobre prácticas de higiene y sanidad de alimentos, pero en ellas tampoco se abordan áreas igualmente importantes como alergias, intolerancias o sensibilidad a ciertos alimentos (2, 110). Esto deja a los clientes afectados en riesgo porque quienes sirven la comida tienen poca o ninguna idea sobre los problemas relacionados con estas otras áreas que pueden afectar la salud.

Seguridad alimentaria

Las leyes vigentes de sanidad e inocuidad se refieren a la preparación, el almacenamiento y la presentación de los alimentos sin riesgo para los clientes. Dependiendo de la estrategia estadística utilizada para estimar la prevalencia de enfermedad y mortalidad, se ha estimado que hay entre 9.4 y 76 millones de casos de enfermedad relacionados con los alimentos cada año en los Estados Unidos, con entre 55 961 y 325 000 hospitalizaciones, y entre 1251 y 5 000 muertes (88, 125). El número de individuos que padecen enfermedades transmitidas por los alimentos, pero se recuperan, asciende a más de un millón por año; se estima que un número igual de casos no se informa nunca. La causa de estas enfermedades está mucho más allá de los restaurantes comerciales. Las afecciones originadas por los alimentos también incluyen a los hogares privados y a las funciones sociales de la comida, donde las regulaciones estatales de seguridad alimentaria y saneamiento no son obligatorias por ley. Dada la proximidad con la que los atletas viven y entrenan entre sí, la posible transferencia de la enfermedad de un atleta a otro por medio de comidas y bebidas compartidas es un factor importante para evitar la transferencia de enfermedades entre atletas. Las estrategias generales para evitar la transferencia de alimentos contaminados y para prevenir enfermedades transmitidas por alimentos son:

- Los atletas deben evitar compartir bebidas embotelladas (agua, bebidas para deportistas). Para ello, los atletas deben tener botellas con su nombre claramente impreso.
- Los patógenos (bacterias, virus, etc.) pueden transmitirse en los alimentos de las personas infectadas. Por lo tanto, el intercambio de alimentos debe limitarse para evitar la transferencia de patógenos. Como precaución adicional, se debe alentar a los atletas a lavar sus manos, con frecuencia y de manera exhaustiva, para inhibir la transferencia de patógenos a través de alimentos y otros medios (equipo, etc.).

Alergias alimentarias

Se ha calculado que el 2.5% de la población de los Estados Unidos tiene una **alergia alimentaria**, con mayor riesgo entre afroamericanos, hombres y niños (83). Las alergias a los alimentos son causadas por la ingesta de un antígeno específico y por una respuesta alérgica mediada por inmunoglobulinas E (IgE). Los síntomas por lo regular son inmediatos (ocurren entre 2 min y 2 h después de la ingesta) y pueden afectar el tubo digestivo, el sistema respiratorio, los ojos y la piel (128). La gravedad de los síntomas puede ser impredecible y potencialmente mortal en caso de anafilaxia (96). Las alergias alimentarias más frecuentes se relacionan con el consumo de cacahuetes, nueces de árbol, huevo, leche, trigo, soya, pescado y mariscos crustáceos; una proteína específica en los alimentos es la sustancia nociva habitual (128). Los atletas deben ser completamente conscientes de cualquier alimento que contenga alérgenos y evitar su consumo. Si el atleta no está seguro del contenido de un alimento, es preferible que se equivoque siendo precavido y evite consumirlo. Los atletas con alergias conocidas a alimentos también deben ser extremadamente cautelosos al aceptar alimentos y bebidas de otros atletas sin tener la firme certeza de que están libres de un posible alérgeno. En raras ocasiones, el atleta puede tener una reacción anafiláctica inducida por el ejercicio dependiente de algún alimento (118). En dicho caso, la reacción alérgica solo se produce cuando se combinan la comida y el ejercicio, pero no ocurre cuando el alimento se consume sin hacer ejercicio. En tales casos, los atletas deben evitar el ingrediente peligroso mínimo 4 h antes del ejercicio y tener disponible inmediatamente una dosis autoinyectable de epinefrina (p. ej., EpiPen®) por si se produce una reacción. Incluso teniendo la precaución apropiada, pueden producirse las reacciones alérgicas. Por lo tanto, deben adoptarse las siguientes medidas con cualquier atleta que tenga una alergia conocida:

1. Los profesionales de la salud del equipo (entrenador atlético, médico) deben hacer una consulta inicial con el atleta

acerca de si es alérgico y, si es así, la naturaleza y la gravedad de su alergia.
2. Si la alergia es a un alimento consumido con frecuencia, debe haber alternativas disponibles en las reuniones, las competiciones, los viajes, etcétera, con el conocimiento de que incluso el contacto pasivo con ese alimento puede dar lugar a una respuesta alérgica.
3. Debe haber un plan definido por si el atleta experimenta una reacción alérgica, saber si el atleta tiene medicamentos disponibles, a menudo un EpiPen® o un antihistamínico, y dónde se guardan los medicamentos.
4. Si un atleta experimenta una reacción alérgica, que puede incluir anafilaxia (opresión en la garganta, glositis y pérdida de la consciencia), los medicamentos deben administrarse de inmediato y activar el plan de acción de emergencia (llamar al números de emergencias, etc.). A su llegada, se debe notificar al personal de la ambulancia si ya se proporcionó un medicamento.

Intolerancia a alimentos

La **intolerancia a alimentos** en general involucra sustancias digestivas insuficientes o faltantes, como enzimas o sales biliares, provocando un inicio rápido de síntomas gastrointestinales angustiantes como gases, distensión y diarrea. Por ejemplo, los síntomas de la intolerancia a la lactosa ocurren en aproximadamente el 10% de la población y se deben a que la enzima lactasa no se produce en cantidades suficientes para descomponer de forma adecuada la lactosa de los lácteos. Algunos atletas pueden experimentar intolerancia a alimentos por el consumo de hidratos de carbono que no se absorben bien, pero son rápidamente fermentables. Estos hidratos de carbono son conocidos como *oligo-*, *di-* y *monosacáridos* y *polioles fermentables*, y limitar su consumo en individuos con intolerancia alimentaria puede ayudar a controlar los síntomas. Los hidratos de carbono de este tipo que por lo general se incluyen en las etiquetas de los alimentos son: fructosa, fructano, lactosa, sorbitol y xilitol (*véase*: https://www.aboutibs.org/low-fodmap-diet/effects-of-fodmaps-on-the-gut.html).

Enfermedad celíaca

La *enfermedad celíaca* es una afección autoinmunitaria que ocurre por exposición al gluten; causa inflamación del intestino delgado y afecta la absorción de nutrientes (29). La malabsorción resultante se asocia con una insuficiencia de hierro que produce anemia, hipoabsorción de calcio y baja densidad mineral ósea (47). También pueden presentarse otras insuficiencias de nutrientes, incluyendo vitaminas D y B_{12}, folato y el mineral zinc (85). Basta una exposición extremadamente pequeña al gluten para desencadenar una respuesta. En la mayoría de los pacientes celíacos, tan solo 20 partes por millón (dos migajas de pan en un plato grande) son suficientes para crear los síntomas asociados: dolor y distensión abdominales, náuseas, vómitos y alternancia entre estreñimiento y diarrea. Otros signos, como mialgias, artralgias, baja densidad ósea, irregularidades menstruales y dermatitis, también se relacionan con la celiaquía (85). Los atletas con enfermedad celíaca deben evitar totalmente el consumo de gluten. Debido a que el gluten se encuentra en muchos productos de uso frecuente (panes, barritas energéticas, etc.), es importante que se encuentren alternativas sin gluten que puedan proporcionar los hidratos de carbono necesarios para satisfacer las necesidades energéticas, incluyendo frutas, vegetales, legumbres, quinua, mijo, papa, maíz, arroz y calabaza (zapallo). Hoy en día, existen muchos productos sin gluten (lo que facilita esta tarea), pero el atleta con enfermedad celíaca debe buscar orientación de un dietista para garantizar que se satisfagan sus necesidades energéticas y nutricionales. Es importante tener en cuenta que consumir dietas sin gluten se ha vuelto popular, incluso entre atletas sin enfermedad celíaca o sensibilidad al gluten, pero no hay evidencia de un beneficio en el rendimiento derivado de adoptar una dieta sin gluten en atletas sin celiaquía u otra intolerancia no celíaca al gluten (158).

Sensibilidades alimentarias

Las ***sensibilidades alimentarias*** son reacciones inflamatorias no mediadas por IgE que afectan al sistema inmunitario (fig. 14-4). Recientemente, ha aumentado la popularidad de las dietas sin gluten, en gran parte debido al aumento de la sensibilidad a este (celiaquía) que, si no se trata de forma adecuada, puede ocasionar síndrome del intestino irritable, fatiga crónica y problemas autoinmunitarios (41, 157). Hay un poco de moda en el seguimiento de dietas sin gluten que limita de forma innecesaria, si no hay enfermedad celíaca ni sensibilidad no celíaca al gluten, el consumo de un amplio espectro de alimentos con hidratos de carbono (82). La prevalencia de las sensibilidades alimentarias no se ha estimado; sin embargo, se piensa que son un factor importante de las enfermedades gastrointestinales crónicas en la población (77). Los síntomas son resultado de la liberación de citocinas y mediadores de granulocitos y linfocitos T. Estos mediadores liberados, que incluyen prostaglandinas, histaminas, citocinas y serotonina, afectan de manera adversa la función intestinal por inflamación del tejido, contracción del músculo liso, secreción de moco y activación del receptor del dolor. Los mecanismos que subyacen a las sensibilidades alimentarias son complejos y requieren tiempo y las habilidades de un experto en su diagnóstico. Son muchas las sensibilidades alimentarias posibles y, debido a que la respuesta inflamatoria puede ocurrir más de 24 h después de la ingesta (a diferencia de alergias o intolerancias que ocurren poco después del consumo), es difícil reconocer los alimentos

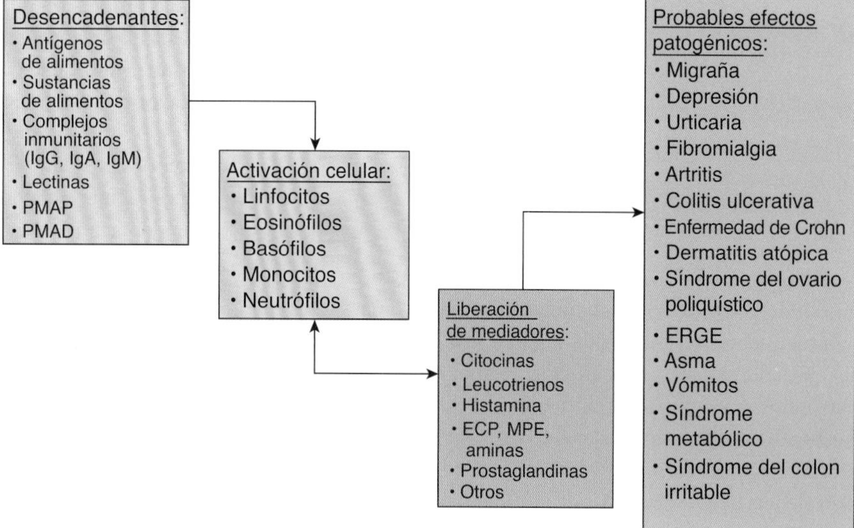

FIGURA 14-4. Reacciones inflamatorias por sensibilidad a los alimentos. ERGE, Enfermedad por reflujo gastroesofágico. Adaptado de: Oxford Biomedical Technologies, Inc. How food sensitivities cause inflammation. Disponible en: http://nowleap.com/how-food-sensitivities-cause-inflammation ©2016 Todos los derechos reservados.

causantes. Por ello, la fuente alimenticia de los síntomas puede ser difícil de determinar sin pruebas de sensibilidad y una dieta de eliminación personalizada bajo la supervisión de un dietista registrado u otro profesional de la salud debidamente acreditado.

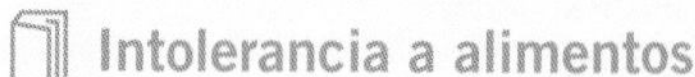

Alergia a alimentos

Ocurre cuando el sistema inmunitario del cuerpo reacciona de manera exagerada a un alimento o una sustancia alimenticia. Los síntomas de la alergia a los alimentos pueden ser leves (erupción cutánea leve) o graves (dificultad para respirar, ritmo cardíaco alterado, caída repentina en la PA). Hay una gran variedad de causas individuales de las alergias a los alimentos, pero con frecuencia son producto de la exposición a huevo, leche, cacahuetes, nueces de árbol, pescado, mariscos, trigo y soya.

Intolerancia a alimentos

Los problemas al consumir un alimento en particular con frecuencia se deben a la falta o la insuficiencia de una enzima digestiva específica. Por ejemplo, la intolerancia a la lactosa se debe a la insuficiencia de lactasa (enzima que digiere la lactosa). La lactosa no digerida causa distensión abdominal y diarrea. Una intolerancia a alimentos no es igual que una alergia.

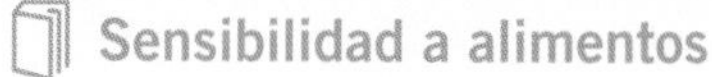

Sensibilidad a alimentos

Reacción inflamatoria no alérgica (sin IgE) o reacción inflamatoria de intolerancia a alimentos (o componentes específicos de ellos) que con el tiempo pueden ocasionar alteraciones clínicas que afectan el intestino y los sistemas inmunitario y neurológico.

Es necesario un microbioma intestinal sano para ayudar a metabolizar o migrar factores como el gluten fuera del intestino, antes de que se conviertan en agentes inflamatorios (27, 70). Además de los síntomas digestivos que incluyen distensión abdominal y diarrea, otros síntomas de la sensibilidad no celíaca al gluten incluyen problemas de atención, disminución de la inmunidad, exantema, dolor en articulaciones y músculos, y fatiga crónica.

Alimentación desordenada y trastornos de la alimentación

Factores importantes a considerar

- La alimentación desordenada y los trastornos de la alimentación son padecimientos que afectan a muchos atletas, sobre todo si participan en deportes estéticos con un componente considerablemente subjetivo en su calificación (la forma en la que se ven al realizar una rutina y no solo si completan su rutina) (20, 89, 93, 143). Dado que se trata de trastornos psiquiátricos, es importante que uno no intente resolverlos por sí mismo. Se requiere de un profesional de la salud mental capacitado (como un psiquiatra o un psicólogo capacitado para el tratamiento de trastornos de la alimentación) para ayudar a quien tenga este problema de salud.
- Es necesario cuidar lo que se menciona a un atleta. Con frecuencia se concede demasiada importancia a la apariencia en lugar de al rendimiento, lo que puede exacerbar un problema de alimentación (133). Imagine que le dice a un atleta: "¡Te ves muy bien hoy!". Suena bastante inocente, pero ¿que tal si acababa de vomitar en el baño? Su afirmación podría ser interpretada como una aprobación de lo que acaba de hacer porque ayuda a que se vea "realmente bien". En lugar de

(*continúa*)

centrarse en la apariencia, intente centrarse en cosas más importantes: "¡Me alegro de verte!" y "¡Escuché que te está yendo muy bien en biología!".

Algunos atletas, sobre todo los que participan en deportes en donde la apariencia o el aumento de peso son aspectos que habitualmente se califican de manera subjetiva (lucha, gimnasia, patinaje artístico, clavados), corren el riesgo de desarrollar patrones desordenados de alimentación que pueden derivar en trastornos alimentarios clásicos como la anorexia nerviosa (AN) y la bulimia nerviosa (BN) (62, 137). Se ha observado que la prevalencia de los trastornos de la alimentación en atletas es casi cuatro veces mayor que en los no deportistas (18% frente a 5%) y que es particularmente alta en atletas involucrados en deportes donde la apariencia o el peso se consideran importantes (20, 136). La ruta seguida es con frecuencia la siguiente:

Alimentación normal → Alimentación desordenada → Trastornos de la alimentación

Un *consumidor normal* es alguien con un patrón de alimentación flexible, que tiende a no sentirse culpable por comer una gran variedad de alimentos y los ingiere con pocas restricciones cuando tiene hambre (46). Un ***patrón desordenado de alimentación*** se caracteriza por conductas restrictivas que tienden a ignorar las señales fisiológicas de hambre, con frecuencia por un énfasis excesivo en el peso corporal y en la posibilidad de que la alimentación contribuya al exceso de peso (111). Las grandes dificultades para regular la emoción y la insatisfacción corporal son factores predictivos importantes de alimentación desordenada en los atletas (127). Un ***trastorno alimentario*** es una alteración psicológica que se relaciona con una imagen corporal propia distorsionada, baja autoestima e interés excesivo en la alimentación (51). Es probable que exista una relación de deficiencia de energía en la progresión de los patrones desordenados de alimentación hasta los trastornos alimentarios diagnosticables, ya que la ingesta insuficiente de energía se asocia con una pérdida proporcionalmente mayor de masa magra que de grasa, lo que ocasiona un tamaño corporal más grande debido a la mayor masa grasa relativa. La menor densidad de la masa grasa hace que el atleta se vea más grande con el mismo peso (36). Como se ilustra en la figura 14-5, la adaptación a un nivel inferior de tejido capaz de metabolizar energía (*termogénesis adaptativa*) causa la disminución progresiva de la ingesta de energía que reduce aún más el tejido magro y conduce, con el tiempo, a un trastorno alimentario.

Alimentación desordenada

Se caracteriza por conductas alimentarias restrictivas que tienden a ignorar las señales fisiológicas del hambre, con frecuencia debido a un énfasis excesivo en el peso corporal y en la posibilidad de que comer contribuya al exceso de peso.

Trastorno de la alimentación

Una de varias afecciones psicológicas, incluyendo anorexia nerviosa, bulimia nerviosa y trastorno por atracón, relacionadas con una imagen corporal distorsionada, baja autoestima y énfasis excesivo en la alimentación.

También están cambiando las expectativas culturales sobre el aspecto que debe tener una persona sana, lo que podría alentar a los atletas de deportes donde importa la apariencia a recurrir a comportamientos alimenticios restrictivos en un intento por lograr lo inalcanzable (112, 119). La *tríada de la mujer atleta*, que a menudo se observa en atletas que participan en deportes donde importa la apariencia, consiste en (fig. 14-6) (4, 13):

1. Baja disponibilidad energética
2. Baja densidad mineral ósea
3. Irregularidades menstruales

Cada vez es más claro que la poca disponibilidad de energía que se observa con frecuencia en los trastornos de la alimentación

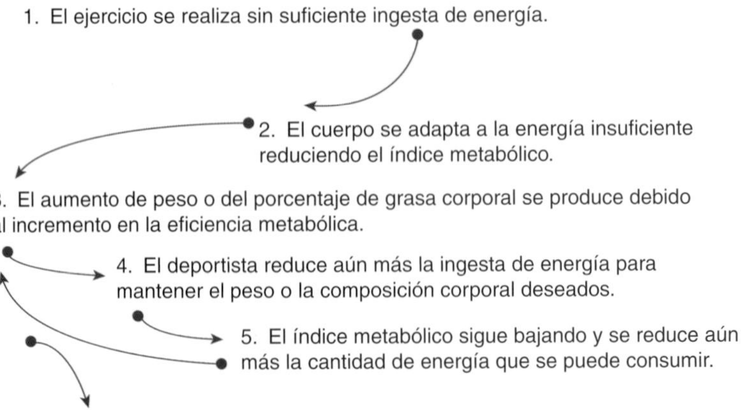

FIGURA 14-5. Posible relación entre los déficits energéticos y la alimentación desordenada. Fuente: Benardot D, Thompson W. Energy from food for physical activity: enough and on time. *ACSM Health Fit J.* 1999;3(4):14-8.

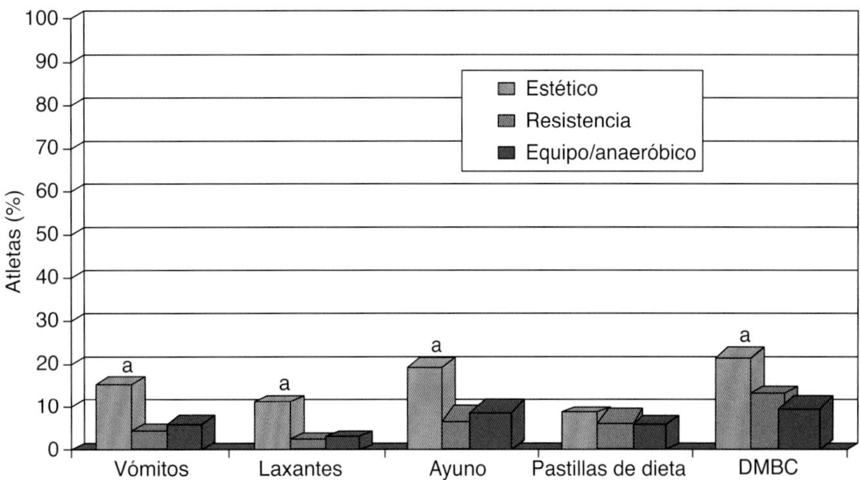

FIGURA 14-6. Índices más altos de prácticas patogénicas de control de peso en los atletas de deportes "estéticos". DMBC, dieta muy baja en calorías. Fuente: Beals KA, Manore MM. Disorders of the female athlete triad among collegiate athletes. *Int J Sport Nutr Exerc Metab.* 2002;12(3):281–93.

puede ser directamente responsable de la menor densidad mineral ósea y las concentraciones bajas de estrógenos asociadas con la irregularidad menstrual (45). Sin embargo, una baja disponibilidad de energía también puede ser consecuencia de un consumo deficiente de energía para apoyar el ejercicio, lo que difiere de un trastorno alimentario (93). También se ha hecho evidente que los hombres atletas también desarrollan una serie de problemas relacionados con la baja disponibilidad de energía, informados de forma reciente como *deficiencia energética relativa en el deporte* (RED-S, *relative energy deficiency in sport*) (*véase* el cap. 8 para información adicional acerca de la RED-S). Para ayudar a determinar si una atleta puede tener la tríada, se ha desarrollado una serie de preguntas como parte de la exploración física de preparación (una prueba que debería realizarse *antes* de que se le permita participar en un deporte). Las preguntas de detección recomendadas para la exploración física de preparación son (33):

1. ¿Alguna vez ha tenido un período menstrual?
2. ¿Qué edad tenía cuando tuvo su primer período menstrual?
3. ¿Cuándo fue su período menstrual más reciente?
4. ¿Cuántos períodos ha tenido en los últimos 12 meses?
5. ¿Está tomando alguna hormona femenina (estrógenos, progesterona, anticonceptivos orales)?
6. ¿Le preocupa su peso?
7. ¿Está intentando o alguien le ha recomendado ganar o perder peso?
8. ¿Sigue alguna dieta especial o evita algunos tipos o grupos de alimentos?
9. ¿Alguna vez ha padecido un trastorno alimentario?
10. ¿Alguna vez ha sufrido una fractura por estrés?
11. ¿Alguna vez le han informado que ha perdido densidad mineral ósea (osteopenia u osteoporosis)?

El ACSM ha desarrollado directrices para realizar una exploración física de preparación que incluye preguntas dirigidas a determinar la posibilidad de alimentación desordenada o trastornos alimentarios. Las preguntas se refieren a si el atleta se preocupa por su peso, si alguien le ha recomendado un cambio de peso, si está siguiendo una dieta especial que evita ciertos alimentos, si fue diagnosticado con un trastorno alimentario o si está tomando suplementos con el propósito explícito de alterar su peso (17).

Los trastornos alimentarios tienen un componente psicológico a veces asociado con una estrategia de afrontamiento que se emplea para tratar problemas más profundos y demasiado difíciles de abordar directamente. Por ejemplo, a una mujer joven le puede resultar difícil lidiar con el aumento de atención que recibe cuando comienza a convertirse en mujer. Un trastorno alimentario que reduce drásticamente el consumo de energía también se considera una estrategia de afrontamiento en las adolescentes que han sufrido abuso sexual (24, 71, 112). También puede haber un componente genético en el desarrollo de trastornos de la alimentación, y algunos individuos pueden tener predisposición genética (73).

Las causas del desarrollo de trastornos de la alimentación en atletas también se han evaluado en aquellos con este diagnóstico (135):

- Dieta prolongada, fluctuaciones de peso (37%)
- Nuevo entrenador (30%)
- Lesión, enfermedad (23%)
- Comentarios ocasionales acerca del peso (19%)
- Abandonar el hogar por problemas en la escuela o el trabajo (10%)
- Problema en una relación (10%)
- Enfermedad o lesiones en miembros de la familia (7%)

- Muerte de alguien importante (4%)
- Abuso sexual (4%)

En los Estados Unidos, se ha calculado que 10 millones de mujeres y 1 millón de hombres sufrirán un trastorno alimentario durante su vida (65). La prevalencia de los trastornos de la alimentación parece ser mayor entre atletas que entre la población general. Mediante un cuestionario y una entrevista clínica se buscaron trastornos de la alimentación en 1620 atletas y 1696 no atletas; se encontró que el 13.5% de los atletas padecían un trastorno alimentario, mientras que los no atletas (4.6%) los padecieron en una proporción significativamente menor (138). La prevalencia del trastorno alimentario en atletas fue mayor en mujeres que en hombres y también se encontró que, en una submuestra de atletas que participaban en deportes estéticos, la prevalencia del trastorno fue significativamente mayor que en las mujeres en deportes de resistencia (42% frente a 24%), deportes técnicos (42% frente a 17%) y deportes de pelota (42% frente a 16%). La pretensiones juveniles de querer controlar el peso (hacer dieta a una edad temprana) son un factor predictivo de trastornos alimentarios posteriores en la vida tanto para hombres como para mujeres (80). Los riesgos para la salud relacionados con los trastornos de la alimentación son altos, con un riesgo de muerte prematura 6-13 veces mayor en las mujeres diagnosticadas con anorexia nerviosa (8).

Tipos de trastornos de la alimentación y sus peligros

Los trastornos de la alimentación son afecciones psicológicas complejas y potencialmente mortales; requieren un equipo multidisciplinario de atención formado por varios profesionales de la salud (médico, psiquiatra o psicólogo y dietista) para diagnosticar o tratar estos trastornos (69).

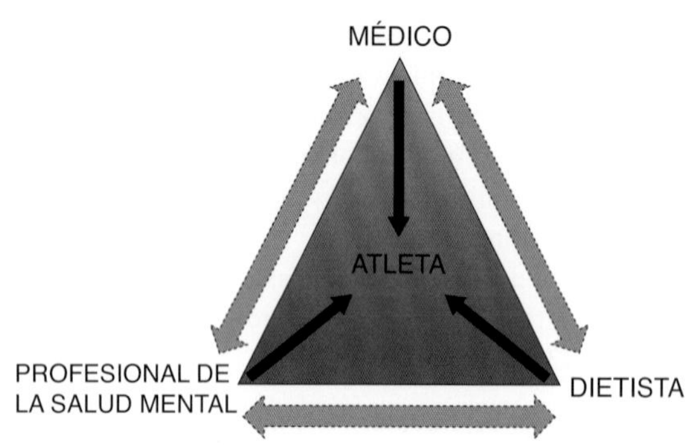

Las personas sin entrenamiento formal *no* deben participar en el tratamiento de los trastornos de la alimentación; aun si sus intenciones son buenas, pueden resultar contraproducentes. A continuación, se ofrece un resumen sobre los criterios básicos para cada uno de los trastornos de la alimentación más frecuentes en atletas y sus síntomas. El propósito de esta información es ayudar a comprender la complejidad de la afección; si sospecha que alguien que conoce o con quien trabaja puede padecerla, debe avisar a un profesional de la salud debidamente acreditado.

Los principales trastornos de la alimentación observados en atletas incluyen: anorexia y bulimia nerviosas, trastorno por atracón y otros trastornos específicos de la alimentación (OTEA). Se trata de afecciones potencialmente mortales, con criterios de diagnóstico publicados por la American Psychiatric Association en la quinta edición del *Diagnostic and Statistical Manual of Mental Disorders* (DSM-5®) (6). Cuando se comparan por edad y sexo, los índices de mortalidad para individuos con anorexia nerviosa son 5.35 veces más altos; con bulimia nerviosa, 1.50 veces más altos; y con OTEA, 1.70 veces más altos que en personas sin trastornos de la alimentación (42).

Anorexia nerviosa

La anorexia nerviosa es un trastorno de la alimentación muy grave y potencialmente mortal; se caracteriza por inanición autoinducida y pérdida extrema de peso (cuadro 14-2) (98). Los criterios generalmente aceptados para la AN incluyen:

- Negativa a mantener el peso dentro de un rango normal para la estatura y la edad (más del 15% por debajo del peso corporal ideal).
- Miedo al aumento de peso, con restricción grave de la ingesta de energía para reducir el propio peso.
- Perturbación grave de la propia imagen corporal, en la cual esta es la medida predominante de la autoestima y se niega la gravedad de la enfermedad.
- En mujeres posmenárquicas, ausencia del ciclo menstrual o amenorrea (más de tres ciclos).

Bulimia nerviosa

La bulimia nerviosa, también conocida solo como *bulimia*, se relaciona con el atracón sigiloso de grandes cantidades de alimento seguido de una purga (vómitos, abuso de laxantes, diuréticos, enemas, etc.) para eliminar las calorías consumidas durante el atracón (100). En casos extremos, la purga también puede ocurrir después del consumo de cantidades relativamente pequeñas de alimento. Se ha informado que durante un atracón se pueden consumir entre 10 000 y 20 000 kcal en un solo día, generalmente en secreto y, con frecuencia, alimentos prohibidos como galletas, dulces, papas (patatas) fritas y helado (mantecado) (26). La causa habitual es la preocupación por la imagen corporal y el peso, junto con una baja autoestima. El criterio diagnóstico (DSM-5) de la BN es un atracón una vez por semana durante un período de 3 meses. El criterio de diagnóstico previo fue un atracón dos veces por semana durante 3 meses; este cambio significó un aumento en los diagnósticos de BN (164). Los trastornos de la alimentación a menudo se asocian con trastornos de ansiedad y, en muchos casos, también depresión asociados con intentos suicidas entre esta población (28, 120). En las personas con BN, el 23% de las muertes ocurren por suicidio o arritmia cardíaca (8, 28). Las señales de alerta más frecuentes en la BN incluyen (100):

Cuadro 14-2 Signos y síntomas frecuentes de la anorexia nerviosa

Los siguientes son signos y síntomas frecuentes de la AN:

- Piel seca
- Intolerancia al frío e hipotermia
- Manos y pies amoratados
- Estreñimiento
- Distensión abdominal
- Pubertad retardada
- Amenorrea primaria (nunca se tuvo un período menstrual) o secundaria (ya hubo período menstrual, pero este no ha sucedido durante 3 meses o más)
- Compresión nerviosa
- Desmayo e hipotensión postural (caída repentina de la PA al cambio de posición, de estar sentado a estar de pie)
- Lanugo (aumento del vello corporal en un intento fisiológico para mantener el calor corporal)
- Caída del cabello
- Saciedad temprana
- Debilidad, fatiga
- Baja estatura para la edad
- Osteopenia (baja densidad mineral ósea)
- Inmadurez sexual para la edad (atrofia de senos, etc.)
- Edema con fóvea (generalmente por insuficiencia de proteínas o electrólitos)
- Soplos cardíacos y arritmias

Fuente: Harrington BC, Haxton C, Jimerson DC. Initial evaluation, diagnosis, and treatment of anorexia nervosa and bulimia nervosa. *Am Fam Physician.* 2015;91(1):46–52.

- Evidencia de atracones; desaparición de grandes cantidades de alimento en períodos cortos o el descubrimiento de envolturas y envases que indican el consumo de grandes cantidades de alimento.
- Evidencia de purgas que incluyen idas frecuentes al baño después de las comidas, signos de u olores a vómito, envolturas o empaques de laxantes o diuréticos.
- Regímenes rígidos o excesivos de ejercicio a pesar del clima, la fatiga, la enfermedad o las lesiones. Necesidad compulsiva de "quemar" las calorías ingeridas.
- Inflamación inusual de las mejillas o en el área de la mandíbula.
- Callos en el dorso de las manos y los nudillos producto de vómitos autoinducidos (fig. 14-7). Decoloración o tinción de los dientes (*véase* la fig. 14-7).
- Seguimiento de horarios, estilo de vida o rituales para hacer posibles los atracones y las purgas.
- Abandono de amigos y actividades habituales.
- Comportamientos y actitudes que indican que la pérdida de peso, las dietas y el control de la alimentación se convirtieron en las principales preocupaciones.
- Actividad física continua a pesar de lesiones por abuso de ejercicio o de otro tipo.

Trastorno por atracón

El *trastorno por atracón* (TA) se caracteriza por episodios frecuentes de consumo de grandes cantidades de alimento, con frecuencia hasta resultar incómodo. A diferencia de la BN, no hay purga después de un episodio de TA. Al igual que otros trastornos de la alimentación, el TA es potencialmente mortal, con frecuencia debido a un mayor riesgo de suicidio. Es el trastorno de la alimentación que se diagnostica con mayor frecuencia: afecta al 3.5% de las mujeres, al 2% de los hombres y hasta al 1.6% de los adolescentes (65, 99). Los criterios de diagnóstico y los síntomas asociados con el TA incluyen (6):

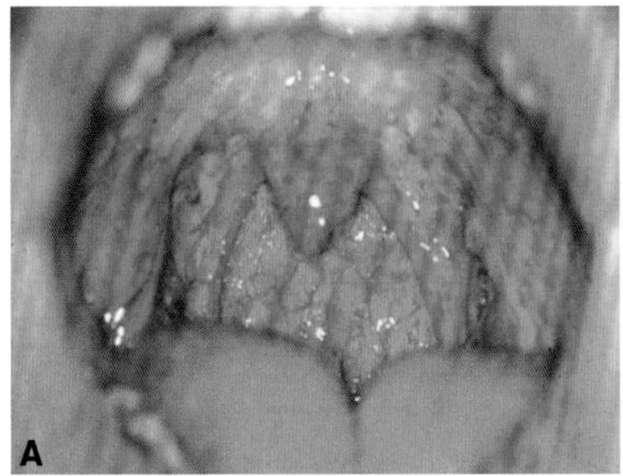

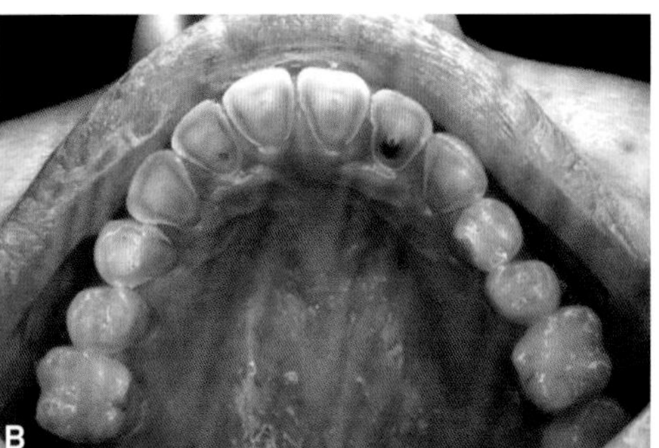

FIGURA 14-7. Manifestaciones bucales de los trastornos de la alimentación que incluyen vómitos. Los signos de vómito incluyen: irritación e inflamación de la faringe, así como del esófago debido a vómitos crónicos (*A*) y erosión de la superficie de los dientes, pérdida de esmalte, periodontitis y caries extensa (*B*). Fuente: Wilkins EM. *Clinical Practice of the Dental Hygienist.* 12th ed. Philadelphia (PA): LWW (PE); 2016.

A. Atracones recurrentes. Un atracón se caracteriza por lo siguiente:
   - Comer en un período corto (p. ej., 2 h) una cantidad de alimento definitivamente más grande de lo que la mayoría de las personas comerían en un tiempo y circunstancia similares.
   - Sensación de falta de control sobre la alimentación durante el episodio. Por ejemplo, tener la percepción de que no se puede dejar de comer ni controlar qué o cuánto se come.

B. Los episodios de comer en exceso se asocian con tres (o más) de los siguientes signos:
   - Comer mucho más rápido de lo normal.
   - Comer hasta sentirse incómodamente pleno.
   - Comer grandes cantidades de alimento cuando uno no se siente físicamente hambriento.
   - Comer solo por avergonzarse de lo que uno está comiendo.
   - Sentirse, después, asqueado de uno mismo, deprimido o muy culpable.

C. Tener mucha angustia con respecto a comer en exceso.

D. El atracón ocurre, en promedio, al menos una vez a la semana durante 3 meses.

El atracón no se asocia con el empleo recurrente de comportamientos compensatorios inapropiados (p. ej., purga) como en la BN, y no ocurre de forma exclusiva durante la bulimia o anorexia nerviosas.

Otros trastornos específicos de la alimentación

Los criterios para otros trastornos específicos de la alimentación (OTEA) son similares a los de la AN, excepto que se acepta la menstruación regular en el diagnóstico y el peso aún se encuentra dentro del rango normal. Es el trastorno de la alimentación más frecuente, con aproximadamente el 60% de las personas con OTEA diagnosticados (40). Un criterio importante para estos trastornos es que el individuo no cumpla con los criterios de AN o BN, pero incurra en un comportamiento compensatorio inapropiado después de consumir solo una pequeña cantidad de alimentos. Los ejemplos incluyen vómitos autoinducidos después de consumir dos galletas o masticar y escupir grandes cantidades de alimento sin tragar. Este trastorno suele observarse en mujeres jóvenes de entre 15 y 30 años; está presente en el 3-5% de las mujeres que viven en los países occidentales. Los criterios de diagnóstico para OTEA incluyen (99):

- AN atípica (aunque hay una alimentación restrictiva, el peso no está por debajo de lo normal)
- BN (tiende a tener un comportamiento de atracón y purga, pero con menos frecuencia que en la BN)
- TA (tendrá atracones pero con menos frecuencia que en la BN)
- Trastorno de purga (puede purgarse, pero sin el atracón típico de la BN)
- Síndrome de alimentación nocturna (consumo excesivo de alimentos durante la noche)

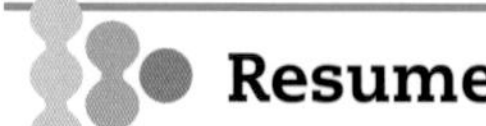

Resumen

- La actividad física debe y puede promover la salud. Si las actividades correctas se combinan con una ingesta adecuada de nutrientes y energía, existe buena evidencia que sugiere que la actividad redundará en mejor salud, menores riesgos de enfermedad y mayor longevidad. También existe evidencia para sugerir que la persona bien nutrida que realiza actividad física con regularidad tiene un riesgo menor de sufrir alteraciones crónicas importantes como enfermedades cardiovasculares, obesidad, diabetes y osteoporosis.
- Cuanto mayor sea el gasto de energía, mayor será el requerimiento para satisfacer la necesidad. Sin embargo, la energía requerida no puede proporcionarse al azar. Más bien debe existir una relación dinámica entre la energía utilizada y la energía ingerida, de modo que no se produzca gran cambio en el equilibrio energético durante el día.
- El mayor requerimiento de energía de las personas físicamente activas también implica mayor demanda de muchas vitaminas y minerales. El consumo de suplementos vitamínicos y minerales no satisface las necesidades energéticas, mientras que el consumo de alimentos de buena calidad (frutas y vegetales frescos, cereales enteros, pescado y carnes) sí ayuda a satisfacer tanto las necesidades energéticas como las de vitaminas y minerales. Después de todo, ¿de qué sirven las vitaminas que intervienen en el metabolismo de la energía si se consume una cantidad insuficiente de energía para metabolizarlas? La mejor forma para que los atletas satisfagan sus requisitos nutricionales es mediante el consumo de alimentos, no de suplementos.
- Los suplementos vitamínicos generalmente contienen múltiplos altos de las RDA de cualquier nutriente. Por ejemplo, aunque la RDA de la vitamina C es de cerca de 60 mg, los suplementos con frecuencia contienen 1000-2 000 mg. Hay poca evidencia de que el consumo excesivo crónico de vitaminas sea útil para el esfuerzo atlético, pero hay un cuerpo creciente de evidencia de que muchos suplementos vitamínicos son contraproducentes. Como regla sencilla, recuerde: más que suficiente no es mejor que suficiente (si una cantidad pequeña es buena para usted, no espere que más sea mejor).
- Cada vez hay mayor evidencia de que los atletas en "dietas para perder peso", que no consumen suficiente energía para satisfacer las demandas combinadas de edad, sexo y actividad física, tienen mayores probabilidades de desarrollar un mayor porcentaje de grasa corporal, mayor riesgo de trastornos de la alimentación y mayores riesgos para la salud.
- Mantenerse bien hidratado debe ser una prioridad preponderante para las personas físicamente activas. La hidratación deficiente

inhibe la actividad física, reduce los beneficios de los cambios fisiológicos deseados (que la actividad física debería generar) y puede aumentar el riesgo de estrés por calor que amenace la vida.

- Con la posible excepción de la natación, la actividad física emplaza múltiplos de las fuerzas gravitacionales normales en los huesos, lo que provoca una adaptación deseada: un aumento de la densidad mineral ósea y menor riesgo de osteoporosis. Sin embargo, la actividad física también aumenta los requerimientos de energía. No satisfacer las necesidades energéticas en tiempo real aumenta la producción de cortisol que provoca la *disminución* de la densidad mineral ósea.
- Reducir el riesgo de obesidad es un objetivo importante, ya que la obesidad alcanzó proporciones epidémicas en los Estados Unidos y en otras naciones industrializadas. Los factores nutricionales que pueden ayudar a reducir el riesgo de obesidad incluyen: mantener un equilibrio energético razonablemente bueno limitando el consumo de bebidas con alto contenido de azúcar, aumentar la actividad física diaria, garantizar un sueño de buena calidad al menos durante 7 h, evaluar de manera periódica la composición corporal para intervenir pronto si aumenta la grasa corporal o disminuye la masa magra, desarrollar un plan de alimentación con la frecuencia suficiente para evitar el hambre, comer alimentos típicos de la dieta mediterránea (frutas frescas, nueces, vegetales, pescado y aceite de oliva) y asegurar un microbioma intestinal saludable mediante el consumo generoso de alimentos de origen vegetal no excesivamente procesados.
- Aunque el estrés oxidativo inducido por el ejercicio es un componente normal de la actividad física, existe evidencia que sugiere que el consumo de una dieta saludable y de buena calidad (que satisfaga las necesidades energéticas) acompañada de actividad física periódica promueve una respuesta adaptativa positiva al estrés oxidativo. También hay evidencia que sugiere que el consumo de vitaminas antioxidantes puede inhibir la respuesta adaptativa deseada al ejercicio, con el consiguiente aumento del estrés oxidativo.
- Se reconoce cada vez más que los fitonutrientes (sustancias de origen vegetal con cualidades nutritivas que no son vitaminas ni minerales) son un componente importante de una dieta saludable. Los fitonutrientes se obtienen de las plantas (frutas y vegetales) e incluyen sustancias como el resveratrol, la curcumina, la antocianina y la quercetina, todas ellas con beneficios para la salud cuando se consumen como parte de una dieta saludable y bien equilibrada.
- Las alergias a los alimentos son factores importantes a considerar cuando se planifica qué se va a comer. También es importante considerar las intolerancias y sensibilidades a los alimentos, así como la seguridad alimentaria, ya que todas ellas pueden tener un impacto negativo en la salud y el rendimiento atlético si no se planifican y tratan de manera adecuada.
- Los atletas que practican deportes donde la apariencia y el peso importan parecen tener un riesgo particularmente alto de desarrollar patrones desordenados de alimentación o trastornos de la alimentación que deben ser abordados por profesionales médicos capacitados para trabajar con estas afecciones. Hay diferentes tipos de trastornos de la alimentación y todos se consideran trastornos psicológicos. Entre estos se incluyen la AN, la BN y el TA.

Actividad de aplicación práctica

Los fitonutrientes se están estudiando cada vez más y se ha descubierto que, aunque no son esenciales para mantener la vida humana (como las vitaminas), son importantes para proteger a las células y para mejorar la salud de los humanos. Una forma de clasificar los fitonutrientes es por su color, ya que muchos se relacionan con el color de los alimentos (p. ej., el color rojo o púrpura de los arándanos se debe al fitonutriente *antocianina*). Para determinar si está expuesto a una amplia gama de fitonutrientes, haga lo siguiente:

1. Anotar todas las frutas y vegetales (y su color) que consume durante un período de 3 días.
2. Encontrar el fitonutriente asociado con cada color.
3. Determinar si faltan colores en su dieta y buscar las frutas y vegetales que tengan esos colores.

Cuestionario

1. Si el requerimiento diario de proteína de un atleta es de 1.5 g/kg, no importa cómo la consuma (en una sola comida, en tres comidas, en seis comidas).
   a. Verdadero
   b. Falso
2. En los niños, la combinación de actividad física y buena nutrición debería ayudar a desarrollar:
   a. Peso corporal saludable
   b. Sistema cardiovascular saludable
   c. Autoestima saludable con menor riesgo de ansiedad y de depresión
   d. Mejor rendimiento académico
   e. Todas las anteriores
   f. Solo a, b y c

3. En todo el mundo, la prevalencia de la inactividad física y de la diabetes de tipo 2 es del:
   a. 2%
   b. 7%
   c. 10%
   d. 90%
4. ¿Qué proporción de la población adulta de los Estados Unidos no cumple con las recomendaciones de actividad física?
   a. 10%
   b. 23%
   c. 56%
   d. 72%
5. Una alta proporción de mujeres presentan osteoporosis y es probable que esto conduzca a un desarrollo inadecuado de la densidad mineral ósea durante la adolescencia.
   a. Verdadero
   b. Falso
6. De las siguientes opciones, ¿cuál *no* es una recomendación de las pautas dietéticas para los estadounidenses?
   a. Consumir más proteínas, pero solo de fuentes bajas en grasa
   b. Limitar la ingesta de azúcar y sal
   c. Comer gran variedad de alimentos con alta densidad de nutrientes
   d. Restringir el consumo de grasas saturadas
7. De las siguientes afecciones, ¿cuáles están relacionadas con la obesidad?
   a. Esteatosis hepática no alcohólica
   b. Hipertensión
   c. Cáncer de colon
   d. Diabetes de tipo 2
   e. Todas las anteriores
   f. Solo *b*, *c* y *d*
8. La obesidad se refiere a:
   a. Peso corporal alto
   b. Grasa corporal alta
   c. Grasa abdominal alta
   d. Grasa corporal inferior alta
9. La valoración del equilibrio energético en 24 h es un buen medio para determinar si aumentará la cantidad de grasa corporal.
   a. Verdadero
   b. Falso
10. Los ejemplos de fitonutrientes incluyen todos los siguientes, excepto:
    a. Flavonoles
    b. Cobalamina
    c. Antocianina
    d. Isoflavonas

Repuestas al cuestionario

1. b
2. e
3. b
4. c
5. a
6. a
7. f
8. b
9. b
10. b

REFERENCIAS

1. Alberti KG, Zimmet P, Shaw J; IDF Epidemiology Task Force Consensus Group. The metabolic syndrome: a new worldwide definition. *Lancet*. 2005;366(9491):1059–62.
2. Algeo S. Opinion: food allergy training needs to be mandated. *Restaurant Hospitality Exclusive Insight*. May 13, 2017. p. 1.
3. Alvarez-Suarez JM, Giampieri F, Tulipani S, et al. One-month strawberry-rich anthocyanin supplementation ameliorates cardiovascular risk, oxidative stress markers and platelet activation in humans. *J Nutr Biochem*. 2014;25(3):289–94.
4. American College of Sports Medicine. ACSM Position Stand: the female athlete triad. *Med Sci Sports Exerc*. 2007;39(10):1867–82.
5. American College of Sports Medicine. Exercise is Medicine: Physical Activity-Far Reaching! Disponible en: http://www.exerciseismedicine.org/support_page.php/physical-activity-and-ncds. Consultado el 15 de diciembre de 2016.
6. American Psychiatric Association. *Diagnostic and Statistical Manual of Mental Disorders*. 5th ed. Arlington (VA): American Psychiatric Publishing; 2013.
7. Anderwald C, Brabant G, Bernroider E, Horn R, Brehm A, Waldhäusl W, Roden M. Insulin-dependent modulation of plasma ghrelin and leptin concentrations is less pronounced in type 2 diabetic patients. *Diabetes*. 2003;52(7):1792–8.
8. Arcelus J, Mitchell AJ, Wales J, Nielsen S. Mortality rates in patients with anorexia nervosa and other eating disorders. A meta-analysis of 36 studies. *Arch Gen Psychiatry*. 2011;68(7):724–31.
9. Askari G, Hajishafiee M, Ghiasvand R, et al. Quercetin and vitamin C supplementation: Effects on lipid profile and muscle damage in male athletes. *Int J Prev Med*. 2013;4(S1):S58–62.
10. Aune D, Ursin G, Veierod MB. Meat consumption and the risk of type 2 diabetes: a systematic review and meta-analysis of cohort studies. *Diabetologia*. 2009;52:2277–87.
11. Bäckhed F, Ding H, Wang T, et al. The gut microbiota as an environmental factor that regulates fat storage. *Proc Natl Acad Sci U S A*. 2004;101(44):15718–23.
12. Barclay AW, Petocz P, McMillan-Price J, Flood VM, Prvan T, Mitchell P, Brand-Miller JC. Glycemic index, glycemic load, and chronic disease risk — a meta-analysis of observational studies. *Am J Clin Nutr*. 2008;87(3):627–37.
13. Beals KA, Manore MM. Disorders of the female athlete triad among collegiate athletes. *Int J Sport Nutr Exerc Metab*. 2002;12(3):281–93.
14. Benardot D. Energy thermodynamics revisited: energy intake strategies for optimizing athlete body composition and performance. *Pensar en Movimiento: Revista de Ciencias del Ejercicio y la Salud (J Exerc Sci Health)*. 2013;11(2):1–13.
15. Benardot D. Timing of energy and fluid intake: new concepts for weight control and hydration. *ACSM Health Fit J*. 2007;11(4):13–9.
16. Benardot D, Thompson W. Energy from food for physical activity: enough and on time. *ACSM Health Fit J*. 1999;3(4):14–8.

17. Bernhardt DT, Roberts WO, editors. *PPE: Preparticipation Physical Evaluation*. 4th ed. Elk Grove Village (IL): American Academy of Pediatrics; 2010.
18. Bernstein AM, Sun Q, Hu FB, Stampfer MJ, Manson JE, Willett WC. Major dietary protein sources and risk of coronary heart disease in women. *Circulation*. 2010;122:876–83.
19. Bliddal H, Leeds AR, Christensen R. Osteoarthritis, obesity and weight loss: evidence, hypotheses and horizons — a scoping review. *Obes Rev*. 2014;15(7):578–86.
20. Bratland-Sanda S, Sundgot-Borgen J. Eating disorders in athletes: overview of prevalence, risk factors and recommendations for prevention and treatment. *Eur J Sport Sci*. 2013;13(5):499–508.
21. Buckland G, Bach A, Serra-Majem L. Obesity and the Mediterranean diet: a systematic review of observational and intervention studies. *Obes Rev*. 2008;9:582–93.
22. Capers PL, Fobian AD, Kaiser KA, Borah R, Allison DB. A systematic review and meta-analysis of randomized controlled trials of the impact of sleep duration on adiposity and components of energy balance. *Obes Rev*. 2015;16:771–82.
23. Carroll RE, Benya RV, Turgeon DK, et al. Phase IIa clinical trial of curcumin for the prevention of colorectal neoplasia. *Cancer Prev Res*. 2011;4(3):354–64.
24. Castellini G, Lelli L, Ricca V, Maggi M. Sexuality in eating disorders patients: etiological factors, sexual dysfunction and identity issues. A systematic review. *Horm Mol Biol Clin Investig*. 2015;25(2). doi:10.1515/hmbci-2015-0055
25. Connolly DA, McHugh MP, Padilla-Zakour OI. Efficacy of a tart cherry juice blend in preventing the symptoms of muscle damage. *Br J Sports Med*. 2006;40(8):679–83.
26. Rosen JC, Leitenberg H, Fisher C, and Khazam C. Binge-eating episodes in Bulimia Nervosa: The amount and type of food consumed. *Int J of Eat Disord*. 1986;5(2):255-267.
27. Corley DA, Shuppan D. Introduction-Food, the immune system, and the gastrointestinal tract. *Gastroenterology*. 2015;148(6):1083–6.
28. Crow SJ, Swanson SA, le Grange D, Feig EH, Merikangas KR. Suicidal behavior in adolescents and adults with bulimia nervosa. *Compr Psychiatry*. 2014;55(7):1534–9.
29. Dagmar R, Piper TJ. Celiac disease: a review for the athlete and interdisciplinary team. *Strength Cond J*. 2016;38(4):66–71.
30. De Curtis A, Murzilli S, Di Castelnuovo A, Rotilio D, Donati MB, De Gaetano G, Iacoviello L. Alcohol-free red wine prevents arterial thrombosis in dietary-induced hypercholesterolemic rats: experimental support for the "French paradox". *J Thromb Haemost*. 2005;3(2):346–50.
31. De Filippis F, Pellagrini N, Vannini L, et al. High-level adherence to a Mediterranean diet beneficially impact the gut microbiota and associated metabolome. *Gut*. 2016;65:1812–21.
32. De Pergola G, Silvestris F. Obesity as a major risk factor for cancer. *J Obes*. 2013;2013:291546. doi:10.1155/2013/291546
33. De Souza MJ, Nattiv A, Joy E, et al. Female Athlete Triad coalition consensus statement on treatment and return to play of the female athlete triad: 1st International Conference held in San Francisco, California, May 2012 and 2nd International Conference held in Indianapolis, Indiana, May 2013. *Br J Sports Med*. 2014;48:289. doi:10.1136/bjsports-2013-093218
34. Deutz RC, Benardot D, Martin DE, Cody MM. Relationship between energy deficits and body composition in elite female gymnasts and runners. *Med Sci Sports Exerc*. 2000;32:659–68.
35. Dixon JB, Bhathal PS, Hughes NR, O'Brien PE. Nonalcoholic fatty liver disease: improvement in liver histological analysis with weight loss. *Hepatology*. 2004;39:1647–54.
36. Duloo AG, Montani JP. Dieting and cardiometabolic risks. *Obes Rev*. 2015;16(Suppl 1):1–6.
37. Epstein J, Sanderson IR, MacDonald TT. Curcumin as a therapeutic agent: the evidence from *in vitro*, animal and human studies. *Br J Nutr*. 2010;103(11):1545–57.
38. Fabbrini E, Sullivan S, Klein S. Obesity and nonalcoholic fatty liver disease: Biochemical, metabolic, and clinical implications. *Hepatology*. 2010;51(2):679–89.
39. Fahrenholtz IL, Sjödin A, Benardot D, et al. Within-day energy deficiency and reproductive function in female endurance athletes. *Scand J Med Sci Sports*. 2018:1–8. doi:10.1111/sms.13030
40. Fairburn CG, Bohn K. Eating disorder NOS(EDNOS): an example of the troublesome "not otherwise specified" (NOS) category in DSM-IV. *Behav Res Ther*. 2005;43(6):691–701.
41. Fasano A, Sapone A, Zevallos V, Schuppan D. Nonceliac gluten sensitivity. *Gastroenterology*. 2015;148(6):1195–204.
42. Fichter MM, Quadflieg N. Mortality in eating disorders — results of a large prospective clinical longitudinal study. *Int J Eat Disord*. 2016;49(4):391–401.
43. Field AE, Willett WC, Lissner L, Colditz GA. Dietary fat and weight gain among women in the Nurses' Health Study. *Obesity*. 2007;15:967–76.
44. Figueiredo JC, Grau MV, Haile RW, et al. Folic acid and risk of prostate cancer: results from a randomized clinical trial. *J Natl Cancer Inst*. 2009;101(6):432–5.
45. Fredericson M, Kent K. Normalization of bone density in a previously amenorrheic runner with osteoporosis. *Med Sci Sports Exerc*. 2005;37:1481–6.
46. Freeland-Graves JH, Nitzke S. Position of the Academy of Nutrition and Dietetics: Total diet approach to healthy eating. *J Acad Nutr Diet*. 2013;113(2):307–17.
47. Freeman HJ. Iron deficiency anemia in celiac disease. *World J Gastroenterol*. 2015;21(31):9233–8.
48. Fudin S. Cost of Obesity: NPHW Infographic Winner. GW Public Health Online. April 2, 2013. Disponible en: https://publichealthonline.gwu.edu/cost-obesity-infographic-nphw/. Consultado el 6 de enero de 2017.
49. Gahreman DE, Boutcher YN, Bustamante S, Boutcher SH. The combined effect of green tea and acute interval sprinting exercise on fat oxidation of trained and untrained males. *J Exerc Nutrition Biochem*. 2016;20(1):001–8.
50. Gangwisch JE, Malaspina D, Boden-Albala B, Heymsfield SB. Inadequate sleep as a risk factor for obesity: analysis of the NHANES I. *Sleep*. 2005;28(10):1289–96.
51. Geil KE, Hermann-Werner A, Mayer J, et al. Eating disorder pathology in elite adolescent athletes. *Int J Eat Disord*. 2016;49(6):553–62.
52. Gholam PM, Kotler DP, Flancbaum LJ. Liver pathology in morbidly obese patients undergoing Roux-en-Y gastric bypass surgery. *Obes Surg*. 2002;12:49–51.
53. Gleeson M, Nieman DC, Pedersen BK. Exercise, nutrition and immune function. *J Sports Sci*. 2004;22(1):115–25.
54. Gomez-Cabrera MC, Domenich E, Romagnoli M, et al. Oral administration of vitamin C decreases muscle mitochondrial biogenesis and hampers training-induced adaptations in endurance performance. *Am J Clin Nutr*. 2008;87(1):142–9.
55. Gonzalez-Gallego J, Garcia-mediavilla MV, Sanchez-Campos S, Tuñón MJ. Fruit polyphenols, immunity and inflammation. *Br J Nutr*. 2010;104(S3):S15–S27.
56. Grossman P, Niemann L, Schmidt S, Walach H. Mindfulness-based stress reduction and health benefits: a meta-analysis. *J Psychosom Res*. 2004;57(1):35–43.

57. Grundy SM, Brewer HB, Cleeman JI, Smith SC, Lenfant C, Conference Participants. Definition of Metabolic Syndrome: Report of the National Heart, Lung, and Blood Institute/American Heart Association conference on scientific issues related to definition. *Circulation*. 2004;109:433–8.
58. Hadi A, Pourmansoumi M, Kafeshani M, Karimian J, Maracy MR, Entezari MH. The effect of green tea and sour tea (Hibiscus sabdariffa L.) supplementation on oxidative stress and muscle damage in athletes. *J Diet Suppl*. 2017;14(3):346–57.
59. Halliwell B, Gutteridge J. *Free Radicals in Biology and Medicine*. New York (NY): Oxford University Press; 2007.
60. Harrington BC, Haxton C, Jimerson DC. Initial evaluation, diagnosis, and treatment of anorexia nervosa and bulimia nervosa. *Am Fam Physician*. 2015;91(1):46–52.
61. Harvard School of Public Health. Obesity Definition. Disponible en: https://www.hsph.harvard.edu/obesity-prevention-source/obesity-definition/. Consultado el 2 de enero de 2017.
62. Holland LA, Brown TA, Keel PK. Defining features of unhealthy exercise associated with disordered eating and eating disorder diagnoses. *Psychol Sport Exerc*. 2014;15(1):116–23.
63. Hu FB, Malik VS. Sugar-sweetened beverages and risk of obesity and type 2 diabetes: epidemiologic evidence. *Physiol Behav*. 2010;100(1):47–54.
64. Huang MT, Lou YR, Ma W, Newmark HL, Reuhl KR, Conney AH. Inhibitory effects of dietary curcumin on forestomach, duodenal, and colon carcinogenesis in mice. *Cancer Res*. 1994;54(22):5841–7.
65. Hudson JI, Hiripi E, Pope HG Jr, Kessler RC. The prevalence and correlates of eating disorders in the National Comorbidity Survey Replication. *Biol Psychiatry*. 2007;61(3):348–58.
66. Institute of Medicine, Food and Nutrition Board. Vitamin C. *Dietary Reference Intakes for Vitamin C, Vitamin E, Selenium, and Carotenoids*. Washington (DC): National Academy Press; 2000. p. 95–185.
67. Isacco L, Lazaar N, Ratel S, et al. The impact of eating habits on anthropometric characteristics in French primary school children. *Child Care Health Dev*. 2010;36(6):835–42.
68. Javed A, Jumean M, Murad MH, et al. Diagnostic performance of body mass index to identify obesity as defined by body adiposity in children and adolescents: a systematic review and meta-analysis. *Pediatr Obes*. 2015;10(3):234–44.
69. Joy E, Kussman A, Nattiv A. 2016 update on eating disorders in athletes: a comprehensive narrative review with a focus on clinical assessment and management. *Br J Sports Med*. 2016;50:154–162.
70. Khanna S, Tosh PK. A clinician's primer on the role of the microbiome in human health and disease. *Mayo Clin Proc*. 2014;89(1):107–14.
71. Killen JD, Hayward C, Litt I. Is puberty a risk factor for eating disorders? *Am J Dis Child*. 1992;146(3):323–5.
72. Kim YI. Folate: a magic bullet or a double edged sword for colorectal cancer prevention? *Gut*. 2006;55(10):1387–9.
73. Klump KL, Miller KB, Keel PK, McGue M. Genetic and environmental influences on anorexia nervosa syndromes in a population-based twin sample. *Psychol Med*. 2001;31(4):737–40.
74. Kurukulasuriya LR, Stas S, Lastra G, Manrique C, Sowers JR. Hypertension in obesity. *Med Clin North Am*. 2011;95(5):903–17.
75. Lagouge M, Argmann C, Gerhart-Hines Z, Resveratrol improves mitochondrial function and protects against metabolic disease by activating SIRT1 and PGC-1alpha. *Cell*. 2006;127: 1109–22.
76. Laupheimer MW, Perry M, Benton S, Malliaras P, Maffulli N. Resveratrol exerts no effect on inflammatory response and delayed onset muscle soreness after a marathon in male athletes. *Transl Med UniSa*. 2014;10:38–42.
77. Lee D, Albenberg L, Compher C, Baldassano R, Piccoli D, Lewis JD, Wu GD. Diet in the pathogenesis and treatment of inflammatory bowel diseases. *Gastroenterology*. 2015;148(6):1087–106.
78. Lee JE, Willett WC, Fuchs CS, Smith-Warner SA, Wu K, Ma J, Giovannucci E. Folate intake and risk of colorectal cancer and adenoma: modification by time. *Am J Clin Nutr*. 2011;93(4):817–25.
79. Ley RE, Backhed F, Turnbaugh P, Lozupone CA, Knight RD, Gordon JI. Obesity alters gut microbial ecology. *Proc Natl Acad Sci U S A*. 2005;102(31):11070–5.
80. Liechty JM, Lee M-J. Longitudinal predictors of dieting and disordered eating among young adults in the U.S. *Int J Eat Disord*. 2013;46:790–800.
81. Linus Pauling Institute. Resveratrol. Disponible en: http://lpi.oregonstate.edu/mic/dietary-factors/phytochemicals/resveratrol. Consultado el 2 de enero de 2017.
82. Lis DM, Stellingwerff T, Shing CM, Ahuja KDK, Fell JW. Exploring the popularity, experiences, and beliefs surrounding gluten-free diets in nonceliac athletes. *Int J Sport Nutr Exerc Metab*. 2015;25(1):37–45.
83. Liu AH, Jaramillo R, Sicherer SH, et al. National prevalence and risk factors for food allergy and relationship to asthma: results from the National Health and Nutrition Examination Survey 2005–2006. *J Allergy Clin Immunol*. 2010;126(4):798–806.
84. Malik VS, Popkin BM, Bray GA, Despres JP, Willett WC, Hu FB. Sugar-sweetened beverages and risk of metabolic syndrome and type 2 diabetes: a meta-analysis. *Diabetes Care*. 2010;33:2477–83.
85. Mancini LA, Trojian T, Mancini AC. Celiac disease and the athlete. *Curr Sports Med Rep*. 2011;10(2):105–8.
86. Mason JB. Unraveling the complex relationship between folate and cancer risk. *Biofactors*. 2011;37(4):253–60.
87. Maughan RJ, Depiesse F, Geyer H. The use of dietary supplements by athletes. *J Sports Sci*. 2007;25(S1):S103–13.
88. Mead PS, Slutsker L, Dietz V, et al. Food-related illness and death in the United States. *Emerg Infect Dis*. 1999;5(5):607–25.
89. Melin A, Torstveit MK, Burke L, Marks S, Sundgot-Borgen J. Consensus statement: Disordered Eating and Eating disorders in aquatic sport. *Int J Sport Nutr Exerc Metab*. 2014;24(4): 450–9.
90. Mente A, de Koning L, Shannon HS, Anand SS. A systematic review of the evidence supporting a causal link between dietary factors and coronary heart disease. *Arch Intern Med*. 2009;169:659–69.
91. Miller MA, Cappuccio FP. Inflammation, sleep, obesity, and cardiovascular disease. *Curr Vasc Pharmacol*. 2007;5(2):93–102.
92. Miller WC, Koceja DM, Hamilton EJ. A meta-analysis of the past 25 years of weight loss research using diet, exercise or diet plus exercise intervention. *Int J Obes*. 1997;21:941–7.
93. Mountjoy M, Sundgot-Borgen J, Burke L, et al. The IOC consensus statement: beyond the Female Athlete Triad-Relative Energy Deficiency in Sport (RED-S). *Br J Sports Med*. 2014;48:491–7.
94. Mozaffarian D, Hao T, Rimm EB, Willett WC, Hu FB. Changes in diet and lifestyle and long-term weight gain in women and men. *N Engl J Med*. 2011;364:2392–404.
95. Mridha S, Barman P. Comparison of height-weight matched young-adult female athletes and non-athletes in selected anthropometric measurements. *Int J Sci Res*. 2014;3(1):265–8.

96. Muraro A, Agache I, Clark A, et al. EAACI food allergy and anaphylaxis guidelines: managing patients with food allergy in the community. *Allergy*. 2014;69(8):1046–57.
97. Mursu J, Robien K, Harnack LJ, Park K, Jacobs DR. Dietary supplements and mortality rate in older women: the Iowa Women's Health Study. *Arch Intern Med*. 2011;171(18):1625–33.
98. National Eating Disorders Association. Anorexia Nervosa [Internet]. Disponible en: https://www.nationaleatingdisorders.org/learn/by-eating-disorder/anorexia. Consultado el 2 de enero de 2016.
99. National Eating Disorders Association. Binge Eating Disorder [Internet]. Disponible en: https://www.nationaleatingdisorders.org/binge-eating-disorder. Consultado el 2 de enero de 2016.
100. National Eating Disorders Association. Bulimia Nervosa [Internet]. Disponible en: https://www.nationaleatingdisorders.org/learn/by-eating-disorder/bulimia. Consultado el 2 de enero de 2016.
101. Nelson RL. Iron and colorectal cancer risk: human studies. *Nutr Rev*. 2001;59(5):140–8.
102. Nicol LM, Rowlands DS, Fazakerly R, Kellett J. Curcumin supplementation likely attenuates delayed onset muscle soreness (DOMS). *Eur J Appl Physiol*. 2015;115(8):1769–77.
103. Nieman DC, Henson DA, McAnulty SR, McAnulty LS, Morrow JD, Ahmed A, Heward CB. Vitamin E and immunity after the Kona Triathlon World Championship. *Med Sci Sports Exerc*. 2004;36(8):1328–35.
104. Ochner CN, Tsai AG, Kushner RF, Wadden TA. Treating obesity seriously: when recommendations for lifestyle change confront biological adaptations. *Lancet Diabetes Endocrinol*. 2015;3(4):232–4.
105. Oxford Biomedical Technologies, Inc. How Food Sensitivities Cause Inflammation. Disponible en: http://nowleap.com/how-food-sensitivities-cause-inflammation. Consultado el 21 de mayo de 2018.
106. Pan A, Sun Q, Bernstein AM, Schulze MB, Manson JE, Willett WC, Hu FB. Red meat consumption and risk of type 2 diabetes: 3 cohorts of US adults and an updated meta-analysis. *Am J Clin Nutr*. 2011;94(4):1088–96.
107. Patel SR, Hu FB. Short sleep duration and weight gain: a systematic review. *Obesity*. 2008;16:643–53.
108. Patterson E, Ryan PM, Cryan JF, Dinan TG, Ross RP, Fitzgerald GF, Stanton C. Gut microbiota, obesity and diabetes. *Postgrad Med J*. 2016;92: 286–300.
109. Pelletier DM, Lacerte G, Goulet EDB. Effects of quercetin supplementation on endurance performance and maximal oxygen consumption: a meta-analysis. *Int J Sport Nutr Exerc Metab*. 2013;23:73–82.
110. Pipcsei L, Radke T. Food safety innovations in federal guidelines. *J Environ Health*. 2017;80(2):42–4.
111. Polivy J, Heatherton T. *Spiral Model of Dieting and Disordered Eating: Encyclopedia of Feeding and Eating Disorders*. New York (NY): Springer; 2015. p. 1–3.
112. Polivy J, Herman CP. Causes of eating disorders. *Annu Rev Psychol*. 2002;53:187–213.
113. Reid MB, Shoji T, Moody MR, Entman ML. Reactive oxygen in skeletal muscle. II. Extra cellular release of free radicals. *J Appl Physiol*. 1992;73(5):1805–9.
114. Riccioni G, Speranza L, Pesce M, Cusenza S, D'Orazio N, Glade MJ. Novel phytonutrient contributors to antioxidant protection against cardiovascular disease. *Nutrition*. 2012;28(6):605–10.
115. Riso P, Klimis-Zacas D, Del Bo' C, et al. Effect of a wild blueberry (Vaccinium angustifolium) drink intervention on markers of oxidative stress, inflammation and endothelial function in humans with cardiovascular risk factors. *Eur J Nutr*. 2013;52(3):949–61.
116. Ristow M, Zarse K, Oberbach A, et al. Antioxidants prevent health-promoting effects of physical exercise in humans. *Proc Natl Acad Sci U S A*. 2009;106:8665–70.
117. Rivera-Mancia S, Lozada-Garcia MC, Pedraza-Chaverri J. Experimental evidence for curcumin and its analogs for management of diabetes mellitus and its associated complications. *Eur J Pharmacol*. 2015;756:30–7.
118. Romano A, De Fonso M, Giuffreda F, et al. Food-dependent exercise-induced anaphylaxis: clinical and laboratory findings in 54 subjects. *Int Arch Allergy Immunol*. 2001;125(3):264–72.
119. Rosen JC. Body-image disturbances in eating disorders. In: Cash TF, Pruzinsky T, editors. *Body Images: Development, Deviance, and Change*. New York (NY): Guilford Press; 1990. p. 190–214.
120. Rosling AM, Sparen P, Norring C, von Knorring, A-L. Mortality of eating disorders: a follow-up study of treatment in a specialist unit 1974–2000. *Int J Eat Disord*. 2011;44:304–10.
121. Ross R, Dagnone D, Jones PJH, Smith H, Paddags A, Hudson R. Reduction in obesity and related comorbid conditions after diet-induced weight loss or exercise-induced weight loss in men: a randomized, controlled trial. *Ann Intern Med*. 2000;133(2):92–103.
122. Ruanpeng D, Thongprayoon C, Cheungpasitporn W, Harindhanavidhi T. Sugar and artificially sweetened beverages linked to obesity: a systematic review and meta-analysis. *QJM*. 2017;110(8):513–20.
123. Sacks FM, Bray GA, Carey VJ, et al. Comparison of weight-loss diets with different compositions of fat, protein, and carbohydrates. *N Engl J Med*. 2009;360(9):859–73.
124. Sahebkar A, Cicero AFG, Simental-Mendía LE, Aggarwal BB, Gupta SC. Curcumin downregulates human tumor necrosis factor-alpha levels: a systematic review and meta-analysis of randomized controlled trials. *Pharmacol Res*. 2016;107:234–42.
125. Scallan E, Hoekstra RM, Angulo FJ, et al. Foodborne illness acquired in the United States-major pathogens. *Emerg Infect Dis*. 2011;17(1):7–15.
126. Schümann K, Borch-Iohnsen B, Hentze MW, Marx JJM. Tolerable upper intakes for dietary iron set by the US food and Nutrition Board. *Am J Clin Nutr*. 2002;76(3):499–500.
127. Shriver LH, Wollenberg G, Gates GE. Prevalence of disordered eating and its association with emotion regulation in female college athletes. *Int J Sport Nutr Exerc Metab*. 2016;26(3):240–7.
128. Sicherer SH, Sampson HA. Food allergy: epidemiology, pathogenesis, diagnosis, and treatment. *J Allergy Clin Immunol*. 2014;133(2):291–305.
129. Simonds SE, Cowley MA. Hypertension in obesity: is leptin the culprit? *Trends Neurosci*. 2013;36(2):121–32.
130. Smith KJ, Gall SL, McNaughton SA, Blizzard L, Dwyer T, Venn AJ. Skipping breakfast: longitudinal associations with cardiometabolic risk factors in the Childhood Determinants of Adult Health Study. *Am J Clin Nutr*. 2010;92(6):1316–25.
131. Solomon TPJ, Chambers ES, Jeukendrup AE, Toogood AA. The effect of feeding frequency on insulin and ghrelin responses in human subjects. *Br J Nutr*. 2008;100(4):810–9.
132. Stocker R, O'Halloran RA. Dealcoholized red wine decreases atherosclerosis in apolipoprotein E gene-deficient mice independently of inhibition of lipid peroxidation in the artery wall. *Am J Clin Nutr*. 2004;79(1):123–30.
133. Stoeber J, Yang H. Physical appearance perfectionism explains variance in eating disorder symptoms above general perfectionism. *Pers Individ Dif*. 2015;86:303–7.

134. Sugita M, Kapoor MP, Nishimura A, Okubo T. Influence of green tea catechins on oxidative stress metabolites at rest and during exercise in healthy humans. *Nutrition*. 2016;32(3):321–31.
135. Sundgot-Borgen J. Eating disorders in female athletes. *Sports Med*. 1994;17(3):176–88.
136. Sundgot-Borgen J. Prevalence of eating disorders in elite female athletes. *Int J Sport Nutr*. 1993;3(1):29–40.
137. Sundgot-Borgen J, Meyer NL, Lohman TG, Ackland TR, Maughan RJ, Stewart AD, Müller W. How to minimize the health risks to athletes who compete in weight-sensitive sports review and position statement on behalf of the Ad Hoc Research Working Group on Body Composition, Health and Performance, under the auspices of the IOC Medical Commission. *Br J Sports Med*. 2013;47(16):1012–22.
138. Sundgot-Borgen J, Torstveit MK. Prevalence of eating disorders in elite athletes is higher than in the general population. *Clin J Sport Med*. 2004;14(1):25–32.
139. Tang Y, Li J, Gao C, et al. Hepatoprotective effect of quercetin on endoplasmic reticulum stress and inflammation after intense exercise in mice through phosphoinositide3-kinase and nuclear factor-kappa B. *Oxid Med Cell Longev*. 2016;2016: 8696587. doi:10.1155/2016/8696587
140. Taylor EN, Stampfer MJ, Curhan GC. Dietary factors and the risk of incident kidney stones in men: new insights after 14 years of follow-up. *J Am Soc Nephrol*. 2004;15(12):3225–32.
141. Taylor RA, Leonard MC. Curcumin for inflammatory bowel disease: a review of human studies. *Altern Med Rev*. 2011;16(2):152–6.
142. Te Morenga L, Mallard S, Mann J. Dietary sugars and body weight: systematic review and meta-analyses of randomized controlled trials and cohort studies. *BMJ*. 2012;346:e7492. doi:10.1136/bmj.e7492
143. Thomas DT, Erdman KA, Burke LM. American College of Sports Medicine Joint Position Statement. Nutrition and athletic performance. *Med Sci Sports Exerc*. 2016;48(3):543–68.
144. Thomas LD, Elinder CG, Tiselius HG, Wolk A, Akesson A. Ascorbic acid supplements and kidney stone incidence among men: a prospective study. *JAMA Intern Med*. 2013;173(5):386–8.
145. Tilg H, Kaser A. Gut microbiome, obesity, and metabolic dysfunction. *J Clin Invest*. 2011;121(6):2126–32.
146. Torres SJ, Nowson CA. Relationship between stress, eating behavior, and obesity. *Nutrition*. 2007;23(11–12):887–94.
147. Torstveit MK, Fahrenholtz I, Stenqvist TB, Sylta Ø, Melin A. Within-day energy deficiency and metabolic perturbation in male endurance athletes. *Int J Sport Nutr Exerc Metab*. 2018:1–28. doi:10.1123/ijsnem.2017-0337
148. Turnbaugh PJ, Ridaura VK, Faith JJ, Rey FE, Knight R, Gordon JI. The effect of diet on the human gut microbiome: a metagenomic analysis in humanized gnotobiotic mice. *Sci Transl Med*. 2009;1(6):6–14.
149. Ulrich CM, Potter JD. Folate supplementation: too much of a good thing? *Cancer Epidemiol Biomarkers Prev*. 2006;15(2):189–93.
150. United States Department of Health and Human Services, Centers for Disease Control and Prevention. The Benefits of Physical Activity. Disponible en: https://www.cdc.gov/physicalactivity/basics/pa-health/index.htm. Consultado el 8 de noviembre de 2017.
151. United States Department of Health and Human Services, Centers for Disease Control and Prevention. Adult Obesity Causes & Consequences. Disponible en: https://www.cdc.gov/obesity/adult/causes.html. Consultado el 6 de enero de 2017.
152. United States Department of Health and Human Services, Centers for Disease Control and Prevention. Division of Nutrition, Physical Activity, and Obesity, National Center for Chronic Disease Prevention and Health Promotion. How Much Physical Activity Do Adults Need? Disponible en: https://www.cdc.gov/physicalactivity/basics/adults/index.htm 2015. Consultado el 6 de enero de 2017.
153. United States Department of Health and Human Services and United States Department of Agriculture. 2015–2020 Dietary Guidelines for Americans. 8th ed. December 2015. Disponible en: http://health.gov/dietaryguidelines/2015/guidelines/. Consultado el 28 de mayo de 2018.
154. United States Department of Health and Human Services, National Institutes of Health, National Heart, Lunch, and Blood Institute. What Causes Overweight and Obesity? Available from: https://www.nhlbi.nih.gov/health/health-topics/topics/obe/causes. Updated 2012. Consultado el 6 de enero de 2017.
155. van Saase JL, Vandenbroucke JP, van Romunde LK, Valkenburg HA. Osteoarthritis and obesity in the general population. A relationship calling for an explanation. *J Rheumatol*. 1988;15(7):1152–8.
156. Vartanian LR, Schwartz MB, Brownell KD. Effects of soft drink consumption on nutrition and health: a systematic review and meta-analysis. *Am J Public Health*. 2007;97:667–75.
157. Vazquez-Roque M, Oxentenko AS. Nonceliac gluten sensitivity. *Mayo Clin Proc*. 2015;90(9):1272–7.
158. Volpe SL. Gluten-free diets and exercise performance. *ACSM's Health Fit J*. 2018;22(1):35–6.
159. Vrolijik MF, Opperhuizen A, Jansen EHJM, Hageman GJ, Bast A, Haenen GRMM. The vitamin B6 paradox: supplementation with high concentrations of pyridoxine leads to decreased vitamin B6 function. *Toxicol In Vitro*. 2017;44:206–12.
160. Wen CP, Lee JH, Tai Y-P, et al. High serum iron is associated with increased cancer risk. *Cancer Res*. 74(22):6589–97.
161. Wilkins EM. *Clinical Practice of the Dental Hygienist*. 12th ed. Philadelphia (PA): LWW (PE); 2016.
162. Willems MET, Myers SD, Gault ML, Cook MD. Beneficial physiological effects with blackcurrant intake in endurance athletes. *Int J Sport Nutr Exerc Metab*. 2015;25;367–74.
163. Willett WC, Leibel RL. Dietary fat is not a major determinant of body fat. *Am J Med*. 2002;113(Suppl 9B):47S–59S.
164. Wilson GT, Sysko R. Frequency of binge eating episodes in bulimia nervosa and binge eating disorder: diagnostic considerations. *Int J Eat Disord*. 2009;42:603–10.
165. World Health Organization. *Global Atlas on Cardiovascular Disease Prevention and Control.* ; 2011. Geneva: World Health Organization. ISBN 978 924 4 156437 3
166. World Health Organization. Global Strategy on Diet, Physical Activity and Health: Information Sheet: Global Recommendations on Physical Activity for Health 5-17 Years Old. Disponible en: http://www.who.int/dietphysicalactivity/publications/recommendations5_17years/en/. Consultado el 15 de diciembre de 2016.
167. Yarahmadi M, Askari G, Kargerfard M, Ghiasvand R, Hoseini M, Mohamadi H, Asadi A. The effect of anthocyanin supplementation on body composition, exercise performance and muscle damage indices in athletes. *Int J Prev Med*. 2104;5(12): 1594–1600.

CAPÍTULO 15

Planificación de la dieta para un rendimiento óptimo

OBJETIVOS

- Estudiar los sistemas del metabolismo energético y su funcionamiento de acuerdo con la demanda energética característica de cada deporte.
- Identificar los diferentes tipos de fibras musculares, sus rasgos distintivos y su funcionamiento específico en diferentes deportes.
- Reconocer las hormonas anabólicas y catabólicas, y su función en las reacciones metabólicas normales.
- Demostrar el conocimiento de las diferentes reservas de energía de los seres humanos y cómo los atletas las utilizan en diferentes tipos de actividad física.
- Determinar los factores necesarios para el aumento eficaz de la masa muscular.
- Identificar los factores nutricionales relevantes para deportes de potencia específicos.
- Reconocer los factores nutricionales relevantes para deportes de resistencia específicos.
- Explicar la forma en la que los atletas que participan en diferentes deportes requieren distintos planes de alimentación para satisfacer sus necesidades energéticas.

Estudio de caso

Joanne era una nadadora de secundaria de 15 años de edad, brillante y de excelencia, que mostraba ser una gran promesa. El entrenador de la escuela sugirió a los padres de Joanne que la inscribieran a un club de natación local (no escolar) para ayudarla a sobresalir. Joanne y sus padres estuvieron de acuerdo. La primera práctica de natación se llevaría a cabo a las 5:30 a.m., antes de la escuela, seguida de una vuelta rápida a casa por algo de comida y un cambio rápido, y luego iría a la escuela para estar ahí desde las 8:30 a.m. hasta las 3:00 p.m. Después, tendría la práctica de natación del equipo escolar que terminaba a las 5:00 p.m., luego un viaje rápido al club de natación para la práctica final de 6:00 a 7:00 p.m. y, entonces, 10 min en coche a casa. La cena sería a las 7:30 p.m., la tarea hasta las 10:00 p.m. y la rutina se repetiría 5 días a la semana. Los fines de semana, la práctica sabatina sería de 10 a.m. a 2:00 p.m., y los domingos no tendría práctica. Suena pesado, pero a Joanne le encantó. Adoraba a sus entrenadores e hizo algunos buenos amigos en el club de natación local, algunas chicas de otras escuelas que no habría conocido si no fuera por el club. Después de algunas semanas, Joanne estaba claramente comenzando a estancarse y, para empeorar las cosas, su calificación de álgebra pasó de ser excelente a mala. Cuando sus padres recibieron la boleta de calificaciones, no dijeron nada porque estaban seguros de que se debía al nuevo profesor de álgebra de Joanne y no a ella. Sin decir nada a Joanne, su padre fue a la escuela alrededor de las 10 a.m. para hablar con el director sobre el nuevo maestro de álgebra. Precisamente a esta hora, Joanne se encontraba en su clase de álgebra, y camino a la oficina del director, su papá pasó frente al aula de Joanne. Al mirar por la ventana, se sorprendió. Joanne estaba sentada en su escritorio cabeceando por el agotamiento mientras su profesor de álgebra daba la clase. Joanne trataba de mantener los ojos abiertos, pero no podía hacerlo. Ese momento fue un duro golpe para el padre de Joanne, quien finalmente se dio cuenta de lo que estaba sucediendo. Su hija estaba haciendo el triple de la actividad física que antes, agotando sus reservas de hidratos de carbono, pero su patrón de alimentación no había cambiado para asegurar una recuperación adecuada de glucógeno y una concentración estable de glucosa en la sangre (importante para la función cerebral). Seguía intentando satisfacer todas sus necesidades nutricionales con el desayuno, el almuerzo y la cena, y estaba claro ahora que esta estrategia no estaba funcionando.

(*continúa*)

Entonces, el padre de Joanne siguió su camino a la oficina del director, pero ahora con la intención de tratar un tema completamente diferente: quería pedir al director permiso para que Joanne llevara al colegio algunos bocadillos para comer a media mañana y antes de su práctica de natación escolar. El director entendió perfectamente y reconoció que los bocadillos eran una buena idea. Joanne solo tendría que encontrar una manera de comerlos entre las clases para no molestar a los otros estudiantes y maestros. Cuando comenzó a comer los bocadillos, en solo una semana su conducta cambió del agotamiento al entusiasmo energético. Además, su boleta de 10 semanas regresó a una calificación de excelencia, incluso en álgebra. La reserva humana de combustible solo puede recibir cierta cantidad de energía a la vez, especialmente hidratos de carbono, y si se agota y no se restituye, se producen efectos nocivos.

ANÁLISIS DEL ESTUDIO DE CASO

Mantener un equilibrio energético razonablemente bueno (disponibilidad de energía) mediante una buena distribución de macronutrientes a lo largo del día es importante para garantizar el mantenimiento de las reservas normales de azúcar e hidratos de carbono en la sangre. Cuando no se mantienen los valores normales de glucemia, se produce gluconeogénesis. El tejido muscular es catabolizado para proporcionar al hígado aminoácidos que puedan convertirse en glucosa, lo que mejora la atención y reduce la fatiga mental. La fatiga mental, a su vez, da lugar a la fatiga muscular, aun cuando los músculos mantengan la energía adecuada para funcionar (72, 141).

1. Genere una hoja de cálculo para evaluar su equilibrio energético para cada hora del día, pronosticando la energía gastada por cada hora y evaluando la ingesta de energía de los alimentos y bebidas que consume cada hora del día (siga el procedimiento descrito en los capítulos anteriores). Realice el balance energético final de cada hora para comenzar el de la siguiente. Para hacer esto, necesitará lo siguiente:
   a. Obtenga una estimación de su gasto energético en reposo (GER) (basal) para 24 h, dividido por 24, de modo que obtenga el *gasto energético por hora*. Utilice la ecuación de Harris-Benedict revisada por Mifflin y cols. (150):
      GER en hombres = (10 × peso en kg) + (6.25 × estatura en cm) − (5 × edad en años) + 5
      GER en mujeres = (10 × peso en kg) + (6.25 × estatura en cm) − (5 × edad en años) − 161
   b. Obtenga una estimación de su gasto energético promedio por hora utilizando la siguiente escala de equivalentes metabólicos con el ejemplo que se describe a continuación: si duerme desde la medianoche hasta las 6 a.m. (6 h), cada una de estas horas representaría su GER predicho. Si su promedio de actividad es *muy ligero* de 6 a 7 a.m., esta hora representaría su GER × 2. Siga este procedimiento para cada hora del día.

Descripciones de factores (157)

1.0 En reposo, reclinado: dormir, reclinarse, relajarse.
1.5 Reposo +: normal, promedio sedente y actividad diurna de pie.
2.0 Actividad muy ligera: más movimiento, principalmente con la parte superior del cuerpo; equivalente a atarse los zapatos, mecanografiar o cepillarse los dientes.
2.5 Actividad muy ligera +: mayor esfuerzo que en 2.0.
3.0 Ligera: movimiento con la parte superior e inferior del cuerpo; equivalente a las tareas del hogar.
3.5 Ligera +: mayor esfuerzo que 3.0, con frecuencia cardíaca acelerada, pero el trabajo se realiza sin dificultad.
4.0 Moderada: caminar vigorosamente, etcétera; frecuencia cardíaca acelerada, sudoración ligera, pero cómoda.
4.5 Moderada +: mayor esfuerzo que 4.0, con la frecuencia cardíaca notablemente acelerada, respiración rápida.
5.0 Vigorosa: respiración claramente acelerada y más profunda, ritmo cardíaco rápido, debe respirar de forma profunda de vez en cuando para continuar la conversación.
5.5 Vigorosa +: mayor esfuerzo que 5.0; respira notablemente más rápido y más profundo, y debe respirar profundamente más a menudo para mantener una conversación.
6.0 Pesada: se puede hablar, pero respirar es tan difícil y profundo que preferiría no hacerlo; suda de manera abundante; frecuencia cardíaca muy alta.
6.5 Pesada +: mayor esfuerzo que 6.0; apenas puede hablar, pero preferiría no hacerlo. Esto es lo más difícil que puede hacer, pero no por mucho tiempo.
7.0 Exhaustiva: no puede continuar esta intensidad durante mucho tiempo, ya que está al borde del colapso y está jadeando por aire con el ritmo cardíaco muy acelerado.

2. Para aquellos períodos del día con amplios cambios en el equilibrio energético que exceden ± 400 cal, agregue alimentos y bebidas a diferentes horas del día para ver qué se necesitaría para corregir los déficits y excedentes intensos del equilibrio energético (74, 216).
3. Si tiene control sobre su patrón de alimentación y la disponibilidad de alimentos y bebidas, intente comer con el patrón de alimentación corregido para determinar cómo se siente.

Introducción

Las diferentes actividades deportivas exigen distintas demandas a los sistemas energéticos/metabólicos. Las actividades de potencia y velocidad requieren de forma característica que el atleta tenga la capacidad explosiva para moverse con rapidez, saltar alto o mover cierto peso. Entre mejor capacidad tenga el atleta para realizar las tareas características del deporte, su éxito será mayor. Para el entrenamiento de potencia y velocidad que realizan los atletas, el soporte nutricional debe ser el adecuado. Los **deportes en equipo** requieren que los atletas tengan una combinación de potencia y resistencia para lograr un buen desempeño durante la competición. Por ejemplo, los jugadores de fútbol no solo deben tener resistencia para trotar durante todo el partido, también requieren rápidas explosiones de velocidad para correr hacia la pelota cuando sea necesario. Los jugadores de baloncesto no solo deben tener la capacidad de correr a lo largo de la cancha durante el juego, sino que también deben tener el poder explosivo para bloquear un disparo, correr a toda velocidad o saltar por un rebote. Los *atletas de resistencia* deben tener un alto nivel de aptitud oxidativa para habilitar la capacidad de quemar combustible, o sea grasa, de la cual los humanos tienen un gran cantidad, y reducir la utilización de las reservas limitadas de hidratos de carbono. Debido a la larga duración de los eventos de resistencia, los atletas exitosos siguen estrategias previas al evento para optimizar las reservas de glucógeno y el estado de hidratación, y estrategias durante el evento para evitar la deshidratación, mantener el volumen de sangre para asegurar la capacidad de enfriamiento continua y mantener las reservas de hidratos de carbono para permitir la oxidación completa de las grasas y la capacidad de ser más veloces (p. ej., al rebasar a un competidor) (tabla 15-1). Este capítulo revisa los requisitos nutricionales específicos para cada tipo de actividad, incluye una guía práctica sobre los elementos básicos de la evaluación de la preparación del atleta y proporciona temas nutricionales específicos del deporte que deben considerarse.

Deportes en equipo

Los deportes en equipo o de parada y marcha requieren una combinación de momentos rápidos de velocidad (esprints) intercaladas con períodos de movimiento más lento, sobre todo aeróbico, o con un cese temporal de la actividad. Algunos ejemplos de deportes en equipo son baloncesto, fútbol y hockey, pero se observan requisitos de energía similares en el tenis y otros deportes con actividades de frenar y seguir.

Sistemas metabólicos de energía

En resumen, los sistemas energéticos funcionan de la siguiente manera (126, 147).

El ejercicio de alta potencia/alta intensidad de corta duración genera una demanda alta de trifosfato de adenosina (ATP, *adenosine triphosphate*) debido al gran volumen de potencia requerido por los músculos que trabajan con intensidad por unidad de tiempo.

Tabla 15-1 Sistemas metabólicos de energía

Sistema	Características	Duración
Sistema de fosfocreatina	Producción anaeróbica de ATP a partir de la fosfocreatina almacenada.	Se utiliza para actividades de intensidad máxima que no duran más de 8 s.
Glucólisis anaeróbica (sistema del ácido láctico)	Producción anaeróbica de ATP a partir de la degradación del glucógeno. El subproducto de este sistema es el ácido láctico.	Se emplea para actividades de intensidad extremadamente alta que exceden la capacidad del atleta para obtener suficiente oxígeno. La producción de ATP con este sistema no puede exceder los 30 s.
Metabolismo aeróbico (sistema del oxígeno)	Producción aeróbica de ATP a partir de la degradación de hidratos de carbono y grasas. ■ Metabolismo aeróbico de las grasas, denominado *β-oxidación*. ■ Metabolismo aeróbico de la glucosa, que se conoce como *glucólisis aeróbica*. ■ Metabolismo aeróbico del glucógeno, llamado *glucogenólisis aeróbica*. **Nota:** el término genérico para el metabolismo aeróbico de los hidratos de carbono es *glucólisis aeróbica*.	Metabolismo aeróbico de las grasas (β-oxidación) utilizado para actividades de menor intensidad y larga duración que pueden producir un volumen sustancial de ATP, pero sin la producción de subproductos que limitan el sistema. Metabolismo aeróbico de los hidratos de carbono (glucólisis aeróbica y glucogenólisis) empleado para actividades de alta intensidad que requieren un gran volumen de ATP, pero que están dentro de la capacidad del atleta para llevar suficiente oxígeno al sistema. Este sistema puede producir ATP hasta por 2 min.

ATP, trifosfato de adenosina.

Al inicio de las actividades de alta intensidad, el *sistema metabólico de fosfocreatina* (PCr, fosfato de creatina) se vuelve la fuente principal de energía. Si bien el sistema de PCr puede ofrecer la mayor producción de ATP por unidad de tiempo, solo hay suficiente PCr preformado para brindar energía hasta ~9 s, tiempo en el que los músculos deben depender de otras fuentes de energía que no pueden producir gran volumen de ATP por unidad de tiempo. En este punto, el atleta debe disminuir la velocidad (menor intensidad de ejercicio) debido a una menor producción de ATP.

Al sistema de PCr le sigue la *glucólisis anaeróbica* como el sistema con la segunda mayor capacidad para producir ATP por unidad de tiempo. Este sistema depende de los hidratos de carbono/glucógeno como combustible y provee energía hasta por 10-30 s adicionales (dependiendo de la producción de energía) antes de la acumulación de **ácido láctico**, que el músculo no puede eliminar de manera adecuada. En el punto de acumulación de ácido láctico, el músculo muestra pérdida de potencia y fatiga.

Ácido láctico

El ácido láctico (lactato) se produce constantemente a partir del piruvato durante el metabolismo energético normal. Puede convertirse en piruvato y utilizarse para crear energía (ATP). Cuando el requerimiento de energía excede la capacidad oxidativa de los tejidos, el ácido láctico se acumula en los tejidos y se libera en la sangre para evitar la acumulación excesiva de ácido en los tejidos. Sin embargo, el lactato en sangre solo puede acumularse hasta que afecte el pH de la sangre, en cuyo punto se acumula el ácido láctico en el tejido, lo que provoca el cese de su función (músculo).

Al sistema de glucólisis anaeróbica le sigue el *sistema de glucólisis aeróbica* con la tercera mayor capacidad para producir ATP por unidad de tiempo; también depende de los hidratos de carbono/glucógeno como combustible. Aunque produce menos ATP por unidad de tiempo que la glucólisis anaeróbica y, por lo tanto, tiene un menor potencial, este sistema tiene la capacidad de proporcionar energía al músculo en funcionamiento durante más tiempo. La glucólisis aeróbica puede producir ATP durante ~1-2 min, dependiendo de la producción de potencia muscular, antes de que el músculo experimente pérdida de potencia y fatiga.

Al sistema de glucólisis aeróbica le sigue el *sistema de energía aeróbica* (también conocido como *β-oxidación*, ya que dos átomos de carbono en una molécula de ácido graso se metabolizan oxidativamente de una vez). Si bien este sistema produce el volumen más bajo de ATP por unidad de tiempo (y, por lo tanto, tiene el menor potencial de energía), es capaz de sostener la producción de ATP durante el período más largo (generalmente más de 2 h). Este sistema depende sobre todo de las grasas como fuente de energía, pero también es capaz de metabolizar otros sustratos energéticos, incluida la glucosa en la sangre. Este sistema de energía aeróbica utiliza el ciclo del ácido cítrico (ciclo de Krebs) y el sistema de transporte de electrones para la producción de ATP.

Es importante tener en cuenta que, en circunstancias normales, *todos* los sistemas de energía funcionan a la vez, pero la cantidad de potencia muscular requerida influye en cuál de ellos será el sistema predominante en la producción de ATP.

Fibras musculares: conversión de energía química en energía mecánica

Las actividades de potencia y velocidad dependen en gran medida de la contracción rápida, principalmente anaeróbica, de las **fibras musculares**. También conocidas como *fibras de tipo IIB*, estas fibras almacenan principalmente glucógeno y cantidades bajas de grasa (triglicéridos). El glucógeno se metaboliza con rapidez como combustible sin oxígeno (anaeróbicamente), lo que permite que estas fibras produzcan un alto nivel de energía mientras el glucógeno no se agote. Las fibras musculares intermedias de contracción rápida, de *tipo IIA*, también producen una tremenda cantidad de potencia, pero estas fibras pueden entrenarse para comportarse más como las *fibras de tipo I de contracción lenta* que, por lo general, son las utilizadas por los atletas de resistencia (114). El tipo de entrenamiento que se realiza es importante, ya que puede afectar el comportamiento de las fibras musculares de *tipo IIA* (190) (fig. 15-1, tabla 15-2).

Fibras musculares

Los músculos tienen diferentes tipos de fibras con diferentes potenciales metabólicos energéticos. Las fibras de tipo I (de contracción lenta) son altamente aeróbicas con la capacidad de utilizar bien el oxígeno y quemar la grasa para producir ATP y tener una alta resistencia. Las fibras de tipo IIA son altamente anaeróbicas en su línea de base genética, pero pueden entrenarse para mejorar la capacidad oxidativa. Las fibras de tipo IIB son principalmente fibras anaeróbicas que pueden producir una gran cantidad de ATP en un lapso breve, pero tienen una resistencia baja.

Debido a que las fibras musculares, específicamente las de *tipo IIA*, se adaptan a las actividades practicadas de forma habitual por las personas, el tipo de entrenamiento debe ser igual al tipo de actividad deportiva en la que el atleta participa (114). Por ejemplo, los atletas de potencia pura requieren que todas las fibras de potencia capaces de producirla se utilicen por completo como fibras de potencia, pero si el atleta realiza un entrenamiento aeróbico/de resistencia significativo, las fibras de *tipo IIA* se adaptarán a una mayor capacidad aeróbica y perderán parte de su potencial anaeróbico (*véase* la fig. 15-1). No es raro que los atletas de potencia incluyan un componente significativo del ejercicio de resistencia en el protocolo de entrenamiento como parte de una estrategia para reducir el nivel de grasa corporal. Sin embargo, debido a que las fibras muestran cierto grado de complacencia en respuesta al entrenamiento físico, hacerlo puede comprometer su capacidad de potencia total (114).

Característica	Fibra roja Tipo I	Fibra blanca Tipo II
Velocidad de contracción	Contracción lenta	Contracción rápida
Contenido de mioglobina	Alto	Bajo
Generación de ATP	Glucólisis aerobia/ fosforilación oxidativa	Glucólisis anaerobia
Cantidad de mitocondrias	Muchas	Pocas
Contenido de glucógeno	Bajo	Alto
SDH/ NADH deshidrogenasa	Altas	Bajas
Enzimas glucolíticas	Bajas	Altas

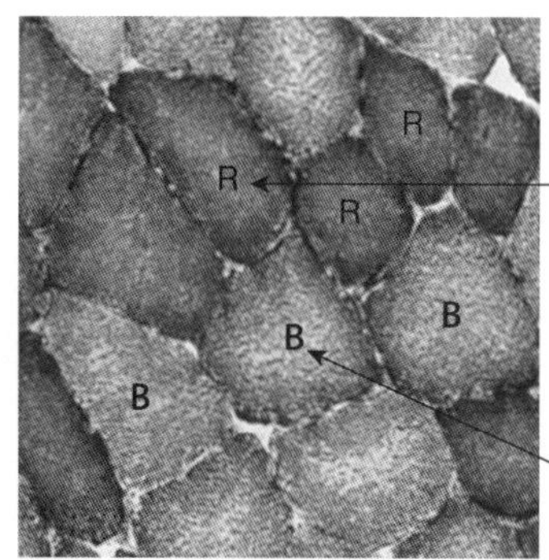

FIGURA 15-1. Características de los diferentes tipos de fibras musculares. Las fibras de tipo I se conocen como *fibras de resistencia*; las de tipo II se denominan *fibras de potencia*. Las fibras intermedias de tipo IIA (no representadas) producen más potencia que las de tipo I, pero menos que las de tipo IIB. ATP, trifosfato de adenosina; NADH, nicotinamida adenina dinucleótido; SDH, succinato deshidrogenasa. Tomado de: Dudek RW. *High-Yield Histopathology*. 2nd ed. Philadelphia [PA]: LWW [PE]; 2011.

Tabla 15-2 Tipos de fibras musculares

Tipo de fibra	Características
Tipo I	También conocidas como *fibras de contracción lenta*, estas fibras tienen muchas mitocondrias con un alto contenido de enzimas oxidativas que permiten el metabolismo aeróbico (oxidativo). La velocidad de contracción es baja. El alto nivel de almacenamiento de triglicéridos (grasa) en estos músculos permite la contracción muscular durante un largo período antes de alcanzar la fatiga. Sin embargo, la baja cantidad de glucógeno (hidratos de carbono) almacenado en estas fibras musculares reduce el potencial de potencia, pero su gran suministro de sangre permite el reabastecimiento de combustible y la resistencia a la fatiga. Estas son las principales fibras utilizadas en la actividad aeróbica de tipo resistencia, incluidos los eventos como el maratón, los triatlones y el ciclismo.
Tipo IIA	También conocidas como *fibras de contracción rápida intermedias*, en su línea de base genética se comportan como *fibras de contracción rápida* (tipo IIB), con alto almacenamiento de glucógeno (hidratos de carbono) y bajo de triglicéridos (grasa). La velocidad de contracción es baja. Pueden producir un alto nivel de energía anaeróbicamente, pero se fatigan con relativa rapidez a medida que se agotan las reservas de glucógeno (114). Una característica interesante de estas fibras es que el entrenamiento de resistencia ayuda a aumentar su capacidad para oxidarse, con incrementos en las enzimas oxidativas y las reservas de triglicéridos. Sin embargo, el cese del entrenamiento aeróbico hace que estas fibras vuelvan a su línea de base genética como fibras de potencia principalmente.
Tipo IIB	También conocidas como *fibras puras de contracción rápida*, producen un alto nivel de potencia anaeróbicamente con una rápida contracción muscular. El combustible principal almacenado en estas fibras es el glucógeno, y cuando este se agota, la fibra muscular se fatiga. El nivel relativamente bajo de suministro de sangre también contribuye a la falta de combustible y la fatiga temprana, más adecuada para eventos como carreras de velocidad, levantamiento de pesas, linieros de fútbol y salto de altura/salto con pértiga.
Lisa	El músculo liso también se conoce como *músculo involuntario*, ya que es capaz de contraerse sin control consciente. La mayoría de los vasos sanguíneos y las paredes de los órganos internos, incluido el corazón, están compuestos de músculo liso. Aunque el corazón controla su propia actividad, también resulta afectado por otros factores, incluidos los efectos hormonales y neurales del ejercicio.

Las características enumeradas son las que se observan generalmente. Sin embargo, cada vez es más claro que el entrenamiento físico puede tener un impacto en las características principales de cada uno de los tipos de fibra. Por ejemplo, el entrenamiento crónico de potencia pura alterará un poco el potencial de potencia de las fibras de tipo I, mientras que el entrenamiento crónico de resistencia pura alterará un poco el potencial de resistencia de las fibras de tipo IIB.

Fuentes: Billeter R, Weber H, Lutz H, Howald H, Eppenberger HM, Jenny E. Myosin types in human skeletal muscle fibers. *Histoquímica*. 1980;65(3):249–59; Kenney WL, Murray R. Exercise physiology. En: Maughan RJ, editor. *Sports Nutrition: The Encyclopaedia of Sports Medicine, an IOC Medical Commission Publication*. London: Wiley Blackwell; 2014. p. 20–58; Schiaffino S, Reggiani C. Fiber types in mammalian skeletal muscles. *Physiol Rev*. 2011;91(4):1447–531; Tesch PA, Karlsson J. Muscle fiber types and size in trained and untrained muscles of elite athletes. *J Appl Physiol*. 1985;59(6):1716–20.

FIGURA 15-2. Energía de trifosfato de adenosina de macronutrientes y de fosfocreatina. ATP, trifosfato de adenosina; HdC, hidratos de carbono.

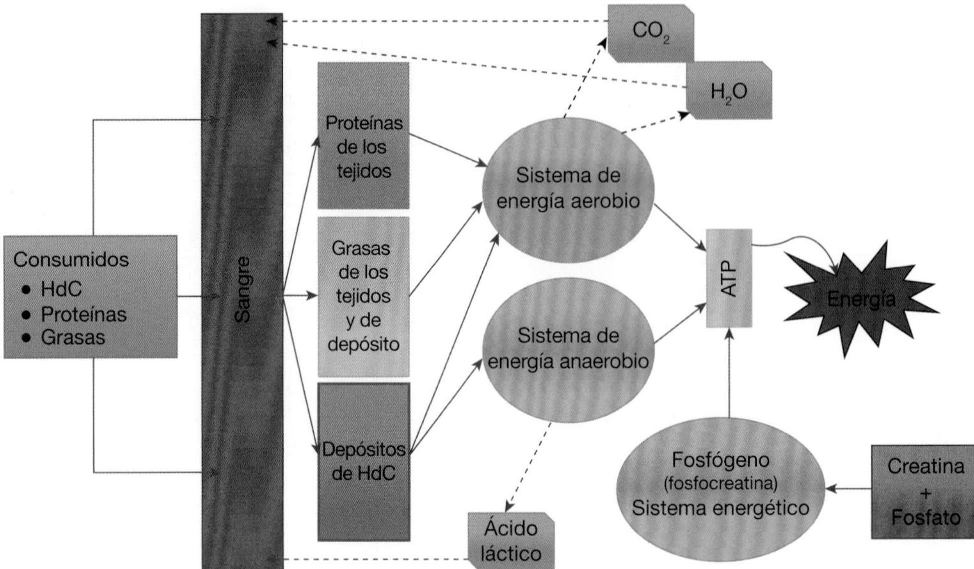

Las actividades de corta duración, como el *sprint* de 100 m y el salto de caballo en gimnasia, requieren un combustible disponible al instante que los músculos puedan utilizar con rapidez. Este combustible, la PCr, puede suministrar rápidamente grandes cantidades de energía ATP a los músculos, pero el almacenamiento disponible de PCr es limitado. En la figura 15-2 se muestra cómo se deriva la energía ATP.

Potencia y fuerza en los sistemas metabólicos de energía

En atletas con una nutrición adecuada, la producción de ATP a través de PCr se limita a 5-8 s en actividades de inicio súbito y alta intensidad. Esta disponibilidad de energía no es suficiente para la mayoría de las actividades, ya que incluso el tiempo olímpico para el *sprint* de 100 m es de ~10 s (106, 107). Como resultado, el músculo obtiene anaeróbicamente la energía adicional requerida, sobre todo del glucógeno almacenado en el músculo. Se debe tener en cuenta que los niños parecen tener una ventaja de PCr sobre los adultos que realizan actividades similares, ya que se forma una mayor proporción de ATP oxidativo en el músculo del niño, lo que le permite reducir la utilización total de PCr y, por lo tanto, comenzar las actividades posteriores con mayores concentraciones de PCr (123). Sin embargo, el metabolismo anaeróbico causa la acumulación de ácido láctico, que limita el tiempo en el que un atleta puede hacer ejercicio intenso mientras se encuentra en un estado predominantemente anaeróbico. La mayoría de los científicos creen que el *umbral anaeróbico* (el punto en el que la tasa del incremento de lactato en sangre supera la tasa de su eliminación) es de ~1.5 min para alguien que trabaja a una intensidad máxima (85). Es en este punto que el atleta necesitaría reducir la intensidad o dejar de hacer ejercicio por completo (tabla 15-3).

El metabolismo aeróbico se refiere al del combustible *con* oxígeno y, debido a que no produce ácido láctico, puede continuar durante mucho más tiempo que los procesos metabólicos anaeróbicos, siempre

Tabla 15-3 Índice de metabolismo de grasa, glucosa en sangre, glucólisis aeróbica/anaeróbica y fosfocreatina

Sistema	Producción máxima de ATP (mmol/kg de masa seca/s)	Tiempo de retraso para alcanzar la producción máxima de ATP
Fosfocreatina (anaeróbica)	9.0	Instantánea
Glucólisis (anaeróbica)	4.5	5-10 s
Glucólisis (aeróbica)	2.8	Más de 1 min
Glucosa en sangre (aeróbica)	1.0	1.5 h
Grasa (aeróbica)	1.0	Más de 2 h

ATP, trifosfato de adenosina.
Fuente: Maughan RJ, editor. *Olympic Encyclopaedia of Sports Medicine—An IOC Medical Commission Publication, Nutrition in Sport.* London (England): Wiley Blackwell; 2000.

que estén disponibles los combustibles y nutrientes necesarios para este. La energía de ATP producida de manera aeróbica por unidad de tiempo es menor que la que se forma anaeróbicamente, lo que lleva a una disminución de la producción de potencia/intensidad del ejercicio para actividades aeróbicas en comparación con las anaeróbicas. Sin embargo, hay mucho más combustible disponible para el metabolismo aeróbico que para el anaeróbico, lo que permite tiempos de ejercicio más largos.

Factores importantes a considerar

- Los atletas que trabajan duro y queman más combustible por unidad de tiempo requieren más oxígeno para quemar este combustible.
- Cuando la cantidad de energía quemada por unidad de tiempo supera la capacidad del atleta para proporcionar suficiente oxígeno a las células metabólicamente activas, se quema el combustible que no requiere oxígeno (se quema anaeróbicamente).
- Con mayores niveles de metabolismo anaeróbico, aumenta el volumen de ácido láctico que se produce.
- Si se alcanza el umbral para eliminar el ácido láctico celular, este se acumula, lo que genera la necesidad de bajar la intensidad del ejercicio o detenerlo para producir menos ácido láctico.

Los atletas con una buena condición física tienen un mejor suministro de oxígeno para los músculos de trabajo, lo que les permite mantener el metabolismo oxidativo a un mayor ritmo y velocidad durante más tiempo antes de fatigarse. Considérese la velocidad de los corredores de maratón profesionales, que en la actualidad completan la distancia del maratón (42 km) a una velocidad promedio de ~2 min 8 s por kilómetro o menos, alcanzada principalmente a través del metabolismo aeróbico.

Tener los combustibles correctos disponibles es de vital importancia, ya que la carencia de combustible inhibirá el metabolismo energético. El almacenamiento de grasa rara vez es un problema, ya que incluso los atletas más magros tienen grandes reservas de grasa que pueden utilizarse para suministrar energía de forma aeróbica. Sin embargo, el hecho de no tener suficientes reservas de hidratos de carbono da lugar a la producción de **cetonas** (grasas metabolizadas de forma incompleta) que son ácidas y producen fatiga muscular prematura (176, 220, 224). A diferencia de las grasas, las reservas de hidratos de carbono son limitadas y, por lo tanto, se requiere un plan dietético adecuado que garantice su disponibilidad adecuada para el ejercicio planificado. La proteína también es una fuente potencial de combustible, pero como no tenemos reservas, la proteína que se metaboliza se deriva del catabolismo de la masa magra (51). Debido a que el propósito principal del ejercicio es mejorar la masa magra, el atleta debe tener una estrategia que optimice la utilización de oxígeno y maximice las reservas de hidratos de carbono para limitar el catabolismo de las proteínas como fuente de energía.

Cetonas

En los seres humanos, las cetonas son tres moléculas solubles en agua que incluyen acetoacetato, β-hidroxibutirato y acetona, y se producen como resultado de la gluconeogénesis (producción de glucosa a partir de moléculas distintas a los hidratos de carbono) por el hígado debido a la baja disponibilidad de hidratos de carbono. Por lo tanto, las cetonas en sangre elevadas son un buen indicador de un estado insuficiente de hidratos de carbono. Por lo general, la cetosis tiene lugar durante períodos de ayuno/hambre, dietas cetogénicas (que restringen los hidratos de carbono), control deficiente de la diabetes y ejercicios prolongados de alta intensidad que agotan los hidratos de carbono. La acetona es la más habitual, ya que es el producto del metabolismo espontáneo de las otras dos cetonas (acetoacetato y β-hidroxibutirato). Las cetonas, cuyo olor es similar al del removedor del esmalte de uñas (acetona), pueden detectarse en el aliento de una persona.

La energía almacenada en ATP y PCr (**acumuladores de energía**), producida anaeróbicamente, es suficiente por hasta ~8 s. Este sistema de fosfágenos depende de la PCr para proporcionar con rapidez una molécula de fosfato de alta energía para formar ATP. La teoría detrás de los suplementos de monohidrato de creatina es que una mayor disponibilidad en el tejido de creatina permite una formación más eficiente de PCr, que luego estará disponible para formar ATP (*véase* el cap. 13). La mayor capacidad para formar PCr da lugar a más ATP, lo que permite un mayor trabajo anaeróbico de alta intensidad.

Varios deportes dependen en gran medida del sistema de fosfágenos, como el lanzamiento de bala, salto de longitud, salto triple, lanzamiento de disco, salto de caballo de gimnasia y *sprints* cortos. Además, otros deportes que requieren momentos rápidos de actividad, como el fútbol, el voleibol y el hockey, también dependen de esta ruta energética. En algunos de estos deportes, la capacidad para realizar acciones repetidas de alta intensidad puede determinar quién será el ganador. El saltador de altura, el saltador de longitud y el saltador de pértiga necesitan dos o tres esfuerzos estelares con la esperanza de que uno de ellos sea lo suficientemente bueno para ganar, y el delantero de un equipo de baloncesto quisiera tener la capacidad de saltar tan alto en el último cuarto como en el primero para capturar un rebote.

Depósitos de energía

Las reservas de energía corporal están hechas de PCr, glucógeno muscular, glucógeno hepático, glucosa en sangre, grasa y tejido muscular/orgánico (proteína). De estos, almacenamos la mayor cantidad de energía potencial como grasa, seguida de proteínas (músculo/órgano, y que no se pretende quemar como combustible), glucógeno muscular, glucógeno hepático y glucosa en la sangre.

Se requiere el consumo de proteínas y energía adecuadas, reducir el empleo de las proteínas como fuente de energía del atleta y mantenerlas disponibles para la síntesis de creatina, la cual es necesaria para muchos momentos rápidos de actividad de alta intensidad (128, 154). Para mejorar el almacenamiento de ATP-PCr en los músculos, los atletas deben practicar actividades que se centren en este sistema (p. ej., actividades que tienen una intensidad máxima durante 8 s y que se repiten varias veces durante una sesión de ejercicios) (143). Este tipo de entrenamiento, por sí solo, no es suficiente para mejorar el rendimiento de corta duración y alta intensidad. Tampoco el consumo de suficiente energía y proteínas, por sí solo, basta para mejorar el rendimiento de corta duración y alta intensidad. Sin embargo, cuando se combinan tanto el entrenamiento como las estrategias nutricionales adecuados, los atletas pueden experimentar beneficios evidentes en el rendimiento de corta duración y alta intensidad.

Cabe señalar que, incluso con un mayor almacenamiento de creatina, la PCr máxima preformada es suficiente para durar hasta 8 s de trabajo físico intenso (106, 107). Existe una gran variabilidad entre los atletas en la regeneración de la PCr, pero aquellos que realizan el ejercicio más intenso durante un máximo de 8 s generalmente dejan pasar 2-4 min para la regeneración de PCr antes de llevar a cabo otra serie de ejercicio intenso (10, 216). Es aquí donde es importante el control adecuado de la nutrición, ya que los atletas con suficientes sustratos y entrenamiento son capaces de regenerar la PCr y hacer la transferencia a la glucólisis anaeróbica de manera más eficaz. Un velocista de 100 m acelera durante los primeros 8 s de la carrera; sin embargo, durante estos 8 s, cuando la PCr se agota, la glucólisis anaeróbica está sintetizando una proporción significativa del ATP requerido. No obstante, debido a que la glucólisis anaeróbica no produce tanto ATP por unidad de tiempo como la PCr, el ganador de la carrera de 100 m suele ser la persona que disminuye menos su velocidad durante los últimos 2 s de la carrera (tabla 15-4).

Con el ejercicio intenso, el combustible primario es el glucógeno muscular almacenado (la forma de almacenamiento de glucosa/hidratos de carbono). Cuando el glucógeno almacenado se agota, el atleta que realiza actividad de alta intensidad se fatiga con rapidez y el ejercicio se detiene (103, 166). Aunque el metabolismo anaeróbico generalmente aporta solo una pequeña proporción de la energía total utilizada por los músculos, es importante porque puede hacerlo con rapidez y ayuda a llenar la brecha de energía entre el inicio del ejercicio (PCr) y el tiempo que toma al metabolismo energético aeróbico para comenzar a producir suficiente ATP. El mantenimiento de la actividad de alta intensidad (anaeróbica) está limitado por el almacenamiento de glucógeno, que por lo general se agota a los 1.5 min de actividad de alta intensidad. Los deportes puramente de alta intensidad a menudo se limitan de forma intencional a 1.5 min debido a la constatación de que los humanos no pueden realizar una actividad continua de alta intensidad durante un lapso más prolongado. Por ejemplo, la rutina de piso en gimnasia es de hasta 1.5 min, al igual que las rondas de boxeo olímpico. Los deportes con un componente aeróbico superior/anaeróbico inferior tardan más en agotar el glucógeno muscular. En una prueba de ciclismo de 75 km que duró ~168 min, se encontró que los ciclistas experimentaron una disminución del 77% en el glucógeno muscular (160). Se ha observado que, en una persona que hace ejercicio a una intensidad máxima durante 30 s, la tasa de resíntesis de ATP a partir del metabolismo de PCr es mayor en los primeros segundos de ejercicio, pero cae a casi cero después de 20 s. La tasa de resíntesis de ATP a partir de la glucólisis alcanza su punto máximo después de unos 5 s y se mantiene durante 15 s, pero disminuye en los últimos 10 s de ejercicio (145).

Algunos deportes son predominantemente aeróbicos con una fuerte dependencia del metabolismo de las grasas, pero también pueden tener cierta dependencia de la glucólisis anaeróbica durante la competición. El corredor de larga distancia que ha recorrido la mayor parte de la carrera al tiempo que conserva algo de glucógeno muscular todavía tiene las reservas de energía de

Tabla 15-4 Almacenamiento de energía en un atleta masculino de 70 kg (154 lb) relativamente magro (10% de grasa corporal)

Fuente de energía	Masa (kg) [lb]	Energía (kJ) [kcal]	Tiempo teórico de ejercicio máximo (min)[a]
Glucógeno hepático	(0.08) [0.176]	(1280) [307]	16
Glucógeno muscular	(0.40) [0.88]	(6400) [1530]	80
Glucosa en sangre	(0.01) [0.022]	(160) [38]	2
Grasa	(7.0) [15.4]	(260000) [62142]	3250
Proteína[b]	(13.0) [28.6]	(220000) [52581]	2750

[a]El tiempo máximo de ejercicio es teórico y supone el uso exclusivo de la fuente de energía indicada.
[b]La proteína, aunque está disponible como fuente de energía, no es una fuente primaria. Solo una parte muy pequeña (< 1%) de la proteína total está disponible para su uso durante el ejercicio.

Fuente: Gleeson M. Biochemistry of exercise. En: Maughan RJ, editor. *Sports Nutrition — The Encyclopedia of Sports Medicine: An IOC Medical Commission Publication*. London: Wiley Blackwell; 2014.

glucógeno para terminar la competición con un fuerte "empujón" (anaeróbico), que le permite pasar a corredores en puntos críticos durante el final de la carrera (75). Para los corredores de corta distancia, los nadadores en carreras cortas y los jugadores de hockey que patinan a toda velocidad al final de un juego para lograr el gol de la victoria, la anaeróbica es la vía metabólica principal, y al contar con suficiente glucógeno almacenado, es importante que el atleta continúe haciendo ejercicio a alta intensidad.

El hecho de que los atletas de potencia utilicen un alto grado de PCr y glucógeno a través de la glucólisis anaeróbica ayuda a explicar los tipos de alimentos que deben consumir estos atletas. El almacenamiento limitado de grasas en las fibras musculares de contracción rápida es una clara indicación de que el metabolismo de las grasas es relativamente limitado en comparación con las fibras de contracción lenta predominantemente con alto contenido de grasa utilizadas por los atletas de resistencia. Se ha observado que la ingesta relativamente alta de hidratos de carbono permite un mejor almacenamiento (glucógeno) (214). Por lo tanto, aunque los atletas de potencia a menudo se centran en el consumo de dietas altas en proteínas, los sistemas metabólicos de energía que utilizan sugieren que harían bien en considerar el consumo de dietas relativamente altas en hidratos de carbono (108, 214). Debe quedar claro que los atletas de potencia están respirando y llevando oxígeno al sistema, lo que apoya el metabolismo oxidativo de la grasa. Sin embargo, la actividad de alta intensidad que realizan es proporcionalmente más dependiente del metabolismo anaeróbico (tabla 15-5).

Los patrones de ejercicio durante la temporada de los atletas de potencia los ayudan a metabolizar la energía consumida, pero mantener estos patrones fuera de temporada es difícil y, a menudo, se asocia con un aumento de la masa grasa corporal (33). También hay evidencia de que el ciclo de cambios de peso que suelen experimentar los atletas de potencia aumenta el riesgo de obesidad después de retirarse del deporte, y las fluctuaciones de peso asociadas se relaciona con enfermedades más frecuentes y mortalidad más temprana (110, 206).

Construir masa magra (músculo)

Los atletas de potencia buscan estrategias de nutrición para aumentar la masa muscular, porque a mayor músculo por unidad de peso mayor es el potencial para mejorar la relación entre fuerza, peso y producción de potencia. Existen muchas técnicas empleadas para aumentar la masa muscular, incluido el entrenamiento de fuerza, el consumo de más energía y proteínas en diferentes puntos en el día del ejercicio y el consumo de productos que afirman mejorar el desarrollo muscular (56, 109, 153, 170). Se ha demostrado que algunas de estas estrategias funcionan bien, mientras que otras no. Los atletas y los especialistas del deporte deben evaluar cuidadosamente la adecuación de sus dietas antes de embarcarse en un régimen de suplementos costosos y no probados destinados a mejorar el desarrollo muscular, la fuerza muscular o ambos.

En general, se recomienda que los atletas de potencia competitiva consuman ~1.7 g de proteína/kg de masa (108, 214). Sin embargo, las encuestas sugieren que la ingesta de proteínas de algunos atletas de potencia suele ser mayor de 3 g/kg de peso corporal (16, 87, 217). El consumo de proteínas que excede el máximo anabólico del individuo, especialmente si no está bien distribuido a lo largo del día, es poco probable que aumente la masa proteínica y simplemente se utilizará para satisfacer el requerimiento de energía o se almacenará como grasa (175). Ya sea que este exceso de proteína se almacene o se metabolice, existe una mayor necesidad de excretar el nitrógeno asociado con la proteína, lo que obliga a una mayor producción de orina que puede llevar a la deshidratación. De hecho, muchos atletas afirman que pierden peso con un alto consumo de proteínas, pero esto puede deberse al alto nivel de agua corporal que se pierde en lugar de a la pérdida de grasa (31). Esto también puede deberse a un aumento en las cetonas debido a la insuficiente disponibilidad de hidratos de carbono que da lugar a que la grasa se queme de manera incompleta, lo que causa náuseas y reduce el apetito (167). Los atletas también pueden distribuir la proteína que consumen incorrectamente, con la mayor parte de la ingesta de proteínas

Tabla 15-5 Porcentaje de contribución de diferentes sistemas energéticos en una muestra de diferentes deportes

Deporte	Fosfocreatina y glucólisis anaeróbica	Glucólisis anaeróbica y aeróbica	Aeróbica (β-oxidación de grasas)
Carrera a distancia	10	20	70
Remo	20	30	50
Fútbol	50	20	30
Baloncesto	60	20	20
Tennis	70	20	10
Voleibol	80	5	15
Gimnasia	80	15	5
Esprints	90	10	0

Fuente: Fox EL, Foss ML, Keteyian SJ. *Fox's Physiological Basis for Exercise and Sport.* 6th ed. Madison (WI): William C Brown; 1998.

en la cena (al final del día). Hay evidencia cada vez más clara de que la proteína se utiliza mejor para aumentar la síntesis de proteínas musculares si se distribuye de manera uniforme a lo largo del día, con no más de ~30 g en una sola comida (214). En el ejemplo 15-1 se muestra una guía sencilla para calcular la ingesta de proteínas y la frecuencia de su consumo.

Ejemplo 15-1. Cálculo de la frecuencia de consumo de proteínas

Atleta masculino de 170 lb que requiere 1.5 g/kg de proteína por día.[a]

1. Determinar el peso en kg (170/2.2 = 77.3 kg).
2. Calcular el requerimiento total de proteínas (77.3 × 1.5 = 116 g de proteínas).
3. Obtener el número de comidas de proteínas: (116 g/25[b] = 4.64).
4. Este atleta debe consumir ~25 g de proteína, la cual debe distribuirse de manera uniforme cuatro a cinco veces por día (p. ej., desayuno, almuerzo, refrigerio a media tarde, cena y refrigerio por la noche).

[a]La recomendación actual de ingesta de proteínas es de 1.2-2.0 g/kg/día.
[b]La síntesis máxima de proteínas musculares se produce con un consumo de ~20-25 g de proteínas por comida. Este ejemplo utiliza 25 g/comida.

Nutrientes que controlan el desarrollo muscular

El desarrollo muscular se produce mejor en combinación con un programa de fuerza bien planificado, un equilibrio sostenido de energía y nutrientes, y concentraciones normales de hormona de crecimiento o somatotropina (GH, *growth hormone*), insulina, testosterona y otras **hormonas anabólicas**, incluido el factor de crecimiento insulínico 1 (IGF-1, *insulin-like growth factor-1*) (34, 64, 91, 230). Las **hormonas catabólicas** intervienen en la degradación de los tejidos e incluyen el cortisol, la tiroxina y la adrenalina.

Es casi seguro que un atleta que tiene un buen estado de energía y equilibrio de nutrientes ya esté produciendo cantidades adecuadas de hormonas anabólicas, por lo que el aumento arbitrario de la ingesta de proteínas probablemente no mejore la síntesis muscular (nota: más que suficiente no es mejor que suficiente) (175).

Hormonas anabólicas

Son aquellas que intervienen en la construcción de tejidos (como el músculo), por ejemplo, la GH, los esteroides anabólicos (p. ej., la testosterona), el IGF-1 y la insulina.

Hormonas catabólicas

Hormonas que intervienen en la degradación de los tejidos, en general para hacer que la energía esté disponible para los tejidos (p. ej., cortisol, glucagón, tiroxina y adrenalina).

Los aminoácidos individuales han sido ampliamente probados para determinar si su ingesta podría cambiar la producción de GH en atletas. Es importante considerar que las mezclas de aminoácidos son la categoría más grande de suplementos utilizados por los fisicoculturistas (54). Los estudios han demostrado que aumentar el consumo (a través de suplementos) del aminoácido ornitina puede, en algunas circunstancias, aumentar la producción de GH, pero hay aún mayor evidencia de que *no* hay un aumento significativo en la GH al tomar de forma individual, o en varias combinaciones, los aminoácidos arginina, lisina, ornitina y tirosina (40, 41, 70, 71, 132, 171, 207). También existe evidencia de que tomar un suplemento de amplio rango, que contenga los 20 aminoácidos, no tiene efecto en la producción de GH o de testosterona (80). Las compañías de suplementos de nutrientes suelen utilizar estudios para afirmar que ciertos aminoácidos estimulan la GH y aumentan la masa muscular (18). Sin embargo, a menudo no citan otros estudios que tienen mejores procedimientos estadísticos y demuestran que la suplementación con estos aminoácidos no tiene impacto significativo en la fuerza o la resistencia (97).

Existe evidencia para apoyar un consumo de proteínas de aproximadamente el doble respecto a los no deportistas (0.8 frente a 1.7 g/kg/día). El requisito más alto se debe a que los atletas tienen más músculo que mantener, muestran un aumento en el daño muscular asociado con el ejercicio y tienen pérdidas de proteínas en la orina relativamente pequeñas, pero importantes (16, 214). Si bien el requerimiento de proteínas para los atletas es mayor que para los no deportistas, la ingesta total de proteínas de los atletas suele ser más alta que el nivel de ingesta recomendado (175). Una posible excepción a esto se encuentra en los atletas vegetarianos, que tienden a satisfacer el nivel de proteínas recomendado para los no deportistas, pero a menudo consumen por debajo de la ingesta de proteínas recomendada para los atletas (82).

Hay varias preocupaciones relacionadas con el exceso de consumo de proteínas cuando este ocurre por comida o por día. El consumo excesivo de proteínas hace que una parte se utilice para satisfacer el requerimiento de energía o se almacene como grasa. En cualquier caso, el nitrógeno debe eliminarse de las moléculas de aminoácidos, y los desechos nitrogenados que se generan causan un aumento en la producción urinaria y una mayor pérdida de calcio en la orina, lo que incrementa el riesgo de deshidratación y puede estar asociado con una menor densidad mineral ósea (142, 172, 212). También hay algunas pruebas limitadas de que el consumo crónico de proteínas en exceso puede incrementar el riesgo de enfermedad renal (79). Debido a que estas con frecuencia se desarrollan de forma gradual y su presencia suele ser ignorada, Friedman (79) sugiere que las personas se realicen estudios de función renal antes de iniciar una dieta alta en proteínas. Sin embargo, la mayoría de las recomendaciones para limitar el consumo de proteínas se basan en el hecho de que las personas que sufren de insuficiencia renal se benefician de un consumo reducido de estas. No obstante, hay poca evidencia que sugiera que el consumo crónico de hasta 22.8 g/kg/día de proteínas se relacione con un aumento de la nefropatía en personas con riñones que funcionan de forma normal y que están sanas (36, 175).

Los atletas con frecuencia toman suplementos multivitamínicos y multiminerales con la creencia de que esto mejorará su rendimiento atlético. Sin embargo, aún faltan pruebas que demuestren que estos suplementos mejoran el rendimiento en deportes que requieren potencia (144, 198, 212). A pesar de la falta de evidencia científica para apoyar la toma de dosis suplementarias de vitaminas, y algunas pruebas de que inhiben el rendimiento, existe la creencia habitual entre los atletas de potencia de que algunas de estas vitaminas aumentan la fuerza (89). El consumo de suplementos dietéticos en un grupo de atletas olímpicos encuestados ($N = 372$) varió del 52 al 92%, considerando que el 83% de los atletas de velocidad y potencia empleaban suplementos dietéticos (99). Los autores de ese estudio sugieren que, debido a que no se puede garantizar la pureza de los suplementos, los atletas deben buscar asesoramiento profesional sobre nutrición para evitar el uso potencialmente peligroso de los suplementos dietéticos.

Resumen de potencia y fuerza

La potencia y la fuerza son componentes críticos para los atletas que realizan actividades rápidas, de corta duración y de alta intensidad. Aunque también es importante para los atletas que participan en actividades de mayor duración, no son el tema de importancia central. Un elemento nutricional clave en la construcción y el mantenimiento de la masa muscular es la adquisición de suficiente energía. Aunque el consumo de grandes cantidades de proteínas puede ayudar a satisfacer el requerimiento de energía, la ingesta de hidratos de carbono adicionales es menos costosa y más eficaz. Los atletas de potencia son aún más dependientes de los hidratos de carbono que los de resistencia, porque las fibras musculares que utilizan no tienen la capacidad de quemar grasas de manera eficaz. Los atletas de potencia a menudo cometen el error de pensar que las proteínas son la clave de su éxito, pero el consumo elevado de estas puede limitar el consumo de otros nutrientes esenciales, incluidos los hidratos de carbono, que se necesitan para optimizar el almacenamiento de glucógeno para la actividad anaeróbica de alta intensidad. De manera similar, no se ha encontrado que el consumo de suplementos dietéticos mejore el rendimiento atlético en quienes tienen dietas adecuadas, pero su consumo puede llevar al atleta a creer que no es necesario preocuparse por consumir buenos alimentos (137). Este problema se complica por el hecho de que algunos suplementos dirigidos a atletas contienen sustancias prohibidas que no figuran en la etiqueta (146). No se ha encontrado que la suplementación de vitaminas, minerales, productos de proteínas y análogos de la grasa tenga éxito en mejorar la potencia, la masa muscular o el rendimiento atlético en deportistas de potencia. Aunque es probable que el riesgo de tomar estos productos sea bajo, no hay datos para saber si son seguros cuando se consumen en las cantidades y la duración prescritas por los fabricantes. Un abordaje más sensato es consumir una dieta equilibrada y variada que sea alta en hidratos de carbono (5.0-8.0 g/kg/día), moderada en proteínas (1.2-1.7 g/kg/día) y con suficiente grasa para satisfacer el requerimiento de energía ($< 30\%$ del total de energía consumida). Cuando se ingiere una buena variedad de alimentos, los tejidos reciben los minerales y las vitaminas requeridos. Como los hidratos de carbono se metabolizan de manera limpia (no contienen residuos nitrogenados, solo dióxido de carbono y agua), no hay duda sobre la seguridad de consumir una dieta variada alta en alimentos de buena calidad que contengan hidratos de carbono. En la tabla 15-6 se muestran las fuentes de energía de diferentes **deportes de potencia**.

Deportes de potencia

Se considera que los *deportes de potencia* son aquellos que requieren una gran cantidad de energía durante un período relativamente corto e incluyen aquellos como las carreras de velocidad, la gimnasia y el levantamiento de pesas.

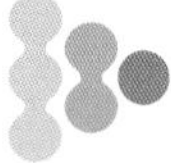

Resistencia en los sistemas metabólicos de energía

Los atletas de resistencia participan en eventos con movimiento continuo durante 20 min o más; muchos **deportes de resistencia** requieren un movimiento continuo durante largas distancias o períodos (maratón, esquí de fondo, triatlón, etc.). En estos, hay una ventaja en suministrar suficiente energía y líquido para garantizar que el atleta no se agote por la actividad o se sobrecaliente por el metabolismo energético continuo. Si no se proporciona suficiente energía del tipo adecuado, se producirá una fatiga temprana y un rendimiento atlético deficiente. Los atletas que toman suplementos pueden tener la falsa sensación de que sus necesidades de nutrientes están satisfechas, pero si el consumo de suplementos reduce la ingesta de energía de los alimentos, esto es contraproducente. También hay evidencia de que el exceso de ingesta de ciertos suplementos habituales puede crear dificultades en el rendimiento. En un estudio que evaluó ratas y seres humanos, se ha encontrado que la ingesta de suplementos de vitamina C (1 g/día en humanos; 0.24 mg /cm^2/día en ratas) obstaculizó de manera significativa las adaptaciones celulares inducidas por el entrenamiento a la actividad de resistencia (89). El objetivo para el atleta de resistencia es, por lo tanto, establecer una estrategia viable para suministrar suficientes nutrientes, energía y líquidos antes del entrenamiento/competición para comenzar la actividad con las reservas óptimas de glucógeno y

Tabla 15-6 Fuentes de energía de diferentes deportes

Tiempo del evento (min)	Ejemplos de evento	$VO_{2\ máx}$ (aprox.)	Contribución de energía (%)		
			Fosfocreatina	Glucólisis (anaeróbica)	Metabolismo aeróbico (oxidativo)
0.5-1	400 m de carrera; tiempo de ciclismo individual (500 m o 1 km); 100 m de nado	~150	~10	~47-60	~30-43
1.5-2	800 m de carrera; 200 m de nado; 500 m de canoa/kayak	113-130	~5	~29-45	~50-66
3-5	1 500 m de carrera; persecución en bicicleta; 400 m de nado; 100 m canoa/kayak	103-115	~2	~14-28	~70-84
5-8	3 000 m de carrera; remo de 2 000 m	98-102	< 1	~10-12	~88-90

Puede notarse que las duraciones más largas implican un metabolismo aeróbico relativamente alto; las duraciones más cortas indican un metabolismo anaeróbico relativamente alto.

Fuente: Stellingwerff T, Maughan RJ, Burke LM. Nutrition for power sports: middle-distance running, track cycling, rowing, canoeing/kayaking, and swimming. *J Sports Sci.* 2011;29(S1):S79–89.

en un estado de hidratación adecuado para permitir el trabajo muscular sostenido durante mucho tiempo y con la mayor intensidad posible. También es un objetivo importante para el atleta de resistencia *planificar* una estrategia de recuperación adecuada que le proporcione una disponibilidad rápida y fácil de líquidos, hidratos de carbono y proteínas (214).

Deportes de resistencia

Se considera que los *deportes de resistencia* son aquellos que requieren una cantidad relativamente baja de energía por unidad de tiempo, pero durante largos períodos, e incluyen deportes como la carrera y la natación a distancia, el ciclismo a distancia y el triatlón.

La mayor parte de la actividad de resistencia tiene lugar en intensidades que permiten que las grasas contribuyan con una alta proporción del combustible para el trabajo muscular. Debido a que la grasa está ampliamente disponible incluso en los atletas más magros, el suministro de grasas antes y durante la actividad física no es una preocupación y no debería ser un objetivo (45). Sin embargo, los hidratos de carbono están involucrados en la combustión completa de las grasas, y debido a que la capacidad de almacenamiento de hidratos de carbono es relativamente baja y se agota con facilidad, el objetivo para los atletas de resistencia es encontrar una manera de suministrar suficientes hidratos de carbono antes del entrenamiento/competición para optimizar las reservas de glucógeno y tomar una bebida que contenga hidratos de carbono durante el ejercicio para mantener la glucosa sanguínea y amortiguar el empleo de glucógeno (214). Tal estrategia ayudará a disminuir el riesgo de fatiga prematura. En última instancia, los atletas de resistencia deben consumir suficiente energía total, una parte significativa de la cual se obtiene de los hidratos de carbono, para permitir el trabajo muscular durante largos períodos, y deben tener una estrategia para respaldar los requerimientos de hidratos de carbono durante la actividad física para ayudar a sostener la oxidación completa de las grasas.

El metabolismo aeróbico es el sistema energético de mayor importancia para los atletas de resistencia. En esta ruta de energía, el oxígeno se utiliza para ayudar a transferir el fósforo a nuevas moléculas de ATP. A diferencia del metabolismo anaeróbico, esta ruta energética es capaz de utilizar proteínas, grasas e hidratos de carbono como combustible al convertir piezas de estos sustratos energéticos en acetil coenzima A (acetil-CoA), el compuesto intermediario en el metabolismo (52). La glucosa se convierte en ácido pirúvico (un proceso anaeróbico que libera energía), el cual a su vez se convierte en acetil-CoA, con la ayuda de oxígeno, o en *ácido láctico*, producto del almacenamiento de energía. El exceso de ácido láctico provoca fatiga muscular, lo que hace que la actividad se detenga. Sin embargo, este se puede reconvertir en ácido pirúvico para usarse como combustible de forma aeróbica. El metabolismo aeróbico sucede en la mitocondria celular, donde la gran mayoría de todo el ATP se produce a partir de la entrada de acetil-CoA. Las grasas se pueden convertir en acetil-CoA a través de un proceso llamado *vía metabólica β-oxidativa* (147). Esta ruta es dependiente del oxígeno, lo que significa que las grasas solo pueden quemarse de forma aeróbica.

La capacidad de un atleta para lograr un estado estable de captación de oxígeno en las células depende de su condición aeróbica. En el capítulo 11, tabla 11-6, se muestra el consumo máximo de oxígeno en hombres y mujeres que participan en diferentes deportes. Un atleta que con frecuencia entrena aeróbicamente es probable que alcance un estado estable más rápido que uno que no lo hace. Para una persona con buena condición física, pueden pasar 5 min antes de que haya suficiente oxígeno en el sistema para soportar el metabolismo aeróbico en un estado estable. Los primeros 5 min de actividad están respaldados por una combinación de metabolismo anaeróbico y aeróbico. Por lo tanto, el logro de un estado estable rápido es importante porque disminuye la cantidad de tiempo que un atleta obtiene energía a través de las vías anaeróbicas. Esto supone una pesada carga para el combustible más limitado: los hidratos de carbono. En teoría, una vez que un atleta alcanza un nivel de consumo de oxígeno que coincide con el requerimiento para un nivel dado de esfuerzo, el ejercicio podría continuar mientras el nivel de hidratos de carbono y líquidos del cuerpo no alcance un estado crítico. Por ejemplo, un corredor de larga distancia que se encuentra en un estado estable podría continuar corriendo siempre que haya reemplazado los hidratos de carbono y los líquidos que se utilizan en la actividad. Por lo tanto, la resistencia se mejora con una ingesta periódica de hidratos de carbono y líquidos durante la actividad.

Los atletas en deportes aeróbicos tienen una mejor capacidad para usar oxígeno que los atletas en deportes de potencia. Debido a que incluso los atletas más magros tienen una gran cantidad de energía almacenada como grasa, esta mayor capacidad para quemar grasa mejora de forma drástica la resistencia. Sin embargo, como los hidratos de carbono son necesarios para la combustión completa de la grasa, aún son la fuente de energía limitante para el trabajo de resistencia, porque los atletas tienen reservas

Tabla 15-7 Tiempos ganadores de maratón masculino y femenino desde los primeros Juegos Olímpicos modernos en 1896 hasta el presente

Año	Maratón masculino	Tiempo	Maratón femenino	Tiempo
1896	Spiridon Lewis	2:58:50		
1900	Michel Théato	2:59:45		
1904	Thomas Hicks	3:28:53		
1906	William Sherring	2:51:23.6		
1908	John Hayes	2:55:18.4		
1912	Kenneth McArthur	2:36:54.8		
1920	Hannes Kolehmainen	2:32:35.8		
1924	Albin Stenroos	2:41:22.6		
1932	Juan Carlos Zabala	2:31:36.0		
1936	Kee-Chung Sohn	2:29:19.2		
1948	Delfo Cabrera	2:34:51.6		
1952	Emil Zátopek	2:23:02.2		
1956	Alain Mimoun	2:25:03.2		
1960	Abebe Bikila	2:15:16.2		
1964	Abebe Bikila	2:12:11.2		
1968	Mamo Wolde	2:20:26.4		
1972	Frank Shorter	2:12:19.8		
1976	Waldemar Cierpinski	2:09:55		
1980	Waldemar Cierpinski	2:11:03		
1984	Carlos Lopes	2:09:21	Joan Benoit	2:24:52
1988	Gelindo Bordin	2:10:32	Rosa Mota	2:25:40
1992	Hwang Yeong-Jo	2:13:23	Valentina Yegorova	2:32:41
1996	Josia Thugwane	2:12:36	Fatuma Roba	2:26:05
2000	Gazehegne Abera	2:10:11	Naoko Takahashi	2:23:14
2004	Stefano Baldini	2:10:55	Mizuki Noguchi	2:26:20
2008	*Samuel Wanjiru*[a]	*2:06:32*	Constantina Tomescu	2:26:44
2012	Stephen Kiprotich	2:08:01	*Tiki Gelana*[a]	*2:23:07*
2016	Eliud Kipchoge	2:08:44	Jemina Sumgong	2:24:04

La primera maratón olímpica femenina fue en 1984.
[a]Corredor (en *cursivas*) = récord olímpico.

de hidratos de carbono relativamente bajas. Esto se demuestra por hallazgos de que los atletas que consumen dietas altas en grasas e hidratos de carbono tienen resultados de rendimiento más bajos que aquellos que consumen dietas bajas en ellos (45, 49).

Es probable que los atletas con diferentes niveles de condición física alcancen un estado estable a distintas intensidades de ejercicio. Un atleta con buena condición física puede ser capaz de mantener un estado estable a un nivel suficientemente alto de intensidad de ejercicio para ganar con facilidad una carrera. En los Juegos Olímpicos de 1996, en Atlanta, Georgia, el ganador de la maratón corrió más de 42 km a una velocidad promedio de un poco más de 3 min y 12 s por kilómetro. En los Juegos Olímpicos de 2012, en Londres, el ritmo fue aún más rápido, a unos 3 min por kilómetro (tabla 15-7). Sin embargo, un atleta con una condición física aeróbica deficiente solo puede correr a un ritmo de 6 min y 25 s por kilómetro y mantener un estado estable. Cada persona tiene un ritmo propio que le permite mantener un estado estable. Superar ese ritmo hace que una mayor proporción del trabajo muscular dependa del metabolismo anaeróbico, con un incremento asociado en la dependencia del combustible de hidratos de carbono. Debido al almacenamiento limitado de los hidratos de carbono, el glucógeno se consume con mayor rapidez y la persona se agota.

Los eventos de resistencia, que incluyen el maratón, el triatlón, el ciclismo de ruta y la natación a distancia, requieren un alto nivel de aptitud aeróbica, pero también de períodos de potencia anaeróbica para los momentos de velocidad en los puntos críticos de una carrera. Los tiempos ganadores de la maratón olímpica masculina se han vuelto más rápidos de forma gradual (considérese que las variaciones en la velocidad entre maratones olímpicos pueden deberse a diferencias en la dificultad del trayecto del maratón).

El principal sistema energético para los deportes de resistencia es oxidativo (aeróbico), lo que indica una intensidad de trabajo por debajo del máximo; ello permite llevar suficiente oxígeno al sistema y suministrarlo a las células. Si bien los atletas de resistencia no pueden moverse tan rápido como los velocistas, pueden continuar su actividad por distancias mucho más largas, porque el sistema oxidativo proporciona energía con una producción limitada de lactato y utiliza un combustible (grasa) con un alto suministro. Los factores que afectan el consumo máximo de oxígeno incluyen (19):

- *Capacidad de difusión pulmonar* (capacidad de "capturar" el oxígeno del aire en los pulmones y transferirlo a los eritrocitos)
- *Gasto cardíaco* (capacidad del corazón para bombear sangre a través del cuerpo para suministrar oxígeno a los tejidos)
- *Capacidad de transporte de oxígeno* (concentración de hematíes normales y sanos)
- *Músculos esqueléticos* (la capacidad del músculo para tomar oxígeno de la sangre y transferirlo a las mitocondrias para el metabolismo oxidativo)

El entrenamiento tiene el efecto de aumentar la capacidad de suministrar oxígeno a las células, sobre todo por un aumento en el gasto cardíaco máximo (68). Los estudios que evalúan la concentración de lactato en la sangre han visto que los atletas entrenados son mucho más capaces de tolerar niveles altos que los no entrenados para la misma intensidad de trabajo, probablemente debido a un mayor volumen de sangre (una adaptación frecuente al entrenamiento) que permite mejorar la dilución del lactato y tener un menor impacto del pH (12, 100) (los volúmenes de sangre más grandes son un beneficio adaptativo de la aptitud aeróbica). Incluso los atletas delgados tienen una gran cantidad de energía almacenada en forma de grasa, y mejorar el suministro de oxígeno a los tejidos incrementa el metabolismo de las grasas al tiempo que reduce la necesidad de obtener combustible de forma anaeróbica. Sin embargo, es importante tener en cuenta que la grasa requiere hidratos de carbono para completar el metabolismo de la grasa y evitar la creación de cetonas. Por lo tanto, incluso los atletas con una alta capacidad para metabolizar la grasa pueden verse comprometidos si no almacenan/suministran suficientes hidratos de carbono durante los períodos de metabolismo predominantemente oxidativo. Esto se demuestra claramente en estudios que vieron que los atletas que consumen dietas ricas en grasas tienen un tiempo de resistencia máximo de ~57 min; aquellos que consumen una dieta mixta normal, aumentan sus tiempos de resistencia a ~114 min; y aquellos con dietas altas en hidratos de carbono tienen un aumento en los tiempos de resistencia máximos a ~167 min (199).

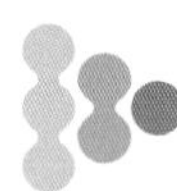

Preocupaciones y estrategias generales de nutrición para atletas en todos los deportes

Sin importar el esfuerzo deportivo o el deporte, los atletas deben tener en cuenta algunas cuestiones que podrían comprometer su capacidad para beneficiarse del entrenamiento. Estas incluyen sobreentrenamiento, lesiones por uso excesivo, ingesta deficiente de líquidos y poca disponibilidad de energía.

Sobreentrenamiento

El *sobreentrenamiento* es una afección relacionada con el estrés que tiene un impacto negativo en la adaptación beneficiosa normal al entrenamiento, perjudica el bienestar psicológico normal y crea problemas en el sistema inmunitario que se manifiestan al aumentar la frecuencia de enfermedades (3). Entre las señales de advertencia establecidas se cuentan las siguientes:

- Aumento del dolor muscular
- Recuperación muscular retrasada
- Rendimiento deficiente de la carga de entrenamiento anterior
- Sueño deficiente
- Vigor disminuido
- Linfadenopatías
- Alta frecuencia de enfermedades
- Pérdida de apetito (42)

Muchos de estos signos son resultado de un trabajo mayor que la capacidad del cuerpo para recuperarse. El sobreentrenamiento generalmente produce un bajo rendimiento debido al mayor riesgo de que el atleta se enferme o se lesione. Es un problema para cerca del 10-20% de todos los atletas con entrenamiento intensivo y se observa generalmente en atletas de resistencia. Es importante destacar que la ingesta deficiente de hidratos de carbono y líquidos se observa en atletas con síndrome de sobreentrenamiento (148). De acuerdo con una declaración de consenso conjunta del European College of Sport Science y el American College of Sports Medicine, el síndrome de sobreentrenamiento se puede eliminar de manera eficaz a través de un programa lógico de entrenamiento que permita el descanso y una recuperación con una nutrición e hidratación adecuadas (148).

Lesiones por uso excesivo

Estas lesiones se producen cuando un atleta repite la misma tarea física, lo que provoca una tensión repetitiva en los huesos y los músculos a un ritmo mayor al que los tejidos requieren para repararse (131). Una ampolla provocada por el roce de un zapato para correr, la formación de una lesión por uso excesivo y la tensión repetida en un hueso debido a golpes constantes pueden causar una lesión más grave por uso excesivo, como una fractura por esfuerzo. Los atletas de resistencia pasan muchas horas entrenando con movimientos repetitivos, lo que hace que la lesión por sobreuso sea una preocupación para este grupo (222). La descomposición del tejido muscular se produce como un componente habitual y natural de la actividad física, pero los atletas entrenados que están acostumbrados a la duración e intensidad de la actividad deben tener una buena recuperación muscular sin lesiones por uso excesivo, siempre que se sigan estrategias nutricionales adecuadas (p. ej., el consumo de proteínas, hidratos de carbono y bebidas de buena calidad poco después del final del entrenamiento) (65). Los atletas bien nutridos tienen una mejor capacidad para curar daños menores que se producen en los tejidos durante el entrenamiento y las competiciones habituales.

Ingesta insuficiente de líquidos

La actividad física ocasiona una pérdida inevitable de agua corporal debido al sudor para disipar el calor generado con el metabolismo energético relacionado con el ejercicio. Existe una amplia variación en la cantidad de sudor perdido, dependiendo del deporte, la temperatura ambiente y la humedad, con rangos de 4.9-12.7 L perdidos y 2.1-10.5 L ingeridos (8). Existe evidencia de que la prevalencia de un estado de deshidratación al inicio del entrenamiento es alta tanto en atletas jóvenes como en adultos, lo que tiene el efecto de comprometer los beneficios potenciales que pueden y deben derivarse del entrenamiento (9). A pesar de las altas tasas de pérdida de sudor que experimentan los atletas, la mayoría reemplazan solo una fracción de la pérdida de agua corporal, incluso cuando tienen disponibles líquidos para consumir (95). La deshidratación resultante, relacionada con una reducción mayor del 2% del peso corporal, se asocia con un rendimiento atlético deficiente (6, 218). Es importante destacar que la sed como indicador de cuándo es oportuno consumir líquidos no es apropiada, puesto que, antes de que se produzca la sensación de sed, ya se ha perdido una gran cantidad de agua corporal, con un impacto potencialmente negativo en el rendimiento (7).

Disponibilidad insuficiente de energía

Las demandas de energía en los atletas de resistencia son extremadamente altas, con estimaciones de que los esquiadores de fondo metabolizan ~4 000 cal durante una carrera de 50 km, y metabolizan aún más energía durante el entrenamiento intensivo (69). Por lo general, se recomienda que los atletas de resistencia consuman un mínimo de 45 kcal/kg/día cuando el entrenamiento diario tenga una duración de 1.5 h o más (67). Se ha estimado que una maratonista de 25 años y 56.7 kg que corre 16 km por la mañana y 12.8 km por la tarde requeriría ~4 331 kcal para satisfacer las necesidades combinadas de actividad y GER (156). Los atletas con poca disponibilidad de energía tienen un mayor riesgo de enfermedad y lesión (154). La duración prolongada del entrenamiento de resistencia genera una gran demanda en las reservas de energía y, sin una buena planificación, el atleta de resistencia tiene un alto riesgo de lesiones debidas a una amplia gama de problemas, incluido un mayor riesgo de fracturas por estrés y una mala recuperación muscular. El atleta con poca disponibilidad de energía también tiene un alto riesgo de problemas psicológicos, metabólicos, endocrinos e inmunitarios. Es difícil imaginar cómo un atleta podría beneficiarse de forma adecuada del entrenamiento de resistencia sin suficiente energía para apoyar de manera óptima el entrenamiento. Las atletas de resistencia que no consumen suficiente energía tienen un alto riesgo de disfunción menstrual, que también se relaciona con una mala salud ósea (158, 191).

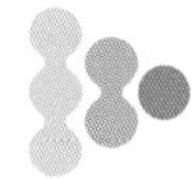

Estrategias de nutrición antes, durante y después de la práctica o competición

Antes de la competición/práctica

Cada vez es más claro que cuando los atletas de resistencia compiten, la disponibilidad de hidratos de carbono es el sustrato de energía limitante para el rendimiento (98). El consumo de hidratos de carbono antes del ejercicio, independientemente del índice glucémico, se asocia con un mejor desempeño. La recomendación general es que se consuman 800-1200 kcal entre 2 y 3 h antes de la práctica o la competición (43, 55, 194). De forma ideal, esta comida previa al ejercicio también debe proporcionar suficiente líquido para permitir llevar a cabo la práctica estando bien hidratado; además, debe ser moderada en proteínas y relativamente baja en grasa y fibra para garantizar un vaciado gástrico eficiente (214). También hay datos iniciales que sugieren que otros alimentos o sus componentes pueden ser útiles para mejorar el rendimiento cuando se consumen antes del ejercicio: la cafeína, a un nivel de ~10 μg/mL, pero inferior a 15 μg/mL, puede reducir la percepción de fatiga, lo que potencialmente permite mantener el ejercicio por más tiempo; el nitrato (que se obtiene por lo general del jugo [zumo] de betabel [remolacha]) aumenta la disponibilidad de óxido nítrico con el efecto de reducir el costo de oxígeno del ejercicio, mejorando así el rendimiento (11, 44, 117, 165, 210).

El consumo de líquidos antes del ejercicio o la competición también es importante para garantizar un almacenamiento eficaz de glucógeno, que requiere de agua, y para comenzar el ejercicio o la competición con una buena hidratación. También hay evidencia de que el consumo de líquidos fríos o de una suspensión de hielo antes del ejercicio en un día caluroso puede ser una estrategia eficaz de enfriamiento previo de la temperatura central, que puede mejorar el rendimiento de resistencia (205, 209). Es frecuente que los atletas consuman líquidos solo cuando tienen sed, por lo que se debe hacer un esfuerzo planificado para fomentar una buena hidratación antes del ejercicio o la competición hasta un punto en el que el color de la orina sea transparente (96). El consumo de bebidas deportivas antes del ejercicio es útil porque proporciona las dos cosas que los atletas requieren: hidratos de carbono y líquidos. La posición del American College of Sports Medicine sobre líquidos establece que (189):

- El líquido consumido deberá estar saborizado y endulzado para estimular la ingesta de líquidos.
- Para ayudar a mantener la intensidad del entrenamiento, el líquido debe contener hidratos de carbono.
- Para estimular la rehidratación rápida y completa, la bebida debe contener cloruro de sodio (sal).

Las bebidas deportivas que cumplen con estos criterios son particularmente útiles para ayudar a administrar hidratos de carbono y líquidos a los atletas.

Durante la competición/práctica

Los líquidos están disponibles a intervalos fijos de 5 km en las carreras y a los 10 km en los maratones organizados, y se debe alentar a los atletas a aprovechar cada estación de líquidos y consumirlos. Sin embargo, para garantizar que el atleta sea capaz de tolerar el consumo de líquidos en este intervalo, debe tomar los líquidos en los mismos intervalos durante las sesiones de entrenamiento. Esto tendrá la ventaja de ayudar al atleta a adaptarse al líquido consumido y mejorará la tolerancia a un mayor consumo de líquido para compensar la pérdida de sudor. Se han sugerido las siguientes recomendaciones (38):

- Los líquidos deben estar disponibles de manera fácil y rápida.
- Los atletas deben tener su propia botella de la cual beber, y esta botella debe estar con ellos durante el entrenamiento y la competición.
- Las prácticas deben diseñarse de manera que permitan y alienten a los atletas a beber con frecuencia, con todos los intentos posibles para imitar la disponibilidad de ingesta de líquidos durante las competiciones.

Los atletas y entrenadores deben saber que las tasas de sudoración pueden exceder por mucho las tasas de consumo/absorción de líquidos, por lo que disminuir esta diferencia a través del consumo frecuente de líquidos es una estrategia importante. Existe la preocupación de que algunos atletas puedan consumir líquidos en exceso, lo que produciría un aumento de peso (más líquidos consumidos que perdidos). Aunque es poco frecuente, el consumo excesivo de líquidos es una causa potencial de hiponatremia (sodio en sangre por debajo de 125 mmol/L), que puede provocar edema, vómitos, confusión, dificultad respiratoria y posible muerte producida por edema cerebral (5, 104, 189). Otras causas de hiponatremia incluyen la pérdida excesiva de sodio en el sudor y el consumo de bebidas que no suministran suficiente sodio (214).

Después de la competición/práctica

El consumo de hidratos de carbono inmediatamente después del ejercicio es útil porque maximiza la disponibilidad de la glucógeno-sintetasa para optimizar la resíntesis y el almacenamiento del glucógeno (21). Incluso retrasar el consumo de hidratos de carbono por tan solo 2 h reduce la síntesis de glucógeno (115). También hay pruebas sólidas que sugieren que la descomposición del músculo esquelético aumenta con el entrenamiento de resistencia o con un solo ejercicio de resistencia, y los atletas que consumen alimentos inmediatamente después de la actividad de resistencia han mejorado la síntesis y recuperación de proteínas musculares (184). Al proporcionar una combinación de proteínas e hidratos de carbono de buena calidad 1 h después del ejercicio, se produjo una síntesis de proteínas musculares tres veces mayor que cuando se proporcionan los mismos alimentos 3 h después del ejercicio (134).

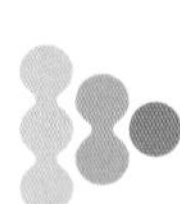

Problemas de nutrición para deportes seleccionados con un componente de alta potencia

Los siguientes deportes proporcionan ejemplos de cómo la nutrición influye en las actividades de potencia y velocidad. La lista de deportes no pretende ser completa. Más bien, los deportes brindan al lector ideas sobre cómo aplicar la ciencia a los atletas que participan en diferentes actividades.

Béisbol

Debido a que el béisbol a menudo se juega en un ambiente caluroso y húmedo, debe ser una alta prioridad para los jugadores mantener un buen estado de hidratación. La hidratación deficiente aumenta el riesgo de lesiones, reduce el período de atención y el tiempo de reacción, causa fatiga temprana y disminuye la coordinación (102, 155). La condición física también es un factor, ya que se encontró que, en las intensidades de ejercicio normales para el béisbol, los jugadores con mejor condición física mantenían la temperatura corporal mejor que los jugadores menos aptos debido a una mejor capacidad para mantener la tasa de sudoración y el enfriamiento (231). La capacidad para mantener el flujo de sangre al brazo de lanzamiento es un factor en el rendimiento que también está relacionado con el estado de hidratación. Se ha visto que el flujo sanguíneo aumentó con hasta 40 lanzamientos, pero luego disminuyó de manera constante y en el lanzamiento 100 el flujo de sangre al brazo de lanzamiento estuvo un 30% por debajo del nivel de referencia (20). Es probable que la reducción en el flujo sanguíneo del brazo de lanzamiento esté asociada con el estado de hidratación. En conjunto, estos estudios sugieren que los jugadores de béisbol deben hacer esfuerzos para mantener el estado de hidratación mediante las estrategias descritas en el capítulo 7.

Los jugadores de béisbol participan en muchos partidos al mes o, incluso, en una semana durante la temporada, predisponiéndolos a lesiones por uso excesivo si no se proveen descanso, líquidos y energía adecuados. Los lanzadores, en particular, pueden correr un alto riesgo de lesiones por uso excesivo (225, 229. La menor potencia de lanzamiento observada en el transcurso de la temporada puede deberse a una combinación de lesión por uso excesivo y fuerza reducida en las piernas, lo que afecta el movimiento de lanzamiento (138). Los receptores trabajan duro y tienen más peso en el equipo, por lo que es probable que necesiten más bebidas deportivas que otros jugadores. Deben aprovechar todas las ventajas del tiempo de *dugout* en la ofensiva para consumir líquidos que ayuden a satisfacer los requisitos de hidratos de carbono e hidratación. Tanto la menor fuerza muscular como su reducción podrían asociarse con una hidratación y disponibilidad de energía deficientes (102, 154). El béisbol requiere potencia y velocidad con una alta dependencia de la PCr e hidratos de carbono como fuentes de combustible muscular. Aunque la PCr se sintetiza a partir de tres aminoácidos, lo que requiere un consumo adecuado de proteínas, los humanos tienen un sistema que exige que el consumo de energía también sea adecuado para garantizar que la proteína consumida se utilice para fabricar las sustancias necesarias (incluida la PCr) en lugar de contribuir a los requerimientos energéticos. En pocas palabras, los jugadores de béisbol que se centran demasiado en el consumo de proteínas, pero que no satisfacen las necesidades totales de energía, corren el riesgo de tener un rendimiento deficiente. Debido a que una glucemia normal se mantiene solo por un período de una a menos de 3 h, y los juegos de béisbol suelen durar ~3 h, los jugadores de béisbol deben consumir una bebida deportiva de hidratos de carbono entre una entrada y otra. Las cantidades consumidas deben estar relacionadas con las tasas de sudoración, con el objetivo de mantener los pesos posteriores al juego dentro del 2% de los pesos previos al juego (214). Si no se mantiene la concentración de glucosa sanguínea, se perderá la concentración, el tiempo de reacción será deficiente y habrá fatiga mental y muscular.

Fisicoculturismo

Para lograr un nivel elevado de masa muscular, los fisicoculturistas colocan un grado alto de estrés repetitivo (generalmente a través de pesas y equipos de resistencia muscular) en cada grupo muscular, con repeticiones de alta intensidad que rara vez duran más de 30 s por grupo y nunca más de 1.5 min (202). En preparación para la competición, los fisicoculturistas combinan este duro entrenamiento muscular con el consumo de energía adicional, a menudo compuesta de alimentos ricos en proteínas junto con suplementos de nutrientes para aumentar la masa muscular. Debido a que una sola sesión de entrenamiento puede ocasionar una caída de hasta el 40% en las reservas de glucógeno muscular, es posible que el agotamiento de glucógeno provoque un entrenamiento deficiente (129). Aunque los culturistas tienen requerimientos de proteínas en el extremo superior del rango recomendado (~1.7 g/kg/día), el consumo típico de proteínas está muy por encima de este nivel, a expensas de los hidratos de carbono, que deberían estar en el rango de 4-7 g/kg/día (202). Se encontró que no hay evidencia científica que respalde las afirmaciones sobre los beneficios nutricionales en el 42% de los productos en revistas de fisicoculturismo, y la información es engañosa en el 32% de los productos (18). Los culturistas pueden restringir los líquidos y la sal para mejorar la apariencia de "estar marcados", pero se ha encontrado que esta restricción de líquidos es peligrosa, sobre todo en los más jóvenes, quienes están predispuestos a desarrollar hipocalemia (concentración baja de potasio que predispone al atleta a la fatiga, la debilidad y los calambres), hipofosfatemia (bajo contenido de fósforo que predispone a la disfunción y debilidad muscular e irritabilidad), rabdomiólisis (daño muscular que se asocia con dolor y debilidad) y tetraparesia flácida (se refiere a la debilidad muscular que afecta a las cuatro extremidades) (37). Se ha informado que la mayoría de los fisicoculturistas siguen regímenes que consisten en una deshidratación intensa asociada con el agotamiento de glucógeno (127, 201). También hay evidencia de que la restricción de energía (calorías) frecuente en el período inmediatamente anterior a la competición conduce a una pérdida de masa magra, lo que sugiere que esta restricción es excesiva (105).

Los fisicoculturistas tienen patrones repetitivos de aumento y pérdida de peso para tratar de agrandar los músculos y reducir la grasa corporal. La pérdida típica de peso durante la temporada de competiciones disminuye (~6.8 kg) y aumenta (~6.2 kg) de forma alternada. Este patrón de dieta causa una preocupación por la comida que conduce a una alimentación compulsiva y al estrés psicológico después de las competiciones (2). Es importante destacar que los fisicoculturistas deben ser conscientes del mayor riesgo de desarrollar trastornos de la alimentación debido al patrón repetitivo de los ajustes de peso (101). Una estrategia más apropiada es seguir un patrón que mantenga el equilibrio de energía al hacer coincidir de forma dinámica la ingesta con el gasto de energía, y proporcione hidratos de carbono y proteínas suficientes para satisfacer las necesidades de glucógeno y proteína muscular.

Esto optimizaría de manera simultánea la musculatura a la vez que reduciría la adquisición de tejido graso (24).

Clavados

Los clavados requieren una combinación de potencia, control corporal y flexibilidad, para lo cual se necesita mantener un buen nivel de energía e hidratación (28). El régimen de entrenamiento para clavadistas es similar al de la gimnasia, que enfatiza el ejercicio físico en tierra seca y se centra en el impuso y la entrada al agua. La restricción dietética se utiliza a menudo como una estrategia para lograr el físico musculoso y magro deseable en los clavadistas (136). Existe una fuerte evidencia de que la estrategia habitual de restricción dietética tiene un impacto negativo tanto en la salud como en el rendimiento, con un mayor riesgo de enfermedad por el deterioro del sistema inmunitario, los mareos y la debilidad, así como una baja densidad mineral ósea (17, 63, 73, 161). Además, hay evidencia de que una alimentación restrictiva produce un mayor porcentaje de grasa corporal y riesgos de trastornos menstruales (63, 208). Para el período de preentrenamiento o previo a la competición, los clavadistas deben tener una comida o un refrigerio planificados ~1-4 h antes del ejercicio que sea relativamente alto en hidratos de carbono y bajo en grasas (214). Esta ingesta debería ayudar al clavadista a practicar/actuar con glucógeno normal del músculo/hígado y glucosa en la sangre, disminuyendo así el riesgo de desorientación mental y fatiga muscular prematura. El entrenamiento excede por mucho las necesidades de energía e hidratación que la experiencia de los clavadistas durante la competición (28). Debido a ello, estos atletas deben planificar tener múltiples oportunidades durante el entrenamiento para consumir pequeñas cantidades de hidratos de carbono a fin de asegurar una disponibilidad normal de glucosa sanguínea e hidratos de carbono musculares (47). Durante el período posterior a la competición y el entrenamiento, los clavadistas deben consumir suficientes líquidos, electrólitos y energía para recuperar las reservas de glucógeno y mejorar su recuperación muscular y la síntesis de proteínas musculares (151). Idealmente, los clavadistas deben consumir alimentos y bebidas poco después del entrenamiento/competición para optimizar su beneficio (28). Existe evidencia de que, sobre todo después de la competición, se consume alcohol de forma habitual (232). Sin embargo, esto interfiere con la recuperación de nutrientes y la hidratación, y también tiene un efecto negativo de varios días que puede interferir tanto en el entrenamiento como en la competición (195). Como resultado, se debe evitar el alcohol.

Fútbol americano

El fútbol americano es altamente anaeróbico, con jugadas que rara vez exceden los 15 s, seguido de un período de descanso/recuperación después de cada jugada. Los jugadores de fútbol americano crecen y se hacen más fuertes cada año y tienen una imagen corporal relativamente positiva en comparación con otros atletas masculinos (169). Estos atletas tienen la carga adicional de soportar equipos pesados, lo que aumenta el requisito de energía. Debido a que los combustibles primarios utilizados en esta actividad son la PCr y el glucógeno muscular, es dudoso que la comida tradicional antes del juego, "bistec y papas", que enfatiza en exceso las proteínas y que subestima los hidratos de carbono, optimice el almacenamiento de glucógeno. Los estudios en atletas, incluidos los jugadores de fútbol americano, han visto que una amplia gama de consumo de suplementos dietéticos es frecuente, y aunque no hay un indicio claro de que esta suplementación influya negativamente en la salud, tampoco hay datos que confirmen que mejore el rendimiento (198). Los estudios de jugadores de fútbol americano universitarios han detectado que la tasa de suplementos vitamínicos y minerales varía del 23 al 50% (119, 196).

La acción de parar y continuar típica del fútbol americano también se relaciona con un alto nivel de pérdida de agua corporal, que puede afectar la capacidad de concentración y el rendimiento (46). El mantenimiento del volumen de plasma está fuertemente asociado con el rendimiento deportivo, que debería alentar a los jugadores de fútbol americano a consumir una bebida deportiva bien diseñada para mantener la resistencia y el rendimiento (60). Una evaluación reciente de los jugadores de fútbol americano de la primera división de la National Collegiate Athletic Association sugirió que deberían realizarse esfuerzos significativos para mejorar la concientización sobre la hidratación entre los equipos de este deporte para evitar consecuencias graves para la salud (incluidas las muertes asociadas con la hidratación) que podrían ocurrir, sobre todo, entre los jugadores de mayor peso (linieros) (120).

El mayor peso de los jugadores de fútbol americano en la actualidad, en comparación con el de antes, no es, por sí solo, algo bueno. Se encontró que los linieros con mayores porcentajes de grasa e índices de masa corporal tenían tasas más altas de lesiones en los miembros inferiores, y los jugadores con niveles más altos de grasa corporal tenían un riesgo relativo de lesión 2.5 veces mayor que aquellos con menor grasa corporal (90, 122). Estos hallazgos implican que el peso *per se* es la métrica incorrecta para los jugadores de fútbol americano. En su lugar, todo aumento de peso debe ir acompañado de un aumento relativo de la masa magra para disminuir el riesgo de lesiones. Esto solo se puede lograr con una interacción dinámica entre el entrenamiento apropiado y la alimentación, con proteínas y energía bien distribuidas y evitando la deficiencia de energía relativa (154). En un estudio reciente se observó que los jugadores que ingieren proteínas en un estado de energía relativamente bueno y equilibrado tenían una masa magra más alta y una masa grasa más baja, y aquellos que consumían un nivel apropiado de proteínas (1.2-2.0 g/kg/día), mientras no tuvieran un equilibrio energético negativo, tuvieron una masa magra aún mayor y una masa grasa inferior (81).

Gimnasia

Los gimnastas artísticos son de baja estatura y tienen una fuerte presión para mantener esta estatura y peso bajos (83). Como resultado, se considera que los gimnastas tienen un alto riesgo de padecer trastornos de la alimentación, lo que puede aumentar los riesgos de salud y disminuir el rendimiento deportivo (26,

63, 118). Esto es válido incluso en la gimnasia masculina, donde se sugiere que el control de la ingesta de energía para lograr un menor peso es un abordaje apropiado y deseado para lograr el éxito (139). Si bien la reducción de masa puede dimsinuir el riesgo de traumatismos en las articulaciones en gimnasia, lograr una masa más baja por medios inapropiados coloca al gimnasta en mayor riesgo de sufrir una lesión ósea (113, 154).

Al igual que con otros atletas predominantemente anaeróbicos, los gimnastas tienen una gran dependencia de las fibras musculares de tipo IIB (contracción rápida pura) y IIA (contracción rápida intermedia) (35). Debido a esto, la actividad gimnástica depende en gran medida de la PCr y los hidratos de carbono (tanto la glucosa en la sangre como el glucógeno muscular y hepático) para mantener su actividad. Esta dependencia sugiere que los gimnastas deben consumir una dieta que proporcione una gran cantidad de hidratos de carbono para optimizar el almacenamiento de glucógeno, con una distribución de energía y proteínas para garantizar la síntesis óptima de proteínas y la recuperación musculares. Varios estudios han evaluado la ingesta de nutrientes de gimnastas profesionales. En general, estos estudios demuestran una insuficiencia en la ingesta de energía total, hierro y calcio (25, 26, 27). El calcio inadecuado, junto con el hecho de que prácticamente todo el entrenamiento de gimnasia es en interiores (lo que aumenta el riesgo de un estado insuficiente de vitamina D), sugiere que los gimnastas pueden correr un alto riesgo de sufrir fracturas por estrés. La ingesta insuficiente de hierro se asocia con la anemia, que es un factor de riesgo en el desarrollo de amenorrea (135). Las gimnastas presentan menarquia tardía, a menudo después de los 15 años, lo que puede afectar su salud ósea (83). Las posibles causas de amenorrea primaria (sin haber experimentado nunca un período; menarquia tardía) o secundaria (sin período en los últimos 3 meses) incluyen (154):

- Deficiencia relativa de energía
- Baja sideremia
- Alto estrés físico
- Alto estrés psicológico
- Altas concentraciones de cortisol, que interfiere con la producción de estrógenos (a menudo, por la deficiencia relativa de energía; concentración baja de glucosa en la sangre)

Los gimnastas competitivos a menudo alcanzan su pico competitivo entre los 16 y 18 años de edad (83). Como adolescentes, tienen los requisitos nutricionales combinados para satisfacer tanto su crecimiento y desarrollo como las demandas físicas del deporte. Satisfacer estas altas necesidades nutricionales es difícil sin una planificación adecuada. De forma ideal, esto debería hacerse en cooperación con el centro de capacitación para asegurar la disponibilidad de alimentos y bebidas.

Hockey

Tanto para hombres como para mujeres, el hockey es un deporte de alta velocidad y esfuerzo total. Con las sustituciones frecuentes que permiten que los jugadores de hockey se desempeñen continuamente a alta intensidad, es raro que un patinador permanezca en el hielo durante más de 1.5 min antes de ser reemplazado. Este esfuerzo de alta intensidad se centra en la PCr y los hidratos de carbono (glucógeno y glucosa). Aunque el conocimiento nutricional de los jugadores de hockey parece ser escaso, hay una buena indicación de que tanto ellos como sus entrenadores están abiertos a realizar cambios nutricionales apropiados (50, 179).

Un estudio de jugadores de hockey suecos profesionales encontró que el rendimiento del patinaje (velocidad, distancia recorrida, número de turnos, cantidad de tiempo por turno) mejora con la carga de hidratos de carbono (1). También se observó que alrededor del 60% del glucógeno del cuádriceps se metaboliza durante un solo juego (112). Es posible que los días sucesivos de juego o de práctica (ambos habituales en el hockey) contribuyan al agotamiento del glucógeno y la reducción del rendimiento. Aunque los datos sugieren que los jugadores suelen consumir una dieta alta en proteínas, la gran dependencia del glucógeno sugiere que los jugadores de hockey deberían consumir una dieta relativamente alta en hidratos de carbono (112). Debido a que las dietas altas en proteínas también suelen ser altas en grasas, los jugadores que cambian de forma adecuada a una dieta alta en hidratos de carbono deben saber que la menor concentración de energía puede conducir a un consumo de energía total inadecuado (211). Cambiar a alimentos que son bajos en grasa y altos en hidratos de carbono, mientras se mantiene la misma frecuencia de alimentación, puede producir un equilibrio de energía negativo, y aumentar los riesgos para la salud y ser perjudicial para el rendimiento (23, 111).

La actividad de alta intensidad frecuente en el hockey ocasiona altas tasas de sudoración, lo que sugiere que los jugadores deberían establecer una estrategia para mantener el estado de hidratación durante el juego e iniciar un partido en un estado bien hidratado. Se ha observado que una pérdida de peso corporal del 1% es frecuente en los jugadores de hockey, lo que sugiere que se necesita una estrategia consciente de consumo frecuente de bebidas deportivas (168).

Deportes de campo y pista de velocidad/potencia

Las competiciones de pista y campo incluyen eventos de intensidad alta y duración corta que son principalmente anaeróbicos. Estos incluyen carreras de velocidad, obstáculos de corta distancia, saltos (de longitud, de altura y con pértiga) y lanzamientos (de jabalina, bala y disco). Todos estos eventos dependen en gran medida de la PCr y el glucógeno (hidratos de carbono) para satisfacer las necesidades energéticas (130). Un estudio que evaluó diferentes niveles de consumo de hidratos de carbono encontró que un consumo alto (~75% de las calorías totales) produjo un mejor rendimiento en el *sprint* que las ingestas menores (< 45% de las calorías totales) de hidratos de carbono (159). Hoy en día, está bien establecido que el rendimiento del *sprint* depende del contenido de glucógeno del músculo esquelético, que resulta afectado por la ingesta de hidratos de carbono. Un mayor consumo de hidratos de carbono de ~70% de las calorías totales deriva en niveles más altos de almacenamiento de glucógeno (14, 58, 200, 214).

Se ha encontrado que la combinación de hidratos de carbono (25 g) y cafeína (100 mg) mejora el rendimiento del *sprint* intermitente cuando se ingiere 1 h antes del ejercicio (57). Este estudio encontró concentraciones más altas de glucosa durante los estados finales de ejercicio, un hallazgo que podría ser importante para eventos de campo competitivos donde se necesitan varios intentos/rondas (salto largo o con pértiga) para determinar al ganador.

Los velocistas puros deben considerar cuidadosamente si es necesaria la supercompensación de hidratos de carbono (aumentar al máximo el almacenamiento de glucógeno) al utilizarlo de manera reducida evitando la actividad de mayor intensidad, y una mayor formación de glucógeno a través de una alta ingesta de hidratos de carbono, porque el glucógeno se almacena con agua (1 g de glucógeno a 3-4 g de agua) (162). Tener un nivel de almacenamiento de glucógeno que exceda el requisito de un rendimiento competitivo único puede agregar peso innecesario (agua), lo que pone al velocista en desventaja. Los velocistas deben mantener una ingesta de hidratos de carbono relativamente alta, pero deben realizar una autodeterminación asociada con el rendimiento con respecto a si se requiere seguir una estrategia de supercompensación de hidratos de carbono.

Natación (100-400 m)

Los nadadores pasan mucho tiempo entrenando en el agua para practicar técnicas que ayudan a superar la resistencia. Los gastos de energía típicos de los nadadores oscilan entre 3 600 y 4 800 kcal/día para los hombres y 1 900 y 2 600 kcal/día para las mujeres (192). Durante las competiciones, las distancias más cortas (*sprint*) derivan la mayor parte de la energía requerida anaeróbicamente de la PCr y el glucógeno (*véase* la tabla 15-5). Los estudios han encontrado una gran variación en la ingesta de energía entre nadadores, y los hombres tienen más probabilidades de satisfacer las necesidades energéticas que las mujeres (30, 121). Este hallazgo sugiere que una gran proporción de nadadores tienen hábitos dietéticos que no pueden satisfacer de forma óptima las necesidades de entrenamiento y competición.

Se estima que la necesidad de hidratos de carbono está en el rango de 3-10 g/kg, dependiendo de las demandas del entrenamiento (193). Los requerimientos de proteínas, que están en el rango de 1.2-1.6 g/kg/día, parecen cumplirse, pero muchos nadadores a menudo no logran el consumo óptimo de proteínas para optimizar la recuperación muscular y la síntesis de proteínas musculares (4, 48). Lo ideal es consumir proteínas de alta calidad en cantidades de 20-25 g distribuidas de manera uniforme en 4-5 comidas/refrigerios durante el día (48).

El entrenamiento competitivo para nadadores a menudo comienza a una edad temprana, muchos de ellos en la escuela secundaria y el bachillerato. El entrenamiento suele ser temprano por la mañana, antes de que comiencen las clases, y a menudo continúa inmediatamente después de la escuela. Este programa, especialmente para los nadadores adolescentes que experimentan un crecimiento acelerado, requiere una ingesta de alta energía que debe planificarse para garantizar un crecimiento y desarrollo normales sin riesgos adicionales para la salud. La deficiencia relativa de energía en este grupo de atletas jóvenes podría tener efectos negativos (rendimiento reducido, mayor riesgo de lesiones, menor coordinación) e implicaciones para la salud a largo plazo (salud ósea, crecimiento y desarrollo deficientes, función menstrual deficiente en atletas femeninas) (154, 192).

Los tiempos de carrera que superen los 2 min deben seguirse con un tiempo de recuperación de al menos 4 min para regenerar la PCr. Sin un período de recuperación adecuado, los nadadores se verán obligados a entrenar menos tiempo a intensidad más baja, lo que podría afectar de forma negativa su desempeño en una competición (120, 177, 192).

Puede parecer extraño que los nadadores sufran deshidratación porque entrenan en un entorno acuático, pero se ha encontrado que este problema prevalece en este deporte (182). Aunque el nivel de deshidratación es leve, los nadadores deben tomar medidas para mantener la hidratación normal al ingerir bebidas deportivas disponibles durante el entrenamiento y la competición.

Lucha

Las encuestas de entrenadores de lucha grecorromana que evalúan el conocimiento sobre nutrición sugieren que una alta proporción de los entrenadores tienen una base de conocimientos poco adecuada para guiar a los jóvenes atletas en estas áreas (203). La postura del American College of Sports Medicine sobre la pérdida de peso de los luchadores establece que (163):

> A pesar de un creciente cuerpo de evidencia que advierte sobre la conducta de reducción rápida de peso, esta sigue prevaleciendo entre los luchadores. Reducir el peso tiene consecuencias adversas importantes que pueden afectar el rendimiento competitivo, la salud física y el crecimiento y desarrollo normales. Para mejorar la experiencia educativa y reducir los riesgos de salud para los participantes, el ACSM recomienda medidas para educar a los entrenadores y luchadores hacia una buena nutrición y establecer reglas que regulen la pérdida de peso.

El objetivo general de esta estrategia para bajar de peso es calificar para una categoría de peso durante el pesaje la noche anterior a un encuentro, y ganar tanto peso como sea posible entre el pesaje y el encuentro. Lamentablemente, existe evidencia de que la lucha con un peso por debajo del peso mínimo previsto parece estar relacionada con un mayor éxito (228). También hay evidencia de que el aumento de peso exitoso durante este corto período es importante para ello. En un estudio que evaluó los aumentos de peso relativos de los luchadores, el luchador más pesado tuvo éxito el 57% de las veces (227).

Existe preocupación en muchos niveles sobre las técnicas de pérdida de peso que practican los luchadores. Hay cierta evidencia de que la desnutrición puede conducir a una alteración en la producción de la hormona de crecimiento en los luchadores que, si se presenta durante varias temporadas, podría causar un deterioro del crecimiento (185). En otro estudio, se determinó que la restricción dietética reducía la nutrición de proteínas a un promedio de 0.9 g/kg/día, que está por debajo de los niveles recomendados, y también disminuyó el rendimiento muscular (186). Estos datos se confirman mediante hallazgos que indican que la pérdida de peso por restricción de energía redujo significativamente el rendimiento anaeróbico de los luchadores. Los que seguían una dieta rica en hidratos de carbono tendían a recuperar su rendimiento, mientras que los que tenían una menor ingesta de hidratos de carbono, no (178). Además de los cambios fisiológicos evidentes que se producen debido a la pérdida rápida de peso, existe evidencia de que esta causa un deterioro de la memoria a corto plazo, un hecho que podría tener un impacto en el rendimiento escolar en estos atletas estudiantes (53).

La práctica de "ajustarse al peso" es un peligro tanto para el rendimiento como para la salud. Existe evidencia suficiente que sugiere que el ciclado de peso (efecto de rebote) asociado con la generación de peso (la pérdida de peso para alcanzar el número deseado, seguida de su recuperación para el rendimiento) es peligroso y puede llevar al agotamiento de glucógeno, una masa muscular más baja, menor GER y aumento en la grasa corporal (110). Si esto ocurre con frecuencia, es probable que la reducción en el GER pueda dificultar que la restricción dietética logre el peso deseado, lo que lleva al luchador a tomar medidas más excesivas (y más peligrosas) para lograr el peso deseado. Los luchadores y entrenadores deben seguir un modelo razonable para lograr el peso deseado, como el que ofrece la Wisconsin Interscholastic Athletic Association, para evitar problemas de salud y rendimiento (164). Este programa desarrolla objetivos razonables para el peso y proporciona información sobre educación nutricional para ayudar a los luchadores a lograr el peso deseado de manera razonable y para comprender las implicaciones de los métodos inadecuados para perder peso. El mensaje básico de estas pautas de logro de peso es que se coloca un límite a la cantidad máxima de cambio de peso que puede ocurrir durante el transcurso de una temporada, y se ha agregado un sistema de control para garantizar que no haya un cambio de peso repentino y drástico en ningún momento de la temporada.

Problemas de nutrición para deportes seleccionados con un componente de alta resistencia

Los siguientes deportes proporcionan ejemplos de cómo la nutrición afecta las actividades de resistencia. La lista de deportes no pretende ser exhaustiva. Más bien, los deportes brindan al lector ideas sobre cómo aplicar la ciencia a los atletas que participan en diferentes actividades.

Carrera de distancia

La carrera que involucra distancias de 10 000 m (10 km) o más depende mucho del metabolismo aeróbico, y solo el 2-7% de la energía total obtenida deriva de la vía anaeróbica (202). A pesar de esta dependencia relativamente baja del glucógeno, el hecho de que los corredores de distancia tengan una actividad continua durante mucho más tiempo que los atletas de potencia hace que exista una gran demanda de glucógeno. En pocas palabras, aunque la proporción de glucógeno utilizada es relativamente baja, el volumen empleado es alto debido a la larga duración de la actividad (116). Debido a esto, los depósitos grandes de glucógeno en el músculo y el hígado antes de la carrera y la entrega de hidratos de carbono durante la competición son factores importantes que deben considerar los corredores.

Los problemas digestivos se observan con mucha frecuencia en los corredores de larga distancia, a menudo debido al consumo de líquidos hiperosmolares, con concentraciones excesivas de hidratos de carbono (> 8% de solución de hidratos de carbono), electrólitos (> 200 mg sodio/250 mL), o ambos (174). Es importante que cada corredor conozca su tolerancia a las bebidas que consume durante la carrera, ya que las concentraciones más altas de hidratos de carbono generalmente se asocian con un mejor rendimiento, pero también pueden relacionarse con frecuencias más altas de malestar digestivo. Entre los síntomas están las náuseas, los calambres abdominales, los vómitos y la diarrea (181).

Los problemas más graves pueden incluir la pérdida de sangre en las heces como resultado del daño a los intestinos (116). Los corredores de distancia entrenan durante muchas horas con movimientos repetitivos, lo que puede aumentar el riesgo de las fracturas por estrés (173). Este tipo de fracturas son más frecuentes en las mujeres que en los hombres, sobre todo si la corredora es amenorreica (219). Existe una relación clara entre la amenorrea y la densidad ósea disminuida, por lo que las corredoras amenorreicas deben buscar asesoramiento médico para determinar si hay medidas razonables que se puedan adoptar, como correr "más suave" a través de modificaciones de la zancada y cambios en la superficie de marcha, para reducir el riesgo de fracturas por estrés (154, 180, 219). Una revisión de las fracturas por estrés en corredores encontró que ser mujer y tener antecedentes de fracturas por estrés eran predictivas de fracturas futuras (226). El consumo de energía y calcio y vitamina D suficientes es importante para garantizar un desarrollo normal de los huesos. Si bien es probable que la vitamina D sea adecuada, especialmente para los corredores que entrenan durante el día y tienen una amplia exposición al sol, ellos deben consumir intencionalmente dietas que proporcionen suficiente energía y calcio (223). La ingesta inadecuada de energía es una señal de alerta de que la ingesta de nutrientes también puede ser baja (los alimentos son portadores tanto de nutrientes *como de* energía) y que el corredor tiene un alto riesgo de enfermedad y rendimiento reducido (154). Las corredoras que no estaban menstruando tenían menor ingesta de grasa, y la mayor ingesta de grasa se asoció con un consumo total de energía más adecuado (62). Estos hallazgos sugieren que las dietas altas en hidratos de carbono, que se prefieren para un rendimiento óptimo, pueden hacer que sea más difícil consumir el alto nivel de energía necesaria, porque los hidratos de carbono tienen una densidad calórica más baja que los alimentos altos en grasa.

Las encuestas de corredores de distancia confirman que la ingesta total de energía está por debajo de los niveles recomendados, lo que sugiere que los corredores deben hacer un esfuerzo concertado para consumir las cantidades recomendadas antes, durante y después del ejercicio (22). Los corredores deben aprender a controlar el estado de hidratación tomando el peso antes y después del entrenamiento en diferentes condiciones ambientales. Esta estrategia les ayudará a comprender hasta qué punto satisfacen las necesidades de líquidos corporales (214). Los estudios de corredores de distancia sugieren un rango de pérdida de peso con un promedio de ~3%, con rangos individuales de 0.8-5.0% (61). Las encuestas de corredores han encontrado que, a pesar de saber que la hidratación es importante, una gran proporción de corredores (41-54.4%) tienen malos hábitos de hidratación, especialmente durante el entrenamiento, y que el 35.4% de los corredores consumieron bebidas deportivas, mientras que casi el 4% nunca consumían líquidos de ningún tipo durante el entrenamiento (84). Los estudios sugieren fuertemente que las soluciones de hidratos de carbono al 7% con electrólitos son eficaces como bebidas de reemplazo de líquidos y energía (152, 214). Los corredores de larga distancia deben desarrollar el hábito del consumo frecuente de líquidos para mantener el estado hídrico del cuerpo, tengan sed o no. En el cuadro 15-1 se muestra el cálculo del porcentaje de hidratos de carbono en una bebida deportiva.

Triatlón

El triatlón de distancia olímpica es una competencia que consiste en natación (1.5 km), ciclismo (40 km) y carrera (10 km). La competición más conocida, Ironman®, desarrollada en Hawái (Kona), incluye natación por 3.84 km, una carrera en bicicleta de 179.2 km y una carrera de 42 km. Una encuesta de triatletas encontró que las distancias de entrenamiento semanales promedio eran: natación 8.8 km, ciclismo 270 km y carrera 58.2 km (93). Curiosamente, parece haber un alto nivel de sobreentrenamiento, ya que un estudio encontró mejorías estadísticamente significativas en el rendimiento cuando los triatletas redujeron el tiempo total empleado durante el entrenamiento antes de una competición (15). La mejoría probablemente se deba al aumento en el almacenamiento neto de glucógeno asociado con una reducción en la actividad intensa que se combina con una ingesta de hidratos de carbono relativamente alta (214).

Las diferentes actividades deportivas pueden afectar el consumo de los atletas de diversos alimentos y suplementos, lo que produce una exposición diferente a los nutrientes (86). En una encuesta de atletas se encontró que la ingesta de calcio fue menor en los triatletas que en los atletas que participan en deportes de equipo, como voleibol y baloncesto, con una ingesta suficiente más pronunciada en las triatletas femeninas (92). El consumo de calcio es un componente importante para reducir el riesgo de fractura por estrés.

El mantenimiento de una hidratación normal es importante para conservar las tasas de sudoración y el volumen de sangre. Hay indicios de que los triatletas no suelen consumir suficientes líquidos, lo que afecta el rendimiento y aumenta el riesgo de estrés por calor. Un estudio documentó que el peso anterior y posterior a la intervención disminuyó de manera significativa, mientras que la osmolaridad de la orina aumentó de manera importante, ambos signos de deshidratación (13). Los triatletas parecen tener dificultades para mantener una buena hidratación durante las competiciones, con una pérdida de peso corporal que generalmente supera el 4% (187). Sobre todo cuando compiten en climas cálidos, los triatletas deben desarrollar conductas de consumo de líquidos para disminuir el riesgo de deshidratación. Es importante considerar que el consumo de hielo en suspensión es útil para enfriar la temperatura central de los triatletas cuando compiten o entrenan en ambientes cálidos, lo que mejora el rendimiento (205, 209).

La mayoría de los triatletas de distancia olímpica parecen consumir suficientes hidratos de carbono para satisfacer las pautas previas a la carrera, pero el consumo de hidratos de carbono durante la carrera varía ampliamente entre atletas, muchos de los cuales no satisfacen los niveles recomendados de consumo de hidratos de carbono (59). Esto es significativo, ya que la demanda de hidratos de carbono en el triatleta es mayor que su capacidad para almacenarlos (183). Por lo tanto, es importante que estos atletas tengan una estrategia para la ingesta adecuada

Cuadro 15-1 Cálculo del porcentaje de hidratos de carbono en una bebida deportiva

1. Convertir el tamaño de la porción de onzas líquidas (oz) o mililitros (mL) a gramos (g).
   a. Onzas líquidas (oz): dividir el total de onzas por 0.03527
      i. Ejemplo: 16 oz/0.03526 = 453.77 g
   b. Mililitros (mL): divivir la cantidad en mililitros por 1
      i. Ejemplo: 500 mL/1 = 500 g
2. Calcular el porcentaje de hidratos de carbono en un tamaño de porción dividiendo la cantidad de hidratos de carbono en 100 g y luego multiplicar por 100.
   a. Una bebida que contiene 6 g de hidratos de carbono por 100 mL (o 100 g) = 6/100 = 0.06
   b. 0.06 × 100 = solución de hidratos de carbono al 6%

de hidratos de carbono durante la competición, que debe estar en el rango de 1.0-1.5 g/kg/h (214). Las intervenciones nutricionales que fomentan el consumo de más líquidos e hidratos de carbono en los triatletas han sido exitosas, ya que estos consumen un nivel de energía más cercano al requisito que antes de la intervención, lo que se relacionó con un mejor rendimiento (78).

Natación de larga distancia

Los nadadores a distancia deben pasar mucho tiempo entrenando en el agua para lograr pequeñas mejorías en el tiempo y el rendimiento (192). El rendimiento de la natación se basa en la capacidad de un nadador para crear una propulsión hacia adelante al tiempo que disminuye el arrastre creado cuando se mueve a través del agua, una tarea que se logra mejor con un físico relativamente magro (177). Alcanzar este nivel de resistencia y composición corporal requiere evitar la deficiencia relativa de energía, lo que podría comprometer la masa magra y reducir las reservas de glucógeno necesarias (149). De forma ideal, la energía requerida debe proporcionarse antes, durante y después del entrenamiento para optimizar el beneficio de este. Los nadadores masculinos y femeninos informan ingestas de energía de hasta 4 800 kcal/día y 2 600 kcal/día, respectivamente (192).

En comparación con otros atletas, los nadadores a menudo tienen una mayor fuerza en la parte superior del cuerpo, pero menores densidades minerales óseas (29, 133). Es probable que haya tres razones para esto, incluida una disponibilidad inadecuada de energía, insuficiencia de vitamina D relacionada con muchas horas de entrenamiento en una piscina cubierta sin exposición a la luz solar y una menor carga fisiológica en los huesos, porque los nadadores entrenan en el agua, que es esencialmente un entorno libre de gravedad (140). Esta última razón sugiere que al menos una parte del entrenamiento que realizan los nadadores, especialmente los adolescentes jóvenes que están experimentando un crecimiento acelerado y grandes cambios en el desarrollo óseo, debería proveer entrenamiento de fuerza tanto en la parte superior como en la parte inferior del cuerpo.

El volumen de entrenamiento de los nadadores a distancia agotará las reservas de glucógeno muscular, lo que indica una gran necesidad de tener estrategias de reemplazo de hidratos de carbono (193). El consumo de líquidos que contienen hidratos de carbono durante el entrenamiento serviría para satisfacer los requisitos de hidratos de carbono y líquidos (48).

Ciclismo

El *Tour de France* tiene exigencias extremas de resistencia para los atletas participantes, con una distancia de 4 000 km recorridos en poco más de 3 semanas con un solo día de descanso. La energía gastada es el valor más alto jamás informado por atletas en un período de más de 7 días (188). Los patrones de consumo indican una dieta alta en hidratos de carbono (62% de hidratos de carbono; 15% de proteínas; 23% de grasas), con aproximadamente el 50% de la energía total consumida entre las comidas estándar, y aproximadamente el 30% de la energía consumida como una bebida deportiva que contiene hidratos de carbono (39).

La prevalencia de asma en los ciclistas de élite parece ser aproximadamente el doble que en la población general (221). Como resultado, puede ser prudente hacer consultas cuidadosas de alergias antes de hacer recomendaciones sobre el consumo de alimentos y bebidas para evitar provocar una respuesta alérgica.

Los ciclistas pueden transportar líquidos y alimentos fácilmente en el cuadro de la bicicleta o en los bolsillos de la indumentaria, y debido a que hay menos movimientos bruscos en el ciclismo que en la carrera, pueden consumir algunos alimentos sólidos sin experimentar malestar gastrointestinal. Los ciclistas deben aprovechar esto en los viajes largos al llevar bebidas deportivas y algunas galletas, plátanos (bananas), gel de hidratos de carbono o pan para consumir, pero con el conocimiento de que lo que se consuma será bien tolerado. Aunque la necesidad de hidratos de carbono es mayor, muchos ciclistas creen que los alimentos con mayor contenido de proteínas son beneficiosos para el rendimiento. Sin embargo, no hay indicios de que esto sea así y, debido a que estos alimentos restan valor al consumo de alimentos con hidratos de carbono, pueden reducir el rendimiento (94).

Estrategias generales de evaluación del atleta para asegurar la preparación nutricional

La evaluación y el estado de la salud de un atleta suelen incluir los antecedentes médicos y de salud, la composición corporal, la ingesta de alimentos y el balance energético.

Antecedentes médicos y de salud

Los antecedentes médicos y de salud generalmente se obtiene a través de una entrevista a profundidad con el atleta e incluyen una descripción de lo siguiente:

- Historial médico, con información sobre el uso de medicamentos prescritos y no prescritos (de venta libre)
- Consumo de alcohol
- Entorno alimenticio típico (cafetería universitaria; cocina por cuenta propia en el departamento)
- Estado de enfermedad crónica (p. ej., diabetes, amenorrea)
- Afecciones agudas relevantes (p. ej., huesos rotos, distensiones musculares)
- Alergias (alimentarias y no alimentarias), intolerancias y sensibilidades alimentarias
- Comprensión de los cambios que pueden haber ocurrido en el apetito
- Si el atleta se ha autoiniciado o ha sido colocado en una dieta especial que puede poner al atleta en riesgo nutricional

- Antecedentes familiares de alteraciones (p. ej., enfermedad cardiovascular, enfermedad renal)
- Resultados de cualquier análisis de sangre anterior que indiquen valores normales o inusuales (p. ej. , prueba de hierro sérico para el diagnóstico de anemia)
- Recomendaciones para pruebas biológicas (p. ej., análisis de sangre y orina) cuando los resultados del historial de salud sugieren el riesgo de enfermedad/afección (p. ej., se considera que el atleta tiene riesgo de anemia debido al patrón de evitación de alimentos)

Evaluación de la composición corporal

Se refiere a un análisis multifactorial que incluye:

- Estatura, peso, porcentaje de grasa corporal y porcentaje de masa magra.
- Comparación de estos valores con normas específicas del deporte.
- Análisis de tendencias para evaluar el cambio en los valores de la composición corporal. Nota: es importante utilizar las mismas estrategias de medición validadas con este propósito.
- Análisis del puntaje Z para evaluar la diferencia entre los valores de la composición corporal del atleta y los del equipo específicos para la posición.

Ingesta de alimentos y evaluación del equilibrio energético

La evaluación de la ingesta de alimentos y la del equilibrio energético implican lo siguiente:

- Análisis computarizado de la ingesta de alimentos para incluir la evaluación de micronutrientes y macronutrientes en comparación con las IDR específicas por edad y sexo.
- Comprensión de los patrones de preferencia/evitación de alimentos.
- Revisión de posibles enfermedades y afecciones clínicas tratadas con ciertos fármacos que podrían alterar las necesidades de nutrientes.
- Predicción de los valores del equilibrio energético para evaluar la disponibilidad de energía relativa dentro del día y el equilibrio energético de 24 h, para los días típicos con y sin entrenamiento.
- Comprensión de los posibles patrones de ingesta de alimentos culturales, religiosos o asociados que pueden afectar la ingesta de macronutrientes y micronutrientes.
- En algunas circunstancias, valorar el estado de hidratación mediante la evaluación de la densidad de la orina.

Consulte el apéndice A para ver los antecedentes de salud, el estado nutricional y el cuestionario de composición corporal del atleta, y el apéndice B para tres ejemplos de análisis de ingesta dietética y planes de alimentación. Considere que se utilizó NutriTiming®, que usa la base de datos de nutrientes del Department of Agriculture de los Estados Unidos y la ecuación de Harris-Benedict para predecir el GER, para crear los planes en el apéndice B.

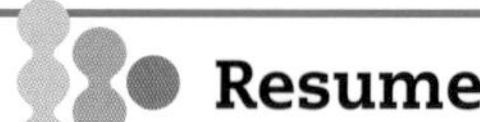

Resumen

- El tipo de actividad afecta el tipo de energía metabolizada, pero esta diferencia no necesariamente tiene un impacto en las clases y la frecuencia de los alimentos/bebidas que deben consumirse. Aunque las actividades de potencia de alta intensidad (p. ej., carreras de velocidad) son altamente dependientes del glucógeno como combustible y las de resistencia de baja intensidad (p. ej., maratón) lo son de la grasa, el almacenamiento de glucógeno es el sustrato limitante para ambos tipos de actividad debido a la alta duración de las actividades de resistencia. Por lo tanto, todos los atletas deben consumir las fuentes dietéticas de hidratos de carbono para garantizar un almacenamiento óptimo de glucógeno (214).
- Debido a que los atletas de potencia dependen en gran medida de las reservas de glucógeno para impulsar su actividad, una práctica que dura varias horas requerirá el consumo regular de hidratos de carbono para evitar el agotamiento de glucógeno y una reducción en el rendimiento.
- Aunque los atletas de resistencia dependen en gran medida de las reservas de grasa para impulsar su actividad, también se utiliza el glucógeno durante el largo entrenamiento y la competición. En ambos casos, se requiere una ingesta regular de hidratos de carbono para evitar el agotamiento de glucógeno y una reducción en el rendimiento.
- Los diferentes tipos de fibras musculares tienen un potencial diferente, ya que las fibras de tipo II producen más potencia que las de tipo I. Las fibras intermedias de tipo IIA se comportan más como fibras de potencia que como fibras de resistencia, pero el tipo de actividad crónica que se realiza puede cambiar el comportamiento de dichas fibras. Por ejemplo, un atleta que realiza más actividad de resistencia modificará sus fibras de tipo IIA para desarrollar más mitocondrias y capacidad oxidativa, por lo que comenzarán a parecerse más a las fibras de tipo I.
- Los atletas con buena condición tienen una mejor capacidad para suministrar y usar oxígeno en los músculos de trabajo, lo que permite un mejor rendimiento y un tiempo más prolongado antes de alcanzar la fatiga. Debido a que incluso los atletas más magros tienen amplios depósitos de grasa corporal a los que se puede recurrir para obtener combustible, pero el almacenamiento de glucógeno es relativamente limitado, a mayor capacidad para utilizar la grasa como combustible (el resultado de una mejor utilización de oxígeno), es menos probable que el glucógeno se agote.
- La insuficiencia de hidratos de carbono durante el ejercicio aumentará la producción de cetonas a partir de la gluconeogénesis (la creación de hidratos de carbono a partir de fuentes que no contienen hidratos de carbono).
- El almacenamiento de PCr, fuente de ATP instantáneo, está limitado a ~8 s de actividad de alta intensidad. Suponiendo una disponibilidad suficiente de creatina (mediante una ingesta

suficiente de energía/proteína), los depósitos de PCr agotados se pueden regenerar con 2-4 min de descanso.

- El consumo de más proteínas, por sí mismo, no conducirá a un aumento de la masa muscular. El aumento de la masa muscular es multifactorial y requiere un equilibrio energético y nutricional sostenido razonablemente bueno, entrenamiento de fuerza y un tiempo y calidad de ingesta de alimentos que puedan aprovechar el potencial de síntesis de proteínas musculares.
- Si bien la ingesta de proteínas recomendada para los atletas es aproximadamente el doble que la de los no atletas, la mayoría de los atletas parecen consumir cantidades suficientes de proteínas solo de los alimentos. Una posible excepción son los atletas vegetarianos que no obtienen la cantidad suficiente de proteínas de manera sistemática.
- Las hormonas anabólicas participan en la formación de tejidos e incluyen testosterona, insulina, GH e IGF-1.
- Las hormonas catabólicas están involucradas en la degradación de los tejidos e incluyen cortisol, tiroxina y adrenalina.
- Hay pruebas limitadas de que los suplementos dietéticos son útiles para mejorar el rendimiento deportivo. Idealmente, los atletas deberían tener un abordaje de "comida primero" para satisfacer las necesidades nutricionales.
- Mantener un buen estado de hidratación es importante para *todos* los atletas, sin importar el deporte. Una de las adaptaciones a la actividad física es aumentar el volumen sanguíneo, lo que permite un mejor estado de hidratación sostenida si los atletas siguen un protocolo de hidratación que mantenga tanto el volumen sanguíneo como el equilibrio de líquidos entre los entornos extracelular (sangre) e intracelular (tejidos). Tan solo una caída del 2% en el peso corporal, como resultado de la mayor cantidad de agua corporal perdida que reemplazada, puede tener un impacto significativo en el rendimiento deportivo.
- El sobreentrenamiento se asocia con múltiples problemas que pueden reducir el rendimiento deportivo, incluido el dolor muscular intenso y la recuperación muscular retardada. Los atletas deben tener una estrategia de entrenamiento que incorpore una dieta adecuada para satisfacer las necesidades de energía/nutrientes y suficiente descanso para recuperarse del entrenamiento.
- La preparación óptima de nutrición/hidratación para la práctica/competición no puede tener lugar en la comida justo antes de realizar la actividad física. Los atletas requieren un plan diario sistemático que asegure una energía, proteínas, hidratos de carbono, líquidos y nutrientes adecuados para garantizar que la nutrición sea un factor positivo en el rendimiento deportivo.
- El consumo excesivo de líquidos que produce aumento de peso incrementa el riesgo de presentar hiponatremia, lo que puede provocar edema, dificultad respiratoria o un resultado potencialmente mortal de edema cerebral.
- La glucosa en la sangre generalmente permanece en el rango normal durante ~3 h cuando se realiza la actividad diaria normal. Sin embargo, la actividad física aumenta la velocidad a la que el cerebro y los tejidos musculares utilizan el azúcar en la sangre, lo que reduce drásticamente el tiempo que la glucosa sanguínea permanece en el rango normal. Como resultado, los atletas deben tener una estrategia de consumo de hidratos de carbono, generalmente ingiriendo una bebida que contenga hidratos de carbono durante la actividad física, que ayude a mantener las concentraciones normales de glucosa sanguínea.
- Gran parte de la información que los atletas reciben sobre nutrición proviene de afirmaciones nutricionales falsas en anuncios de revistas y comerciales dirigidos a atletas. Una proporción significativa de la "evidencia" presentada en estas revistas es falsa.
- El consumo de alcohol puede afectar de manera negativa el rendimiento deportivo, ya que incluso una sola porción (una cerveza, una copa de vino) afecta el tiempo de reacción durante varios días. Si un atleta consume alcohol, debe ser consciente de las secuelas en el rendimiento.
- Los atletas tienen un alto riesgo de insuficiencia de hierro por múltiples razones, incluida una descomposición más rápida de los eritrocitos, una ingesta alimentaria deficiente y un aumento de la pérdida de hierro en la orina y en las heces. No es posible que un atleta con insuficiencia de hierro o anemia por insuficiencia de hierro tenga un rendimiento de acuerdo con su condición física.
- Los atletas en deportes donde se "ajusta el peso" (p. ej., lucha) o deportes donde la apariencia es un factor en la calificación (p. ej., patinaje artístico, gimnasia) están en riesgo de seguir patrones dietéticos que dificultan el rendimiento. Se ha documentado que la deficiencia energética relativa en el deporte causa numerosos problemas de rendimiento y de salud que pueden provocar que un atleta falle deportivamente y abandone el deporte de forma prematura.
- Los atletas que entrenan en lugares cerrados (p. ej., baloncesto, gimnasia, patinaje artístico) corren el riesgo de tener insuficiencia de vitamina D debido a que no reciben la radiación ultravioleta B adecuada del sol. La insuficiencia de vitamina D tiene múltiples resultados negativos para la salud y el rendimiento, incluida la baja densidad ósea, el aumento de la frecuencia de la enfermedad y la mala recuperación muscular.
- Las evaluaciones de preparación que incluyen un historial médico y de salud son importantes y deben realizarse anualmente en todos los atletas para identificar riesgos nutricionales y de salud.
- La evaluación de la composición corporal es un componente importante de la evaluación nutricional para garantizar que el atleta esté comiendo de una manera que le permita alcanzar los objetivos de la composición corporal. Sin embargo, se debe tener cuidado de emplear los resultados de la composición corporal de manera que se obtengan beneficios. Como ejemplo, el riesgo de que un atleta siga una dieta baja en calorías que no proporciona suficiente energía será mayor si se le dice que su porcentaje de grasa corporal es demasiado alto, respecto a si se le dice que el porcentaje de masa corporal magra es demasiado bajo.

Actividad de aplicación práctica

Imagine a dos adultos jóvenes de 23 años, del mismo sexo, estatura, peso y composición corporal. La persona A ha pasado los últimos 5 años recorriendo largas distancias de ~8 km cada dos días, y ha participado en varias carreras de medio maratón. La persona B es un talentoso jugador de tenis que ha jugado tenis competitivo durante los últimos 5 años. Ambos están sanos y en forma. Ahora imagine que las personas A y B se han reunido en una fiesta, y la persona A invita a la persona B a una larga carrera una mañana. Se ponen de acuerdo y van a correr por la mañana. Después de aproximadamente 1.6 km, la persona A mantiene una conversación con la persona B, pero la persona B está empezando a quedarse sin aliento y no puede participar en la conversación sin tomar respiraciones frecuentes. Además, la persona A corre más rápido, pero con mayor facilidad que la persona B, que ahora está luchando por mantener el paso. Explique lo que está sucediendo:

1. ¿Hay alguna diferencia en los sistemas metabólicos entrenados que podría ser la causa de esta diferencia en el nivel de comodidad al correr?
2. ¿Cómo afectan las diferencias de entrenamiento a las fibras musculares? ¿Esta diferencia podría ayudar a explicar por qué la persona A y la persona B responden de manera diferente a la carrera de esta mañana?
3. ¿Quién (persona A o B) es probable que queme grasa de manera más eficiente como sustrato energético, y cómo afectaría esto el tiempo que tarde en sentir fatiga?
4. Si se cambiaran los papeles, y la persona B le pidiera a la persona A que participara en una actividad de andar y detenerse, como el tenis, ¿la persona A ahora se fatigaría más rápidamente? Si es así, ¿cuál es la explicación metabólica para esto?
5. Si estuviera haciendo recomendaciones dietéticas tanto para la persona A como para la persona B, ¿serían diferentes estas recomendaciones? Si es así, ¿de qué manera serían diferentes?

Cuestionario

1. De las siguientes opciones, ¿qué sistema metabólico de energía se usa para las actividades de alta intensidad que requieren un gran volumen de ATP, pero que están dentro de la capacidad del atleta para llevar suficiente oxígeno al sistema?
   a. Sistema de PCr
   b. Glucólisis anaeróbica
   c. Glucólisis aeróbica
   d. Metabolismo aeróbico
   e. *b* y *c*
   f. *c* y *d*
2. De las siguientes fibras musculares, ¿cuáles almacenan una gran cantidad de glucógeno y permanecen principalmente anaeróbicas independientemente del protocolo de acondicionamiento?
   a. Tipo I
   b. Tipo IIA
   c. Tipo IIB
   d. Tipo III
3. La PCr preformada tiene suficiente energía para suministrar a un atleta hasta por ________ s de actividad de alta intensidad de inicio repentino.
   a. 3
   b. 8
   c. 20
   d. 60
4. El tiempo de retraso para lograr la producción máxima de ATP con la glucólisis aeróbica es de aproximadamente:
   a. 0-1 s (instantáneo)
   b. 5-10 s
   c. Más de 60 s
   d. Más de 20 min
5. Los atletas con una buena condición física tienen un mejor suministro de oxígeno a los músculos de trabajo, lo que les permite mantener el metabolismo oxidativo a un mayor ritmo, mayor velocidad y durante más tiempo antes de alcanzar la fatiga.
   a. Cierto
   b. Falso
6. Un atleta masculino relativamente delgado que pese 70 kg almacenará ~_______ cal como grasa.
   a. 500
   b. 1000
   c. 50 000
   d. 90 000
7. El porcentaje de contribución de la β-oxidación aeróbica a las necesidades totales de energía en la carrera de distancia es de aproximadamente:
   a. 30%
   b. 50%
   c. 70%
   d. 90%
8. El porcentaje de contribución de la β-oxidación aeróbica a las necesidades totales de energía en la gimnasia es de aproximadamente:
   a. 5%
   b. 20%
   c. 40%
   d. 60%
9. De las siguientes hormonas, ¿cuál no es anabólica para el desarrollo de la masa muscular?
   a. Insulina
   b. Creatina
   c. Hormona del crecimiento
   d. Testosterona

10. El patrón de alimentación de los fisicoculturistas líderes en pérdida y aumento de peso durante una temporada competitiva incrementa la preocupación por los alimentos, lo que puede provocar tanto atracones como estrés psicológico después de las competiciones.
   a. Cierto
   b. Falso

Respuestas al cuestionario

1. c
2. c
3. b
4. c
5. a
6. d
7. c
8. a
9. b
10. a

REFERENCIAS

1. Akermark C, Jacobs I, Rasmussen M, Karlsson J. Diet and muscle glycogen concentration in relation to physical performance in Swedish elite ice hockey players. *Int J Sport Nutr.* 1996;6(3):272–84.
2. Andersen RE, Barlett SJ, Morgan GD, Brownell KD. Weight loss, psychological, and nutritional patterns in competitive male body builders. *Int J Eat Disord.* 1995;181(1):49–57.
3. Angeli A, Minetto M, Dovio A, Paccotti P. The overtraining syndrome in athletes: a stress-related disorder. *J Endocrinol Invest.* 2004;27(6):603–12.
4. Areta JL, Burke LM, Ross ML, et al. Timing and distribution of protein ingestion during prolonged recovery from resistance exercise alters myofibrillar protein synthesis. *J Physiol.* 2013;591(9):2319–31.
5. Armstrong LE, Casa DJ, Millard-Stafford M, Moran DS, Pyne SW, Roberts WO. American College of Sports Medicine Position Stand: exertional heat illness during training and competition. *Med Sci Sports Exerc.* 2007;39(3):556–72.
6. Armstrong LE, Costill DL, Fink WJ. Influence of diuretic-induced dehydration on competitive running performance. *Med Sci Sports Exerc.* 1985;17(4):456–61.
7. Armstrong LE, Johnson EC, Bergeron MF. Counterview: is drinking to thirst adequate to appropriately maintain hydration status during prolonged endurance exercise? No. *Wilderness Environ Med.* 2016;27(2):195–8.
8. Armstrong LE, Johnson EC, McKenzie AL, Ellis LA, Williamson KH. Ultraendurance cycling in a hot environment: thirst, fluid consumption, and water balance. *J Strength Cond Res.* 2015;29(4):869–76.
9. Arnaoutis G, Kavouras SA, Angelopoulou A, Skoulariki C, Bismpikou S, Mourtakos S, Sidossis LS. Fluid balance during training in elite young athletes of different sports. *J Strength Cond Res.* 2015;29(12):3447–52.
10. Arnold DL, Matthews PM, Radda GK. Metabolic recovery after exercise and the assessment of mitochondrial function *in vivo* in human skeletal muscle by means of ^{31}P NMR. *Magn Reson Med.* 1984;1(3):307–15.
11. Astorino TA, Roberson DW. Efficacy of acute caffeine ingestion for short-term high-intensity exercise performance: a systematic review. *J Strength Cond Res.* 2010;24(1):257–65.
12. Åstrand PO, Rodahl K. *Textbook of Work Physiology*. New York (NY): McGraw-Hill; 1970. p. 279–430.
13. Baillot M, Hue O. Hydration and thermoregulation during a half-ironman performed in tropical climate. *J Sports Sci Med.* 2015;14(2):263–8.
14. Balsom PD, Gaitanos GC, Söderlund K, Ekblom B. High-intensity exercise and muscle glycogen availability in humans. *Acta Physiol Scand.* 1999;165(4):337–45.
15. Banister EW, Carter JB, Zarkadas PC. Training theory and taper: validation in triathlon athletes. *Eur J Appl Physiol.* 1999;79(2):182–91.
16. Bar-Or O, Clarkson P, Coyle E, et al. Physiology and nutrition for competitive sport. *Sports Sci Exch.* 1993;14:4.
17. Barrack MT, Rauth MJ, Barkai H-S, Nichols JF. Dietary restraint and low bone mass in female adolescent endurance runners. *Am J Clin Nutr.* 2008;87:36–43.
18. Barron RL, Vanscoy GJ. Natural products and the athlete: facts and folklore. *Ann Pharmacother.* 1993;27(5):607–15.
19. Bassett DR, Howley ET. Limiting factors for maximum oxygen uptake and determinants of endurance performance. *Med Sci Sports Exerc.* 2000;32(1):70–84.
20. Bast SC, Perry JR, Poppiti R, Vangsness CT, Weaver FA. Upper extremity blood flow in collegiate and high school baseball pitchers: a preliminary report. *Am J Sports Med.* 1996;24(6):847–51.
21. Beck KL, Thomson JS, Swift RJ, von Hurst PR. Role of nutrition in performance enhancement and postexercise recovery. *Open Access J Sports Med.* 2015;6:259–67.
22. Beidleman BA, Puhl JL, DeSouza MJ. Energy balance in female distance runners. *Am J Clin Nutr.* 1995;61(2):303–11.
23. Benardot D. Energy thermodynamics revisited: energy intake strategies for optimizing athlete body composition and performance. *J Exerc Sci Health* (*Revista de Ciencias del Ejercicio y la Salud*). 2013;11(2):1–13.
24. Benardot D. Timing of energy and fluid intake: new concepts for weight control and hydration. *ACSMs Health Fit J.* 2007;11(4):13–9.
25. Benardot D. Working with young athletes: views of a nutritionist on the Sports Medicine team. *Int J Sport Nutr.* 1996;6(2):110–20.
26. Benardot D, Czerwinski C. Selected body composition and growth measures of junior elite gymnasts. *J Am Diet Assoc.* 1991;91(1):29–33.
27. Benardot D, Schwarz M, Heller DW. Nutrient intake in young, highly competitive gymnasts. *J Am Diet Assoc.* 1989;89(3):401–3.
28. Benardot D, Zimmermann W, Cox GR, Marks S. Nutritional recommendations for divers. *Int J Sport Nutr Exerc Metab.* 2014;24(2):392–403.
29. Bentley DJ, Wilson GJ, Davie AJ, Zhou S. Correlations between peak power output, muscular strength, and cycle time trial performance in triathletes. *J Sports Med Phys Fitness.* 1998;38(3):201–7.
30. Berning JR, Troup JP, VanHandel PJ, Daniels J, Daniels N. The nutritional habits of young adolescent swimmers. *Int J Sport Nutr.* 1991;1(3):240–8.

31. Bhasin B, Velez JCQ. Evaluation of polyuria: the roles of solute loading and water diuresis. *Am J Kidney Dis.* 2016;67(3):507–11.
32. Billeter R, Weber H, Lutz H, Howald H, Eppenberger HM, Jenny E. Myosin types in human skeletal muscle fibers. *Histochemistry.* 1980;65(3):249–59.
33. Binkley TL, Daughters SW, Weidauer LA, Vukovich MD. Changes in body composition in division I football players over a competitive season and recovery in off-season. *J Strength Cond Res.* 2015;29(9):2503–12.
34. Binnerts A, Swart G, Wilson J, Hoogerbrugge N, Pols H, Birkenhager J, Lamberts S. The effect of growth hormone administration in growth hormone deficient adults on bone, protein, carbohydrate, and lipid homeostasis, as well as on body composition. *Clin Endocrinol.* 1992;37(1):79–87.
35. Bortz S, Schoonen JC, Kanter M, Kosharek S, Benardot D. Physiology of anaerobic and aerobic exercise. En: Benardot D, editor. *Sports Nutrition: A Guide for the Professional Working with Active People.* Chicago (IL): American Dietetic Association; 1993. p. 2–10.
36. Brandle E, Sieberth HG, Hautmann RE. Effect of chronic dietary protein intake on the renal function in healthy subjects. *Eur J Clin Nutr.* 1996;50(11):734–40.
37. Britschgi F, Zünd G. Bodybuilding: hypokalemia and hypophosphatemia. *Schweiz Med Wochenschr.* 1991;21(33):1163–5.
38. Broad EM, Burke LM, Cox GR, Heeley P, Riley M. Body weight changes and voluntary fluid intakes during training and competition sessions in team sports. *Int J Sport Nutr.* 1996;6(3):307–20.
39. Brouns F, Saris WH, Stroecken J, Beckers E, Thijssen R, Rehrer JN, ten Hoor F. Eating, drinking, and cycling: a controlled Tour de France simulation study, Part II. Effect of diet manipulation. *Int J Sports Med.* 1989;10(S1):S41–8.
40. Bucci L, Hickson J, Pivarnik J, Wolinsky I, McMahon J, Turner S. Ornithine ingestion and growth hormone release in bodybuilders. *Nutr Res.* 1990;10(3):239–45.
41. Bucci L, Hickson J, Wolinksy I, Pivarnik J. Ornithine supplementation and insulin release in bodybuilders. *Int J Sport Nutr. 1992;2(3):287–91.*
42. Budgett R. Fatigue and underperformance in athletes: the overtraining syndrome. *Am J Sports Med.* 1998;32(2):107–10.
43. Burdon CA, Spronk I, Cheng HL, O'Connor HT. Effect of glycemic index of a pre-exercise meal on endurance exercise performance: a systematic review and meta-analysis. *Sports Med.* 2016;1–15. doi:10.1007/s40279-016-0632-8
44. Burke L, Desbrow B, Spriet L. *Caffeine for Sports Performance.* Champaign (IL): Human Kinetics; 2013.
45. Burke LM. Re-examining high-fat diets for sports performance: did we call the "nail in the coffin" too soon? *Sports Med.* 2015;45(Suppl. 1):33–49.
46. Burke LM, Hawley JA. Fluid balance in team sports: guidelines for optimal practices. *Sports Med.* 1997;24(1):38–54.
47. Burke LM, Hawley JA, Wong SH, Jeukendrup AE. Carbohydrates for training and competition. *J Sports Sci.* 2011;29(Suppl 1):S17–27.
48. Burke LM, Mujika I. Nutrition recovery in aquatic sports. *Int J Sport Nutr Exerc Metab.* 2014;24(4):425–36.
49. Burke LM, Ross ML, Garvican-Lewis LA, et al. Low carbohydrate, high fat diet impairs exercise economy and negates the performance benefit from intensified training in elite race walkers. *J Physiol.* 2017;595(9):2785–807.
50. Burns J, Dugan L. Working with professional athletes in the rink: the evolution of a nutrition program for an NHL team. *Int J Sport Nutr.* 1994;4(2):132–4.
51. Campbell B, Kreider RB, Ziegenfuss T, et al. International Society of Sports Nutrition Position Stand: protein and exercise. *J Int Soc Sports Nutr.* 2007;4(8):1–7.
52. Chance B, Leigh JS, Clark BJ Jr, Maris J, Kent J, Nioka S, Smith D. Control of oxidative metabolism and oxygen delivery in human skeletal muscle: a steady-state analysis of the work/energy cost transfer function. *Proc Natl Acad Sci U S A.* 1985;82(24):8384–8.
53. Choma CW, Sforzo GA, Keller BA. Impact of rapid weight loss on cognitive function in collegiate wrestlers. *Med Sci Sports Exerc.* 1998;30(5):746–9.
54. Chromiak JA, Antonio J. Use of amino acids as growth hormone-releasing agents by athletes. *Nutrition.* 2002;18(7-8):657–61.
55. Coggan AR, Swanson SC. Nutritional manipulations before and during endurance exercise: effects on performance. *Med Sci Sports Exerc.* 1992;24(9 Suppl):S331–5.
56. Cook CJ, Kilduff LP, Beaven CM. Improving strength and power in trained athletes with 3 weeks of occlusion training. *Int J Sports Physiol Perform.* 2013;9(1):166–72.
57. Cooper R, Naclerio F, Allgrove J, Larumbe-Zabala E. Effects of a carbohydrate and caffeine gel on intermittent sprint performance in recreationally trained males. *Eur J Sport Sci.* 2014;14(4):353–61.
58. Couto PG, Bertuzzi R, de Souza CC, Lima HM, Kiss MAPDM, de-Oliveira FR, Lima-Silva AE. High carbohydrate diet induces faster final sprint and overall 10,000 m times of young runners. *Pediatr Exerc Sci.* 2015;27(3):355–63.
59. Cox GR, Snow RJ, Burke LM. Race-day carbohydrate intakes of elite triathletes contesting Olympic-distance triathlon events. *Int J Sport Nutr Exerc Metab.* 2010;20(4):299–306.
60. Criswell D, Powers D, Lawler J, et al. Influence of a carbohydrate-electrolyte beverage on performance and blood homeostasis during recovery from football. *Int J Sport Nutr.* 1991;1(2):178–91.
61. Del Coso J, Fernández D, Albián-Vicen J, et al. Running pace decrease during marathon is positively related to blood markers of muscle damage. *PLoS One.* 2013;8(2):e57602. doi:10.1371/journal.pone.0057602
62. Deuster PA, Kyle SB, Moser PB, Vigersky RA, Singh A, Schoomaker EB. Nutritional intakes and status of highly trained amenorrheic and eumenorrheic women runners. *Fertil Steril.* 1986;46(4):636–43.
63. Deutz B, Benardot D, Martin D, Cody M. Relationship between energy deficits and body composition in elite female gymnasts and runners. *Med Sci Sports Exerc.* 2000;32(3):659–68.
64. Deyssig R, Frisch H, Blum W, Waldhor T. Effect of growth hormone treatment on hormonal parameters, body composition, and strength in athletes. *Acta Endorinol.* 1993;128:313–8.
65. Dressendorfer RH, Wade CE. Effects of a 15-d race on plasma steroid levels and leg muscle fitness in runners. *Med Sci Sports Exerc.* 1991;23(8):954–8.
66. Dudek RW. *High-Yield Histopathology.* 2nd ed. Philadelphia (PA): LWW (PE); 2011.
67. Economos CD, Bortz SS, Nelson ME. Nutritional practices of elite athletes. *Sports Med.* 1993;16(6):381–99.
68. Ekblom B, Åstrand PO, Saltin B, Stenberg J, Wallstrom B. Effect of training on circulatory response to exercise. *J Appl Physiol.* 1968;24(4):518–28.
69. Ekblom B, Bergh U. Physiology and nutrition for cross-country skiing. En: Lamb D, Knuttgen K, Murray R, editors. *Perspectives in Exercise Science and Sports Medicine: Physiology and Nutrition for Competitive Sport.* Indianapolis (IN): Benchmark Press; 1996.

70. Elam R. Morphological changes in adult males from resistance exercise and amino acid supplementation. *J Sports Med Phys Fitness.* 1988;28(1):35–9.
71. Elam R, Hardin D, Sutton R, Hagen L. Effects of arginine and ornithine on strength, lean body mass, and urinary hydroxyproline in adult males. *J Sports Med Phys Fitness.* 1989;29(1):52–6.
72. Enoka RM, Duchateau J. Muscle fatigue: what, why and how it influences muscle function. *J Physiol.* 2008;586.1:11–23. doi:10.1113/jphysiol.2007.139477
73. Ersoy, G. Dietary status and anthropometric assessment of child gymnasts. *J Sports Med Phys Fitness.* 1991;31(4):577–80.
74. Fahrenholtz IL, Sjödin A, Benardot D, et al. Within-day energy deficiency and reproductive function in female endurance athletes. *Scand J Med Sci Sports.* 2018:1–8. doi:10.1111/sms.13030
75. Fogelholm M, Tikkanen H, Naveri H, Harkonen M. High-carbohydrate diet for long distance runners: a practical view-point. *Br J Sports Med.* 1989;23(2):94–6.
76. Fontana L, Klein S, Holloszy JO. Effects of long-term caloric restriction and endurance exercise on glucose tolerance, insulin action, and adipokine production. *Age.* 2010;32(1):97–108.
77. Fox EL, Foss ML, Keteyian SJ. *Fox's Physiological Basis for Exercise and Sport.* 6th ed. Madison (WI): William C Brown; 1998.
78. Frentsos JA, Baer JT. Increased energy and nutrient intake during training and competition improves elite triathletes' endurance performance. *Int J Sport Nutr.* 1997;7(1):61–71.
79. Friedman AN. High-protein diets: potential effects on the kidney in renal health and disease. *Am J Kidney Dis.* 2004;44(6):950–62.
80. Fry A, Kraemer W, Stone M, et al. Endocrine and performance responses to high volume training and amino acid supplementation in elite junior weightlifters. *Int J Sport Nutr.* 1993;3(3):306–22.
81. Garber L, Benardot D, Thompson WR, Wanders D. The Relationships Between Energy Balance, Timing and Quantity of Protein Consumption, and Body Composition in Collegiate Football Players. Thesis, Georgia State University, 2016. Disponible en: http://scholarworks.gsu.edu/nutrition_theses/79. Consultado el 22 de mayo de 2018.
82. Geil PB, Anderson, JW. Nutrition and health implications of dry beans: a review. *J Am Coll Nutr.* 1994;13(6):549–58.
83. Georgopoulos NA, Markou KB, Theodoropoulou A, Benardot D, Leglise M, Vagenakis AG. Growth retardation in artistic compared with rhythmic elite female gymnasts. *J Clin Endocrinol Metab.* 2002;87(7):3169–73.
84. Geralda Ferreira F, Gonçalves Pereira L, Rodrigues Xavier WD, Muniz Guttierres AP, Campos Santana ÂM, Brunoro Costa NM, Bouzas Marins JC. Hydration practices of runners during training vs competition. *Arch Med Deporte.* 2016; 33(171):11–7.
85. Ghosh AK. Anaerobic threshold: its concept and role in endurance sport. *Malays J Med Sci.* 2004;11(1):24–36.
86. Giannopoulou I, Noutsos K, Apostolidis N, Baylos I, Nassis GP. Performance level affects the dietary supplement intake of both individual and team sports athletes. *J Sports Sci Med.* 2013;12(1):190–6.
87. Gillen JB, Trommelen J, Wardenaar FC, et al. Dietary protein intake and distribution patterns of well-trained Dutch athletes. *Int J Sport Nutr Exerc Metab.* 2017;26(2):105–14.
88. Gleeson M. Biochemistry of exercise. En: Maughan RJ, editor. *Sports Nutrition: The Encyclopedia of Sports Medicine — An IOC Medical Commission Publication.* London: Wiley Blackwell; 2014.
89. Gomez-Cabrera M-C, Domenech E, Romagnoli M, et al. Oral administration of vitamin C decreases muscle mitochondrial biogenesis an hampers training-induced adaptations in endurance performance. *Am J Clin Nutr.* 2008;87(1):142–9.
90. Gomez JE, Ross SK, Calmbach WL, Kimmel RB, Schmidt DR, Dhanda R. Body fatness and increased injury rates in high school football linemen. *Clin J Sport Med.* 1998;8(2): 115–20.
91. Gregory J, Greene S, Thompson J, Scrimgeour C, Rennie M. Effects of oral testosterone undecanoate on growth, body composition, strength and energy expenditure of adolescent boys. *Clin Endocrinol.* 1992;37(3):207–13.
92. Guezennec CY, Chalabi H, Bernard J, Fardellone P, Krentowski R, Zerath E, Meunier PJ. Is there a relationship between physical activity and dietary calcium intake? A survey in 10,373 young French subjects. *Med Sci Sports Exerc.* 1998;30(5): 732–9.
93. Gulbin JP, Gaffney PT. Ultraendurance triathlon participation: typical race preparation of lower-level triathletes. *J Sports Med Phys Fitness.* 1999;39(1):12–5.
94. Hansen M, Bangsbo J, Jensen J, et al. Protein intake during training sessions has no effect on performance and recovery during a strenuous training camp for elite cyclists. *J Int Soc Sports Nutr.* 2016;13(9). doi:10.1186/s12970-016-0120-4
95. Hargreaves M, Dillo P, Angus D, Febbraio M. Effect of fluid ingestion on muscle metabolism during prolonged exercise. *J Appl Physiol.* 1996;80(1):363–6.
96. Havemann L, Goedecke JH. Nutritional practices of male cyclists before and during an ultraendurance event. *Int J Sport Nutr Exerc Metab.* 2008;18(6):551–66.
97. Hawkins CJ, Walberg-Rankin J, Sebolt D. Oral arginine does not affect body composition or muscle function in male weightlifters. *Med Sci Sports Exerc.* 1991;23:S15.
98. Hawley JA, Leckey JJ. Carbohydrate dependence during prolonged, intense endurance exercise. *Sports Med.* 2015;45(Suppl 1):5–12. doi:10.1007/s40279-015-0400-1
99. Heikkinen A, Alaranta A, Helenius I, Vasankari T. Use of dietary supplements in Olympic athletes is decreasing: a follow-up study between 2002 and 2009. *J Int Soc Sports Nutr.* 2011;8:1–8. Disponible en: http://www.jissn.com/content/8/1/1. Consultado el 23 de mayo de 2018.
100. Heinonen I, Koga S, Kalliokoski KK, Musch TI, Poole DC. Herterogeneity of muscle blood flow and metabolism: influence of exercise, aging and disease states. *Exerc Sport Sci Rev.* 2015;43(3):117–24.
101. Helms ER, Aragon AA, Fitschen PJ. Evidence-based recommendations for natural bodybuilding contest preparation: nutrition and supplementation. *J Int Soc Sports Nutr.* 2014;11:20. doi:10.1186/1550-2783-11-20
102. Herring SA, Kibler WB, Putukian M, et al. American College of Sports Medicine Team Physician Consensus Statement: selected issues in injury and illness prevention and the team physician. *Med Sci Sports Exerc.* 2015;47. Special Communication: 159–71.
103. Hesse E, Renaud J-M. Modulation of skeletal muscle fatigue kinetics by extracellular glucose and glycogen content. *FASEB J.* 2015;29(1 Suppl):824.10.
104. Hew-Butler T, Rosner MH, Fowkes-Godek S, et al. Statement of the Third International Exercise-Associated Hyponatremia Consensus Development Conference, Carlsbad, California, 2015. *Clin J Sport Med.* 2015;25(4):303–20.
105. Hickson JF, Johnson TE, Lee W, Sidor RJ. Nutrition and the precontent preparations of a male bodybuilder. *J Am Diet Assoc.* 1990;90(2):264–7.

106. Hirvonen J, Nummela A, Rusko H, Rehunen S, Härkönen M. Fatigue and changes of ATP, creatine phosphate, and lactate during the 400-m sprint. *Can J Sport Sci.* 1992;17(2):141–4.
107. Hirvonen J, Rehunen S, Rusko H, Härkönen M. Breakdown of high-energy phosphate compounds and lactate accumulation during short supramaximal exercise. *Eur J Appl Physiol Occup Physiol.* 1987;56(3):253–9.
108. Hoffman JR, Ratamess NA, Kang J, Falvo MJ, Faigenbaum AD. Effect of protein intake on strength, body composition and endocrine changes in strength/power athletes. *J Int Soc Sports Nutr.* 2006;3(2):12–8.
109. Holway FE, Spriet LL. Sport-specific nutrition: practical strategies for team sports. *J Sports Sci.* 2011;29(Sup1):S115–25.
110. Horswill CA. Weight loss and weight cycling in amateur wrestlers: Implications for performance and resting metabolic rate. *Int J Sport Nutr.* 1993;3(3):245–60.
111. Horswill CA, Hickner RC, Scott JR, Costill DL, Gould D. Weight loss, dietary carbohydrate modifications, and high intensity, physical performance. *Med Sci Sports Exerc.* 1990;22(4):470–6.
112. Houston ME. Nutrition and ice hockey performance. *Can J Appl Sport Sci.* 1979;4(1):98–9.
113. Houtkooper LB, Going SB. Body composition: how should it be measured? Does it affect sport performance? *Sports Sci Exch.* 1994;52:7(5s).
114. Ingalls CP. Nature vs. nurture: can exercise really alter fiber type composition in human skeletal muscle? *J Appl Physiol.* 2004;97(5):1591–2.
115. Ivy JL, Katz AL, Cutler CL, Sherman WM, Coyle EF. Muscle glycogen synthesis after exercise: effect of time of carbohydrate ingestion. *J Appl Physiol.* 1985;64(4):1480–5.
116. Jeukendrup AE. Nutrition for endurance sports: marathon, triathlon, and road cycling. *J Sports Sci.* 2011;29(S1):S91–9.
117. Jones AM. Influence of dietary nitrate on the physiological determinants of exercise performance: a critical review. *Appl Physiol Nutr Metab (Physiologie Appliquee Nutrition et Metabolisme).* 2014;39(9):1019–28.
118. Jonnalagadda SS, Benardot D, Nelson M. Energy and nutrient intakes of the United States national women's artistic gymnastics team. *Int J Sport Nutr Exerc Metab.* 1998;8(4):331–44.
119. Jonnalagadda SS, Rosenbloom CA, Skinner R. Dietary practices, attitudes, and physiological status of collegiate freshman football players. *J Strength Cond Res.* 2001;15(4):507–13.
120. Judge LW, Kumley RF, Bellar DM, et al. Hydration and fluid replacement knowledge, attitudes, barriers, and behaviors of NCAA Division 1 American football players. *J Strength Cond Res.* 2016;30(11):2972–78.
121. Kabasakalis A, Kalitsis K, Tsalis G, Mougios V. Imbalanced nutrition of top-level swimmers. *Int J Sports Med.* 2007;28:1–7. doi:10.1055/s-2007-964907
122. Kaplan TA, Digel SL, Scavo VA, Arellana SB. Effect of obesity on injury risk in high school football players. *Clin J Sport Med.* 1995;5(1):43–7.
123. Kappenstein J, Ferrauti A, Runkel B, Fernandez-Fernandez J, Müller K, Zange J. Changes in phosphocreatine concentration of skeletal muscle during high-intensity intermittent exercise in children and adults. *Eur J Appl Physiol.* 2013;113(11):2769–79.
124. Katch FI, Katch VL, McArdle W. *Introduction to Nutrition, Exercise, and Health.* 4th ed. Philadelphia (PA): Lea & Febiger; 1993.
125. Kenney WL, Murray R. Exercise physiology. En: Maughan RJ, editor. *Sports Nutrition: The Encyclopaedia of Sports Medicine, an IOC Medical Commission Publication.* London: Wiley Blackwell; 2014. p. 20–58.
126. Kenney WL, Wilmore J, Costill D. Fuel for exercise. En: *Physiology of Sport and Exercise.* 6th ed. Champaign (IL): Human Kinetics; 2015.
127. Kleiner SM. The role of meat in the athlete's diet: it's effect on key macro- and micronutrients. *Sports Sci Exch.* 1995;8(5).
128. Koenig CA, Benardot D, Cody M, Thompson W. Comparison of creatine monohydrate and carbohydrate supplementation on repeated jump height performance. *J Strength Cond Res.* 2008;22(4):1081–6.
129. Koopman R, Manders RJ, Jonkers RA, Hul GB, Kuipers H, van Loon, LJ. Intramyocellular lipid and glycogen content are reduced following resistance exercise in untrained healthy males. *Eur J Appl Physiol.* 2006;96(5):525–34.
130. Kreider RB, Ferreira M, Wilson M, et al. Effects of creatine supplementation on body composition, strength, and sprint performance. *Med Sci Sports Exerc.* 1998;30(1):73–82.
131. Krivickas LS. Anatomical factors associated with overuse sports injuries. *Sports Med.* 1997;24(2):132–46.
132. Lambert GP, Bleiler TL, Change RT, Johnson AK, Gisolfi CV. Effects of carbonated and non-carbonated beverages at specific intervals during treadmill running in the heat. *Int J Sport Nutr.* 1993;3(2):177–93.
133. Lee EJ, Long KA, Risser WL, Poindexter HB, Gibbons WE, Goldzieher J. Variations in bone status of contralateral and regional sites in young athletic women. *Med Sci Sports Exerc.* 1995;27(10):1354–61.
134. Levenhagen DK, Gresham JD, Carlson MG, Maron DJ, Borel MJ, Flakoll PJ. Postexercise nutrient intake timing in humans is critical to recovery of leg glucose and protein homeostasis. *Am J Physiol Endocrinol Metab.* 2001;280(6):E982–93.
135. Loosli AR. Reversing sports-related iron and zinc deficiencies. *Phys Sportsmed.* 1993;21(6):70–8.
136. Loucks AB, Kiens B, Wright HH. Energy availability in athletes. *J Sports Sci.* 2011;29(Suppl 1):S7–15.
137. Lukaski HC. Vitamin and mineral status: effects on physical performance. *Nutrition.* 2004;20(7–8):632–44.
138. MacWilliams BA, Choi T, Perezous MK, Chao EY, McFarland EG. Characteristic ground-reaction forces in baseball pitching. *Am J Sports Med.* 1998;26(1):66–71.
139. Maddux GT. *Men's Gymnastics.* Pacific Palisades (CA): Goodyear Publishing; 1970. p. 9.
140. Manolagas SC, O'Brien CA, Almeida M. The role of estrogen and androgen receptors in bone health and disease. *Nat Rev Endocrinol.* 2013;9:699–712.
141. Marcora SM, Staiano W, Manning V. Mental fatigue impairs physical performance in humans. *J Appl Physiol.* 2009;106(3). 857–64.
142. Mares-Perlman JA, Subar AF, Block G, Greger JL, Luby MH. Zinc intake and sources in the U.S. adult population: 1976–1980. *J Am Coll Nutr.* 1995;14:349–57.
143. Marocolo M, Willardson JM, Marocolo IC, da Mota GR, Simão R, Maior AS. Ischemic preconditioning and placebo intervention improves resistance exercise performance. *J Strength Cond Res.* 2016;30(5):1462–9.
144. Maughan RJ, Burke LM, Dvorak J, et al. IOC consensus statement: dietary supplements and the high-performance athlete. *Br J Sports Med.* 2018;52(7):439–455. doi:10.1136/bjsports-2018-099027

145. Maughan RJ, Greenhaff PL, Leiper JB, Ball D, Lambert CP, Gleeson M. Diet composition and the performance of high-intensity exercise. *J Sports Sci.* 1997;15(3):265–75.
146. Maughan RJ, King DS, Lea T. Dietary supplements. *J Sports Sci.* 2004;22(1):95–113.
147. McArdle WD, Katch FI, Katch VL. *Exercise Physiology: Nutrition, Energy, and Human Performance.* Baltimore (MD): Lippincott Williams & Wilkins; 2010.
148. Meeusen R, Duclos M, Foster C, et al. Prevention, diagnosis and treatment of the overtraining syndrome: joint consensus statement of the European College of Sport Science and the American College of Sports Medicine. *Med Sci Sports Exerc.* 2013;45(1):186–205.
149. Melin A, Torstveit MK, Burke LM, Marks S, Sundgot-Borgen J. Disordered eating and eating disorders in aquatic sports. *Int J Sport Nutr Exerc Metab.* 2014;24(4):450–9.
150. Mifflin MD, St Jeor ST, Hill LA, Scott BJ, Daugherty SA, Koh YO. A new predictive equation for resting energy expenditure in health individuals. *Am J Clin Nutr.* 1990;51(2): 241–7.
151. Millard-Stafford M, Childers WL, Conger SA, Kampfer AJ, Rahnert JA. Recovery nutrition: timing and composition after endurance exercise. *Curr Sports Med Rep.* 2008;7(4):193–201.
152. Millard-Stafford ML, Sparling PB, Rosskopf LB, DiCarlo LJ. Carbohydrate-electrolyte replacement improves distance running performance in the heat. *Med Sci Sports Exerc.* 1992;24(8):934–40.
153. Moore DR, Camera DM, Areta JL, Hawley JA. Beyond muscle hypertrophy: Why dietary protein is important for endurance athletes. *Appl Physiol Nutr Metab.* 2014;39(9):987–97.
154. Mountjoy M, Sudgot-Borgen J, Burke L, et al. The IOC consensus statement: beyond the Female Athlete Triad — Relative Energy Deficiency in Sport (RED-S). *Br J Sports Med.* 2014;48(7):491–7.
155. Murray R. Dehydration, hyperthermia, and athletes: science and practice. *J Athl Train.* 1996;31(3):248–52.
156. Murray R, Horswill CA. Nutrient requirements for competitive sports. En: Wolinsky I, editor. *Nutrition in Exercise and Sport.* 3rd ed. Boca Raton (FL): CRC Press; 1998. p. 521–58.
157. National Research Council. *Recommended Dietary Allowances.* 10th ed. Washington (DC): The National Academies Press; 1989. Disponible en: https://doi.org/10.17226/13286. Consultado el 23 de mayo de 2018.
158. Nattiv A. Stress fractures and bone health in track and field athletes. *J Sci Med Sport.* 2000;3(3):268–79.
159. Nevill ME, Williams C, Roper D, Slater C, Nevill AM. Effect of diet on performance during recovery from intermittent sprint exercise. *J Sports Sci.* 1993;11(2):119–26.
160. Nieman DC, Shanely RA, Zwetsloot KA, Meaney MP, Farris GE. Ultrasonic assessment of exercise-induced change in skeletal muscle glycogen content. *BMC Sports Sci Med Rehabil.* 2015;7:9. doi:10.1186/s13102-015-0003-z
161. Nova E, Montero A, López-Varela S, Marcos A. Are elite gymnasts really malnourished? Evaluation of diet, anthropometry and immunocompetence. *Nutr Res.* 2001;21(1–2):15–29.
162. Olsson K-E, Saltin B. Variation in total body water with muscle glycogen changes in man. *Acta Physiol Scand.* 1970;80(1):11–8.
163. Oppliger RA, Case HS, Horswill CA, Landry GL, Shelter AC. American College of Sports Medicine position stand: weight loss in wrestlers. *Med Sci Sports Exerc.* 1996;28(6):ix–xii.
164. Oppliger RA, Harms RD, Herrmann DE, Streich CM, Clark RR. The Wisconsin wrestling minimum weight project: a model for weight control among high school wrestlers. *Med Sci Sports Exerc.* 1995;27(8):1220–4.
165. Ormsbee MJ, Bach CW, Baur DA. Pre-exercise nutrition: the role of macronutrients, modified starches and supplements on metabolism and endurance performance. *Nutrients.* 2014;6(5):1782–808.
166. Ørtenblad N, Westerblad H, Nielsen J. Muscle glycogen stores and fatigue. *J Physiol.* 2013;591(18):4405–13.
167. Ortinau LC, Hoertel HA, Douglas SM, Leidy HJ. Effects of high-protein vs. high-fat snacks on appetite control, satiety, and eating imitation in healthy women. *Nutr J.* 2014;13:97. doi:10.1186/1475-2891-13-97
168. Palmer MS, Spriet LL. Sweat rate, salt loss, and fluid intake during an intense on-ice practice in elite Canadian male junior hockey players. *Appl Physiol Nutr Metab.* 2008;33(2):263–71.
169. Parks PS, Read MH. Adolescent male athletes: body image, diet, and exercise. *Adolescence.* 1997;32(127):593–602.
170. Pasiakos SM, Lieberman HR, McLellan TM. Effects of protein supplements on muscle damage, soreness and recovery of muscle function and physical performance: a systematic review. *Sports Med.* 2014;44(5):655–70.
171. Pasiakos SM, McLellan TM, Lieberman HR. The effects of protein supplements on muscle mass, strength, and aerobic and anaerobic power in healthy adults: a systematic review. *Sports Med.* 2015;45(1):111–31.
172. Pate RR, Miller BJ, Davis JM, Slentz CA, Klingshirn LA. Iron status of female runners. *Int J Sport Nutr.* 1993;3(2):222–31.
173. Penn IW, Wan ZM, Buhl KM, Allison DB, Burastero SE, Heymsfield SB. Body composition and two-compartment model assumptions in male long-distance runners. *Med Sci Sports Exerc.* 1994;26(3):392–7.
174. Pfeiffer B, Stellingwerff T, Hodgson AB, Randell R, Poettgen K, Res P, Jeukendrup AE. Nutritional intake and gastrointestinal problems during competitive endurance events. *Med Sci Sports Exerc.* 2012;44(2):344–51.
175. Phillips SM. A brief review of higher dietary protein diets in weight loss: a focus on athletes. *Sports Med.* 2014;44(Suppl 2):S149–53.
176. Probart CK. Diet and athletic performance. *Med Clin North Am.* 1993;77(4):757–72.
177. Pyne D, Sharp RL. Physical and energy requirements of competitive swimming events. *Int J Sport Nutr Exerc Metab.* 2014;24(4):351–9.
178. Rankin JW, Ocel JV, Craft LL. Effect of weight loss and refeeding diet composition on anaerobic performance in wrestlers. *Med Sci Sports Exerc.* 1996;28(10):1292–9.
179. Reading KJ, McCargar LJ, Marriage BJ. Adolescent and young adult male hockey players: Nutrition knowledge and education. *Can J Diet Pract Res.* 1999;60(3):166–9.
180. Reeder MT, Dick BH, Atkins JK, Pribis AB, Martinez JM. Stress fractures: current concepts of diagnosis and treatment. *Sports Med.* 1996;22(3):198–212.
181. Rehrer, NJ, van Kemenade M, Meester W, Brouns F, Saris WH. Gastrointestinal complaints in relation to dietary intake in triathletes. *Int J Sport Nutr.* 1992;2(1):48–59.
182. Robillard JI, Adams JD, Johnson EC, et al. Fluid balance of adolescent swimmers during training. *Int J Exerc Sci.* 2014;11(2).

Disponible en: http://digitalcommons.wku.edu/ijesab/vol11/iss2/48. Consultado el 23 de mayo de 2018.

183. Robins A. Nutritional recommendations for competing in the ironman triathlon. *Curr Sports Med Rep.* 2007;6(4):241–8.
184. Rodriguez, NR, Vislocky LM, Courtney GP. Dietary protein, endurance exercise, and human skeletal-muscle protein turnover. *Curr Opin Clin Nutr Metab Care.* 2007;10(1):40–5.
185. Roemmich JN, Sinning WE. Weight loss and wrestling training: effects on growth-related hormones. *J Appl Physiol.* 1997;82(6):1760–4.
186. Roemmich JN, Sinning WE. Weight loss and wrestling training: effects on nutrition, growth, maturation, body composition, and strength. *J Appl Physiol.* 1997;2(6):1751–9.
187. Rogers G, Goodman C, Rosen C. Water budget during ultra-endurance exercise. *Med Sci Sports Exerc.* 1997;29(11):1477–81.
188. Saris WH, Schrijver J, van Erp Baart MA, Brouns F. Adequacy of vitamin supply under maximal sustained workloads: The Tour de France. *Int J Vitam Nutr Res Suppl.* 1989;30(Suppl):205–12.
189. Sawka MN, Burke LM, Eichner ER, Maughan RJ, Montain SJ, Stachenfield NS. American College of Sports Medicine position stand: weight loss in wrestlers. *Med Sci Sports Exerc.* 2007;39(2):377–90.
190. Schiaffino S, Reggiani C. Fiber types in mammalian skeletal muscles. *Physiol Rev.* 2011;91(4):1447–531.
191. Schnackenburg KE, Macdonald HM, Ferber R, Wiley JP, Boyd SK. Bone quality and muscle strength in female athletes with lower limb stress fractures. *Med Sci Sports Exerc.* 2011;43(11):2110–9.
192. Shaw G, Boyd KT, Burke LM, Kovisto A. Nutrition for swimming. *Int J Sport Nutr Exerc Metab.* 2014;24(4):360–72.
193. Shaw G, Koivisto A, Gerrard D, Burke LM. Nutrition considerations for open-water swimming. *Int J Sport Nutr Exerc Metab.* 2014;24(4):373–81.
194. Sherman WM. Metabolism of sugars and physical performance. *Am J Clin Nutr.* 1995;62(1):228S–41S.
195. Shirreffs SM, Maughan RJ. The effect of alcohol on athletic performance. *Curr Sports Med Rep.* 2006;5(4):192–6.
196. Short SH, Short WR. Four year study of university athletes' dietary intake. *J Am Diet Assoc.* 1983;82(6):632–45.
197. Singh A, Moses E, Deuster P. Chronic multivitamin-mineral supplementation does not enhance physical performance. *Med Sci Sports Exerc.* 1992;24(6):726–32.
198. Sinnott RA, Maddela RL, Bae S, Best T. The effect of dietary supplements on the quality of life of retired professional football players. *Glob J Health Sci.* 2013;5(2):13–26.
199. Sizer F, Whitney E. *Nutrition: Concepts and Controversies.* 7th ed. Albany (NY): West/Wadsworth; 1997. p. 383.
200. Skein M, Duffield R, Kelly BT, Marino FE. The effects of carbohydrate intake and muscle glycogen content on self-paced intermittent-sprint exercise despite no knowledge of carbohydrate manipulation. *Eur J Appl Physiol.* 2012;112:2859–70.
201. Slater G, Phillips SM. Nutrition guidelines for strength sports: sprinting, weightlifting, throwing events, and bodybuilding. *J Sports Sci.* 2011;29(S1):S67–77.
202. Sloniger MA, Cureton KJ, O'Bannon PJ. One-mile run-walk performance in young men and women: role of anaerobic metabolism. *Med Sci Sports Exerc.* 1997;22(4):337–50.
203. Sossin K, Gizis F, Marquart, LF, Sobal J. Nutrition beliefs, attitudes, and resource use of high school wrestling coaches. *Int J Sport Nutr.* 1997;7(3):219–28.
204. Stellingwerff T, Maughan RJ, Burke LM. Nutrition for power sports: middle-distance running, track cycling, rowing, canoeing/kayaking, and swimming. *J Sports Sci.* 2011;29(S1):S79–89.
205. Stevens CJ, Dascombe B, Boyko A, Sculley D, Callister R. Ice slurry ingestion during cycling improves Olympic distance triathlon performance in the heat. *J Sports Sci.* 2013;31(12):1271–9.
206. Strauss RH, Lanese RR, Leizman DJ. Illness and absence among wrestlers, swimmers, and gymnasts at a large university. *Am J Sports Med.* 1988;16(6):653–5.
207. Summinski R, Robertson R, Goss E, et al. The effect of amino acid ingestion and resistance exercise on growth hormone responses in young males [Abstract]. *Med Sci Sports Exerc.* 1993;25:S77.
208. Sundgot-Borgen J. Risk and trigger factors for the development of eating disorders in female elite athletes. *Med Sci Sports Exerc.* 1994;26(4):414–9.
209. Tan PMS, Lee JKW. The role of fluid temperature and form on endurance performance in the heat. *Scand J Med Sci Sports.* 2015;25(Suppl 1):39–51.
210. Tarnopolsky MA. Caffeine and creatine use in sport. *Ann Nutr Metab.* 2010;57(Suppl 2):1–8.
211. Tegelman R, Aberg T, Pousette, A, Carlstrom K. Effects of a diet regimen on pituitary and steroid hormones in male ice hockey players. *Int J Sports Med.* 1992;13(5):424–30.
212. Telford R, Catchpole E, Deakin V, Hahn A, Plank A. The effect of 7 to 8 months of vitamin/mineral supplementation on athletic performance. *Int J Sport Nutr.* 1992;2(2):135–53.
213. Tesch PA, Karlsson J. Muscle fiber types and size in trained and untrained muscles of elite athletes. *J Appl Physiol.* 1985;59(6):1716–20.
214. Thomas DT, Erdman KA, Burke LM, MacKillop M. American College of Sports Medicine Joint Position Statement. Nutrition and Athletic Performance. *Med Sci Sports Exerc.* 2016;48(3):543–68.
215. Tomlin DL, Wenger HA. The relationship between aerobic fitness and recovery from high intensity intermittent exercise. *Sports Med.* 2001;31(1):1–11.
216. Torstveit MK, Fahrenholtz I, Stenqvist TB, Sylta Ø, Melin A. Within-day energy deficiency and metabolic perturbation in male endurance athletes. *Int J Sport Nutr Exerc Metab.* 2018:1–8. doi:10.1123/ijsnem.2017-0337
217. Van Erp-Baart AM, Saris WHM, Binkhorst RA, Vos JA, Elvers JWH. Nationwide survey on nutritional habits in elite athletes: part 1-Energy, carbohydrate, protein, and fat intake. *Int J Sports Med.* 1989;10:S3–10.
218. Walsh RM, Noakes TD, Hawley JA, Dennis SC. Impaired high-intensity cycling performance time at low levels of dehydration. *Int J Sport Nutr.* 1994;15(7):392–8.
219. Warden SJ, Davis IS, Fredericson MD. Management and prevention of bone stress injuries in long-distance runners. *J Orthop Sports Phys Ther.* 2014;44(10):749–65.
220. Weibel J, Glonek T. Ketone production in ultra marathon runners. *J Sports Med Phys Fitness.* 2007;47(4):491–5.
221. Weiler JM, Layton T, Hunt M. Asthma in United States Olympic athletes who participated in the 1996 Summer Games. *J Allergy Clin Immunol.* 1998;102(5):722–6.
222. Wen DY. Risk factors for overuse injuries in runners. *Curr Sports Med Rep.* 2007;6(5):307–13.
223. Wentz LM, Liu P-Y, Ilich JZ, Haymes EM. Female distance runners training in southeastern United States have adequate vitamin D status. *Int J Sport Nutr Exerc Metab.* 2016;26(5):397–403.

224. White AM, Johnston CS, Swan PD, Tjonn SL, Sears B. Blood ketones are directly related to fatigue and perceived effort during exercise in overweight adults adhering to low-carbohydrate diets for weight loss: a pilot study. *J Am Diet Assoc.* 2007;107(10):1792–6.
225. Whitley JD, Terrio T. Changes in peak torque arm-shoulder strength of high school baseball pitchers during the season. *Percept Mot Skills.* 1998;86(3 suppl):1361–2.
226. Wright AA, Taylor JB, Ford KR, Siska L, Smoliga JM. Risk factors associated with lower extremity stress fractures in runners: a systematic review with meta-analysis. *Br J Sports Med.* 2015;49(23):1517–23.
227. Wroble RR, Moxley DP. Acute weight gain and its relationship to success in high school wrestlers. *Med Sci Sports Exerc.* 1998;30(6):949–51.
228. Wroble RR, Moxley DP. Weight loss patterns and success rates in high school wrestlers. *Med Sci Sports Exerc.* 1998;30(4):625–8.
229. Yang J, Mann BJ, Guettler JH, Dugas JR, Irrgang JJ, Fleisig GS, Albright JP. Risk-prone pitching activities and Injuries in youth baseball: findings from a national sample. *Am J Sports Med.* 2014;42(6):1456–63.
230. Yarasheki K, Campbell, J, Smith, K, Rennie M, Holloszy J, Bier D. Effect of growth hormone and resistance exercise on muscle growth in young men. *Am J Physiol.* 1992;262(3):E261–7.
231. Yoshida T, Nakai S, Yorimoto A, Kawabata T, Morimoto T. Effect of aerobic capacity on sweat rate and fluid intake during outdoor exercise in the heat. *Eur J Appl Physiol.* 1995;71(2–3):235–9.
232. Yusko DA, Buckman JF, White HR, Pandina RJ. Alcohol, tobacco, illicit drugs, and performance enhancers: a comparison of use by college student athletes and nonathletes. *J Am Coll Health.* 2008;57(3):281–90.

APÉNDICE

A Usos de las ingestas dietéticas de referencia para individuos y grupos saludables

TIPO DE USO	PARA UN INDIVIDUO	PARA UN GRUPO
Planificación	RDA: trate de lograr esta ingesta.	RME: se emplea junto con una medida de la variabilidad de la ingesta del grupo para establecer objetivos para la ingesta media de una población específica.
	IA: trate de lograr esta ingesta.	
	NS: utilícelo como guía para limitar la ingesta; la ingesta crónica de cantidades más altas puede aumentar el riesgo de efectos adversos.	
Evaluación[a]	RME: utilícelo para evaluar la posibilidad de insuficiencia; la valoración del estado verdadero requiere datos clínicos, bioquímicos o antropométricos. NS: utilícelo para evaluar la posibilidad de consumo excesivo; la valoración del estado verdadero requiere datos clínicos, bioquímicos o antropométricos.	RME: utilícelo para evaluar la prevalencia de ingestas inadecuadas dentro de un grupo.

RDA, ingesta diaria recomendada (nivel promedio) de la dieta que es suficiente para cumplir con el requerimiento de nutrientes de la mayoría de las personas sanas (97-98%) en un grupo.

RME, requerimiento medio estimado de la ingesta de nutrientes para el 50% de las personas sanas en un grupo.

IA, ingesta adecuada. Valor basado en aproximaciones observadas o determinadas experimentalmente de la ingesta de nutrientes por un grupo (o grupos) de personas sanas; se utiliza cuando no se puede determinar una RDA.

NS, nivel superior de ingesta diaria de nutrientes que probablemente no suponga riesgo alguno de efectos adversos para la salud en la mayoría de las personas de la población general. A medida que aumenta la ingesta por encima del NS, aumenta el riesgo de efectos adversos.

[a]Requiere una estimación estadísticamente válida de la ingesta habitual.

IA, ingesta adecuada.

RDA, ingesta diaria recomendada.

NS, nivel superior de ingesta tolerada.

RME, requerimiento medio estimado.

Fuente: Institute of Medicine, Food and Nutrition Board. Washington, DC: National Academy Press; 1998.

Barr SI. Introduction to Dietary Reference Intakes. *Applied Physiology Nutrition and Metabolism.* 2006; 31: 61-65. doi:10.1139/H05-019

Referencia completa de The Institute of Medicine:

Institute of Medicine, Food and Nutrition Board. *Introduction to Dietary Reference Intakes. A Risk Assessment Model for Establishing Upper Intake Levels for Nutrients.* Washington (DC): National Academies Press (US); 1998. What are Dietary Reference Intakes? Disponible en: https://www.ncbi.nlm.nih.gov/books/NBK45182/

APÉNDICE B

Ingesta dietética de referencia (IDR): ingesta diaria recomendada (RDA) e ingesta adecuada (IA), elementos

Institute of Medicine, Food and Nutrition Board, National Academies.

ETAPA DE LA VIDA	CALCIO (mg/día)	CROMO (μg/día)	COBRE (μg/día)	FLÚOR (mg/día)	YODO (μg/día)	HIERRO (mg/día)	MAGNESIO (mg/día)	MANGANESO (mg/día)	MOLIBDENO (μg/día)	FÓSFORO (mg/día)	SELENIO (μg/día)	ZINC (mg/día)	POTASIO (g/día)	SODIO (g/día)	CLORO (g/día)
Lactantes															
0-6 meses	200*	0.2*	200*	0.01*	110*	0.27*	30*	0.003*	2*	100*	15*	2*	0.4*	0.12*	0.18*
6-12 meses	260*	5.5*	220*	0.5*	130*	**11**	75*	0.6*	3*	275*	20*	**3**	0.7*	0.37*	0.57*
Niños															
1-3 años	**700**	11*	**340**	0.7*	90	**7**	**80**	1.2*	**17**	**460**	**20**	**3**	3.0*	1.0*	1.5*
4-8 años	**1000**	15*	**440**	1*	90	**10**	**130**	1.5*	**22**	**500**	**30**	**5**	3.8*	1.2*	1.9*
Hombres															
9-13 años	**1300**	25*	**700**	2*	120	**8**	**240**	1.9*	**34**	**1250**	**40**	**8**	4.5*	1.5*	2.3*
14-18 años	**1300**	35*	**890**	3*	150	**11**	**410**	2.2*	**43**	**1250**	**55**	**11**	4.7*	1.5*	2.3*
19-30 años	**1000**	35*	**900**	4*	150	**8**	**400**	2.3*	**45**	**700**	**55**	**11**	4.7*	1.5*	2.3*
31-50 años	**1000**	35*	**900**	4*	150	**8**	**420**	2.3*	**45**	**700**	**55**	**11**	4.7*	1.5*	2.3*
51-70 años	**1000**	30*	**900**	4*	150	**8**	**420**	2.3*	**45**	**700**	**55**	**11**	4.7*	1.3*	2.0*
> 70 años	**1200**	30*	**900**	4*	150	**8**	**420**	2.3*	**45**	**700**	**55**	**11**	4.7*	1.2*	1.8*
Mujeres															
9-13 años	**1300**	21*	**700**	2*	120	**8**	**240**	1.6*	**34**	**1250**	**40**	**8**	4.5*	1.5*	2.3*
14-18 años	**1300**	24*	**890**	3*	150	**15**	**360**	1.6*	**43**	**1250**	**55**	**9**	4.7*	1.5*	2.3*
19-30 años	**1000**	25*	**900**	3*	150	**18**	**310**	1.8*	**45**	**700**	**55**	**8**	4.7*	1.5*	2.3*
31-50 años	**1000**	25*	**900**	3*	150	**18**	**320**	1.8*	**45**	**700**	**55**	**8**	4.7*	1.5*	2.3*
51-70 años	**1200**	20*	**900**	3*	150	**8**	**320**	1.8*	**45**	**700**	**55**	**8**	4.7*	1.3*	2.0*
> 70 años	**1200**	20*	**900**	3*	150	**8**	**320**	1.8*	**45**	**700**	**55**	**8**	4.7*	1.2*	1.8*
Embarazo															
14-18 años	**1300**	29*	**1000**	3*	220	**27**	**400**	2.0*	**50**	**1250**	**60**	**12**	4.7*	1.5*	2.3*
19-30 años	**1000**	30*	**1000**	3*	220	**27**	**350**	2.0*	**50**	**700**	**60**	**11**	4.7*	1.5*	2.3*
31-50 años	**1000**	30*	**1000**	3*	220	**27**	**360**	2.0*	**50**	**700**	**60**	**11**	4.7*	1.5*	2.3*
Lactancia															
14-18 años	1300	44*	**1300**	3*	**290**	**10**	**360**	2.6*	**50**	**1250**	**70**	**13**	5.1*	1.5*	2.3*
19-30 años	1000	45*	**1300**	3*	**290**	**9**	**310**	2.6*	**50**	**700**	**70**	**12**	5.1*	1.5*	2.3*
31-50 años	1000	45*	**1300**	3*	**290**	**9**	**320**	2.6*	**50**	**700**	**70**	**12**	5.1*	1.5*	2.3*

Esta tabla (tomada de los informes de IDR, consulte www.nap.edu) presenta las RDA en **negritas** y las IA en fuente redonda (normal), seguidas de un asterisco (*). La ingesta diaria recomendada (RDA, *recommended dietary allowances*; nivel promedio) es la cantidad diaria de la dieta que es suficiente para cumplir con el requerimiento de nutrientes de la mayoría de las personas sanas (97-98%) en un grupo. Se calcula a partir del RME. Si no se dispone de evidencia científica suficiente para establecer el RME y, por lo tanto, calcular la RDA, generalmente se desarrolla la IA. Para los bebés sanos amamantados, la IA es la ingesta media. Se piensa que la IA para otras etapas de la vida y grupos por sexo cubre las necesidades de todos los individuos sanos en los grupos, pero la falta de datos o la incertidumbre respecto a ellos impide la posibilidad de especificar con confianza el porcentaje de personas cubiertas por esta ingesta.

IA, ingesta adecuada; RDA, ingesta diaria recomendada; RME, requerimiento medio estimado.

Fuentes: Dietary Reference Intakes for Calcium, Phosphorous, Magnesium, Vitamin D, and Fluoride (1997); Dietary Reference Intakes for Thiamin, Riboflavin, Niacin, Vitamin B6, Folate, Vitamin B12, Pantothenic Acid, Biotin, and Choline (1998); Dietary Reference Intakes for Vitamin C, Vitamin E, Selenium, and Carotenoids (2000); and Dietary Reference Intakes for Vitamin A, Vitamin K, Arsenic, Boron, Chromium, Copper, Iodine, Iron, Manganese, Molybdenum, Nickel, Silicon, Vanadium, and Zinc (2001); Dietary Reference Intakes for Water, Potassium, Sodium, Chloride, and Sulfate (2005); and Dietary Reference Intakes for Calcium and Vitamin D (2011). These reports may be accessed via www.nap.edu. Institute of Medicine. Dietary Reference Intakes for Calcium, Phosphorus, Magnesium, Vitamin D, and Fluoride. 1997. Washington DC: The National Academies Press.
(Se puede acceder a este informe desde National Academies Press a través de www.nap.edu)
Institute of Medicine. Dietary Reference Intakes for Thiamin, Riboflavin, Niacin, Vitamin B6, Folate, Vitamin B12, Pantothenic Acid, Biotin, and Choline. 1998. Washington, DC: The National Academies Press. (Se puede acceder a este informe desde National Academies Press a través de www.nap.edu)
Institute of Medicine. Dietary Reference Intakes for Vitamin C, Vitamin E, Selenium, and Carotenoids. 2000. Washington, DC: The National Academies Press. (Se puede acceder a este informe desde National Academies Press a través de www.nap.edu)
Institute of Medicine. Dietary Reference Intakes for Vitamin A, Vitamin K, Arsenic, Boron, Chromium, Copper, Iodine, Iron, Manganese, Molybdenum, Nickel, Silicon, Vanadium, and Zinc. 2001. Washington, DC: The National Academies Press. (Se puede acceder a este informe desde National Academies Press a través de www.nap.edu)
Institute of Medicine, Dietary Reference Intakes for Water, Potassium, Sodium, Chloride, and Sulfate. 2005. Washington, DC: The National Academies Press. (Se puede acceder a este informe desde National Academies Press a través de www.nap.edu)
Institute of Medicine. Dietary Reference Intakes for Calcium and Vitamin D. 2011. National Academies Press. (Se puede acceder a este informe desde National Academies Press a través de www.nap.edu)

APÉNDICE

C

Ingesta dietética de referencia (IDR): nivel superior de ingesta tolerable (NS), elementos

Food and Nutrition Board, Institute of Medicine, National Academies

ETAPA DE LA VIDA	ARSÉNICO[a]	BORO (mg/día)	CALCIO (mg/día)	CROMO	COBRE (μg/día)	FLÚOR (mg/día)	YODO (μg/día)	HIERRO (mg/día)	MAGNESIO (mg/día)[b]	MANGANESO (mg/día)
Lactantes										
0-6 meses	ND[e]	ND	1000	ND	ND	0.7	ND	40	ND	ND
6-12 meses	ND	ND	1500	ND	ND	0.9	ND	40	ND	ND
Niños										
1-3 años	ND	3	2500	ND	1000	1.3	200	40	65	2
4-8 años	ND	6	2500	ND	3000	2.2	300	40	110	3
Hombres										
9-13 años	ND	11	3000	ND	5000	10	600	40	350	6
14-18 años	ND	17	3000	ND	8000	10	900	45	350	9
19-30 años	ND	20	2500	ND	10000	10	1100	45	350	11
31-50 años	ND	20	2500	ND	10000	10	1100	45	350	11
51-70años	ND	20	2000	ND	10000	10	1100	45	350	11
> 70 años	ND	20	2000	ND	10000	10	1100	45	350	11
Mujeres										
9-13 años	ND	11	3000	ND	5000	10	600	40	350	6
14-18 años	ND	17	3000	ND	8000	10	900	45	350	9
19-30 años	ND	20	2500	ND	10000	10	1100	45	350	11
31-50 años	ND	20	2500	ND	10000	10	1100	45	350	11
51-70 años	ND	20	2000	ND	10000	10	1100	45	350	11
> 70 años	ND	20	2000	ND	10000	10	1100	45	350	11
Embarazo										
14-18 años	ND	17	3000	ND	8000	10	900	45	350	9
19-30 años	ND	20	2500	ND	10000	10	1100	45	350	11
61-50 años	ND	20	2500	ND	10000	10	1100	45	350	11
Lactancia										
14-18 años	ND	17	3000	ND	8000	10	900	45	350	9
19-30 años	ND	20	2500	ND	10000	10	1100	45	350	11
31-50 años	ND	20	2500	ND	10000	10	1100	45	350	11

NS, nivel superior de ingesta diaria de nutrientes que probablemente no suponga riesgo alguno de efectos adversos para la salud en la mayoría de las personas de la población general. A menos que se especifique lo contrario, el NS representa la ingesta total de alimentos, agua y suplementos. Debido a la falta de datos adecuados, no se pudo establecer el NS para la vitamina K, la tiamina, la riboflavina, la vitamina B_{12}, el ácido pantoténico, la biotina y los carotenoides. En ausencia de un NS, se puede requerir precaución adicional al consumir niveles superiores a las ingestas recomendadas. Se debe recomendar a los miembros de la población general que no excedan rutinariamente el NS. El NS no debe aplicarse a personas que reciben tratamiento con el nutriente bajo supervisión médica ni a personas con condiciones predisponentes que modifican su sensibilidad al nutriente.

[a]Aunque no se ha determinado el NS para el arsénico, no hay ninguna justificación para agregarlo a los alimentos o suplementos.

[b]Los NS para el magnesio representan la ingesta de un fármaco y no incluyen la ingesta de alimentos y agua.

[c]Aunque no se ha demostrado que el silicio cause efectos adversos en los seres humanos, no hay justificación para agregar silicio a los suplementos.

[d]Aunque no se ha demostrado que el vanadio en los alimentos cause efectos adversos en los seres humanos, no hay justificación para agregar vanadio a los alimentos y los suplementos de este elemento deben emplearse con precaución. El NS se basa en los efectos adversos en animales de laboratorio y estos datos podrían utilizarse para establecer un NS para adultos, pero no para niños y adolescentes.

[e]ND = No se puede determinar debido a la falta de datos de los efectos adversos en este grupo de edad y la preocupación con respecto a la incapacidad para manejar cantidades excesivas. La fuente de la ingesta debe ser solo de los alimentos para evitar altos niveles de ingesta.

Fuentes: Dietary Reference Intakes for Calcium, Phosphorous, Magnesium, Vitamin D, and Fluoride (1997); Dietary Reference Intakes for Thiamin, Riboflavin, Niacin, Vitamin B6, Folate, Vitamin B12, Pantothenic Acid, Biotin, and Choline (1998); Dietary Reference Intakes for Vitamin C, Vitamin E, Selenium, and Carotenoids (2000); Dietary Reference Intakes for Vitamin A, Vitamin K, Arsenic, Boron, Chromium, Copper, Iodine, Iron, Manganese, Molybdenum, Nickel, Silicon, Vanadium, and Zinc (2001); Dietary Reference Intakes for Water, Potassium, Sodium, Chloride, and Sulfate (2005); and Dietary Reference Intakes for Calcium and Vitamin D (2011). Se puede acceder a estos informes a través de www.nap.edu

MOLIBDENO (µg/día)	NÍQUEL (mg/día)	FÓSFORO (g/día)	SELENIO (µg/día)	SILICIO[c]	VANADIO (mg/día)[d]	ZINC (mg/día)	SODIO (g/día)	CLORO (g/día)
ND	ND	ND	45	ND	ND	4	ND	ND
ND	ND	ND	60	ND	ND	5	ND	ND
300	0.2	3	90	ND	ND	7	1.5	2.3
600	0.3	3	150	ND	ND	12	1.9	2.9
1100	0.6	4	280	ND	ND	23	2.2	3.4
1700	1.0	4	400	ND	ND	34	2.3	3.6
2000	1.0	4	400	ND	1.8	40	2.3	3.6
2000	1.0	4	400	ND	1.8	40	2.3	3.6
2000	1.0	4	400	ND	1.8	40	2.3	3.6
2000	1.0	3	400	ND	1.8	40	2.3	3.6
1100	0.6	4	280	ND	ND	23	2.2	3.4
1700	1.0	4	400	ND	ND	34	2.3	3.6
2000	1.0	4	400	ND	1.8	40	2.3	3.6
2000	1.0	4	400	ND	1.8	40	2.3	3.6
2000	1.0	4	400	ND	1.8	40	2.3	3.6
2000	1.0	3	400	ND	1.8	40	2.3	3.6
1700	1.0	3.5	400	ND	ND	34	2.3	3.6
2000	1.0	3.5	400	ND	ND	40	2.3	3.6
2000	1.0	3.5	400	ND	ND	40	2.3	3.6
1700	1.0	4	400	ND	ND	34	2.3	3.6
2000	1.0	4	400	ND	ND	40	2.3	3.6
2000	1.0	4	400	ND	ND	40	2.3	3.6

Institute of Medicine. Dietary Reference Intakes for Calcium, Phosphorus, Magnesium, Vitamin D, and Fluoride. 1997. Washington DC: The National Academies Press. (Se puede acceder a este informe desde National Academies Press a través de www.nap.edu).

Institute of Medicine. Dietary Reference Intakes for Thiamin, Riboflavin, Niacin, Vitamin B6, Folate, Vitamin B12, Pantothenic Acid, Biotin, and Choline. 1998. Washington, DC: The National Academies Press. (Se puede acceder a este informe desde National Academies Press a través de www.nap.edu).

Institute of Medicine. Dietary Reference Intakes for Vitamin C, Vitamin E, Selenium, and Carotenoids. 2000. Washington, DC: The National Academies Press. (Se puede acceder a este informe desde National Academies Press a través de www.nap.edu).

Institute of Medicine. Dietary Reference Intakes for Vitamin A, Vitamin K, Arsenic, Boron, Chromium, Copper, Iodine, Iron, Manganese, Molybdenum, Nickel, Silicon, Vanadium, and Zinc. 2001. Washington, DC: The National Academies Press. (Se puede acceder a este informe desde National Academies Press a través de www.nap.edu).

Institute of Medicine, Dietary Reference Intakes for Water, Potassium, Sodium, Chloride, and Sulfate. 2005. Washington, DC: The National Academies Press. (Se puede acceder a este informe desde National Academies Press a través de www.nap.edu).

Institute of Medicine. Dietary Reference Intakes for Calcium and Vitamin D. 2011. National Academies Press. (Se puede acceder a este informe desde National Academies Press a través de www.nap.edu).

APÉNDICE D

Ingesta dietética de referencia (IDR): ingesta diaria recomendada (RDA) e ingesta adecuada (IA), vitaminas

ETAPA DE LA VIDA	VITAMINA A (μg/día)[a]	VITAMINA C (μg/día)	VITAMINA D (μg/día)[b,c]	VITAMINA E (mg/día)[d]	VITAMINA K (mg/día)	TIAMINA (mg/día)	RIBOFLAVINA (mg/día)	NIACINA (mg/día)[e]	VITAMINA B_6 (mg/día)	ÁCIDO FÓLICO (μg/día)[f]	VITAMINA B_{12} (μg/día)	ÁCIDO PANTOTÉNICO (mg/día)	BIOTINA (μg/día)	COLINA (mg/día)[g]
Lactantes														
0-6 meses	400*	40*	10	4*	2.0*	0.2*	0.3*	2*	0.1*	65*	0.4*	1.7*	5*	125*
6-12 meses	500*	50*	10	5*	2.5*	0.3*	0.4*	4*	0.3*	80*	0.5*	1.8*	6*	150*
Niños														
1-3 años	300	15	15	6	30*	0.5*	0.5*	6	0.5	150	0.9	2*	8*	200*
4-8 años	400	25	15	7	55*	0.6	0.6	8	0.6	200	1.2	3*	12*	250*
Hombres														
9-13 años	600	45	15	11	60*	0.9	0.9	12	1.0	300	1.8	4*	20*	375*
14-18 años	900	75	15	15	75*	1.2	1.3	16	1.3	400	2.4	5*	25*	550*
19-30 años	900	90	15	15	120*	1.2	1.3	16	1.3	400	2.4	5*	30*	550*
31-50 años	900	90	15	15	120*	1.2	1.3	16	1.3	400	2.4	5*	30*	550*
51-70 años	900	90	15	15	120*	1.2	1.3	16	1.7	400	2.4[h]	5*	30*	550*
> 70 años	900	90	20	15	120*	1.2	1.3	16	1.7	400	2.4[h]	5*	30*	550*
Mujeres														
9-13 años	600	45	15	11	60*	0.9	0.9	12	1.0	300	1.8	4*	20*	375*
14-18 años	700	65	15	15	75*	1.0	1.0	14	1.2	400[i]	2.4	5*	25*	400*
19-30 años	700	75	15	15	90*	1.1	1.1	14	1.3	400[i]	2.4	5*	30*	425*
31-50 años	700	75	15	15	90*	1.1	1.1	14	1.3	400[i]	2.4	5*	30*	425*
51-70 años	700	75	15	15	90*	1.1	1.1	14	1.5	400	2.4[h]	5*	30*	425*
> 70 años	700	75	20	15	90*	1.1	1.1	14	1.5	400	2.4[h]	5*	30*	425*
Embarazo														
14-18 años	750	80	15	15	75*	1.4	1.4	18	1.9	600[j]	2.6	6*	30*	450*
19-30 años	770	85	15	15	90*	1.4	1.4	18	1.9	600[j]	2.6	6*	30*	450*
31-50 años	770	85	15	15	90*	1.4	1.4	18	1.9	600[j]	2.6	6*	30*	450*

(*continúa*)

ETAPA DE LA VIDA	VITAMINA A (µg/día)[a]	VITAMINA C (µg/día)	VITAMINA D (µg/día)[b,c]	VITAMINA E (mg/día)[d]	VITAMINA K (mg/día)	TIAMINA (mg/día)	RIBOFLAVINA (mg/día)	NIACINA (mg/día)[e]	VITAMINA B_6 (mg/día)	ÁCIDO FÓLICO (µg/día)[f]	VITAMINA B_{12} (µg/día)	ÁCIDO PANTOTÉNICO (mg/día)	BIOTINA (µg/día)	COLINA (mg/día)[g]
Lactancia														
14-18 años	**1200**	**115**	**15**	**19**	75*	**1.4**	**1.6**	**17**	**2.0**	**500**	**2.8**	7*	35*	550*
19-30 años	**1300**	**120**	**15**	**19**	90*	**1.4**	**1.6**	**17**	**2.0**	**500**	**2.8**	7*	35*	550*
31-50 años	**1300**	**120**	**15**	**19**	90*	**1.4**	**1.6**	**17**	**2.0**	**500**	**2.8**	7*	35*	550*

Esta tabla (tomada de los informes de IDR, consulte www.nap.edu) presenta las RDA en **negritas** y las IA en fuente redonda (normal), seguidas de un asterisco (*). La RDA (*recommended dietary allowance*) es la ingesta diaria recomendada (nivel promedio) de la dieta que es suficiente para cumplir con el requerimiento de nutrientes de la mayoría de las personas sanas (97-98%) en un grupo. Se calcula a partir del RME. Si no se dispone de evidencia científica suficiente para establecer el RME y, por lo tanto, calcular la RDA, por lo general se desarrolla la IA. Para los lactantes sanos, la IA es la ingesta media. Se piensa que la IA para otras etapas de la vida y grupos por sexo cubre las necesidades de todos los individuos sanos en los grupos, pero la falta de datos o la incertidumbre sobre ellos impide especificar con confianza el porcentaje de personas cubiertas por esta ingesta.

[a]Como EAR. 1 EAR = 1 µg de retinol, 12 µg de β-caroteno, 24 µg de α-caroteno o 24 µg de β-criptoxantina. El EAR para los carotenoides provitamina A en la dieta es dos veces mayor que el ER, mientras que el EAR para la vitamina A preformada es la misma que el ER.

[b]Como colecalciferol. 1 µg de colecalciferol = 40 UI de vitamina D.

[c]Bajo el supuesto de recibir luz solar mínima.

[d]Como α-tocoferol. El α-tocoferol incluye *RRR*-α-tocoferol, la única forma de α-tocoferol presente de forma natural en los alimentos, y las formas *2R*-estereoisoméricas de α-tocoferol (*RRR*-, *RSR*-, *RRS*- y *RSS*-α-tocoferol) presentes en alimentos y suplementos fortificados. No incluye las formas *2S*-estereoisoméricas de α-tocoferol (*SRR*-, *SSR*-, *SRS*- y *SSS*-α-tocoferol), que también se encuentra en alimentos fortificados y suplementos.

[e]Como NE. 1 mg de niacina = 60 mg de triptófano; 0-6 meses = niacina preformada (no NE).

[f]Como EFD. 1 EFD = 1 µg alimento folato = 0.6 µg de ácido fólico de alimentos fortificados o como suplemento consumido con alimentos = 0.5 µg de un suplemento tomado con el estómago vacío.

[g]Aunque se han establecido IA para la colina, hay pocos datos para evaluar si se necesita un suministro dietético de colina en todas las etapas del ciclo de vida, y puede ser que el requerimiento de colina se logre satisfacer mediante la síntesis endógena en algunas de estas etapas.

[h]Debido a que entre el 10 y 30% de los adultos mayores pueden tener una malabsorción de vitamina B_{12} unida a los alimentos, es recomendable que las personas mayores de 50 años de edad cumplan su RDA principalmente consumiendo alimentos fortificados con B_{12} o un suplemento que contenga B_{12}.

[i]En vista de la evidencia que relaciona la ingesta de folato con los defectos del tubo neural en el feto, se recomienda que todas las mujeres fértiles consuman 400 µg de suplementos o alimentos fortificados, además de la ingesta de folato alimentario de una dieta variada.

[j]Se supone que las mujeres continuarán consumiendo 400 µg de suplementos o alimentos fortificados hasta que se confirme su embarazo y entren en la atención prenatal, que generalmente ocurre después del final del período periconcepcional, el momento crítico para la formación del tubo neural.

EAR, equivalente de actividad de retinol; EFD, equivalente de folato en la dieta; EN, equivalente de niacina; ER, equivalente de retinol; IA, ingesta adecuada; RDA, ingesta diaria recomendada; RME, requerimiento medio estimado.

Fuentes: Dietary Reference Intakes for Calcium, Phosphorous, Magnesium, Vitamin D, and Fluoride (1997); Dietary Reference Intakes for Thiamin, Riboflavin, Niacin, Vitamin B6, Folate, Vitamin B12, Pantothenic Acid, Biotin, and Choline (1998); Dietary Reference Intakes for Vitamin C, Vitamin E, Selenium, and Carotenoids (2000); Dietary Reference Intakes for Vitamin A, Vitamin K, Arsenic, Boron, Chromium, Copper, Iodine, Iron, Manganese, Molybdenum, Nickel, Silicon, Vanadium, and Zinc (2001); Dietary Reference Intakes for Water, Potassium, Sodium, Chloride, and Sulfate (2005); and Dietary Reference Intakes for Calcium and Vitamin D (2011). Se puede acceder a estos informes a través de www.nap.edu

Institute of Medicine. Dietary Reference Intakes for Vitamin A, Vitamin K, Arsenic, Boron, Chromium, Copper, Iodine, Iron, Manganese, Molybdenum, Nickel, Silicon, Vanadium, and Zinc. 2001. The National Academies Press. (Se puede acceder a este informe desde National Academies Press a través de www.nap.edu).

Institute of Medicine. Dietary Reference Intakes for Calcium and Vitamin D. 2001. The National Academies Press. (Se puede acceder a este informe desde National Academies Press a través de www.nap.edu).

Institute of Medicine. Dietary Reference Intakes for Thiamin, Riboflavin, Niacin, Vitamin B6, Folate, Vitamin B12, Pantothenic Acid, Biotin, and Choline. 1998. The National Academies Press. (Se puede acceder a este informe desde National Academies Press a través de www.nap.edu).

Institute of Medicine. Dietary Reference Intakes for Vitamin C, Vitamin E, Selenium, and Carotenoids. 2000. The National Academies Press. (Se puede acceder a este informe desde National Academies Press a través de www.nap.edu).

APÉNDICE

E

Ingesta dietética de referencia (IDR): nivel superior de ingesta tolerable (NS), vitaminas

Food and Nutrition Board, Institute of Medicine, National Academies

ETAPA DE LA VIDA	VITAMINA A (µg/día)[a]	VITAMINA C (µg/día)	VITAMINA D (µg/día)	VITAMINA E (mg/día)[b,c]	VITAMINA K	TIAMINA	RIBOFLAVINA	NIACINA (mg/día)[c]	VITAMINA B_6 (mg/día)	ÁCIDO FÓLICO (µg/día)[c]	VITAMINA B_{12}	ÁCIDO PANTOTÉNICO	BIOTINA	COLINA (g/día)	CAROTENOIDES[d]
Lactantes															
0-6 meses	600	ND[e]	25	ND	ND	ND	ND	ND	ND	ND	ND	ND	ND	ND	ND
6-12 meses	600	ND	38	ND	ND	ND	ND	ND	ND	ND	ND	ND	ND	ND	ND
Niños															
1-3 años	600	400	63	200	ND	ND	ND	10	30	300	ND	ND	ND	1.0	ND
4-8 años	900	650	75	300	ND	ND	ND	15	40	400	ND	ND	ND	1.0	ND
Hombres															
9-13 años	1700	1200	100	600	ND	ND	ND	20	60	600	ND	ND	ND	2.0	ND
14-18 años	2800	1800	100	800	ND	ND	ND	30	80	800	ND	ND	ND	3.0	ND
19-30 años	3000	2000	100	1000	ND	ND	ND	35	100	1000	ND	ND	ND	3.5	ND
31-50 años	3000	2000	100	1000	ND	ND	ND	35	100	1000	ND	ND	ND	3.5	ND
51-70 años	3000	2000	100	1000	ND	ND	ND	35	100	1000	ND	ND	ND	3.5	ND
> 70 años	3000	2000	100	1000	ND	ND	ND	35	100	1000	ND	ND	ND	3.5	ND
Mujeres															
9-13 años	1700	1200	100	600	ND	ND	ND	20	60	600	ND	ND	ND	2.0	ND
14-18 años	2800	1800	100	800	ND	ND	ND	30	80	800	ND	ND	ND	3.0	ND
19-30 años	3000	2000	100	1000	ND	ND	ND	35	100	1000	ND	ND	ND	3.5	ND
31-50 años	3000	2000	100	1000	ND	ND	ND	35	100	1000	ND	ND	ND	3.5	ND
51-70 años	3000	2000	100	1000	ND	ND	ND	35	100	1000	ND	ND	ND	3.5	ND
> 70 años	3000	2000	100	1000	ND	ND	ND	35	100	1000	ND	ND	ND	3.5	ND
Embarazo															
14-18 años	2800	1800	100	800	ND	ND	ND	30	80	800	ND	ND	ND	3.0	ND
19-30 años	3000	2000	100	1000	ND	ND	ND	35	100	1000	ND	ND	ND	3.5	ND
31-50 años	3000	2000	100	1000	ND	ND	ND	35	100	1000	ND	ND	ND	3.5	ND
Lactancia															
14-18 años	2800	1800	100	800	ND	ND	ND	30	80	800	ND	ND	ND	3.0	ND
19-30 años	3000	2000	100	1000	ND	ND	ND	35	100	1000	ND	ND	ND	3.5	ND
31-50 años	3000	2000	100	1000	ND	ND	ND	35	100	1000	ND	ND	ND	3.5	ND

NS, nivel superior de ingesta diaria de nutrientes que probablemente no suponga riesgo alguno de efectos adversos para la salud en la mayoría de las personas de la población general. A menos que se especifique lo contrario, el NS representa la ingesta total de alimentos, agua y suplementos. Debido a la falta de datos adecuados, no se pudo establecer el NS para la vitamina K, la tiamina, la riboflavina, la vitamina B_{12}, el ácido pantoténico, la biotina y los carotenoides. En ausencia de un NS, se puede requerir precaución adicional al consumir niveles superiores a las ingestas recomendadas. Se debe recomendar a los miembros de la población general que no excedan de forma habitual el NS. El NS no debe aplicarse a personas que reciben tratamiento con el nutriente bajo supervisión médica ni a personas con afecciones predisponentes que modifican su sensibilidad al nutriente.

[a]Como vitamina A preformada solamente.

[b]Como α-tocoferol; se aplica a cualquier forma de suplemento de α-tocoferol.

[c]Los NS para la vitamina E, la niacina y el ácido fólico se aplican a formas sintéticas obtenidas de suplementos, alimentos fortificados o una combinación de ambos.

[d]Se recomienda que los suplementos de β-caroteno sirvan como fuente de provitamina A para las personas con riesgo de insuficiencia de vitamina A.

[e]ND = no se puede determinar debido a la falta de datos de los efectos adversos en este grupo etario y la preocupación con respecto a la incapacidad para manejar las cantidades excesivas. La fuente de la ingesta debe ser solo de los alimentos para evitar niveles altos.

Fuentes: Dietary Reference Intakes for Calcium, Phosphorous, Magnesium, Vitamin D, and Fluoride (1997); Dietary Reference Intakes for Thiamin, Riboflavin, Niacin, Vitamin B6, Folate, Vitamin B12, Pantothenic Acid, Biotin, and Choline (1998); Dietary Reference Intakes for Vitamin C, Vitamin E, Selenium, and Carotenoids (2000); Dietary Reference Intakes for Vitamin A, Vitamin K, Arsenic, Boron, Chromium, Copper, Iodine, Iron, Manganese, Molybdenum, Nickel, Silicon, Vanadium, and Zinc (2001); and Dietary Reference Intakes for Calcium and Vitamin D (2011). Se puede acceder a estos informes a través de www.nap.edu

Institute of Medicine. Dietary Reference Intakes for Vitamin A, Vitamin K, Arsenic, Boron, Chromium, Copper, Iodine, Iron, Manganese, Molybdenum, Nickel, Silicon, Vanadium, and Zinc. 2001. Washington DC, The National Academies Press. (Se puede consultar este informe desde National Academies Press a través de www.nap.edu).

Institute of Medicine. Dietary Reference Intakes for Calcium and Vitamin D. 2001. Washington DC, The National Academies Press. (Se puede consultar este informe desde National Academies Press a través de www.nap.edu).

Institute of Medicine. Dietary Reference Intakes for Thiamin, Riboflavin, Niacin, Vitamin B6, Folate, Vitamin B12, Pantothenic Acid, Biotin, and Choline. 1998. Washington DC, The National Academies Press. (Se puede consultar este informe desde National Academies Press a través de www.nap.edu).

Institute of Medicine. Dietary Reference Intakes for Vitamin C, Vitamin E, Selenium, and Carotenoids. 2000. Washington DC, The National Academies Press. (Se puede consultar este informe desde National Academies Press a través de www.nap.edu).

APÉNDICE

F Ingesta dietética de referencia (IDR): ingesta diaria recomendada (RDA) e ingesta adecuada (IA), agua total y macronutrientes

Food and Nutrition Board, Institute of Medicine, National Academies

ETAPA DE LA VIDA	AGUA TOTAL[a] (L/día)	HIDRATOS DE CARBONO (g/día)	FIBRA TOTAL (g/día)	GRASA (g/día)	ÁCIDO LINOLEICO (g/día)	ÁCIDO α-LINOLÉNICO (g/día)	PROTEÍNA[b] (g/día)
Lactantes							
0-6 meses	0.7*	60*	ND	31*	4.4*	0.5*	9.1*
6-12 meses	0.8*	95*	ND	30*	4.6*	0.5*	**11.0**
Niños							
1-3 años	1.3*	**130**	19*	ND	7*	0.7*	**13**
4-8 años	1.7*	**130**	25*	ND	10*	0.9*	**19**
Hombres							
9-13 años	2.4*	**130**	31*	ND	12*	1.2*	**34**
14-18 años	3.3*	**130**	38*	ND	16*	1.6*	**52**
19-30 años	3.7*	**130**	38*	ND	17*	1.6*	**56**
31-50 años	3.7*	**130**	38*	ND	17*	1.6*	**56**
51-70 años	3.7*	**130**	30*	ND	14*	1.6*	**56**
> 70 años	3.7*	**130**	30*	ND	14*	1.6*	**56**
Mujeres							
9-13 años	2.1*	**130**	26*	ND	10*	1.0*	**34**
14-18 años	2.3*	**130**	26*	ND	11*	1.1*	**46**
19-30 años	2.7*	**130**	25*	ND	12*	1.1*	**46**
31-50 años	2.7*	**130**	25*	ND	12*	1.1*	**46**
51-70 años	2.7*	**130**	21*	ND	11*	1.1*	**46**
> 70 años	2.7*	**130**	21*	ND	11*	1.1*	**46**
Embarazo							
14-18 años	3.0*	**175**	28*	ND	13*	1.4*	**71**
19-30 años	3.0*	**175**	28*	ND	13*	1.4*	**71**
31-50 años	3.0*	**175**	28*	ND	13*	1.4*	**71**
Lactancia							
14-18 años	3.8*	**210**	29*	ND	13*	1.3*	**71**
19-30 años	3.8*	**210**	29*	ND	13*	1.3*	**71**
31-50 años	3.8*	**210**	29*	ND	13*	1.3*	**71**

Esta tabla (tomada de los informes de IDR, consulte www.nap.edu) presenta las RDA en **negritas** y las IA en fuente redonda (normal), seguidas de un asterisco (*). La RDA es la ingesta diaria recomendada (nivel promedio) de la dieta que es suficiente para cumplir con el requerimiento de nutrientes de la mayoría de las personas sanas (97-98%) en un grupo. Se calcula a partir del RME. Si no se dispone de evidencia científica suficiente para establecer el RME y, por lo tanto, calcular la RDA, generalmente se desarrolla la IA. Para los lactantes sanos, la IA es la ingesta media. Se piensa que la IA para otras etapas de la vida y grupos por sexo cubre las necesidades de todos los individuos sanos en los grupos, pero la falta de datos o la incertidumbre sobre ellos impide la posibilidad de especificar con confianza el porcentaje de personas cubiertas por esta ingesta.

[a]El agua total incluye toda el agua contenida en los alimentos, las bebidas y el agua potable.

[b]Con base en la proteína (g/kg de peso corporal) para el peso corporal de referencia. Por ejemplo, para adultos es 0.8 g/kg de peso corporal para el peso corporal de referencia.

IA, ingesta adecuada; ND, no determinado; RDA, ingesta diaria recomendada; RME, requerimiento medio estimado.

Fuente: Dietary Reference Intakes for Energy, Carbohydrate, Fiber, Fat, Fatty Acids, Cholesterol, Protein, and Amino Acids (2002/2005) and Dietary Reference Intakes for Water, Potassium, Sodium, Chloride, and Sulfate (2005). Se pueden consultar estos informes a través de www.nap.edu.

Institute of Medicine. Dietary Reference Intakes for Energy, Carbohydrate, Fiber, Fat, Fatty Acids, Cholesterol, Protein, and Amino Acids. 2005. Washington, DC: The National Academies Press. (Se puede consultar este informe desde National Academies Press a través de www.nap.edu).

Institute of Medicine. 2005. Dietary Reference Intakes for Water, Potassium, Sodium, Chloride, and Sulfate. Washington, DC: The National Academies Press. (Se puede consultar este informe desde National Academies Press a través de www.nap.edu).

APÉNDICE G

Ingesta dietética de referencia (IDR): rangos recomendados de ingesta de macronutrientes (colesterol, ácidos grasos y azúcares agregados)

Food and Nutrition Board, Institute of Medicine, National Academies

MACRONUTRIENTE	RANGO (PORCENTAJE DE ENERGÍA)		
	NIÑOS (1-3 años)	NIÑOS (4-18 años)	ADULTOS
Grasas	30-40	25-35	20-35
Ácidos grasos omega-6 poliinsaturados[a] (ácido linoleico)	5-10	5-10	5-10
Ácidos grasos omega-3 poliinsaturados[a] (ácido α-linolénico)	0.6-1.2	0.6-1.2	0.6-1.2
Hidratos de carbono	45-65	45-65	45-65
Proteínas	5-20	10-30	10-35

[a]Aproximadamente el 10% del total puede provenir de ácidos grasos de cadena más larga omega-3 u omega-6.

Fuente: Dietary Reference Intakes for Energy, Carbohydrate, Fiber, Fat, Fatty Acids, Cholesterol, Protein, and Amino Acids (2002/2005). Se pueden consultar estos informes a través de www.nap.edu

Ingesta dietética de referencia (IDR): rangos aceptables de distribución de macronutrientes

Food and Nutrition Board, Institute of Medicine, National Academies

Macronutrientes	Recomendación
Colesterol de la dieta	Lo más bajo posible mientras se consume una dieta nutricionalmente adecuada.
Ácidos grasos trans	Lo más bajo posible mientras se consume una dieta nutricionalmente adecuada.
Ácidos grasos saturados	Lo más bajo posible mientras se consume una dieta nutricionalmente adecuada.
Azúcares añadidos[a]	Limitar a no más del 25% de la energía total.

[a]No es una ingesta recomendada. No se estableció una ingesta diaria de azúcares añadidos para las personas que desean lograr una dieta saludable.

Fuente: Dietary Reference Intakes for Energy, Carbohydrate, Fiber, Fat, Fatty Acids, Cholesterol, Protein, and Amino Acids (2002/2005). Se pueden consultar estos informes a través de www.nap.edu

Institute of Medicine. Dietary Reference Intakes for Energy, Carbohydrate, Fiber, Fat, Fatty Acids, Cholesterol, Protein, and Amino Acids. 2005. Washington, DC: The National Academies Press. (Se puede consultar este informe desde National Academies Press a través de www.nap.edu).

APÉNDICE H

Principios y componentes de un ejemplo de evaluación nutricional

<u>Objetivo de la evaluación nutricional:</u> determinar si los alimentos y las bebidas consumidos satisfacen los requerimientos de la persona en evaluación. Las necesidades individuales varían según la edad, el sexo, el estado de salud, la presencia de lesiones, la intensidad, la duración y el tipo de actividad física. Con el fin de determinar si los alimentos y las bebidas satisfacen las necesidades, los protocolos de evaluación de nutrición suelen incluir los siguientes componentes, que a menudo se modifican para abordar las preocupaciones específicas de la población que se evalúa (p. ej., mujeres adolescentes; atletas adultos mayores de resistencia):

ELEMENTO	MUESTRA
INFORMACIÓN PERSONAL <u>Objetivo:</u> la intención es obtener la información básica sobre el atleta, incluido el nombre, el deporte, la fecha de nacimiento, entre otros, para garantizar el contacto y seguimiento eficaz, así como para establecer la categoría adecuada y los parámetros de evaluación correspondientes (edad, sexo, deporte, etc.). Las notas deben incluir elementos específicos, como discapacidades, necesidades especiales y cualquier otro factor que ayude a que la evaluación se lleve a cabo desde la perspectiva apropiada.	Ver formulario INFORMACIÓN PERSONAL
ANTECEDENTES MÉDICOS DEL ATLETA <u>Objetivo:</u> determinar si el atleta tiene un alto riesgo de lesión debido a una ingesta de energía o nutrientes insuficiente o inapropiada. Esta sección debe incluir información sobre lesiones actuales y pasadas, hospitalizaciones, antecedentes familiares de enfermedades hereditarias, enfermedades y afecciones diagnosticadas, medicamentos (prescritos y autoprescritos), dieta especial (prescrita y autoprescrita) y autopercepción del rendimiento del atleta.	Ver formulario ANTECEDENTES MÉDICOS DEL ATLETA

INFORMACIÓN PERSONAL

Nombre	***Sexo***	***Fecha de nacimiento***
Equipo	***Posición***	***Años de práctica del deporte***
Dirección	***Ciudad/código postal***	***Teléfono y correo electrónico del atleta***
Nombre del contacto en caso de urgencia	***Relación (nota: se requiere padre o tutor para menores de edad) Madre__Padre__ Cónyuge__Otro__***	***Teléfono y correo electrónico del contacto en caso de urgencia***
Notas:		

ANTECEDENTES MÉDICOS DEL ATLETA

SÍ	***NO***	***LESIONES***	***NOTAS (gravedad, frecuencia, etc.; con énfasis en la posible relevancia nutricional)***
		Conmoción o traumatismo craneoencefálico	
		Fractura de nariz	
		Lesión en el cuello que involucra nervios, huesos o médula espinal	
		Luxación del hombro, separación u otra lesión en el hombro	
		Lesión del codo	
		Lesión de muñeca	
		Lesión de mano/dedos	
		Lesión de espalda que requiera tratamiento médico	
		Lesión de cadera	
		Lesión de rodilla	
		Lesión de tobillo	
		Lesión de pies	
		Otras fracturas óseas o fracturas por estrés	
		Otra lesión musculoesquelética significativa	
Notas: (incluya fechas, lesiones repetidas y hospitalizaciones)			

(*continúa*)

	ANTECEDENTES MÉDICOS FAMILIARES			
ANTECEDENTES MÉDICOS FAMILIARES Objetivo: asegurarse de que el atleta haya sido evaluado por un profesional de la salud debidamente acreditado para garantizar que no haya riesgos actuales. Si recibe tratamiento, debe asegurarse de que ninguna recomendación nutricional se contraponga con el plan de tratamiento.	**SÍ**	**NO**	**ANTECEDENTES**	**NOTAS**
			Ruidos cardíacos	
			Dolores torácicos (con o sin ejercicio)	
			Desmayo o cuasidesmayo, pérdida de la consciencia	
			Presión arterial alta	
			Arritmias	
			Falta de aire o asma inexplicable	
			Muerte súbita sin aviso antes de los 50 años de edad	
			Otros antecedentes de problemas cardíacos	

	Enfermedades o afecciones actuales			
ENFERMEDADES/AFECCIONES ACTUALES Objetivo: asegurarse de que el atleta esté siendo tratado activamente por alguna de estas afecciones. De lo contrario, el objetivo es remitir al atleta a un profesional de la salud debidamente acreditado si la respuesta es "sí" a cualquiera de estas situaciones. Si recibe tratamiento, asegurarse de que ninguna recomendación nutricional se contraponga con el plan de tratamiento (consultar antecedentes familiares).	**SÍ**	**NO**	**PADECIMIENTO ACTUAL DEL ATLETA**	**NOTAS**
			Anemia (indicar el tipo en las notas)	
			Asma, alergia, fiebre del heno (especifique todo en las notas)	
			Alteraciones de la coagulación sanguínea y hemorragias	
			Tumor o secreción mamaria (mujeres)	
			Dependencia química (indicar el tipo en las notas)	
			Depresión o ansiedad recurrente	
			Diabetes	
			Trastorno alimentario	
			Epilepsia o crisis convulsivas	
			Diarrea frecuente o estreñimiento (especifique en las notas)	
			Enfermedad por calor o calambres crónicos	
			Hernia	
			Problema de riñón o vejiga	
			Enfermedad hepática	
			Migrañas	
			Mononucleosis	
			Problemas cutáneos	
			Problemas testiculares o de otro tipo en genitales	
			Enfermedad tiroidea	
			Úlceras, problema estomacal	
			Colitis ulcerativa, enfermedad de Crohn	
			Sangrado inusual o moretones	
			Pérdida de peso reciente mayor de 4.5 kg	
			Otro (describa en las notas)	

	MEDICAMENTOS	
MEDICAMENTOS Objetivo: asegurarse de no recomendar alimentos que puedan interferir con los medicamentos que se toman.	**LISTA DE MEDICAMENTOS QUE SE TOMAN ACTUALMENTE**	**INDIQUE SI HAN SIDO PRESCRITOS**

PARA MUJERES

Objetivo: varios factores nutricionales, incluidos la adecuación diaria de la energía, el equilibrio energético a lo largo del día y la sideremia, pueden desempeñar un papel en la función menstrual.

PARA ATLETAS MUJERES	
SITUACIÓN MENSTRUAL	**NOTAS**
Fecha del último período menstrual	
Tiempo habitual entre períodos	
Anomalías en el Papanicoláu o hallazgo relacionado	
Número de períodos en los últimos 6 meses	
Tiempo más largo (meses) sin período menstrual	

CUESTIONES DE HIDRATACIÓN

Objetivo: esta sección se centra en temas relacionados con la hidratación, incluidos los factores asociados con la deshidratación, los calambres por calor y la hiponatremia.

CUESTIONES RELACIONADAS CON LA DESHIDRATACIÓN			
SÍ	**NO**	**RIESGOS Y SEÑALES**	**NOTAS**
		Vómitos frecuentes	
		Diarrea frecuente	
		Sustitución deficiente de líquidos (pérdida de peso alta con el ejercicio)	
		Altas tasas de sudoración inducidas (saunas, etc.)	
		Uso de laxantes	
		Uso de diuréticos	
		Dietas altas en proteínas, bajas en frutas y verduras	
		Fiebre reciente	

CUESTIONES RELACIONADAS CON EL CAMBIO MUSCULAR			
SÍ	**NO**	**RIESGOS Y SEÑALES**	**NOTAS**
		Antecedentes de calambres por calor	
		Evitar alimentos salados o adicionar sal a los alimentos	
		Sudoración pronta y abundante	
		Hábitos deficientes de hidratación	
		El sudor hace arder los ojos, tiene gusto salado	
		Sal visible en la piel	
		Mala aclimatación al calor y la humedad	
		Antecedentes familiares de fibrosis quística (se caracteriza por pérdida de sal)	

CUESTIONES RELACIONADAS CON HIPONATREMIA			
SÍ	**NO**	**RIESGOS Y SEÑALES**	**NOTAS**
		Se confunde fácilmente al final de la práctica	
		Cefaleas frecuentes después de la práctica	
		Calambres musculares frecuentes	
		Náuseas y vómitos después de la práctica	
		Hinchazón del abdomen, dedos, etcétera, después de la práctica	
		No ingiere bebidas que contengan sal durante la práctica	
		Toma AINE antes de la práctica	

(*continúa*)

ALERGIAS, INTOLERANCIAS Y SENSIBILIDADES ALIMENTARIAS	**ALERGIAS, INTOLERANCIAS Y SENSIBILIDADES ALIMENTARIAS**		
Objetivo: existe una gran variación entre los individuos en cuanto a su reacción a diferentes alimentos. El objetivo de esta escala es identificar a los atletas con síntomas graves que pueden requerir pruebas y asesoramiento adicionales con un profesional de la salud debidamente acreditado.	0 = ninguna 1 = ocasionalmente (menos de 2 por semana con síntomas leves) 2 = con frecuencia (2 o más por semana con síntomas leves) 3 = ocasionalmente (< 2 por semana con síntomas graves) 4 = con frecuencia (2 o más por semana con síntomas graves) (Los números más altos sugieren posibles alergias, intolerancias o sensibilidades)		
	NÚMERO	**PROBLEMA**	**ALIMENTOS PROBABLES (SI HAN SIDO IDENTIFICADOS)**
		Constitucional (fatiga, pereza, cansancio, inquietud, somnolencia diurna, insomnio nocturno, malestar intenso, crisis convulsivas)	
		Emocional (depresión, ansiedad, cambios del estado de ánimo, irritabilidad, olvidos, dificultad para concentrarse)	
		Cabeza/oídos (cefalea, migraña, otitis, acúfenos, picazón de los oídos, secreción, sensibilidad al sonido)	
		Piel (manchas, acné, erupciones/urticaria, eccema, eritema, picazón en la piel)	
		Nasal/senos (goteo nasal posterior, dolor sinusal, secreción, congestión nasal, estornudos)	
		Boca/garganta (dolor de garganta, inflamación, carraspeo, úlceras bucales, dificultad para tragar)	
		Pulmones (sibilancias, congestión en el pecho, tos seca o húmeda, dificultad para respirar)	
		Ojos (rojos o hinchados, acuosos, picazón, ojeras, sensibilidad a la luz)	
		Genitourinario (polaquiuria, disuria, dolor de vejiga, enuresis)	
		Musculoesquelético (dolor, molestia o rigidez en las articulaciones, rigidez, movimientos involuntarios, espasmos o calambres musculares)	
		Cardiovascular (arritmias, presión arterial alta)	
		Digestivo (acidez/reflujo, dolor de estómago, estreñimiento, diarrea, distensión abdominal, náuseas, flatulencias, vómitos)	
		Control de peso (fluctuación de peso, antojos de alimentos, retención de agua, atracones, purga)	

ANÁLISIS DE LA INGESTA DIETÉTICA

Objetivo: determinar la adecuación de la ingesta de energía y nutrientes para la persona que se evalúa. Existen diferentes estrategias para obtener información sobre el consumo de alimentos/bebidas para analizar la idoneidad de la ingesta alimentaria. Obtener el equilibrio energético de 24 h (el registro de todos los alimentos y bebidas consumidos en ese período, junto con una estimación del gasto energético) es una estrategia frecuente. En este ejemplo, las ingestas de alimentos, bebidas y gastos de energía se evalúan cada hora para permitir la predicción del análisis de la ingesta de nutrientes y energía cada día y a lo largo de este. La escala empleada en el ejemplo determina el valor del equivalente metabólico (MET, *metabolic equivalent of task*), que representa un múltiplo del gasto energético en reposo, el cual se puede predecir mediante las diferentes ecuaciones utilizadas para ese fin (p. ej., Harris-Benedict) o a través de dispositivos que porta la persona (p. ej., monitor de frecuencia cardíaca). Las ingestas de alimentos y bebidas generalmente se evalúan a través de programas electrónicos comerciales que comparan de forma automática las ingestas de nutrientes con las dietas recomendadas por edad/sexo.

ANÁLISIS DE LA DIETA Y ACTIVIDAD

ESCALA DE GASTO ENERGÉTICO RELATIVO

1	**Descansar, reclinarse**, dormir.
1.5	**Reposo +**, tiempo sedente, actividades durante un día típico.
2.0	**Muy ligero:** mayor movimiento con la parte superior del cuerpo. Equivale a atar los cordones de los zapatos, mecanografiar o cepillarse los dientes.
2.5	**Muy ligero +:** mayor esfuerzo que 2.0, pero menos que 3.0.
3.0	**Ligero:** movimiento con la parte superior e inferior del cuerpo. Equivale a las tareas del hogar.
3.5	**Ligero +:** mayor esfuerzo que 3.0, con frecuencia cardíaca acelerada, pero el trabajo se realiza sin dificultad.
4.0	**Moderado:** caminar con vigor, etc. Frecuencia cardíaca acelerada, sudoración ligera, pero cómoda.
4.5	**Moderado +:** mayor esfuerzo que 4.0, con la frecuencia cardíaca notablemente acelerada, respiración acelerada.
5.0	**Vigoroso:** respiración claramente acelerada y más profunda, ritmo cardíaco acelerado, debe respirar profundamente de vez en cuando para continuar la conversación.
5.5	**Vigoroso +:** mayor esfuerzo que en 5.0. Debe respirar profundamente con frecuencia para continuar la conversación.
6.0	**Pesado:** se puede hablar, pero respirar es tan difícil y profundo que preferiría no hacerlo. Sudoración abundante. Frecuencia cardíaca muy alta.
6.5	**Pesado +:** mayor esfuerzo que en 6.0. Se puede hablar, pero con dificultad. "No puedo seguir por mucho tiempo".
7.0	**Extenuante:** no se puede continuar con esta intensidad durante mucho tiempo, ya que se encuentra al borde del colapso y jadeando por aire, con el ritmo cardíaco muy acelerado.

EJEMPLO

HORA INICIO	HORA FIN	FACTOR DE ACTIVIDAD	DESCRIPCIÓN DE ACTIVIDAD	DESCRIPCIÓN DE ALIMENTOS Y BEBIDAS	CANTIDAD DE ALIMENTOS Y BEBIDAS
0 h	7 h	1.0	Sueño		
7 h	8 h	1.5	Nada en especial	Waffles integrales, congelados/ tostados	2 waffles
				Miel de maple (arce)	2 cdas.
				Leche con 1% grasa	1 taza
				Jugo (zumo) de naranja (fresco)	1.5 tazas
				Café	2 tazas
				Leche 1% para café	2 cdas.
10 h	11 h	5.0	Trotar 30 min	Bebida energética e hidratante	465 mL
12 h	15 h	1.5	Nada en especial	Sándwich de ternera con pan blanco	1 sándwich
				Mayonesa	1 cdta.
				Pay de manzana	1 porción regular
17 h	18 h	4.0	Caminata vigorosa 1 h	Agua	465 mL
19 h	20 h	1.5	Nada en especial	Lasaña de carne con queso	Porción grande
				Ensalada de lechuga, tomate y pepino	Plato mediano de ensalada
				Aderezo de ensalada de queso azul	2 cdas.
				Vino tinto	1 vaso
22 h	23 h	1.5	Nada en especial	Rocetas de maíz (naturales, sin mantequilla)	Paquete de 100 kcal

Fin del ejemplo

(*continúa*)

	COMENZAR REGISTRO DE DATOS DE ALIMENTOS Y ACTIVIDADES DEL ATLETA					
	HORA INICIO	HORA FIN	FACTOR DE ACTIVIDAD	DESCRIPCIÓN DE ACTIVIDAD	DESCRIPCIÓN DE ALIMENTOS Y BEBIDAS	CANTIDAD DE ALIMENTOS Y BEBIDAS
	CONTINÚE CON ESTE FORMATO SEGÚN LA NECESIDAD PARA REGISTRAR UN DÍA COMPLETO DE INGESTA Y ACTIVIDAD					

EVALUACIÓN DE LA COMPOSICIÓN CORPORAL Objetivo: evaluar si la masa muscular y la grasa del atleta son apropiadas para el esfuerzo del deporte que practica. Hay muchas estrategias diferentes para evaluar la composición corporal. Independientemente de la estrategia, es importante determinar los cambios en la composición corporal del atleta para ayudar a determinar si las estrategias dietéticas y de actividad están dando los resultados deseados. Idealmente, los valores proporcionados en este ejemplo deben ser parte de una hoja de cálculo que permita determinar de forma fácil el cambio a lo largo del tiempo.	**VALORES DE LA COMPOSICIÓN CORPORAL** Datos antropométricos Estatura (cm)_______ Estatura (pulg)_______ Peso (kg)________ Peso (lb)________ Perímetro abdominal (cm)_______ Perímetro abdominal (pulg)_______ Cociente peso/estatura: ___________________ Índice de masa corporal:___________ Categoría de IMC:___________ Composición corporal Método de composición corporal (pliegues cutáneos, BIA, DEXA, etc.,)___________________________ Fecha de la evaluación:_____/_____/_____ Porcentaje de grasa corporal: ____________ Porcentaje de masa magra:____________ % de cambio con respecto al valor previo de porcentaje de grasa corporal:_______________ % de cambio con respecto al valor previo de porcentaje de de masa magra:_______________
ESTRATEGIA DE DIETA Objetivo: determinar si el atleta está siguiendo un plan de dieta que pueda ser contraproducente para lograr los objetivos de su rendimiento deportivo. El objetivo de las siguientes preguntas es determinar si el atleta evaluado sigue una dieta específica, y si esta fue prescrita por un profesional de la salud o fue seleccionada por su cuenta. Es importante conocer la fuente de una prescripción dietética para garantizar la comprensión del fundamento de la recomendación.	**¿SIGUE UN PROTOCOLO DE DIETA ESPECÍFICO?** **Considera que usted:** **¿Mantiene una dieta específica?** _____Sobrepeso _____Peso bajo _____Peso ideal _____Libre de gluten _____Por prescripción _____Por elección _____Cetogénica _____Por prescripción _____Por elección _____Alta en proteínas _____Por prescripción _____Por elección _____Otra dieta _____Por prescripción _____Por elección Por favor describa "la otra dieta": ______________________ ______________________ Para cualquier dieta prescrita, indique la fuente (p. ej., médico, dietista, entrenador, entrenador atlético, etc.): ______________ _________________
FIRMA DEL ATLETA Objetivo: debido a que existe una responsabilidad potencial si se hacen recomendaciones que generen problemas debido a la falta de exactitud en la información provista por el atleta, es importante obtener su firma (o la de sus padres si es menor de edad) para confirmar la exactitud de la información proporcionada.	**Atleta** **Nombres:**______________________ **Apellidos:**______________________ **Firma:**____ **Fecha**________________ **Persona que registra la ficha de antecedentes médicos y la evaluación nutricional:** **Nombres:**______________________ **Apellidos:**______________________ **Firma:**____ **Fecha**________________

APÉNDICE I

Contenido de calcio de los alimentos según su categoría (de alto a bajo)

Leche, leche de soya (soja) y leche de almendra	Porción	Calcio (mg)	Calorías	Proporción de nutrientes/calorías
Leche de almendras, endulzada, lista para beber	1 taza	451	91	4.96
Leche de almendras, de chocolate, lista para beber	1 taza	451	120	3.76
Yogur natural bajo en grasa	Envase con 175 mL	311	107	2.91
Leche baja en grasa (1.0%)	1 taza	305	102	2.99
Kéfir, 1% grasa láctea, sin endulzar	1 taza	300	120	2.50
Leche de soya, natural	1 taza	299	100	2.99
Leche desnatada (sin grasa)	1 taza	298	83	3.59
Leche reducida en grasa (2.0%)	1 taza	293	122	2.40
Queso amarillo, pasteurizado y procesado	1 rebanada (30 mL)	293	102	2.87
Leche, grasa láctea entera (3.7%)	1 taza	290	156	1.86
Leche, chocolate (baja en grasa)	1 taza	290	178	1.63
Mantequilla, baja en grasa	1 taza	284	98	2.90
Mantequilla, grasa láctea entera	1 taza	282	152	1.86
Leche, chocolate (leche entera)	1 taza	280	208	1.35
Queso, suizo	30 mL	224	108	2.07
Queso, cheddar	30 mL	191	115	1.66
Yogur, helado (todos los sabores excepto chocolate)	1 taza	174	221	0.79
Queso, *mozzarella* (leche entera)	30 mL	141	84	1.68
Queso, *cottage* (crema cuajada grande y pequeña)	0.5 taza (1.2 mL)	94	111	0.85
Queso, parmesano (rallado)	1 cda.	43	21	2.05
Crema ácida, fermentada	1 cda.	13	23	0.57
	Promedio de calcio por categoría=	**252.71**		**2.296**
Pescado	**Porción**	**Calcio (mg)**	**Calorías**	**Proporción de nutrientes/calorías**
Sardina, Atlanta (enlatada en aceite, masa drenada)	90 mL	321	175	1.83
Salmón, rosado (enlatado, masa drenada)	90 mL	241	117	2.06
Caballa, jurel (enlatado, masa drenada)	90 mL	202	131	1.54
Basa, agua dulce (cocido, calor seco)	90 mL	88	124	0.71
Trucha, agua dulce (cocido, calor seco)	90 mL	47	162	0.29
Bacalao, Atlántico (enlatado, masa drenada)	90 mL	18	89	0.20
Salmón, salvaje del Atlántico (cocido, calor seco)	90 mL	13	155	0.08
Atún, blanco (enlatado, masa drenada)	90 mL	12	109	0.11
	Promedio de calcio por categoría=	**117.75**		**0.854**

(*continúa*)

Legumbres	Porción	Calcio (mg)	Calorías	Proporción de nutrientes/calorías
Alubias, enlatadas	1 taza	191	299	0.64
Frijol de soya (maduro, hervido, masa drenada)	1 taza	175	298	0.59
Frijol (judía/poroto) pinto, enlatado	1 taza	152	275	0.55
Frijoles cocidos, enlatados	1 taza	127	266	0.48
Frijoles blancos, enlatados	1 taza	123	296	0.42
Garbanzos, enlatados	1 taza	108	335	0.32
Tempeh	0.5 taza	92	160	0.58
Frijol peruano (cocido, masa drenada)	1 taza	54	209	0.26
Frijoles negros, enlatados	1 taza	46	227	0.20
Tofu, firme	90 mL	27	53	0.51
Tofu, suave	90 mL	26	47	0.55
	Promedio de calcio por categoría=	**101.91**		**0.463**
Cereales	**Porción**	**Calcio (mg)**	**Calorías**	**Proporción de nutrientes/calorías**
Pan, trigo blanco	1 rebanada	192	67	2.87
Pan de maíz (con leche con 2% grasa láctea)	60 mL	139	149	0.93
Cereal de avena tostada	1 taza	112	105	1.07
Cereal de maíz tostado	1 taza	100	115	0.87
Pan, trigo entero	1 rebanada	52	81	0.64
Granola (hecha en casa)	0.5 taza	48	298	0.16
Quinua (cocida)	1 taza	31	222	0.14
Pan, multigrano	1 rebanada	27	69	0.39
Cereal de avena (instantáneo)	1 paquete	21	150	0.14
Arroz, marrón (cocido)	1 taza	20	216	0.09
Tortillas	15 cm	15	41	0.37
Espagueti (cocido)	1 taza	10	220	0.05
Cereal de amaranto en hojuelas	1 taza	6	134	0.04
Arroz, blanco (cocido)	1 taza	3	169	0.02
	Promedio de calcio por categoría=	**55.43**		**0.555**
Frutas	**Porción**	**Calcio (mg)**	**Calorías**	**Proporción de nutrientes/calorías**
Jugo (zumo) de naranja, calcio añadido (concentrado)	1 taza	349	117	2.98
Naranja (cruda, fresca)	1 grande	74	86	0.86
Kiwi, verde (crudo, fresco)	1 taza de rebanadas	61	110	0.55
Jugo de uva (embotellado)	1 taza	28	152	0.18
Jugo de naranja (crudo, fresco)	1 taza	27	112	0.24
Fresas (frutillas) (crudas, frescas)	1 taza de mitades	24	48	0.50
Jugo de manzana (fresco)	1 taza	20	114	0.18
Mango (crudo, fresco)	1 taza de trocitos	18	99	0.18
Manzana, *golden delicious* (cruda, fresca)	1 grande	16	153	0.10
Uvas, rojas y verdes (crudas, frescas)	1 taza	15	104	0.14
Plátano (bananas) (crudo, fresco)	1 taza de rebanadas	9	134	0.07
Arándanos (moras) (crudos, frescos)	1 taza	9	84	0.11
	Promedio de calcio por categoría=	**54.17**		**0.509**

Vegetales	Porción	Calcio (mg)	Calorías	Proporción de nutrientes/calorías
Espinacas, cocidas (hervidas, masa drenada)	1 taza	245	41	5.98
Col (repollo), pak-choi (hervida, masa drenada)	1 taza	158	20	7.90
Kale (col rizada), cocida (hervidas, masa drenada)	1 taza	94	36	2.61
Okra, cocida (hervida, masa drenada)	1 taza	62	18	3.44
Calabaza (todas las variedades, hervida, masa drenada)	1 taza	49	36	1.36
Col, cocida (hervida, masa drenada)	0.5 taza	36	17	2.12
Brócoli, flores (crudo, fresco)	1 taza	34	20	1.70
Brócoli, cocido (hervido, masa drenada)	0.5 taza	31	27	1.15
Espinacas (crudas, frescas)	1 taza	30	7	4.29
Kale (cruda, fresca)	1 taza	24	8	3.00
Col (cruda, fresca)	0.5 taza	16	8	2.00
Arúgula (cruda, fresca)	0.5 taza	16	3	5.33
Lechuga romana (cruda, fresca)	1 taza	13	10	1.30
Lechuga italiana (cruda, fresca)	1 taza	13	5	2.60
Papas (patatas), al horno (sin piel)	1 papa	8	145	0.06
Cebolla (cruda, fresca)	30 mL	7	11	0.64
Maíz (choclo), dulce, blanco (hervido, masa drenada)	1 mazorca	2	86	0.02
	Promedio de calcio por categoría=	**49.29**		**2.676**
Nueces y semillas	**Porción**	**Calcio (mg)**	**Calorías**	**Proporción de nutrientes/calorías**
Almendras (tostadas)	30 g (22 semillas)	75	167	0.45
Avellanas (peladas)	30 g	42	176	0.24
Nueces del Brasil (secas)	5 semillas	40	165	0.24
Nueces de Castilla (en trozos)	1/4 taza	29	191	0.15
Nueces de Macadamia (tostadas)	30 g (10 semillas)	20	201	0.10
Nueces pecanas (tostadas)	30 g	20	199	0.10
Cacahuates (maní) (tostados)	30 g	16	164	0.10
Semillas de girasol (tostadas)	30 g	16	173	0.09
Semillas de calabaza (tostadas)	30 g	15	125	0.12
Castañas (asadas)	30 g	5	67	0.07
	Promedio de calcio por categoría=	**27.80**		**0.167**
Carnes (res, pollo, cordero, cerdo)	**Porción**	**Calcio (mg)**	**Calorías**	**Proporción de nutrientes/calorías**
Pollo, pierna/muslo, la carne solamente (al horno)	1 taza de cubos	21	287	0.07
Pechuga de pollo, solo la carne (al horno)	1 taza de cubos	21	242	0.09
Res, molida (picada), 85% magra (a la parrilla)	90 g	15	213	0.07
Cordero, pierna, rebanada de parte central (a la parrilla)	90 g	12	183	0.07
Chuleta de cerdo (a la parrilla)	1 chuleta	10	265	0.04
Res, costilla, magra (a la parrilla)	90 g	9	343	0.03
Jamón de pierna (asado)	90 g	8	170	0.05
Res, magra (a la parrilla)	90 g	7	137	0.05
Tocino (bacon, panceta) de cerdo (frito en sartén)	2 rebanadas	2	103	0.02
	Promedio de calcio por categoría=	**11.67**		**0.053**
Contenido de calcio en los alimentos no recomendados **para consumo regular**				

(*continúa*)

Comida rápida	Porción	Calcio (mg)	Calorías	Proporción de nutrientes/calorías
Malteada de vainilla	330 g	457	351	1.30
Tortilla tostada con ensalada, queso y chile	1.5 tazas	254	290	0.88
Pizza con aderezo de queso, orilla normal (35 cm)	1 rebanada	201	185	1.09
Bollo con huevo y tocino	1 bollo	189	485	0.39
Helado de vainilla en barquillo	1 barquillo	155	196	0.79
Una hamburguesa simple, con condimentos	1 bollo	149	438	0.34
Una hamburguesa doble, con condimentos	1 bollo	131	942	0.14
Taco con carne, queso y lechuga (no frito)	1 taco	125	210	0.60
Helado de vainilla	0.5 taza	84	137	0.61
Helado de fresa	100 g	70	111	0.63
Helado de chocolate	100 g	63	125	0.50
Helado, sándwich	1 sándwich	60	166	0.36
Papas fritas a la francesa	10 tiras	14	203	0.07
Tiras de pollo frito	3 tiras	14	315	0.04
Pollo, ala, solo carne (rebozado)	1 ala, sin hueso	10	159	0.06
	Promedio de calcio por categoría=	**131.73**		**0.520**

Esta tabla representa el contenido de calcio de los alimentos consumidos habitualmente, con los valores de la base de datos de nutrientes del Department of Agriculture. No pretende ser una lista exhaustiva; se proporciona con el objeto de aumentar la comprensión sobre los alimentos provechosos para satisfacer los requerimientos de calcio. La proporción de nutrientes/calorías permite una mejor comprensión de la concentración de calcio en relación con las calorías aportadas por la porción de alimento indicada. Una proporción más alta es una indicación de que, para el aporte de calorías, hay una mayor concentración de calcio.

Tenga en cuenta que la biodisponibilidad del calcio es diferente para cada alimento, según los factores que inciden para mejorar o disminuir su absorción.

APÉNDICE J

Contenido de hierro de los alimentos según su categoría (de alto a bajo)

Legumbres	Porción	Hierro (mg)	Calorías	Proporción de nutrientes/calorías
Frijol de soya (soja) (maduro, hervido, masa drenada)	1 taza	8.84	298	0.030
Alubias, enlatadas	1 taza	7.83	299	0.026
Frijoles (judías/porotos) blancos, enlatados	1 taza	4.85	296	0.016
Frijoles peruanos (cocidos, masa drenada)	1 taza	4.17	209	0.020
Frijoles negros, enlatados	1 taza	3.61	227	0.016
Frijoles pintos, enlatados	1 taza	3.21	275	0.012
Garbanzos, enlatados	1 taza	2.58	335	0.008
Tempeh	0.5 taza	2.24	160	0.014
Tofu, firme	90 g	0.88	53	0.017
Frijoles cocidos, enlatados	1 taza	0.73	266	0.003
Tofu, suave	90 g	0.70	47	0.015
	Promedio de hierro por categoría=	**3.60**		**0.016**
Cereales	**Porción**	**Hierro (mg)**	**Calorías**	**Proporción de nutrientes/calorías**
Cereal de avena tostada	1 taza	9.29	105	0.088
Cereal de maíz tostado	1 taza	8.99	115	0.078
Quinoa (cocinada)	1 taza	2.76	222	0.012
Granola (hecha en casa)	0.5 taza	2.58	298	0.009
Espagueti (cocido)	1 taza	1.79	220	0.008
Cereal de avena (instantáneo)	1 paquete	1.72	150	0.011
Pan de maíz (choclo) (con leche con 2% de grasa láctea)	60 mL	1.40	149	0.009
Pan, trigo blanco	1 rebanada	1.37	67	0.020
Arroz, marrón (cocido)	1 taza	0.82	216	0.004
Pan, trigo entero	1 rebanada	0.79	81	0.010
Cereal de amaranto en hojuelas	1 taza	0.67	134	0.005
Pan, multigrano	1 rebanada	0.65	69	0.009
Arroz, blanco (cocido)	1 taza	0.24	169	0.001
Tortillas	15 cm	0.23	41	0.006
	Promedio de hierro por categoría=	**2.38**		**0.019**

(*continúa*)

Carnes (res, pollo, cordero, cerdo)	Porción	Hierro (mg)	Calorías	Proporción de nutrientes/calorías
Res, magra (a la parrilla)	90 g	2.57	137	0.019
Res, molida (picada), 85% magra (a la parrilla)	90 g	2.21	213	0.010
Cordero, pierna, rebanada de parte central (a la parrilla)	90 g	2.02	183	0.011
Pollo, pierna/muslo, la carne solamente (al horno)	1 taza en cubos	1.86	287	0.006
Res, costilla, magra (a la parrilla)	90 g	1.77	343	0.005
Pechuga de pollo, solo la carne (al horno)	1 taza en cubos	1.48	242	0.006
Chuleta de cerdo (a la parrilla)	1 chuleta	1.17	265	0.004
Jamón de pierna (asado)	90 g	1.16	170	0.007
Tocino (panceta, bacón) de cerdo (frito en sartén)	2 rebanadas	0.21	103	0.002
	Promedio de hierro por categoría=	**1.61**		**0.008**
Pescado	**Porción**	**Hierro (mg)**	**Calorías**	**Proporción de nutrientes/calorías**
Sardina, Atlanta (enlatada en aceite, masa drenada)	90 g	2.45	175	0.014
Caballa, jurel (enlatada, masa drenada)	90 g	1.71	131	0.013
Trucha, agua dulce (cocida, calor seco)	90 g	1.63	162	0.010
Basa, agua dulce (cocida, calor seco)	90 g	1.62	124	0.013
Salmón, salvaje del Atlántico (cocido, calor seco)	90 g	0.88	155	0.006
Atún, blanco (enlatado, masa drenada)	90 g	0.82	109	0.008
Salmón, rosado (enlatado, masa drenada)	90 g	0.65	117	0.006
Bacalao, Atlántico (enlatado, masa drenada)	90 g	0.42	89	0.005
	Promedio de hierro por categoría=	**1.27**		**0.009**
Nueces y semillas	**Porción**	**Hierro (mg)**	**Calorías**	**Proporción de nutrientes/calorías**
Semillas de girasol (tostadas)	30 g	1.91	173	0.011
Almendras (tostadas)	30 g (22 semillas)	1.04	167	0.006
Semillas de calabaza (zapallo) (tostadas)	30 g	0.93	125	0.007
Avellanas (peladas)	30 g	0.92	176	0.005
Nueces de Castilla (en trozos)	1/4 taza	0.85	191	0.004
Nueces pecanas (tostadas)	30 g	0.78	199	0.004
Nueces de Macadamia (tostadas)	30 g (10 semillas)	0.74	201	0.004
Nueces del Brasil (secas)	5 semillas	0.61	165	0.004
Cacahuates (maní) (tostados)	30 g	0.44	164	0.003
Castañas (asadas)	30 g	0.42	67	0.006
	Promedio de hierro por categoría=	**0.86**		**0.005**
Vegetales	**Porción**	**Hierro (mg)**	**Calorías**	**Proporción de nutrientes/calorías**
Espinacas, cocidas (hervidas, masa drenada)	1 taza	6.43	41	0.157
Col china (hervida, masa drenada)	1 taza	1.77	20	0.089
Kale (col rizada), cocinado (hervidas, masa drenada)	1 taza	1.17	36	0.033
Espinacas (crudas, frescas)	1 taza	0.81	7	0.116
Calabaza (todas las variedades, hervida, masa drenada)	1 taza	0.65	36	0.018
Brócoli, flores (crudo, fresco)	1 taza	0.62	20	0.031
Papas (patatas), al horno (sin piel)	1 papa	0.55	145	0.004
Brócoli, cocido (hervido, masa drenada)	0.5 taza	0.52	27	0.019
Maíz, dulce, blanco (hervido, masa drenada)	1 mazorca	0.49	86	0.006
Lechuga italiana (cruda, fresca)	1 taza	0.31	5	0.062
Lechuga romana (cruda, fresca)	1 taza	0.30	10	0.030

Vegetales	**Porción**	**Hierro (mg)**	**Calorías**	**Proporción de nutrientes/calorías**
Kale (crudo, fresco)	1 taza	0.24	8	0.030
Okra, cocida (hervida, masa drenada)	1 taza	0.22	18	0.012
Col (repollo) (cruda, fresca)	0.5 taza	0.20	8	0.025
Arúgula (cruda, fresca)	0.5 taza	0.15	3	0.050
Col, cocida (hervida, masa drenada)	0.5 taza	0.13	17	0.008
Cebolla (cruda, fresca)	30 g	0.06	11	0.005
	Promedio de hierro por categoría=	**0.86**		**0.041**
Frutas	**Porción**	**Hierro (mg)**	**Calorías**	**Proporción de nutrientes/calorías**
Jugo (zumo) de uva (embotellado)	1 taza	0.63	152	0.004
Fresas (crudas, frescas)	1 taza en mitades	0.62	48	0.013
Kiwi, verde (crudo, fresco)	1 taza en rebanadas	0.56	110	0.005
Uvas, rojas y verdes (crudas, frescas)	1 taza	0.54	104	0.005
Jugo de naranja (crudo, fresco)	1 taza	0.50	112	0.004
Arádanos (moras) (crudos, frescos)	1 taza	0.41	84	0.005
Plátano (banana) (crudo, fresco)	1 taza en rebanadas	0.39	134	0.003
Jugo de naranja, calcio añadido (concentrado)	1 taza	0.32	117	0.003
Jugo de manzana (fresco)	1 taza	0.30	114	0.003
Manzana, *golden delicious* (cruda, fresca)	1 grande	0.29	153	0.002
Mango (crudo, fresco)	1 taza en trocitos	0.26	99	0.003
Naranja (cruda, fresca)	1 grande	0.18	86	0.002
	Promedio de hierro por categoría=	**0.42**		**0.004**
Leche, leche de soya y leche de almendra	**Porción**	**Hierro (mg)**	**Calorías**	**Proporción de nutrientes/calorías**
Leche de almendras, chocolate, lista para beber	1 taza	1.27	120	0.011
Leche de soya (soja), natural	1 taza	1.07	100	0.011
Yogur, helado (todos los sabores excepto chocolate)	1 taza	0.80	221	0.004
Leche de almendras, endulzada, lista para beber	1 taza	0.72	91	0.008
Leche, chocolate (baja en grasa)	1 taza	0.68	178	0.004
Leche, grasa láctea entera (3.7%)	1 taza	0.60	156	0.004
Leche, chocolate (leche entera)	1 taza	0.60	208	0.003
Queso amarillo, pasteurizado y procesado	1 rebanada (30 mL)	0.18	102	0.002
Yogur, natural, bajo en grasa	Envase con 175 mL	0.14	107	0.001
Mantequilla, baja en grasa	1 taza	0.12	98	0.001
Queso, *mozzarella* (leche entera)	30 g	0.12	84	0.001
Queso, *cottage* (crema, cuajada grande y pequeña)	0.5 taza (1.2 mL)	0.08	111	0.001
Leche, baja en grasa (1.0%)	1 taza	0.07	102	0.001
Leche desnatada (sin grasa)	1 taza	0.07	83	0.001
Mantequilla, grasa láctea entera	1 taza	0.07	152	0.000
Queso suizo	30 g	0.06	108	0.001
Leche, reducida en grasa (2.0%)	1 taza	0.05	122	0.000
Queso cheddar	30 g	0.05	115	0.000
Queso parmesano (rallado)	1 cda.	0.02	21	0.001
Crema ácida, fermentada	1 cda.	0.02	23	0.001
Kéfir, 1% grasa láctea, sin endulzar	1 taza	0.01	120	0.000
	Promedio de hierro por categoría=	**0.08**		**0.003**

(*continúa*)

Contenido de hierro de alimentos no recomendados para consumo regular				
Comida rápida	**Porción**	**Hierro (mg)**	**Calorías**	**Proporción de nutrientes/calorías**
Bollo con huevo y tocino	1 bollo	3.74	485	0.008
Una hamburguesa simple, con condimentos	1 bollo	2.96	438	0.007
Tortilla tostada con ensalada, queso y chile	1.5 tazas	2.66	290	0.009
Pizza con aderezo de queso, orilla normal (35 cm)	1 rebanada	2.65	185	0.014
Taco con carne, queso y lechuga (no frito)	1 taco	1.70	210	0.008
Papas fritas a la francesa	10 tiras	0.99	203	0.005
Tiras de pollo frito	3 tiras	0.67	315	0.002
Pollo, ala, solo carne (rebozado)	1 ala, sin hueso	0.63	159	0.004
Helado de chocolate	100 g	0.54	125	0.004
Helado de vainilla en barquillo	1 barquillo	0.42	196	0.002
Malteada de vainilla	330 g	0.31	351	0.001
Helado, sándwich	1 bollo	0.18	166	0.001
Helado de fresa	100 g	0.12	111	0.001
Helado de vainilla	0.5 taza	0.06	137	0.000
	Promedio de hierro por categoría=	**1.26**		**0.005**

Esta tabla representa el contenido de hierro de los alimentos consumidos de forma habitual, con valores obtenidos de la base de datos de nutrientes del Department of Agriculture de los Estados Unidos. Esta no pretende ser una lista exhaustiva, se proporciona con el objeto de aumentar la comprensión sobre los alimentos provechosos para satisfacer los requerimientos de hierro. La proporción de nutrientes/calorías permite una mejor comprensión de la concentración de hierro en relación con las calorías aportadas por la porción de alimento indicada. Una proporción más alta es una indicación de que, para el aporte de calorías, hay una mayor concentración de hierro.

Tenga en cuenta que la biodisponibilidad del hierro es diferente para cada alimento, según los factores que inciden para mejorar o disminuir su absorción.

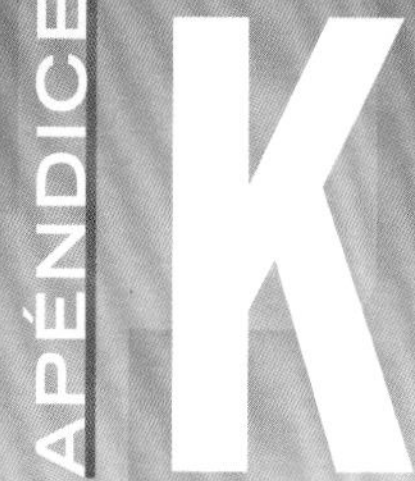

Digestión y absorción

ÁREA DEL TUBO DIGESTIVO	ACCIONES	DIGESTIÓN DE NUTRIENTES	ABSORCIÓN DE NUTRIENTES	PROBLEMAS POTENCIALES DEL ATLETA
Boca (pH normal = 6.7-7.4) ■ Glándulas salivales ■ Dientes ■ Encías ■ Lengua	■ Enzimas digestivas: la *amilasa* de la saliva inicia el proceso digestivo de los hidratos de carbono. ■ Saliva: se compone de agua y una pequeña cantidad de glucoproteína (*mucina*); sirve para humedecer y lubricar los alimentos, así como facilitar su tránsito hacia el estómago a través del esófago.	■ Hidratos de carbono ● Para los hidratos de carbono más complejos, se inicia la digestión que tiene lugar en la boca. ● Para los hidratos de carbono más simples (p. ej., disacáridos), la digestión de la boca puede ser suficiente para producir monosacáridos y cierto nivel de absorción sublingual.	Absorción sublingual de: ■ Monosacáridos (glucosa, fructosa, galactosa). ■ Vitamina B_{12}. ■ Vitamina D_2. ■ Otros nutrientes pueden ser absorbidos de forma sublingual si se encuentran en forma ácida o microemulsionada (p. ej., vitamina A como palmitato de vitamina A; zinc como gluconato de zinc).	■ El pH normal de la boca es cercano a 7.0 (neutro), pero a medida que se digieren hidratos de carbono simples, la acidez bucal resultante puede ser < 5.5. Este nivel de acidez provoca la descomposición del esmalte dental y la caries. Dado que los atletas suelen consumir azúcares como parte de los protocolos de hidratación normales, presentan un mayor riesgo de caries dental. ■ Los atletas con ingestas restrictivas, pero con altos gastos de energía, son susceptibles a desarrollar insuficiencia de vitamina B, lo que lleva a la inflamación de los tejidos bucales e incomodidad al comer, afectando el consumo adecuado de alimentos y bebidas. ■ Los atletas que usan enjuague bucal con antibióticos pueden experimentar interferencia en la conversión de nitrato de la dieta en nitrito, que es un precursor del óxido nítrico (un vasodilatador que mejora el suministro de oxígeno a los tejidos de trabajo).
Esófago (pH normal = 7) ■ Esfínter esofágico inferior (EEI)	■ Participa en el transporte de los alimentos procesados desde la boca hasta el estómago.	■ La digestión de los hidratos de carbono iniciada en la boca a través de la *amilasa salival* continúa en el esófago.	■ No se produce absorción de nutrientes en el esófago.	■ Los atletas de levantamiento de pesas o algunos deportes de potencia, al ejercer suficiente presión en la parte inferior del abdomen, llegan a desarrollar una hernia hiatal, en la cual una porción del estómago pasa a través del diafragma, produciendo presión en el esófago inferior. Esta presión llega a impedir que el músculo del EEI se cierre completamente, lo que produce reflujo gástrico e inflamación del esófago. A causa de la esofagitis, se reduce la ingesta o se tienden a evitar alimentos asociados con dolor en el área del EEI. También alienta el consumo de antiácidos, el cual interfiere con la absorción de minerales bivalentes (zinc, hierro, calcio, magnesio), todos los cuales requieren un duodeno proximal ácido para su absorción.
Estómago (pH normal = 2) ■ Válvula pilórica	■ Produce la enzima que degrada las proteínas: *proteasa gástrica* (pepsina). ■ Las células parietales producen ácido clorhídrico (HCl) para reducir drásticamente el pH del estómago a ~2. ■ Las células parietales también producen *factor intrínseco*, que es necesario para la absorción de vitamina B_{12} en el íleon (intestino delgado). ■ Mezcla los alimentos para mejorar la exposición a ácidos y enzimas digestivas. ■ La válvula pilórica del estómago libera los alimentos procesados por la boca y el estómago hacia el intestino delgado.	■ Participa principalmente en la digestión de proteínas a través de la *proteasa gástrica*, aunque el ambiente ácido ayuda al proceso digestivo de todos los alimentos. ■ El HCl, que es el principal ácido involucrado en la reducción del pH gástrico, es importante para destruir las bacterias y los virus, y evitar que entren al sistema.	■ Casi no hay absorción de nutrientes en el estómago.	■ La velocidad de vaciamiento gástrico (la tasa a la que los alimentos salen del estómago) es un factor en el rendimiento del atleta, ya que es incómodo para ellos hacer ejercicio con alimentos en el estómago. ● Los alimentos con osmolaridad alta (los monosacáridos) tienden a disminuir la velocidad de vaciamiento gástrico más que una carga calórica igual de los alimentos con osmolaridad más baja (los hidratos de carbono complejos). ● Por sí misma, se sabe que la glucosa libre retrasa la velocidad de vaciado gástrico. ● Las grasas tienden a causar un retraso en el vaciamiento gástrico. ■ Para disminuir este problema, se recomienda a los atletas que consuman alimentos inmediatamente antes del ejercicio (dentro de los 90 min anteriores) que sean relativamente bajos en grasa, evitando los bolos grandes de azúcares simples. Las comidas relativamente pequeñas realizadas ~ 90 min antes del ejercicio y que son relativamente bajas en fibra, altas en almidón y moderadas en proteínas magras parecen disminuir el riesgo de retraso del vaciamiento gástrico.

Intestino delgado (pH normal = 7.0) ■ Duodeno ● Páncreas ● Hígado ● Vesícula biliar ■ Yeyuno ■ Íleon	■ El proceso digestivo de los hidratos de carbono, las proteínas y las grasas se lleva a cabo en el intestino delgado. ■ El páncreas produce enzimas digestivas y jugo pancreático a través del conducto biliopancreático común. ■ El jugo pancreático es altamente alcalino (alto en bicarbonato) y sirve para neutralizar el pH del contenido ácido del estómago que entra en el intestino delgado. ■ El hígado proporciona bilis, que se almacena en la vesícula biliar y sirve como emulsionante para las grasas dietéticas. La bilis esencialmente convierte los glóbulos de grasa digeridos en sustancias solubles en agua que pueden ser absorbidas en la sangre como quilomicrones.	■ Las enzimas digestivas del páncreas, incluyendo la *proteasa pancreática* (*tripsina y quimotripsina*), que digiere proteínas; la *lipasa pancreática*, que digiere los lípidos; y la *amilasa pancreática*, que digiere los polisacáridos. Estas enzimas digestivas entran en el intestino delgado a través del conducto biliopancreático común en el duodeno. ■ La *bilis* entra al duodeno estimulada por las grasas dietéticas que también ingresan al duodeno. Estas grasas inician la producción de *colecistoquinina*, lo que hace que la vesícula biliar libere bilis. ■ La *sacarasa*, la *lactasa* y la *maltasa* digieren los disacáridos asociados en monosacáridos. ■ Las *polipeptidasas*, que son enzimas digestivas dirigidas a proteínas pequeñas/ácidos nucleicos (polipéptidos), se producen en el intestino delgado.	■ La mayor parte de la absorción de nutrientes tiene lugar en el intestino delgado. ■ La mayoría de los minerales se absorben en el duodeno proximal (la parte del duodeno más cercana a la válvula pilórica del estómago), donde aún es ácida (antes de que el conducto biliopancreático común ingrese en el duodeno). ■ Los hidratos de carbono, las proteínas y las grasas se absorben en todo el intestino delgado, ya que se digieren en su forma molecular más pequeña (aminoácidos, monosacáridos, ácidos grasos). ■ La vitamina B_{12} se absorbe en el íleon, a través del apoyo del factor intrínseco, que se produce en el estómago. ■ La digestión y la absorción son, en gran medida, dependientes del agua. Por lo tanto, el agua entra en el intestino delgado (tanto del agua consumida como de la sangre) y se absorbe en el intestino delgado.	■ Los atletas que consumen alimentos con osmolaridad alta (p. ej., alimentos con una cantidad alta de azúcar simple), pero sin suficiente líquido, pueden experimentar diarrea a medida que las moléculas se diluyen a través de la infusión de agua desde la sangre hasta el intestino delgado. ● La infusión de agua en el intestino delgado produce una disminución del volumen sanguíneo que afecta negativamente la tasa de sudoración y reduce el volumen sistólico, provocando un impacto negativo en el rendimiento. ■ Algunos alimentos se preparan con humectantes comerciales (sustancias que retienen líquidos para mantener la comida húmeda). Un ejemplo es el sorbitol (un alcohol de azúcar), que tiene una alta afinidad por el agua. Esta capacidad humectante puede estar asociada con diarrea en atletas sensibles o cuando se consume una gran cantidad. ■ Las intolerancias y la sensibilidad a los alimentos pueden afectar de forma negativa la capacidad de absorción del intestino delgado y, por lo tanto, el rendimiento. Los atletas deben tomar medidas para identificar intolerancias o sensibilidades a los alimentos para evitar aquellos que puedan producir problemas en el intestino delgado.
Intestino grueso ■ Colon ascendente ■ Colon transverso ■ Colon descendente ■ Recto ■ Ano	■ Las funciones principales son la reabsorción de agua y electrólitos y la formación de heces. ■ La función del recto/ano para almacenar y expulsar materia fecal.	■ La digestión de nutrientes no tiene lugar en el intestino grueso.	■ Con la excepción de la reabsorción de agua y electrólitos, otros nutrientes no se absorben en el intestino grueso.	■ El estreñimiento, aunque es raro en personas físicamente activas, suele ser producto de la escasez de líquidos o fibra dietética. La incomodidad debida a esto puede tener un impacto negativo en el rendimiento deportivo.

APÉNDICE L

Estudio de caso: corredora con dificultades para alcanzar su meta

Antecedentes	Una mujer corredora de maratón (1.57 m, 26 años y 54 kg) está entrenando para establecer un tiempo de clasificación para su próxima carrera en 5 meses. Era corredora de 10 km en su equipo universitario de pista y campo, y durante los últimos 3 años ha estado entrenando para alcanzar el rango de élite de corredores de maratón para calificar para las pruebas olímpicas. Entrena a tiempo completo, de lunes a viernes. Si bien mostró mejorías en sus tiempos durante su primer año después de pasar de los 10 km al maratón, los últimos 2 años han sido frustrantes, sin ningún avance. Está a menos de 5 min de alcanzar el tiempo de clasificación para entrar en el grupo de élite de los mejores corredores de maratón, pero no ha logrado hacer ese tiempo. Es importante decir que el motivo que la lleva a pedir ayuda es la disminución en su capacidad de recuperación y que padece múltiples lesiones leves que le impiden entrenar de manera satisfactoria.	
EVALUACIÓN	**PROCEDIMIENTO**	**HALLAZGOS/RESULTADOS**
Antecedentes médicos	Procedimiento estándar que indaga sobre antecedentes de salud, lesiones, hospitalizaciones, dietas especiales, autopercepción (es decir, peso y composición corporal adecuados) y síntomas subjetivos (es decir, hábitos intestinales/urinarios, sensación de energía/agotamiento).	■ Entrena toda la semana, excepto los domingos, e indica que pasa la mayor parte de ese día en el sofá descansando y viendo la televisión. Está demasiado cansada como para hacer otra cosa. ■ Tiene un fuerte dolor muscular después del entrenamiento. ■ La frecuencia del período menstrual es irregular (cada 3-5 meses); por lo demás, es un período normal. ■ Peso estable (considera que su peso es demasiado alto). ■ Uso ocasional de antiinflamatorios no esteroideos (1-2 por semana, al final de la semana de entrenamiento) para aliviar el dolor asociado con las prácticas (riesgo potencial de hiponatremia). ■ No ha tenido hospitalizaciones, pero ocasionalmente experimenta un dolor articular (que está aumentando en frecuencia) en la rodilla derecha. En la visita al ortopedista el mes anterior, no se encontró ningún problema médico grave y el dolor se atribuyó al exceso de entrenamiento. ■ Afirma tener hábitos intestinales normales y regulares, con heces bien formadas. Muy rara vez padece diarrea. No recuerda haber vomitado. ■ Al comparar su orina con la tabla de colores, indica que es moderadamente oscura, lo que sugiere una deshidratación leve. ■ Experimenta edema (vientre y dedos) en los días 5 y 6 de la semana de entrenamiento (riesgo potencial de hiponatremia). ■ Piel clara, buena dentadura, sonrisas frecuentes. ■ No sigue ninguna dieta específica prescrita ni autoseleccionada. ■ No tiene antecedentes familiares ni personales de enfermedad (cardiovascular, diabetes, etc.). ■ No consume suplementos dietéticos, con excepción del aislado de proteína de suero (25 g) en jugo (zumo) de naranja de 240 mL consumido 30 min antes de las carreras de entrenamiento. ■ No evita alimentos porque lo considera perjudicial, ni come con frecuencia porque lo considera beneficioso.
Composición corporal	Sistema disponible: análisis de impedancia bioeléctrica de ocho modalidades y seis corrientes.	■ Porcentaje de grasa corporal = 25.3% (sorprendentemente alto para un corredor de distancia). ■ La grasa del tórax es más alta de lo previsto para el peso, la estatura y la edad de la corredora, mientras que los niveles de grasa en las piernas y los brazos parecen estar en el rango normal. ■ La masa muscular total del músculo esquelético está ligeramente por debajo del percentil 100 para el peso, la estatura y la edad de la corredora. ■ La musculatura del brazo derecho e izquierdo es casi idéntica. ■ Hay una gran diferencia entre la musculatura de la pierna derecha e izquierda: la pierna derecha tiene 1 kg más de músculo que la pierna izquierda. (Observación: comentar con el ortopedista si una masa muscular más alta en la pierna derecha puede producir una dependencia excesiva de esa pierna para la producción de potencia, causando dolor en la rodilla derecha). ■ Agua corporal total y líquidos intracelular y extracelular, todo en el rango normal.

EVALUACIÓN	PROCEDIMIENTO	HALLAZGOS/RESULTADOS
Análisis de la dieta	Cuatro días consecutivos (incluidos al menos 2 días de entrenamiento y 2 días de descanso/no laborables) utilizando un procedimiento de adquisición y análisis de datos de equilibrio energético a lo largo del día.	■ Consulte más adelante los resultados reales del análisis, que incluyen lo siguiente: ● Lista de alimentos consumidos y actividades para cada día analizado (fig. AL-1). Se incluye el valor energético (calórico) de cada alimento y el subtotal de la energía consumida en cada comida; el total diario de energía consumida; y el gasto energético previsto para las actividades por encima de la actividad diaria normal y el sueño. ● Análisis del equilibrio energético utilizando dos métodos de visualización de los datos: continuo (fig. AL-2) y discreto (fig. AL-3). Se incluye un análisis de la cantidad de horas pasadas en un estado anabólico (por encima del equilibrio energético de 0 cal), en un estado catabólico (por debajo del equilibrio energético de 0 cal), y las horas pasadas en un superávit o déficit de equilibrio energético grave, los cuales se han relacionado con cambios endocrinos o corporales indeseables. ◆ El método *continuo* toma el equilibrio de energía final de un día y lo convierte en el equilibrio energético inicial del día siguiente. Dado que el equilibrio energético es continuo (no finaliza a medianoche), este es un medio más realista para evaluar el equilibrio energético durante un período de evaluación de varios días. ◆ El método *discreto* evalúa cada día como si fuera un período de evaluación independiente. Este formulario de evaluación es útil para detectar si uno de los días en el período de evaluación es mejor o peor que el resto para ayudar a determinar qué salió bien o mal. Se puede emplear un día particularmente bueno como modelo de cómo llevar la alimentación y el ejercicio para ayudar a garantizar un buen equilibrio energético a lo largo del día. ● Lista de sustratos energéticos, vitaminas y minerales con las ingestas recomendadas que existan (fig. AL-4). La evaluación también indica las ingestas de nutrientes que se consideran altas (A) o bajas (B). Debido a que suele haber grandes diferencias diarias en el consumo de nutrientes, esta evaluación promedia las ingestas durante el período de evaluación de 4 días. ● Distribución promedio de la ingesta de proteínas en los 4 días de análisis (fig. AL-5). Este análisis es útil para determinar si la proteína está bien distribuida a lo largo del día y se consume en cantidades que son bien toleradas. El análisis también se utiliza para determinar si el consumo de proteína coincide con un déficit grave de equilibrio energético, en cuyo caso, la proteína se destinaría probablemente a satisfacer el requisito de energía en lugar de trabajar anabólicamente para la reparación y la formación de tejidos, hormonas, etcétera.
Derivaciones	■ Absorciometría dual de rayos X para la evaluación de la densidad mineral ósea (DMO) corporal total. ■ Análisis de sangre para la evaluación del estado del hierro (hemoglobina, hematócrito y ferritina). ■ Análisis de sangre para la vitamina D sérica.	■ La DMO corporal total es de -0.6 desviaciones estándar por debajo del estándar de los adultos jóvenes. Esto no alcanza el umbral para la osteopenia (< –1.0), pero es motivo de preocupación porque los corredores, quienes imponen grandes fuerzas gravitacionales al esqueleto, deberían tener valores de DMO por arriba del estándar. ■ Un análisis regional indica que ninguna porción del esqueleto (columna vertebral, piernas, brazos, costillas, cuello femoral) alcanza el umbral para la osteopenia. ■ El hierro en la química sanguínea indica hemoglobina normal (16 g/dL), hematócrito normal (48%), pero ferritina por debajo de lo normal (21 ng/mL), lo que sugiere que la corredora puede tener una insuficiencia de hierro. ■ Debido a que una concentración adecuada de vitamina D se asocia con una mejor recuperación y reducción del dolor muscular, así como con una DMO normal, esta prueba se realizó a pesar de la exposición frecuente a la luz solar durante el entrenamiento. Su estado de vitamina D sérica se encuentra en el rango normal (52 ng/mL).

(*continúa*)

EVALUACIÓN	PROCEDIMIENTO	HALLAZGOS/RESULTADOS
Recomendaciones basadas en hallazgos	■ El equilibrio de energía promedio durante 4 días demuestra un déficit persistente en la ingesta que da lugar a muchas horas en un estado de deficiencia energética y de equilibrio energético deficiente al final del día. Estos resultados son congruentes con su concentración alta de cortisol, que se asocia con el catabolismo de la masa ósea y la masa magra; baja concentración de estrógenos, que se asocia con irregularidad menstrual y baja DMO; y un alto porcentaje de grasa corporal, que se debe a una mala síntesis de proteínas musculares y un alto catabolismo de masa magra. La corredora tiene un porcentaje de grasa corporal relativamente alto, un estado menstrual irregular y una DMO por debajo de la prevista. ■ La evaluación del equilibrio de energía durante los 4 días de evaluación como días discretos indica que, durante el descanso (días no laborables), la corredora presenta un mejor estado de equilibrio energético, lo que sugiere que estos días se pueden utilizar como modelo a seguir durante la semana de trabajo. Esto requerirá una planificación dietética para garantizar que pueda seguir entrenando mientras se garantiza una mejor disponibilidad de alimentos. ■ De estos datos se desprende que el momento más probable para un déficit significativo de equilibrio de energía es antes del almuerzo y de la cena, lo que sugiere que un refrigerio más significativo a media mañana y uno en la tarde son apropiados. Se recomienda que consuma un refrigerio de 200 cal que consista en una combinación de proteínas e hidratos de carbono (p. ej., queso y galletas saladas, yogur y fruta) en estos momentos. ■ Las evaluaciones de ingesta de nutrientes sugieren que la corredora tiene una ingesta insuficiente de: ● *Fibra:* esto se puede resolver mediante el consumo de más cereales integrales, frutas frescas y verduras. El hábito de la semana laboral de consumir solo café para el desayuno sugiere una buena oportunidad para agregar un cereal integral y fruta fresca como un medio para obtener más fibra y energía. ● *Vitamina D:* la ingesta dietética es baja, pero el análisis de sangre reveló una vitamina D sérica satisfactoria, lo que sugiere que no son necesarios cambios en la dieta para mejorar la vitamina D. ● *Vitamina E:* los síntomas de insuficiencia de vitamina E son infrecuentes en los humanos, pero para una atleta que está experimentando un fuerte metabolismo oxidativo en sus carreras, sugiere que debería haber suficiente vitamina E disponible en la dieta. Esto podría lograrse fácilmente mediante el consumo de más vegetales que tengan un aceite vegetal de buena calidad, como el aceite de oliva. Esto también ayudaría a satisfacer mejor sus necesidades energéticas y su consumo de fibra. ● *Hierro:* la ingesta de hierro en la dieta no es satisfactoria, y esto se demuestra por su ferritina sérica baja. Se le recomienda consumir con mayor frecuencia alimentos que sean una buena fuente de hierro (p. ej., legumbres, cereales fortificados para el desayuno, vegetales verdes oscuros cocidos y carnes rojas). La sideremia debe reevaluarse dentro de 30-60 días para determinar si se ha estabilizado, mejora o se agrava. Cualquier indicio de que el estado de hierro esté empeorando justifica la derivación a un médico para que considere la suplementación con hierro. ● *Potasio:* este mineral es el principal electrólito intracelular, con importantes implicaciones para el equilibrio de líquidos. Si bien su prueba de composición corporal sugirió un buen equilibrio de líquidos intracelular y extracelular, la baja ingesta de potasio sigue siendo una preocupación. Las recomendaciones anteriores para un mayor consumo de frutas y verduras frescas deberían ayudar a resolver el bajo consumo de potasio. ■ La orina oscura, que sugiere deshidratación, es una preocupación tanto para la salud como para el rendimiento. La atleta debe pesarse antes y después del ejercicio para determinar la proporción que pierde. Cualquier cantidad que exceda el 2% del peso corporal sugiere con fuerza que el volumen de líquido consumido no es suficiente para satisfacer la pérdida de sudor y se debe aumentar. El aumento en el consumo de líquidos se logra con mayor facilidad aumentando ligeramente el volumen y la frecuencia de ingesta durante el entrenamiento. ■ La diferencia de masa muscular entre las piernas izquierda y derecha es una posible señal de lesión, y debe ser derivada a un entrenador atlético o de fuerza y acondicionamiento para proporcionar a la corredora estrategias para aumentar el músculo en la pierna más débil.	
Seguimiento	La atleta debe reevaluarse en 3-4 semanas para determinar si puede incorporar los cambios recomendados y comenzar a establecer una línea de tendencia en el porcentaje de grasa corporal y la masa muscular esquelética. El estado de hierro también debe reevaluarse en ese momento, junto con la ingesta dietética. El control de la dieta debe continuar para determinar si la atleta ha incorporado los cambios recomendados para mejorar la ingesta de nutrientes y corregir las deficiencias de equilibrio energético. Se debe consultar con el ortopedista de la corredora antes del seguimiento, de modo que exista un acuerdo sobre cómo satisfacer las posibles interacciones entre medicamentos y nutrientes o cualquier otro posible factor nutricional relacionado con la atención de las lesiones actuales.	

Hora	Actividad	Ejemplo de alimento	Tamaño de porción	Calorías
6 hrs.		Café, de grano, con agua simple (14209)	355 mL	4
		Crema, líquida, 50% (1049)	30 mL	39
		Azúcar, granulada (19335)	1.0 paquete	8
			6-7 hrs. Total:	**50**
7 hrs.	Carrera matutina 4.0 (moderada) durante 60 min 219 cal			
8 hrs.		Licuado de fresa (frutilla) y plátano (banana)	1 porción/240 mL	91
			8-9 hrs. Total:	**91**
12 hrs.		Comida rápida, sándwich de filete de pollo a la parrilla, con lechuga, tomate y aderezo untable (21490)	1.0 sándwich	419
		Manzanas *golden delicious*, crudas, frescas, con piel (9501)	1.0 grande	213
		Café de grano, con agua simple (14209)	355 mL	4
		Café instantáneo, regular, en polvo, semidescafeinado (14203)	1.0 cdta.	4
		Azúcar, granulada (19335)	1.0 paquete	8
			12-15 hrs. Total:	**556**
16 hrs.	Calentamiento 3.0 (ligero) durante 30 min 123 cal	Proteína de suero en polvo aislado (14058)	0.99 cuchara	102
		Jugo de naranja, refrigerado, incluye concentrado (9209)	1.0 taza	122
			16-17 hrs. Total:	**224**
17 hrs.	Carrera de entrenamiento 4.0 (moderada) durante 60 min 219 cal	Bebida comercial energética, hidratante (14460)	240 mL	63
			17-18 hrs. Total:	**63**
18 hrs.	Carrera de entrenamiento 4.0 (moderada) durante 30 min 150 cal	Bebida comercial energética, hidratante (14460)	120 mL	32
			18-19 hrs. Total:	**32**
20 hrs.		Comida rápida, ensalada, verdura mezclada, sin aderezo, con pasta y mariscos (21055)	1.5 taza	379
		Aderezo italiano, comercial, reducido en grasa (4021)	1.0 cucharada	15
			19-20 hrs. Total:	**395**
			Total diario:	**1411**

Día 1: alimentos y actividad (jueves)

Hora	Actividad	Ejemplo de alimento	Tamaño de porción	Calorías
6 hrs.		Café de grano, con agua simple (14209)	355 mL	4
		Crema líquida, 50% (1049)	30 mL	39
		Azúcar granulada (19335)	1.0 paquete	8
			6-7 hrs. Total:	**50**
7 hrs.	Carrera matutina 4.0 (moderada) durante 60 min 219 cal			
8 hrs.		Licuado de fresa y plátano	1 porción de 240 mL	91
			8-9 hrs. Total:	**91**
12 hrs.		Restaurante italiano, lasaña con carne (36041)	240 g	420
		Naranjas, crudas y frescas (9202)	1 fruta (2-7/8" día)	69
		Café de grano, con agua simple (14209)	355 mL	4
		Café instantáneo, regular, en polvo, semidescafeinado (14203)	1.0 cdta.	4
		Azúcar granulada (19335)	1.0 paquete	8
			12-13 hrs. Total:	**503**
16 hrs.	Calentamiento 3.0 (ligero) durante 30 min 123 cal	Proteína de suero en polvo aislado (14058)	0.99 cucharada	102
		Jugo de naranja, refrigerado, incluye concentrado (9209)	1.0 taza	122
			16-15 hrs. Total:	**224**
17 hrs.	Carrera de entrenamiento 4.0 (moderada) durante 60 min 219 cal	Bebida comercial energética, hidratante (14460)	240 mL	63
			17-18 hrs. Total:	**63**
18 hrs.	Carrera de entrenamiento 4.0 (moderada) durante 30 min 150 cal	Bebida comercial energética, hidratante (14460)	120 mL	32
			18-19 hrs. Total:	**32**
20 hrs.		Pechuga de pollo, solo la carne (90105041)	1 taza en cubos	242
		Brócoli cocinado, hervido, masa drenada, con sal (11742)	0.5 taza, picado	27
		Arroz blanco, grano largo, recocido, enriquecido (20047)	1.0 taza	194
		Galleta con mantequilla de maní, recubierta de chocolate (28290)	1.0 galleta	70
			20-21 hrs. Total:	**534**
21 hrs.		Helado de vainilla (19095)	1 porción de 1/2 taza	137
			21-22 hrs. Total:	**137**
			Total al día:	**1633**

Día 2: alimentos y actividad (viernes)

FIGURA AL-1. Lista de alimentos consumidos y actividades para cada día.

Hora	Actividad	Ejemplo de alimento	Tamaño de porción	Calorías
6 hrs.		Café de grano, con agua simple (14209)	355 mL	4
		Crema líquida, 50% (1049)	30 mL	39
		Azúcar granulada (19335)	1.0 paquete	8
		Cereales, granola hecha en casa (8037)	1.0 taza	597
		Yogur griego, natural, sin grasa (1256)	1 envase	100
			6-7 hrs. Total:	**747**
7 hrs.	Carrera matutina 4.0 (moderada) durante 60 min 219 cal			
8 hrs.		Licuado de fresa y plátano (14087)	1 porción de 240 mL	91
			8-9 hrs.Total:	**91**
12 hrs.		Restaurante de estilo familiar, espaguetis y albóndigas (36038)	1.5 tazas	342
		Peras, crudas y frescas (9252)	1.0 taza, rebanadas	80
		Café de grano, con agua simple (14209)	355 mL	4
		Azúcar granulada (19335)	1.0 paquete	8
			12-13 hrs. Total:	**433**
16 hrs.	Calentamiento 3.0 (ligero) durante 30 min 123 cal	Proteína de suero en polvo aislado (14058)	0.99 cuchara	102
		Jugo de naranja refrigerado, incluye concentrado (9209)	1.0 taza	122
			16-17 hrs. Total:	**224**
17 hrs.	Carrera de entrenamiento 4.0 (moderada) durante 60 min 219 cal	Bebida comercial energética, hidratante (14460)	240 mL	63
			17-18 hrs. Total:	**63**
18 hrs.	Carrera de entrenamiento 4.0 (moderada) durante 30 min 150 cal	Bebida comercial energética, hidratante (14460)	120 mL	32
			18-19 hrs. Total:	**32**
20 hrs.		Carne de res, paleta en trozo, deshuesada, magra y recortada a 0.3 cm de grasa, selecta, estofada (13814)	120 g	335
		Papas asadas y carne, con sal (11829)	1 papa (5.8 cm x 11.9 cm)	145
		Crema ácida, fermentada (1056)	1.0 cda.	23
		Espinaca cocida, hervida, masa drenada, con sal (11854)	1.0 taza	41
		Cóctel de frutas (melocotón, piña, pera, uva, cereza), enlatado, envasado en agua, sólidos y líquidos (9096)	1.0 taza	76
			20-21 hrs. Total:	**620**

Día 3: alimento y actividad (sábado/descanso)

Hora	Actividad	Ejemplo de alimento	Tamaño de porción	Calorías
6 hrs.		Café de grano, con agua simple (14209)	355 mL	4
		Crema líquida, 50% (1049)	30 mL	39
		Azúcar granulada (19335)	1.0 paquete	8
		Huevo entero, cocido, revuelto (1132)	2.0 grandes	182
		Pan, multigrano, tostado (cereales integrales) (18036)	2.0 rebanadas normales	138
		Mantequilla, regular, barra, trozo, salada (1001)	2.0 × 1 trozo (2.5 cm × 80 mm alto)	72
			6-7 hrs. Total:	**442**
8 hrs.		Licuado de fresa y plátano (14087)	1 porción de 240 mL	91
			8-9 hrs. Total:	**91**
12 hrs.		Comida rápida, sándwich de filete de pollo a la parrilla, con lechuga, tomate y aderezo untable (21490)	1.0 sándwich	419
		Manzanas *golden delicious*, crudas, frescas, con piel (9501)	1.0 grande	123
		Café de grano, con agua simple (14209)	355 mL	4
		Café instantáneo, en polvo, semidescafeinado (14203)	1.0 cdta.	4
		Azúcar granulada (19335)	1.0 paquete	8
			12-13 hrs. Total:	**556**
20 hrs.		Pescado, salmón chinook, cocido, calor seco (15210)	90 g	196
		Maíz (choclo), dulce, blanco, cocido, hervido, escurrido, con sal (11902)	1 mazorca, mediana (17-19 cm de largo)	100
		Repollo chino (pak-choi), cocido, hervido, escurrido, con sal (11754)	1.0 taza, triturado	20
		Bollos naturales, preparados comercialmente (incluye los listos para tostar y servir) (18342)	1 de cualquiera de ellos (pequeño) (5 × 5 cm altura)	78
			20-21 hrs. Total:	**394**
21 hrs.		Yogur congelado, chocolate, suave (19393)	0.5 taza (120 mL)	115
			21-22 hrs. Total:	**115**
			Total al día:	**1598**

Día 4: alimento y actividad (domingo/sin entrenamiento/descanso)

FIGURA AL-1. *(continuación)*

Equilibrio energético

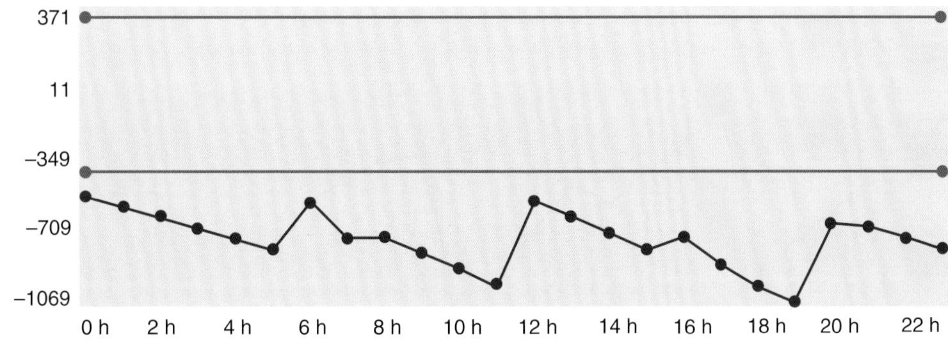

Gasto de calorías

Factor	Horas	Calorías
1.0	8	438
1.5	12	985
2.6	1	113
3.4	3	503
	Total	2 038

Equilibrio de calorías de 24 h

Al iniciar	–470
Calorías ingeridas	1 713
Gasto de calorías	2 038
Energía neta en 24 h	–325
Al terminar el equilibrio energético	–795
kcal (ingeridas)/kg - total	31.4
kcal (ingeridas)/kg - activo	4.4

Altos y bajos

Horas óptimas (+– 400 kcal)	0
Horas con exceso (> 400 kcal)	0
Horas con déficit (<– 400 kcal)	24
Cociente entre exceso y déficit	0.00
Horas anabólicas (> 0 kcal)	0
Horas catabólicas (< 0 kcal)	24
Cociente entre anabólicas y catabólicas	0.00
Energía más alta	–470
Energía más baja	–1 070

Análisis del equilibrio de energía promedio de 4 días

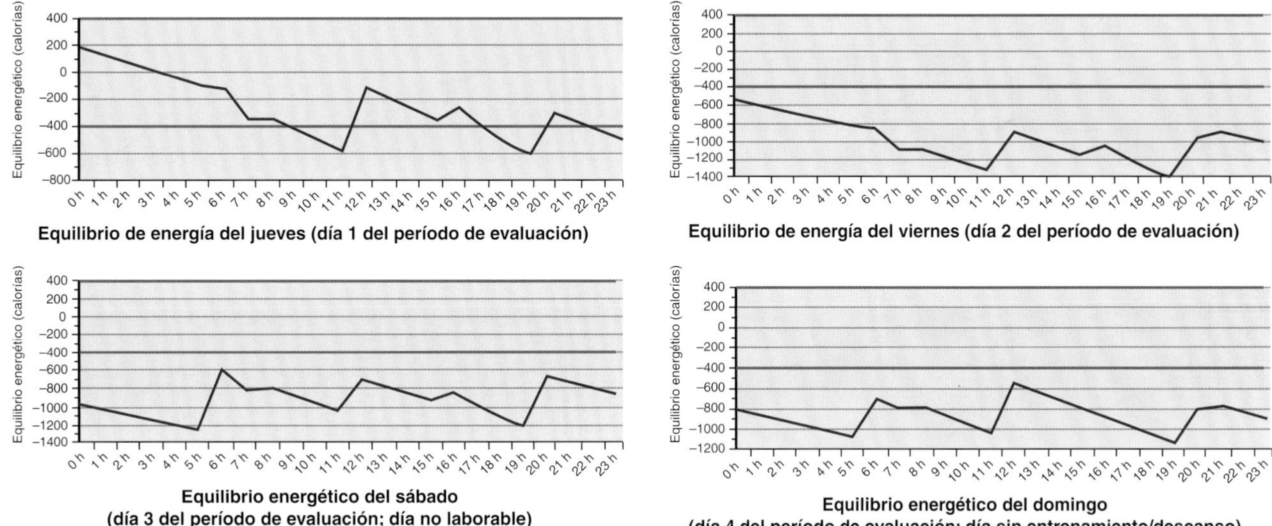

FIGURA AL-2. Evaluación del equilibrio energético mediante análisis continuo (es decir, el equilibrio energético final de un día comienza con el equilibrio energético del día siguiente).

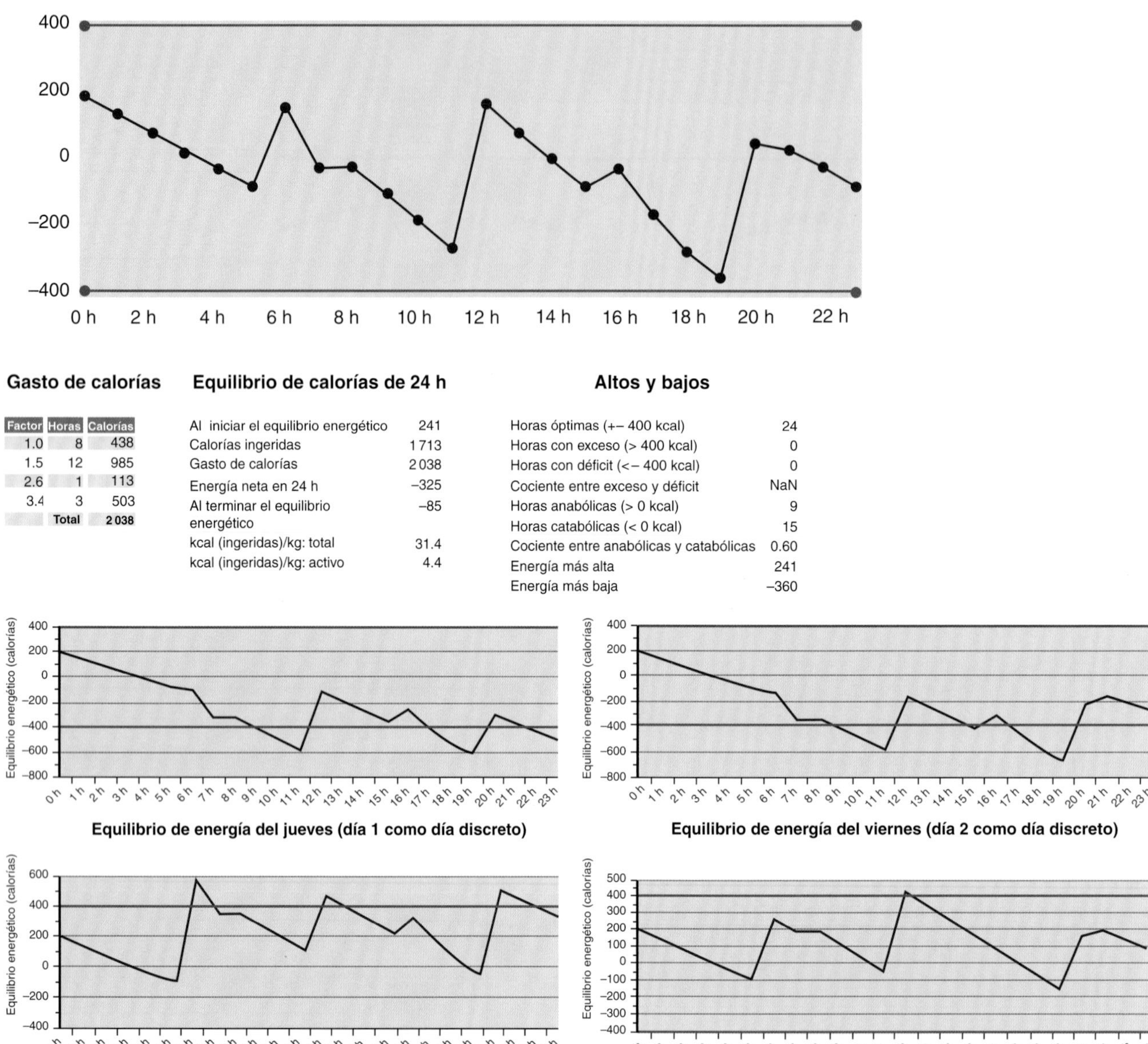

Gasto de calorías

Factor	Horas	Calorías
1.0	8	438
1.5	12	985
2.6	1	113
3.4	3	503
	Total	2 038

Equilibrio de calorías de 24 h

Al iniciar el equilibrio energético	241
Calorías ingeridas	1 713
Gasto de calorías	2 038
Energía neta en 24 h	–325
Al terminar el equilibrio energético	–85
kcal (ingeridas)/kg: total	31.4
kcal (ingeridas)/kg: activo	4.4

Altos y bajos

Horas óptimas (+– 400 kcal)	24
Horas con exceso (> 400 kcal)	0
Horas con déficit (<– 400 kcal)	0
Cociente entre exceso y déficit	NaN
Horas anabólicas (> 0 kcal)	9
Horas catabólicas (< 0 kcal)	15
Cociente entre anabólicas y catabólicas	0.60
Energía más alta	241
Energía más baja	–360

FIGURA AL-3. Evaluación del equilibrio energético que emplea cada día como un día discreto en lugar de un período de evaluación continua de 4 días.

Nutriente	Cantidad	Reg	% Reg	Rango	A/B
Inicio del equilibrio energético	−470				
Calorías ingeridas (kcal)	1713				
Calorías gastadas (kcal)	2 038				
Fin del equilibrio energético	−795				
Proteínas (g)	99.62				
Proteínas (kcal)	398				
Proteínas (%)	23.18	22.5	103.0	10.1-34.9	
Proteínas (g/kg)	1.83	1.4	130.6	0.8-2.0	
Hidratos de carbono (g)	207.89				
Hidratos de carbono (kcal)	832				
Hidratos de carbono (%)	48.38	55.0	88.0	45.1-64.9	
Hidratos de carbono (g/kg)	3.82				
Fibra total (g)	16.47	27.5	59.9	25.0-30.0	B
Azúcar (g)	98.91				
Azúcar (kcal)	396				
Azúcar (%)	23.02	12.5	184.1	0.0-25.0	
Azúcar (g/kg)	1.82				
Grasa (g)	54.33				
Grasa (kcal)	489				
Grasa (%)	28.44	27.5	103.4	20.1-34.9	
Grasa (g/kg)	1.00				
Colesterol (mg)	285.63	150.0	190.4	0.0-300.0	
Grasas saturadas (g)	18.304				
Grasas saturadas (kcal)	165				
Grasas saturadas (%)	9.58	5.0	191.7	0.0-10.0	
Grasas saturadas (g/kg)	0.34				
Grasas monoinsaturadas (g)	18.123				
Grasas monoinsaturadas (kcal)	163				
Grasas monoinsaturadas (%)	9.49	17.5	54.2	15.1-20.0	B
Grasas monoinsaturadas (g/kg)	0.33				
Grasas poliinsaturadas (g)	11.618				
Grasas poliinsaturadas (kcal)	105				
Grasas poliinsaturadas (%)	6.08	12.5	48.7	10.0-15.0	B
Grasas poliinsaturadas (g/kg)	0.21				
Ácidos grasos omega-3 totales (g)	0.529				
Ácidos grasos omega-6 totales (g)	0.996				
Agua (g)	2 112.38				

Nutriente	Cantidad	Reg	% Reg	Rango	A/B
Vitamina A (UI)	11 589.26				
Vitamina A (RAE)	861.23	700.0	123.0	525.0-875.0	
Vitamina A-retinol (μg)	396.60				
α-caroteno (μg)	39.37				
β-caroteno (μg)	4 539.69				
Vitamina D (μg)	0.93	15.0	6.2	11.3-18.8	B
Vitamina E (μg)	9.84	15.0	65.6	11.3-18.8	B
Vitamina K (μg)	298.67	90.0	331.9	67.5-112.5	A
Vitamina B_1 (μg)	1.538	1.1	139.9	0.8-1.4	A
Vitamina B_2 (μg)	2.096	1.1	190.6	0.8-1.4	A
Vitamina B_3 (μg)	31.555	14.0	225.4	10.5-17.5	A
Vitamina B_6 (μg)	2.352	1.3	180.9	1.0-1.6	A
Vitamina B_{12} (μg)	4.66	2.4	194.2	1.8-3.0	A
Colina (mg)	365.03	425.0	85.9	318.8-531.3	
Ácido fólico (μg)	137.53				
Folato (DFE)	519.13	400.0	129.8	300.0-500.0	A
Folato total (μg)	459.24				
Folato en alimento (μg)	289.28				
Ácido pantoténico (mg)	7.221	5.0	144.4	3.8-6.3	A
Vitamina C (mg)	204.35	75.0	272.5	56.3-93.8	A
Calcio (mg)	873.14	1 000.0	87.3	750.0-1 250.0	
Cobre (μg)	1.334	900.0	0.1	675.0-1 125.0	B
Hierro (mg)	12.28	18.0	68.2	13.5-22.5	B
Magnesio (mg)	367.45	320.0	114.8	240.0-400.0	
Manganeso (mg)	15.782	1.8	876.8	1.4-2.3	A
Fósforo (mg)	1 278.70	700.0	182.7	525.0-875.0	A
Potasio (mg)	3 244.17	4 700.0	69.0	3 525.0-5 875.0	B
Selenio (mg)	121.76	55.0	221.4	41.3-68.8	A
Sodio (mg)	2 374.46	1 500.0	158.3	1 125.0-1 875.0	A
Zinc (mg)	10.76	8.0	134.5	6.0-10.0	A
β-criptoxantina (μg)	135.20				
Luteína-zeaxantina (μg)	5 872.28				
Licopeno (μg)	3 203.04				
Alcohol (g)	0.00				
Alcohol (kcal)	0.00				
Cafeína (mg)	297.78				
Cenizas (g)	26.95				

FIGURA AL-4. Análisis promedio de la ingesta de nutrientes de 4 días.

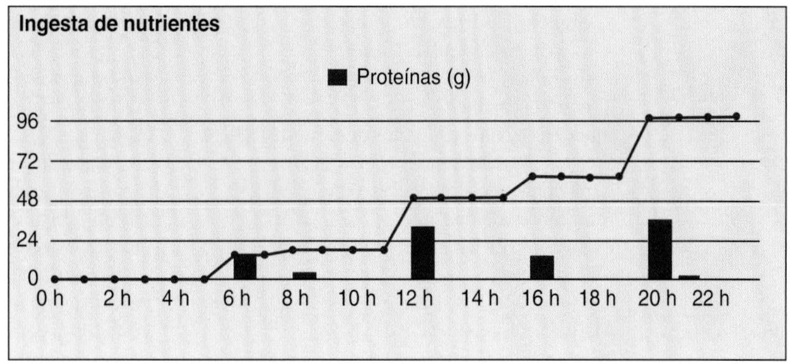

FIGURA AL-5. Promedio de 4 días de consumo de proteínas.

Índice alfabético de materias

Nota: los folios que vienen seguidos por *f* y *t* indican figuras y tablas, respectivamente.

A

D

E

F

G

H

N

O

P

Q

R

S

T

U

V

W

X

Y

Z